GINECOLOGIA
NA INFÂNCIA E NA ADOLESCÊNCIA

GINECOLOGIA
NA INFÂNCIA E NA ADOLESCÊNCIA

JOSÉ ALCIONE MACEDO ALMEIDA | JOSÉ MARIA SOARES JÚNIOR | EDMUND CHADA BARACAT

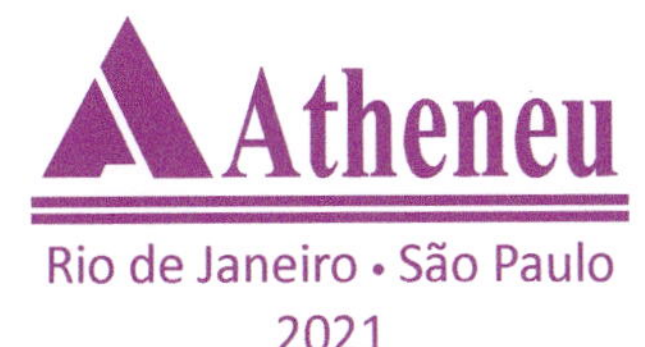

Rio de Janeiro • São Paulo
2021

EDITORA ATHENEU

São Paulo — Rua Avanhandava, 126 – 8º andar
Tel.: (11)2858-8750
E-mail: atheneu@atheneu.com.br

Rio de Janeiro — Rua Bambina, 74
Tel.: (21)3094-1295
E-mail: atheneu@atheneu.com.br

PRODUÇÃO EDITORIAL/CAPA: Equipe Atheneu
DIAGRAMAÇÃO: Know-How Editorial

CIP-BRASIL. CATALOGAÇÃO NA PUBLICAÇÃO
SINDICATO NACIONAL DOS EDITORES DE LIVROS, RJ

G411

Ginecologia na infância e na adolescência / editores José Alcione Macedo Almeida, José Maria Soares Júnior, Edmund Chada Baracat. - 1. ed. - Rio de Janeiro : Atheneu, 2021.

904 p. ; 24 cm.

Inclui bibliografia e índice
ISBN 978-65-5586-286-7

1. Ginecologia pediátrica. 2. Ginecologia do adolescente. I. Almeida, José Alcione Macedo. II. Soares Júnior, José Maria. III. Baracat, Edmund Chada.

21-71506 CDD: 618.10083
CDU: 618.1-053.2-053.6

Meri Gleice Rodrigues de Souza - Bibliotecária - CRB-7/6439

15/06/2021 15/06/2021

ALMEIDA, J. A. M.; SOARES JÚNIOR, J. M.; BARACAT, E. C.
Ginecologia na Infância e na Adolescência

Editores

≡ José Alcione Macedo Almeida

Mestre e Doutor em Medicina pela Faculdade de Medicina da Universidade de São Paulo (FMUSP). Professor-Assistente, Doutor e Chefe do Setor de Ginecologia da Infância e Adolescência da Divisão de Clínica Ginecológica do Departamento de Obstetrícia e Ginecologia do Hospital das Clínicas (HC) da FMUSP. Presidente da Associação Brasileira de Obstetrícia e Ginecologia da Infância e Adolescência (SOGIA-BR), 2002-2018. Membro da Comissão Nacional Especializada de Ginecologia Infanto-Puberal da Federação Brasileira das Associações de Ginecologia e Obstetrícia (Febrasgo), 1998-2018. Presidente da Asociación Latinoamericana de Obstetricia y Gineocología de la Infancia y la Adolescencia (ALOGIA), 2007-2009.

≡ José Maria Soares Júnior

Professor-Associado Livre-Docente da Disciplina de Ginecologia do Departamento de Obstetrícia e Ginecologia da Faculdade de Medicina da Universidade de São Paulo (FMUSP). Supervisor do Setor de Ginecologia Endócrina e Climatério.

≡ Edmund Chada Baracat

Professor Titular da Disciplina de Ginecologia do Departamento de Obstetrícia e Ginecologia da Faculdade de Medicina da Universidade de São Paulo (FMUSP). Diretor da Divisão de Ginecologia da Clínica Ginecológica do Hospital das Clínicas (HC) da FMUSP.

Colaboradores

≡ Albertina Duarte Takiuti

Coordenadora do Programa "Saúde do Adolescente" da Secretaria de Estado da Saúde de São Paulo (SES São Paulo). Coordenadora de Políticas Públicas para Mulheres da Secretaria da Justiça e Cidadania do Estado de São Paulo. Médica Assistente da Clínica Ginecológica do Hospital das Clínicas da Faculdade de Medicina da Universidade de São Paulo (HC-FMUSP).

≡ Ana Claudia Latronico

Professora Titular do Departamento de Clínica Médica, Disciplina de Endocrinologia e Metabologia, da Faculdade de Medicina da Universidade de São Paulo (FMUSP).

≡ Andrea de Souza Aranha

Médica Radiologista. Especialista em Radiologia Oncológica pelo Instituto do Câncer do Estado de São Paulo (ICESP). Especialização em Radiologia Abdominal pelo Instituto de Radiologia da Faculdade de Medicina da USP (INRAD-FMUSP). Médica Assistente em Radiologia Abdominal do ICESP do HC-FMUSP. Radiologista do Grupo de Medicina Interna do Grupo DASA.

≡ Andrea Sclowitz Moraes

Médica Assistente da Clínica Ginecológica do Hospital das Clínicas da Faculdade de Medicina da Universidade de São Paulo (HC-FMUSP).

≡ Ângela Maggio da Fonseca

Livre-Docente em Ginecologia pela Faculdade de Medicina da Universidade de São Paulo (FMUSP). Professora-Associada do Departamento de Obstetrícia e Ginecologia da FMUSP.

≡ Anne Kristhine C. Pereira

Médica Assistente do Setor de Cirurgia Ginecológica da Disciplina de Ginecologia do Hospital das Clínicas da Faculdade de Medicina da Universidade de São Paulo (HC-FMUSP). Médica do Setor de Histeroscopia da Disciplina de Ginecologia do Instituto do Câncer do Estado de São Paulo (ICESP) e do HC-FMUSP. Pós-Graduanda da Disciplina de Ginecologia da FMUSP, Setor de Histeroscopia.

≡ Arlete Gianfaldoni

Doutora em Medicina pelo Departamento de Ginecologia da Faculdade de Medicina da Universidade de São Paulo (FMUSP). Médica Assistente da Clínica Ginecológica do Hospital das Clínicas (HC) da FMUSP.

≡ Berenice Bilharinho Mendonça

Professora Titular da Disciplina de Endocrinologia e Metabologia da Divisão de Clínica Médica da Faculdade de Medicina da Universidade de São Paulo (FMUSP).

≡ Camila Barião Fonseca Miyahara

Residência Médica em Ginecologia e Obstetrícia pela Faculdade de Medicina da Universidade de São Paulo (FMUSP). Especialista em Endoscopia Ginecológica pela Federação Brasileira das Associações de Ginecologia e Obstetrícia (Febrasgo). Médica Assistente do Setor de Laparoscopia Ginecológica da Disciplina de Ginecologia do HC-FMUSP.

≡ Carmita H. N. Abdo

Psiquiatra, Professora-Associada do Departamento de Psiquiatria da Faculdade de Medicina da Universidade de São Paulo (FMUSP). Coordenadora do Programa de Estudos em Sexualidade (ProSex) do Instituto de Psiquiatria do Hospital das Clínicas da FMUSP. Presidente da Associação Brasileira de Psiquiatria no triênio 2017-2019.

≡ Carlos Alberto Ruiz

Doutor em Medicina da Faculdade de Medicina da Universidade de São Paulo (FMUSP). Assistente Doutor da Clínica Ginecológica do Hospital das Clínicas (HC) da FMUSP. Mastologista do Instituto do Câncer do Estado de São Paulo (ICESP)/HC-FMUSP. Médico do Centro de Oncologia do Hospital Alemão Oswaldo Cruz (HAOC). Presidente de Honra da União e Apoio no Combate ao Câncer de Mama (UNACCAM).

≡ Carlos Walter Sobrado

Mestre e Doutor em Cirurgia pela Faculdade de Medicina da Universidade de São Paulo (FMUSP). Professor Livre-Docente da Disciplina de Coloproctologia do Hospital das Clínicas (HC) da FMUSP.

≡ Carolina Malhone

Ginecologista e Obstetra pela Faculdade de Medicina da Universidade de São Paulo (FMUSP) e pela Federação Brasileira de Ginecologia e Obstetrícia (Febrasgo). Mastologista pela FMUSP e pela Sociedade Brasileira de Mastologia (SBM. Médica Assistente do Núcleo de Oncologia do Hospital Israelita Albert Einstein (HIAE).

≡ César Eduardo Fernandes

Professor Titular da Disciplina de Ginecologia da Faculdade de Medicina do ABC (FMABC).

≡ Cezar Noboru Matsuzaki

Mestre em Ciências pelo Departamento de Ginecologia e Obstetrícia da Faculdade de Medicina da Universidade de São Paulo (FMUSP). Médico do Setor de Ginecologia na Infância e Adolescência do Hospital das Clínicas (HC) da FMUSP.

≡ Cíntia Irene Parellada

Médica Titulada pela Federação Brasileira de Ginecologia e Obstetrícia (Febrasgo) e pela Associação Brasileira de Patologia do Trato Genital Inferior e Colposcopia (ABPTGIC). Doutor em Ciências pela Faculdade de Medicina da Universidade de São Paulo (FMUSP). Diretora Médica da MSD para Vacinas – América Latina.

≡ Claudia Giuli Santi

Médica Assistente da Clínica Dermatológica do Hospital das Clínicas da Faculdade de Medicina da Universidade de São Paulo (HC-FMUSP). Doutora em Medicina pela FMUSP.

≡ Cristiane Lima Roa

Especialista em Sexualidade Humana pelo Instituto Brasileiro Interdisciplinar de Sexologia e Medicina Psicossomática da Faculdade de Medicina do ABC (ISEXP/FMABC). Especialista em Genitoscopia pela Associação Brasileira de Patologia do Trato Genital Inferior e Colposcopia (ABPTGIC). Pós-Graduanda (Mestrado) da Disciplina de Ginecologia da Universidade de São Paulo (USP). Médica Assistente da Clínica Ginecológica do Departamento de Obstetrícia e Ginecologia do Hospital das Clínicas da Universidade de São Paulo (HC-FMUSP).

≡ Cristina Moreira Leite Carneiro

Graduação em Medicina pela Faculdade de Medicina da Universidade de São Paulo (FMUSP). Residência Médica em Ginecologia e Obstetrícia pela Federação Brasileira das Associações de Ginecologia e Obstetrícia (Febrasgo)/Associação Médica Brasileira (AMB). Pós-Graduação *Lato Sensu* em Endometriose e Cirurgia Minimamente Invasiva pelo Instituto Sírio-Libanês de Ensino e Pesquisa vinculado ao Hospital Sírio-Libanês (HSL).

≡ Daniella De Grande Curi

Mestra e Doutora em Ciências Médicas na Área de Ginecologia pela Faculdade de Medicina da Universidade de São Paulo (FMUSP). Médica Especialista em Ginecologia e Obstetrícia pela Federação Brasileira das Associações de Ginecologia e Obstetrícia (Febrasgo). Médica Especialista em Dermatologia pela Sociedade Brasileira de Dermatologia (SBD).

≡ Durval Damiani

Professor Livre-Docente. Chefe da Unidade de Endocrinologia Pediátrica do Instituto da Criança do Hospital das Clínicas da Faculdade de Medicina da Universidade de São Paulo (ICr-HC-FMUSP).

≡ Edson Santos Ferreira Filho

Médico Assistente da Clínica Ginecológica do Hospital das Clínicas da Faculdade de Medicina da Universidade de São Paulo (HC-FMUSP). Pós-Graduando (Doutorado) pela FMUSP.

≡ Eduardo Vieira da Motta

Doutor em Ginecologia pela Faculdade de Medicina da Universidade de São Paulo (FMUSP). Professor do Departamento de Obstetrícia e Ginecologia da FMUSP. Médico da Divisão de Ginecologia do Hospital das Clínicas (HC) da FMUSP. Responsável pelo Serviço de Emergência em Ginecologia do HC-FMUSP.

≡ Eiko Ines Fukazawa

Médica Assistente da Clínica Ginecológica do Hospital das Clínicas da Faculdade de Medicina da Universidade de São Paulo (HC-FMUSP). Mestre em Ciências pela FMUSP.

≡ Elsa Aida Gay de Pereyra

Médica Assistente Doutora da Clínica Ginecológica do Departamento de Obstetrícia e Ginecologia do Hospital das Clínicas da Faculdade de Medicina da Universidade de São Paulo (HC-FMUSP). Coordenadora do Ambulatório de Sexualidade Humana na Clínica de Ginecologia do HC-FMUSP.

≡ Erika Mendonça das Neves

Médica Ginecologista e Obstetra Especializada em Sexualidade Humana. Mestre e Doutora pela Faculdade de Medicina da Universidade de São Paulo (FMUSP).

≡ Fernanda Rodrigues Hurtado

Médica do Departamento de Ginecologia da Faculdade de Medicina do ABC (FMABC) e responsável pelo Ambulatório de Ginecologia na Infância e na Adolescência desse Departamento. Residência Médica em Ginecologia pela Faculdade de Medicina do ABC (FMABC). Especialização em Endoscopia Ginecológica pela FMABC. Curso de especialização em Endocrinologia Ginecológica pela Escola Paulista de Medicina (EPM).

≡ Fernanda Pipitone Rodrigues

Ginecologista e Obstetra no Hospital das Clínicas da Faculdade de Medicina da Universidade de São Paulo (HC-FMUSP). Médica Assistente do Setor de Uroginecologia do HC-FMUSP. Research Fellowship – Pelvic Floor Research Group – University of Michigan.

≡ Fernanda Robert de Carvalho Santos Silva

Psicóloga. Mestre em Psicologia pela Pontifícia Universidade Católica de Campinas (PUC-Campinas). Coordenadora Científica do Programa de Estudos em Sexualidade do Instituto de Psiquiatria (ProSex-IPq) do Hospital das Clínicas da Faculdade de Medicina da Universidade de São Paulo (HC-FMUSP).

≡ Flávia Fairbanks Lima de Oliveira

Mestre e Doutora em Ciências pela Faculdade de Medicina da Universidade de São Paulo (FMUSP). Coordenadora do Setor de Ginecologia do Programa de Estudos em Sexualidade do Instituto de Psiquiatria (ProSex-IPq) do Hospital das Clínicas da FMUSP.

≡ Giovana De Nardo Maffazioli

Doutorado em Ciências pela Faculdade de Medicina da Universidade de São Paulo (FMUSP). Médica Assistente da Clínica Ginecológica do Hospital das Clínicas da HC-FMUSP.

≡ Gustavo Arantes Rosa Maciel

Professor Livre-Docente da Disciplina de Ginecologia da Faculdade de Medicina da Universidade de São Paulo (FMUSP). Coordenador do Setor de Ginecologia Endócrina e Climatério do Hospital das Clínicas (HC) da FMUSP. Pesquisador Responsável pelo Laboratório de Ginecologia Estrutural e Molecular (LIM-58) da FMUSP.

≡ Iara Moreno Linhares

Livre-Docente do Departamento de Obstetrícia e Ginecologia da Faculdade de Medicina da Universidade de São Paulo (FMUSP). Chefe do Setor de Imunologia, Genética e Infecções do Trato Reprodutivo da Disciplina de Ginecologia da FMUSP.

≡ Isabel Cristina Esposito Sorpreso

Médica pela Universidade de Santo Amaro (Unisa). Especialista em Obstetrícia e Ginecologia pela Federação Brasileira das Sociedades de Ginecologia e Obstetrícia (Febrasgo). Doutora pela Universidade Federal de São Paulo (Unifesp). Livre-Docente pela Disciplina de Ginecologia do Departamento de Obstetrícia e Ginecologia da Faculdade de Medicina da Universidade de São Paulo (FMUSP). Professora-Associada da Disciplina de Ginecologia do Departamento de Obstetrícia e Ginecologia da FMUSP. Orientadora do Programa de Pós-Graduação em Obstetrícia e Ginecologia da FMUSP. Delegada da Sociedade de Ginecologia e Obstetrícia da Infância e Adolescência por São Paulo (SOGIA-SP).

≡ Ivy Narde

Médica Especialista em Ginecologia, Obstetrícia e Endoscopia Ginecológica pela Federação Brasileira das Associações de Ginecologia e Obstetrícia (Febrasgo).

≡ João Bosco Ramos Borges

Mastologista, Ginecologista e Obstetra. Doutor pela Faculdade de Medicina da Universidade de São Paulo (FMUSP). Professor Titular de Ginecologia da Faculdade de Medicina de Jundiaí (FMJ). Presidente do Departamento de Políticas Públicas da Sociedade Brasileira de Mastologia (SBM). Presidente da Associação Brasileira de Obstetrícia e Ginecologia da Infância e Adolescência (SOGIA BR). Coordenador do Curso de Pós-Graduação do Instituto de Ensino e Pesquisa do Hospital Sírio-Libanês (IEP HSL).

≡ Jonathan Yugo Maesaka

Pós-Graduando e Assistente do Setor de Mastologia da Divisão de Clínica Ginecológica do Instituto do Câncer do Estado de São Paulo do Hospital das Clínicas da Faculdade de Medicina da Universidade de São Paulo (ICESP-HC-FMUSP).

≡ José Carlos Sadalla

Doutor pela Faculdade de Medicina da Universidade de São Paulo (FMUSP). Médico Assistente do Instituto do Câncer do Estado de São Paulo (ICESP)/Hospital das Clínicas (HC) da FMUSP. Titular do Núcleo de Mama e Pelve do Hospital Beneficência Portuguesa de São Paulo (BP). Médico do Núcleo de Mastologia do Hospital Sírio-Libanês (HSL).

≡ Juliana Silveira Sarmento

Médica pela Faculdade de Medicina da Universidade de São Paulo (FMUSP). Especialização em Ginecologia e Obstetrícia pelo Hospital das Clínicas da HC-FMUSP. Especialização em Medicina Legal e Perícias Médicas pelo HC-FMUSP. Especialização em Bioética pela FMUSP. Graduanda em Direito pela Pontifícia Universidade Católica de São Paulo (PUC-SP). Médica Legista no Estado de São Paulo.

≡ Juliana Sperandio

Médica pela Faculdade Estadual de Medicina de São José do Rio Preto (FAMERP). Realizou Residência Médica em Ginecologia e Obstetrícia pela Faculdade de Medicina da Universidade de São Paulo (FMUSP). Residência Médica em Endoscopia Ginecológica pela FMUSP, capacitando-se para a realização de Cirurgias por Técnicas Minimamente Invasivas em Ginecologia. Especialista em Ginecologia e Obstetrícia pela Federação Brasileira de Ginecologia e Obstetrícia (Febrasgo).

≡ Lana Maria de Aguiar

Mestre pela Faculdade de Medicina da Universidade de São Paulo (FMUSP). Doutora pela FMUSP. Assistente da Disciplina de Ginecologia do Departamento de Obstetrícia e Ginecologia do Hospital das Clínicas (HC) da FMUSP. Chefe do Setor de Patologia Vulvar Benigna da Disciplina de Ginecologia do Departamento de Ginecologia e Obstetrícia do HC-FMUSP.

≡ Leandra Steinmetz

Mestre em Ciências. Médica Assistente da Unidade de Endocrinologia Pediátrica do Instituto da Criança do Hospital das Clínicas da Faculdade de Medicina da Universidade de São Paulo (ICr-HC-FMUSP).

≡ Lucas Faraco Sobrado

Médico Pós-Graduando do Departamento de Cirurgia Geral da Faculdade de Medicina da Universidade de São Paulo (FMUSP).

≡ Luciano de Melo Pompei

Professor Auxiliar da Disciplina de Ginecologia da Faculdade de Medicina do ABC (FMABC). Livre-Docente pela Faculdade de Medicina da Universidade de São Paulo (FMUSP).

≡ Luiz Carlos Batista do Prado

Médico Assistente, Mestre e Doutor da Divisão de Clínica Ginecológica do Hospital das Clínicas da Faculdade de Medicina da Universidade de São Paulo (HC-FMUSP).

≡ Marcella Soares Pincelli

Médica Dermatologista Assistente do Setor de Dermatopatologia do Departamento de Dermatologia do Hospital das Clínicas da Faculdade de Medicina da Universidade de São Paulo (HC-FMUSP). Graduada em Medicina e Residência Médica pela FMUSP. Especialista em Dermatologia pela Wake Forest School of Medicine – Carolina do Norte, Estados Unidos.

≡ Marcelo Luis Steiner

Professor Afiliado da Disciplina de Ginecologia da Faculdade de Medicina do ABC (FMABC). Mestre pela FMABC. Doutor pela Faculdade de Ciências Médicas e Biológicas de Botucatu da Universidade Estadual Paulista (Unesp).

≡ Marcos Desidério Ricci

Mestre, Doutor e Livre-Docente pela Faculdade de Medicina da Universidade de São Paulo (FMUSP). Especialista em Ginecologia, Mastologia e Oncologia Cirúrgica pela Associação Médica Brasileira (AMB). Professor-Assistente do Hospital das Clínicas (HC) e Instituto do Câncer do Estado de São Paulo (ICESP).

≡ Maria Cândida Pinheiro Baracat Rezende

Assistente Doutora da Disciplina de Ginecologia do Departamento de Obstetrícia e Ginecologia da Faculdade de Medicina da Universidade de São Paulo (FMUSP). Coordenadora do Núcleo de Ginecologia e Obstetrícia da Universidade de Santo Amaro (Unisa). Membro da Comissão Nacional Especializada de Ginecologia Endócrina da Federação Brasileira das Associações de Ginecologia e Obstetrícia (Febrasgo).

≡ Mariana Soares Pereira Schaefer

Médica Assistente da Clínica Ginecológica do Hospital das Clínicas da Faculdade de Medicina da Universidade de São Paulo (FMUSP).

≡ Marilene Mikiko Iwakura Anzai

Médica Graduada pela Faculdade de Medicina da Universidade de São Paulo (FMUSP). Mestre em Medicina pela FMUSP. Médica Assistente do Setor de Planejamento Familiar da Clínica Ginecológica do HC-FMUSP.

≡ Marina de Paula Andres

Graduação e Residência Médica em Ginecologia e Obstetrícia no Hospital das Clínicas pela Faculdade de Medicina da Universidade de São Paulo (HC-FMUSP). Mestra em Ginecologia pelo HC-FMUSP. Médica Associada do Programa de *Fellowship* em Ginecologia Minimamente Invasiva do Hospital Beneficência Portuguesa de São Paulo (BP). Coordenadora do Programa de Residência Médica em Ginecologia e Obstetrícia do Hospital BP de São Paulo.

≡ Mila Meneguelli Miranda

Mastologista pela Faculdade de Medicina da Universidade de São Paulo (FMUSP). Membro da Sociedade Brasileira de Mastologia (SBM). Médica Colaboradora do Setor de Mastologia do Instituto do Câncer do Estado de São Paulo (Icesp).

≡ Nilo Bozzini

Professor Livre-Docente do Departamento de Obstetrícia e Ginecologia da Faculdade de Medicina da Universidade de São Paulo (FMUSP). Participante do Setor de Mioma Uterino.

≡ Nilson Roberto de Melo

Professor-Associado da Disciplina de Ginecologia da Faculdade de Medicina da Universidade de São Paulo (FMUSP).

≡ Noely Paula Cristina Lorenzi

Mestra e Doutora pela Disciplina de Ginecologia do Departamento de Ginecologia e Obstetrícia do Hospital das Clínicas da Faculdade de Medicina da Universidade de São Paulo (HC-FMUSP).

≡ Patrícia Gonçalves de Almeida

Residência Médica em Obstetrícia e Ginecologia no Hospital e Maternidade Jundiaí. Mestra em Obstetrícia e Ginecologia pelo Hospital das Clínicas da Faculdade de Medicina da Universidade de São Paulo (HC-FMUSP). Professora-Assistente da Disciplina de Ginecologia e Obstetrícia da Faculdade de Medicina do Centro Universitário de São Camilo (CUSC). Médica Assistente da Clínica Ginecológica do HC-FMUSP.

≡ Paula Silva Ferreira

Especialista em Dermatologia pela Sociedade Brasileira de Dermatologia (SBD). Doutora em Dermatologia pela Faculdade de Medicina da Universidade de São Paulo (FMUSP). Médica Assistente da Clínica Dermatológica do Hospital das Clínicas (HC) da FMUSP.

≡ Paulo Cesar Serafini

Professor-Associado da Disciplina de Ginecologia da Faculdade de Medicina da Universidade de São Paulo (FMUSP).

≡ Paulo Francisco Ramos Margarido

Docente da Disciplina de Ginecologia da Faculdade de Medicina da Universidade de São Paulo (FMUSP).

≡ Pedro Augusto Araújo Monteleone

Graduado em Medicina pela Universidade de São Paulo (USP). Residência Médica pelo Hospital das Clínicas da Faculdade de Medicina da USP (FMUSP). Doutor em Medicina (Obstetrícia e Ginecologia) pela USP. Professor da USP. Coordenador do Centro de Reprodução Humana Mário Covas do Hospital das Clínicas (HC) da FMUSP.

≡ Persio Yvon Adri Cezarino

Mestre em Ciências Biológicas pela Faculdade de Medicina da Universidade de São Paulo (FMUSP). Médico Colaborador do Setor de Climatério da FMUSP. Médico Assistente do Hospital Universitário da USP. Médico Assistente do Hospital Pérola Byington – Centro de Referência da Mulher.

≡ Renata Robial

Mestra pela Faculdade de Medicina da Universidade de São Paulo (FMUSP). Médica da Fundação Faculdade de Medicina e do Setor de Imunologia, Genética e Infecções do Trato Reprodutivo da Disciplina de Ginecologia.

≡ Ricardo Santos Simões

Mestre e Doutor em Ciências pela Universidade de São Paulo (USP). Médico Assistente em Ginecologia no Hospital Universitário da USP (HU-USP) e Hospital das Clínicas da Faculdade de Medicina da USP (HC-FMUSP).

≡ Roberto Blasbalg

Professor Doutor em Radiologia pela Faculdade de Medicina da Universidade de São Paulo (FMUSP). *Fellowship* em Ressonância Magnética pela Thomas Jefferson University – Filadélfia, Estados Unidos. Diretor Médico do Alta Excelência Diagnóstica – Grupo DASA. Médico Pesquisador do Instituto do Câncer do Estado de São Paulo (ICESP).

≡ Rodrigo Itocazo Rocha

Médico Assistente da Divisão de Cirurgia Plástica do Hospital das Clínicas da Faculdade de Medicina da USP (HC-FMUSP). Doutor em Ciências pela FMUSP. Cirurgião Plástico da Equipe Multidisciplinar de Atendimento a Pacientes Transgênero do HC-FMUSP. Cirurgião Plástico Responsável pelo Programa de Cirurgias de Afirmação Genital de Pacientes Transgênero do Hospital Estadual Mário Covas. Membro Titular da Sociedade Brasileira de Cirurgia Plástica (SBCP). Membro Internacional da Sociedade Americana de Cirurgiões Plásticos (ASPS).

≡ Rolf Gemperli

Professor Titular da Disciplina de Cirurgia Plástica da Faculdade de Medicina da Universidade de São Paulo (FMUSP). Chefe do Serviço de Cirurgia Plástica do Hospital das Clínicas (HC) da FMUSP. Chefe do Departamento de Cirurgia da FMUSP.

≡ Sérgio Conti Ribeiro

Professor Doutor em Ginecologia pela Faculdade de Medicina da Universidade de São Paulo (FMUSP). Chefe do Setor de Laparoscopia Ginecológica no Hospital das Clínicas (HC) da FMUSP. Responsável pela Pós-Graduação em Cirurgia Minimamente Invasiva e Oncologia do Hospital Sírio-Libanês (HSL).

≡ Sérgio Podgaec

Professor Livre-Docente pela Disciplina de Ginecologia do Departamento de Obstetrícia da Faculdade de Medicina da Universidade de São Paulo (FMUSP).

≡ Sorahia Domenice

Médica Assistente da Divisão de Endocrinologia do Hospital das Clínicas da Faculdade de Medicina da Universidade de São Paulo (HC-FMUSP).

≡ Sylvia Asaka Yamashita Hayashida

Doutorado pelo Departamento de Obstetrícia e Ginecologia da Faculdade de Medicina da Universidade de São Paulo (FMUSP). Médica Assistente do Setor de Ginecologia Endócrina e Climatério da Clínica Ginecológica do Hospital das Clínicas (HC) da FMUSP.

≡ Théo Lerner

Médico Ginecologista com Especialização em Sexologia. Mestre em Ginecologia pela Faculdade de Medicina da Universidade de São Paulo (USP). Assistente do Ambulatório de Medicina Sexual da Divisão de Clínica Ginecológica do Hospital das Clínicas da Faculdade de Medicina da Universidade de São Paulo (HC-FMUSP). Terapeuta Sexual. Diretor do Instituto Brasileiro de Terapia Sexual (IBTS). Especialista em Impactos da Violência na Saúde pela Fundação Oswaldo Cruz (Fiocruz). Membro da Comissão Nacional Especializada em Sexologia da Federação Brasileira das Associações de Ginecologia e Obstetrícia (Febrasgo). Membro da Comissão de Ginecologia Infanto-Puberal da Sociedade de Pediatria de São Paulo (SPSP). Membro do Núcleo de Estudos sobre Violência da SPSP.

≡ Vanessa Heinrich Barbosa de Oliveira

Médica Assistente da Clínica Ginecológica do Hospital das Clínicas da Faculdade de Medicina da Universidade de São Paulo (HC-FMUSP).

≡ Vicente Renato Bagnoli

Livre-Docente. Professor-Associado da Disciplina de Ginecologia da Faculdade de Medicina da Universidade de São Paulo (FMUSP).

≡ Vinícius Nahime de Brito

Professor Livre-Docente da Divisão de Endocrinologia e Metabologia da Faculdade de Medicina da Universidade de São Paulo (FMUSP). Assistente Doutor da Unidade de Endocrinologia do Desenvolvimento e do Laboratório de Hormônios e Genética Molecular LIM 42.

≡ Walter da Silva Pinheiro

Doutor em Medicina pela Universidade de São Paulo (USP). Médico Estrangeiro da Università Di Firenze – Itália. Diretor Administrativo da Disciplina de Ginecologia do Hospital das Clínicas da Faculdade de Medicina da USP (HC-FMUSP). Coordenador do Setor de Histeroscopia da Disciplina de Ginecologia do HC-FMUSP. Coordenador do Setor de Cirurgia Ginecológica da Disciplina de Ginecologia do HC-FMUSP. Coordenador dos Ambulatórios de Ginecologia da Disciplina de Ginecologia do HC-FMUSP.

≡ Yedda Nunes Reis

Residência Médica em Mastologia pelo Hospital das Clínicas da Faculdade de Medicina da Universidade de São Paulo (FMUSP). Especialista em Mastologia pela Sociedade Brasileira de Mastologia (SBM). Médica Voluntária do Instituto de Câncer do Estado de São Paulo do Hospital das Clínicas da Faculdade de Medicina da Universidade de São Paulo (ICESP/HC-FMUSP).

Prefácio

É com grande prazer que escrevo breves palavras sobre o livro *Ginecologia na Infância e na Adolescência*.

O livro está dividido em 12 seções com 75 capítulos, que discorrem sobre as diferentes afecções que ocorrem nessa importante fase da vida da mulher. Conta, ainda, com a colaboração de experientes professores.

A iniciativa de realizar essa grande obra foi do Professor José Alcione Macedo Almeida, Mestre e Doutor em Medicina pela Faculdade de Medicina da Universidade de São Paulo (FMUSP) e Chefe do Setor de Ginecologia na Infância e Adolescência do Hospital das Clínicas (HC) da FMUSP. Teve, também, a valiosa colaboração do Prof. Dr. José Maria Soares Júnior.

Discípulo do saudoso Professor Álvaro da Cunha Bastos, o Professor Alcione, como é nacionalmente conhecido, sempre seguiu os passos de seu grande Mestre, e militou durante a sua carreira em prol da divulgação da Ginecologia na Infância e na Adolescência em nosso país, e também na América Latina!

O livro vem coroar a profícua e exitosa trajetória do Professor Alcione na imensidão da Ginecologia na Infância e na Adolescência.

Prof. Dr. Edmund Chada Baracat

Apresentação

≡ A ginecologia na infância e na adolescência no contexto da prática ginecológica

A Medicina é dividida em especialidades e, em decorrência do avanço científico, cada vez mais são criadas áreas específicas dentro das especialidades, com o intuito de aprofundar os conhecimentos e os aspectos particulares de cada especialidade, adquirindo-se experiências nessa área.

Assim como as outras especialidades, a ginecologia está dividida em áreas que estudam com mais detalhes as particularidades ginecológicas e é comum essas áreas serem chamadas de subespecialidades.

Segundo o *Dicionário Priberam da Língua Portuguesa*, a palavra "subespecialidade" significa "parte de um trabalho ou de uma profissão a que alguém se dedica exclusiva ou particularmente; ramo da medicina a que corresponde um nível avançado de estudos por parte de um médico; área específica dentro de uma especialidade, sobretudo no que diz respeito a especialidades médicas".

A ginecologia na infância e na adolescência é a área que lida com os aspectos ginecológicos comuns também às outras faixas etárias, porém com peculiaridades importantes que muito importam para a condução de cada caso. Além disso, há transtornos ginecológicos próprios dessa faixa etária, principalmente na infância e na puberdade, os quais exigem abordagens diferentes quanto ao diagnóstico e ao tratamento.

O médico ginecologista que atende crianças e adolescentes depara-se frequentemente com situações que exigem preparo específico, devido às suas peculiaridades. Como exemplos, lembramos que o tumor de mama em adolescente quase sempre é benigno, merecendo abordagem bem distinta, quanto à propedêutica e ao tratamento e seguimento, em relação à abordagem da mulher adulta. O sangramento genital em uma criança é sempre anormal, merecendo investigação imediata, embora em geral prevaleçam as causas benignas, como o prolapso da mucosa uretral.

A ginecologia na infância e na adolescência é realidade em todo o mundo há algumas décadas. A Federação Internacional de Ginecologia Infantojuvenil (FIGIJ) foi criada em 6 de fevereiro de 1971, quando já existiam Sociedades Nacionais em alguns países da Europa. Na América do Sul, a Sociedade Argentina de Ginecologia Infantojuvenil foi fundada em 1972 e, atualmente, quase todos os países da América Latina têm sociedades congêneres.

Em 1991, o Professor Álvaro da Cunha Bastos organizou em São Paulo a II Jornada Latino-Americana de Ginecologia na Infância e Adolescência, na qual estavam presentes os professores Dr. José María Mendez Ribas (de Buenos Aires, Argentina) e Dr. José Enrique Pons (de Montevidéu, Uruguai). Durante a Jornada, houve uma reunião considerada continuação da reunião ocorrida anteriormente em Buenos Aires, para dar seguimento à ideia de fundação de uma associação latino-americana.

Em 20 de abril de 1993, em assembleia geral realizada durante o III Congresso Latino-Americano de Ginecologia na Infância e Adolescência, em Santiago do Chile, com a presença de onze países, foi então concretizada a ideia, sendo fundada a Associação Latino-Americana de Ginecologia na Infância e Adolescência (Alogia).

Estiveram presentes Argentina, Brasil, Colômbia, Chile, Cuba, Equador, México, Paraguai, Peru, Uruguai e Venezuela, sendo cada país representado por dois delegados oficiais com direito a voto. O Brasil teve como delegados Álvaro da Cunha Bastos e Albertina Duarte Takiuti. Fizeram parte da delegação brasileira nesse congresso os professores Laudelino de Oliveira Ramos, Vicente Renato Bagnoli, José Alcione Macedo Almeida, Nelson Vitiello, Ana Célia de Mesquita Almeida, Carlos Diegoli e Liliane Herter.

O Brasil conta, na Federação Brasileira das Associações de Ginecologia e Obstetrícia (Febrasgo), com as Comissões Nacionais de Especialidades, entre as quais a de Ginecologia Infanto-Puberal, criada em 1978, com a influência e a participação ativa do Professor Álvaro da Cunha Bastos, que a presidiu durante algumas gestões.

Anteriormente, em 1971, na Clínica Ginecológica do Hospital das Clínicas da Faculdade de Medicina da Universidade de São Paulo (HC-FMUSP), o Professor Bastos, então Professor Adjunto do Professor Carlos Alberto Salvatore, Professor Titular na época, criou o Setor de Ginecologia Infanto-Puberal, hoje Ginecologia na Infância e na Adolescência.

O Professor Bastos costumava contar que, desde o final dos anos 1960, sua amiga Dra. Avanir Jorge Moreira já atendia crianças com queixas ginecológicas, internadas nas enfermarias do Hospital do Servidor Público do Estado do Rio de Janeiro, porém sem um setor organizado com ambulatório próprio para atender essas crianças. Contava também que, quando criou o Setor de Ginecologia Infanto-Puberal da Clínica Ginecológica do HC-FMUSP, ouviu comentários de que seria um ambulatório para tratar corrimento vaginal em crianças. Esse ambulatório funcionava uma vez por semana, pelo período de quatro horas, atendendo em média 40 pacientes por mês. Hoje, nosso Setor de Ginecologia na Infância e Adolescência, nome mais apropriado para a população atendida, como na maioria dos países latino-americanos, atende pacientes de 0 a 20 anos de idade, sendo a média atual de 240 consultas e três cirurgias por mês.

Na consulta ginecológica de criança, em geral, não é a paciente a principal informante, mas sim sua mãe, que muito frequentemente se mostra ansiosa e tem a tendência de supervalorizar a queixa. Cabe, então, ao médico interpretar essa ansiedade e explicar a real situação, procurando tranquilizá-la.

No atendimento à paciente adolescente, a postura do profissional é de suma importância para uma boa relação médico-paciente. O médico deve estar desprovido de preconceitos; não deve assumir o papel de sensor (colocando-se no lugar de "pai" da paciente); deve sempre evitar comentários que possam parecer moralistas, repreendendo a adolescente; deve entender que a adolescência é uma fase de transição em que ocorrem transformações profundas, tanto biológicas como psicológicas e comportamentais, pois é um período de afirmação na sociedade, quando o indivíduo busca autonomia que o caracterize como tal, como pessoa independente.

A ginecologia na infância e na adolescência tem papel preventivo importante, como diagnosticar e orientar o tratamento de uma malformação genital na criança, prevenindo, assim, sequelas e prejuízos futuros. As adolescentes, pelos aspectos peculiares à faixa etária, estão mais expostas aos riscos evitáveis, como acidentes, envolvimento com drogas, infecções sexualmente transmissíveis (IST) e gravidez não planejada. É como se a adolescente "andasse numa trilha à beira de um precipício". O ginecologista pode atuar diretamente nos dois principais grupos de risco na adolescência: a gravidez não planejada e as infecções sexualmente transmissíveis.

Gravidez na adolescência

A gravidez na adolescência é sempre inoportuna, pois, mesmo em casos em que é desejada pela adolescente, em geral por aquelas de classe social desfavorecida, sem acesso ao estudo ou mesmo ao mercado de trabalho, enfim sem perspectivas para um projeto de vida. É um problema grave de saúde pública em todo o mundo, e não somente nos países em desenvolvimento, tanto com relação à primeira gravidez como quanto à sua reincidência.

Os dados do Departamento de Informática do Sistema Único de Saúde (DATASUS) registraram, em 2017, 480.923 recém-nascidos de mães adolescentes. Nesses dados, não estão incluídos os números referentes ao aborto. Portanto, não é informado o número exato de gestações nessa faixa etária.

As consequências negativas para a adolescente que engravida são conhecidas e indiscutíveis. São necessárias ações para reduzir drasticamente esses números. Nesse sentido, vemos dois caminhos a seguir paralelamente: a educação sexual e a contracepção efetiva. Essas ações devem ter a participação da universidade, das entidades médicas, dos profissionais de saúde e dos governos, em todos os níveis, com programas de atenção integral à saúde dos adolescentes.

Infecções sexualmente transmissíveis (IST)

As IST se encontram entre os problemas de saúde pública mais comuns em todo o mundo. A OMS estima em mais de 1 milhão de pessoas que adquirem diariamente uma infecção durante ato sexual e cerca de 25% das IST detectadas nos Estados Unidos são em pacientes com menos de 25 anos de idade.

Não há dados oficiais da realidade do Brasil sobre as infecções sexualmente transmissíveis na adolescência, uma vez que não há notificação compulsória de todas as ITS, mas apenas das hepatites virais, da AIDS e da sífilis. Além desse fato, há a constatação de que muitos portadores de IST são assintomáticos, principalmente no início, constituindo-se como elementos fundamentais na transmissão dessas doenças.

Este livro tem o objetivo de contribuir com a atualização de temas de muita importância para a atuação do médico ginecologista na prática diária e, assim, melhorar a saúde sexual e reprodutiva da nossa população, desde a infância e, em especial, na adolescência.

Edmund Chada Baracat

Sumário

PARTE II – Infecções Genitais na Infância e na Adolescência

Coordenadores: José Alcione Macedo Almeida ▪ Lana Maria de Aguiar

Aspectos Gerais

PARTE

I

Coordenadores

- José Alcione Macedo Almeida
- José Maria Soares Júnior
- Edmund Chada Baracat

1

Embriologia e Desenvolvimento dos Órgãos Genitais Femininos

- Ângela Maggio da Fonseca
- Vicente Renato Bagnoli
- Erika Mendonça das Neves
- José Alcione Macedo Almeida

O objetivo deste capítulo é transmitir informações das fases precoces do desenvolvimento embrionário da mulher, permitindo a profissionais de diferentes áreas compreenderem mais claramente o assunto e auxiliarem as mulheres em suas diferentes idades, considerando-as como um todo a ser cuidado por profissionais gerais e especialistas.

Concepção e determinação sexual

A gravidez se inicia quando um óvulo maduro liberado é fertilizado por um espermatozoide. A capacitação, ou seja, a capacidade de atravessar a zona pelúcida e fertilizar o óvulo só é adquirida pelos espermatozoides após estarem no útero e nas trompas durante 2 a 4 horas. Acredita-se que se trata do resultado de alguma ação sobre o endométrio.[1]

O processo de diferenciação sexual inicia-se no momento da fecundação, quando ocorre a união dos gametas, óvulo e espermatozoide, resultando em condições normais no zigoto XX ou XY. O sexo cromossômico é determinado sempre pelo gameta masculino, e em geral é o mesmo sexo fenotípico que se desenvolve durante o período fetal. A partir desse momento, no óvulo fecundado, recompõe-se o número diploide de cromossomos e inicia-se a divisão celular.[2-4]

Apesar de não estar ainda completamente estabelecido o mecanismo genético do controle sexual, sabe-se que alguns genes são fundamentais para o processo de diferenciação gonadal e fenótipo. O gene SRY (sex-determining regions of Y chromosome), também denominado TDF (testis determining factor), é implicado na formação do testículo.[5]

Ambos os embriões, feminino e masculino, possuem uma tendência inerente para feminizar, a não ser quando houver interferência ativa de fatores masculinizantes, ou seja, o ovário se diferencia a menos que a gônada embrionária indiferente seja modificada por um fator organizador de testículos (antígeno H-Y), regulado pelo cromossomo Y. A diferenciação feminina no trato genital externo e interno ocorre independentemente dos hormônios gonadais e surgirá na ausência dos testículos fetais, estejam os ovários presentes ou não. Deve-se salientar que o patrimônio genético e o padrão dos cromossomos são fundamentais para a perfeita diferenciação do embrião masculino e feminino.[6-8]

Após 24 a 30 horas da fertilização, ocorre a primeira divisão do ovo em duas células e, a partir de então, cada célula se divide repetidas vezes para formar uma mórula, que é um aglomerado de células de 0,13 mm de diâmetro, no 3º ou 4º dia.[3]

A mórula, ainda coberta pela zona pelúcida, torna-se em seguida cística, como resultado do líquido que é secretado por suas próprias células ou absorvido do canal genital, formando o blastocisto. A nidação ocorre na fase de blastocisto, o qual está presente no sétimo dia e consiste de uma única camada de células que circunda o líquido contido, com uma coleção de células formando uma área sólida na face interna da parede em um ponto. O diâmetro do blastocisto é semelhante ao da mórula.[1,3]

Da coleção de células que compõem a área sólida na face interna do blastocisto, o feto é formado. Da parede cística de células achatadas, é formado o trofoblasto, que logo se tornará diferenciado em duas camadas: uma interna (o citotrofoblasto) e uma externa (o sinciciotrofoblasto). O trofoblasto tem a função de fixar o ovo à parede uterina e em seguida nutri-lo.

À medida que as células que formam a área sólida na face interna do blastocisto proliferam, surge um espaço cheio de líquido em seu interior no lado adjacente ao trofoblasto: é a cavidade amniótica. Aparece, a seguir, um segundo cisto, revestido por uma camada única de células achatadas, na outra face de massa celular interna: o saco vitelino. A cavidade amniótica e o saco vitelino estão presentes no sétimo dia. Essas duas cavidades são separadas entre si pela placa embrionária[9] (Figura 1.1).

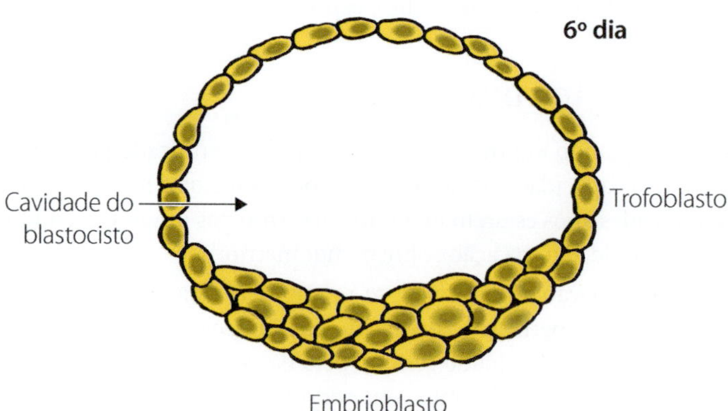

Figura 1.1 – Blastocisto.
Fonte: Desenvolvida pela autoria do capítulo.

O feto se desenvolve a partir de três camadas primitivas. As camadas primitivas são o ectoderma e o mesoderma (oriundos das células amnióticas) e o endoderma (originário do saco vitelino), já presentes na 2ª semana de desenvolvimento.[10]

O ectoderma formará a pele, o sistema nervoso e os órgãos dos sentidos. O mesoderma dará origem ao cordão umbilical, músculos, vasos sanguíneos, ossos, tecido conjuntivo e parte do sistema urogenital. O endoderma originará os epitélios dos aparelhos respiratório, digestório e do seio urogenital.[9,11]

O trofoblasto desenvolve-se com projeções vilosas em sua face externa. O mesoderma invade cada vilosidade, quando o trofoblasto recebe sua camada interna de mesoderma denominada "cório" e suas projeções convertem-se em vilosidades coriônicas. Estas estão presentes em toda a superfície do blastocisto, mas posteriormente se atrofiam no lado adjacente à cavidade uterina e persistem no lado adjacente à parede uterina. Com o posterior desenvolvimento, essa camada se torna cada vez mais restrita a uma área, que dá origem à placenta.[1]

À medida que o feto se desenvolve, o saco vitelino se atrofia e a cavidade amniótica se desenvolve, até encher completamente o blastocisto original.

Na 3ª semana, o embrião está coberto pelo ectoderma; e o intestino primitivo, pelo endoderma. O intestino primitivo fixa-se à parede posterior da cavidade corporal (celoma) por um mesentério. De cada lado da raiz do mesentério primitivo, desenvolve-se uma massa de células intermediárias do mesoderma, e uma parte delas prolifera para formar a crista urogenital.[1,9,10]

Diferenciação urogenital

Com relação ao sistema urogenital, por volta da 4ª semana, de cada lado da base do mesentério primitivo, células do celoma e células do mesoderma adjacente proliferam para compor a crista urogenital, de fundamental importância, pois é a partir dessa estrutura que se formarão todos os componentes do sistema genital e urinário, com exceção da vulva, porção inferior da vagina, bexiga e uretra. O desenvolvimento dos diversos componentes do sistema urogenital se faz em época mais ou menos simultânea.[1,3,9,10]

Desenvolvimento gonadal

As gônadas iniciam sua formação por volta da 4ª semana de vida embrionária, quando se configura a crista urogenital. Na 6ª semana, células germinativas primordiais, até então presentes na parede do saco vitelino, com movimentos ameboides migram através do mesentério e alcançam a crista genital, onde a gônada primitiva está em desenvolvimento, permanecendo indiferenciada (entre a 4ª e a 7ª semana). Nessa fase, ela é composta de uma porção mais externa, zona cortical com epitélio germinativo oriundo de células do celoma, e de uma porção mais interna, zona medular, proveniente do mesoderma (Figura 1.2).[9,12]

Com a chegada das células germinativas, a crista genital, o epitélio celomático prolifera-se intensamente a partir da zona cortical, penetra na zona medular e forma assim os cordões sexuais primitivos que carregam as células germinativas. Desse modo, até a 7ª semana a gônada permanece indiferenciada, e só a partir dessa fase inicia-se a diferenciação em testículo ou ovário, na dependência de mecanismos complexos, tais como influência dos cromossomos sexuais, autossomos e indução ou inibição local.[3,12]

A diferenciação ovariana está condicionada à constituição genética XX. A partir da 9ª semana, a porção mais externa dos cordões sexuais oriundos do epitélio celomático se desagrega em acúmulos celulares, com uma ou mais células germinativas primordiais, que aumentam gradualmente e se transformam em oogônias.[2,6,13] O ovário permanece indiferenciado até o 3º mês, quando aparece o início da meiose, caracterizada pela maturação da oogônia em oócitos.[6,14]

Na 11ª e na 12ª semana, um número significativo de células germinativas entra em prófase meiótica, a qual caracteriza a transição da oogônia em oócitos. Esse evento marca o início da diferenciação histológica do ovário.[3,6]

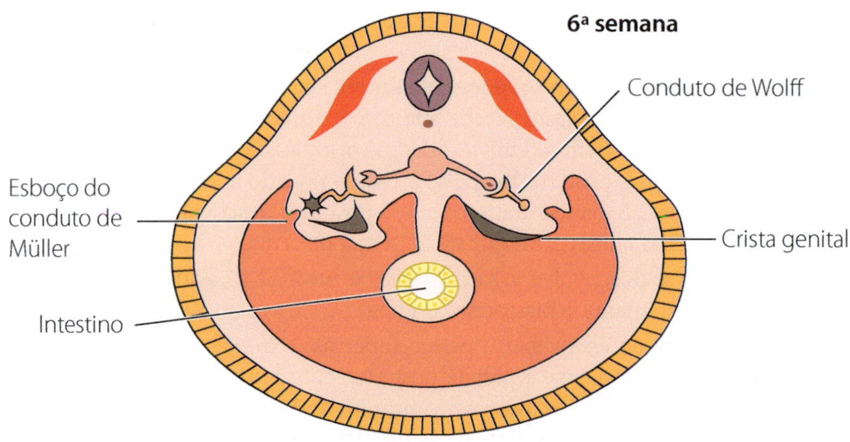

Figura 1.2 – Esboço gonadal.
Fonte: Desenvolvida pela autoria do capítulo.

Entre a 20ª e a 25ª semana de gestação, a formação de folículos primordiais (oócito envolvido por uma camada de células granulosas) atinge o máximo, e a gônada adquire as características morfológicas de um ovário definitivo.[6]

Os oócitos primários, em número de 600 mil no 2º mês de gestação, multiplicam-se rapidamente, chegando a 5 milhões por volta do 5º mês, quando ocorre degeneração de parte deles, de tal maneira que no nascimento o seu número não ultrapassa 2 milhões.[8]

Todos os elementos da granulosa e da teca se desenvolvem do epitélio celômico, embora o estroma ovariano seja derivado do mesoderma basal.[1,3]

Os ovários descem em direção à pelve do 7º ao 9º mês e, por ocasião do nascimento, estão situados no nível do bordo superior da pelve.[15]

Desenvolvimento dos órgãos genitais internos

Até a 7ª semana, os órgãos genitais internos em ambos os sexos consistem em dois sistemas de canais e permanecem indiferenciados. Observam-se dois pares de ductos paramesonéfricos ou de Müller (que se situam desde a cavidade celomática até a cloaca e servem de precursores do útero, das trompas de Falópio e dos 2/3 superiores da vagina) e os ductos mesonéfricos ou de Wolff (que se estendem desde o mesonefro até a cloaca e apresentam a potencialidade de se diferenciarem em epidídimo, vasos deferentes, vesícula seminal e ducto ejaculatório). Os túbulos de Wolff revestem-se de grande importância, pois, além de participarem da formação dos órgãos genitais masculinos, originam o sistema urinário, tanto no sexo masculino como no sexo feminino. O desenvolvimento do aparelho genital acompanha o do sistema urinário.[3,15,16]

A evolução sexual dos ductos genitais dependerá essencialmente dos hormônios do testículo fetal. Na presença de testículos funcionantes, as estruturas müllerianas involuem; na ausência deles, os ductos wolffianos são reabsorvidos e as estruturas müllerianas amadurecem.[17]

A influência inibidora do testículo fetal no desenvolvimento do ducto mülleriano é exercida no local e unilateralmente pelo fator ou hormônio inibidor dos ductos de Muller, de maneira que, se um testículo for removido no estágio inicial de desenvolvimento, o oviduto se desenvolve normalmente naquele lado, enquanto a regressão mülleriana ocorre no lado em que o testículo está intacto.[18]

A secreção do testículo fetal é decisiva para causar a regressão dos ductos müllerianos. Assim, o útero e as trompas de Falópio desenvolvem-se normalmente, em pacientes com gônadas rudimentares, independentemente do sexo cromossômico. Os estrogênios não parecem ter papel no desenvolvimento dos ductos femininos, que se formam tanto nos embriões XX, com ovários normais, como nos embriões XO, com gônadas disgenéticas, desprovidas de produção hormonal.[19]

Canal de Müller ou paramesonéfrico

A partir da 6ª semana, nos embriões femininos, os canais de Müller (paramesonéfricos) se formam, como brotos do epitélio celômico na extremidade cranial da crista urogenital. Esses canais, bilaterais, separados na porção cranial, crescem para baixo, lateralmente ao canal de Wolff correspondente, até alcançar a porção mais caudal, quando cada canal se vira para dentro e, cruzando anteriormente ao canal de Wolff, se junta com seu parceiro do lado oposto na parte posterior do seio urogenital.[15]

Depois que os ductos de Müller se unem na porção caudal, suas paredes internas se fundem e, posteriormente, desaparecem, constituindo uma cavidade única. Essa fusão começa na 7ª ou na 8ª semana, mas só se completa na 12ª semana. As porções craniais que se mantêm separadas originarão as tubas uterinas, e a porção caudal originará o útero e os dois terços superiores da vagina. Os canais de Müller independem da atuação hormonal para sua diferenciação[10,20] (Figura 1.3).

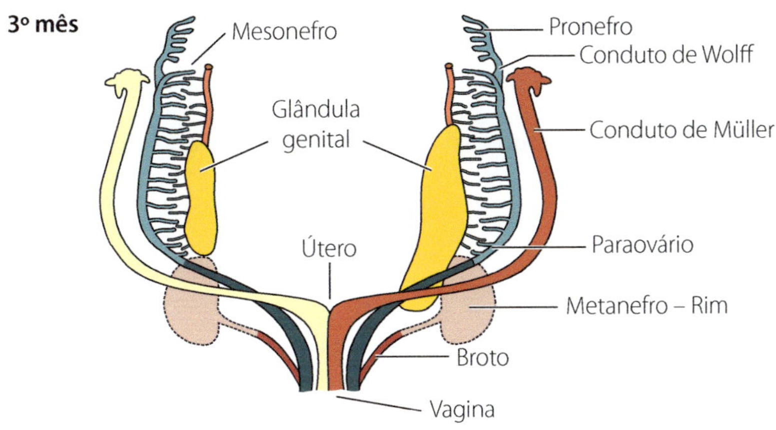

Figura 1.3 – Formação do útero e da vagina.
Fonte: Desenvolvida pela autoria do capítulo.

• Formação dos mesentérios e ligamentos

O ligamento largo é derivado do mesentério urogenital, formado à medida que a gônada e os ductos de Wolff se desenvolvem e se projetam no celoma até se fixarem à parede posterior. A gônada desenvolve seu próprio mesentério genital. que é o mesovário; e a porção situada para fora do mesovário, a qual abriga os ductos genitais, diferencia-se no mesossalpinge.[15]

O ligamento redondo que corre do corno uterino até a parede abdominal e o ligamento ovariano que fixa o ovário ao corno uterino são derivados do ligamento genital ou gubernáculo, formado na crista genital primitiva, na porção situada abaixo das gônadas.[20]

Túbulos mesonéfricos ou de Wolff

A partir da 3ª semana, o embrião começa a desenvolver, sucessivamente, três estruturas com a função de eliminar seus produtos de excreção: pronefro, mesonefro e metanefro.[3,15]

O pronefro é um sistema funcional de túbulos com disposição metamérica, localizado na região cervical do embrião (porção cervical de cada crista urogenital). Apresenta um canal chamado ducto pronéfrico ou de Wolff. O pronefro aparece na 3ª semana e degenera-se da 4ª à 5ª semana, mas permanece com seus resquícios no sexo feminino, as hidátides de Morgagni. Contudo, os ductos de Wolff persistem, formando inicialmente o mesonefro.[20]

O mesonefro ou "corpo de Wolff" começa a se formar antes da degeneração do pronefro. Seu ducto (ducto de Wolff), chamado de ureter primitivo, situa-se no plano dorsal do embrião até a cloaca. O mesonefro também se degenera rapidamente, desaparecendo quase por completo na 7ª semana. Seus processos de diferenciação e de regressão ocorrem no sentido craniocaudal. A maior parte de suas estruturas desaparece, porém algumas persistem, constituindo os vasos eferentes e a rede testicular no sexo masculino; no sexo feminino, constituem o órgão de Rosenmüller (paraovário) entre a tuba e o ovário; o paraoóforo (na espessura do ligamento largo); e os túbulos de Kolbet.[10]

Em ambos os sexos, os cálices e a pelve do rim, assim como o ureter, são formados por um broto que se desenvolve na extremidade inferior do canal de Wolff, que se juntará ao metanefro. Esse broto também contribui para a formação do seio urogenital, parte da base da bexiga e da uretra[10,20] (Figura 1.3).

O metanefro, cuja origem não tem relação com as estruturas anteriormente citadas, aparece primeiramente na porção caudal da crista urogenital e se desenvolve no córtex e na medula do rim.[15]

O canal de Wolff desenvolve-se para baixo, pela parede celômica posterior na crista urogenital, para juntar-se com a parte anterior da cloaca, a qual, quando separada do intestino primitivo posterior, se transforma no seio urogenital. A extremidade inferior do ureter se abre para fazer parte do seio urogenital[12] (Figura 1.4).

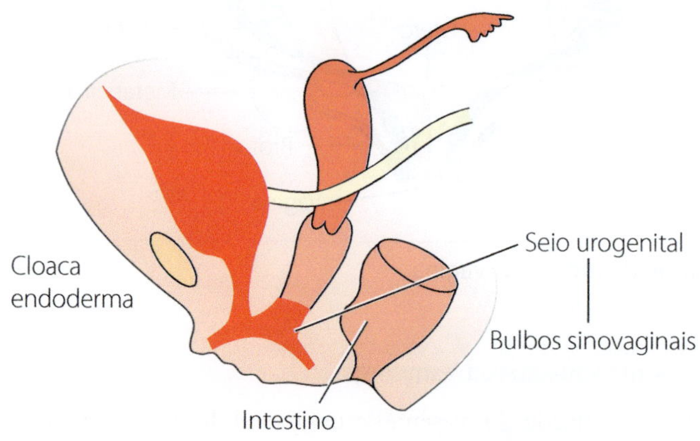

Figura 1.4 – Divisão da cloaca e desenvolvimento da vagina.
Fonte: Desenvolvida pela autoria do capítulo.

Nos embriões femininos, o canal de Wolff se degenera, permanecendo como vestígio o canal ou ducto de Gartner (nas paredes laterais do colo uterino e bordas da vagina)[9,12] (Figura 1.5).

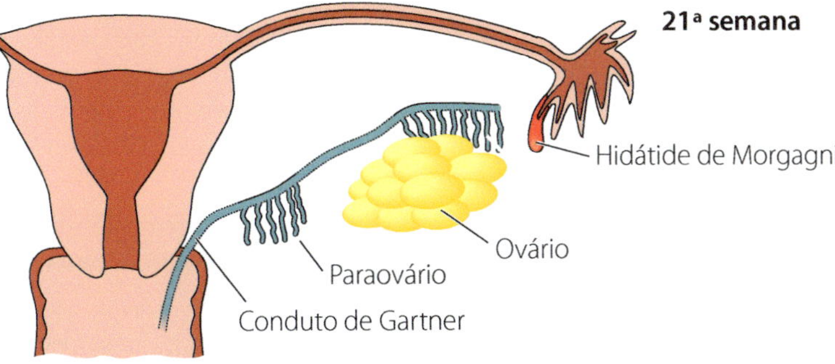

Figura 1.5 – Diferenciação da genitália.
Fonte: Desenvolvida pela autoria do capítulo.

Desenvolvimento dos órgãos genitais externos

A diferenciação da genitália externa ocorre em paralelo ao desenvolvimento dos ductos genitais. Por volta da 3ª semana de idade gestacional, a cloaca, que é a extremidade inferior do saco vitelino (endoderma), divide-se precocemente no intestino primitivo posterior e no seio urogenital por uma proliferação do mesoderma que forma o septo urorretal e, finalmente, o corpo perineal.[12] A membrana cloacal vai sendo circundada por mesênquima da linha primitiva, formando as pregas cloacais, que se fundem na linha média da região anterior para formar a eminência cloacal.[21]

Na 6ª semana, a membrana cloacal divide-se em membrana anal e urogenital, as pregas cloacais dividem-se em pregas genitais ou uretrais e pregas anais, e a eminência cloacal aumenta de tamanho, constituindo o tubérculo genital. Posteriormente, surgem as saliências genitais, oriundas das pregas genitais[1,3] (Figura 1.6).

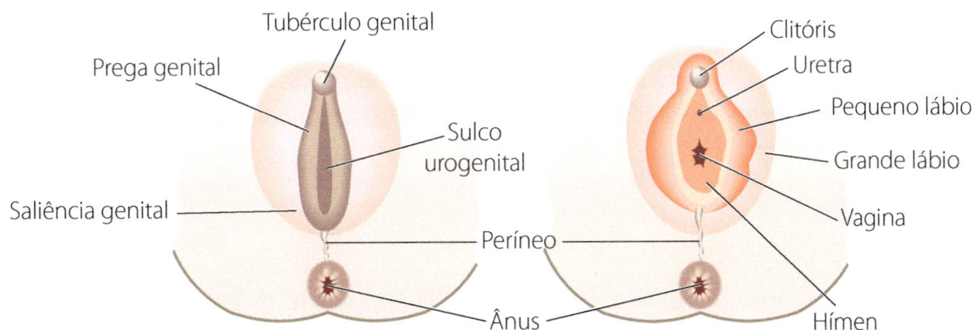

Figura 1.6 – Desenvolvimento da genitália externa feminina.
Fonte: Desenvolvida pela autoria do capítulo.

A proliferação do embrião no sentido craniocaudal, em torno de 5 a 6 semanas, provoca o crescimento e a descida do esporão terminal, que é o septo urorretal. Esse esporão avança até atingir a cloaca e divide-a em duas porções: uma anterior (seio urogenital) e uma posterior (seio retal). O esporão terminal formará o períneo e, proliferando, afastará cada vez mais o reto para trás e o seio urogenital para a frente. No seio urogenital é que se formam os órgãos genitais externos.[1,3]

Assim, por volta da 8ª semana, a cloaca é dividida, resultando no seio urogenital, que ocupa posição anterior, e no canal anorretal, que se localiza posteriormente. Nesse período, em ambos os sexos, a genitália externa consiste de uma proeminência anterior e mediana, o tubérculo genital, que tem de cada lado as saliências genitais ou protuberâncias labioescrotais e as pregas genitais ou uretrais.[1,3]

Até a 8ª semana do feto, as genitálias externas de ambos os sexos são idênticas e têm capacidade de se diferenciarem em qualquer direção. Além desse ponto, o desenvolvimento dos genitais externos masculinos e femininos diverge.[22]

Na mulher, as pregas uretrais da mucosa permanecem separadas e, nesse caso, são chamadas de pequenos lábios. As saliências genitais ou protuberâncias labioescrotais permanecem separadas e formam os grandes lábios. O tubérculo genital dará origem ao clitóris; e o seio urogenital se abrirá no vestíbulo vaginal. As extremidades dos ductos müllerianos fundem-se com o seio urogenital e darão origem à porção inferior da vagina.[2,6,23]

Existem controvérsias sobre a contribuição relativa do ducto mülleriano e do seio urogenital para a vagina, mas a interação de ambos os tecidos é essencial para o desenvolvimento normal da vagina.[24]

Se os condutos de Müller não chegam ao seio urogenital e se interpõem ao tecido conjuntivo embrionário, está ausente o estímulo proliferativo para a formação do corno vaginal e a consequência é a agenesia do órgão.[21,24]

A tunelização da vagina se produz por deiscência da zona central do cordão vaginal. Às vezes, é muito lenta e pode não estar terminada no momento do nascimento. Se ela falta, ocorre a atresia vaginal.[21,24]

A desintegração incompleta da junção entre os bulbos e o seio urogenital propriamente dita forma a membrana himenal.[1,3]

A diferenciação da genitália externa feminina independe da indução hormonal. Consequentemente, indivíduos sem gônadas funcionantes terão genitália externa feminina.[1,3]

A parte do seio urogenital imediatamente acima do tubérculo de Müller torna-se estreitado para formar a uretra. A porção inferior se abre para formar o vestíbulo da vulva, com os orifícios da uretra e da vagina. A bexiga é a parte superior do seio urogenital.[7,16]

As glândulas parauretrais de Skene e as glândulas vestibulares de Bartholin têm origens homólogas e desenvolvem-se a partir de brotos da porção cranial da uretra, ou seja, originam-se também do seio urogenital.

REFERÊNCIAS BIBLIOGRÁFICAS

1. Jeffcoate N. Concepção. In: Jeffcoate N (ed.). Princípios de ginecologia. São Paulo: Manole; 1979. p. 15.
2. Bagnoli VR. Diferenciação sexual. In: Lodovici O, Salavatore CA, Goes GM et al. (ed.). Anomalias urogenitais congênitas. São Paulo: Sarvier; 1986. p. 7-13.
3. Fonseca AM, Ribeiro RM. Diferenciação sexual. In: Bagnoli VR, Fonseca AM, Halbe HW, Pinotti JA (ed.). Malformações genitais congênitas. São Paulo: Roca; 1993. p. 1-19.

4. Mello MP, Soardi FC. Genes envolvidos na diferenciação sexual. In: Maciel-Guerra AT, Guerra Jr H (ed.). Menino ou menina? distúrbios da diferenciação do sexo. 2. ed. Rio de Janeiro: Rubio; 2010.
5. Rodrigues R. Determinação sexual e diferenciação sexual no embrião e no feto. Seminário de Pós-Graduação da Disciplina Endocrinologia da Reprodução. Universidade Federal do Rio Grande do Sul; 2004.
6. Grumbach MM, Conte FA. Distúrbios da diferenciação sexual. In: Williams RB (ed.). Tratado de endocrinologia. São Paulo: Manole; 1988. p. 392.
7. Oliveira AP. Desenvolvimento genital normal. In: Cruz T, Ladosky W (ed.). Endocrinologia sexual. Salvador: Sociedade Brasileira de Endocrinologia e Metaboligia; 1976. p. 1.
8. Bagnoli VR, Fonseca AM, Arie WMY et al. Noções básicas de embriologia, anatomia e fisiologia do sistema genital feminino. In: Lopes AC (ed.). Fonseca AM, Bagnoli VR (Coordenadores da Seção 15 – Ginecologia e saúde da mulher). Tratado de clínica médica. 3. ed. São Paulo: Roca; 2016. p. 2196-2197.
9. Moraes SG, Pereira LAVD. Embriologia clínica. In: Borges Jr et al (ed.). Reprodução humana assistida. Rio de Janeiro: Atheneu; 2011.
10. Gilbert SF. Development biology. 9th ed. Sunderland: Massachulsetts: Sinauer Associates; 2010. p. 711.
11. Carlson B. Human embriology and developmental biology. 3rd ed. Toronto: Mosby; 2004.
12. Rey R, Grinspon R. Aspectos endócrinos. In: Maciel-Guerra AT, Guerra Jr H (ed.). Menino ou menina? distúrbios da diferenciação do sexo. 2. ed. Rio de Janeiro: Rubio; 2010.
13. Mello MP, Assumpção JG, Hackel C. Genes envolvidos na determinação e diferenciação do sexo. Arq Bras Endocrinol Metab. 2005;49(1):14-25.
14. Gondos B. Oogonia and oocytes in mammals. In: Jones RE (ed.). The vertebrate ovary. Comparative biology and evolution. New York: Plenum Press; 1978. p. 83.
15. Jeffcoate N. Desenvolvimento do sistema urogenital. In: Jeffcoate N (ed.). Princípios de ginecologia. São Paulo: Manole; 1979. p. 155.
16. Silva J. Desenvolvimento do aparelho urinário e genital. Serviço de Urologia do Hospital São João: FMUSP; 2013.
17. Josso N, Picard JY, Tran D. The antimullerian hormone. Rec Prog Horm Res. 1977;33:117.
18. Jost A. Embryonic sexual differentiation (morphology, physiology, abnormalities). In: Jones Jr HW, Scott WW (ed.). Hermaphroditism, genital aomalies and related endocrine disorders. Baltimore: Williams & Wilkins; 1971.
19. Quaglia DRGE. Síndrome de Turner. In: Quaglia DRGE (ed.). O paciente e a intersexualidade (aspectos clínicos, endócrinos, anatomopatológicos e genéticos). São Paulo: Sarvier; 1980. p. 11.
20. Moore KL, Persaud TVN. Embriologia clínica. 7. ed. São Paulo: Elsevier; 2004.
21. Medeiros SF, Matheus CD. Diferenciação sexual normal e anormal. Femina. 1989;17:750.
22. Wilson JD, Griffin JE, George FW. The role of gonadal steroids in sexual differentiation. Rec Prog Horm Res. 1981;37:1-7.
23. Reyes FI, Boroditsky RS, Winter JSD. Studies of human sexual development. II. Fetal and maternal serum gonadotropins and sex steroid concentrations. J Clin Endocrinol Metab. 1974;38:612.
24. Forsberg JG. Origin of vaginal epithelium. Obstet Gynecol. 1965;25:787.

2

Embriologia e Desenvolvimento das Mamas

■ João Bosco Ramos Borges

A função principal das mamas é a produção do leite para a amamentação, porém desempenham papel relevante na sensualidade feminina, embelezam a silhueta do corpo feminino e desempenham também função erógena.

A glândula mamária é considerada um tipo modificado e altamente especializado de glândula apócrina (uma glândula sudorípara modificada), recoberta por pele e tecido subcutâneo, e seu desenvolvimento ocorre mui precocemente na vida embrionária por estímulos hormonais que chegam até o embrião pela circulação fetal.[1,2] Entre a 5ª e a 6ª semana de vida intrauterina, ocorre um espessamento ectodérmico, em formato de linha longitudinal, de cada lado da parte ventral do embrião que está se desenvolvendo, onde se formam os brotos mamários (cerca de 10 em cada linha mamária). Trata-se da linha láctea, que se desenvolverá da região axilar à região inguinal, sendo que da 7ª à 8ª semana ocorrerá a regressão em quase toda a sua extensão, exceto a de localização toracolateral, que permanecerá e originará brotos mamários secundários até o 4º mês de gravidez. Posteriormente, vão se juntando a esses brotos outras estruturas, como o tecido conjuntivo, formado pela ectoderme, e o tecido adiposo, formado pela mesoderme.[3]

Esses brotos secundários, do 4º para o 6º mês gestacional, adquirem luz e são chamados de sistema tubular mamário. Eles são, em fundo cego, os menores ductos, chamados de ductos lactíferos menores, e permanecem assim até o nascimento. Essa evolução está mais detalhada a seguir.

A falha na regressão da linha láctea resultará na permanência de tecido mamário ectópico, que está presente em 2% a 6% das mulheres, originando mamas ectópicas (polimastias) ou papilas ectópicas (politelias).[4] A diferença entre tecido mamário acessório e ectópico é que o primeiro ocorre em contiguidade com a glândula primária e, com relação ao segundo, há descontinuidade com o tecido glandular primário. O tecido mamário ectópico é menos frequentemente observado do que o acessório, pois há involução das cristas mamárias ainda na vida fetal. A axila é a região onde se observa mais comumente tecido mamário acessório. Este pode estar acompanhado ou não da papila. É importante o conhecimento dessas variações, pois, onde há epitélio ductal, existe a possibilidade de desenvolvimento de câncer.

Após a regressão da linha láctea, ocorrerá, na área de espessamento epidérmico (onde estará a mama normal), uma proliferação celular que invade o mesoderma subjacente, formando o primórdio papilar. E, por volta da 16ª semana, haverá o crescimento de 15 a 25 cordões sólidos para dentro do tecido conjuntivo dérmico, ocorrendo regressão do primórdio papilar e o desenvolvimento dos primórdios ductais e da bolsa papilar. Da 20ª à 30ª semana, continua a proliferação desse primórdio ductal, que sofre processo de canalização, permeabilizando os cordões maciços, que se tornam ductos e se exteriorizam através da bolsa papilar. Da 30ª à 32ª semana, a bolsa papilar regride, formando aréola e papila, e o primórdio ductal proliferado dá origem ao primórdio lobular. Finalmente, entre a 32ª e a 40ª semana, ocorre diferenciação das estruturas lobulares, que já podem conter colostro, com aumento do volume de tecido mamário em até quatro vezes e também pigmentação do complexo areolopapilar.[5]

Nos fetos a termo, existe uma simples rede arborizada de ductos e, embora os lóbulos, que são os elementos glandulares, não apareçam até a adolescência, uma descarga papilar pode ocorrer em razão do estímulo hormonal materno.

Antes do nascimento, a epiderme da glândula mamária forma uma depressão, que é área comum de drenagem desse sistema ductal durante a gestação. Essa depressão (chamada fosseta mamária) é plana ou invertida. Pode permanecer invertida durante boa parte da infância e depois ficar plana e protusa. Por essa razão, nas recém-nascidas as papilas mamárias são deprimidas e pouco desenvolvidas.

Após o nascimento, a recém-nascida tem uma evolução das papilas a partir da fosseta mamária, como se elas brotassem. E isso acontece em decorrência do desenvolvimento do tecido conjuntivo em volta da sua aréola. São estruturas planas que pesam em média um grama alguns dias após o nascimento.

A diferenciação mamária é absolutamente igual nos dois sexos até a pré-puberdade. O desenvolvimento das glândulas mamárias é iniciado durante a vida embriológica, mas só se completará na idade adulta, na lactação pós-parto. Após a secreção transitória estimulada pela produção de prolactina no neonato, as glândulas mamárias, com sua arquitetura relativamente simples, permanecem inativas até a puberdade. Durante esse período, as estruturas e os ductos estromais de sustentação aumentam proporcionalmente ao aumento do tamanho corporal do indivíduo, mas não ocorre desenvolvimento lobular. Em meninas, há quase o desenvolvimento completo das mamas da puberdade até os 18 anos, em média, completando-se este desenvolvimento pleno e total apenas após a primeira gravidez de termo (idade gestacional acima de 37 semanas).[6] Esse desenvolvimento completo das mamas pode demorar muitos anos e inclusive não estar completo até a terceira década de vida, sendo necessário para que haja lactação. A gravidez de termo é, portanto, um dos fatores responsáveis pela rápida diferenciação lobular, pois, quando a mama é preparada para a lactação, ocorre um desenvolvimento lobular adicional, apesar de, após seu término, ocorrer involução de muitos desses lóbulos.

Os neonatos, independentemente do sexo, frequentemente apresentam secreção de colostro após 3 a 7 dias de vida, secreção esta que diminui em 3 a 4 semanas com a queda progressiva dos níveis sanguíneos de hormônios maternos e placentários que circulam nos recém-nascidos.

Novamente, vale lembrar que as mamas dos neonatos masculinos e femininos são idênticas, não havendo diferença nas estruturas ducto-alveolares rudimentares entre os dois sexos, com ductos permeáveis. Tais ductos desembocam nos 15 a 20 orifícios papilares, sendo que cada orifício corresponde à drenagem a determinado lobo mamário.

Durante a infância, as mamas permanecem em repouso, até que estímulos hormonais da puberdade estimulem seu desenvolvimento, entre os 10 e os 12 anos de idade. Com o amadurecimento do eixo hipotálamo-hipófise-ovários na puberdade, ocorre a produção e a liberação de hormônios, que agem nas mamas e provocam seu desenvolvimento. Além de estrógenos, progestagênios, prolactina, corticoides e hormônio do crescimento também influenciam esse desenvolvimento.

Os primeiros ciclos hormonais da jovem são anovulatórios e, assim, no início da puberdade há predomínio dos estrógenos sobre a progesterona.[7] Os estrógenos induzirão o crescimento longitudinal e a ramificação do sistema ductal, o desenvolvimento do tecido conjuntivo em volta dos ductos, bem como a vascularização e a deposição de tecido gorduroso. Estrógenos também causam a pigmentação da aréola e da papila.

Com o início dos ciclos ovulatórios, os níveis de progesterona se elevam e, em conjunto com os estrogênios, ocasionam o desenvolvimento dos ductos menores, terminais do sistema ductal, formando os alvéolos. Assim se forma a unidade ductolobular terminal (UDLT), muito importante no entendimento da carcinogênese.[8]

O desenvolvimento mamário, na puberdade, foi dividido por Tanner em cinco etapas, conforme a morfologia e sua relação com o desenvolvimento dos caracteres sexuais secundários (menarca, pubarca e estirão puberal).[9] Em geral, a telarca é a primeira manifestação da puberdade nas meninas, ocorrendo em torno dos 10 aos 11 anos de idade; trata-se de um evento importante, porque a menarca, que corresponde à primeira menstruação, ocorre, em média, 2 a 3 anos após o desenvolvimento da mama. O primeiro estágio de Tanner (M1) corresponde à elevação somente da papila, não se palpando tecido glandular, nem havendo pigmentação aréolo-papilar, sendo o estágio pré-puberal. No segundo estágio da classificação de Tanner (M2), ocorre o aparecimento do broto ou botão mamário (telarca), que corresponde à pequena elevação da mama e da papila, com aumento do diâmetro areolar e pequeno depósito de gordura. No terceiro estágio da classificação de Tanner (M3), há aumento do tecido glandular palpável e do diâmetro e da pigmentação da aréola, mantendo-se os contornos da aréola e da mama. É nessa fase que se dá o maior estirão puberal, sendo que a menarca ocorrerá dentro de um ano. No quarto estágio (M4), que corresponde, em média, à faixa dos 12 aos 13 anos, há aumento da aréola e de sua pigmentação. O complexo aréolo-papilar (CAP) projeta-se e separa-se do contorno da mama. Essa fase é concomitante à menarca. Finalmente, o quinto estágio de Tanner (M5) é a fase de desenvolvimento final, em que há o nivelamento do CAP ao contorno da mama, com projeção exclusiva da papila mamária.

A mama localiza-se na parede anterior do tórax entre a segunda e a sexta costelas e entre a borda do esterno e a linha axilar anterior, sendo que o tecido mamário se estende em direção à axila, formando um prolongamento mamário chamado cauda de Spence. A pele é a estrutura de sustentação da mama, sendo semelhante à do restante do corpo, com folículos pilosos, glândulas sudoríparas e sebáceas, e apresentando em sua parte central o complexo aréolo-papilar.

A aréola, situada na altura do quarto espaço intercostal nas mamas firmes, tem em média de 3 a 6 cm de diâmetro, e os tubérculos de Morgagni, na periferia da aréola, são elevações formadas pela abertura dos ductos das glândulas sebáceas de Montgomery, que aumentam durante a gestação e produzem secreção para lubrificar e proteger a papila durante a lactação.

A papila é uma formação cilíndrica situada no centro da aréola, que possui de 15 a 20 óstios, onde saem os condutos galactóforos. Esse complexo aréolo-papilar apresenta uma fina camada muscular, responsável pela ejeção da secreção dos seios galactóforos (amamentação) e pela ereção da papila, além de uma rica rede de terminações nervosas sensitivas, fundamental na sensibilidade sexual. O parênquima da mama é a glândula propriamente dita, sendo formado pelo sistema ductal e lobular, envolto pelo estroma conjuntivo e cercado por tecido gorduroso, vasos e nervos. É dividido em 15 a 20 segmentos ou lobos, que drenam através de ductos coletores em direção à papila. Cada lobo é composto por 20 a 40 lóbulos e cada lóbulo é formado por 10 a 100 alvéolos. O sistema ductal é composto por um ducto coletor principal, formado por vários pequenos dúctulos intra e extralobulares. O ducto principal drena em direção à papila, onde se dilata, formando os seios galactóforos, em número de 10 a 20, e desembocando nos respectivos orifícios papilares.

As mudanças cíclicas dos níveis de hormônios sexuais durante o ciclo menstrual têm grande repercussão na mama. Na fase folicular do ciclo, ocorre a proliferação do epitélio mamário sob a ação de estrógenos, que predominam nessa fase. Após a ovulação, na fase lútea, a progesterona promove a dilatação dos ductos e a diferenciação das células alveoloductais em secretoras e, com os estrógenos, promove outro pico de atividade proliferativa. Nos dias pré-menstruais, a mama tem o seu fluxo sanguíneo aumentado, com acúmulo de secreção intraductal e edema mamário, responsáveis pelo aumento de volume e pelo desconforto mamário típicos dessa etapa. No início da menstruação, com a queda dos níveis hormonais, há uma regressão de todo esse processo. Assim, a mama apresenta seu menor volume do 5º ao 7º dia do ciclo e, com o aumento dos níveis de estrogênios, em nova fase folicular, reinicia-se o processo cíclico.

Durante a gravidez, a mama é submetida a altos níveis dos mesmos hormônios que a formaram estruturalmente e que agora a preparam para a amamentação. Além de estrogênios, progesterona e prolactina, há aumento nos níveis de gonadotrofina coriônica (HCG), hormônio lactogênico placentário (HPL), hormônios tireoidianos e do crescimento, bem como de insulina, os quais atuam juntos com o objetivo de desenvolvimento e maturação para lactação.

Logo na 3ª e na 4ª semana de gestação, iniciam-se a proliferação e o crescimento de dúctulos, bem como a formação lobular, sob efeito estrogênico. Da 5ª à 8ª semana, já se evidencia aumento significativo das mamas, com dilatação de veias superficiais e aumento da pigmentação do complexo aréolo-papilar. No segundo trimestre, continua a proliferação ducto-alveolar e se inicia o processo de secreção, já havendo a presença de colostro nos alvéolos, que já poderá ser secretado no segundo trimestre. O aumento do volume da mama, é decorrente da dilatação dos alvéolos e da hipertrofia do tecido conjuntivo e gorduroso. Inclusive, se ocorrer interrupção da gestação, a partir da 16ª semana, a lactação poderá ocorrer. No terceiro trimestre, intensificam-se os fenômenos secretórios, com acúmulo de lipoproteínas e ácidos graxos, e o fluxo sanguíneo pode dobrar, havendo edema extracelular e ainda maior volume mamário. Os tubérculos de Montgomery tornam-se mais proeminentes na periferia da aréola, e as veias superficiais da mama, o plexo vascular de Haller, já se encontram bastante dilatadas e visíveis.[10] A prolactina aumenta gradualmente durante a gravidez, apresentando níveis até cinco vezes maiores do que os pré-gravídicos no terceiro trimestre. A prolactina, os estrogênios e a progesterona agem conjuntamente no desenvolvimento e na diferenciação ducto-alveolar, estimulando a secreção dos ácinos. Durante a gravidez, os altos níveis de estrógenos e de progesterona diminuem o número de receptores de prolactina, bloqueando seu efeito nos alvéolos e inibindo a produção de leite. O HPL é semelhante à prolactina, mas com maior atuação no desenvolvimento da mama do que na lactogênese, bloqueando receptores de prolactina na gestação. Por isso, há apenas produção de colostro durante a gestação, composto por epitélio descamado e transudato.

Após o parto, com a queda dos níveis de estrógenos, progesterona e HPL, permitindo a ação da prolactina nos receptores celulares gradativamente livres, há o estímulo da síntese de ácido ribonucleico (RNA) para produção de proteínas do leite e aumento da atividade de enzimas necessárias para a síntese de lactose e outros componentes específicos do leite. Ocorre primeiro a secreção de colostro, mais espesso e amarelado, que depois se torna fluido e seroso, rico em lactoglobulinas. A partir do 2º ou do 3º dia, as mamas tornam-se maiores e ingurgitadas, em razão do acúmulo de secreções e à estase linfática, quando se dá o início da secreção de leite transicional (colostro e leite) na primeira semana, adquirindo características definitivas mais tarde.

Independentemente da sucção, o leite é secretado durante as duas primeiras semanas, período de níveis elevados de prolactina. Para a continuidade do processo, é fundamental a sucção, pois ela estimula as fibras sensoriais do complexo aréolo-papilar que, via hipotálamo-hipófise, mantêm os níveis de prolactina e de ocitocina necessários para a produção e a ejeção do leite (ocitocina que estimula as células mioepiteliais que envolvem os ductos alveolares da mama).

REFERÊNCIAS BIBLIOGRÁFICAS

1. Forsyth IA. The mammary gland. Baillieres Clin Endocrinol Metab. 1991;5(4):809-832.
2. Medina D. The mammary gland: a unique organ for the study of development and tumorigenesis. J Mammary Gland Biol Neoplasia. 1996 Jan;1(1):5-19.
3. Moore KL, Persaud TVN. Embriologia básica. 9. ed. Rio de Janeiro: Elsevier; 2016.
4. Fama F, Cicciu M, Sindoni A et al. Prevalence of ectopic breast tissue and tumor: a 20-year single center experience. Clin Breast Cancer. 2016 Aug;16(4):107-12.
5. Tuchmann-Duplessis H, Haeckel P. Embriologia, cuadernos prácticos, organogénesis. 2. ed. Barcelona: Tora Masson, AS; 1982.
6. Robinson GW, Karpf AB, Kratochwil K. Regulation of mammary gland development by tissue interaction. J Mammary Gland Biol Neoplasia. 1999;4(1):9-19.
7. Guyton Arthur C, Hall John E. Tratado de fisiologia médica. Rio de Janeiro: Elsevier; 2017.
8. Sutherland RL, Thrall OWJ, Watts CKW et al. Estrogen and progestin regulation of cell cycle progression. J Mamm Gland Biol Neoplasia. 1998;3(1):63-72.
9. Tanner JM. Growth at adolescence. 2nd ed. Oxford: Blackwell Scientific Publications; 1962.
10. Emans SJH, Laufer MR. Pediatric & adolescent gynecology. Philadelphia: Lippincott Williams & Wilkins; 2012.

3

Consulta Ginecológica da Criança e da Adolescente

- José Alcione Macedo Almeida
- Mariana Soares Pereira Schaefer

Considera-se infância o período de 0 a 10 anos de idade, sendo recém-nascido na faixa de 0 a 28 dias, primeira infância de 29 dias a 2 anos e segunda infância dos 2 aos 10 anos de idade.[1] Fisiologicamente, há um período especial de transição, com um intricado processo de maturação envolvendo a função do hipotálamo, a função hipofisária e das gônadas, quando ocorre evolutivamente o amadurecimento do organismo, que é a puberdade, caracterizada pelo surgimento dos caracteres sexuais secundários.

A medicina evoluiu com a criação de especialidades, propiciando mais aprofundamento nos conhecimentos científicos específicos de cada área. Assim, o médico especializado para cuidar da saúde da criança é o pediatra; e para cuidar da saúde da mulher, o ginecologista. Entretanto, uma visão holística, fundamental quando se trata de cuidar da saúde humana, torna-se imprescindível para o atendimento ginecológico de crianças. O pediatra tem a formação em clínica geral da criança, o que requer amplo conhecimento dos eventos endocrinológicos que regulam o crescimento e o desenvolvimento infantil. O ginecologista conhece a cascata do desenvolvimento do sistema reprodutivo. Assim, a ginecologia infantil requer que o médico, além dos conhecimentos de ginecologia, também absorva os ensinamentos básicos da pediatria, bem como o preparo para lidar com crianças e adolescentes, uma vez que enfrentará frequentes situações não comuns para o ginecologista geral.

Consulta da criança

A consulta ginecológica da criança tem peculiaridades em todos os seus aspectos, a começar pela anamnese das crianças menores, quando quem fala não é a paciente, e sim a mãe, a avó ou outra pessoa responsável por ela, havendo forte tendência de supervalorização da queixa, por parte das interlocutoras.

A idade para a primeira consulta ginecológica

Embora ainda haja essa dúvida para alguns, nós não a temos. Em nosso entendimento, as crianças assintomáticas devem fazer a visita ao ginecologista quando começar o desenvolvimento das mamas. Esse é o momento que desperta maior curiosidade da criança para a sua sexualidade e também é o momento oportuno para o médico explicar os fenômenos fisiológicos do desenvolvimento sexual, de forma prática e objetiva, com termos que facilitem a compreensão da criança e de sua mãe, pois tal diálogo se estenderá entre mãe e filha em alguns momentos do convívio familiar. É a oportunidade para se iniciar o vínculo entre o ginecologista e a criança. Nessa primeira consulta, o exame físico pode ser rápido e superficial, deixando-se o exame ginecológico para uma segunda oportunidade. A mãe da criança deve ter suas dúvidas sempre esclarecidas pelo médico.

Anamnese

A história clínica na consulta de uma criança deve levar em consideração sua idade cronológica e seu grau de maturidade psíquica, qual a queixa principal e quais os fatores de risco para a faixa etária. Idealmente, a primeira ação do médico deve focar na cooperação da criança, se ela já tiver capacidade de entendimento. Em se tratando de criança que ainda não tem essa percepção, a anamnese é obtida com a mãe ou a pessoa que traz a paciente.

Os antecedentes pessoais, como condições de nascimento e saúde da mãe durante a gestação, desenvolvimento neuropsicomotor e antecedentes familiares, devem ser dirigidos conforme o motivo da consulta.

Exame físico geral

Altura e peso devem ser aferidos e os resultados colocados em gráfico de curva de crescimento, para avaliar se o padrão de crescimento da criança está compatível com a população do mesmo sexo e idade e de acordo com o padrão de estatura familiar.

Também é essencial a avaliação do estado geral de nutrição e trofismo,[2] além do exame da pele e das mucosas, da implantação das orelhas e de estigmas turnerianos.

Exame ginecológico

O conhecimento da anatomia normal torna-se mais importante ainda quando se trata de exame ginecológico em criança, como veremos nas etapas que se seguem.

• Exame das mamas

A simples inspeção das mamas de uma criança indica a necessidade ou não da palpação, principalmente se a queixa não é de telarca precoce ou fluxo papilar. Normalmente se espera encontrar em criança até o início da puberdade apenas a presença da aréola e da papila, sem o corpo mamário. Entretanto, em algumas crianças acima do peso, há necessidade de palpação para confirmar que se trata apenas de gordura, sem tecido glandular.

A recém-nascida pode apresentar intumescimento das mamas, com presença de secreção leitosa ("leite das bruxas"), resultante da ação hormonal placentária.[3] Por ser fisiológica e de duração passageira, não merece intervenção médica, mas, obrigatoriamente, deve-se orientar mãe e demais familiares a não fazer expressão ou qualquer outro tipo de manipulação nas mamas da criança.

- Exame do abdome

Em geral, a inspeção e a palpação superficial são suficientes em pacientes sem queixas específicas de dor e/ou aumento do volume, que podem ocorrer em casos de tumor do ovário em crianças de qualquer idade, tema de capítulo específico (Capítulo 34 – Tumores do ovário na infância e adolescência).

- Exame dos órgãos genitais externos (OGE)

Tempo obrigatório, independentemente da idade da criança, desde a recém-nascida. Todas as estruturas dos OGE devem ser cuidadosamente inspecionadas. Na recém-nascida, há naturalmente intumescimento da vulva, que pode encobrir o clitóris, mas que regride espontaneamente. A inspeção simples pode evidenciar alterações, como agenesia do clitóris (Figura 3.1). Em crianças obesas, há acúmulo de tecido adiposo na vulva que pode simular abaulamento dos grandes lábios (Figura 3.2).

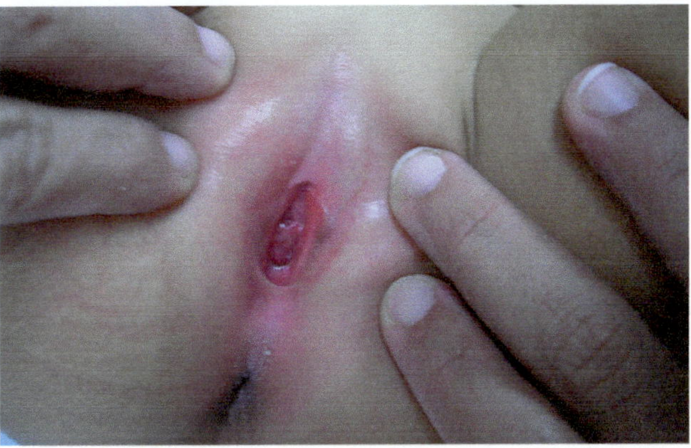

Figura 3.1 – Agenesia do clitóris em criança com 3 anos de idade. Exposição pela mãe da criança.
Fonte: Acervo da Clínica Ginecológica do HC-FMUSP.

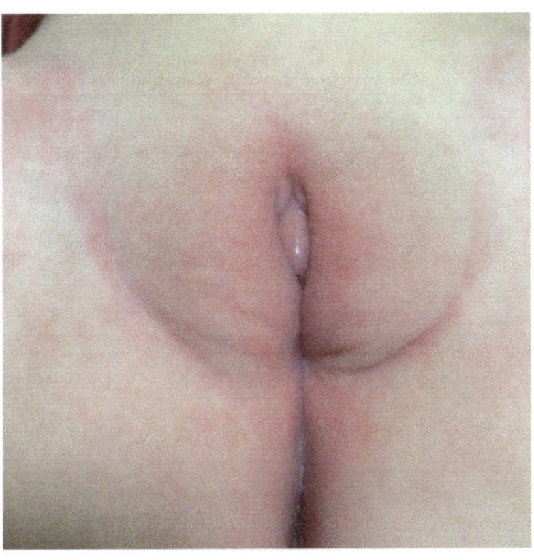

Figura 3.2 – Excesso de panículo adiposo, promovendo abaulamento na vulva.
Fonte: Acervo da Clínica Ginecológica do HC-FMUSP.

Para uma boa inspeção dos OGE em crianças menores, preferimos a criança posicionada na mesa de exame, em decúbito dorsal ("sapinho"), quando a exposição dos OGE pode ser feita pela mãe (Figura 3.1) ou até mesmo pela própria criança, conforme a Figura 3.3. Essa posição pode também ser obtida com a mãe em decúbito dorsal e segurando a criança sobre seu abdome e na mesma posição da Figura 3.3. Quando isso não for satisfatório, por necessidade de visualização melhor do hímen, temos que ganhar a confiança da pequena paciente, sempre com a mãe ao seu lado, para fazermos a inspeção dinâmica.

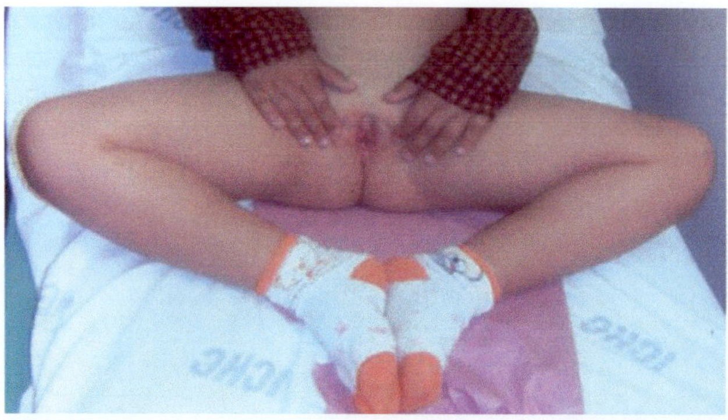

Figura 3.3 – Criança em posição de "sapinho" para a inspeção dos órgãos genitais externos.
Fonte: Acervo da Clínica Ginecológica do HC-FMUSP.

Chamamos de inspeção dinâmica o ato que consiste em tracionar levemente as formações labiais para baixo e para a frente, até conseguirmos visualizar a abertura himenal e a parte distal da vagina, como ilustram as Figuras 3.4 e 3.5, de uma criança que nos foi encaminhada porque houve suspeita de hímen imperfurado. Essa manobra pode evidenciar alguma malformação genital, assim como algumas variantes anatômicas, como ilustram as Figuras 3.5 a 3.8.

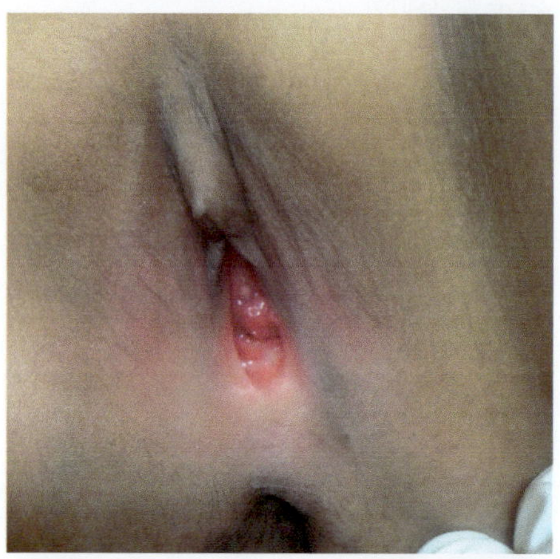

Figura 3.4 – Criança com suspeita de imperfuração himenal, em inspeção estática dos órgãos genitais externos.
Fonte: Acervo da Clínica Ginecológica do HC-FMUSP.

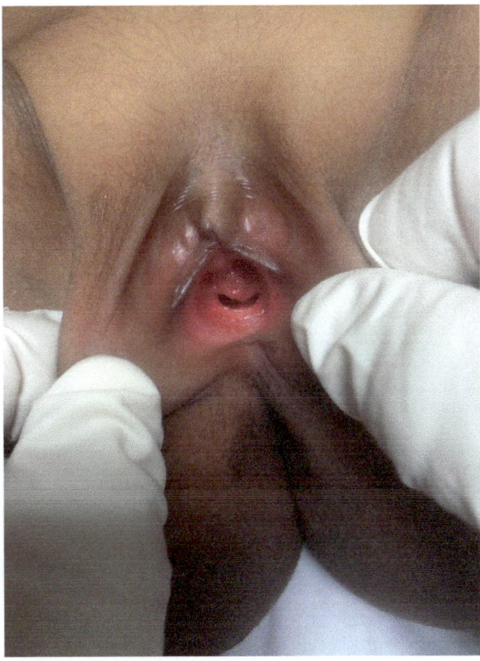

Figura 3.5 – Inspeção dinâmica dos órgãos genitais externos, constatando hímen perfurado em forma semilunar na mesma criança da Figura 3.4.

Fonte: Acervo da Clínica Ginecológica do HC-FMUSP.

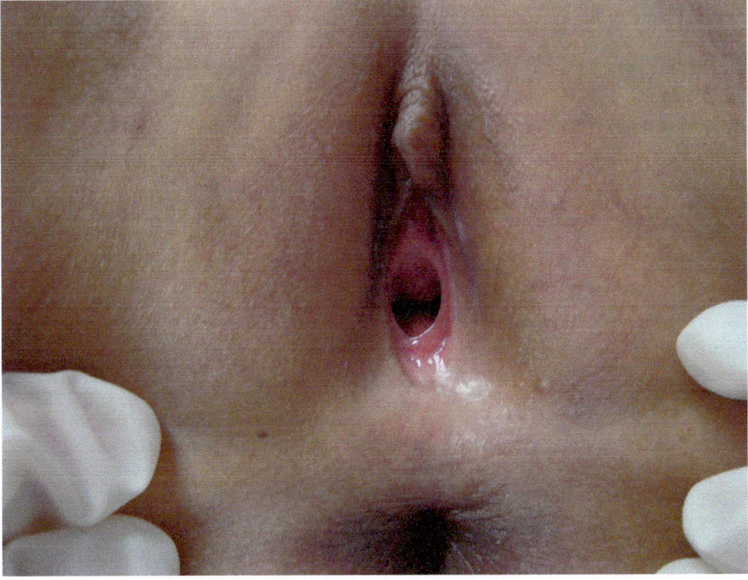

Figura 3.6 – Hímen da forma complacente, em criança de 10 anos de idade.

Fonte: Acervo da Clínica Ginecológica do HC-FMUSP.

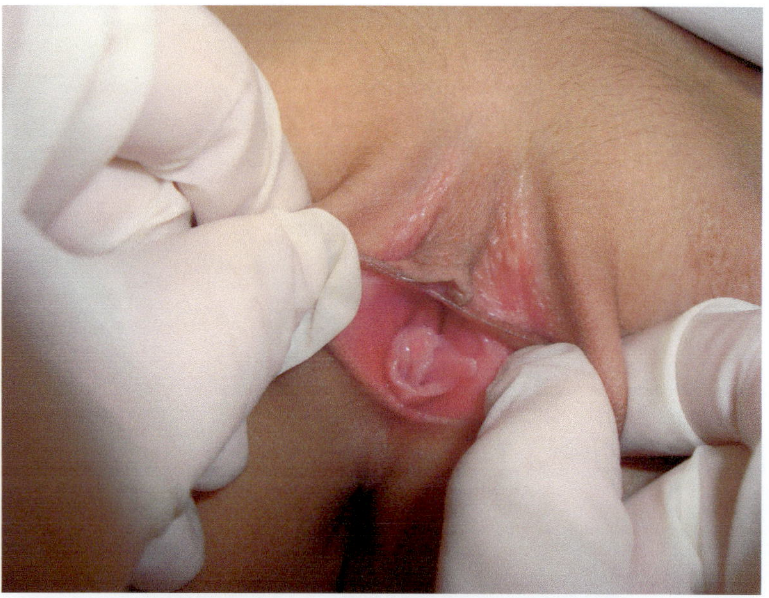

Figura 3.7 – Forma redundante do hímen em criança.

Fonte: Acervo da Clínica Ginecológica do HC-FMUSP.

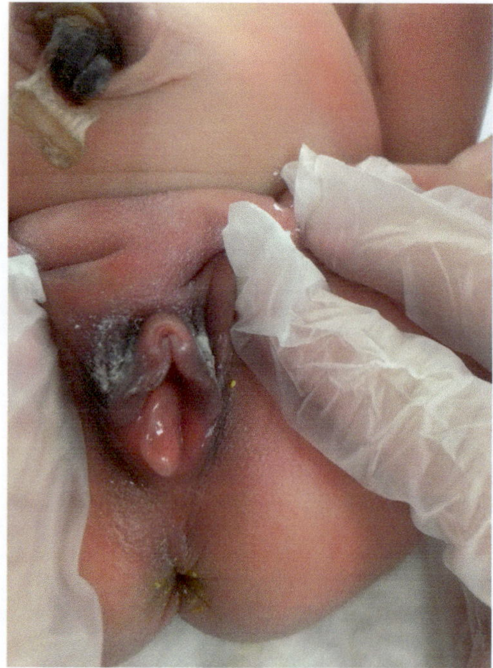

Figura 3.8 – Apêndice himenal em recém-nascida, simulando hímen imperfurado.

Fonte: Acervo da Clínica Ginecológica do HC-FMUSP.

O exame ginecológico da criança pode se resumir ao tempo de inspeção e palpação dos OGE, sendo dispensada, quase sempre, a exploração da vagina e dos demais órgãos genitais internos (OGI), que se faz necessária apenas em situações específicas. Quando há necessidade de fazer a vaginoscopia, utilizamos o otoscópio (Figura 3.9), com o qual, em geral, as crianças estão familiarizadas, pelas consultas pediátricas. O uso do histeroscópio para examinar a vagina não é prático, considerando-se que o aparelho não é de fácil manuseio nem está disponível em ambulatório. Nem mesmo em sala cirúrgica o utilizamos, quando é mais viável e prático o uso do espéculo de virgem. No passado, houve o colpovirgoscópio de Bicalho, já não mais encontrado no mercado.

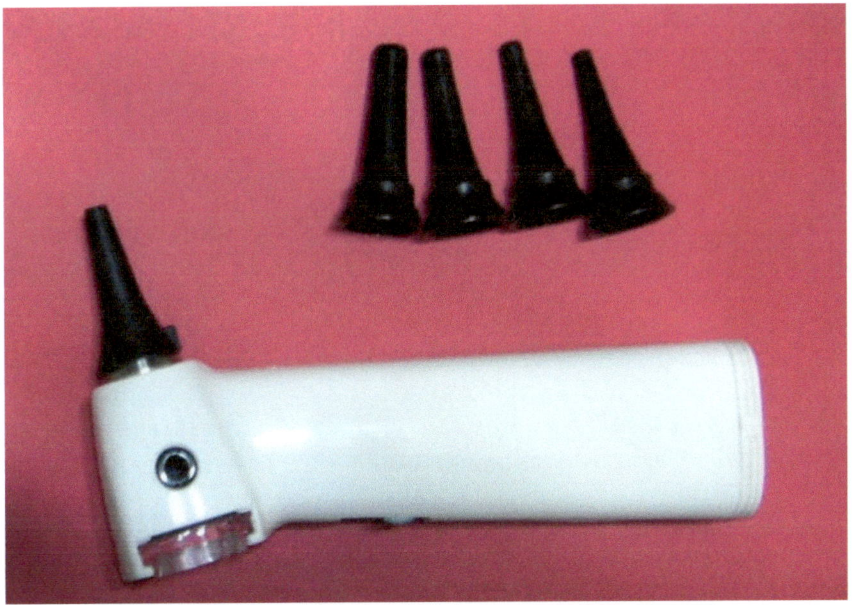

Figura 3.9 – **Otoscópio utilizado para exame da cavidade vaginal em criança.**
Fonte: Acervo da Clínica Ginecológica do HC-FMUSP.

- Exames complementares

Colposcopia, colpocitologia, mamografia, histerossalpingografia e histeroscopia, arsenal propedêutico habitual do ginecologista, não são utilizadas em crianças. Outros exames poderão ser realizados, de acordo com as diversas situações que são abordadas em capítulos específicos. É relativamente comum recebermos criança para consulta já de posse de exame de USG abdominal, algumas com suspeita de alteração dos ovários. Nesse particular, lembramos que é difícil analisar os OGI de crianças, embora haja referências[4] de que a maioria das meninas antes da puberdade tem ovários entre 1 e 3 cm^3 de volume e útero entre 1 e 4 cm^3.

Puberdade

A puberdade é processo de maturação hormonal, de crescimento e desenvolvimento, que dependem de determinantes biológicos. É quando surgem a telarca, a pubarca e a menarca, havendo de permeio o estirão puberal. É o período da vida humana em que as modificações do organismo são mais marcantes.

É na puberdade que muitas vezes se manifestam os efeitos negativos da interação imperfeita entre fator genético e outros fatores intrínsecos/extrínsecos, que determinam o crescimento e o desenvolvimento. A puberdade normal pode se iniciar já a partir dos 8 anos de idade, mas, em geral, se dá por volta dos 10 anos e termina até os 15 anos. Sabe-se que, em geral, a puberdade tem início com a telarca, seguida pela pubarca, e termina com a menarca, que, na maioria das vezes, ocorre até 4 a 5 anos após o surgimento do broto mamário, ou no estágio III-IV da escala de Tanner (Figura 3.10) para o desenvolvimento das mamas. Vemos, assim, que a puberdade pode se inserir no período de infância e adolescência, sem caracterizar anormalidade.

As Figuras 3.10 e 3.11 retratam a escala de Marshall e Tanner,[5] para o desenvolvimento das mamas e dos pelos pubianos, com cinco fases.

Desenvolvimento das mamas

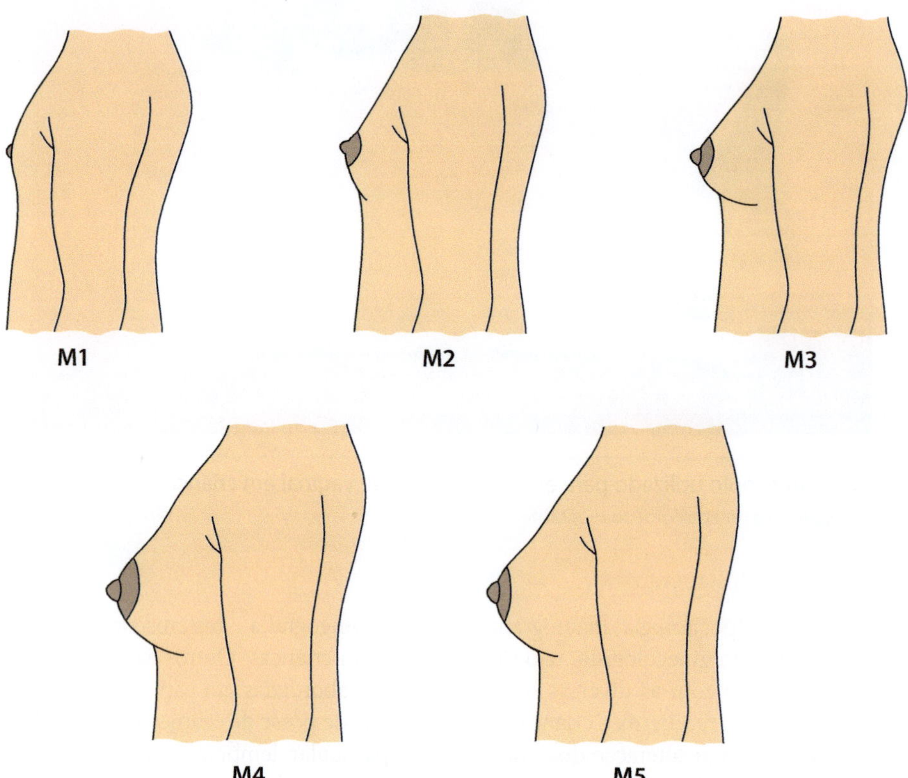

Figura 3.10 – Representação esquemática do desenvolvimento das mamas durante a puberdade. M1: apenas elevação da papila; M2: broto mamário subareolar; M3: aumento do crescimento da aréola e parênquima mamário, já se percebendo o corpo mamário e aréola mais pigmentada. Não há separação dos contornos da aréola com a mama; M4: projeção da aréola e papila, que se sobressaem da mama; M5: fase adulta, quando a aréola volta ao contorno da mama e apenas a papila é projetada.

Fonte: Adaptada pela autoria do capítulo.

Desenvolvimento dos pelos pubianos

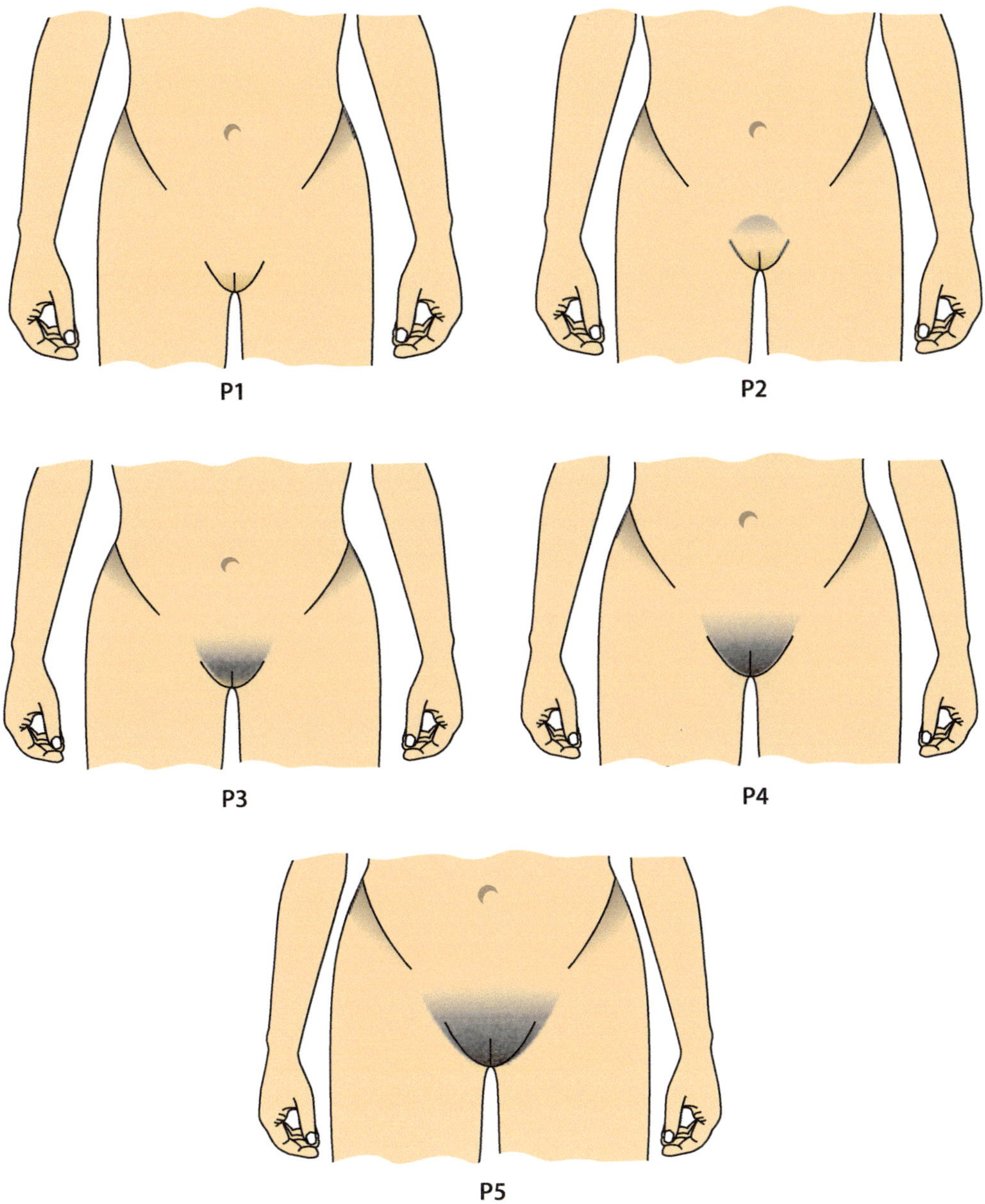

Figura 3.11 – Representação esquemática do desenvolvimento dos pelos pubianos na puberdade.

P1: ausência de pelos; P2: pelos longos, finos e esparsos, pouco pigmentados e lisos ou pouco enrodilhados; P3: pelos mais pigmentados e mais encaracolados, em pequena quantidade, que se estendem até a sínfise púbica; P4: pelos do tipo adulto, porém em pouca quantidade; P5: pelos do tipo adulto em maior quantidade e atingindo a face interna das raízes das coxas.

Fonte: Adaptada pela autoria do capítulo.

Consulta da adolescente

De acordo com a OMS, define-se adolescente o indivíduo desde os 10 de idade até completar 20 anos.[6]

Atualmente, é cada vez mais frequente a consulta da adolescente ao ginecologista. Entretanto, trata-se de uma paciente com maior dificuldade para fidelizar o relacionamento com o médico, muito pela dificuldade na formação do bom relacionamento médico-paciente. Nesse contexto, temos clareza de que não se pode atribuir essa dificuldade só à paciente, considerando que o adolescente é de difícil relacionamento. Temos consciência de que é um processo bilateral, envolvendo médico e paciente. Esse processo se embasa em dois pilares, que são o perfil do adolescente e a postura do médico.

Perfil do adolescente

Para quem lida com adolescentes, é de fundamental importância conhecer e entender o que consideramos "perfil do adolescente". Esse perfil são padrões do comportamento constantes na síndrome da adolescência normal.

A adolescência é período de mudanças profundas, fase de verdadeira ebulição psíquica, em decorrência das transformações biológicas e psicológicas que interferem nas reações emocionais. Os fenômenos da puberdade são fortemente marcantes, pois mudam radicalmente a configuração corporal do indivíduo, pelo aumento da estatura, pelo ganho de massa muscular e pelo surgimento dos caracteres sexuais secundários, que modificam a silhueta feminina. O corpo adolescente toma novas formas, resultando numa imagem nova, que pode ser diferente daquela idealizada de si próprio e, por isso, pode ser entendida, pelo adolescente, como uma imagem estranha, irreal. Todas essas mudanças biológicas ocorrem numa velocidade mais acelerada do que a maturidade psíquica.

Paralelamente, há mudanças psicossociais que influem no comportamento dos adolescentes.

• Busca de si mesmo e da sua identidade

Envolve a necessidade de autoafirmação, com contestação dos padrões vigentes. Os adolescentes provocam uma verdadeira revolução no seu meio familiar e social, e isso pode criar um "conflito de gerações" se não for bem administrado pelos adultos. Nessa busca pela identidade e autoafirmação, o adolescente se pergunta: quem sou eu? Sou afetivamente importante para alguém? Já ocupo um lugar na sociedade? Minhas atitudes ecoam no meio em que vivo? Tenho que seguir as normas e regras preestabelecidas pelos outros?

• Tendência grupal

Os adolescentes formam seu grupo de convívio social, onde há identificação de todos com cada um do grupo, e transferem o sentimento de dependência dos pais para esse grupo. A partir de então, o adolescente pertence mais ao grupo do que à família, como se comprova pelo modo de se vestir, pelas preferências musicais, pela quebra de horários, por preferências alimentares e pela busca de padrões estéticos. É importante que esse comportamento seja absorvido com inteligência pelos adultos, principalmente pelos pais e educadores. A vinculação ao grupo deve ser encarada como positiva, pois pode favorecer o espírito de trabalho em equipe, boa convivência em comunidade e forjar lideranças saudáveis para a vida adulta.

- Evolução da sexualidade

Os estímulos biológicos e culturais induzem o adolescente para iniciar a atividade sexual. Portanto, devemos tratar a sexualidade como um tema mais abrangente, mais complexo e de fundamental importância na formação do ser humano. Muitas dúvidas surgem nessa fase e devem ser esclarecidas. É comum e natural que o adolescente utilize a masturbação, mas muitas vezes tem dúvidas se é prejudicial à saúde. É tema de difícil abordagem, mas deve ser discutido sempre que possível, sendo informado que não há prejuízo ou malefício, para tranquilizar nossa jovem paciente.

- Limite da identidade sexual

Trata-se de situação muitas vezes delicada para ser abordada pelo médico não sexólogo. Nos textos sobre sexualidade e adolescência, encontram-se citações de que não é muito nítido o limite entre homossexualidade e heterossexualidade nessa fase. No início da adolescência, pode haver a curiosidade pelo corpo do outro e até mesmo a manipulação dos genitais entre indivíduos do mesmo sexo, sem que isso represente a definição da identidade sexual, de um ou de outro. É importante, nesse momento, que não se rotule, não se estigmatize, mas que se aconselhe a consultar um experto em sexologia.

- Comportamento de risco

Os adolescentes são mais vulneráveis a morte violenta, envolvimento com drogas, infecções sexualmente transmissíveis (IST) e gravidez inoportuna. Muitos adolescentes se consideram não vulneráveis, além de sentirem curiosidade em experimentar o novo. É característico dessa fase de vida o pensamento "Nada acontece comigo, pois posso controlar tudo": é o "pensamento mágico" do adolescente. Esse pensamento mágico está muito ligado à ocorrência dos acidentes, das IST e da gravidez não desejada.

Quanto melhor administrarmos esses questionamentos, com mais equilíbrio, menos conflitos ocorrerão e mais ajustada será a fase de adolescência, bem como a vida do indivíduo adulto.

Postura do médico

O comportamento do médico tem importância ímpar no estabelecimento do bom vínculo com a paciente. Além da capacitação técnica, o médico precisa aliar outros requisitos necessários para que se estabeleça uma relação de confiança entre consultor e consultante.

A seguir, as principais atitudes necessárias. É essencial que o consultor se desprenda de preconceitos, pois o conceito conduz à prática e, portanto, se achamos que a adolescente é irresponsável, vamos tratá-la como tal; sempre se mostrar amável e respeitoso, procurando chamar a paciente pelo seu nome, pois o bom acolhimento é a chave para estabelecer uma empatia em uma nova relação; não emitir conceito de moral ou de religião; não assumir a postura de censura, evitando confronto de ideias; informar de maneira clara e objetiva; tentar conscientizar e motivar o diálogo entre a adolescente e seus pais; aceitar e estimular a participação do parceiro; mostrar que a atividade sexual, apesar de ser prazerosa e um direito de todos, é também uma atividade de risco para IST e gravidez, pois, se ela engravidar, invariavelmente terá que interromper estudos e/ou emprego. E, por último, não culpabilizar e não repreender a adolescente pelo seu comportamento, pois ela quer a nossa ajuda, e NÃO ser julgada por nós.

Anamnese

Algumas nuances diferem a consulta da adolescente da que aplicamos para a mulher adulta, e isso depende da presença da mãe e também da motivação da procura por consulta ao ginecologista. No primeiro caso, com frequência é a mãe que inicia o relato do motivo da visita. Já de início, o médico deve interromper, com amabilidade e empatia, explicando para mãe e filha a importância de a história ser relatada pela própria paciente e que, em momentos oportunos, se recorre à mãe para complementação ou esclarecimentos, principalmente quanto a antecedentes pessoais e familiares. Obviamente, teremos pacientes incapazes para relatar suas queixas, sendo então a mãe a interlocutora.

O direito à confidencialidade, a autonomia que a adolescente tem para consulta independente dos pais, assim como suas exceções, devem ser explicados claramente pelo médico, desde o primeiro momento para ambas. Há motivos expressos no código de ética médica que autorizam a quebra do sigilo médico a que tem direito a adolescente. Quando o médico consultor tiver esses motivos, deve antes comunicar isso à adolescente, de maneira amiga, mas clara, inclusive se oferecendo para relatar a situação para sua mãe e até mesmo sendo um mediador da conversa que entre mãe e filha nesse momento. Não é incomum que a gravidez da menina seja revelada para a mãe durante a consulta. Em geral, a mãe passa, a partir desse momento, a ser uma aliada da filha no enfrentamento às reações do pai pela situação revelada.

Pela anamnese, pode ser possível a investigação de uso de drogas ilícitas, de riscos ou tendência para suicídio, transtornos alimentares e outras condições de riscos, mas reversíveis. Queixas vagas, às vezes de difícil interpretação, podem indicar a necessidade de investigação mais atenta sobre abuso sexual em suas várias modalidades. Nesse caso, é importantíssimo que se averigue a mudança de comportamento da paciente, que algumas vezes não é devidamente valorizada ou reconhecida pela mãe.

A abordagem sobre atividade sexual, sempre que possível, deve ser feita de forma privada, a não ser que a própria adolescente tenha a iniciativa espontaneamente, mesmo na presença de sua mãe ou, algumas vezes, a própria mãe tenha essa atitude. É de suma importância para o diagnóstico, o médico saber se a paciente tem ou teve relação sexual. Se for ativa sexualmente, importa saber qual a frequência, se tem parceiro fixo ou não, se usa regularmente preservativo e/ou outro método de contracepção. Toda consulta de adolescente é a oportunidade de correção dos possíveis erros de métodos, sendo também, oportunidade para alertar-se a necessidade da dupla proteção.

Se o intuito dos pais da paciente for saber se sua filha é virgem ou não, a conduta do médico é não responder à pergunta, esclarecendo que isso é atribuição exclusiva do médico legista.

Exame físico geral

A boa prática médica manda que o paciente sempre seja examinado na primeira consulta, principalmente porque o médico deve ter uma visão holística do seu paciente. Nesse exame geral, deve ser avaliado o estado nutricional, a distribuição da gordura corporal, as mucosas e a pele de todo o corpo, a proporção dos segmentos corporais, a presença de algum estigma somático, bem como devem ser realizadas a inspeção e a palpação da tireoide.

Exame ginecológico

O exame ginecológico só é obrigatório na primeira consulta quando se trata de emergência, quando o estado geral da paciente exige investigação diagnóstica. Do contrário, se a paciente assim o desejar, pode-se protelar esse tempo do exame para uma segunda consulta, quando a paciente estará mais consciente da necessidade e, sobretudo, mais "familiarizada" com o médico. Entretanto, se a paciente concordar, o ideal é que o exame dos genitais seja feito na primeira consulta.

Muitas das queixas das adolescentes são simples dúvidas delas ou mesmo das mães. É, portanto, após a anamnese cuidadosa e o exame físico que o médico tem condições de esclarecer tais dúvidas, não necessitando nem mesmo de propedêutica auxiliar.

O muco cervical fisiológico é, muitas vezes, considerado corrimento vaginal, motivo até de exames laboratoriais desnecessariamente realizados. Os ciclos menstruais irregulares quanto ao intervalo ou à quantidade com frequência são fisiológicos, mas podem ser motivo de consulta médica. Todos os desvios da normalidade são tratados em outros capítulos deste livro.

• Exame dos OGE

Faz-se do mesmo modo descrito anteriormente na abordagem de criança, com a diferença inerente à idade da adolescente, que não necessita do auxílio da mãe. Começamos pela inspeção, seguida pela palpação das formações labiais, e, em algumas situações, a palpação das regiões inguinais se faz necessária. A Figura 3.12 ilustra esse tempo de exame em adolescente virgem.

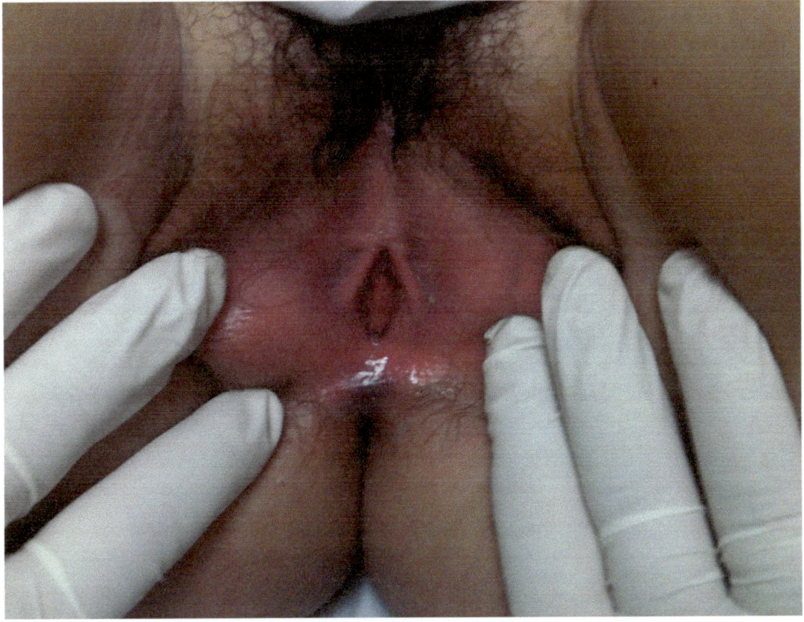

Figura 3.12 – Exame de inspeção dos órgãos genitais externos em adolescente virgem.
Fonte: Acervo da Clínica Ginecológica do HC-FMUSP.

• Exame dos OGI

Nas adolescentes sexualmente ativas, procede-se o exame ginecológico completo, sempre de acordo com a paciente. O toque vaginal deve ser realizado, registrando-se em prontuário os achados com os devidos detalhes.

A exploração da vagina de adolescente virgem se faz de acordo com a queixa ou hipótese diagnóstica. O toque retal, por ser constrangedor e pouco confortável, só é indicado em situações específicas, como abordamos em outros capítulos.

• Exames complementares

Assim como enfatizamos na abordagem da criança, o arsenal propedêutico utilizado para mulheres adultas também não se aplica para adolescentes como rotina, ficando restrito às condições específicas comentadas em outros capítulos.

A USG pélvica, como é absolutamente não invasiva, é aceitável como complemento do exame ginecológico.

A colpocitologia oncótica não é indicada antes dos 25 anos de idade, como rastreamento do câncer do colo uterino, de acordo com as diretrizes do Ministério da Saúde, mesmo para adolescentes com atividade sexual. Entretanto, não é proibido. A juízo do médico que atende a adolescente, em determinadas situações o exame de papanicolaou e até mesmo biópsias são indicados.

■ REFERÊNCIAS BIBLIOGRÁFICAS

1. Marcondes E, Machado DV, Setian N, Carrazza FR. Crescimento e desenvolvimento. In: Marcondes E (ed.). Pediatria básica. 8. ed. São Paulo: Servier; 1991. p. 35-62.
2. Oliveira JR. Maturação sexual e adiposidade em crianças e adolescentes em duas escolas de São Paulo [dissertação de mestrado]. São Paulo: Faculdade de Saúde Pública da Universidade de São Paulo; 2010.
3. Bastos AC. Infância-puberdade-adolescência. In: Bastos AC (ed.). Ginecologia infanto-juvenil. 2. ed. São Paulo: Roca; 1988. p. 1-9.
4. Orsini LF, Salardi F, Pilu G et al. Pelvic organs in premenarcheal girls: real time ultrasonography. Radiology. 1984;153:113.
5. Marshall WA, Tanner JM. Variations in the pattern of pubertal changes in girls. Arch. Dis. Child. 1969;44:291-303.
6. World Health Organization (WHO). Young people's health: a challenge for society. Report of a WHO Study Group on Young People and Health for All. Technical Report Series 731. Geneva: WHO; 1986.

4

Modelo de Serviço Público de Atenção à Saúde Reprodutiva do Adolescente

■ Albertina Duarte Takiuti

Adolescência

> "Quando uma menina fica grávida, seu presente e futuro se alteram radicalmente, e raramente para melhor. Sua educação pode ser interrompida, suas perspectivas de emprego desaparecem, e suas vulnerabilidades à pobreza, à exclusão e à dependência se multiplicam" (Relatório da UNFPA – Fundo de População das Nações Unidas, 2013).

A saúde dos adolescentes é componente essencial para a sociedade de um país. Os adolescentes constituem mais de 15% da população no Brasil, e esses jovens enfrentam transformações físicas, psicológicas e sociais, que são fisiológicas e próprias da idade.[1]

Entre as modificações desse período de vida, estão o surgimento dos caracteres sexuais secundários e o desenvolvimento do despertar ao interesse sexual e reprodutivo, que podem resultar em situações de experimentação e, portanto, de vulnerabilidade, nas quais intervenções são fundamentais para a garantia de segurança e preservação da vida.[2,3]

O Ministério da Saúde mantém como definição de adolescência a prescrita pela Organização Mundial da Saúde (OMS), que a caracteriza como o período entre 10 e 19 anos e compreende como juventude a população dos 15 aos 24 anos.[1-4]

A Declaração Universal dos Direitos Humanos garante que o direito de se viver a sexualidade é tão fundamental e universal quanto o direito à vida. A saúde reprodutiva implica a capacidade de vida sexual segura e a reprodução com liberdade de escolha e decisão. Além disso, estão implícitos os direitos de homens e mulheres de serem informados sobre métodos de planejamento familiar, seguros, acessíveis, aceitáveis e de sua escolha, e de terem acesso a esses e a outros métodos escolhidos por eles para a regulação da fertilidade que não sejam contra a lei, bem como acesso a serviços e cuidados médicos apropriados.[4,5]

Assim, os direitos reprodutivos abarcam certos direitos humanos e são reconhecidos por leis nacionais e internacionais sobre direitos humanos e outros consensos. Esses direitos se ancoram no reconhecimento básico do direito de todos os indivíduos de decidirem livremente o número de filhos, o espaçamento entre eles, de tomar decisões concernentes à reprodução, livres de discriminação, coerção e violência. O exercício desse direito deve considerar necessidades individuais e para com a comunidade.[6-8]

Os adolescentes têm dificuldade em avaliar a extensão e o impacto das consequências do próprio comportamento. É sabido que o cérebro do adolescente desenvolve primeiro regiões responsáveis pela recompensa e, posteriormente, regiões responsáveis pelo controle emocional e pelo planejamento. Assim, pôr-se em situação de risco nessa fase é quase normativo, e nesse contexto muitos iniciam a vida sexual.[7,8]

Os direitos reprodutivos incluem: escolha de ter ou não filhos e a quantidade deles, acesso a métodos contraceptivos, entre outros. O aconselhamento contraceptivo é uma atividade desenvolvida por profissionais de saúde, contudo essa atividade não está e nem deve estar limitada ao ambiente médico, sendo importante promover ações junto à escola ou até mesmo um centro de saúde escolar.[8-10]

Molina et al. (2015)[10] observaram em uma pesquisa que a maior fonte de informação recebida pelos adolescentes foram os amigos ou vizinhos, o que torna vital que o serviço de saúde se insira no contexto escolar e social dos bairros, promovendo ações educativas com os adolescentes, seus professores e pais ou responsáveis. Com essa integração, os adolescentes poderão ter mais acesso a informações relativas à sexualidade. O desejo de evitar a gravidez apareceu em primeiro lugar entre as meninas, motivado pela responsabilidade de ser mãe, pela vontade de alcançar objetivos no futuro e pelo medo da gestação em si. Assim, a orientação sobre todos os métodos contraceptivos, numa linguagem que possa ser compreendida pelos adolescentes, faz-se necessária.

As pacientes jovens são mais receptivas aos métodos mais modernos, em particular aqueles que não necessitam de uso diário, ainda que precisem ser orientadas adequadamente, sem preconceitos, explicando-se as vantagens e os inconvenientes de cada método, a fim de aumentar a adesão ao que for escolhido.[11-13]

O Ministério da Saúde, em sua cartilha de Diretrizes Nacionais para a Atenção Integral à Saúde de Adolescentes e Jovens na Promoção, Proteção e Recuperação da Saúde, disponibiliza o item saúde sexual e reprodutiva, com base principalmente nos conceitos de direito, cidadania, respeito individual de cultura e incentivo a projetos de vida.[14]

Apesar da garantia dos direitos e do seu natural desenvolvimento sexual e reprodutivo, os jovens podem vivenciar situações-problemas, como a gestação não planejada e/ou infecção sexualmente transmissível. Assim, programas e modelos de atendimento de um serviço público de atenção à saúde do adolescente devem contemplar ações voltadas à saúde sexual e reprodutiva.

O aconselhamento e a orientação sobre todos os métodos contraceptivos numa linguagem compreendida pelos adolescentes se fazem necessários. O projeto CHOICE, num ensaio clínico que incluía um roteiro com aconselhamento sobre a eficácia contraceptiva, mostrou que ações como melhorar o acesso a métodos contraceptivos, reduzir barreiras de custo e acessibilidade e oferecer conhecimento sobre os métodos contraceptivos aumentam a adesão e podem diminuir as taxas de gravidez não planejada, aborto, repetição do aborto e nascimento entre adolescentes.[15,16]

Programa Saúde Integral do Adolescente da Secretaria de Saúde do Estado de São Paulo

O Programa foi elaborado em dezembro de 1986 e oficializado em 7 de março de 1987.

O Programa Saúde Integral do Adolescente baseia-se nas recomendações da Organização Pan-Americana de Saúde (OPS/OMS), cujo objetivo é o desenvolvimento de atividades para promover, proteger e reabilitar a saúde integral do adolescente, agindo na atenção primária, estimulando a prevenção primordial e as ações de exercício da cidadania.[13]

Composição da equipe

O programa atende com equipe multiprofissional, composta por médicos, psicólogos, assistentes sociais, enfermeiros, terapeutas ocupacionais, nutricionistas, odontologistas e educadores.

A universalização do atendimento físico, psicológico e social dos adolescentes deve envolver outros setores da sociedade, incluindo a integração de prefeituras, secretarias e comunidades.

É muito importante que os profissionais que dele participem estejam preparados para ouvir com atenção as questões de violência e abuso sexual, diversidade sexual, *bullying* e sexo. O adolescente, chegando ao serviço, deve encontrar um espaço próprio, onde seus problemas serão acolhidos, estabelecendo-se um vínculo de respeito e afeto, porque esse será o primeiro acesso ao serviço de saúde.

O Programa Saúde do Adolescente, da Secretaria do Estado da Saúde, lançou em 2019, em parceira com o Instituto de Saúde, uma proposta de Linha de Cuidados para o Sistema Único de Saúde, com diretrizes de atendimento à saúde do adolescente e aos serviços de saúde que atendem e são especializados em adolescentes. Na linha de cuidados em questão, a saúde sexual e reprodutiva do adolescente deve ser exercida tanto de maneira individual como em atividades lúdicas e em grupos, a fim de criar ambiente de troca.[13] O primeiro contato é feito por um profissional da equipe, previamente capacitado (enfermeiro, educador ou assistente social) e envolvido na rede multiprofissional do atendimento.[17]

Quando o adolescente se matricula, recebe o cartão de identificação, no qual são anotados seus dados, datas de consultas, de encaminhamentos, de exames subsidiários e retornos.

É muito comum que não se obtenham todas as repostas necessárias em uma ou duas entrevistas. Por isso, é necessário que a conversa seja tranquila, que se faça questão de chamá-lo pelo nome, permitindo que se possa aprofundar a investigação sobre os fatores de risco e os fatores protetores que o envolvem, a ele próprio, à sua família e à comunidade onde vive.[18,19]

É importante estabelecer um clima de confiança e de empatia, para que seja possível saber qual o real motivo da procura pela consulta.

Exemplos das perguntas que podem ser feitas pelo médico e excepcionalmente pelo psicólogo

- Há quanto tempo vem apresentando os sintomas que o trouxeram até aqui?
- Que tipo de relação mantém com o grupo familiar? Mora com a família? Como é o relacionamento familiar?
- Tem amigos no bairro, na escola ou em outros lugares?

- Quando tem problemas, a quem recorre?
- Qual é a escolaridade? Como se deu o histórico escolar e por quê?
- Trabalha? Qual é o tipo de trabalho? Qual é o salário?
- Qual é o projeto para o futuro?
- Qual é o peso que eles acreditam ter e quanto acham que deveriam ter? (lembrando que, na adolescência, ocorrem mudanças corporais importantes e a autoimagem corporal fornece subsídios importantes para uma abordagem integral).
- O que faz no fim de semana? Tem atividade física regular?

Por fim, a investigação do uso de substâncias ilícitas é raramente eficaz numa primeira conversa. É necessário que o adolescente possa confiar no profissional antes de se abrir sobre hábitos que podem comprometê-lo.

Quando necessário, pode-se solicitar a participação de pais, familiares e/ou responsáveis, de acordo com o Estatuto da Criança e do Adolescente.

Consulta médica

Anamnese

A partir das observações anotadas no primeiro contato, o médico pode abordar com mais detalhes o motivo da consulta. O adolescente precisa perceber que o médico está comprometido com a saúde dele, adolescente, e com a situação de vida que ele apresenta: pai ausente ou desconhecido, adoção, arranjos familiares. Antecedentes pessoais, como idade da menarca da mãe, estatura dos pais, intercorrências no desenvolvimento neuropsicomotor e intercorrências clínicas na primeira infância, podem aparecer numa próxima consulta.

Um importante suporte na solução para os problemas de saúde das adolescentes é a investigação dos hábitos alimentares, bem como dos fatores de proteção ao exercício da sexualidade e da própria sexualidade.

Exemplos de perguntas

- Em que idade aconteceu a primeira menstruação? Você estava preparada? Estava informada? Como se sentiu?
- Quais os seus sentimentos na sua primeira relação sexual? Utilizou alguma proteção? Utilizou algum método anticoncepcional?
- Sabe identificar uma doença sexualmente transmissível?

Em caso de gravidez adolescente

- Como se sentiu com a confirmação da gravidez?
- Quem foi a primeira pessoa que ficou sabendo da sua gravidez?
- Como foi a reação do companheiro?
- Como foi a reação da família?
- Alguém a apoiou?
- Como está se sentindo hoje?

- Em caso de aborto

- De quem foi a decisão de abortar?
- Quem ficou sabendo dessa decisão?
- Quem apoiou? Quem acompanhou?
- Como se sente com relação a essa tomada de decisão?

Estudos desenvolvidos pelo Programa Saúde do Adolescente demonstram que 28% das adolescentes que nos chegam na condição de gestantes engravidaram nos três primeiros meses do início das atividades sexuais; 40% dos atendimentos de pré-natal correspondiam às adolescentes que já eram mães e voltaram a engravidar após 36 meses da primeira gestação.

A Pesquisa Sexualidade e Plano de Vida na Adolescência, realizada pelo Programa Saúde do Adolescente em parceria com a Organização Mundial de Saúde (OMS) na segunda metade da década de 1990, mostrou que, já naquela época, os adolescentes tinham conhecimento dos métodos anticoncepcionais, mas não os utilizavam; 87% deles sabiam do que se tratava, mas dos 41% que tinham então vida sexual, 70% não utilizavam método algum, mesmo sabendo do risco de gravidez; apenas 12% não sabiam como evitar a gravidez; 60% não tinham acesso aos métodos, e metade deles disseram que as meninas tinham medo de não agradar aos parceiros e os meninos tinham medo de falhar.

Atividades em grupos

Costumamos chamar os nossos grupos de Roda de Conversa. São dinâmicas que facilitam a comunicação, a reflexão dos sentimentos, e acabam por construir um espaço protetor de referência no meio onde o adolescente se insere.

Utilizam-se dinâmicas verbais e não verbais, jogos lúdicos, reflexões sobre o tema escolhido, perguntas anônimas, dramatizações, vivências e danças de roda. As atividades grupais são incentivadas, pois somente no âmbito coletivo é que acaba sendo possível desenvolver a prevenção primária.[19,20]

Metas das rodas de conversa

As metas das rodas de conversa são o desenvolvimento de:

- autoestima;
- juízo crítico;
- um plano de vida;
- criatividade;
- estilos saudáveis de vida.

Tudo isso não apenas como conquistas individuais, mas como um bem comum ao grupo.

Há que se observar ainda, com relação aos motivos da formação de grupos:

- a instrumentalização da tendência grupal da adolescência;
- o conceito de oportunidade perdida;
- a qualidade e o aproveitamento do tempo do profissional com seus jovens;
- a possibilidade de apropriação das informações trocadas.

Tipos de grupos no Programa de Saúde do Adolescente do SES/SP

As atividades grupais desenvolvidas nos Serviços de Saúde ao Adolescente que integram a Rede Estadual no Programa são heterogêneas, em relação aos integrantes e às temáticas, e trabalham em sala de espera (tipo informativo); são terapêuticas (como oficinas nutricionais, atendimento psicológico e oficinas de esporte); agregam especificidades, como grupos de adolescentes grávidas e de mães adolescentes ou de aleitamento, entre outros.

É importante aumentar a autoestima do adolescente, dando-lhe perspectiva de futuro, realização profissional, para que possa esperar a gravidez em momento oportuno. A educação para uma sexualidade responsável inclui, principalmente, o conhecimento dos métodos anticonceptivos para a escolha do momento certo para uma gravidez desejada.

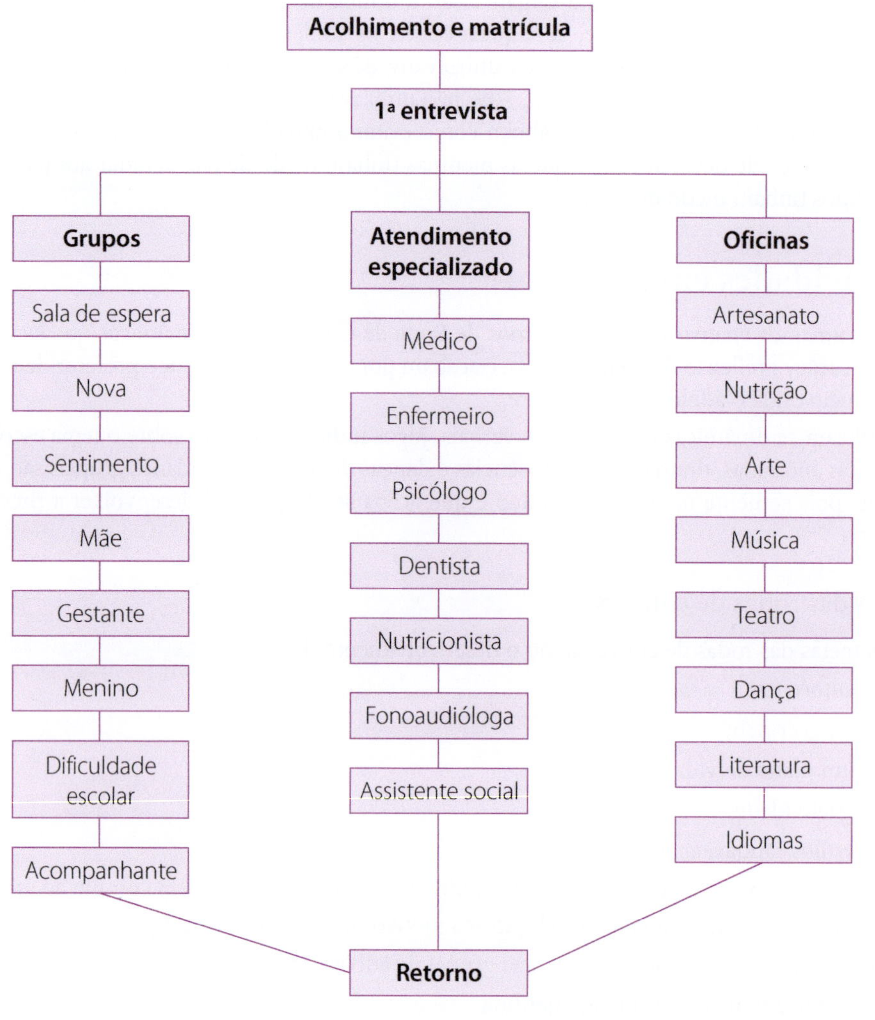

Figura 4.1 – Fluxograma de atendimento ao adolescente.

Fonte: Desenvolvida pela autoria do capítulo.

Abordagem do adolescente na primeira entrevista

As Casas do Adolescente traduzem em seu cotidiano o modelo de atenção à saúde preconizado pelo Programa de Atendimento Integral à Adolescência. No Estado de São Paulo, existem atualmente 26 Casas do Adolescente e há outras em processo de implantação. Enquanto o funcionamento dessas unidades se inspira nas diretrizes do Programa, seu vínculo organizacional varia de acordo com a realidade e as particularidades de cada região em que o serviço está instalado. Há, por exemplo, Casas vinculadas diretamente à Secretaria Estadual da Saúde, a Prefeituras Municipais, Organizações Sociais ou Organizações Não Governamentais.

A integração e o intercâmbio de experiências e de conhecimento são promovidos pela coordenação do Programa, que organiza encontros mensais para capacitação e reciclagem dos profissionais, aos quais são convidados representantes de todas as Casas de Adolescentes de São Paulo. Como ressalta a dra. Albertina Duarte Takiuti, coordenadora do Programa, a implantação e a solidificação de uma Casa de Adolescente dependem em grande parte do envolvimento das forças locais e da correta compreensão de sua função por parte dos administradores públicos. Além disso, o vigor e a consistência do trabalho guardam proporção direta com a motivação dos profissionais envolvidos e com a maneira como a comunidade se apodera da instituição.

Quando todos esses elementos – poder público, forças locais, profissionais e comunidade – se harmonizam, os resultados surgem naturalmente, com ganhos concretos expressivos para a sociedade e, particularmente, para os adolescentes, que encontram nessas unidades o acolhimento e a atenção necessários para conquistarem o legítimo direito de construírem um futuro digno e saudável.

Casa do Adolescente como modelo de atendimento

Casa do Adolescente de Pinheiros

A Casa do Adolescente de Pinheiros, em funcionamento desde 1994, é um modelo de instituição dedicada à atenção integral à saúde do adolescente, implantada a partir dos conceitos definidos pelo Programa Estadual de Saúde do Adolescente. Funciona em local anexo ao Centro de Saúde Dr. Victor Homem de Mello – Centro de Saúde I de Pinheiros (Rua Ferreira de Araújo, 789, no bairro de Pinheiros, na Zona Oeste de São Paulo), unidade de referência para especialidades, vinculada à Secretaria de Saúde do Estado de São Paulo. É a única Casa do Adolescente com gestão exclusivamente pública, da Secretaria de Estado da Saúde. Nas imediações, há vários equipamentos educacionais e sociais, terminais de ônibus, trem e metrô, facilitando o acesso dos adolescentes. Funciona de segunda a sexta-feira, das 7 às 17 horas. Às segundas-feiras, quando ocorre a Balada da Saúde, o horário se estende até 19 horas.

Desde sua fundação até agosto de 2019, cerca de 40 mil adolescentes, de 10 a 19 anos, passaram pela Casa do Adolescente de Pinheiros Em 2019, a unidade recebia cerca de 150 adolescentes por dia nas consultas médicas e atividades multiprofissionais, em demanda espontânea, em acolhimento não regionalizado, universal e encaminhados de outros serviços. Eram realizadas cerca de 120 novas matrículas mensais (52,8% de meninas e 47,1% de meninos), vindos da Grande São Paulo e cidades vizinhas, Centros de Atenção Psicossocial (CAPS), equipamentos educacionais (públicos e privados), judiciário (liberdade assistida, Fundação Casa), esportivas, culturais e sociais (Conselho Tutelar, Abrigos, Casa de Passagem, Casa Mãe Menina).

O marco conceitual do trabalho com ações de promoção e prevenção de saúde contempla integralidade, multiprofissionalidade e intersetorialidade. Conta com equipe multiprofissional, que acolhe o adolescente nas suas necessidades, atuando com ênfase em grupos e trabalhando autoestima, autoimagem, projeto de vida, cidadania. Ao chegar para a matrícula, o adolescente passa por uma entrevista feita por profissionais da enfermagem, administrativos ou outros profissionais disponíveis no momento, todos preparados para esse acolhimento e sensibilizados para detectar dificuldades e fatores de riscos. Se necessário, providencia-se prontamente o encaminhamento para o profissional adequado. Assim, um adolescente que busca um atendimento com especialista ou mesmo um atestado médico é abordado integralmente. E, se nesse momento for detectado qualquer fator de risco, prontamente é providenciado um acolhimento a ele. A enfermagem organiza o atendimento e proporciona infraestrutura de atenção nos diversos setores; providencia uma pré-consulta, com medida do peso, altura e pressão arterial, e atenta-se a qualquer intercorrência do momento. No geral, é assegurado o atendimento ao adolescente, mesmo desacompanhado. Em situações em que se julgar necessário, a família ou o responsável podem ser convocados, ou é acordada previamente a necessidade do acompanhamento.

- Atendimento médico

A equipe médica é composta por dois ginecologistas, quatro hebiatras e um urologista. No geral, foi estabelecido acompanhamento em rotina bimensal aos adolescentes. Têm sido assegurados ao adolescente que procura o nosso serviço a privacidade e o sigilo, não deixando de ser acolhido o familiar ou acompanhante, muitas vezes aflito por alguma situação de risco. De início, é realizada uma rotina e o adolescente é abordado na sua integralidade. Com o suporte do Centro de Especialidades que funciona em anexo, são encaminhados os casos específicos, considerando-se as dificuldades das referências e contrarreferências enfrentadas no serviço público. Frequentemente, a problemática não é somente de caráter médico, e prontamente pode ser estabelecida uma rede de proteção em que profissionais de outras áreas são acionados para esse adolescente, se for evidenciado qualquer fator que o coloque em risco e o torne mais vulnerável. A troca entre os diversos profissionais é uma constante, e os múltiplos olhares facilitam essa abordagem e possibilitam a criação de um vínculo saudável e duradouro. O contato com os familiares ou responsáveis é de extrema importância e eles devem ser acolhidos da mesma forma.

Não há necessidade de encaminhamento para marcar consultas clínicas, ginecológicas e odontológicas. É assegurado o atendimento ginecológico à garota adolescente, mesmo quando desacompanhada, ou é facilitado, se assim o desejar, que o acompanhante não permaneça no consultório durante a consulta. Questões relacionadas a contracepção, coleta da citologia oncótica e outros procedimentos são acolhidas e decididas com a adolescente, com a garantia do sigilo. Conta-se com pré-natal específico, com média de oito consultas e índice de parto vaginal de 76%. Tem sido registrada uma boa resposta do Grupo de Gestantes que complementa o pré-natal específico, objetivando ajudar as adolescentes gestantes a compreenderem as alterações físicas e psicológicas que ocorrem nesse período, sentirem-se mais preparadas para o parto e tranquilas no cuidado a seus filhos.

Esses bebês podem ser acompanhados até a adolescente completar 20 anos, em atendimento de puericultura e no grupo de mães, sendo trabalhado o vínculo mãe-filho, bem como amamentação, autoimagem, autoestima, juízo crítico, anticoncepção e projeto de vida no Grupo dos Bebês de Mães Adolescentes.

O parceiro tem comparecido de maneira crescente para participar das atividades. O trabalho com adolescente do sexo masculino vem se firmando em abordar questões do gênero da nova masculinidade, da parceria na anticoncepção, na prevenção das doenças sexualmente transmissíveis e na paternidade, por meio de grupo de sala de espera e terapêutico.

Na Urologia da Casa do Adolescente, além do atendimento urológico assistencial, temos como diferencial estimular o autoexame genital e trazer as demandas próprias da adolescência, incluindo as questões de sexualidade, que merecem conversas e orientações.

Além disso, estamos iniciando o projeto CONHECER, que são grupos com adolescentes na escola, nos quais são discutidos vários temas de saúde, filosofia, orientação profissional, projeto de vida e autocuidado, entre outros.

- ### Odontologia

Com quatro dentistas, além de oferecer atendimento clínico, a Casa do Adolescente atua com grande ênfase na prevenção dos problemas bucais, com um trabalho em grupo de escovação dentária, cuidados higiênicos e alimentação. Acolhe uma das maiores demandas do serviço público, que é a procura por cuidado odontológico com tratamento básico e acompanhamento ao adolescente, além de atenção à gestante, à nutriz e aos bebês de mães adolescentes. Paralelamente, é feito o atendimento a pacientes soropositivos pela equipe odontológica do Serviço de Extensão ao Paciente (SEAP).

- ### Educação nutricional

Na Educação Nutricional, é considerado o indivíduo como um todo e transmitida a importância da realização de ações para uma vida saudável, por meio de um conjunto de hábitos relacionados à alimentação e à atividade física. O adolescente muitas vezes não está satisfeito com seu corpo, mesmo estando dentro dos parâmetros esperados para a sua idade. Cabe ao nutricionista intervir de maneira cuidadosa, mostrando-lhe como fazer para se sentir bem consigo mesmo. Os adolescentes estão submetidos a diversas pressões nos hábitos alimentares, incluindo situação econômica, influência dos amigos, insistência da mídia por um padrão de corpo, embora a mesma mídia bombardeie o público com mensagens que estimulam o consumo de calorias, o corre-corre do trabalho.

Na Casa do Adolescente de Pinheiros, temos atividades como a Oficina de Nutrição, bem como atendimento individual, sempre levando em consideração o adolescente e suas necessidades, observando-o com olhos aguçados, para intervenção em casos de distúrbios alimentares com risco de anorexia e/ou bulimia. A Oficina de Nutrição acontece às segundas-feiras, a partir das 15 horas, na Balada da Saúde. Nela, é falado sobre alimentação saudável, época das frutas, verduras e legumes; e são preparadas receitas fáceis e saborosas, com alimentos de baixo custo.

A degustação vai se tornando gradativamente mais aceita. Cerca de 12% dos adolescentes que começam a frequentar a Casa do Adolescente apresentam alguma demanda nutricional ou foram encaminhados para avaliação ou atividades na nutrição.

No atendimento individual, fazemos a avaliação nutricional e orientamos para a reeducação alimentar, sempre recomendando que essas orientações se estendam para toda a família. Quando necessário, são feitas intervenções para portadores de patologias específicas, como diabetes, hipertensão, dislipidemia e anemia. Também atuamos junto às gestantes para orientá-las sobre uma alimentação saudável, trabalhando a mudança do seu corpo e preparando-a para a amamentação após o nascimento do bebê, dando continuidade aos cuidados na recuperação corpórea.

- Naturologia

Trabalha em parceria com todas as equipes, em especial com a Nutrição. Na horta medicinal, implantada em terreno nas dependências do centro de saúde e mantida pelos cuidados dos adolescentes e profissionais em mutirões, facilita-se aos adolescentes o contato com as ervas, ensinando-lhes o modo de utilizá-las no dia a dia.

- Psicologia

A Equipe de Psicologia recebe uma demanda crescente e, além dos atendimentos individuais, coordena os vários grupos terapêuticos, educativos e informativos, bem com grupos específicos de meninos, mães, gestantes, cuidados especiais, dificuldade escolar, pré-puberal, jogos dramáticos, acompanhantes e teatro.

Para a adolescência inicial, é prestado atendimento quanto a dificuldades no aprendizado/hiperatividade. Na abordagem, é realizado um psicodiagnóstico: entrevista com adolescente e responsável, seguida de avaliação de nível intelectual e do equilíbrio emocional. Os jovens são encaminhados para grupo de psicoterapia, participam de uma estimulação global e concomitantemente acontecem grupos de orientação aos pais ou responsáveis. No decorrer do seguimento, são realizadas devolutivas com o adolescente e o responsável e, quando solicitados, são fornecidos relatórios para as instituições de origem (escolas, conselho tutelar, judiciário, saúde). As principais queixas são dificuldade no aprendizado, agressividade, agitação, dinâmica familiar conturbada, timidez excessiva, depressão, desinteresse pelos estudos e questões com o corpo.

O Plantão das Emoções, composto por estudantes de psicologia e contando com supervisora presente na atividade, realiza um trabalho inicial com o adolescente no seu momento de procura, acolhendo-o na sua necessidade. Esta foi a maneira encontrada para as demandas do adolescente, do acompanhante e da equipe no momento em que a escuta psicológica se fizer necessária e beneficia a população que necessita de ajuda psicológica, mas nem sempre conta com ela por ocasião da emergência dessa necessidade. É uma oportunidade especial de crescimento pessoal, funciona como um serviço de referência e desenvolvimento profissional e tem a escuta psicológica como uma das características no rompimento de barreiras sociais, econômicas e políticas, visando à adoção de novas práticas de saúde pública no serviço, comprometido, aqui e agora, com o bem-estar humano.

- Abordagem grupal na Casa do Adolescente

Geralmente, o adolescente apresenta resistência para realizar tratamento psicológico.

Uma das estratégias que utilizamos para o adolescente aderir ao atendimento é convidá-lo para participar de um grupo socioeducacional (p. ex., o grupo de sala de espera), porta de entrada para iniciar um vínculo com a instituição. Enquanto o grupo socioeducacional foca no estilo de vida positiva e estimula o exercício da cidadania, o psicoterapêutico trabalha o fortalecimento da autoestima e o enfrentamento de obstáculos para atingir metas. Podemos observar que o trabalho em grupo na Casa do Adolescente tem alcançado um resultado bastante exitoso, na medida em que propicia ao jovem mais qualidade de vida e que, por meio da prevenção, ele adquire mais resiliência diante de situações vulneráveis.

A Oficina de Sentimentos acolhe os adolescentes num espaço que possibilita sua expressão, conseguindo absorver uma demanda gradativamente maior para a Psicologia. Grupo que parte dos sentimentos do adolescente, da escuta e da legitimação desses sentimentos. Dá importância à narrativa das biografias dos adolescentes e de como ele conta a sua própria história, ao compartilhar a experiência vivida, ao dar continuidade ao existir mais do que dar respostas às perguntas, ao comunicar-se e enraizar-se numa comunidade, num grupo (ter projeto coletivo).

- Artes

As oficinas de Artesanato e de Patchwork e Origami têm o objetivo não só de trabalhar a habilidade manual, mas também promover entre os adolescentes um despertar para a criatividade e para possibilidades até então desconhecidas. A Oficina de Patchwork teve início com o grupo de mães adolescentes e estendeu-se para as demais adolescentes. Alcançou autossustentação, fornecendo transporte, lanche e participação no bazar, além de prepará-las para atividades que podem proporcionar autonomia econômica. A Oficina de Artesanato e Origami, com participação de uma psicóloga e em parceria com grupo da Terceira Idade, possibilitou o despertar de habilidades e o trabalho com a convivência e a troca, com emoção, respeito e reconhecimento. Essa parceria tem trazido um benefício mútuo para ambos os grupos.

- Teatro Itinerante sobre Saúde do Adolescente

O Teatro Itinerante tem como objetivo apoiar e estimular o potencial criativo característico do adolescente, assim como desenvolver atividades para promover, proteger e reabilitar a saúde integral dele. Visa ainda exercitar a cidadania no interior de um espaço protetor, construído de modo a se tornar referência na rede social de cada adolescente. O teatro é um gênero artístico que trabalha com a comunicação, o juízo crítico, a criatividade, a autoestima, os sonhos, a expressão, a ampliação de repertórios formais no plano do pensamento estético e formal e, ainda, formaliza concretamente os sonhos dos envolvidos. Nesse sentido, o teatro é um gênero potente, que abre novas possibilidades em vários âmbitos e amplia significativamente o repertório intelectual e psíquico dos participantes.

- Fórum Adolescente

O projeto visa criar um diálogo cênico sobre conflitos vividos na adolescência, por meio da metodologia do Teatro do Oprimido. O projeto trabalha com adolescentes que frequentam a Casa do Adolescente de Pinheiros e oferece um espaço para escuta, dramatização e encenação de histórias vividas pelos participantes. A oficina de teatro é um espaço privado e seguro, no qual os participantes podem compartilhar suas histórias, refletir sobre elas e, a partir dessa experiência, improvisar maneiras de enfrentar essas questões em seu cotidiano. Ao final do processo, os jovens escolhem duas histórias, que serão ensaiadas e dramatizadas em formato de Teatro Fórum para criar um diálogo com outros adolescentes e profissionais, a fim de ampliar o debate.

- Balada da Saúde

Projeto de atendimento do adolescente num horário ampliado, das 15 às 19 horas, estrategicamente às segundas-feiras, por conta de possíveis intercorrências dos fins de semana, a Balada da Saúde visa possibilitar o acolhimento aos que trabalham ou que tenham dificuldade para comparecer no horário convencional. Permite, também, facilitar o acompanhamento e a participação dos pais. Além do atendimento médico, clínico e ginecológico, psicológico, orientação em naturologia e participação em oficinas, promove-se a integração sociocultural entre os adolescentes, proporcionando um momento de apresentação de seus talentos. A Balada da Saúde, graças ao horário diferenciado, tornou-se um espaço importante de atendimento dentro do Serviço Público de Saúde, facilitando a procura pela prevenção e pelo cuidado com a saúde.

A dinâmica das atividades envolve os vários profissionais da Casa, integrados em miniequipes. Dessa forma, num dos grupos é possível ter o olhar de um psicólogo, de um médico, nutricionista, naturólogo e enfermeira, somando-se a possibilidade da detecção de riscos e vulnerabilidade dos adolescentes. Nos diversos setores por onde passa, o adolescente não será contatado por apenas um profissional. Assim, ele não é compartimentalizado num dos setores, mas lhe é oferecido participar dos grupos e das várias atividades da Casa.

O perfil da clientela tem se ampliado na medida em que mais possibilidades de atendimento têm sido oferecidas. A equipe multiprofissional, trocando conhecimentos e compartilhando responsabilidades, empenha-se em acolher o adolescente nessa fase de transição cheia de riscos, prevenindo e atuando para que ocorra seu pleno desenvolvimento físico, psicológico e social, para que ele possa evoluir como cidadão compromissado, tornando-se multiplicador e protagonista de sua vida.

Adicionalmente, vários programas especiais foram desenvolvidos com sucesso, na Balada da Saúde, com grupos de adolescentes, como a Fábrica de Cultura da Secretaria de Estado da Saúde de São Paulo e Adolescentes em Medida Socioeducativa (Liberdade Assistida), da Coordenadoria Assistência Social Sul, da Prefeitura do Município de São Paulo.

Núcleo formador

A Casa do Adolescente de Pinheiros, do Programa Saúde do Adolescente, tem também se destacado como núcleo formador de novas Casas do Adolescente, tendo contribuído para o treinamento e a implantação de 30 unidades no Estado de São Paulo.

Compartilhando sua experiência, atuou na formação de recursos humanos por meio de:

- treinamentos em adolescência para médicos do Programa de Saúde da Família e para profissionais do Programa Parceiros do Futuro;
- cursos para a formação de profissionais de serviços de saúde do Estado de São Paulo, para o trabalho em grupo com adolescentes;
- participação no treinamento de recursos humanos nos Módulos de Treinamento do Programa de Saúde do Adolescente, da Secretaria de Saúde do Estado de São Paulo.

Desenvolveu também parcerias com a Faculdade de Psicologia da PUC, equipe do Sedes Sapientae, da Uni Paulistana, Unip, Anhembi Morumbi e Faculdade de Mogi das Cruzes, para atendimento dos adolescentes individualmente e em grupo, bem como recebendo estagiários e complementando o seu preparo para atuação na adolescência. A equipe multiprofissional participa, ainda, do atendimento de adolescentes no Ambulatório de Ginecologia da Adolescente do Departamento de Ginecologia e Obstetrícia do Hospital das Clínicas da Faculdade de Medicina da USP (FMUSP). Alguns profissionais participam, no Hospital Pérola Byington, dos ambulatórios Terça Rosa, para adolescentes trabalhadoras em atendimento agilizado, com exames laboratoriais e de imagem no momento do atendimento, e do Sábado sem Barreira, voltado para mulheres deficientes, com acolhimento multiprofissional. Participou também do projeto Casa do Adolescente Itinerante, replicando as atividades mensalmente em escolas da periferia nos finais de semana.

Participando da geração de conhecimento, a Casa do Adolescente tem recebido profissionais para realizar pesquisas com adolescentes durante sua formação acadêmica (trabalhos de conclusão de cursos de graduação, dissertações de mestrado e teses de doutorado).

Participou de projetos desenvolvidos em pesquisa de HPV e Recorrência da Gravidez (Departamento de Ginecologia e Obstetrícia do Hospital das Clínicas da FMUSP).

Além disso, a equipe multiprofissional tem sido convidada a participar como palestrante de mesas redondas na área de saúde do adolescente e apresentação de trabalhos em congressos nacionais e internacionais. O Programa Saúde do Adolescente tem se empenhado e possibilitado a participação de vários profissionais em eventos dessa natureza.

Para ilustrar a importância da Casa do Adolescente na atenção integral à saúde do adolescente e na formação de recursos humanos, destaca-se a crescente procura de serviços de saúde de outras cidades e estados para conhecer o modelo do Programa, visando a implantação em diversas localidades. De particular importância foi o interesse de equipe da Organização Pan-Americana de Saúde (OPAS), que organizou a visita de representantes de vários países latino-americanos em dezembro de 2012 para conhecer e avaliar o Programa Saúde do Adolescente, abrindo a possibilidade de novos projetos, ativação e concretização das atividades do Centro Latino-Americano, que congrega países da Língua Portuguesa.[20]

Capacitação presencial

O Programa de Saúde do Adolescente vem desenvolvendo capacitação continuada para profissionais da rede pública, por meio de cursos em módulos, duas vezes ao ano. A oferta de capacitação e atualização permite que os municípios ampliem e consolidem os programas de atenção destinados aos jovens.

O objetivo é capacitar o maior número possível de profissionais que atuam com adolescentes, preferencialmente da rede pública de saúde, na promoção social, na educação e em áreas afins. A multiplicação da proposta tem sido prioridade no Programa de Saúde Integral do Adolescente do Estado de São Paulo.

A participação média por módulo é de 800 pessoas, de diversas categorias profissionais, como médicos, enfermeiros, nutricionistas, psicólogos, assistentes sociais, educadores, advogados, administradores, gestores. Foram capacitados aproximadamente 460 municípios do Estado de São Paulo.

O fato de o programa promover capacitação a custo zero para os participantes e o envolvimento dos gestores são fatores que têm colaborado muito para a qualidade técnica dos profissionais e para a procura por implantação de serviços de atenção ao adolescente nos municípios do Estado de São Paulo.

Dessa forma, as universidades e instituições de ensino colaboram com o Programa de Saúde do Adolescente do Estado de São Paulo. Os modelos de atendimento de um serviço público de atenção à saúde do adolescente devem contemplar a capacitação e devem buscar parceiros de instituições de saúde e educação, a fim de propor convênios de capacitação em serviço para profissionais que atuam na saúde do adolescente.

Capacitação a distância

A utilização de recursos de internet e audiovisuais é fundamental para os modelos de atendimento à saúde reprodutiva do adolescente. As webconferências realizadas desde 2016 trazem uma modalidade de capacitação a distância.

O programa saúde do adolescente faz webconferências cinco vezes ao ano e traz profissionais de diversas áreas da saúde e dos setores da justiça e da segurança pública, entre outros.

São fundamentais para os profissionais, uma vez que promovem interação entre o público que assiste e os profissionais, que se colocam à disposição para esclarecer dúvidas e para compartilhar problemas vivenciados em outros locais, proporcionando troca de experiências entre os profissionais.

Criação de corpo científico

Trata-se de estímulo à criação de consultores e de equipamentos de saúde satélites, como os Hospitais Escolas, bem como a profissionais de saúde e de outras áreas envolvidas no cuidado do adolescente, para que estejam integrados e sejam estimulados a atuar como corpo consultor de programas territoriais, de municípios ou de Estado. Essa integração proporciona assistência, ensino em serviço e fomenta pesquisa, documentando resultados e ações positivas à saúde do adolescente.

Contabilidade de sucesso

Redução da gravidez na adolescência no Estado de São Paulo

No período de 1998 a 2017, a redução da gravidez na adolescência (de 10 a 19 anos) foi de 50,6%. Em 1998, tínhamos 148.018 nascidos vivos de mães adolescentes, ou seja, 405 nascidos vivos por dia e 168 por hora. Já em 2017, foram 73.966 nascidos vivos, ou seja, 202 por dia e 8 por hora. Números referentes à faixa de 10 a 19 anos, no Estado de São Paulo.

A gravidez em adolescentes de 10 a 14 anos, no mesmo período, foi reduzida em 46,82%. Em 1998, tínhamos 4.528 nascidos vivos, ou seja, 12 nascidos vivos por dia e 1 a cada 2 horas. Já em 2017, foram 2.431 nascidos vivos, ou seja, 6,6 nascidos vivos por dia e 1 nascido a cada 3 horas e 36 minutos. São números referentes à faixa de 10 a 14 anos, no Estado de São Paulo.

No período de 1998 a 2018, a redução da gravidez na adolescência (de 10 a 19 anos) foi de 54,25%. Em 2018, foram 67.710 nascidos vivos, ou seja 185 por dia, 7 por hora. Números referentes à faixa de 10 a 19 anos, no Estado de São Paulo.

A gravidez em adolescentes de 10 a 14 anos, no mesmo período, foi reduzida em 49%. Em 2018, foram 2.290 nascidos vivos, ou seja, 6,3 por dia e 1 nascimento a cada 3 horas e 48 minutos. Números referentes à faixa de 10 a 14 anos, no Estado de São Paulo.

Mortalidade infantil

No período de 1998 a 2018, reduzimos em 70% a mortalidade infantil em filhos de mães adolescentes e em 66% nos casos de Aids, no Estado de São Paulo.

Atendimentos nas Unidades Básicas de Saúde (UBS)

Foram realizados 22 milhões de atendimentos em 2017.

Capacitações e comunicações

Foram realizadas, até 2018, cerca de 13.500 capacitações para profissionais, entre médicos, enfermeiros, assistentes sociais, psicólogos e professores. Temos um *mailing* de mais de 18 mil pessoas cadastradas pelo Programa e realizamos mais de 4.600 capacitações em dinâmicas de grupo, rodas de conversa e videoconferências, pelo nosso canal do Youtube desde 2017 anos (https://www.youtube.com/results?search_query=saude+adolecente+sp), com mais de 135 apresentações.

Foram publicados os livros "Adolescer, verbo de transição" e "Adolescência e Saúde I, II, III e IV", com a participação e a orientação da Comissão Científica do Programa, que reúne 99 professores, de diversas faculdades.

Os resultados do programa foram apresentados em Congressos, por meio de trabalhos científicos, reconhecidos em premiações científicas. Recebemos o Prêmio Aplicativo – Aplicativo Minha Gestação, na Califórnia, EUA, em 2016.

Em 2017, o Programa esteve em Washington, na Organização Pan-Americana de Saúde, para apresentação dos dados exitosos da redução da gravidez na adolescência no Estado de São Paulo;[20] recebemos 718 visitantes, nacionais e internacionais, para conhecer o programa.

Em 2019, decorridos 14 anos da publicação da Lei n. 11.976, de 25 de agosto de 2005, e 32 anos do Projeto, a situação formal do Programa no Estado de São Paulo era de 26 Casas (Centro de Atenção à Saúde do Adolescente), que contribuem para que os municípios se interessassem por ele e influencia as agendas e gestores de outros programas a nível nacional e internacional.

REFERÊNCIAS BIBLIOGRÁFICAS

1. World Health Organization (WHO). Young people's health: a challenge for society. Report of a WHO Study Group on Young People and Health for All. Technical Report Series 731. Geneva: WHO; 1986.
2. Ayres JRCM, Paiva V, Franca I, Gravato N, Lacerda R, Negra MD et al. Vulnerability, human rights, and comprehensive health care needs of young people living with HIV/AIDS. Am J Public Health. 2006 June;96(6):1001-6.
3. Carmo ME, Guizardi FL. O conceito de vulnerabilidade e seus sentidos para as políticas públicas de saúde e assistência social. Cad. Saúde Pública. 2018;34(3):e00101417.
4. Brasil. Direito à sexualidade. Portal Brasil [Internet]. 2014. [Acesso em 2020]. Disponível em: http://www.brasil.gov.br/saude/2012/04/direito-a-sexualidade.
5. UNFPA: Programa de Ação da Conferência Internacional sobre População e Desenvolvimento. Cairo, de 5 a 13 setembro de 1994, parágrafo 7.2, 7.3.
6. Assembleia Geral das Nações Unidas. Declaração Universal Dos Direitos Humanos. Resolução 217 A (III). 10 de dezembro de 1948.
7. Brasil. Ministério da Saúde. Secretaria de Atenção à Saúde. Departamento de Ações Programáticas Estratégicas. Cuidando de Adolescentes: orientações básicas para a saúde sexual e a saúde reprodutiva [recurso eletrônico]. Ministério da Saúde, Secretaria de Atenção à Saúde, Departamento de Ações Programáticas Estratégicas. Brasília: Ministério da Saúde; 2015. [Acesso em 2020]. Disponível em: http://bvsms.saude.gov.br/bvs/publicacoes/cuidando_adolescentes_saude_sexual_reprodutiva.pdf.
8. Ministério da Saúde. Diretrizes Nacionais para a Atenção Integral à Saúde de Adolescentes e Jovens na Promoção, Proteção e Recuperação da Saúde. [Acesso em 2020]. Disponível em: http://www.saude.sp.gov.br/resources/ses/perfil/profissional-da-saude/grupo-tecnico-de-acoes-estrategicas-gtae/saude-das-populacoes-privadas-de-liberdade/saude-dos-adolescentes-em-conflito-com-a-lei/seminario-ministerio-da-saude-fundacao-casa-e-ses/5_diretrizes_nac_p_saude_adolescentes_e_jovens.pdf.
9. Brasil. Ministério da Saúde. Secretaria de Atenção à Saúde. Marco teórico e referencial: saúde sexual e saúde reprodutiva de adolescentes e jovens. Brasília: Ministério da Saúde; 2006. [Links].
10. Molina MCC, Stoppiglia PGS, Martins CBDG, Alencastro LCDS. Conhecimento de adolescentes do ensino médio quanto aos métodos contraceptivos. O Mundo da Saúde. 2015;39(1):22-31.
11. Brandão ER, Heilborn ML. Sexualidade e gravidez na adolescência entre jovens de camadas médias no RJ. Brasil. Cadernos de Saúde Pública, Rio de Janeiro. 2006;22:1421-1430. [Links].

12. Campos HM. O sujeito adolescente e o cuidado de si: cenários, significados e sentidos da iniciação sexual e do cuidado com a saúde sexual e reprodutiva. 2011. 334f. Dissertação (Ciências da Saúde) – Centro de Pesquisa René Rachou, Fundação Oswaldo Cruz, Belo Horizonte, 2011.
13. Linha de cuidado para a saúde na adolescência e juventude para o Sistema Único de Saúde no Estado de São Paulo. Disponível em: https://cebrap.org.br/wp-content/uploads/2018/11/Linha-de-Cuidado-Adolescencia--Juventude-SUS-SP-1.pdf.
14. Ministério da Saúde. Secretaria de Atenção em Saúde. Departamento de Ações Programáticas Estratégicas. Diretrizes Nacionais para a atenção integral à saúde de adolescentes e jovens na promoção, proteção e recuperação da saúde. Brasília: Ministério da Saúde; 2010.
15. Mestad R, Secura G, Allsworth JE, Madden T, Zhao Q, Peipert JF. Acceptance of long-acting reversible contraceptive methods by adolescent participants in the Contraceptive CHOICE Project. Contraception. 2011 Nov;84(5):493-8. doi: 10.1016/j.contraception.2011.03.001. Epub 2011 Apr 27. PMID: 22018123; PMCID: PMC3505875.
16. Diedrich JT, Klein DA, Peipert JF. Long-acting reversible contraception in adolescents: a systematic review and meta-analysis. Am J Obstet Gynecol. 2017;216(4):364.e1-364.e12. doi: 10.1016/j.ajog.2016.12.024. Epub 2016 Dec 28. Review. PubMed PMID: 28038902.
17. Brasil. Estatuto da Criança e do Adolescente, Câmera dos Deputados, Lei n. 8.069, de 13 de julho de 1990. DOU de 16/07/1990 – ECA. Brasília, DF.
18. American College of Obstetricians and Gynecologists. 2003. ACOG Committee Opinion. Primary and preventive care: periodic assessments. Obstetrics and gynecology. 102(5 Pt 1), 1117.
19. Choi KH, Westphal MF. A sistematização de oficinas educativas problematizadoras no contexto dos serviços de saúde. Saúde em Debate, Rio de Janeiro. 1995;45:19-22.
20. Adolescer, verbo de transição – Programa de Saúde do Adolescente. 2. ed. 2016. p. 66-76.
21. Takiuti AD, Tardivo LSTLP, Paixão RA. Maternidade e adolescência – Histórias de adolescentes grávidas e mães do Brasil, Portugal e Guiné. São Paulo; 2019. p. 12, 17 e 18.

5

Atenção Primária à Saúde da Mulher Adolescente

- Isabel Cristina Esposito Sorpreso
- Patrícia Gonçalves de Almeida
- Albertina Duarte Takiuti
- José Maria Soares Júnior
- Edmund Chada Baracat

Concepção da atenção primária

A hierarquização dos sistemas de saúde foi historicamente citada no chamado Relatório Dawson, em 1920, introduzindo o conceito de regionalização e nível de complexidade na assistência à saúde.[1] Em 1978, realizou-se a I Conferência Internacional de Saúde (Declaração de Alma-Ata), em que se trouxe a definição de Cuidados Primários de Saúde:

> "Os cuidados primários de saúde são cuidados essenciais de saúde baseados em métodos e tecnologias práticas, cientificamente bem fundamentadas e socialmente aceitáveis, colocadas ao alcance universal de indivíduos e famílias da comunidade, mediante sua plena participação e a um custo que a comunidade e o país possam manter em cada fase de seu desenvolvimento, no espírito de autoconfiança e autodeterminação".

A Constituição do Sistema Único de Saúde (SUS) em 1988, a **Lei Orgânica da Saúde** (Lei n. 8.080/1990) e a **Lei Orgânica da Assistência Social** (Loas – Lei n. 8.742/1993) regulamentaram a Atenção Básica à Saúde (ABS) no SUS, junto ao direito constitucional, garantindo a proteção social à adolescência e o amparo aos adolescentes carentes. Ao lado de outras leis e ações públicas, possibilitaram a construção de uma política de Atenção Básica à Saúde (ABS), visando à reorientação do modelo assistencial e tornando-se o contato prioritário do adolescente com o sistema de saúde.

Assim, a ABS foi concebida a partir dos princípios do SUS e é definida como: "um conjunto de ações de saúde no âmbito individual e coletivo que abrangem a promoção e proteção da saúde, prevenção de agravos, diagnóstico, tratamento, reabilitação e manutenção da saúde".[2]

As iniciativas na Atenção Básica à Saúde do Adolescente devem ser pautadas na integridade do cuidado, na garantia do acesso, na longitudinalidade do cuidado (necessidades nutricionais, biológicas, psicológicas e sociais) e, por intermédio do médico e da equipe multiprofissional, na prevenção de agravos à saúde do adolescente, promovendo atenção e ações de educação à saúde e a coordenação do cuidado.

O direito[9] dos adolescentes à saúde é protegido e garantido por leis que instrumentam e possibilitam a proteção e o cuidado da saúde do adolescente,[1] conforme a **Constituição Federal** de 1988 e o **Estatuto da Criança e do Adolescente (ECA)** (Lei n. 8.069, de 13 de julho de 1990). Além disso, relembrando o contexto de assistência médica e ato médico, o art. 9 do Código de Ética Médica apresenta o sigilo profissional, ressaltando o respeito pelo paciente, a autonomia de suas escolhas, zelando pela privacidade dele, que tem o direito de ser atendido individualmente e sozinho a partir dos 14 anos de idade, segundo o ECA.

A adolescência segue a definição prescrita pela Organização Mundial da Saúde (OMS), que a caracteriza como o período entre 10 e 19 anos e compreende como juventude a população dos 15 aos 24 anos.[1]

As mulheres no Estado de São Paulo representam mais de 18.895.000 pessoas, segundo o Censo 2010,[2] e entre 10 e menos de 20 anos estão 3.644.381 mulheres. Entre os principais agravos à saúde dos adolescentes, estão a exposição a lesões não fatais e não intencionais e, em seguida, o suicídio e o homicídio.

No Brasil, a principal causa de morte são as causas externas e as causas não externas relacionadas à saúde mental. Essa informação reflete a importância e a influência do comportamento nessa fase de vida.

No ciclo de vida da mulher adolescente, espera-se o desenvolvimento dos caracteres sexuais secundários e o desenvolvimento antropométrico. A adolescente encontra-se em período de transição de vida, com transformações físicas e mudanças psíquicas e emocionais, bem como a influência do grupo social, que caracterizarão sua identidade.[3,4]

A demanda de particularidades, decorrentes principalmente de hábitos de vida e comportamento, deve ser investigada, pois podem trazer repercussões e agravos à saúde reprodutiva e sexual.

Ressalta-se que o adolescente é tido como população vulnerável nas Políticas de Atenção à Saúde da Mulher (PANAISM), por ser considerado temporariamente sem autonomia, nos contextos biológico (saúde mental e infecções sexualmente transmissíveis) e social (nível socioeconômico e educacional).[1,3,4]

Assistência à saúde da mulher adolescente

A assistência à saúde da adolescente na ABS necessita de uma abordagem acolhedora, compreensiva,[3,4] confortável, ética, mantendo vínculo de confiança entre o adolescente e seus familiares e o profissional de saúde.[1,6-8]

A assistência na ABS deve considerar cinco aspectos na adolescente.

1) Analisar a demanda (motivo da visita à UBS) da adolescente

O profissional de saúde deve estar disposto a ouvir a adolescente, com uma abordagem de segurança e sigilo, de maneira clara e concisa, bem como esclarecer todas as suas dúvidas e explicar-lhe sobre o sigilo e a ética na consulta, expondo todas as informações necessárias referentes ao rompimento do sigilo.

O paciente adolescente tem o direito de privacidade nas consultas, e cabe a ele (acima de 14 anos) a decisão de ter ou não um acompanhante, de sua escolha, durante o atendimento.[1,3,6-8]

O acolhimento realizado na Unidade Básica de Saúde deve contemplar as demandas trazidas pela adolescente e, se possível, realizar o atendimento completo, que consiste em anamnese e exame físico detalhado.

A anamnese deve contemplar desde a identificação, queixa e duração, história pregressa da moléstia atual e interrogatório dos diversos aparelhos, antecedentes pessoais, familiares, hábitos e vícios, até aspectos da vida social, comportamental, saúde sexual e reprodutiva, situação psicoemocional e violência.

No caso de visita domiciliar, realizada pelo médico da atenção básica, deve ser observado o ambiente como um todo (número de cômodos, presença de divisão ou divisórias entre os cômodos, perguntar a respeito de quem vive e de quem frequenta a casa) – relação com violência sexual –, bem como todas as necessidades básicas da vida da mulher adolescente.[1,8]

O exame físico apresenta etapa importante (lembrar da privacidade), devendo ser completo e detalhado, possibilitando a avaliação do aspecto geral do adolescente, crescimento, peso, desenvolvimento, estadiamento puberal, estágio da maturação sexual.

O profissional de saúde deve sempre prestar esclarecimentos sobre a importância do exame físico e os procedimentos a serem realizados, respeitando o pudor do paciente e mantendo uma compreensão sobre as mudanças corporais e a aceitação da imagem corporal do adolescente.[1,8]

Na saúde dos adolescentes, os pais/responsáveis,[20] os programas familiares e as escolas apresentam uma forte influência na vida e podem ajudar a apoiar um desenvolvimento de vida saudável. As escolas são ambientes naturais de aprendizagem; assim, implementar e melhorar políticas e programas com base em escolas são maneiras estratégicas de reforçar os comportamentos saudáveis e educar os adolescentes sobre a redução de comportamentos de risco.[9]

O Brasil conta com cerca de 60 mil escolas que oferecem os anos finais do ensino fundamental e 28 mil escolas que oferecem ensino médio e, juntas, atendem cerca de 20 milhões de adolescentes.[14]

O meio escolar proporciona às adolescentes oportunidades para aprender e praticar comportamentos saudáveis que influenciam sua saúde no momento e conduzem à manutenção de hábitos saudáveis no futuro.

As escolas são pontos de referência para a educação em saúde, a promoção de saúde e a prevenção de doenças.[15] A abordagem familiar apresenta forte influência e bons comportamentos repercutem sobre os adolescentes.[17,18] Pesquisadores[13] revelam que, por meio do desenvolvimento de conhecimento, de habilidades e da confiança dos pais/responsáveis ao conversar com seus filhos, é possível desenvolver melhor monitoramento e supervisão, construir comportamentos positivos e permitir relação forte e verdadeira entre os pais e seus filhos.

2) Desenvolvimento e crescimento pondero-estatural

Os dados antropométricos[5,6] de altura, peso e índice de massa corpórea tornam-se primordiais para a observação do crescimento e do desenvolvimento do adolescente.

A avaliação nutricional, da perda de peso (desnutrição) ou do seu ganho (sobrepeso/obesidade) entre os adolescentes, é recomendada, sendo a obesidade e o sedentarismo os principais desafios à saúde da população jovem.

As curvas da OMS adaptam-se bem ao padrão de crescimento das crianças e adolescentes e aos pontos de corte de sobrepeso e obesidade recomendados para os adultos.

Desse modo, a referência da OMS preenche a lacuna antes existente nas curvas de crescimento e corresponde à referência adequada para a avaliação nutricional de crianças e adolescentes, do nascimento aos 19 anos, razão pela qual o Ministério da Saúde adotou essa referência para o Brasil.

Recomenda-se que os médicos rastreiem a obesidade em crianças e adolescentes a partir dos 6 anos ou mais e ofereçam ou os encaminhem para intervenções comportamentais abrangentes e intensivas, a fim de promover melhorias no *status* de peso (USTASKFORCE, 2017).

Informações sobre as curvas de crescimento podem ser obtidas no site da OMS: Curvas da OMS (2007), 5 a 19 anos: http://www.who.int/growthref/en/.

A caderneta de saúde da adolescente deve ser utilizada nas Unidades Básicas de Saúde como instrumento de orientação dos profissionais na assistência à saúde da mulher adolescente. Para mais informações, acesse: http://bvsms.saude.gov.br/bvs/publicacoes/caderneta_saude_adolescente_menina.pdf.

3) Desenvolvimento dos caracteres sexuais

A puberdade é o fenômeno biológico e fisiológico que se refere às mudanças morfofuncionais oriundas da reativação dos mecanismos neuro-hormonais do eixo hipotalâmico-hipofisário-ovariano. As principais manifestações da puberdade são o estirão puberal e as mudanças na composição corporal, além do desenvolvimento gonadal, dos órgãos de reprodução, das características sexuais secundárias e dos sistemas e órgãos internos.

Considera-se atraso puberal a ausência de caracteres sexuais secundários em meninas a partir dos 13 anos.

A monitorização do desenvolvimento puberal é feita pela classificação de Tanner. Essa classificação sistematiza a sequência dos eventos puberais em cinco etapas, considerando, quanto ao sexo feminino, o desenvolvimento mamário e a distribuição e a quantidade de pelos.

A representação gráfica do estagiamento de Tanner para mamas no sexo feminino encontra-se no site do Ministério da Saúde: http://bvsms.saude.gov.br/bvs/publicacoes/orientacoes_atendimento_adolescnte_menina.pdf

- M1 – mama infantil.
- M2 (8 a 13 anos) – fase de broto mamário, com elevação da mama e aréola como pequeno montículo.
- M3 (10 a 14 anos) – maior aumento da mama, sem separação dos contornos.
- M4 (11 a 15 anos) – projeção da aréola e das papilas para formar montículo secundário por cima da mama.
- M5 (13 a 18 anos) – fase adulta, com saliência somente nas papilas.

As fases de desenvolvimento puberal, considerando os pelos pubianos no sexo feminino, apresentam-se como:

- P1 – fase de pré-adolescência (não há pelugem).
- P2 (9 a 14 anos) – presença de pelos longos, macios e ligeiramente pigmentados ao longo dos grandes lábios.
- P3 (10 a 14,5 anos) – pelos mais escuros e ásperos sobre o púbis.

- P4 (11 a 15 anos) – pelugem do tipo adulto, mas a área coberta é consideravelmente menor que a do adulto.
- P5 (12 a 16,5 anos) – pelugem do tipo adulto, cobrindo todo o púbis e a virilha.

O determinismo da puberdade depende de muitos fatores associados como genéticos, obesidade, saúde em geral e fatores ambientais. Os eventos da puberdade obedecem a sequência telarca (M2 d escala de Tanner), seguida da pubarca (em média após 6 meses a um ano da telarca) e, por fim, a primeira menstruação – menarca.

Considera-se puberdade precoce quando o aparecimento dos caracteres sexuais secundários surge antes dos 8 anos de idade na menina, pela federação Brasileira de Obstetrícia e Ginecologia. A puberdade tardia no sexo feminino é considerada quando o broto mamário não surge até os 13 anos de idade ou quando a menstruação não ocorre após 5 anos do início da puberdade[15,16,19,20].

Após a menarca, na adolescência, nos primeiros dois anos após a menarca, a irregularidade menstrual pode ser consequente da imaturidade do eixo hipotálamo-hipófise até atingir a fase do menacme onde ocorre maturidade do eixo, que se traduz em ciclos menstruais regulares, baseado nos critérios da Federação Internacional de Ginecologia e Obstetrícia (FIGO)[22].

4) Vacinação adequada

A avaliação do estado de imunização nas Unidades Básicas de Saúde deve seguir o Programa Nacional de Imunizações (PNI) para a faixa etária de 10 a 19 anos, para adolescentes saudáveis. Os adolescentes com especificidades e doenças crônicas devem seguir recomendações individualizadas. (PNI-MS, 2019)[23,24]

Os adolescentes com especificidades e doenças crônicas devem seguir recomendações individualizadas[1] (PNI-MS, 2019). Mais informações podem ser obtidas em: http://portalarquivos.saude.gov.br/campanhas/pni/. Nos atendimentos em consultórios e ambulatórios de especialidades, as diretrizes da especialidade da Federação Brasileira de Ginecologia e Obstetrícia (Febrasgo) deve ser consultada e seguida.

5) Identificar situação de risco

Uma atenção integral, com base no adolescente como protagonista, é o maior desafio do profissional de saúde. A mudança nas práticas de serviços de saúde e no atendimento deve ser priorizada para a melhoria da saúde e do bem-estar do adolescente nesse período de seu desenvolvimento.

Ações em saúde de promoção e prevenção devem se basear no contexto de ciclo de vida, transitoriedade e desenvolvimento físico, sexual, psíquico e emocional do adolescente, bem como no respeito de seu território e cultura.[20]

A identificação de comportamento de risco das adolescentes, como o não uso de preservativo, relação sexual desprotegida, uso de álcool e drogas, possibilita a melhora nos desfechos em saúde, principalmente sexual e reprodutiva.[3,13,19]

Recomenda-se o rastreamento para sorologia de infecção por HIV em adolescentes e adultos de 15 a 65 anos. Adolescentes menores de 15 anos devem ser individualizados e aconselhados, bem como classificados quanto à presença de risco.

A presença de risco deve ser considerada para:

- homens que fazem sexo com homens sem uso de preservativos;
- usuários ativos de drogas injetáveis;

- situações em que há fatores comportamentais de risco para a infecção pelo HIV, que incluem ter relações sexuais vaginais ou anais sem proteção;
- parceiros sexuais que sejam usuários de drogas;
- parceiros sexuais infectados pelo HIV;
- parceiros bissexuais ou usuários de drogas injetáveis; ou que trocam sexo por drogas ou dinheiro;
- indivíduos de risco, incluindo aqueles que adquiriram ou solicitaram exames para outras infecções sexualmente transmissíveis (ISTs).

Importante lembrar que:

- Os pacientes podem solicitar o teste de HIV na ausência dos fatores de risco relatados.
- Indivíduos que não correm maior risco de infecção por HIV incluem pessoas que não são sexualmente ativas, aquelas que são sexualmente ativas em relações monogâmicas exclusivas, com parceiros não infectados, e aquelas que não se enquadram em nenhuma das categorias mencionadas anteriormente. Mesmo assim, essas categorias não são mutuamente exclusivas; o grau de risco sexual está no comportamento, sem uso de proteção; e os indivíduos podem não estar cientes dos fatores de risco de seus parceiros sexuais para a infecção pelo HIV.
- Os pacientes com idade inferior a 15 anos e acima de 65 anos devem considerar fatores de risco para o HIV, especialmente aqueles com novos parceiros sexuais, ou em suspeita de comportamento de risco, ou na suspeita de violência sexual. Deve-se adotar diretrizes de adolescentes em situação de violência sexual.
- No caso de outras infecções sexualmente transmissíveis, devem ser ofertados testes, incluindo pesquisa para sífilis e hepatites virais.

Desde 2010, o Ministério da Saúde disponibiliza medicações antirretrovirais e antibióticos e orientações em casos de exposição sexual sem proteção. Os Protocolos Clínicos e Diretrizes Terapêuticas para Manejo da Infecção pelo HIV em crianças e adolescentes, assim como em adultos, estão disponíveis e podem ser acessados na página: www.aids.gov.br. Existem, desde 2017, os protocolos e diretrizes terapêuticas pré e pós-exposição.

Ressalta-se que a clamídia é infecção sexualmente transmissível, prevalente, e deve ser investigada e tratada, prevenindo-se doenças inflamatórias pélvicas e repercussões na saúde reprodutiva das adolescentes. A pesquisa para clamídia não está disponível nas Unidades Básicas de Saúde e o tratamento sindrômico deve ser seguido.

Outra temática de risco para nossas adolescentes é a gestação na adolescência.

Os profissionais de saúde devem manter uma abordagem acolhedora e de orientação e oferecer informações científicas e claras sobre saúde sexual e reprodutiva. Devem aconselhar a adolescente, a fim de que ela seja capaz de perceber os riscos de contrair infecções sexualmente transmissíveis (ISTs) e de gravidez não planejada, bem como de lidar de maneira segura com eles, sempre se respeitando a autonomia e a decisão da adolescente.[1,3,18,19]

O Ministério da Saúde, em 2016, disponibilizou as diretrizes para abordagem sobre essas temáticas no site: http://bvsms.saude.gov.br/bvs/publicacoes/cuidando_adolescentes_saude_sexual_reprodutiva.pdf.

O aconselhamento reprodutivo deve desmistificar a idade da adolescente para o uso de métodos contraceptivos e relembrar que a idade não é fator de não uso de qualquer método contraceptivo.

A redução de barreiras de acesso para métodos de emergência deve ser realizada por meio de oferta do método de emergência, segundo a Lei n. 12/2001 (Diário da República n. 124/2001, Série I-A, de 29/05/2001). Vale ressaltar que a lei assegura o profissional de saúde para a prescrição e não há restrição de idade.

Na prescrição de contracepção, os critérios de elegibilidade servem para nortear o profissional de saúde na tomada de decisão de aconselhamento e prescrição do método contraceptivo e devem ser sempre consultados. Os critérios de elegibilidade da OMS (2015) e de elegibilidade (US Medical Eligibility Criteria for Contraceptive Use – US MEC, 2016) devem estar disponíveis em formato ilustrativo para fácil acesso do profissional de saúde.

Essas medidas ampliam as escolhas de nossas adolescentes, reduzem gestações na adolescência, abortos não previstos em lei, índices de morte materna e infantil, bem como asseguram qualidade na assistência individual e coletiva.

Os Quadros 5.1 e 5.2 sintetizam as orientações quanto aos cuidados à saúde da mulher adolescente.

Quadro 5.1
Orientações de boas práticas à saúde da mulher adolescente na atenção primária.

1) Analisar a demanda da adolescente
2) Avaliar o desenvolvimento e o crescimento pondero-estatural, conforme esperados para a idade
3) Avaliar o desenvolvimento e o crescimento dos caracteres sexuais secundários, conforme esperados para a idade
4) Verificar a necessidade de vacinação
5) Identificar situação de risco

Fonte: Desenvolvido pela autoria do capítulo.

Quadro 5.2
Outras orientações a serem ofertadas para a qualidade da assistência e do acompanhamento na saúde do adolescente.

- Criação de espaços de acolhimento ao adolescente nos serviços de saúde
- Assistência dentro dos preceitos éticos e legais
- Utilização do conceito de saúde ampliado (biofísico, psicossocial, cultural, lazer, construção de autonomia, necessidades nutricionais)
- Atualização constante do profissional de saúde em protocolos e guias destinados à saúde do adolescente
- Avaliação do estado de imunização
- Inclusão na assistência à abordagem familiar
- Ações de promoção e prevenção em saúde sexual e reprodutiva
- Ações de promoção e prevenção em saúde mental e comportamento (incluindo prevenção de drogas lícitas e ilícitas)
- Equipamentos ou espaços que possam servir de local de difusão e promoção de saúde (como escolas, organizações governamentais e não governamentais)
- Equipe multiprofissional nos cuidados à saúde do adolescente

Fonte: Desenvolvido pela autoria do capítulo.

REFERÊNCIAS BIBLIOGRÁFICAS

1. Ministério da Saúde. Portaria GM nº 648 de 28 de março de 2006. Aprova a Política Nacional de Atenção Básica, estabelecendo a revisão de diretrizes e normas para a organização da Atenção Básica para o Programa Saúde da Família (PSF) e o Programa Agentes Comunitários de Saúde (PACS). In: BRASIL. Ministério da Saúde. Política Nacional de Atenção Básica. Brasília, DF: Ministério da Saúde, 2006a.
2. Brasil. Ministério da Saúde. Secretaria de Atenção à Saúde. Departamento de Ações Programáticas e Estratégicas. Proteger e cuidar da saúde de adolescentes na atenção básica [recurso eletrônico]. Ministério da Saúde, Secretaria de Atenção à Saúde, Departamento de Ações Programáticas e Estratégicas. Brasília: Ministério da Saúde; 2017. [Acessado em 5 jun. 2017]. Disponível em: http://bvsms.saude.gov.br/bvs.
3. Instituto Brasileiro de Geografia e Estatística – IBGE. Censo Demográfico 2010: Características da população e dos domicílios – Resultados do universo. Rio de Janeiro: IBGE; 2011. [Acesso em 10 mar. 2013]. Disponível em: https://biblioteca.ibge.gov.br/visualizacao/periodicos/93/cd_2010_caracteristicas_populacao_domicilios.pdf.
4. Brasil. Ministério da Saúde. Secretaria de Atenção em Saúde. Departamento de Ações Programáticas Estratégicas. Cuidando de Adolescentes: orientações básicas para a saúde sexual e a saúde reprodutiva [recurso eletrônico]. Ministério da Saúde, Secretaria de Atenção em Saúde, Departamento de Ações Programáticas Estratégicas. Brasília: Ministério da Saúde; 2015. [Acessado em 9 jun. 2017]. Disponível em: http://bvsms.saude.gov.br/bvs/publicacoes/cuidando_adolescentes_saude_sexual_reprodutiva.pdf.
5. Banspach S, Zaza S, Dittus P, Michael S, Brindis CD, Thorpe P. CDC Grand Rounds: Adolescence: preparing for lifelong health and wellness. MMWR Morb Mortal Wkly Rep 2016;65:759-762. DOI: http://dx.doi.org/10.15585/mmwr.mm6530a2.
6. Youth risk behavior surveillance – United States, 2013. MMWR Suppl 2014;63(No. Suppl 4).
7. [Acessado em 9 jun. 2017]. Disponível em: http://www.elsa.org.br/oelsabrasil.html.
8. Freudenberg N, Ruglis J. Reframing school dropout as a public health issue. Prev Chronic Dis. 2007;4:A107.
9. Community Preventive Services Task Force. Improving adolescent health through interventions targeted to parents and other caregivers: a recommendation. Am J Prev Med. 2012;42:327-8.
10. Censo Escolar da Educação Básica 2016. Notas Estatísticas. Brasília: INEP/MEC; 2017. [Acesso em 10 jun. 2017].
11. Basch CE. Healthier students are better learners: a missing link in school reforms to close the achievement gap. Equity matters: research review n. 6. New York, NY: Columbia University; 2010.
12. CDC. Vigilância de doenças de transmissão sexual 2014. Atlanta: Departamento de Saúde e Serviços Humanos dos EUA; 2015.
13. Brasil. Ministério da Saúde. Secretaria de Vigilância em Saúde. Departamento de DST, Aids e Hepatites Virais. Adolescentes e jovens para a educação entre pares: sexualidades e saúde reprodutiva. Ministério da Saúde. Secretaria de Vigilância em Saúde. Departamento de DST, Aids e Hepatites Virais. Ministério da Educação. Secretaria de Educação Básica. Brasília: Ministério da Saúde; 2011.
14. Brasil. Ministério da Saúde. Secretaria de Atenção à Saúde. Departamento de Ações Programáticas e Estratégicas. Proteger e cuidar da saúde de adolescentes na atenção básica. Brasília: Ministério da Saúde; 2017. [Acesso em 9 maio 2018]. Disponível em: http://bvsms.saude.gov.br/bvs/publicacoes/proteger_cuidar_adolescentes_atencao_basica.pdf.
15. Brasil. Ministério da Saúde. Secretaria de Atenção em Saúde. Departamento de Ações Programáticas Estratégicas. Cuidando de Adolescentes: orientações básicas para a saúde sexual e a saúde reprodutiva. Brasília: Ministério da Saúde; 2015. [Acesso em 10 maio 2018]. Disponível em: http://bvsms.saude.gov.br/bvs/publicacoes/cuidando_adolescentes_saude_sexual_reprodutiva.pdf.
16. Brasil. Lei n. 8.069, de 13 de julho de 1990. Dispõe sobre o Estatuto da Criança e do Adolescente e dá outras providências. Diário Oficial da União. 1990 jul;16:13563. [Acesso em 12 maio 2018]. Disponível em: http://www.planalto.gov.br/ccivil_03/leis/l8069.htm.
17. Bezerra IMP, Sorpreso ICE. Concepts and movements in health promotion to guide educational practices. Journal of Human Growthand Development. 2016;26(1):11-20.

18. Brasil. Lei n. 8.742, de 7 de dezembro de 1993. Dispõe sobre a organização da Assistência Social e dá outras providências. Diário Oficial da União. 1993 dez. 08. [Acesso em 10 maio 2018]. Disponível em: http://www.planalto.gov.br/CCivil_03/Leis/L8742.htm.
19. Society for Adolescent Medicine. Guidelines for adolescent health research: a position paper of the Society for Adolescent Medicine. Journal of adolescente health. 2003;33:396-409.
20. Curvas de Crescimento da Organização Mundial da Saúde (OMS). [Acesso em 2019]. Disponível em: http://dab.saude.gov.br/portaldab/ape_vigilancia_alimentar.php?conteudo=curvas_de_crescimento.
21. São Paulo (Estado). Lei n. 11.976, de 25 de agosto de 2005. Cria o Programa de Saúde do Adolescente. Diário Oficial do Estado. 2005 ago. 26. [Acesso em 10 maio 2018]. Disponível em: https://www.al.sp.gov.br/repositorio/legislacao/lei/2005/lei-11976-25.08.2005.html.
22. Meneses C, Ocampos DL, Toledo TB. Estagiamento de Tanner: um estudo de confiabilidade entre o referido e o observado. Adolesc Saúde. 2008;5(3):54-56.
23. Brasil. Ministério da Saúde. Secretaria de Vigilância em Saúde. Departamento de DST, Aids e Hepatites Virais. Adolescentes e jovens para a educação entre pares: sexualidades e saúde reprodutiva. Brasília: Ministério da Saúde; 2011.
24. Brasil. Lei n. 9.263, de 12 de janeiro de 1996. Regula o § 7º do art. 226 da Constituição Federal, que trata do planejamento familiar, estabelece penalidades e dá outras providências. Diário Oficial da União. 1996 jan. 15. [Acesso em 10 maio 2018]. Disponível em: http://www.cremesp.org.br/library/modulos/legislacao/versao_impressao.php?id=6202.
25. World Health Organization. Medical eligibility criteria for contraceptive use: a WHO family planning cornerstone. 5th ed. Geneva: WHO; 2015.
26. Contraception: How effective are birth control methods? [on-line]. Centers for Disease Control and Prevention. [Acesso em 10 maio 2018]. Disponível em: https://www.cdc.gov/reproductivehealth/contraception/index.htm.
27. Brasil. Conselho Federal de Medicina. Resolução n. 1.811 de 14 de dezembro de 2006. Estabelece normas éticas para a utilização, pelos médicos, da Anticoncepção de Emergência, devido a mesma não ferir os dispositivos legais vigentes no país. Diário Oficial da União. 2007 jan. 17. [Acesso em 10 maio 2018]. Disponível em: http://www.cremesp.org.br/library/modulos/legislacao/versao_impressao.php?id=6702.
28. Sousa PDL, Takiuti AD, Baracat EC, Sorpreso ICE, Abreu LC. Knowledge and acceptance of HPV vaccine among adolescents, parents and health professionals: construct development for collection and database composition. J Hum Growth Dev. 2018;28(1):58-68.

6

Obesidade na Infância e na Adolescência – um Problema Sociocultural

■ José Maria Soares Júnior
■ Maria Cândida Pinheiro Baracat Rezende
■ Edmund Chada Baracat

Obesidade é doença mundial que tem a projeção de afetar mais de 158 milhões de crianças e adolescentes, entre 5 e 19 anos, podendo atingir até 254 milhões de indivíduos da mesma faixa etária em 2030.[1] Para a mesma época, há uma projeção da população americana estimada em 17 milhões. No Brasil, essa afecção acometerá aproximadamente 18 milhões de crianças e adolescentes. Além disso, o número de pessoas com sobrepeso e obesas continua a crescer (Figura 6.1) e não há sinais de tendência a diminuir.[1] Nos Estados Unidos, a obesidade é causa da morte de 300 mil pessoas por ano.[2] Estima-se que os custos com saúde dos adultos americanos com obesidade aproximam-se dos 100 bilhões de dólares por ano.[2]

Essa doença tem um forte componente genético/hereditário e comportamental, visto que hábitos alimentares hipercalóricos e ausência de atividade física contribuem para a obesidade. Além disso, essa condição aumenta o risco de desenvolver doenças cardiovasculares, como hipertensão arterial sistêmica, doença coronariana, acidente vascular encefálico, bem como diabetes melito do tipo 2, colelitíase, artropatias, câncer da mama, endométrio, pâncreas e intestino grosso. Por esses motivos, a obesidade se torna uma grande preocupação em termos de saúde pública.[3,4]

A infância e a adolescência podem ser os momentos críticos para a mudança de hábitos de vida e para reduzir a prevalência da obesidade na população e suas consequências.[3,5]

≡ Etiopatogenia

As causas da obesidade infantil e juvenil são: a) sedentarismo; b) consumo exagerado de alimentos ricos em gordura e em açúcar; c) disfunção hormonal; d) herança familiar e doenças genéticas; e) padrões comportamentais, psicológicos e socioculturais; f) distúrbio do sono.[3,5]

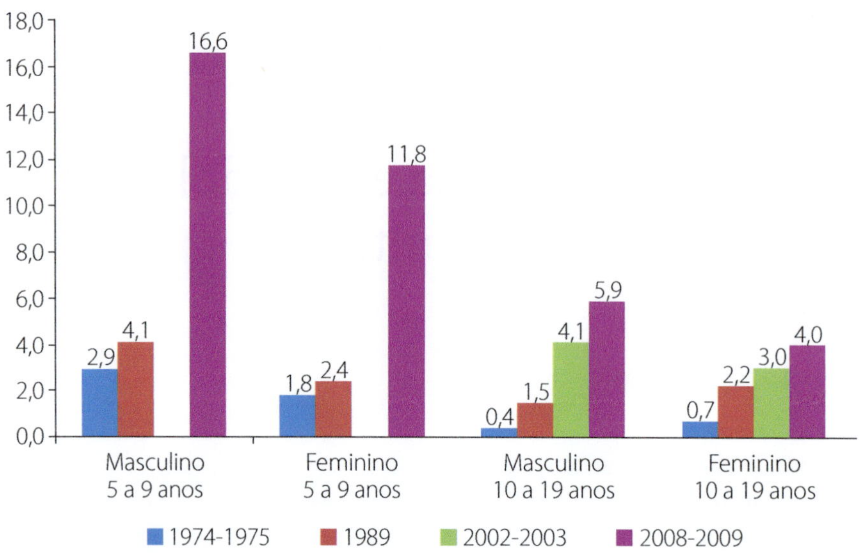

Figura 6.1 – **Frequência de obesidade brasileira entre crianças e adolescentes de ambos os sexos, pelo Instituto Brasileiro de Geografia e Estatística (IBGE), nos períodos de 1974-1975, 1989, 2002-2003 e 2008-2009. Observar o aumento expressivo da obesidade nessa população.**
Fonte: Adaptada de Melo, 2011.[3]

Sedentarismo é definido como estilo de vida com pouca ou nenhuma atividade física.[6] Segundo a Organização Mundial de Saúde (OMS) em 2011, o sedentarismo é responsável por 3,2 milhões de mortes por ano em todo o mundo.[6] O comportamento sedentário pode ser influenciado por hábitos da vida moderna e pelo constante avanço na tecnologia.[7]

Os alimentos industrializados foram desenvolvidos e produzidos levando em conta mecanismos neurobiológicos para aumentar o consumo: estudos sugerem que os mecanismos responsáveis pela dependência de drogas ilícitas são os mesmos que podem provocar a compulsão alimentar, o que dificulta a reeducação alimentar. Aparentemente, esses alimentos em excesso causam a hiperativação do receptor dopamina no sistema nervoso central, na área do prazer. Na suspensão, o encéfalo pode reagir, inclusive com mudanças físicas.[6] Nesse cenário, incluímos a expansão dos alimentos muitos calóricos, ricos em açúcares, gorduras e sódio, que podem piorar o ganho de peso, o risco de diabetes melito, de doenças cardiovasculares e do câncer.[7]

Outro fator que tem contribuído intensamente para o aumento da obesidade no mundo inteiro seria o declínio do consumo de alimentos mais saudáveis, como frutas, saladas, alimentos integrais e sucos naturais.[8] A dieta desequilibrada parece ser o principal fator relacionado à obesidade.

Entre as disfunções hormonais, salientamos a síndrome dos ovários policísticos (SOP), que pode acometer adolescentes.[9] Nessa síndrome, a obesidade pode atingir mais de 60% das mulheres. Além disso, essa afecção é um exemplo importante de um distúrbio metabólico associado à resistência à insulina, cujas manifestações incluem risco cardiometabólico e cujos efeitos são grandemente amplificados pela obesidade.[9] O ganho de peso é um fator agravante nessa afecção, piorando a dislipidemia e a hiperinsulinemia.[9,10]

A acumulação excessiva de tecido adiposo (obesidade) deriva de um aporte calórico excessivo e crônico de alimentos e bebidas (proteínas, hidratos de carbono, lipídeos e álcool) em relação ao gasto energético (metabolismo basal, efeito termogênico e atividade física). Nessa acumulação intervêm os hábitos alimentares e de estilo de vida, os fatores socioculturais e as alterações metabólicas e neuroendócrinas, bem como os componentes hereditários.[11-13] Assim, os genes intervêm na manutenção de peso e gordura corporal estáveis ao longo do tempo,[11-13] pela participação no controle de vias (leptina, grelina, nutrientes, sinais nervosos, entre outros), de mecanismos centrais (neurotransmissores hipotalâmicos) e de vias aferentes (insulina, catecolaminas, sistema nervoso autônomo – SNA). A herança genética determina entre 40% e 70% do balanço energético (diferença entre a ingerida e a gasta), podendo afetar ambas as partes da equação energética entre a saciedade e o metabolismo.[14,15]

Há mais de 30 genes envolvidos na obesidade: o gene da leptina (LEP) e seu receptor (LEPR), as proteínas desacoplantes (UCP2 e 3), moléculas implicadas na diferenciação de adipócitos e transporte de lipídeos (PPAR, aP2), além de outros, relacionados ao metabolismo, como é o caso da adenosina desaminase (ADA), da fosfatase ácida (ACP1), do fator de necrose tumoral a (TNF-a), de determinados neuropeptídeos hipotalâmicos e seus receptores (MCR3, 4 e 5, POMC, NPY) e dos receptores adrenérgicos (ADRB2 e 3). Mais recentemente, o FTO (gene associado à massa gorda e à obesidade) foi o primeiro gene identificado em estudo de avaliação ampla de todo o genoma (GWAS) e teve uma robusta associação com o desenvolvimento de obesidade poligênica comum.[16,17] As variantes do FTO influenciam a aquisição de massa gorda na adolescência[18] e o rs9939609 (nucleotídeo único polimorfismo) está associado ao risco de desenvolver a síndrome dos ovários policísticos.[19]

Outro ponto importante é a alta prevalência de sobrepeso e obesidade em crianças e adolescentes com baixo nível socioeconômico e baixa escolaridade.[20] Assim, a falta de informações, tanto familiar como individual, sobre atividade física adequada e aquisição de alimentos mais saudáveis e menos calóricos constitui importante fator a ser enfrentado pelos profissionais da saúde que atendem essa população. Salienta-se ainda que problemas emocionais e psicológicos podem provocar a compulsão alimentar e dificultar o tratamento.

A falta ou o distúrbio de sono pode ser um fator na gênese da obesidade. Assim, é de suma importância a avaliação da duração e da qualidade do sono durante a infância e a adolescência. As crianças que dormem pouco têm mais probabilidade de sofrer com aumento de peso, mesmo controlando outros fatores de risco.[21] Sabe-se ainda que mulheres com apneia obstrutiva do sono têm maior risco de resistência à insulina e desequilíbrio metabólico, o que também contribui para o aumento de peso.[22,23]

Diagnóstico

O Índice de Massa Corpórea (IMC) é classicamente empregado para avaliar a obesidade no adulto, mas sua aplicação em crianças e adolescentes é inadequada. Na faixa etária pediátrica, a obesidade pode ser diagnosticada pela aferição do peso em relação ao peso esperado para a altura, sendo a obesidade confirmada quando o peso for maior que 120% do esperado para a faixa etária. Em crianças maiores que 5 anos, ainda são comumente utilizadas as curvas americanas de IMC do National Center for Health Statistics (NCHS), diferenciadas conforme o sexo, as quais consideram como sobrepeso e obesidade os percentis acima de 85 e 95, respectivamente.[3]

Em 2009, a Coordenação Geral da Política de Alimentação e Nutrição do Ministério da Saúde do Brasil adotou as curvas desenvolvidas pela OMS em 2007,[3] as quais usam curvas de IMC desde o lactente até o adolescente de 19 anos de idade e consideram os percentis, como corte para sobrepeso e obesidade, de 85 e 97, respectivamente (Tabela 6.1). As curvas em escore "Z" para o IMC também estão apresentados nessa tabela e podem auxiliar na avaliação da obesidade. Esses dados são fundamentais para o diagnóstico e o tratamento pela visualização do registro da criança diretamente no gráfico (Figura 6.2). Assim, podemos verificar que as pequenas variações no peso e, consequentemente, no IMC podem ser significantes.[4]

Tabela 6.1 – Relação entre o percentil encontrado na criança e o diagnóstico nutricional.

Valor encontrado na criança		***Diagnóstico nutricional***
< Percentil 0,1	< Escore z −3	Magreza acentuada
≥ Percentil 0,1 e < Percentil 3	≥ Escore z −3 e < Escore −2	Magreza
≥ Percentil 3 e < Percentil 85	≥ Escore z −2 e < Escore +1	Eutrofia
≥ Percentil 85 e < Percentil 97	≥ Escore z +1 e < Escore +2	Sobrepeso
≥ Percentil 97 e ≤ Percentil 99,9	≥ Escore z +2 e ≤ Escore +3	Obesidade
> Percentil 99,9	> Escore z +3	Obesidade grave

Fonte: Adaptada de Melo, 2011.[3]

A avaliação inicial do excesso de peso é dada pelo cálculo do IMC, o qual servirá, também, para o controle durante o tratamento. O cálculo do índice de massa corporal é feito pelo peso das meninas ou das adolescentes em quilogramas (kg) divido pelo quadrado da altura em metros (m^2). Existem outras maneiras para aferir a obesidade: prega cutânea, circunferência abdominal, bioimpedância, ultrassonografia de partes moles, tomografia computadorizada, densitometria e ressonância magnética. Contudo, não são utilizadas rotineiramente.[2]

No homem, a quantidade maior da enzima lípase lipoprotéica (LPL), responsável por facilitar a captação e o armazenamento dos triglicerídeos pela célula adiposa, localiza-se no abdome, o que explica o fato da predisposição a acumular gordura nessa região no sexo masculino. A obesidade com acúmulo na circunferência abdominal é chamada de obesidade androide e apresenta maior risco de doença cardiovascular. A obesidade ginecoide é de maior porcentagem em mulheres, havendo acúmulo de gordura no quadril. Contudo, nas adolescentes com SOP, há tendência à obesidade androide. Assim, a medida da circunferência abdominal pode ser um parâmetro para avaliar o risco de morbidade nessas mulheres, quando esse parâmetro estiver acima de 88 cm, exceto para asiáticas orientais (japonesas, chinesas, coreanas, entre outras), para as quais o índice é de 80 cm.[9,10]

Impacto na qualidade de vida

A obesidade é capaz de causar pequeno ou não perceptível distúrbio para as atividades no início, principalmente nas crianças. Contudo, as dificuldades se intensificam na adolescência, limitando as atividades diárias. Quando a obesidade se torna acentuada, pode causar maior desgaste ao corpo, com o surgimento de dor generalizada e maior impacto corpóreo. Consequentemente, poderá haver comprometimento da qualidade de vida e da saúde. Salienta-se ainda que distúrbios do sono podem piorar com o aumento do peso.[23] Há também problemas emocionais associados ao relacionamento com familiares ou com o grupo escolar em decorrência da obesidade,[24] o que pode dificultar o tratamento e provocar a compulsão alimentar.

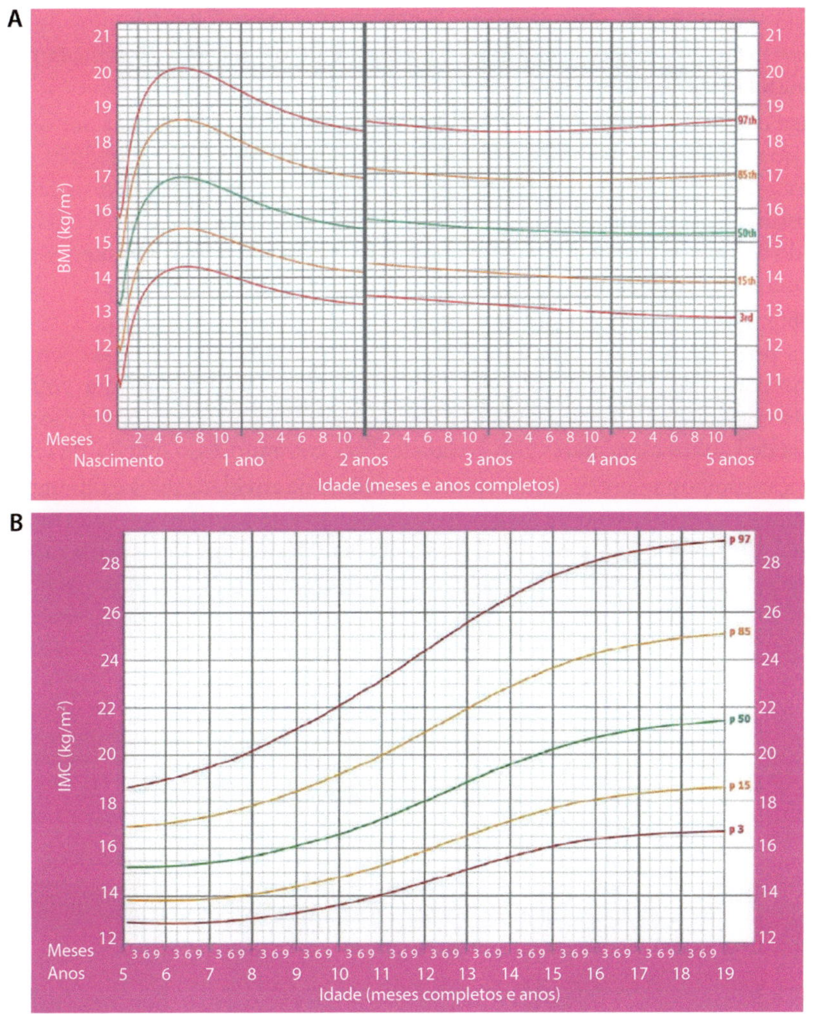

Figura 6.2 – **Curva com percentis do índice de massa corpórea para meninas.**
A: até 5 anos; B: de 5 anos a 19 anos.
Fonte: Bjerregaard, 2019.[4]

Tratamento

Em crianças e adolescentes, o apoio psicológico para recuperação da autoestima é fundamental para o sucesso do tratamento, que se baseia em dieta alimentar balanceada e atividade física regular. Nos casos não responsivos, pode-se indicar o tratamento farmacológico (Figura 6.3).

Antes da recomendação nutricional, o profissional deve avaliar se há afecções que podem determinar a obesidade e corrigí-las. Concomitantemente, deve efetuar uma avaliação do consumo alimentar e, para que essa avaliação seja bem-sucedida, é necessário que os dados coletados apresentem detalhes suficientes para a análise da ingestão de nutrientes. Há vários métodos, como o questionário de frequência alimentar, o registro de alimentos, o recordatório de 24 horas, o inventário alimentar, a história dietética e o método da pesagem de alimentos. Independentemente da maneira empregada, a criança ou a adolescente deve ser acompanhada por nutricionista ou nutrologista.[25]

Na dieta alimentar, a quantidade de calorias que a pessoa deve consumir por dia precisa ser inferior à quantidade de calorias despendida pela atividade física. Deve-se reduzir os alimentos hipercalóricos. Essa mudança deve ser acompanhada por um profissional da área de nutrição. Há a preocupação de a restrição dietética interferir no crescimento normal. O crescimento requer de 2% a 4% do consumo calórico diário, e crianças com excesso de peso estão supernutridas, então não seria um grande problema.[26]

A estabilização do peso deve ser a conduta até que as meninas tenham menstruado. Após a menarca, a perda de peso deve ser aprimorada. Com a estabilização da massa corporal, busca-se prevenir o aumento do tecido adiposo. Não se espera que uma criança que vinha ganhando peso a uma velocidade 2 ou 3 vezes maior à esperada atinja subitamente zero de ganho de peso. A mudança de hábitos alimentares e de atividade física é um processo difícil e de longo prazo.[27]

Mudanças comportamentais, como aumento mínimo na atividade física e diminuição do consumo calórico, podem demorar de 3 a 6 meses. Qualquer tratamento envolvendo modificação de comportamento é difícil para a criança e para a família. Mesmo quando a perda de peso é desejável, como no caso de obesidade severa, é recomendável começar com objetivos limitados para estabelecer a experiência do sucesso antes de se tentar atingir um peso ideal.[26,27] O algoritmo de tratamento está resumido na Figura 6.3.

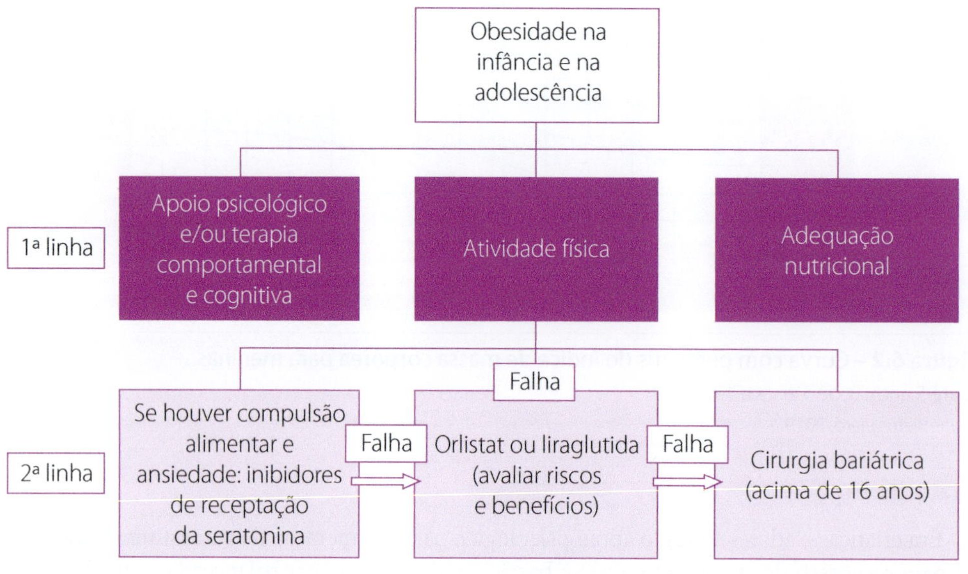

Figura 6.3 – **Algoritmo de atendimento multiprofissional da criança e da adolescente obesas.**
Fonte: Desenvolvida pela autoria do capítulo.

Após os seis meses de tratamento, alcançada a perda de peso de cerca de 10%, o indivíduo passará a gastar menos energia. Desse modo, caso seja necessário perder mais peso, deve ser feito um ajustamento na dieta e na atividade física.

- Atividade física

A atividade física ou o exercício devem ter um limiar bem definido de intensidade e duração. Em crianças obesas, não devem ser muito intensos nem feitos de modo incorreto para não produzir lesões. Outros benefícios da boa forma incluem aumento das habilidades motoras, da confiança e da autoestima. A aquisição de um hábito de atividade física ajuda a manutenção do peso atingido. Atividades sedentárias, como assistir programas televisivos ou de outras mídias, devem ser desencorajadas. Entretanto, é importante que as mudanças sejam para toda a família, e não só para o membro em tratamento.[22-26]

- Terapia comportamental

O tratamento da obesidade na criança e na adolescente é muito profissional e a terapia cognitivo-comportamental (TCC) pode ser uma ferramenta útil, que avalia os fatores cognitivos, emocionais e comportamentais no tratamento dos transtornos emocionais/psiquiátricos. Os transtornos alimentares, como as compulsões, são multideterminados e resultam da interação entre fatores biológicos, culturais e experiências pessoais. A TCC auxilia na identificação e na correção das condições que favorecem o desenvolvimento e a manutenção das alterações cognitivas e comportamentais que acometem as crianças e as adolescentes. Há evidências de que essa terapia pode favorecer a remissão ou a diminuição da frequência de episódios de compulsão alimentar. Há ainda melhora do humor, do funcionamento social e diminuição da preocupação com peso e formato corporal, o que é importante para a aderência ao tratamento.[28]

- Tratamento farmacológico

A farmacoterapia não é recomendada em crianças e adolescentes como primeira linha de tratamento, pois ainda não existem dados confiáveis na faixa etária. Por isso, deve ser empregada com cautela.

Sabe-se que há uma perda no efeito dos medicamentos quando eles são temporariamente suspensos. Por esse motivo, aconselha-se que a duração do tratamento seja prolongada tanto quanto se verifique necessário, em particular nos pacientes que apresentem outros fatores de risco.

Somente o orlistat foi aprovado pelo FDA, para uso em adolescentes acima de 12 anos.[29] Contudo, há fármacos que podem auxiliar em problemas emocionais e/ou psicológicos que podem ser empregados. Recomenda-se, porém, o acompanhamento profissional psiquiátrico.

- *Fármacos*

a) **Serotoninérgicos:** fluoxetina (20 a 60 mg/dia), sertalina (50 a 150 mg/dia), paroxetina (10 a 40 mg/dia), que têm como mecanismo de ação a inibição da recapitação de serotonina. Apesar de não ser especificamente para a obesidade, esses fármacos podem ser úteis em alguns tipos de pacientes obesos, como os comedores compulsivos, aqueles com bulimia nervosa e os obesos deprimidos. Os principais efeitos colaterais são: cefaleia, insônia, ansiedade, sonolência e redução da libido.[30] Esses medicamentos, por diminuírem a compulsão, têm efeitos benéficos na redução do peso agudamente (de 6 meses a 1 ano). Seus efeitos não são mantidos em longo prazo.[30]

b) **Inibidor de absorção de gorduras:** orlistat, que desativa a ação enzimática necessária para absorver as triglicérides. Sua atividade se desenvolve no lúmen intestinal, sendo mínima a sua absorção. Pode ser empregado na dose de 120 mg, no máximo, 3 vezes/dia, junto às refeições principais. Entre os efeitos colaterais, pode produzir esteatorreia, por seu próprio mecanismo de ação. Caso a ingestão de gordura seja exagerada, pode provocar diarreias e incontinência fecal. Como interfere na absorção de vitaminas lipossolúveis, ocasionalmente é necessária uma suplementação alimentar.[29]

c) **Medicamentos em estudo:** liraglutida é um agonista do receptor peptídeo 1 semelhante ao glucagon, que é provavelmente o agente mais promissor em termos de perda de peso e melhora do risco cardiometabólico.[31-35]

O hormônio peptídeo Glucagon-like peptide-1 (GLP-1) é secretado continuamente em níveis baixos durante o jejum. Após a refeição, sua secreção é aumentada pelas células enteroendócrinas intestinais. A função desse hormônio é reduzir os níveis plasmáticos de glicose, estimulando a liberação de insulina das células betapancreáticas. Ademais, ele inibe o esvaziamento gástrico e a secreção de glucagon. Há evidências de modelos animais em que se relatou que o receptor de GLP-1 é expresso em áreas cerebrais envolvidas na regulação da ingestão de alimentos. O GLP-1 reduz a ingestão de alimentos, inibindo indiretamente a atividade dos neurônios neuropeptídeo Y e estimulando diretamente os neurônios da transcrição regulada por pró-opiomelanocortina (POMC).[35] Além disso, foi levantada a hipótese de que esse hormônio pode induzir a perda de peso, estimulando o gasto de energia. De fato, o GLP-1 ativa a atividade simpática, estimulando a atividade do tecido adiposo marrom[36] e promovendo o escurecimento do tecido adiposo branco em ratos.[36]

Estudo recente com a liraglutida em adolescentes obesos, randomizado, duplo-cego e controlado por placebo, com duração de cinco semanas, avaliou a segurança e a tolerabilidade desse fármaco entre 12 e 17 anos.[37] A dose empregada inicial foi de 0,6 mg por semana, sendo aumentada até um máximo de 3 mg/dia. A maioria dos eventos adversos foram leves e não se relataram eventos adversos graves ou interrupções. Os eventos adversos mais comuns (77%) foram distúrbios gastrointestinais, enquanto hipoglicemia ocorreu em oito participantes que tomaram liraglutida e em apenas um participante que recebeu placebo. O fármaco determinou uma redução significativa não estatística do escore z do IMC, glicemia plasmática em jejum e níveis de insulina, em comparação ao grupo placebo.[37] Portanto, há necessidade de mais estudos por longo prazo e com maior número de participantes.

• Tratamento cirúrgico

O objetivo do tratamento cirúrgico não é só eliminar ou minimizar as doenças associadas à obesidade, mas também resolver os problemas psicológicos e sociais causados por ela nas coisas mais simples da vida, como na higiene pessoal, problemas de locomoção, nas atividades sociais, sexuais e no trabalho. Há basicamente três tipos de cirurgias para o tratamento da obesidade: as restritivas, as mal-absortivas e as híbridas.

De acordo com a Resolução n. 1.766/05, do Conselho Federal de Medicina, o tratamento cirúrgico da obesidade mórbida é indicado para pacientes maiores de 18 anos. Idosos e jovens entre 16 e 18 anos podem ser operados, mas se exigem precauções especiais e o custo/benefício deve ser muito bem analisado.[37]

O tratamento cirúrgico permanece como última linha de tratamento para adolescentes que tenham falhado na tentativa de perda de peso, apresentem obesidade mórbida (IMC $\geq$ 40), tenham atingido maturidade do esqueleto, tenham morbidades relacionadas à obesidade que possam melhorar com a redução do peso, demonstrem capacidade de decisão, sejam capazes de aderir às orientações nutricionais pós-operatórias e que contem com um suporte no ambiente familiar.[27] Portanto, a seleção do paciente deve ser feita criteriosamente, considerando-se os riscos e os benefícios.

REFERÊNCIAS BIBLIOGRÁFICAS

1. Atlas of Childhood Obesity. [Acesso em 14 out. 2019]. Disponível em: http://s3-eu-west-1.amazonaws.com/wof-files/11996_Childhood_Obesity_Atlas_Report_ART_V2.pdf.
2. Flegal KM, Williamson DF, Pamuk ER, Rosenberg HM. Estimating deaths attributable to obesity in the United States. Am J Public Health. 2004;94(9):1486-1489.
3. Melo ME. Diagnóstico da obesidade infantil. Associação Brasileira para o Estudo da Obesidade e da Síndrome Metabólica – ABESO. [Acesso em 14 out. 2019]. Disponível em: http://www.abeso.org.br/pdf/Artigo%20-%20Obesidade%20Infantil%20Diagnostico%20fev%202011.pdf.
4. Bjerregaard LG. Are we approaching a better definition of childhood obesity? Lancet Child Adolesc Health. 2019 Aug 23;pii: S2352-4642(19)30248-2.
5. Conselho Federal de Educação Física (CONFEF). Revista E.F. n. 44, julho 2012.
6. Aziz, J. L. Sedentarismo e hipertensão arterial. Rev. Bras. Hipertens. 2014;21(2):75-82.
7. "Physical Activity Guidelines Advisory Committee Scientific Report" 2018; 18 Feb 2019.
8. Mark AE, Janssen I. "Relationship between screen time and metabolic syndrome in adolescentes". Journal of Public Health. 2008;30(2):153-160.
9. Baracat EC, Soares Júnior JM. Obesidade: um problema para o ginecologista? Rev. Bras. Ginecol. Obstet. 2005;27(2):8.
10. Soares Júnior JM, Baracat MC, Maciel GA, Baracat EC. Polycystic ovary syndrome: controversies and challenges. Rev Assoc Med Bras (1992). 2015;61(6):485-7.
11. Martínez JA, Frühbeck G. Regulation of energy balance and adiposity: a model with new approaches. J Physiol Biochem. 1996;52:255-8.
12. Marques-Lopes I, Ansorena D, Astiasaran I, Forga L, Martínez JA. Postprandial lipogenesis and metabolic changes induced by a high-carbohydrate, low-fat meal in lean and overweight men. Am J Clin Nutr. 2001;73:253-61.
13. Corbalan MS, Marti A, Forga L, Martinez-Gonzalez MA, Martinez JA. Beta(2)-Adrenergic receptor mutation and abdominal obesity risk: effect modification by gender and HDL-cholesterol. Eur J Nutr. 2002;41:114-8.
14. Bouchard C, Pérusse L, Rice T, Rao DC. The genetics of human obesity. In: Bray GA, Bouchard C, James WPT (ed.). Handbook of obesity. New York: Marcel Dekker; 1998. p. 157-85.
15. Marques-Lopes I, Mart A, Moreno-Aliaga MJ, Martinez A. Aspectos genéticos da obesidade. Rev. Nutr. 2004;17(3):327-338.
16. Day F, Karaderi T, Jones MR et al. Large-scale genome-wide meta-analysis of polycystic ovary syndrome suggests shared genetic architecture for different diagnosis criteria. Plos Genet. 2018;14:e1007813.
17. Frayling TM, Timpson NJ, Weedon MN et al. A common variant in the FTO gene is associated with body mass index and predisposes to childhood and adult obesity. Science. 2007;316:889-894.
18. Dina C, Meyre D, Gallina S et al. Variation in FTO contributes to childhood obesity and severe adult obesity. Nat Genet. 2007;39:724-726.
19. Barber TM, Bennett AJ, Groves CJ et al. Association of variants in the fat mass and obesity associated (FTO) gene with polycystic ovary syndrome. Diabetologia. 2008;51:1153-1158.
20. Fernandes AMS, Leme LCP, Yamada EM et al. Avaliação do índice de massa corpórea em mulheres atendidas em ambulatório geral de ginecologia. Rev Bras Ginecol Obstet. 2005;27(2):69-74.
21. Barber TM, Hanson P, Weickert MO, Franks S. Obesity and polycystic ovary syndrome: implications for pathogenesis and novel management strategies. Clin Med Insights Reprod Health. 2019 Sep 9;13:1179558119874042.
22. Tassone F, Lanfranco F, Gianotti L et al. Obstructive sleep apnoea syndrome impairs insulin sensitivity independently of anthropometric variables. Clin Endocrinol (Oxf). 2003;59:374-379.
23. Nitsche K, Ehrmann DA. Obstructive sleep apnea and metabolic dysfunction in polycystic ovary syndrome. Best Pract Res Clin Endocrinol Metab. 2010;24:717-730.
24. Albano G, Rowlands K, Baciadonna L, Lo Coco G, Cardi V. Interpersonal difficulties in obesity: a systematic review and meta-analysis to inform a rejection sensitivity-based model. Neurosci Biobehav Rev. 2019 Oct 1;pii: S0149-7634(19)30465-8.
25. Cavalcante AAM, Priore SE, Franceschini SCC. Estudos de consumo alimentar: aspectos metodológicos gerais e o seu emprego na avaliação de crianças e adolescentes. Rev. Bras. Saúde Matern. Infant. 2004;4(3):229-240.

26. Steinbeck K. Treatment options. Best practice & research clinical endocrinology & metabolism. 2005; 19(3):455-469.
27. Gahagan S. Child and adolescent obesity. Curr Probl Pediatr Adolesc Health Care. 2004;34:6-43.
28. Luz FQ, Oliveira MS. Terapia cognitivo-comportamental da obesidade: uma revisão da literatura. Aletheia. 2013;(40):159-173.
29. Rogovik AL, Goldman RD. Pharmacologic treatment of pediatric obesity. Can Fam Physician. 2011 Feb; 57(2):195-197.
30. Lee SH, Paz-Filho G, C Mastronardi, Licinio J, Wong ML. Is increased antidepressant exposure a contributory factor to the obesity pandemic? Transl Psychiatry. 2016;6(3):e759.
31. Lucy D Mastrandrea, Louise Witten, Kristin C Carlsson Petri, Paula M Hale, Hanna K Hedman, Robert A Riesenberg. Liraglutide effects in a paediatric (7-11 y) population with obesity: A randomized, double-blind, placebo-controlled, short-term trial to assess safety, tolerability, pharmacokinetics, and pharmacodynamics. Pediatr Obes. 2019 May;14(5):e12495.
32. Dennis M Styne, Silva A Arslanian, Ellen L Connor, Ismaa Sadaf Farooqi, M Hassan Murad, Janet H Silverstein, Jack A Yanovski. Pediatric Obesity – Assessment, Treatment, and Prevention: An Endocrine Society Clinical Practice Guideline. J Clin Endocrinol Metab. 2017 Mar 1;102(3):709-757.
33. Gitanjali Srivastava, Claudia K Fox, Aaron S Kelly, Ania M Jastreboff, Allen F Browne, Nancy T Browne, Janey SA Pratt, Christopher Bolling, Marc P Michalsky, Stephen Cook, Carine M Lenders, Caroline M Apovian. Clinical Considerations Regarding the Use of Obesity Pharmacotherapy in Adolescents with Obesity. Obesity (Silver Spring). 2019 Feb;27(2):190-204.
34. Dae Yong Yi, Soon Chul Kim, Ji Hyuk Lee, Eun Hye Lee, Jae Young Kim, Yong Joo Kim, Ki Soo Kang, Jeana Hong, Jung Ok Shim, Yoon Lee, Ben Kang, Yeoun Joo Lee, Mi Jin Kim, Jin Soo Moon, Hong Koh, JeongAe You, Young-Sook Kwak, Hyunjung Lim, Hye Ran Yang. Clinical Practice Guideline for the Diagnosis and Treatment of Pediatric Obesity: Recommendations from the Committee on Pediatric Obesity of the Korean Society of Pediatric Gastroenterology Hepatology and Nutrition. Pediatr Gastroenterol Hepatol Nutr. 2019 Jan;22(1):1-27.
35. Dae Yong Yi, Soon Chul Kim, Ji Hyuk Lee, Eun Hye Lee, Jae Young Kim, Yong Joo Kim, Ki Soo Kang, Jeana Hong, Jung Ok Shim, Yoon Lee, Ben Kang, Yeoun Joo Lee, Mi Jin Kim, Jin Soo Moon, Hong Koh, JeongAe You, Young-Sook Kwak, Hyunjung Lim, Hye Ran Yang. Clinical practice guideline for the diagnosis and treatment of pediatric obesity: recommendations from the Committee on Pediatric Obesity of the Korean Society of Pediatric Gastroenterology Hepatology and Nutrition. Korean J Pediatr. 2019;62(1):3-21.
36. Endong Zhu, Yang Yang, Juanjuan Zhang, Yongmei Li, Chunjun Li, Liming Chen, Bei Sun. Liraglutide suppresses obesity and induces brown fat-like phenotype via Soluble Guanylyl Cyclase mediated pathway in vivo and in vitro. Oncotarget. 2016;7(49):81077-81089.
37. Resolução CFM n. 1.766/05. In: http://www.portalmedico.org.br/resolucoes/cfm/2005/1766_2005.htm.

7

Crescimento e Desenvolvimento Normal

■ Durval Damiani
■ Leandra Steinmetz

O crescimento estatural é o resultado de uma série de integrações que implicam fatores genéticos e ambientais. Nessa coordenação do crescimento, o estado nutricional e a capacidade das cartilagens de crescimento de responderem aos estímulos de crescimento são fundamentais. Os hormônios atuam claramente nesse circuito, mas não são os únicos determinantes do crescimento, e um fator depende do outro, para que se atinja o pleno potencial estatural.

O crescimento normal da criança é o maior sinal de que está tudo bem com sua saúde. Desde a vida intrauterina, seu crescimento deve ser monitorado. Após o nascimento, é necessário aferir sua altura e seu peso, e os resultados devem ser colocados em curvas de crescimento para avaliar se o padrão de crescimento da criança está compatível com a população de mesmo sexo e idade e de acordo com o padrão de estatura da família.[1]

O crescimento humano não é linear. Existem períodos de crescimento rápido, separados por períodos de crescimento mais lento. O crescimento também é sazonal, com as velocidades de crescimento aumentadas durante os meses de primavera e verão. O comprimento médio de nascimento é de 50 cm. O crescimento é de 25 cm durante o primeiro ano de vida, de 12 cm entre 12 e 24 meses, de 7,5 cm entre 24 e 36 meses e, depois disso, de 4 a 6 anos até a puberdade. No estirão puberal, a menina cresce de 10 a 11 cm por ano; e os meninos, de 12 a 14 cm por ano.

Regulação do crescimento

Os fatores básicos envolvidos no crescimento incluem: a **genética do crescimento**, que é própria de cada um e variável mesmo entre irmãos, por se tratar de herança poligênica; os **aspectos nutricionais**, que têm sua importância máxima na vida intrauterina e nos primeiros dois anos de vida pós-natal; as características e a integridade dos **ossos** em crescimento, que são os efetores do crescimento em última análise; e os **fatores hormonais**, que integram sinais de crescimento e mantêm um padrão adequado, para se atingir uma estatura-alvo, característica daquela criança (Figura 7.1).

Pela intensidade do crescimento intrauterino, em que, a partir de uma única célula, chegamos a um recém-nascido com média de 3 kg e 50 cm de comprimento, essa fase do crescimento, se não realizada adequadamente, pode comprometer em definitivo a altura final atingida pelo indivíduo.[2]

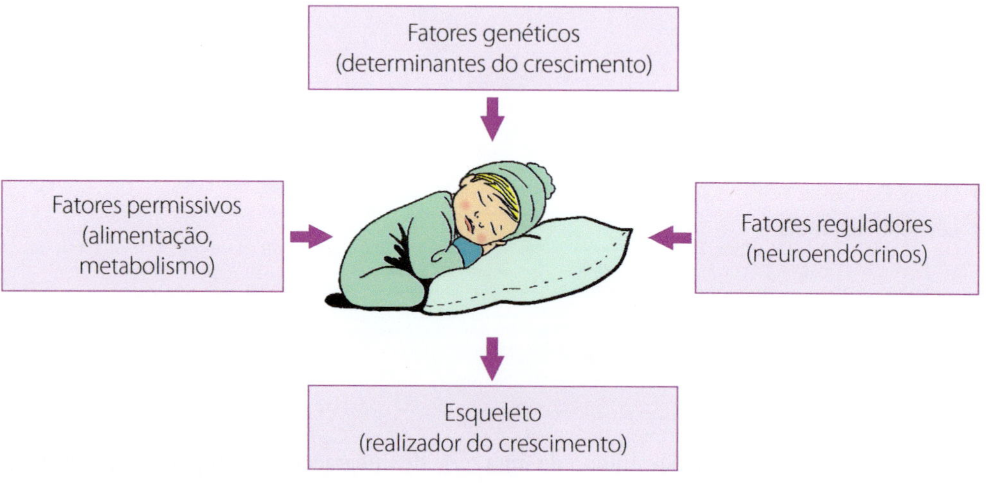

Figura 7.1 – Interação entre os vários fatores que intervêm no crescimento.
Fonte: Acervo da autoria do capítulo.

Crescimento intrauterino

O crescimento somático e a maturação biológica são influenciados por vários fatores, que agem de modo independente e em conjunto para modificar o potencial de crescimento genético de uma criança. A nutrição materna e o ambiente intrauterino influenciam principalmente o crescimento no momento do nascimento e durante o primeiro mês de vida, enquanto os fatores genéticos têm influência posterior.[1,2,3]

Enquanto o crescimento pós-natal é controlado principalmente pelo eixo hipotálamo-hipofisário, no período pré-natal os mecanismos hormonais de regulação estão circunscritos à disponibilidade de nutrientes e à ação parácrina/autócrina de fatores de crescimento.

Quando analisamos os fatores hormonais no crescimento intrauterino, a primeira questão é sobre o papel do hormônio do crescimento (GH). O GH surge na circulação fetal a partir de 12 semanas. Há evidências de que o IGF-I e a insulina sejam os maiores responsáveis pelo crescimento fetal. O papel do IGF-II tem também sido ressaltado e parece ser fundamental para o desenvolvimento placentário.[3,4]

A constatação de que fetos anencefálicos nascem com tamanho normal e que mães hipofisectomizadas também têm filhos com tamanho normal chama a atenção para o fato de que nem o GH fetal nem o materno (que não cruza a placenta) têm grande importância no crescimento fetal. No entanto, crianças com disfunção de receptor para GH (retardo de crescimento tipo Laron, com baixa produção de IGF-I) apresentam comprimentos de nascimento mais de dois desvios-padrão abaixo da média.

Na maioria dos estudos, a concentração de IGF-I em sangue de cordão correlaciona-se com o peso de nascimento. Nos tecidos fetais, há deficiência de receptores de GH, predominando os receptores para lactogênio placentário (hPL). Nos fibroblastos e músculo fetais, o hPL estimula a produção de IGF-I e aumenta o transporte de aminoácidos e a síntese de DNA.[4,5]

Com relação ao hormônio tireoidiano, o eixo hipófise-tireoide já opera com dez semanas de vida intrauterina. Com relação à passagem transplacentária, tanto o *thyroid releasing hormone* (TRH) hipotalâmico quanto o T4 atravessam a placenta (o TRH é, além disso, sintetizado na placenta), o que não ocorre com o TSH. Apesar de tais hormônios serem de fundamental importância para o desenvolvimento neuronal e ósseo do feto, parecem não afetar o desenvolvimento estatural, já que crianças com hipotireoidismo congênito tendem a nascer com comprimentos normais ou mesmo elevados. Não há evidências de que hormônios tireoidianos modulem GH ou IGFs no feto de mamíferos.

Já a insulina parece ser um importante "hormônio de crescimento fetal", o que se constata pelo fato de filhos de mães diabéticas serem macrossômicos, enquanto crianças com agenesia pancreática têm reduzido peso ao nascer (de 1.200 a 1.500 g). Parece que a insulina promove o crescimento fetal atuando na captação de nutrientes e na estimulação da produção aumentada de IGF-I. A insulina pode atuar tanto em receptores de insulina (fígado e tecido adiposo) como em receptores de IGF-I tipo I, podendo desempenhar um papel na regulação da liberação de IGF-I.[3-5]

Há considerável consenso de que os fatores de crescimento insulina-símiles (IGFs) intervêm na regulação do crescimento fetal. No feto, a maior fonte de produção de tais fatores encontra-se no mesênquima e no tecido conjuntivo. Tanto IGF-I como IGF-II aumentam até a 34ª semana de gestação e, a partir daí, apenas o IGF-I permanece elevado (e será o maior fator de crescimento da vida pós-natal). Os IGFs são transportados no plasma por IGFBPs (proteínas transportadoras de IGF), com seis classes descritas (IGFBP-1 a 6), com 40% a 100% de homologia em suas sequências. Tem-se admitido que as IGFBP-1 a 3 participam do crescimento fetal. Delas, a mais importante é a IGFBP-3, que é sintetizada no fígado, com 39 kDa, e forma um trímero com o IGF-I e com a proteína ácido lábil (ALS), dando um complexo de 150 kDa.[5,6]

Crescimento no período pós-natal

O crescimento pós-natal é dividido em três fases: a do lactente, da infância e da puberdade. As fases são semelhantes para meninos e meninas, mas o tempo e a velocidade de crescimento diferem, particularmente durante a puberdade.

Crescimento do lactente

Durante os primeiros dois anos de vida, o crescimento linear inicialmente é muito rápido e gradualmente desacelera. O crescimento global durante esse período é de cerca de 35 a 40 cm. O comprimento (e o peso) dos prematuros deve ser corrigido para a idade gestacional, pelo menos no primeiro ano.

A curva de altura de uma criança frequentemente cruza as linhas percentuais durante os primeiros 24 meses de vida, à medida que o crescimento se afasta das influências intrauterinas e tende a ir em direção ao potencial genético da criança.

Crescimento durante a infância

A fase da infância é caracterizada pelo crescimento linear a uma velocidade relativamente constante, com alguma desaceleração na infância tardia.

Crescimento durante a puberdade

A fase puberal é caracterizada por um estirão de crescimento de 8 a 14 cm por ano, em razão dos efeitos sinérgicos do aumento dos esteroides gonadais e do hormônio de crescimento. Nas meninas, o estirão de crescimento puberal geralmente começa junto ao primeiro sinal de puberdade, ou até mesmo antes. Nos meninos, o estirão do crescimento é mais tardio na evolução da puberdade.

Fisiologia do crescimento pós-natal

Entre os fatores envolvidos no crescimento pós-natal, está o fator genético, que atua sobre o esqueleto realizando o crescimento, intermediado por fatores permissivos, nutricionais, metabólicos, além dos fatores reguladores, na figura do sistema neuroendócrino.[3,7]

O fator genético, possivelmente ligado a uma herança poligênica, atua com vários genes, que se expressam em momentos diferentes e explicam as diferenças étnicas e as semelhanças entre gêmeos. Em condições ótimas de saúde e de condições ambientais, acredita-se que o fator genético responda por 80% da altura alcançada, caindo para 60% se as condições forem adversas. Dessa maneira, é possível uma razoável aproximação da altura final quando consideradas as alturas dos pais.

Os fatores nutricionais continuam exercendo sua influência e, em nosso meio, a desnutrição é ainda causa importante de baixa estatura. Os agravos de saúde que a criança pode sofrer, como doenças crônicas (hepatopatias, cardiopatias, insuficiência renal, síndromes de mal-absorção, imunodeficiências predispondo a infecções de repetição), interferem, em última análise, na nutrição celular e impedem o crescimento adequado. Esse grupo de fatores tem um peso muito importante na etiologia da baixa estatura e sempre devem ser considerados, no momento em que se procura a etiologia de um déficit de crescimento.

A ação hormonal no crescimento pós-natal já é bem mais estabelecida do que a que ocorre na vida intrauterina. Agora, o GH assume importante papel no crescimento, coadjuvado pelos hormônios tireoidianos, permissivos para sua ação, bem como pelo equilíbrio hormonal global, que permite uma condição metabólica ideal para o crescimento.[8]

Para que o crescimento se concretize, todos os fatores envolvidos precisam atuar sobre as estruturas definitivamente realizadoras do crescimento, ou seja, os ossos devem crescer. O crescimento ósseo é o resultado de um processo de ossificação endocrondral muito bem controlado. Produz-se inicialmente uma estrutura cartilaginosa na placa de crescimento epifisário, que vai sendo substituída por tecido ósseo na direção da metáfise.

A placa de crescimento epifisária é uma estrutura cartilaginosa localizada entre a epífise óssea e o osso metafisário. A cartilagem é formada por condrócitos rodeados por fibrilas colágenas e proteoglicans específicos da cartilagem. As fibrilas colágenas são fortes sob tensão, enquanto os proteoglicans são importantes para cargas compressivas. Durante o processo de crescimento longitudinal, as células da zona germinativa que margeiam a epífise óssea diferenciam-se e iniciam uma expansão clonal dentro da zona proliferativa. Numa fase posterior, essas células param de se dividir, amadurecem e tornam-se parte da zona hipertrófica. Por último, na zona de calcificação, as células degeneram e são incorporadas ao osso metafisário.[3,9]

Puberdade

A puberdade é o fenômeno biológico que se refere às mudanças fisiológicas e morfológicas resultantes da ativação dos mecanismos neuro-hormonais do eixo hipotalâmico-hipofisário-gonadal. As principais manifestações da puberdade são o estirão puberal de crescimento e as mudanças na composição corporal, além do desenvolvimento gonadal, dos órgãos de reprodução, das características sexuais secundárias e dos sistemas e órgãos internos. Ocorre grande variabilidade no tempo de início, na duração e na progressão do desenvolvimento puberal.

A gonadarca é desencadeada por um aumento na secreção pulsátil do hormônio liberador de gonadotrofinas (GnRH) a partir do hipotálamo, resultando em aumento tanto da frequência quanto da amplitude dos pulsos de secreção do hormônio luteinizante (LH). GnRH estimula as células gonadotróficas da adeno-hipófise a secretar o hormônio folículo-estimulante (FSH) e LH, que estimulam a gametogênese e a secreção de hormônios esteroides sexuais nas gônadas, respectivamente.[10]

Nas meninas, o FSH estimula o crescimento dos folículos ovarianos e, em conjunto com o LH, estimula a produção de estradiol pelos ovários. No início da puberdade, o estradiol estimula o desenvolvimento das mamas e o crescimento do esqueleto, ocasionando a aceleração do crescimento e o estirão puberal. Mais tarde, na puberdade, a interação entre a secreção hipofisária de FSH e LH e a secreção de estradiol pelos folículos ovarianos provoca a ovulação e os ciclos menstruais. O estradiol também induz a maturação do esqueleto, resultando eventualmente na fusão das placas de crescimento e na cessação do crescimento linear.[10,11]

A monitorização do desenvolvimento puberal é feita pela classificação da maturidade sexual publicada por Marshall e Tanner,[12] que sistematiza a sequência dos eventos puberais em ambos os sexos, em cinco etapas, considerando, quanto ao sexo feminino, o desenvolvimento mamário e a distribuição e a quantidade de pelos (Figura 7.2).

O estirão de crescimento varia de acordo com o sexo, ocorrendo aproximadamente dois anos antes nas meninas do que nos meninos.

O crescimento ósseo é acelerado durante a puberdade, em conjunto com a velocidade de crescimento, mas a mineralização óssea é mais lenta. O crescimento ósseo ocorre primeiro em comprimento, seguido pela largura, depois pelo conteúdo mineral e depois, ainda, pela densidade óssea. O pico de acúmulo de massa óssea se dá perto da menarca, o que ocorre de 9 a 12 meses após o pico de velocidade de crescimento. Essa diferença de tempo entre o crescimento e o aumento de massa óssea conduz a um período de fragilidade, com risco aumentado de fratura.

Conclusões

Devido à ação coordenada de vários fatores que atuam no crescimento, incluindo genética, nutrição, integridade óssea e fatores hormonais, podemos dizer que um crescimento normal reflete uma condição de saúde bastante adequada e costumamos dizer que a curva de crescimento de uma criança/adolescente é o seu mais preciso "cartão de saúde".

O crescimento é um processo contínuo, que se inicia no período intrauterino e acaba com o fechamento da cartilagem de crescimento no final da adolescência. Ele não é linear. Depende de fatores intrínsecos e extrínsecos e pode ser dividido em duas fases distintas: a pré-natal e a pós-natal, caracterizadas por amplas variações em sua velocidade, relacionadas à oferta alimentar, influência psicossocial e ambiental, bem como à ação hormonal predominante em cada fase.

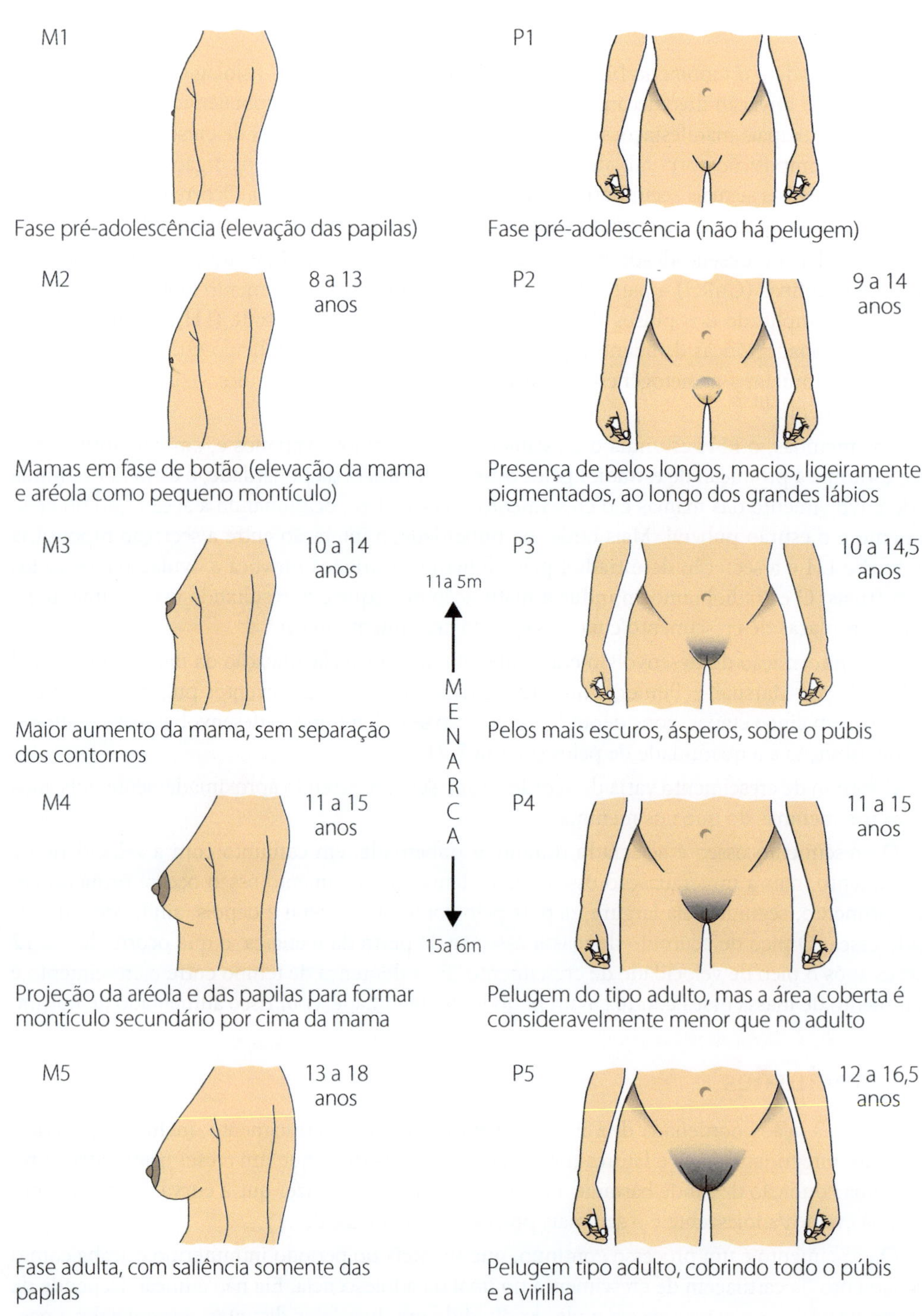

Figura 7.2 – Classificação de estadiamento puberal de Tanner.

Fonte: Adaptada pela autoria do capítulo.

REFERÊNCIAS BIBLIOGRÁFICAS

1. Rosenfeld RG, Cohen P. Disorders of growth hormone and insulin-like growth factor secretion and action. In: Sperling MA (ed.). Pediatric Endocrinology. 2. ed. 2002. p. 211-288.
2. Touwslager RN, Gielen M, Derom C et al. Determinants of infant growth in four age windows: a twin study. J Pediatr. 2011;158:566.
3. Lima Jorge AA. Fisiologia do crescimento normal. In: Damiani D (ed.). Endocrinologia na prática pediátrica. 3. ed. 2016. p. 14-29.
4. Gluckman PD. Endocrine and nutritional regulation of prenatal growth. Acta Paediatr Suppl. 1997 Nov;423:153-7.
5. Bauer MK, Harding JE et al. Fetal growth and placental function. Mol Cell Endocrinol. 1998 May 25;140(1-2):115-20.
6. Goldenberg N, Barkan A. Factors regulating growth hormone secretion in humans. Endocrinol Metab Clin North Am. 2007;36:37.
7. Allen DB, Cuttler L. Clinical practice. Short stature in childhood – challenges and choices. N Engl J Med. 2013 Mar 28;368(13):1220-8.
8. Murray PG, Higham CE, Clayton PE. 60 Years of neuroendocrinology: the hypothalamo-GH axis: the past 60 years. J Endocrinol. 2015;226:T123.
9. Emons J, Chagin AS, Sävendahl L, Karperien M, Wit JM. Mechanisms of growth plate maturation and epiphyseal fusion. Horm Res Paediatr. 2011;75(6):383-91.
10. Abbassi V. Growth and normal puberty. Pediatrics. 1998;102:507.
11. Di Vall SA, Radovick S. Pubertal development and menarche. Ann N Y Acad Sci. 2008;1135:19-28.
12. Marshall WA, Tanner JM. Variations in pattern of pubertal changes in girls. Arch Dis Child. 1969;44:291.

8

Fisiologia da Puberdade Feminina

■ Ana Claudia Latronico
■ Vinícius Nahime de Brito

A puberdade representa um período de transição entre a infância e a idade adulta, caracterizada por desenvolvimento dos caracteres sexuais secundários, aceleração do crescimento linear, maturação gonadal e aquisição da capacidade reprodutiva.[1,2] O desenvolvimento puberal em humanos é regulado pela ativação do eixo constituído pelo hipotálamo-hipófise-gônadas.[1] O hormônio liberador das gonadotrofinas (GnRH), sintetizado na área pré-óptica do hipotálamo, é secretado nos terminais axônicos da eminência média, estimulando a secreção hipofisária do hormônio luteinizante (LH) e do hormônio folículo-estimulante (FSH), que por sua vez atuam nas gônadas, promovendo a gametogênese e a produção dos esteroides sexuais (Figura 8.1).

Em seres humanos, o eixo hipotálamo-hipófise-gônadas está ativo no período fetal. As concentrações das gonadotrofinas reduzem gradualmente nos primeiros seis meses após o nascimento, porém as concentrações de FSH podem permanecer elevadas até os 4 anos de idade no sexo feminino. Esse período de atividade do eixo hipotálamo-hipófise-gônadas nos estágios iniciais da vida é chamado de minipuberdade (Figura 8.2). Posteriormente, há uma inibição ativa da secreção de GnRH, que persiste durante a infância, período de relativa quiescência.

A puberdade é desencadeada pelo aumento sustentado da secreção pulsátil do GnRH pelo hipotálamo. Diversos estímulos centrais e periféricos são integrados nessa reativação dos pulsos de secreção pelos neurônios hipotalâmicos de GnRH. No desenvolvimento puberal, os pulsos de LH induzidos pelo GnRH são inicialmente noturnos e, gradualmente, sua pulsatilidade se prolonga durante o dia à medida que a puberdade avança. Na época da puberdade, a redução da atividade inibitória concomitante ao predomínio dos fatores estimulatórios da secreção de GnRH culmina na reativação da secreção pulsátil de GnRH. A secreção de GnRH é coordenada por uma rede neuronal complexa, constituída por neurônios secretores de fatores estimulatórios (kisspeptina, glutamato, glicina, norepinefrina, dopamina, serotonina) e/ou inibitórios (opioides endógenos, ácido gama-aminobutírico, neuropeptídeo Y, peptídeo intestinal vasoativo, hormônio liberador da corticotrofina, melatonina, MKRN3 e DLK1) e pela ativação recíproca de mecanismos de comunicação glia-neurônio.

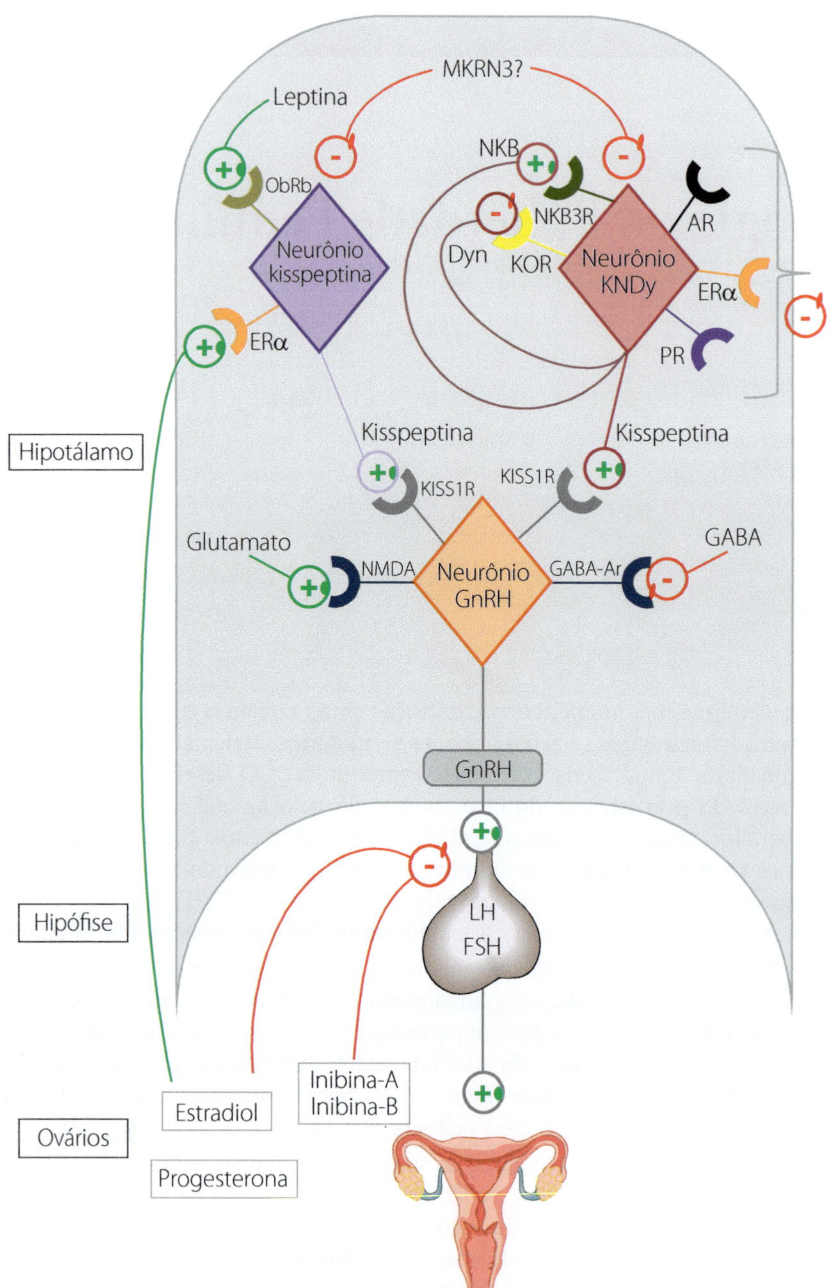

Figura 8.1 – **Regulação do eixo hipotálamo-hipófise-gonadal no sexo feminino e interação de fatores hipotalâmicos.**

ObRb: receptor da leptina de cadeia longa; NKB3R: receptor da neurocinina B; KOR: receptor opioide kappa; AR: receptor de androgênio; ERα: receptor de estrogênio alfa; PR: receptor de progesterona; KISS1R: receptor da kisspeptina; GABA-Ar: receptor GABA-A; NMDA: receptor N-metil D-aspartato (receptor de glutamato).

Fonte: Desenvolvida pela autoria do capítulo.

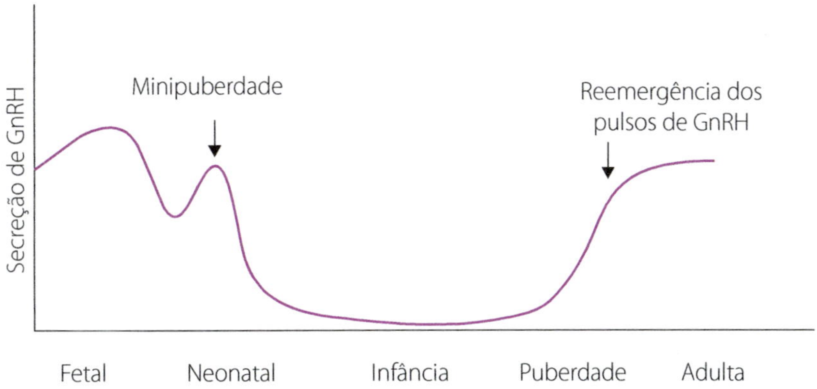

Figura 8.2 – **Representação esquemática da ontogênese da secreção pulsátil de GnRH hipotalâmico ao longo da vida.**

A predominância dos fatores estimulatórios (kisspeptina, glicina, glutamato) sobre a secreção de GnRH resulta na reativação do eixo hipotálamo-hipófise-gônadas, provocando o desenvolvimento puberal.

Fonte: Desenvolvida pela autoria do capítulo.

A kisspeptina é o principal peptídeo estimulatório da secreção de GnRH, porém os mecanismos que controlam sua ação ainda não são completamente esclarecidos. Os neurônios produtores de kisspeptina nos núcleos arqueado e periventricular anteroventral do hipotálamo também sintetizam neurocinina B e dinorfina, que exercem efeitos tanto estimulatórios quanto inibitórios sobre a secreção de kisspeptina e são chamados neurônios KNDy (produtores de kisspeptina--neurocinina B-dinorfina).[3] Dessa maneira, os neurônios KNDy exerceriam um controle local refinado sobre a secreção de kisspeptina e poderiam ser alvo da retroalimentação negativa exercida pelo estradiol no período pré-puberal. Há forte evidência de que os neurônios KNDy e suas projeções, incluindo o contato com os neurônios de GnRH, tenham um papel central no mecanismo de retroalimentação negativa exercida pelos esteroides sexuais sobre a secreção de GnRH em roedores, ovelhas e primatas e possível participação na retroalimentação positiva do estradiol para induzir o pico pré-ovulatório de GnRH/LH em ovelhas.[3] Apesar de os efeitos da neurocinina B permanecerem controversos, está demonstrado que a kisspeptina estimula e a dinorfina inibe a secreção de GnRH. Isto pressupõe que efeitos distintos dos esteroides ovarianos sobre esses dois peptídeos ou seus receptores possam ser relevantes no controle da secreção de GnRH. No início da puberdade, postula-se que ocorra redução dos efeitos inibitórios potenciais da neurocinina B, da dinorfina e do estradiol.[4]

Os astrócitos hipotalâmicos e outras células neurogliais também estão implicados na regulação da puberdade e na função reprodutiva. Os astrócitos secretam fatores de transformação de fibroblastos (TGF β) e fatores de crescimento epidermal (EGF) que se ligam em receptores nos neurônios de GnRH, estimulando o crescimento e a função neuronal. A células neurogliais são justapostas aos neurônios secretores de GnRH de modo dinâmico, e um incremento nesse contato resulta em maior secreção de GnRH.[4]

As gonadotrofinas hipofisárias, FSH e LH, são fundamentais para a maturação folicular e o processo de ovulação. Mais especificamente, o LH estimula as células da teca a produzir androgênios e o FSH estimula o recrutamento dos folículos ovarianos secundários e a secreção de estradiol pelas células da granulosa. Inibina B e o hormônio anti-Mülleriano (AMH) são produzidos pelas células da granulosa dos ovários. A concentração sérica de inibina B aumenta durante a puberdade, enquanto a de AMH aumenta progressivamente até o final da puberdade, atingindo seu pico máximo em torno dos 16 anos. A partir daí, os valores de AMH ficam relativamente estáveis até os 25 anos, quando começam a diminuir e apresentar forte correlação negativa com a idade cronológica.[5]

Fenótipo da puberdade

Os primeiros sinais da puberdade são comumente visíveis aos 10 anos em meninas (desenvolvimento mamário). Uma ampla variação individual do início da puberdade tem sido observada. A puberdade normal pode ocorrer entre os 8 e os 13 anos nas meninas, e a primeira menstruação (menarca) ocorre em média aos 12,5 anos de idade.[1,2]

Os principais sinais do desenvolvimento puberal incluem o estirão do crescimento e o desenvolvimento dos caracteres sexuais secundários (Figura 8.3. Mudanças na composição corporal e a aquisição de fertilidade também fazem parte desse processo biológico. O primeiro sinal de início da puberdade no sexo feminino é tipicamente o broto mamário (telarca). Estudos clássicos liderados por Marshall e Tanner (1969) permitiram a classificação do desenvolvimento puberal em cinco estágios distintos, com base nas mudanças do desenvolvimento mamário e no aparecimento dos pelos pubianos.[6] O estadiamento de Marshall e Tanner tem sido amplamente utilizado para avaliar o desenvolvimento da puberdade (Figura 8.3).

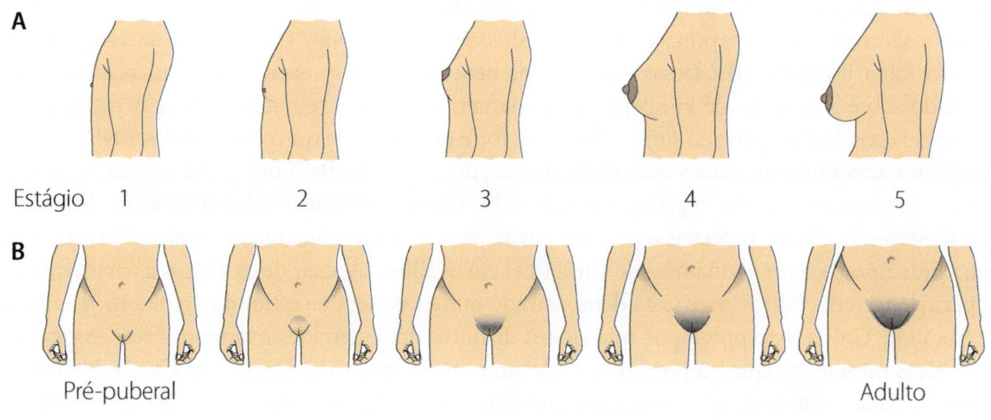

Figura 8.3 – Desenvolvimento puberal de acordo com a classificação de Marshall e Tanner.

Painel A: desenvolvimento mamário decorrente da gonadarca e da produção de estrógenos.

Painel B: pelos pubianos originados da adrenarca (maturação da zona reticular da suprarrenal), que resulta na secreção de DHEA e DHEA-sulfato.

Fonte: Adaptada de Marshall e Tanner, 1969.[6]

O desenvolvimento puberal perdura em média de 3 a 4 anos e consiste em uma série de eventos que geralmente ocorrem em uma sequência previsível. O desenvolvimento de pelos axilares e pubianos (pubarca) é secundário a um processo denominado adrenarca e não deve ser usado como marcador do início da puberdade. A adrenarca corresponde ao processo de maturação da zona reticular da glândula suprarrenal, caracterizado pela elevação desproporcional de 17-hidroxipregnenolona e dehidroepiandrosterona (DHEA) em relação ao cortisol, em resposta ao estímulo fisiológico do ACTH. A fosforilação da enzima P450c17 resulta no incremento da atividade 17, 20 liase, além da elevada atividade da enzima citocromo P450 oxidorredutase (POR), da DHEA-sulfotransferase (SULT2A1), que resulta na conversão de DHEA em sulfato de DHEA (DHEA-S) e no aumento da expressão do citocromo b5 (CYB5A) na zona reticular.[7] Os principais androgênios adrenais que marcam a adrenarca são o DHEA e o DHEA-S. Portanto, o aparecimento de acne, odor axilar e pelos axilares são decorrentes da maturação da glândula suprarrenal. A adrenarca geralmente tem início aos 6 anos de idade, antes da ativação do eixo hipotálamo-hipófise-gônadas (gonadarca).[7]

A idade do início da puberdade varia muito entre indivíduos, diferentes populações étnicas e entre os sexos; as meninas, em média, experimentam o início da puberdade em idades mais jovens, em comparação aos meninos, e são mais propensas a ter puberdade precoce central, enquanto os meninos estão mais predispostos à puberdade tardia.[2]

A puberdade é considerada fisiológica quando seu início ocorre entre as idades de 8 e 13 anos nas meninas. Esses limites de idade são correspondentes a 2 desvios-padrão abaixo e acima da idade média de início da puberdade, respectivamente, conforme definido por estudos populacionais. O início da puberdade em idades inferiores ou superiores aos limites mencionados (8 anos e 13 anos) é considerado na definição de precocidade ou de atraso puberal, respectivamente.

A idade de início da puberdade foi associada a condições médicas diversas na fase adulta. A menarca em idade precoce tem sido considerada como um fator de risco para câncer de mama, doenças cardiovasculares, depressão, distúrbios comportamentais, diabetes *mellitus* tipo 2 e aumento da mortalidade por todas as causas.[8] Em contraste, a puberdade atrasada pode estar relacionada à osteoporose em ambos os sexos.

Estudos epidemiológicos

Estudos populacionais americanos demonstraram que o estadiamento 2 de Tanner para mamas ocorre entre 10 e 10,3 anos em meninas caucasianas e entre 8,8 e 9,5 anos em meninas afrodescendentes, portanto em idade mais precoce do que nos estudos americanos e europeus anteriores, que indicavam que a média de idade da telarca era próxima aos 11 anos.[9] Entretanto, meninas dinamarquesas atingiram o estadiamento 2 de mamas com idade média de 9,86 anos, apenas um ano mais cedo do que nos estudos anteriores. Estudo chinês, envolvendo 20 mil meninas, demonstrou que a mediana da idade para Tanner 2 para mamas foi de 9,2 anos; Tanner 2 para pelos pubianos foi significativamente mais tardio, de 11,2 anos; e a mediana da idade de menarca foi de 12,3 anos.[10]

Apesar da redução significativa da idade de telarca, as modificações envolvendo a idade de menarca são bem mais modestas.[9,10] Considerando os estudos americanos NHANES e mesmo os estudos dinamarqueses atuais, observa-se que a média do intervalo entre a idade de telarca e menarca foi de 3,3 anos, muito maior do que a média de 2,3 anos relatada por Marshall e Tanner nos anos 1970. Tais observações sugerem que, embora o início da telarca esteja mais precoce, há uma progressão lenta do processo puberal, que não modificou a média de idade da menarca.[10]

Estudos têm mostrado uma diminuição na média de idade da menarca entre os meados do século 19 e os meados do século 20, nos EUA e em alguns países da Europa.[9,10] Essa mudança foi atribuída a múltiplos fatores, incluindo as melhorias na saúde geral, nas condições nutricionais e em outras condições de vida durante esse período. A quantidade da gordura corporal e a exposição aos desreguladores endócrinos, particularmente compostos estrogênicos e anti-androgênicos, foram sugeridas como potenciais fatores associados a essa tendência de antecipação do tempo puberal, principalmente no sexo feminino.[10]

Os efeitos da adiposidade sobre a idade da menarca e o início do desenvolvimento mamário e dos pelos pubianos foram extensamente avaliados por meio de estudos epidemiológicos transversais.[11] Tais estudos mostraram claramente que meninas com índice mais elevado de massa corpórea (IMC) têm maior probabilidade de apresentar menarca mais cedo, reforçando a existência de uma relação entre o IMC e a idade de início da puberdade. Um estudo dinamarquês examinou a associação entre o IMC na idade pré-puberal e a idade de início da puberdade, avaliada pela idade de início do estirão de crescimento e pelo pico da velocidade de crescimento. A análise dos dados de mais de 156 mil crianças demonstrou que, enquanto o IMC na idade de 7 anos foi inversamente associado à idade de início do estirão de crescimento puberal e ao pico de velocidade de crescimento, uma tendência descendente na idade de puberdade em ambos os sexos foi observada, independentemente do IMC. Essas análises sugeriram que a obesidade não é o único fator responsável pelo declínio na idade de início da puberdade e da menarca, e alguns eventos na fase pré-natal e pós-natal poderiam estar envolvidos.[11]

O baixo peso e o menor comprimento ao nascimento, assim como o ganho rápido de peso na infância, estão associados à ocorrência de menarca em idade mais precoce.[11] A rápida aquisição de peso na infância está relacionada a concentrações elevadas de IGF-1 e resistência insulínica, concentração elevada de andrógenos adrenais e de leptina. O menor tamanho ao nascimento e o maior ganho ponderal no período entre 4 meses e 1 ano de vida foram associados a menarca em idade mais precoce.[11]

Papel da genética no desenvolvimento puberal

A forte participação de fatores genéticos no controle da puberdade tem sido indicada por diversas evidências, tais como correlação entre idade da menarca de mães e filhas e entre indivíduos de mesmo grupo étnico; maior concordância do início da puberdade entre gêmeos monozigóticos do que entre gêmeos dizigóticos ou outros irmãos. Estima-se que fatores genéticos contribuam com 60% a 80% da variação no início da puberdade.[12]

Diversos estudos foram realizados em humanos na tentativa de identificar potenciais fatores genéticos capazes de modular o eixo reprodutivo em condições fisiológicas e patológicas, incluindo análise de mutação em genes candidatos, estudos de associação genômica global em ampla escala e sequenciamento exômico completo. Nesse contexto, mutações ativadoras do gene da kisspeptina (KISS1) e do gene que codifica seu receptor (KISS1R) foram descritas em indivíduos com puberdade precoce central, enquanto mutações inativadoras desses genes foram descritas em indivíduos com hipogonadismo hipotalâmico isolado de origem congênita.[12] Atualmente, a via KISS1/KISS1R é a principal via excitatória conhecida do início puberal. Em contrapartida, vias inibidoras da ativação do GnRH foram identificadas, com a revelação de mutações inativadoras dos genes MKRN3 e DLK1 em casos de PPC com origem familial.[12-14]

Em estudo de ampla escala, com uma extensa coorte de mulheres europeias, 106 *loci* genômicos foram associados à idade de menarca pelo estudo de associação genômica global (GWAS). Muitas regiões do genoma foram relacionadas a outros traços puberais em ambos os sexos e, além disso, houve sobreposição dos *loci* encontrados com genes sabidamente implicados em raros distúrbios da puberdade. Mais ainda, os sinais de menarca foram aumentados em regiões de *imprinting* e os *loci* DLK1-GTL2 e MKRN3-MAGEL2 demonstraram expressão de origem parental específica. Um estudo de GWAS mais recente com o dobro da amostra populacional, demonstrou uma complexa regulação genética do início puberal com cerca de 250 genes associados.[15] Variantes raras nos genes MKRN3 e DLK1 exibiram grandes efeitos quando paternalmente herdadas. É notável que um complexo defeito no gene DLK1 foi recentemente identificado em uma família com puberdade precoce não sindrômica.[15]

Fatores metabólicos

Estudos em animais e humanos nas décadas de 1960 e 1970 mostraram que a função adequada do eixo hipotálamo-hipófise-gônadas é controlada por fatores metabólicos e nutricionais. Um peso corporal mínimo é necessário para o desenvolvimento puberal e a aquisição da capacidade reprodutiva. A leptina, um hormônio sintetizado pelos adipócitos, é um fator de saciedade cuja secreção é proporcional à quantidade de reservas de energia corporal.[16] As concentrações séricas de leptina refletem a quantidade de massa gorda. A leptina representa um sinal metabólico permissivo para a secreção de GnRH e ativação do eixo hipotálamo-hipófise-ovários. Concentrações adequadas de leptina são críticas para a progressão puberal normal e a manutenção da fertilidade.[16]

REFERÊNCIAS BIBLIOGRÁFICAS

1. Abreu AP, Kaiser UB. Pubertal development and regulation. Lancet Diabetes Endocrinol. 2016;4(3):254-264.
2. Latronico AC, Brito VN, Carel JC. Causes, diagnosis and treatment of Central Precocious Puberty. Lancet Diabetes Endocrinol. 2016;4(3):265-274.
3. Lehman MN, Coolen LM, Goodman RL. Minireview: kisspeptin/neurokinin B/dynorphin (KNDy) cells of the arcuate nucleus: a central node in the control of gonadotropin-releasing hormone secretion. Endocrinology. 2010;151(8):3479-89.
4. Ojeda SR1, Dubay C, Lomniczi A, Kaidar G, Matagne V, Sandau US, Dissen GA. Gene networks and the neuroendocrine regulation of puberty. Mol Cell Endocrinol. 2010;324(1-2):3-11.
5. Lie Fong S, Visser JA, Welt CK, de Rijke YB, Eijkemans MJ, Broekmans FJ et al. Serum anti-müllerian hormone levels in healthy females: a nomogram ranging from infancy to adulthood. J Clin Endocrinol Metab. 2012;97(12):4650-5.
6. Marshall WA, Tanner JM. Variations in pattern of pubertal changes in girls. Arch Dis Child. 1969;44(235):291-303.
7. Idkowiak J1, Lavery GG, Dhir V, Barrett TG, Stewart PM, Krone N, Arlt W. Premature adrenarche: novel lessons from early onset androgen excess. Eur J Endocrinol. 2011;165(2):189-207.
8. Golub MS, Collman GW, Foster PMD, Kimmel CA et al. Public health implications of altered puberty timing. Pediatrics. 2008;121(Suppl 3): S218-230.
9. Herman-Giddens ME, Slora EJ, Wasserman RC, Bourdony CJ, Bhapkar MV, Koch GG, Hasemeier CM. Secondary sexual characteristics and menses in young girls seen in office practice: a study from the Pediatric Research in Office Settings network. Pediatrics. 1997;99(4):505-12.
10. Kaplowitz P. Update on precocious puberty: girls are showing signs of puberty earlier, but most do not require treatment. Adv Pediatr. 2011;58(1):243-58.
11. Wagner IV, Sabin MA, Pfäffle RW, Hiemisch A, Sergeyev E, Körner A, Kiess W. Effects of obesity on human sexual development. Nat Rev Endocrinol. 2012;8(4):246-54.
12. Macedo DB, Silveira LFG, Bessa DS, Brito VN, Latronico AC. Sexual precocity: Genetic bases of central precocious puberty and autonomous gonadal activation. In: Bourguignon JP, Parent AS (ed.). Puberty from bench to clinic: lessons for clinical management of pubertal disorders. Endocr Dev Basel, Karger. 2016;29:50-71.

13. Abreu AP, Dauber A, Macedo D, Noel SD, Brito VN, Gill JC et al. Central precocious puberty caused by mutations in the imprinted gene MKRN3. N Engl J Med. 2013;368:2467-2475.
14. Dauber A, Cunha-Silva M, Macedo DB, Brito VN, Abreu AP, Roberts SA, Montenegro LR, Andrew M, Kirby A, Weirauch MT, Labilloy G, Bessa DS, Carroll RS, Jacobs DC, Chappell PE, Mendoca, BB, Haig D, Kaiser UB, Latronico AC. Paternally inherited DLK1 deletion associated with familial central precocious puberty. J Clin Endocrinol Metab. 2017;102:1557-1567.
15. Perry JR, Day F, Elks CE, Sulem P, Thompson DJ, Ferreira T et al. Parent-of-origin-specific allelic associations among 106 genomic loci for age at menarche. Nature. 2014;514(7520):92-97.
16. Sanchez-Garrido MA, Tena-Sempere M. Metabolic control of puberty: roles of leptin and kisspeptins. Horm Behav. 2013;64(2):187-94.

9

Microbioma Vaginal da Criança e da Adolescente

- Iara Moreno Linhares
- Renata Robial
- Eiko Ines Fukazawa

Durante muito tempo, os conhecimentos sobre a microbiologia da vagina humana basearam-se em dados obtidos por meio de técnicas utilizando métodos de cultura de micro-organismos. Entretanto, recentemente, tais conhecimentos têm sido profundamente alterados em decorrência do desenvolvimento de técnicas não cultiváveis de amplificação de genes, que permitem o estudo de genes bacterianos que codificam para uma pequena subunidade do RNA ribossômico (ribossoma 16S do RNA, ou fragmento 16S, molécula encontrada em todas as células vivas). A análise computadorizada das regiões dentro de tais genes possibilita a identificação de importantes diferenças entre eles e, consequentemente, uma identificação da composição microbiana vaginal muito mais precisa. Assim, estudos recentes têm detalhado a composição do microbioma da vagina durante o ciclo menstrual, em resposta a alterações no meio ambiente e em diferentes estágios da vida da mulher, bem como em estados de saúde e de doença. Tais conhecimentos têm resultado em novas considerações sobre o que define o estado de normalidade do meio vaginal e quais seriam as alterações associadas aos estados patogênicos.[1]

Animais e seres humanos vivem com bilhões de micro-organismos em seus corpos, resultado de longo processo de evolução. Cada indivíduo possui um conjunto de espécies microbianas que interferem em sua fisiologia e na sua saúde, isto é, no desenvolvimento e crescimento, imunidade, metabolismo e mesmo em características psíquicas. Os ecossistemas microbiológicos humanos, caracterizados por estreitas conexões entre micróbios, são encontrados no nariz, cavidade oral, orofaringe, intestinos, pele, uretra e vagina. Estima-se que o peso dessa população de micro-organismos seja em torno de 2,5 a 3 kg e que as populações bacterianas variem de 10^2 até 10^6 células por cm^3 na pele e de 10^{11} a 10^{12} células por grama no cólon.[2] Tais micro-organismos podem ser: simbiontes, quando vivem em harmonia com o hospedeiro, com benefício mútuo; comensais, quando se beneficiam da associação com o hospedeiro; patobiontes, ou seja, são simbiontes, mas podem causar doenças sob condições particulares; ou parasíticos, quando prejudicam o hospedeiro e causam doenças.[3]

Assim, a microbiota humana é composta por 10 a 100 trilhões de células bacterianas que habitam em cada indivíduo, particularmente bactérias no intestino. E o termo microbioma humano designa os genes que essas células bacterianas possuem.[4] Entretanto, embora o termo microbiota se refira ao conjunto de micro-organismos que estão associados aos seres humanos e microbioma se refira ao catálogo de tais micro-organismos e a seus genes, tais termos frequentemente são utilizados alternativamente, de maneira indiferente.[5]

Importantes projetos mundiais foram realizados com o objetivo de descrever os micro-organismos, entender os papéis que desempenham e seus impactos na saúde humana.[6] No final de 2007, o US National Institute of Health (NIH) nos Estados Unidos iniciou o Projeto Microbioma Humano e, em 2008, a European Commission e a China iniciaram estudos sobre a Metagenômica do Trato Intestinal, sendo seguidos por outros países também interessados em definir melhor sua herança biológica microbiana. Foram colhidas amostras de pele, nariz, boca, orofaringe, vagina e fezes de homens e mulheres. Cada pessoa teve suas amostras colhidas por diversas vezes, em um período de 22 meses, gerando um total de 11.174 amostras. As populações microbianas presentes nas amostras foram mapeadas de acordo com os resultados das análises da fração 16S do RNA, e as leituras foram codificadas pelas semelhanças e diferenças entre elas. Novos estudos foram realizados, permitindo a criação de um extenso banco de dados mundial para a caracterização de inúmeros micro-organismos e de seus genes. Assim, surpreendentemente, chegou-se à conclusão de que os seres humanos devem muito de sua biologia e de sua individualidade aos micro-organismos que habitam em seus corpos. Estima-se que existam aproximadamente 10 células microbianas para cada célula humana e 100 vezes mais genes bacterianos do que genes humanos. Tais micro-organismos têm sido objeto de intensas pesquisas, no sentido de elucidar seu papel nos estados de saúde e de doença.[7]

Entre os vários sítios do organismo colonizados por bactérias, o microbioma intestinal é o que tem sido mais estudado; os micro-organismos dos gêneros *Firmicutes* e *Bacteroides* são os encontrados com mais frequência associados aos estados de saúde.

Nos últimos anos, diversas pesquisas têm tido foco nas interações entre hospedeiro e microbiota intestinal; evidências sugerem que esta desempenha papel importante nos estados de saúde e doença. Alterações na composição de tal microbiota, conhecidas como disbiose, têm sido associadas a estados patológicos, tais como síndrome metabólica, obesidade, diabete melito tipo 2, aterosclerose, hipertensão, doenças cardiovasculares. Além disso, a microbiota intestinal funciona como um órgão endócrino, gerando metabólitos bioativos que interferem na fisiologia do hospedeiro.[8]

O conceito de eixo intestino-cerebral (*gut-brain axis*) foi criado em vista das associações existentes entre a microbiota intestinal e as vias neuroimunoendócrinas, que atuam nos estados de humor. Assim, a microbiota intestinal desempenha importante papel na regulação dos estados de alterações do humor, como instabilidade emocional, ansiedade e depressão.[9]

Colonização bacteriana do feto

A colonização bacteriana do feto inicia-se durante a gestação, através da placenta e do microbioma intrauterino, e continua após a ruptura das membranas amnióticas e a passagem do recém-nascido pela cérvix e pela vagina.[7]

Estudos realizados com a primeira eliminação fecal de mecônio após o nascimento e utilizando métodos independentes de cultura mostraram grande diversidade de micro-organismos, semelhante à encontrada no intestino materno, o que implica na transferência intrauterina deles. Entretanto, em estudos com camundongos, o uso de antibióticos durante a gestação mostrou alterar o microbioma intestinal, resultando em menor resistência de camundongos recém-nascidos à septicemia pós-natal por *Escherichia coli*.[10] O microbioma da placenta humana também tem sido caracterizado e inclui bactérias como *Lactobacillus* e *Bifidobacterium*, consideradas benéficas inclusive para o desenvolvimento do sistema imune neonatal.[11] Estudos avaliando fatores externos que podem interferir na gestação, como uso de drogas, doenças, estresse ou exposição a metais pesados, têm demonstrado a consequente interferência deles no futuro desenvolvimento e comportamento da criança. Entretanto, poucos estudos avaliaram se tais fatores externos interferem no microbioma do recém-nascido. Macacas submetidas a estresse significativo no período gestacional deram à luz recém-nascidos com quantidade significativamente menor de *Bifidobacterium* e *Lactobacillus*, que são micro-organismos considerados benéficos ao desenvolvimento do sistema imune.[12]

Assim, embora os mecanismos de colonização microbiana em recém-nascidos ainda sejam pouco conhecidos, os resultados dos estudos sugerem que tal colonização é alterada pelo uso materno de antibióticos; o papel de outros fatores ainda é desconhecido. Outra questão a ser investigada é se tais alterações na formação do microbioma do recém-nascido implicariam em alterações no desenvolvimento e na atuação do sistema imune, como foi demonstrado em estudos realizados com modelos animais. Em síntese, pode-se afirmar que o desenvolvimento da microbiota intestinal fecal se inicia na vida intrauterina e é afetada por fatores maternos durante a gestação.[13]

Microbioma vaginal

O microbioma vaginal humano é diferente do de todos os outros mamíferos, tendo sido desenvolvido evolutivamente para proteger o organismo materno e o feto durante a gestação. Na maioria das mulheres em idade reprodutiva, os micro-organismos dominantes são os *Lactobacillus*, com predomínio numérico das espécies *Lactobacillus crispatus* e *Lactobacillus inners*. A presença de tais micro-organismos aumenta durante o período gestacional. Tal predominância microbiana impede que outros micro-organismos potencialmente patogênicos se tornem aderentes às células epiteliais vaginais e iniciem o processo infeccioso. A produção de ácido lático vaginal pela degradação do glicogênio acidifica a vagina e também atua impedindo a proliferação de outros micro-organismos; consequentemente, evita o aparecimento de processos infecciosos. O ácido lático tem a propriedade de inativar numerosos patógenos virais e bacterianos, como vírus da imunodeficiência humana, herpes vírus, *Neisseria gonorrhoeae*, *Chlamydia trachomatis* e patógenos associados à vaginose bacteriana, entre outros.[14]

Numerosos estudos têm detalhado a composição bacteriana da vagina de mulheres assintomáticas no período reprodutivo. Em aproximadamente 75% delas, a bactéria dominante pertence a uma das quatro espécies de *Lactobacillus*: *L. crispatus*, *L. inners*, *L. gasseri* ou *L. jensenii*, sendo os mais frequentemente identificados *L. crispatus* ou *L. inners*. Em contrapartida, nos 35% de mulheres restantes, diversas outras bactérias podem ser dominantes no microbioma, sendo as mais frequentes *Gardnerella vaginalis*, *Atopobium vaginae* ou espécies de *Streptococcus*. Em algumas mulheres, a composição do microbioma vaginal permanece estável durante as diferentes fases do ciclo menstrual; em outras, existem variações apenas durante a menstruação ou após intercurso sexual. As razões para tais diferenças ainda não são conhecidas, mas apontam para a necessidade de cautela na intepretação de exames realizados em apenas uma fase do ciclo, já que variações na microflora nem sempre significam estados de doenças. Assim, o uso indiscriminado de tratamentos desnecessários com antibióticos pode ser extremamente prejudicial, provocando desequilíbrios no ecossistema vaginal.[15]

Microbioma na gestação

A prevalência de *Lactobacillus* na vagina aumenta durante a gestação, comparativamente aos níveis em mulheres não gestantes. Provavelmente, isso ocorre em razão do aumento da produção de estrogênios e consequente aumento do glicogênio nas células epiteliais vaginais. A descamação celular libera o glicogênio no meio vaginal e, em decorrência da ação da enzima alfa-amilase, são produzidos compostos utilizados pelos *Lactobacillus* para seu desenvolvimento. Tais micro-organismos aderem às células epiteliais vaginais e, com isso, competem com os micro-organismos exógenos potencialmente patogênicos, prevenindo o início de processos infecciosos.[14]

Estudos recentes sugerem que o microbioma vaginal no primeiro trimestre da gestação varia de acordo com a história gestacional.[16] Têm sido observadas variações nas proporções relativas de *Lactobacillus crispatus*, *Lactobacillus inners* e *Gardnerella vaginalis* entre mulheres primigestas, mulheres com abortamentos e nas primíparas. Isso provavelmente ocorre porque a primeira concepção e o primeiro parto provocam alterações físicas nos genitais que, por sua vez, alteram o meio ambiente vaginal e, consequentemente, podem interferir na composição do microbioma.[17]

Influência do microbioma vaginal materno na transmissão bacteriana a recém-nascidos

O parto vaginal resulta na transmissão da microbiota vaginal da mãe para o recém-nascido. No parto por cesariana, entretanto, a colonização do recém-nascido ocorre principalmente com bactérias da pele materna.[18] Existem controvérsias se tais diferenças na colonização inicial poderiam causar um impacto permanente na colonização intestinal do recém-nascido ou mesmo na resposta imune neonatal. Estudo recente demonstrou que não houve diferenças no microbioma de diversos locais do organismo em bebês aos seis meses de idade, dentre os que nasceram de parto vaginal e os que nasceram por parto cesário.[19]

Provavelmente, a mãe representa o fator mais importante para o desenvolvimento do microbioma intestinal da criança, pelo contato íntimo no parto, aleitamento e alimentação inicial. Aos seis meses, tais semelhanças ainda persistem, sendo relacionadas principalmente à presença de *Bifidobacterium bifidum*, *Bifidobacterium breve* e *Staphylococcus aureus*; e, ao final do primeiro ano de vida, o microbioma intestinal de uma criança é filogeneticamente e funcionalmente semelhante ao materno.[20]

Microbioma na infância e na adolescência

O dogma amplamente aceito de que a cavidade uterina é estéril e que a colonização do recém-nascido ocorre apenas no momento do parto tem sido alterado pelas observações recentes da presença de micro-organismos no mecônio, na placenta e no líquido amniótico. No intuito de avaliar a presença de tais micro-organismos em tecidos fetais antes de qualquer contato com o meio ambiente externo, estudos têm sido realizados em tecidos de intestino, placenta e fluido amniótico de animais de laboratório e em tecidos humanos fetais submetidos a autopsia, utilizando técnicas de sequenciamento do 16S ribossoma. Tais análises têm demonstrado a presença de micro-organismos no intestino humano, assim como em líquido amniótico e placentas de animais, demonstrando a alta variabilidade individual na microbiota mesmo no período neonatal. Tais dados sugerem a possibilidade de colonização antenatal do intestino.[21]

Evidências têm cada vez mais demonstrado que condições de estresse experienciadas na vida intrauterina (p. ex., nutrição materna deficiente) influenciam a predisposição do recém-nascido para desenvolver algumas doenças crônicas na vida futura. Tal conceito é referido como "a hipótese da origem fetal" ou "origens do desenvolvimento de saúde e doenças", com repercussões epigenéticas (epigenética consiste nas modificações das funções genéticas que são herdadas entre os indivíduos, mas que não alteram a sequência do DNA dos genes; ou seja, são variações não genéticas transmitidas de uma geração para outra). Assim, o microbioma materno potencialmente pode influenciar a epigenética no útero e modular as trajetórias de saúde do recém-nascido em longo prazo, ou seja, até a idade adulta. Certamente, outros fatores interferem em tal trajetória; alimentação, exposição à poluição, uso de drogas, prática de exercícios, entre outros fatores ambientais, também podem servir para alterar algumas funções dos genes, deixando "marcas epigenéticas" que poderão ser herdadas pelas gerações futuras daquele indivíduo. Segundo pesquisadores, muitas das enzimas que impactam e mantêm tais modificações epigenômicas são altamente sensíveis à disponibilidade de nutrientes, os quais, por sua vez, são influenciados pela atividade metabólica dos micro-organismos que compõem o microbioma intestinal.[22]

Zhu e Li (2018) realizaram estudo com o objetivo de investigar o impacto do tratamento com antibióticos no microbioma intestinal de recém-nascidos prematuros. Coletaram fezes de recém-nascidos tratados e de não tratados, no primeiro, no décimo quarto e no trigésimo dia de vida, para análise do microbioma, e concluíram que o uso de antibióticos impacta de maneira significante o microbioma de prematuros; os que foram tratados após o nascimento tiveram uma menor quantidade e diversidade de *Clostridium*, *Lactobacillus*, *Bacteroides* e *Bifidobacterium*, que são micro-organismos associados ao microbioma intestinal saudável.[23]

Até recentemente, a microbiota vaginal, antes da puberdade, era tida como composta por populações relativamente estáveis de aeróbios, anaeróbios e bactérias entéricas. E após a menarca, pelas alterações hormonais, a microbiota passa a ser composta por alto número de bactérias com capacidade de acidificar o meio vaginal por meio da produção de ácido lático e de outros ácidos orgânicos. Os estudos utilizando métodos não cultiváveis claramente têm elucidado a composição da microflora vaginal, porém a grande maioria tem sido realizada em mulheres na idade reprodutiva. Portanto, pouco se conhece sobre quando e como tais comunidades são estabelecidas durante a puberdade. Provavelmente, tais alterações são mediadas pelos estrogênios, estimulando o glicogênio intracelular e consequente acidificação vaginal, mas tal sequência de eventos ainda não foi bastante estudada. A menarca, por si só, não significa a finalização da puberdade e, consequentemente, a ação hormonal permanece atuando.

Em estudo realizado por Hickey e colaboradores (2015),[24] amostras vaginais e vulvares foram colhidas de 31 adolescentes na pré-menarca, com idades de 10 a 12 anos; as coletas ocorreram a cada quatro meses, durante um período de três anos, e as amostras foram estudadas por pirossequência para caracterização do microbioma. Foram também colhidas amostras vaginais das respectivas mães. Os resultados demonstraram que o microbioma vaginal das adolescentes foi semelhante ao de mulheres na idade reprodutiva mesmo antes do aparecimento da menarca, ou seja, nos estágios iniciais do desenvolvimento puberal. Famílias de bactérias comumente encontradas em adultas, como *Lactobacillus crispatus*, *L. inners*, *L. gasseri* e *L. jensenii*, foram encontradas nas adolescentes, desde o início até os estágios intermediários da puberdade. A detecção de

Gardnerella vaginalis ocorreu em aproximadamente um terço das adolescentes na pré-menarca e que não haviam iniciado a vida sexual, o que foi surpreendente porque tal bactéria é comumente associada a vaginose bacteriana em mulheres adultas. A composição da microbiota vulvar foi semelhante à vaginal, embora de maneira geral as amostras vulvares tenham apresentado maior variedade de bactérias. Segundo os autores, os achados sugerem que o microbioma vaginal de meninas começa a assemelhar-se ao de mulheres adultas antes do aparecimento da menarca.

Outro estudo, realizado por Yamamoto e colaboradores (2009), avaliou o microbioma vaginal em 90 adolescentes saudáveis, de 13 a 18 anos, nos períodos perimenarca e pós-menarca. De maneira semelhante ao que ocorre no microbioma vaginal de mulheres adultas, foram identificadas nas adolescentes cinco comunidades bacterianas: a primeira, mais frequente, dominada por *Lactobacillus inners* (42%); a segunda por *Lactobacillus inners* associado a *Veillonella* e *Streptococcus*; a terceira dominada por *Lactobacillus crispatus*; a quarta por combinações de *Lactobacillus crispatus*, *Lactobacillus jensenii* e *Lactobacillus gasseri* (18%); e a quinta por diversas espécies de micro-organismos anaeróbios, como *Atopobium*, *Gardnerella*, *Prevotella* e *Mycoplasma*. Os autores concluíram que não existem diferenças entre as comunidades bacterianas vaginais entre adolescentes saudáveis após a menarca e mulheres adultas; portanto, a microbiota vaginal adulta já é estabelecida na adolescência.[25]

Cabe aqui uma reflexão sobre a importância na abordagem cuidadosa das vulvovaginites durante a adolescência, particularmente no que se refere ao diagnóstico correto. Muitas vezes, a adolescente comparece à consulta ginecológica queixando-se de corrimento vaginal que nada mais é do que a manifestação do fluxo vaginal fisiológico que se instala em decorrência das alterações do trato genital próprias dessa fase da vida. A instituição de tratamentos sem a confirmação laboratorial de diagnóstico de algum agente etiológico de vulvovaginite pode alterar de maneira importante o microbioma vaginal, consequentemente alterando os mecanismos de defesa locais e predispondo à instalação de doenças. Assim, recomenda-se a abordagem criteriosa de tais situações, na atenção ginecológica à adolescente com queixas vaginais. É importante ainda a orientação da adolescente sobre as alterações fisiológicas que ocorrem no corpo, sobre métodos contraceptivos e infecções sexualmente transmissíveis.

Diversos questionamentos ainda permanecem sem resposta (p. ex., se o microbioma vaginal instituído na pré-adolescência terá repercussões nos estados saudáveis ou não saudáveis na mulher adulta). A contribuição de fatores genéticos e ambientais, assim como suas interações na composição do microbioma vaginal, também necessita ser esclarecida. Novos estudos, envolvendo maior número de meninas e adolescentes, devem ser realizados.

REFERÊNCIAS BIBLIOGRÁFICAS

1. Ledger WJ, WItkin SS. Microbiology of the vagina. In: Ledger WJ, WItkin SS (ed.). Vulvovaginal Infections. 2nd ed. CRC Press Taylor & Francis Group. Boca Raton; FL. 2016. p. 1-6.
2. Danaielsson D, Teigen PK, Moi H. The genital econiche: focus on microbiota and bacterialvaginosis. Ann N Y Acad Sci. 2011;1330:48-58.
3. Crucitti T. Eve's garden: myths, legends and secrets unmasked. Research in Microbiology. 2017. In: http://dx.doi.org/10.1016/j.resmic.2017.07.004.
4. Turnbaugh PJ, Ley RE, Hamady M, Fraser-Liggett CM, Knight R, Gordon JI. The human microbiome project. Nature. 2007;449:804-810.
5. Luke K Ursell, 1 Jessica L Metcalf, 1 Laura Wegener Parfrey, 1 and Rob Knight 1, 2*. Defining the Human Microbiome. Nutr Rev. 2012 Aug;70(Suppl 1): S38-S44.

6. Peterson J, Garges S, Giovanni M, McInnes P, Wang L, Schloss JA, Bonazzi V, McEwen JE, Wetterstrand KA, Deal C et al. The NIH Human Microbiome Project. Genome Research. 2009;19:2317-2323.
7. Realman DA. Learning about who we are. Nature 2012 June;486(14):194-195.
8. Tang WH[1], Kitai T[2], Hazen SL[2]. Gut Microbiota in Cardiovascular Health and Disease. Circ Res. 2017 Mar 31;120(7):1183-1196.
9. Liu L, Zhu G. Gut-brain axis and mood disorder. Front Psychiatry. 2018 May; 29(9):223.
10. Deshumikli HS, Y Liu, Menkiti OR, Mei J, Dai N, O'Leary CE et al. The microbiota regulates neutrophil homesostasis and hot resistance to Escherichia coli K1 sepsisin enonatam mice. Nat Med. 2014;20:524-30.
11. Agaard K, Ma J Antonu KM, Ganu R, Petrosino J, Versalovic J. The placenta harbors a unique microbioma. Sci Transl Med. 2014;6:237ra65.
12. Baylei Mt et al. Prenatal stress alters bacterial bacterial colonization of the gut in infant monkeys. J Pediatr Gastroenterolol Nutr. 38:414-421.
13. Tapiainen T, Paalanee N, Tejesvi MV, Koivusaari P, Korpela K et al. Maternal influence on the fetal microbiome in a population-based study of the first-pass meconium. Pediatric Research. 2018 Sep;84(3):371-379. doi: 10.1038/pr.2018.29. Epub 2018 May 2.
14. Witkin SS, Linhares IM. Why do Lactobacilli dominate the human vaginal microbiota? BJOG. 2017;124:606-11.
15. Ravel J, Gajer P, Abdo Z, Schneider GM, Koenig SSK, McCulle SL, et al. Vaginal microbiome of reproductive--age women. Proc Natl Acad Sci USA. 2011;108:4680-7.
16. Nasioudis D, Forney LJ, Schneider GM, Gliniewicz K, France M, Boester A et al. Influence of pregnancy history on the vaginal microbiome of pregnant women in their first trimester. Sci Rep. 2017;7:10201.
17. Aagaard K, Riehle K, Ma J, Segata N, Mistretta T, Coarfa C, Raza S, Rosenbaum S, Van den Veyver I, Milosavljevic A, Gevers D, Huttenhower C, Petrosino J, Versalovic J. A metagenomic approach to characterization of the vaginal microbiome signature in pregnacy. PLoS One. 2012;7(6):1-15.
18. Dominguez-Bello MG et al. Delivery mode shapes the acquisition and structure of the initial microbiota across multiple body habitats in newborns. Proc Natl Acad Sci USA. 2010;107:11971-5.
19. Chu DM, Ma J, Prince AL, Antony KM, Seferovic MD, Aagaard KM. Maturation of the infant microbiome community structure and function across multiple body sites and in relation to mode of delivery. Nature Med. 2017;23:314-28.
20. Gronlund MM, GrzeskowiakT, Isolauri E, Salminen S. Influence of mother's intestinal microbioma on gut colonizationin the infant. Gut Microbes. 2011 Jul-Aug;2(4):227-233.
21. Borghi E, Massa V, Severgnini M, Fazio G, Avagliano L, Menegola E, Bulfamante GP, Morace G, Borgo F. Antenatal Microbial Colonization of Mamalian Gut. Infect Grug Resist. 2018 Sept;21:11:1557-1571.
22. Romano KA, Rey FE. Is maternal microbial metabolism an early-life determinant of health? Lab Anim (NY). 2018 Sep;47(9):239-243.
23. Zhu WW, Li ZL. Impact on the intestinal microbiota of early antibiotic treatment in preterm neonates. Zhonghua Er Ke Za Zhi. 2018 Jul 2;57(7):505-510.
24. Hickey RJ, Zhou X, Settles ML, Erb J, Malone K, Hansmann MA, Shew ML, Van Der Pol B, Fontenberry JD, Forney LJ. Vaginal microbiota of adolescent girls prior to the onset of menarche resemble those of reproductive-age women. mBio. 2015 Mar 24;6(2).
25. Yamamoto T, Zhou X, Williams CJ, Hochwalt A, Forney LJ. Bacterial populations in the vaginas of healthy adolescent women. J Pediatr Adolesc Gynecol. 2009;22(1):11-8.

Infecções Genitais na Infância e na Adolescência

PARTE

II

Coordenadores

- José Alcione Macedo Almeida
- Lana Maria de Aguiar

10

Vulvovaginite em Criança

- José Alcione Macedo Almeida
- Mariana Soares Pereira Schaefer
- Lana Maria de Aguiar

A definição de infância considerada por nós se refere ao período que abrange do nascimento até o indivíduo completar 10 anos de idade.

"A vulvovaginite é o principal motivo de consultas ginecológicas na infância."

Esta é uma frase-padrão utilizada no início da abordagem do tema, seja em palestras ou em publicações na literatura, como nos artigos de Jaquiery et al. (1999);[1] Stricker et al. (2003);[2] Cuadros et al. (2004);[3] Kokotos (2006);[4] Yilmaz et al. (2012);[5] Bumbuliene et al. (2013);[6] Melek et al. (2016);[7] Zuckerman e Romano (2016);[8] Loveless e Myint (2017);[9] e muitos outros. É uma repetição que parece ser obrigatória para o início da introdução da maioria dos trabalhos, como pode ser constatado nos referenciados neste capítulo.

Percebe-se também que o termo vulvovaginite é empregado de maneira indistinta, e muitas vezes inapropriada, para as queixas corriqueiras de corrimento genital, o que pode superdimensionar o diagnóstico.

Em nosso conceito, a prevalência da vulvovaginite em crianças se relaciona com as características de cada serviço. No Setor de Ginecologia na Infância e Adolescência do Hospital das Clínicas da Faculdade de Medicina da Universidade de São Paulo (HC-FMUSP), que atende pacientes de 0 a 10 anos de idade, esse não é o principal diagnóstico na casuística geral. Obviamente, por serem essas pacientes referenciadas de unidades de atendimento primário ou secundário, os diagnósticos são diferentes daqueles de serviço com porta aberta à população geral.

Essas considerações se fazem necessárias, uma vez que, na criança, nem sempre o diagnóstico predominante é de vulvovaginite, mesmo quando a queixa referida pela mãe da criança é de corrimento, como veremos neste capítulo. Também importa dizer que a abordagem, o diagnóstico e o tratamento da criança são bem diferentes dos oferecidos para a mulher a partir da adolescência. Neste capítulo, discorreremos sobre as principais formas que podem surgir nos consultórios, omitindo algumas específicas, como as ulcerativas e as virais, que são apresentadas em capítulos específicos.

Definição

Embora na prática clínica inapropriadamente se empreguem os termos como sinônimos e algumas publicações na literatura também assim procedam, apresentamos aqui, de maneira didática, a definição dos processos inflamatórios da vulva e da vagina.

- Vulvite: definida como um processo inflamatório restrito à vulva.
- Vaginite: inflamação que se restringe à vagina.
- Vulvovaginite: processo inflamatório que compromete, simultaneamente, a vulva e a vagina. Nesse caso, em geral, o processo se inicia pela vagina; o corrimento daí resultante, ao se exteriorizar, provoca a vulvite; e assim se instala a vulvovaginite.

Classificação

A classificação utilizada, já há algumas décadas, considera a vulvovaginite como específica e inespecífica. De acordo com as publicações, predominam em crianças as vulvovaginites inespecíficas, representando de 70% a 75% dos casos.[4,6,9]

Vulvovaginite específica

A vulvovaginite é denominada específica se há identificação, nos meios de culturas, de determinado patógeno que provoca infecção específica, como ocorre com o *Gonococcus* e o *Trichomonas vaginallis*.

Vulvovaginite inespecífica

Quando no meio de cultura são isolados apenas micro-organismos que naturalmente fazem parte da flora saprófita da vagina, a vulvovaginite é considerada inespecífica.

Fatores predisponentes

A vulva da criança é anteriorizada e fica mais exposta quando a criança brinca sentada em caixas de areia contaminadas; as crianças menores têm tendência a introduzir na vagina pequenos objetos, como grãos de feijão ou arroz, fragmentos de papel higiênico etc.; a proximidade da vagina com o ânus facilita o carreamento de germes da flora fecal para a vulva e a vagina; os grandes lábios ainda são pouco desenvolvidos, não apresentando os coxins de gordura, o que torna a vulva menos protegida; pelo hipoestrogenismo natural, não há a produção do ácido láctico, o que faz com que o meio vaginal seja alcalino (pH > 4,5).[9,10]

O contato da vulva com roupas ou fraldas pode causar maceração, além de não permitir adequada transpiração.[11] Em nossa vivência com essas situações no Setor de Ginecologia na Infância e Adolescência do HC-FMUSP, percebemos que, em geral, a higiene local é deficiente pelo temor que as mães têm em manipular os genitais da filha. Isso se comprova, com frequência, quando a mãe se queixa de corrimento genital na filha e, ao exame, constata-se apenas esmegma em torno do clitóris e nos sulcos interlabiais (Figuras 10.1 e 10.2).

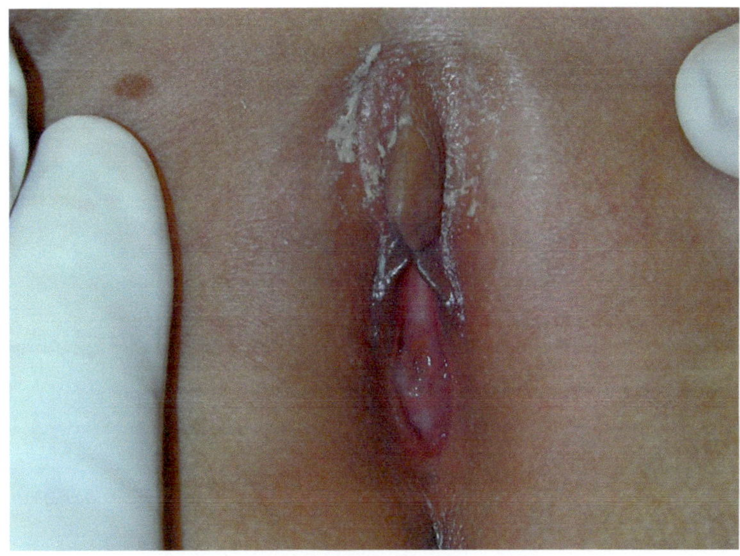

Figura 10.1 – Esmegma decorrente de higiene precária em criança de 5 anos de idade. Notar detritos nos sulcos interlabiais e em torno do clitóris.

Fonte: Acervo da Clínica Ginecológica do HC-FMUSP.

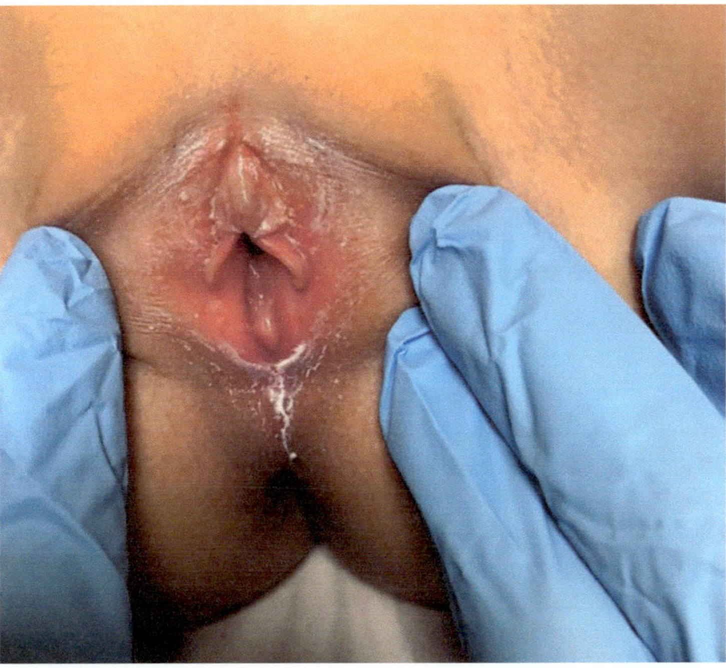

Figura 10.2 – Esmegma decorrente de higiene precária em criança de 2 anos de idade. Notar detritos em torno do clitóris, dos pequenos lábios e na região do períneo.

Fonte: Acervo da Clínica Ginecológica do HC-FMUSP.

É importante reforçar que, na pré-puberdade, fase que se inicia por volta dos 8 aos 10 anos, fisiologicamente há o incremento da ação dos estrogênios secretados pelos ovários, em decorrência do estímulo hipofisário sobre os órgãos efetores do sistema genital feminino. Como resultado dessa ação, há a reação do endotélio do canal da cérvice, que secreta o muco cervical, que por sua vez, associado à transudação e à descamação das paredes da vagina, constitui um conteúdo que, apropriadamente, chama-se fluxo vaginal fisiológico. Esse conteúdo em geral se apresenta em pequena quantidade, com aspecto claro, comparado à clara de ovo, e de odor característico.

Diagnóstico

São relevantes os conhecimentos de que a flora vaginal é diferente entre crianças e mulheres a partir da puberdade, quando a vagina passa a ser estrogenizada, o que favorece o desenvolvimento de vários micro-organismos que não encontram meio favorável na criança; e de que, após o início da atividade sexual, a adolescente passa a ter os mesmos riscos de desenvolver as vulvovaginites que acometem a mulher adulta. Esses conhecimentos são de grande importância para a boa condução do caso, quanto à investigação etiológica e à orientação terapêutica, evitando-se exames laboratoriais e tratamentos desnecessários.

Conhecer os fatores predisponentes, as principais causas etiológicas, os mecanismos de patogenicidade, associando-os a uma história detalhada e exame clínico criterioso, é essencial para a avaliação de vulvite ou vulvovaginite propriamente ditas.[9]

Apresentação clínica

- Vulvite

Na vulvite isolada, geralmente as queixas referidas são prurido, irritação, dor, ardor ou queimação e vermelhidão, sem corrimento. Entretanto, é necessário lembrar que, em casos de abscessos ou lesões ulceradas na vulva, pode haver conteúdo purulento que, em algumas vezes, é referido como corrimento.

A vulvite pode ter causas diversas, como um agente irritativo local (físico ou químico); algum agente alergênico; quando há o desequilíbrio bioquímico, como na diabetes; quando há infecção secundária de qualquer tipo de trauma local, como picada de inseto (Figura 10.3); ou ainda em caso de dermatose pruriginosa afetando a vulva, como psoríase (Figura 10.4) ou líquen escleroso (Figura 10.5); a dermatite ou vulvite das fraldas se constitui na forma mais comum de processos inflamatórios da vulva de crianças, por dermatose (Figura 10.6). Higiene inadequada, assim como a exagerada, são frequentes desencadeadores da vulvite infantil.[12] As dermatoses vulvares mais comumente encontradas na infância serão abordadas com mais propriedade em capítulo específico deste livro.

A candidíase vulvar é uma vulvite específica, de ocorrência rara na infância, que pode ocorrer quando é criado o ambiente favorável ao desenvolvimento da levedura, como em crianças usuárias de fraldas (Figura 10.7), nas usuárias crônicas de corticoides ou outro fármaco imunossupressor. Em especial, nas pacientes com diabetes melito, nas fases de descompensação, surge a vulvite diabética, que facilmente se complica, com o desenvolvimento de fungos na vulva.[9,13,14] A cultura para fungos pode ser útil para confirmar o diagnóstico em casos suspeitos.

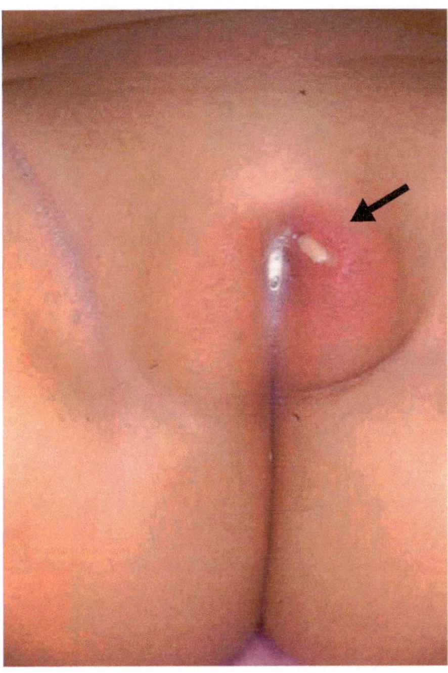

Figura 10.3 – Pequeno abscesso vulvar (indicado pela seta) após picada de inseto em criança com 2 anos de idade. A imagem esbranquiçada corresponde à pomada em uso.
Fonte: Acervo da Clínica Ginecológica do HC-FMUSP.

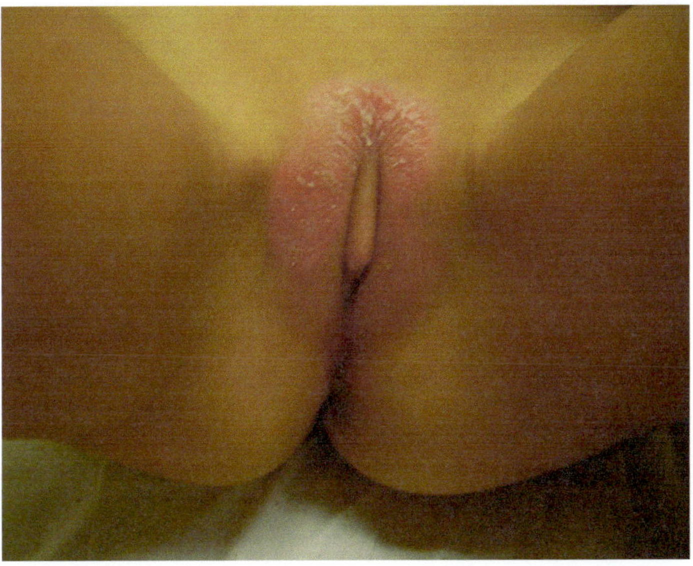

Figura 10.4 – Lesão típica de psoríase na vulva de criança com 6 anos de idade.
Fonte: Acervo da Clínica Ginecológica do HC-FMUSP.

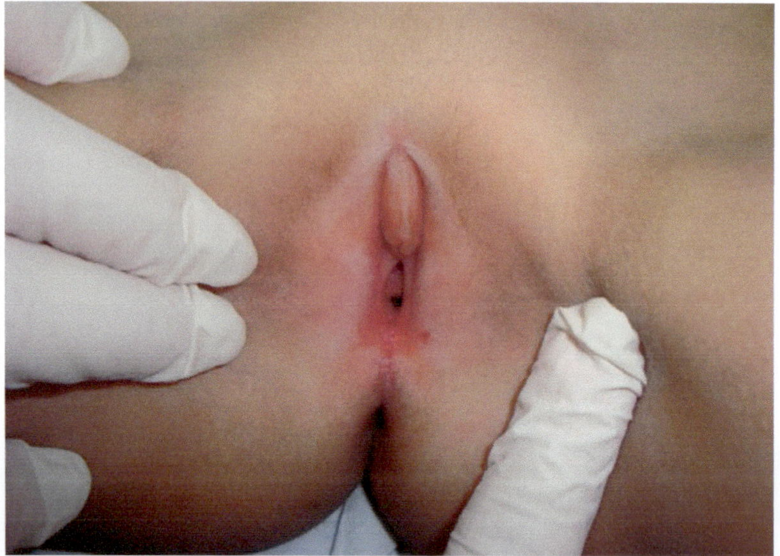

Figura 10.5 – Líquen escleroso vulvar em criança de 6 anos de idade. Notar área de escarificação provocada por coçadura.

Fonte: Acervo da Clínica Ginecológica do HC-FMUSP.

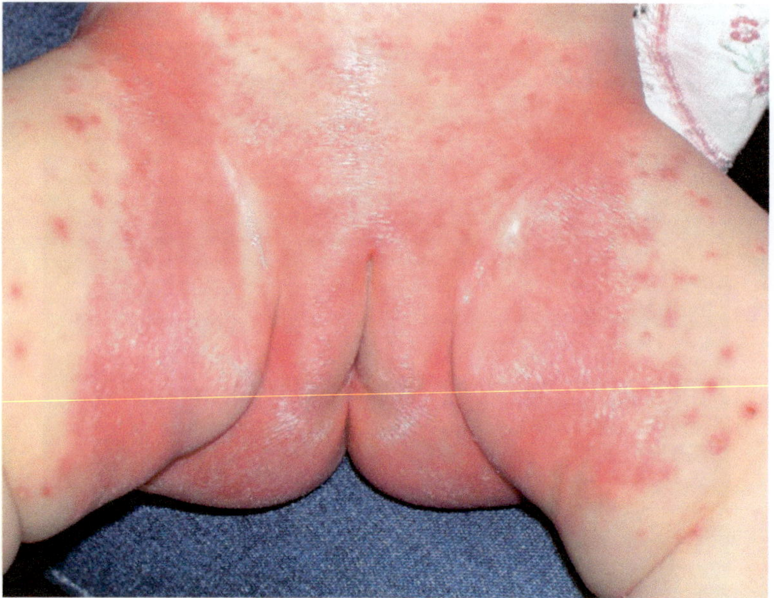

Figura 10.6 – Dermatite das fraldas. Notar ausência de escamas.

Fonte: Acervo da Clínica Ginecológica do HC-FMUSP.

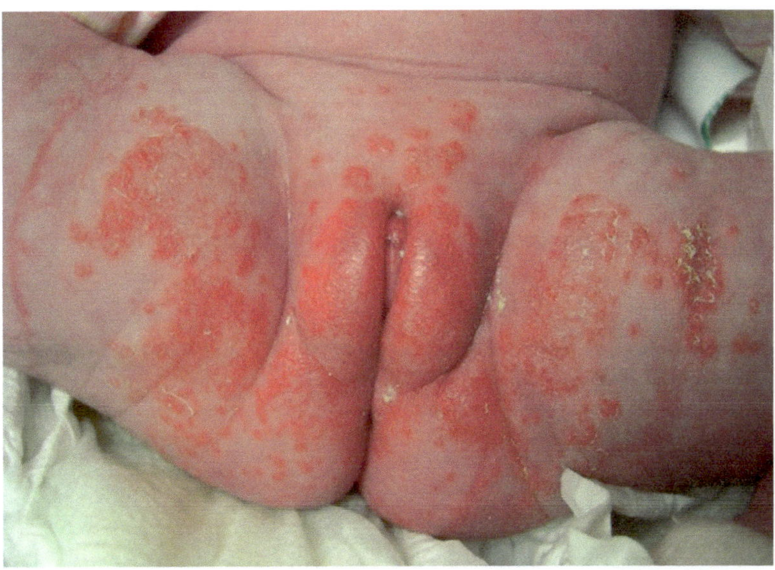

Figura 10.7 – Dermatite das fraldas com infecção secundária por cândida. Notar a presença de escamas.

Fonte: Acervo da Clínica Ginecológica do HC-FMUSP.

- Vaginite

O termo vaginite se refere ao processo inflamatório exclusiva da vagina, independentemente da causa etiológica. Em crianças, isso pode ocorrer especialmente em decorrência da presença de corpo estranho na vagina, quando o principal sintoma é o corrimento fétido que não responde às medidas de higiene dos seus genitais. O material encontrado mais frequentemente é papel em fragmentos. Quando o corrimento é fétido e sanguinolento, indica fortemente a presença de corpo estranho, o que merece exame do interior da vagina e é abordado neste livro em capítulo específico (Capítulo 36 – Sangramento genital em crianças).

- Vulvovaginite

A vulvovaginite tem como expressão clínica o corrimento, que apresenta características diversas, quanto ao aspecto físico (líquido, leitoso, pastoso, grumoso) e quanto à presença ou não de prurido, além de odor característico.

- Vulvovaginite inespecífica

Como vimos anteriormente, na infância há ampla prevalência do tipo inespecífica, que representa de 70% a 75% dos casos. Entretanto, há necessidade de se fazer o diagnóstico diferencial com várias outras etiologias, que serão incluídas em sequência, com base na anamnese, no exame ginecológico e em exames complementares.

Anamnese

A experiência nos ensina que há tendência de supervalorização das queixas da mãe da criança, as quais, em geral, não são confirmadas ao exame ginecológico. Um bom exemplo é a informação de corrimento escuro que, na verdade, só tem essa coloração após algum tempo em contato com a calcinha. A hipótese é que, mesmo quando o tecido é de algodão, sempre há alguma substância reagente que propicia essa cor escura do conteúdo vaginal.

Devem ser exploradas as características do corrimento, como cor, odor e prurido; história de infecções das vias aéreas superiores ou da pele; eventual uso prolongado de antibióticos (no momento ou recentemente), assim como uso de corticoides ou outros imunossupressores. Também deve fazer parte do interrogatório a história pessoal e familiar de alergia e de diabetes, além dos hábitos da criança, como se costuma brincar em areia e/ou manipular a vulva.

Uma particularidade importante, que deve ser interrogada e valorizada, é o prurido perianal noturno, característico de oxiuríase, muito frequente em crianças menores. Pelo prurido provocado pelo *Enterobius vermicularis* (oxiúro), a criança, ao coçar, carreia-o, junto com bactérias, para a vulva e a vagina, o que resulta na vulvovaginite. Seu diagnóstico se faz pelo encontro do verme, que é descrito como "fios brancos finos", na região perianal, visto pela mãe. O teste de laboratório é o exame *swab* anal, porém apresenta altas taxas de falso-negativo.

Exame ginecológico

O exame físico da criança pré-púbere para avaliação da vulvovaginite é muitas vezes limitado a um exame externo. À inspeção estática dos órgãos genitais externos, deve-se observar se há irritação, escoriações, ulcerações, edema, eritema, dermatose, verrugas genitais. A inspeção dinâmica é feita com os dedos polegar e indicador, tracionando-se as formações labiais suavemente, para os lados e para baixo, expondo o lúmen vaginal (Figura 10.8).

Algumas crianças menores podem oferecer resistência, quando então se recorre à mãe para essa tarefa, sob nossa orientação (Figura 10.9). Para que o óstio vaginal se abra, pode ser necessário realizar essa manobra pinçando-se, suavemente, os grandes lábios, usando os dedos polegar e indicador. Esse tempo propedêutico tem o objetivo de investigar se algum conteúdo flui do interior da vagina.

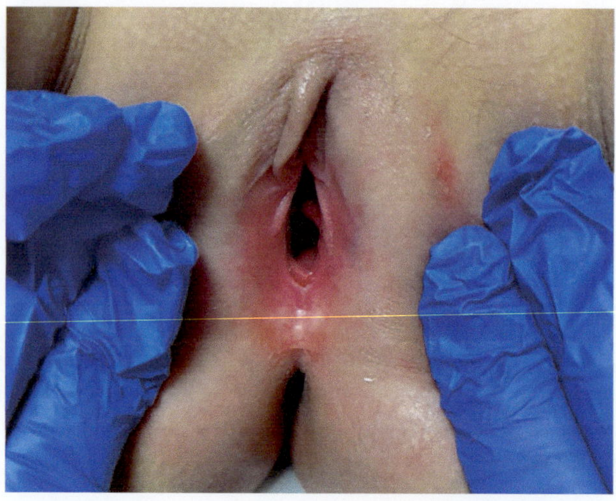

Figura 10.8 – Exame ginecológico no momento que o médico expõe os órgãos genitais externos, inclusive o lúmen da vagina.

Fonte: Acervo da Clínica Ginecológica do HC-FMUSP.

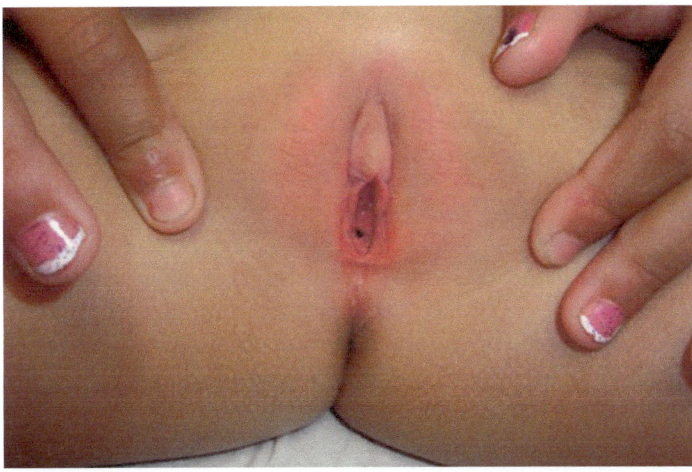

Figura 10.9 – Exposição dos órgãos genitais da criança feita por sua mãe.
Fonte: Acervo da Clínica Ginecológica do HC-FMUSP.

A exploração da vagina em mais profundidade nem sempre é necessária. Entretanto, em casos de recidivas de vulvovaginite, ou quando não há resposta adequada ao tratamento, a vaginoscopia deve ser indicada. Se há suspeita clínica de corpo estranho sólido, a exploração da cavidade vaginal se impõe. Evitamos uso de espéculo de virgem em crianças, substituindo-o pelo otoscópio (Figura 10.10), pois, além de a criança estar mais familiarizada com ele (uso rotineiro pelos pediatras), esse aparelho disponibiliza espéculos de vários diâmetros, propiciando a escolha mais adequada para cada paciente.

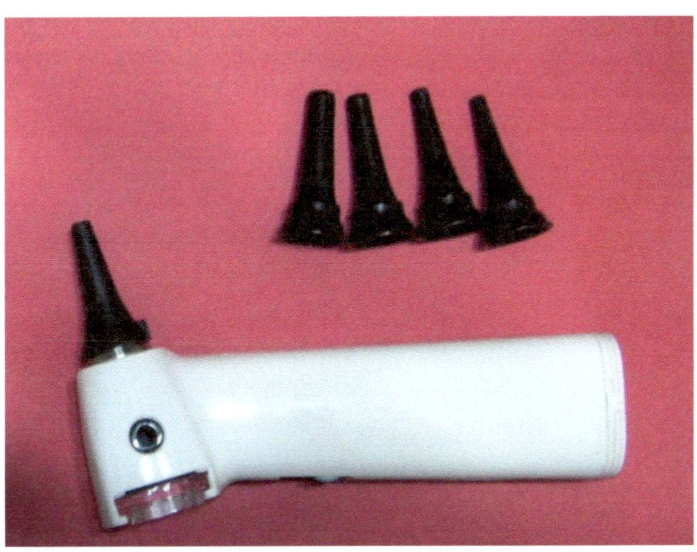

Figura 10.10 – Aparelho otoscópio utilizado para vaginoscopia em crianças.
Fonte: Acervo da Clínica Ginecológica do HC-FMUSP.

O toque retal é desconfortável e constrangedor, mesmo para mulheres adultas. No entanto, há situações, como na forte suspeita de corpo estranho vaginal, em que esse recurso é muito esclarecedor e pode evitar o exame sob anestesia. Quando possível, quando a criança coopera, deve ser lembrado e será de grande valia. Essa situação, vivenciada por nós algumas vezes, é recomendada também por Loveless e Myint (2017).[9]

Exames complementares

Em geral, no primeiro momento, não há necessidade de exames do corrimento, como bacterioscopia (Gram), exame direto a fresco ou cultura específica, uma vez que é bem conhecida a flora vaginal nessas pacientes. Esses exames ficam reservados para quando a história e/ou exame físico levante suspeita de alguma causa específica. Entretanto, podem ser úteis para avaliação inicial exames gerais, como protoparasitológico de fezes, hemograma, glicemia e, principalmente, o *swab* anal, sabendo-se que esse exame tem altas taxas de falso-negativo, valendo muito nesse caso a observação da mãe da criança.

Para Bumbuliene et al. (2013),[6] a flora normal frequentemente se constitui de lactobacilos e difteroides. São comuns organismos entéricos Gram-negativos, como *Escherichia coli*, e bacteroides e Gram-positivos, como *Staphylococcus epidermidis*, *Staphylococcus aureus*, *Streptococcus Viridans*, *Peptococcus* e *Enterococcus*.

Randelovic et al. (2012),[15] ao pesquisar em meninas com até 6 anos, encontraram como mais comum os germes da flora fecal, na seguinte ordem: *Proteus mirabilis* (14,4%), *Enterococcus faecalis* (12,2%) e *Escherichia coli* (7%). As espécies de cândida foram encontradas apenas em 2,4% das meninas sintomáticas.

No Quadro 10.1, estão os achados da investigação de Loveless e Myint (2017).[9] Os dados refletem as causas prevalentes entre meninas pré-púberes e adolescentes com diagnóstico de vulvovaginite. Esses autores incluíram a adesão (sinequia) vulvar, provavelmente porque a consideraram uma sequela de um processo inflamatório local. Essa hipótese é referida por outros autores, como na revisão feita por Beyitler e Kavukcu (2012).[12]

Quadro 10.1
Diagnóstico diferencial para vulvovaginite entre crianças e adolescentes.

Crianças	*Adolescentes*
Vulvovaginite não específica	Descarga fisiológica
Vulvovaginite bacteriana aguda	Infecção por fungos
Vermes	Vaginose bacteriana
Líquen escleroso	Dermatoses
Adesão labial	Infecção sexualmente transmissível (IST)
Corpo estranho intravaginal	
Dermatoses (eczema, psoríase, outras)	

Fonte: Loveless e Myint (2017).[9]

Na Tabela 10.1, estão os dados da investigação de Yilmaz et al. (2012),[5] com os achados microbiológicos da vagina de crianças com vulvovaginite.

Tabela 10.1 – Achados microbiológicos de pacientes com crescimento positivo na cultura.		
Organismo isolado	***Pré-púberes (n = 38)***	***Púberes (n = 19)***
Não patogênico	**n = 24**	**n = 7**
Escherichia coli	10	–
Enterococcus spp.	3	–
Lactobacillus	2	1
Ureaplasma	–	4
Staphylococcus coagulase-negativa	9	1
Enterobacter cloacae	–	1
Patogênico	**n = 14**	**n = 12**
Streptococcus B-hemolítico grupo A	11	–
Candida albicans	1	11
Haemophilus influenzae tipo B	2	–
Gardnerella vaginalis	–	1

Fonte: Adaptada de Yilmaz et al. (2012).[5]

As vulvites pruriginosas nem sempre são provocadas por fungos, pois podem ser desencadeadas pelo contato com substâncias químicas, irritantes ou alergênicas, conforme Loveless e Myint (2017),[9] as quais constam no Quadro 10.2.

Quadro 10.2 Fatores que mimetizam vulvite por fungos.	
Fatores irritantes	***Fatores alergênicos***
Sabão e xampu	Anestésicos
Roupas íntimas de *nylon*	Neomicina
Medicamentos de uso local	Clorexidine/Povidine
Talco, perfume e desodorante	Perfumes
Suor e urina	Lubrificantes
Papel higiênico	Propilenoglicol

Fonte: Loveless e Myint (2017).[9]

Tratamento

O sucesso do tratamento depende, além do correto diagnóstico etiológico, do minucioso esclarecimento à família da importância dos cuidados higiênicos, desfazendo mitos quanto à manipulação dos genitais da criança para a higienização, aconselhando e ensinando como proceder corretamente.

Vulvovaginite inespecífica

Sendo a forma inespecífica prevalente (70% a 75% dos casos), no primeiro momento, se não há evidências de quaisquer das causas específicas, recomendamos tratar como vulvovaginite inespecífica, conforme orientações no Quadro 10.3 e na Tabela 10.2.

Quadro 10.3
Medidas gerais do tratamento da vulvovaginite em crianças.

- Usar corretamente o papel higiênico após defecação (da frente para trás)
- Usar sabão neutro
- Usar roupas adequadas (evitar as muito justas e as úmidas)
- Dormir com roupas folgadas, se possível sem calcinha
- Tomar cuidados com o uso de maiô/biquíni
- Evitar produtos irritativos na lavagem e na secagem das roupas íntimas
- Para crianças menores, realizar higiene dos genitais só com água e algodão; para criança maiores, banho com sabão também neutro
- Evitar banhos de assento
- Tratar oxiuríase e outras parasitoses intestinais

Fonte: Desenvolvido pela autoria do capítulo.

Todas as orientações e esclarecimentos devem ser em linguagem objetiva e clara, de modo que mãe e pacientes os entendam, para assim aumentar a adesão ao tratamento.

Deve-se deixar claro que o uso correto do papel higiênico tem por objetivo evitar o deslocamento de germes fecais para a vulva.

Roupas muito justas podem até macerar o epitélio vulvar; e calcinhas confeccionadas com *lycra* ou *nylon* dificultam a ventilação local (se possível, dormir sem calcinha, com camisolas ou pijamas largos). Ao sair de piscina ou mar, deve-se trocar o maiô ou biquíni por um short leve, evitando-se assim ficar com a região genital úmida desnecessariamente.

Não adotamos o banho de assento (preconizado por muitos) por entender que esse procedimento transporta germes da região anal e perineal para a região genital.

O tratamento para oxiúro é recomendado quando há forte suspeita da sua presença, ou quando não há resposta às orientações gerais, independentemente do resultado do *swab* anal. Fármacos e doses recomendadas se encontram na Tabela 10.2. Uma dose única pode ser eficaz, no entanto, repetindo-se o mesmo esquema por 2 semanas, a eficácia se aproxima de 100%. Todas as roupas pessoais e de cama e banho devem ser lavadas e recomenda-se que todos os contatos domésticos recebam o mesmo tratamento simultaneamente.

Tabela 10.2 – Opções de tratamento para *Enterobius vermicularis* em crianças.

Fármaco	***Dose recomendada***
Mebendazol	100 mg, via oral, em dose única, ou
Pamoato de pirvínio	1 g, via oral, em dose única, ou
Albendazol	400 mg, via oral, em dose única

Fonte: Adaptada de Loveless e Myint (2017).[9]

• Uso de probióticos

Interessantes citações sobre o uso de probióticos para tratamento de vulvovaginite em crianças se encontram em publicação de Akil et al. (2006).[17] Considerando que a flora fecal é causa significante de vulvovaginite e infecções do trato urinário em meninas, Zhang et al. (2011)

argumentam que os probióticos dificultam a fixação de bactérias patógenas ao epitélio do trato urinário.[16] Em estudo com 24 crianças e adolescentes de 3 a 16 anos, foi administrada, durante 5 dias, uma preparação em pó, com 5 bilhões de unidades formadoras de colônias de *Saccharomyces boulardii*, por via oral. Foi determinado o número de colônias de *Escherichia coli* no cólon, antes e depois do tratamento, e constatou-se diminuição da colonização de *E. coli* nas fezes das crianças. Portanto, os probióticos podem ser indicados quando há vulvovaginite recorrente associada a infecções do trato urinário, como auxílio na prevenção de recidivas.[17]

Vulvovaginite por fungos

Crianças com diabetes melito ou doenças autoimunes, assim como as usuárias de fraldas e as que utilizaram corticoides ou antibióticos por tempo prolongado, são mais suscetíveis para infecção por fungos.[13,14]

A *Candida albicans*, principal levedura entre as relacionadas às vulvovaginites, necessita de ambiente estrogenizado, onde o pH é ácido ou neutro.[9] Por isso, não é habitual como agente de vulvovaginite em meninas antes da puberdade, pois necessita da presença de glicogênio, importante na produção do ácido láctico, o que explica sua maior incidência em meninas após a puberdade.

Os sintomas comuns são, em geral, corrimento genital branco, grumoso, placas semelhantes ao leite coalhado e prurido local intenso.

O diagnóstico se faz fundamentalmente pela história e pelo aspecto do corrimento encontrado.

Para pacientes pós-puberdade, o exame a fresco, ou com a utilização de Hidróxido de potássio (KOH), e a cultura isolada não são garantias para concluir o diagnóstico, visto que esse fungo pode fazer parte da flora vaginal habitual. Entretanto, em crianças, como fungos ainda não fazem parte da flora habitual, a presença desse fungo em exame tecnicamente confiável, associado à clínica e ao exame físico, pode ser útil para o diagnóstico. É recomendável preparação em duas lâminas, com amostra do corrimento em cada lâmina, usando soro fisiológico e hidróxido de potássio de 10%, analisada ao microscópio, se possível no consultório ou ambulatório.

O tratamento da vulvovaginite em crianças, além das medidas gerais, inclui cremes tópicos de antifúngicos ou imidazólicos de uso diário, por prazo variável de, no mínimo, 10 noites, utilizando-se sonda de pequeno calibre. Em nossa experiência, temos facilidade para aplicar creme ou líquido utilizando seringa descartável, sem agulha. É de baixo custo e a mãe aprende o manuseio facilmente conosco, no ambulatório/consultório.

A violeta de genciana líquida também pode ser utilizada localmente nessa faixa etária com bons resultados, porém mancha fortemente as vestes, desvantagem que tem como consequência a diminuição da aderência ao tratamento.

Para Loveless e Myint (2017),[9] as soluções orais não têm sido bem documentadas para uso em crianças e o tratamento tópico disponível têm eficácia semelhante aos orais, usando-se por 7 dias, com eficácia de 80% a 90%.

O fluconazol via oral, muito usado para adultos em dose única, não é escolha para crianças, por falta de evidências consistentes quanto à segurança.

Gonococcia em criança

• Definição

A gonococcia ou gonorreia é uma IST, provocada pela bactéria *Neisseria gonorrhoeae*, que é um diplococo Gram-negativo aeróbio, intracelular.

- Prevalência

Nos Estados Unidos, a gonorreia é a segunda doença infecciosa mais comumente relatada na população com menos de 25 anos. Em crianças, é de ocorrência muito rara, e quando encontrada se faz necessária a investigação da possibilidade de abuso sexual, que é altamente provável quando se encontra alguma IST em criança. Em adolescente sexualmente ativa, deve ser rastreada sempre que houver qualquer sintoma suspeito.[9]

- Transmissão

Sua transmissão se faz primordialmente por contato sexual, sendo o *Gonococcus* carreado pelo espermatozoide. Isso obriga que se investigue o provável abuso sexual, quando comprovado o diagnóstico em criança ou adolescente virgem, tornando-se também obrigatória a investigação das outras ISTs, uma vez que já está comprovada a coexistência dessas infecções com muita frequência. Em adolescente que mantém atividade sexual, deve-se rastrear o parceiro, sempre que possível.[9,18]

- Diagnóstico

- *Apresentação clínica*

Na criança, parece que essa bactéria se instala no epitélio vaginal, provocando vaginite e vulvite agudas, com corrimento vaginal purulento. Em geral, a vulva se encontra edemaciada, eritematosa e dolorosa, e a disúria é possível. Na adolescente, assim como ocorre na mulher adulta, sabe-se que o corrimento é proveniente da cervicite (ectocervicite e endocervicite), com o exsudato purulento, situação difícil de se constatar na criança.[18,19,20]

- *Exame ginecológico*

Em geral, constata-se conteúdo vaginal purulento, profuso e espesso (Figura 10.11). Edema e eritema da vulva muitas vezes são vistos ao exame clínico. Em adolescentes com atividade sexual, o exame especular pode evidenciar a cervicite com o exsudato purulento, às vezes sangrante ao simples trauma pelo espéculo. Esses sinais podem aparecer entre 2 e 5 dias após o contágio com o agente *Neisseria gonorrhoeae*.[20]

- *Exames laboratoriais*

  - **Bacterioscopia:** a bacterioscopia pelo método de Gram identifica o diplococo Gram-negativo intracelular (90%). É método simples e fácil. Em criança e adolescente virgem, o material deve ser colhido com cotonete apropriado, assim como para a cultura. Nas adolescentes com atividade sexual, deve-se coletar o material do canal endocervical (aproveitando-se o exsudato purulento) e da uretra.[9]
  - **Cultura:** o meio recomendado pelo Programa Nacional de Doenças Sexualmente Transmissíveis/Síndrome da Imunodeficiência Adquirida (PN-DST/Aids), do Ministério da Saúde, e pelo Centro de Controle e Prevenção de Doenças (CDC), dos Estados Unidos, por sua comprovada eficiência e simplicidade de produção, é o Thayer-Martin modificado (TMm).[9,21] Na criança, o material (corrimento purulento) deve ser coletado com cotonete apropriado (estéril). O material deve ser semeado imediatamente no meio de cultura. Se não for possível essa semeadura de imediato, o PN-DST/Aids recomenda o meio de Amies para o transporte de amostras de secreções suspeitas. Esse meio preserva o gonococo em boas condições para o cultivo por até 8 horas.

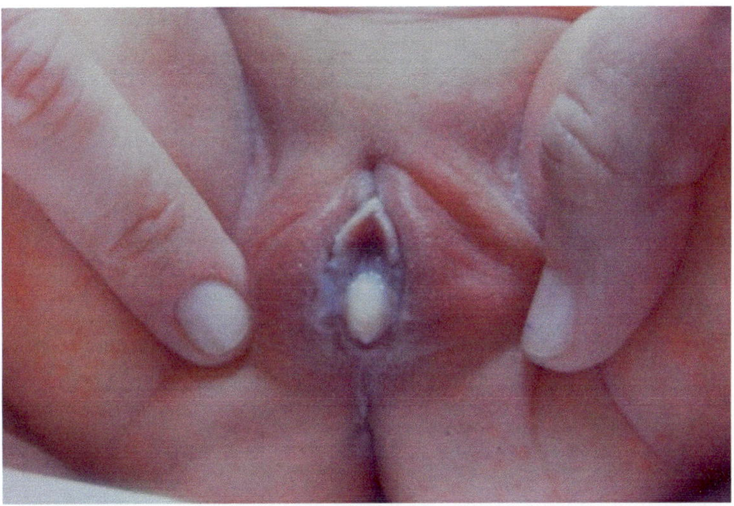

Figura 10.11 – Aspecto do corrimento em criança de 3 anos de idade com gonorreia. Exposição feita pela mãe da criança.

Fonte: Acervo da Clínica Ginecológica do HC-FMUSP.

Para o CDC (2014), a detecção do DNA da *Neisseria gonorrhoeae* por proteína C-reativa (PCR) tem especificidade próxima de 100% e sensibilidade maior que a da cultura em meio específico; pode ser obtida com cotonetes vaginais e não há diferença de sensibilidade se coletada de endocervical. A primeira amostra de urina matinal é aceitável, mas pode detectar até 10% menos infecções quando comparada com amostras de cotonete vaginal e endocervical.[21]

- Complicações

Sabe-se que uma complicação importante é a doença inflamatória pélvica, com o comprometimento das tubas, determinando infertilidade futura. Portanto, para adolescentes com atividade sexual nas quais se obtêm mais dados, como a cervicite purulenta, recomenda-se o tratamento imediato, incluindo o indicado para clamídia, mesmo antes dos resultados da cultura.

- Tratamento

Há uma crescente resistência a antibióticos pela *Neisseria gonorrhoeae*, que requer terapia dupla para tratamento. Atualmente, a ceftriaxona IM, em dose única, é o esquema de eleição, principalmente para crianças.[9]

Há a recomendação de 50 a 80 mg/kg para crianças de até 12 anos. Girardet et al. (2009)[18] e Kohlberger e Bancher-Todesca (2007)[19] recomendam ceftriaxona, em dose única de 125 mg IM, para crianças com menos de 45 kg; e 250 mg para as maiores. Para adolescentes, é recomendado ceftriaxona 250 mg IM mais azitromicina oral 1 g, ambas em dose única.[9]

Como tratamento alternativo, citam-se associações de antibióticos, como azitromicina 10 mg/kg/dia durante 5 dias via oral, ou amoxicilina 50 mg/kg/dia (8/8h) por 10 dias via oral, para crianças. As adolescentes recebem tratamento igual às adultas.

- *Para recidivas*

Para crianças, são citados esquemas alternativos com azitromicina 10 mg/kg/dia durante 5 dias via oral, associada a 125 mg de ceftriaxona em dose única.

Para adolescentes, o regime alternativo é cefixime 400 mg mais azitromicina 1 g, ambas por via oral em dose única.

As adolescentes que já mantêm atividade sexual devem ser orientadas para abstenção até que elas e seus parceiros tenham concluído o tratamento e investigado outras ISTs, como HIV e sífilis. Em decorrência da alta taxa de reinfecção, recomenda-se repetir o teste após 3 meses do tratamento.

Tricomoníase

- Definição

A tricomoníase vaginal é infecção provocada pelo protozoário *Trichomonas vaginalis*, que tem predileção por infectar o epitélio escamoso do trato genital.

- Prevalência

Das ISTs não virais, a tricomoníase é a mais comum, embora sua prevalência exata não seja bem conhecida, em especial por não ser de notificação compulsória. Mas as estimativas são que cerca de 3,7 milhões de pessoas sejam afetadas nos Estados Unidos.[22] Para crianças, não há números conhecidos, e o que se sabe é que se trata de uma raridade que, quando há suspeita, requer investigação rigorosa para sua confirmação ou não, uma vez que, se positiva, implica em desdobramentos obrigatórios.

- Transmissão

Trata-se de uma IST. Alguns raros casos, considerados de transmissão não sexual, seriam por meio de fômites. Em caso de criança, investigar mãe ou babá, que mantêm constante contato com a criança.

Considera-se que essa infecção se associe ao risco 2 a 3 vezes maior para a pessoa adquirir o vírus HIV.[22]

- Diagnóstico

- *Apresentação clínica e exame ginecológico*

A tricomoníase assintomática chega a 70% a 85% dos casos. Apresenta-se com corrimento vaginal profuso e pruriginoso que, ao contato com a vulva, produz nela irritação que se exacerba com o ato de coçar.

- *Exames laboratoriais*

Para o diagnóstico das infecções por *Trichomonas vaginalis*, o teste de amplificação de ácido nucleico (NAAT) oferece melhor sensibilidade e especificidade, sendo o teste recomendado e hoje considerado o padrão-ouro para o diagnóstico.[21] A cultura tem a desvantagem de tempo longo para o crescimento e, por isso, tem pouca utilidade na prática clínica.[9]

• Tratamento

O metronidazol é o tratamento de primeira linha para tricomoníase. Para crianças, recomenda-se de 35 a 50 mg/kg/dia, por 5 dias consecutivos. A formulação em gel, que já foi muito utilizada, atualmente não é considerada eficaz para a infecção pelo *Trichomonas*.[22]

Como tratamento alternativo, temos o secnidazol, na dose de suspensão de 30 mg/kg/dia (máximo 2 g) por 5 a 7 dias, de preferência durante a refeição da noite. Há também o tinidazol para crianças a partir de 3 anos de idade, 50 mg por via oral como dose única diária, por 1 a 2 dias, sendo que cada mL da suspensão contém 100 mg da substância ativa. Existem drágeas com 200 mg, para as que conseguem ingerir essa forma.[9,22]

■ REFERÊNCIAS BIBLIOGRÁFICAS

1. Jaquiery A, Stylianopoulos A, Hogg G, Grover S. Vulvovaginitis: clinical features, a etiology, and microbiology of the genital tract. Arch Dis Child. 1999;81:64-67.
2. Stricker T, Navratil F, Sennhauser FH. Vulvovaginitis in prepubertal girls. Arch Dis Child. 2003;88:324-326.
3. Cuadros J, Mazon A, Martinez R, Gonzalez P, Gil-setas A, Flores U, Orden B, Gómez-Herruz P, Millan R. Spanish Study Group for Primary Care Infection: the aetiology of paediatric inflammatory vulvovaginitis. Eur J Pediatr. 2004 Feb;163(2):105-7.
4. Kokotos F. Vulvovaginitis (review). Pediatr Rev. 2006;27(3):116-7.
5. Yilmaz AE, Celik, Soylu G, Donmez A, Yuksel C. Comparison of clinical and microbiological features of vulvovaginitis in prepubertal and pubertal girls. Journal of the Formosan Medical Association. 2012;111:392-396.
6. Bumbuliene Z, Venclaviciute K, Ramasauskaite D et al. Microbiological finding of vulvovagintis in prepubertal girls. Post Med J. 2013:1-5.
7. Melek E, Kılıçbay F, Sarıkas, NG et al. Labial adhesion and urinary tract problems: the importance of genital examination. J Pediatr Urology. 2016;12(2):111e-1.
8. Zuckerman A, Romano M. Clinical recommendations: vulvovaginitis. J Pediatr Adolesc Gynecol. 2016;29:673-9.
9. Loveless M, Myint O. Vulvovaginitis: presentation of more common problems in pediatric and adolescent gynecology. Best Practice & Research Clinical Obstetrics and Gynaecology. [Acesso em 2017]. Disponível em: http://dx.doi.org/10.1016/j.bpobgyn.2017.08.014.
10. Girardet RG, Lahoti S, Howard LA, Fajman NN, Sawyer MK, Driebe EM, Lee F, Sautter RL, Greenwald E, Beck-Sagué CM, Hammerschlag MR, Black CM. Epidemiology of sexually transmitted infections in suspected child victims of sexual assault. Pediatrics. 2009;124(1):79-8.
11. Altchek A. Pediatric vulvovaginitis. J Reprod Med. 1984;29(6):359-75.
12. Beyitler I, Kavukcu S. Clinical presentation, diagnosis and treatment of vulvovaginitis in girls: a current approach and review of the literature. World J Pediatr 2012. [Acesso em dez. 2016]. Disponível em: www.wjpch.com.
13. Pirotta MV, Gunn JM, Chondros P. Not thrush again! Women's experience of post-antibiotic vulvovaginitis. Med J Aust. 2003;179(1):43-6.
14. Borges S, Silva J, Teixeira P. The role of Lactobacilli and probiotics in maintaining vaginal health. Arch Gynecol Obstet. 2014;289(3):479-89.
15. Randelovic G, Mladenovic V, Ristic L, Otasevic S, Brankovic S, Mladenovic SA et al. Microbiological aspects of vulvovaginitis in prepubertal girls. Eur J Pediatr. 2012;171:1203-1208.
16. Zhang J, Deng J, Wang Z, Che C, Li YF, Yang Q. Modulatory effects of Lactobacillus salivarius on intestinal mucosal immunity of piglets. Curr Microbiol. 2011;62:1623-1631.
17. Akil I, Yilmaz O, Kurutepe S, Degerli K, Kavukcu S. Influence of oral intake of Saccharomyces boulardii on Escherichia coli in enteric flora. Pediatric Nephrol. 2006;21:807-810.

18. Girardet RG, Lahoti S, Howard LA, Fajman NN, Sawyer MK, Driebe EM, Lee F, Sautter RL, Greenwald E, Beck-Sagué CM, Hammerschlag MR, Black CM. Epidemiology of sexually transmitted infections in suspected child victims of sexual assault. Pediatrics. 2009;124(1):79-8.
19. Kohlberger P, Bancher-Todesca D. Bacterial colonization in suspected sexually abused children. J Pediatr Adolesc Gynecol. 2007;20(5):289-92.
20. Emans, Laufer, Goldstein's. Pediatric and adolescent gynecology. 6th ed. Lippinoctt Williams & Wilkins; 2011.
21. CDC. Recommendation for the laboratory-based detection of Chlamydia trachomatis and Neisseria gonorrhoeae. MMWR. 2014;63(RR02):1-19. Disponível em: https://www.cdc.gov/mmwr/preview/mmwrhtml/rr6302a1.htm.
22. CDC STD. Treatment guidelines. MMWR. 2015;64(3). Disponível em: https://www.cdc.gov/std/tg2015/default.htm.

11

Vulvovaginite na Adolescência

- José Alcione Macedo Almeida
- Cristiane Lima Roa
- Eiko Ines Fukazawa
- Noely Paula Cristina Lorenzi

Vulvovaginites são processos inflamatórios, infecciosos ou não, que acometem vulva e vagina, sendo causas frequentes de consultas ginecológicas. Como comentado no capítulo referente à criança, a inflamação pode ser somente da vulva, somente da vagina ou de ambas, quando então se chama de vulvovaginite, que é o que ocorre com mais frequência nas adolescentes. A queixa da paciente é o corrimento vaginal, que impacta na qualidade de vida, pelo desconforto vulvovaginal, principalmente se acompanhado de prurido e dor ao coito, podendo provocar ansiedade e até mesmo disfunção sexual, em especial em pacientes com maior labilidade emocional.[1]

É importante que se faça o diagnóstico correto da causa do corrimento vaginal, para termos o sucesso terapêutico. Nesse sentido, a história clínica e o exame ginecológico são de fundamental importância e podem, muitas vezes, nos orientar para o tratamento sem a obrigatoriedade de exames laboratoriais e, também, orientam quais testes devemos realizar.

A descarga vaginal ou fluxo vaginal fisiológico devem ser diferenciados do patológico, em especial na fase da puberdade, quando o endotélio cervical começa a responder aos estímulos estrogênicos. Por influência dos estrogênios, há a produção de ácido lático, a produção local de anticorpos IgA e IgG no endocérvice e na vagina, em resposta à infecção.[1]

Há dificuldade para se reconhecer o microbioma vaginal normal de mulheres assintomáticas, uma vez que é possível o cultivo, nelas, de grande quantidade de micro-organismos patogênicos. Os fatores que influenciam esse microbioma são de várias origens e são abordados em capítulo específico.

Conduzir corretamente os casos de pacientes com queixa de corrimento vaginal, quanto a diagnóstico e tratamento, muitas vezes é tarefa difícil, principalmente quando se trata de adolescentes virgens. Por isso, é fundamental que se atente para alguns fatores que podem dar origem à queixa de corrimento.

O asseio deficiente da região genital pode propiciar a ocorrência de corrimentos, odores desagradáveis e infecções locais. A maceração de células mortas que se desprendem nessa região, em especial em obesas que acumulam muita transpiração, contribui para o aumento quantitativo das bactérias que colonizam a pele e para a formação de odores desagradáveis.[1] O corrimento pode ter origem do colo uterino, fisiológica (muco cervical) ou patológica, como ectocervicite ou endocervicite.[2]

A atividade sexual, o estado hormonal e emocional, assim como o tipo de alimentação e o tipo de roupas íntimas, são fatores reconhecidos como favorecedores das infecções genitais.[1]

E importante que o médico explique à paciente, de maneira simples e objetiva, as estruturas anatômicas da região, como sulcos interlabiais, clitóris e seu prepúcio, grandes e pequenos lábios, assim como o períneo.

Neste capítulo, abordaremos as condições patológicas prevalentes na adolescência que estão associadas ao corrimento vaginal: a vaginose bacteriana, sem sinais inflamatórios; bem como a candidíase e a tricomoníase, com sinais evidentes de inflamação.

Vaginose bacteriana

A vaginose bacteriana é decorrente da alteração da flora vaginal associada a escassez ou ausência de lactobacilos e consequente aumento de pH e proliferação exacerbada de micro-organismos anaeróbios, como *Gardnerella vaginalis*, *Mobiluncus* e bacteroides.[3]

A vaginose bacteriana representa 50% dos diagnósticos de pacientes com corrimento vaginal. Isto ocorre em razão de fatores de risco como relações sexuais desprotegidas, múltiplos parceiros, uso de dispositivo intrauterino e de anticoncepcionais hormonais, tabagismo, duchas higiênicas, desodorantes íntimos e uso de absorventes fora do período menstrual.[4,5]

Quadro clínico

Corrimento acinzentado e com odor fétido é o sintoma mais comum na vaginose bacteriana. O prurido associado a esse odor, que as pacientes costumam comparar ao "cheiro de peixe podre", é característico. As pacientes, algumas vezes, podem não apresentar queixas, embora ao exame ginecológico se observe o corrimento acinzentado e com odor fétido.

A anamnese criteriosa e o exame físico adequado são de extrema importância para confirmar o diagnóstico, dispensando-se quase sempre a realização de exames laboratoriais. Estes devem ser realizados quando houver alguma dúvida, ou mesmo na recidiva ou quando há falha do tratamento.

Diagnóstico

O diagnóstico é basicamente clínico, de acordo com o citado anteriormente e a constatação ao exame vaginal (Figura 11.1).

Exames complementares podem auxiliar em situações duvidosas. A coloração de Gram (Figura 11.2) e os critérios de Amsel (Quadro 11.1) são os mais utilizados. A Figura 11.2 é de lâmina corada pelo método de Gram, revelando as *Clue cells*, que são células guias para o diagnóstico. O pH vaginal menos ácido medido por meio de uma fita de pH e o teste do KOH 10% com liberação de aminas voláteis de odor fétido são indicativos da vaginose bacteriana.[6]

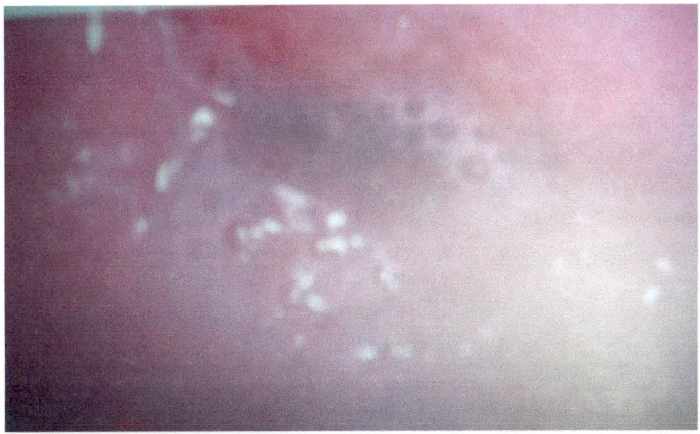

Figura 11.1 – Aspecto do corrimento.
Fonte: Acervo da Clínica Ginecológica do HC-FMUSP.

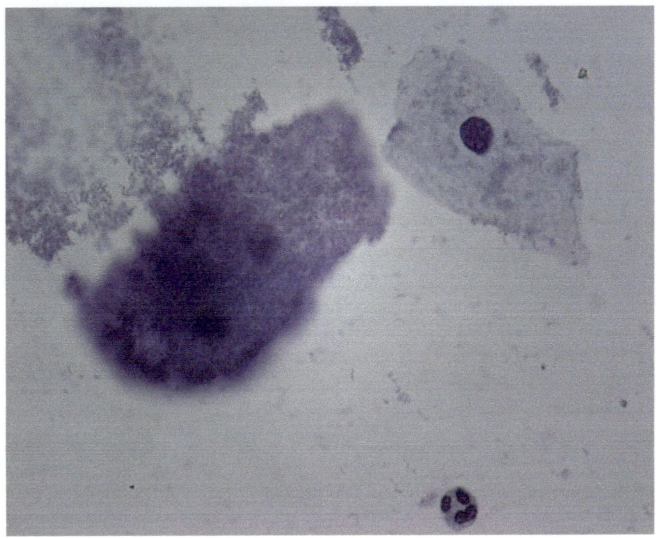

Figura 11.2 – *Clue cells*.
Fonte: Acervo da Clínica Ginecológica do HC-FMUSP.

Não é recomendado realizar a cultura do corrimento, uma vez que não há diferença entre sintomáticas e assintomáticas.[7] Os principais agentes encontrados nesse exame são: estafilococos, enterococos, difteroides e lactobacilos. Em adolescentes virgens, quando há constatação de infecção vulvovaginal, principalmente se o odor for muito forte, deve-se descartar a presença de corpo estranho intravaginal. Essa situação pode provocar infecções crônicas até que esses objetos sejam removidos. Estima-se que 4% das meninas de menos de 13 anos de idade com queixas genitourinárias possam ter algum corpo estranho intravaginal, introduzidos inclusive com fins masturbatórios. O corpo estranho pode modificar a flora vaginal e ocasionar vaginose bacteriana, outras infecções secundárias, até mesmo atingindo órgãos adjacentes, como bexiga e reto.[8]

Quadro 11.1 Critérios de Amsel (a presença de pelo menos 3 dos 4 critérios é necessária para o diagnóstico).	
1	Secreção amarelada ou acinzentada
2	pH vaginal superior a 4,7
3	Teste das aminas positivo
4	Células-chave ou células-alvo (*clue cells*)

Fonte: Desenvolvido pela autoria do capítulo.

Tratamento

Segundo o Centers for Disease Control and Prevention (CDC),[8] o tratamento da vaginose bacteriana deve ser feito com um dos esquemas das Tabelas 11.1 e 11.2.

Tabela 11.1 – Tratamentos recomendados: 5G ~ 1 aplicador.

Medicação	***Dose***	***Via***	***Frequência***	***Duração***
Metronidazol	500 mg	Oral	12/12h	7 dias
Metronidazol	Gel 0,75%, 5 g	Vaginal	1 x/dia (à noite)	5 dias
Clindamicina	Creme 2%, 5 g	Vaginal	1 x/dia (à noite)	7 dias

Fonte: CDC.[8]

Tabela 11.2 – Tratamento alternativo.

Medicação	***Dose***	***Via***	***Frequência***	***Duração***
Tinidazol	2 g	Oral	1 vez ao dia	2 dias
Tinidazol	1 g	Oral	1 vez ao dia	5 dias
Clindamicina	300 mg	Oral	12 em 12 horas	7 dias
Clindamicina	100 mg óvulos	Vaginal	1 vez ao dia (à noite)	3 dias

Fonte: CDC.[8]

Complicações

A vaginose bacteriana não tratada pode se tornar um processo crônico. Na adolescência e na vida adulta, esse corrimento pode resultar em complicações, como aborto, prematuridade, rotura prematura de membranas ovulares, e ainda estar presente em infecções pélvicas.

Candidíase vaginal

As vulvovaginites por fungos foram descritas pela primeira vez por J. S. Wiilkinson, em 1949, ocasião em que foi estabelecida a relação entre a presença de fungos na vagina e sintomas de vaginite.[9] A vulvovaginite por fungos pode ocorrer em mulheres desde a infância até a senilidade, mesmo nas que ainda não tenham atividade sexual. São conhecidas aproximadamente 200 espécies de fungos do gênero *Candida*. São leveduras consideradas oportunistas, que vivem normalmente nos mais diferentes tecidos e secreções do corpo humano.[10] Cerca de 90% das candidíases vulvovaginais são causadas pela *Candida albicans* e 10% por outras espécies de *Candida* sp., em especial a *Candida glabrata*.[11]

A estimativa da incidência e da prevalência é um desafio. A grande maioria das pacientes são tratadas empiricamente, por apresentarem sintomas agudos e intensos.[12]

Ao longo da vida, cerca de 75% das mulheres terão pelo menos 1 episódio; 40% a 45% sofrerão 2 ou mais, 10% a 20% são portadoras assintomáticas;[11] 5% apresentarão a recorrência, isto é, mais de 4 episódios por um período de 12 meses, comprovados por meio de exames laboratoriais.[13]

A candidíase não é infecção de transmissão sexual (IST). Esses micro-organismos podem fazer parte da flora vaginal normal, sem provocar nenhum sintoma, e na dependência de fatores predisponentes, como diabetes melito ou qualquer outra doença autoimune, uso de antibióticos e/ou corticosteroides, principalmente se por tempo prolongado, ocorre o desenvolvimento dos fungos.[14,15]

Diagnóstico

A história clínica e o exame físico são essenciais para o diagnóstico de vulvovaginite por fungo. Classicamente, a apresentação clínica caracteriza-se por corrimento vaginal branco, grumoso, espesso e sem odor, associado a prurido vulvar intenso. Ao exame ginecológico, observam-se placas tipo leite coalhado, aderentes às paredes vaginais. Pode-se encontrar também edema, eritema e fissuras vulvares.[11,16]

Exames complementares são necessários para confirmação da etiologia. O exame a fresco pode identificar hifas ou pseudo-hifas, entretanto a sensibilidade é de 50%. Nos casos de recorrência, a cultura para pesquisa de fungos é o padrão-ouro, enquanto a técnica de polymerase chain reaction (PCR) não é aprovada pelo Food and Drugs Administration (FDA).

É comum que pacientes informem ter candidíase recorrente. No entanto, é importante que esse diagnóstico seja corretamente confirmado, uma vez que a recorrência é considerada quando a paciente tem 4 ou mais episódios sintomáticos ao ano. É necessário que esses episódios sejam confirmados por médico, de preferência com cultura específica, pois muitas pacientes têm o hábito de repetir o tratamento, por conta própria, na presença de corrimento ou prurido local.

Tratamento

Quanto antes se instituir o tratamento correto, maiores são as chances de sucesso.

• Medidas gerais

É aconselhado que a paciente não permaneça muito tempo com roupa de banho molhada; evite o uso de roupas muito justas e de tecidos que dificultem a ventilação, aumentando a temperatura da região vulvar; e evite o uso de absorventes externos fora do período menstrual.

• Tratamento medicamentoso

Os derivados de imidazólicos têm apresentado mais eficácia do que a nistatina.[17]

O tratamento recomendado são os esquemas a seguir (Tabela 11.3).

Tabela 11.3 – Tratamento.

Uso tópico	*Uso oral*
Miconazol 2%, uso tópico, diariamente, de 7 a 14 dias ou Clotrimazol 2%, uso tópico, diariamente ou Nistatina 25.000 UI, uso tópico, diariamente	Fluconazol, comprimidos com 150 mg, via oral, em dose única

Fonte: Desenvolvida pela autoria do capítulo.

A associação entre a via oral e a via vaginal é uma alternativa, com bons resultados. Não há necessidade de tratar o parceiro assintomático, uma vez que a candidíase não é de transmissão sexual.

Para a candidíase vaginal de repetição, recomenda-se dose semanal de fluconazol 150 mg, durante 4 meses.[13]

Tricomoníase vaginal

O *Trichomonas vaginalis*, parasita extracelular obrigatório, identificado, em pesquisa de fluxo vaginal, pelo médico francês Alfred F. Donné, em 1836, foi inicialmente considerado um comensal. Atualmente, apresenta relevância pelas sequelas causadas na saúde da mulher e do homem.[18,19]

A tricomoníase é considerada universalmente a mais comum infecção sexualmente transmissível (IST) não viral e contribui para aumentar, em 2 a 3 vezes, a chance de a paciente adquirir *human immunodeficiency virus* (HIV),[20,21,22] bem como a coinfecção pelo herpes-vírus e outras ISTs.[23]

Para o CDC, a tricomoníase é considerada infecção parasitária negligenciada e requer ações de saúde pública.[24] São assintomáticos 7% a 66% das mulheres e 46% a 77% dos homens, fator que mantém a transmissão sexual entre parceiros.[25]

Prevalência

Atualmente, estima-se que 3,7 milhões de americanos são portadores desse protozoário e 1,1 milhão de novos casos são relatados por ano.

Estimativa da prevalência na adolescência é limitada, mas sabe-se que esse grupo tem maior risco para contrair essa infecção pelo seu próprio comportamento sexual, como coito sem proteção, e também pelo crescente aumento do abuso sexual nessa população.[26]

O rastreamento em populações de risco, apesar da alta incidência da infecção, não é realizado rotineiramente nos Estados Unidos.[27]

No Brasil, de acordo com o Ministério da Saúde, a prevalência da infecção é de 2,6% a 20% entre mulheres e é subestimada, como consequência do método diagnóstico pouco sensível (exame a fresco), da não realização de teste em pacientes assintomáticas, por não ser a doença de notificação compulsória e pelo pouco conhecimento em relação à duração da infeccão.[28]

Estudos demonstraram que o *Trichomonas vaginallis*, em uma relação de endossimbiose com vírus, colabora para a adaptação e a virulência no organismo humano; tal vírus, denominado

Trichomonas vaginalis virus (TVVs), contribui para complicações no processo inflamatório e pode ser causa de resistência ao tratamento.[29]

Diagnóstico

O método rotineiramente preconizado para o diagnóstico de *Trichomonas vaginalis* é o exame a fresco do fluxo vaginal. Esse método, porém, apresenta baixa sensibilidade (50%).[30]

Nos Estados Unidos, atualmente a cultura para pesquisa de *Trichomonas vaginalis* no conteúdo vaginal não é mais considerada padrão-ouro. Apesar de ter sensibilidade de 75% a 96% e especificidade de 100%, o tempo para se obter os resultados é de 3 a 5 dias.[31]

Atualmente, são disponibilizados testes moleculares, *Trichomonas vaginalis* transcription-mediated amplification (APTMA T) e number of nucleic acid amplification tests (NAATs), que apresenta sensibilidade de 95,3% a 100% e especificidade de 95,2% a 100%, podendo a amostra utilizada ser urina, conteúdo vaginal e do endocérvice. No entanto, seu custo ainda é inviável para aplicação em rastreamento.[32]

O ideal é que se faça o diagnóstico imediatamente, logo que ocorra a procura de consulta por parte da paciente. Assim, os conhecimentos sobre prevalência e quadro clínico são de real importância. A sintomatologia clássica, de corrimento pruriginoso ou não, verde acinzentado e bolhoso, é um parâmetro indicativo da infecção por *Trichomonas vaginalis*. Se os exames citados anteriormente não estiverem disponíveis ou deixarem dúvidas, o tratamento medicamentoso se impõe.

Tratamento

Os fármacos derivados de nitroimidazólicos são os únicos com eficácia efetiva contra o *Trichomonas vaginalis* e são recomendados os esquemas a seguir: metronidazol 500 mg, via oral, 12/12h, por 7 dias; ou metronidazol 2 g, via oral, em dose única; ou ainda tinidazol 2 g, via oral, em dose única.

Estudos recentes demostraram que o tratamento da tricomoníase com metronidazol 2 g, em dose única, apresenta baixa eficácia quando comparado com o uso de metronidazol 500 mg, 2 vezes ao dia, durante 7 dias.

Nossa preferência é pelo esquema posológico com metronidazol 500 mg, de 12 em 12 horas, durante 7 dias.

O tratamento do parceiro deve ser realizado simultaneamente; e a abstenção da atividade sexual até 7 dias após o término do tratamento do casal é recomendada.[24]

Recomenda-se também evitar o consumo de bebidas alcoólica durante o período de 24 horas após completar o tratamento com metronidazol, ou de 72 horas após o completo tratamento com tinidazol, para evitar a redução da reação *disulfiram-like*.[33]

Segundo o CDC,[24] a recidiva é de 17% nas pacientes que mantêm atividade sexual, razão por que é recomendada a reavaliação após 3 meses do tratamento.

REFERÊNCIAS BIBLIOGRÁFICAS

1. Águas F, da Silva DP. Revisão dos conceitos de infecção vaginais. 2012. Reunião da Sociedade Portuguesa de Ginecologia. Ericeira: 16 e 17 de março 2012.
2. Sherrard J, Donders D, White D et al. European guideline on the management of vaginal discharge (IUSTI/WHO). 2011. Int J of STD AIDS. 2011;22:421-429.

3. Linhares IM, Summers PR, Larsen B, Giraldo PC, Witkin SS. Conteporary perspectives on vaginal ph and lactobacilli. Am J Obstct Gynecol. 2011;204(2):120e1-5.
4. Hoffman B, Schorge J et al. Bacterial vaginosis. In: Willians gynecology. 2nd ed. New York: McGraw-Hill; 2012. p. 65-7.
5. Giraldo PC, Amaral PL, Gonçalves AK, Vicentine R, Martins CH, Giraldo H et al. Influência da frequência de coitos vaginais e de prática de duchas higiênicas sobre o equilíbrio da microbiota vaginal. Rev. Bras. Ginecol. Obst. 2005;27(5);257-62.
6. Joesoef MR, Schmid G. Bacterial vaginosis. Clin Evid. 2005;13:1968-78.
7. Motta E, Almeida JAM. Doença inflamatória pélvica em adolescente. In: Baracat EC, Melo NR et al (ed.). Ginecologia: baseada em casos clínicos. Barueri, SP: Manole; 2013.
8. Centers for Disease Control and Prevention. Bacterial vaginosis. MMWR. 2010;59(RR-12):55-58.
9. Geiger AM, Foxman B, Gillespie BW. The epidemiology of vulvovaginal candidiasis among university students. Am J Public Health. 1995;85(8 pt):1146-8.
10. Jackson ST, Mullings AM, Rainford L, Miller A. The epidemiology of mycotic vulvovaginitis and the use of antifungal agents in suspected mycotic vulvovaginitis and its implications of clinical practice. West Indian Med J. 2005;54(3):192-5.
11. Department of Health and Human Services, Centers for Disease Control and Prevention. Sexually transmitted diseases treatment guidelines. 2010 Dec 17;59:56-63.
12. Blostein F, Levin-Sparenberg E, Wagner J, Foxman B. Recurrent vulvovaginal candidiasis. Ann Epidemiol. 2017;27(9):575-582e3.
13. Sobel JD, Brooker D, Stin GE, Thomason JL, Wermeling DP, Bradley B et al. Single oral dose fluconazole compared with conventional clotrimazole topical therapy of candida vaginitis. Fluconazole Vaginitis Study Group. Am J Obstet Gynecol. 1995;172(4 pt 1):1263-8.
14. Borges S, Silva J, Teixeira P. The role of Lactobacilli and probiotics in maintaining vaginal health. Arch Gynecol Obstet. 2014;289(3):479-89).
15. Meredith L, Ohmar M. Vulvovaginitis: presentation of more common problems in pediatric and adolescent gynecology. Best Practice & Research Clinical Obstetrics and Gynaecology. 2018:4814-27.
16. Consenso sobre Infecções Sexualmente Transmissíveis: vulvovaginites. 2006. Reunião de Consenso Nacional da Sociedade Portuguesa de Ginecologia. Guimarães: 2006;16-19.
17. [Acesso em 9 jan. 2020]. Disponível em: http://www.cdc.gov/fungal/diseases/candidiasis/genital/index.html. 2015.
18. Hobbs MM, Sena AC, Swygard H et al. Trichomonas vaginalis and trichomoniasis. In: Holmes K, Holmes KK, Sparling PF et al (ed.). Sexually transmitted disease. 4th ed. New York: McGraw-Hill; 2008. p. 771-93.
19. McClelland RS. Trichomonas vaginalis infection: can we afford to do nothing? J Infect Dis. 2008;197:487-9.
20. McClelland RS, Sangare L, Hassan WM et al. Infection with Trichomonas vaginalis increases the risk of HIV-1 acquisition. J Infect Dis. 2007;195:698-702.
21. World Health Organization. Prevalence and incidence of selected sexually transmitted infections: Chlamydia trachomatis, Neisseria gonorrhoeae, Syphilis, and Trichomonas vaginalis – Methods and results used to by WHO to generate 2005 estimates. Geneva, Switzerland: World Health Organization; 2011.
22. Patel EU, Gaydos CA, Packman ZR et al. Prevalence and correlates of Trichomonas vaginalis infection among men and women in the United States. Clin Infect Dis. 2018;67:211-7.
23. Allsworth JE, Ratner JA, Peipert JF. Trichomoniasis and other sexually transmitted infections: results from the 2001-2004. National Health and Nutrition Examination Surveys. Sex Transm Dis. 2009;36:738-44.
24. Centers for Disease Control and Prevention. Parasites: neglected parasitic infections. [Acesso em 21 dez. 2019]. Disponível em: https://www.cdc.gov/parasites/npi/index.html.
25. Meites E, Llata E, Braxton J et al. Trichomonas vaginalis in selected U.S. sexually transmitted disease clinics: testing, screening, and prevalence. Sex Transm Dis. 2013;40:865-9.
26. Edwards T, Burke P, Smalley H, Hobbs G. Trichomonas vaginalis: clinical relevance, pathogenicity and diagnosis. Crit Rev Microbiol. 2016;42:406-417. Disponível em: https://doi.org/10.3109/1040841X.2015.1105782.
27. Mielczarek E, Blaszkowska J. Trichomonas vaginalis: pathogenicity and potential role in human reproductive failure. Infection. 2016;44:447-458.

28. Ministério da Saúde, Secretaria de Vigilância em Saúde, Programa Nacional de DST e Aids. Prevalências e frequências relativas de Doenças Sexualmente Transmissíveis (DST) em populações selecionadas de seis capitais brasileiras. 2005. Ministério da Saúde, Secretaria de Vigilância em Saúde, Programa Nacional de DST e Aids.
29. Fichorova RN, Lee Y, Yamamoto HS, Takagi Y, Hayes GR et al. Endobiont viruses sensed by the human host: beyond conventional antiparasitic therapy. PLoS ONE. 2012;7(11):e48418. doi:10.1371/journal.pone.0048418.
30. Hollman D, Coupey SM, Fox AS et al. Screening for Trichomonas vaginalis in high-risk adolescent females with a new transcription-mediated nucleic acid amplification test (NAAT): associations with ethnicity, symptoms, and prior and current STIs. J Pediatr Adolesc Gynecol. 2010;23:312-6.
31. Nye MB, Schwebke JR, Body BA. Comparison of APTIMA Trichomonas vaginalis transcription-mediated amplification to wet mount microscopy, culture, and polymerase chain reaction for diagnosis of trichomoniasis in men and women. Am J Obstet Gynecol. 2009;200:e181-7-400.
32. Schwebke JR, Hobbs MM, Taylor SN et al. Molecular testing for Trichomonas vaginalis in women: results from a prospective U.S. clinical trial. J Clin Microbiol. 2011;49:4106-11.
33. Mannisto P, Karhunen M, Mattila J et al. Concentrations of metronidazole and tinidazole in female reproductive organs after a single intravenous infusion and after repeated oral administration. Infection. 1984;12:197-201.

12

Infecções Bacterianas Comprometendo a Vulva de Crianças e de Adolescentes

■ Paula Silva Ferreira

Infecções bacterianas da vulva podem representar um complexo diferencial para o médico ginecologista, variando desde infecções superficiais de pele até infecções que representam risco de vida, como a *fasciíte necrotizante*.

O rápido diagnóstico e o tratamento em tempo hábil dessas infecções de pele e tecido celular subcutâneo são cruciais, uma vez que a anatomia subcutânea da vulva pode facilitar a disseminação rápida dessas infecções para outros tecidos, com significativas morbidade e mortalidade.[1]

Anatomia vulvar e a disseminação da infecção

A vulva é definida externamente pela porção da genitália feminina delimitada dentro da área perineal, anteriormente pelo monte púbis, posteriormente pelo reto e lateralmente pelas dobras genitocrurais. A superfície da pele é composta por epitélio escamoso estratificado, com folículos pilosos, glândulas sebáceas e glândulas sudoríparas, e cada uma dessas estruturas pode servir como sítio primário de infecção. Glândulas específicas localizadas na vulva incluem: os pares de glândulas de Bartholin, que secretam dentro do introito vaginal por um ducto que se localiza anatomicamente às 4 e 8 horas do hímen; e as glândulas periuretrais de Skene.

A continuidade da fáscia e do tecido gorduroso da vulva pode permitir a rápida disseminação da infecção para outras estruturas anatômicas. A infecção bacteriana da fáscia superficial do monte púbico e do lábio maior pode se disseminar com facilidade para a fáscia da coxa interna e para a fáscia de Camper da parede abdominal anterior. Por sua vez, as camadas da fáscia profunda da vulva estão em continuidade com a fáscia de Scarpa da parede abdominal superior. Assim, o rápido reconhecimento de infecções bacterianas vulvares se faz necessário pela potencialidade da disseminação por contiguidade de celulite ou abscessos vulvares para o abdome e de infecções sistêmicas graves.

Fatores de risco para infecções vulvares

Os fatores de risco para infecções bacterianas vulvares não são diferentes daquelas de outros sítios da pele, apesar de haver alguns fatores próprios da região associados a infecção vulvar. Os fatores predisponentes principais para o desenvolvimento de infecções na faixa etária pediátrica são imunossupressão, obesidade, dificuldade de higiene local, uso prolongado de roupa íntima úmida, trauma. Em adolescentes, devem ser considerados ainda cuidados locais vulvares (p. ex., depilação com cera ou lâmina) e gravidez.

Microbiologia das infecções vulvares

Organismos normalmente isolados em amostras cutâneas da vulva, que correspondem a sua flora bacteriana habitual, incluem os estafilococos coagulase-negativos, os micrococos, as bactérias corineformes e, como flora transitória, bactérias coliformes e os enterococos. Estreptococos do grupo B podem ser encontrados em culturas dessa região em números menores. Na região perineal, espécies de *Acinetobacter* são residentes em até 15% dos indivíduos.

A cultura para bactérias aeróbias e anaeróbias de abscessos vulvares mostrou que a principal bactéria patogênica envolvida em abscessos vulvares é o *Staphylococcus aureus*. A maioria dos *S. aureus* isolados eram resistentes à meticilina (MRSA). Além do *S. aureus*, outras bactérias isoladas encontradas foram *Proteus mirabilis*, *Escherichia coli*, *Streptococcus* do grupo B e *Enterococcus*. No caso de culturas bacterianas de rotina, na suspeita de infecção das glândulas de Bartholin, o resultado obtido na maior parte das vezes é de flora multibacteriana. Quando bactérias individuais são isoladas, as espécies mais encontradas são os estafilococos.

Piodermites

As piodermites são infecções cutâneas primárias causadas por bactérias piogênicas, capazes de induzir resposta inflamatória aguda, com neutrófilos e, portanto, pus. As piodermites são queixas muito frequentes em consultórios dermatológicos, principalmente no verão, e acometem com mais frequência as áreas de dobras, uma vez que a umidade e o calor locais são fatores predisponentes para proliferação bacteriana. A etiologia dessas infecções é muito semelhante, sendo o *Staphylococcus aureus* e o *Streptococcus pyogenes* as principais bactérias envolvidas; mas o quadro clínico é muito variável, pois a manifestação clínica depende do local da pele onde a bactéria se instala e inicia a infecção. As principais piodermites causadas pelo *S. aureus* que acometem a vulva são: impetigo, ectima, foliculite, furúnculo/abscesso, antraz, celulite e erisipela. Por sua vez, o *S. pyogenes*, além de estar envolvido nas piodermites, é também isolado em culturas de vulvovaginites, infecções perianais e fasciíte necrotizante.

Impetigo

O impetigo é uma infecção primária da pele muito comum, causada por *Staphylococcus aureus* e por *Streptococcus pyogenes*. A infecção é contagiosa e superficial, acometendo as porções epidérmicas mais altas, sem destruição total da epiderme. É a infecção bacteriana mais comum em crianças, sendo responsável por até 20% das consultas dermatológicas e, ao longo da vida, por 7%. Um dos principais fatores predisponentes para impetigo em crianças são as infestações, como escabiose e pediculose, picadas de insetos e pequenos traumas.[2]

- Quadro clínico

Existem duas apresentações clínicas de impetigo, uma forma bolhosa e outra não bolhosa (impetigo contagioso de Tilbury Fox).

No impetigo não bolhoso, as lesões iniciais são caracterizadas pelo surgimento de vesícula de parede fina e conteúdo purulento sobre base eritematosa. A vesícula se rompe com facilidade e dificilmente é observada nessa apresentação, resultando em erosão muito superficial. O exsudato liberado da vesícula seca, formando crosta melicérica (cor-de-mel) marrom-amarelada, grosseira e com aspecto de "sujeira". Novas lesões surgem perifericamente, sem cicatrização das lesões centrais, e múltiplas lesões podem coalescer (Figura 12.1). A resolução da lesão não deixa cicatriz, por se tratar de acometimento apenas das porções superficiais da epiderme.

Na apresentação de impetigo bolhoso, as bolhas demoram um pouco mais para se romper e podem se tornar maiores que aquelas encontradas na apresentação não bolhosa, podendo atingir de 1 a 2 cm e persistir por 2 a 3 dias. O conteúdo da bolha é purulento. Após a ruptura, crostas finas marrom-amareladas (melicéricas) são formadas. A resolução das lesões centrais, com o surgimento de novas lesões periféricas, pode dar origem a lesões circinadas. As pacientes afetadas mantêm estado clínico geral sem alterações, e linfadenite periférica é raramente observada.

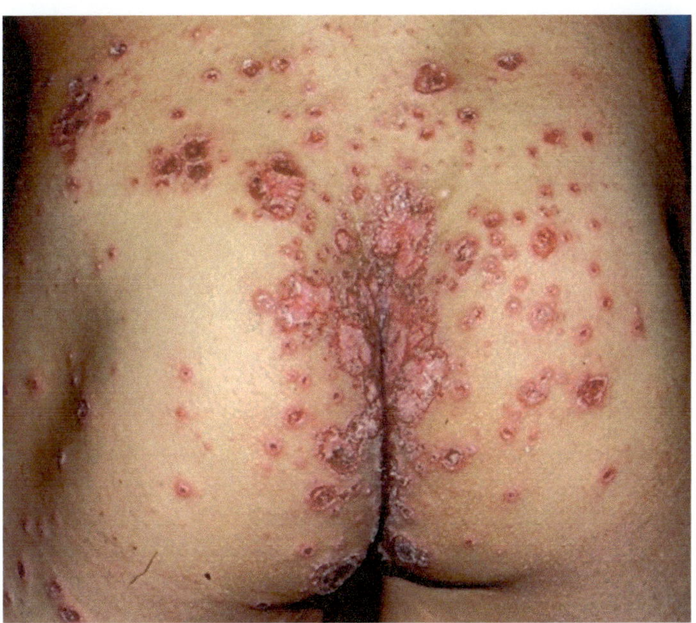

Figura 12.1 – Erosões rasas recobertas por crostas melicéricas disseminadas na região glútea de criança com impetigo.

Fonte: Acervo da autoria do capítulo. Ambulatório de Dermatologia do HC-FMUSP.

- Complicações

Complicações infecciosas dos impetigos são incomuns, sendo rara a disseminação para tecidos profundos. Impetigos estreptocócicos podem apresentar como complicação tardia rara, mas relevante, a glomerulonefrite aguda pós-estreptocócica.

- Tratamento

Em infecções moderadas e localizadas, pode ser empregada antibioticoterapia tópica direcionada para *Staphylococcus aureus* meticilina-resistentes (MRSA), como pomada de mupirocina ou ácido fusídico. Neomicina tópica é pouco eficaz contra estreptococos; bacitracina apresenta atividade contra estreptococos e estafilococos; e a associação desses dois medicamentos tópicos é comum e eficaz em grande parte dos casos.[3] Na ausência de resposta ou na recorrência da infecção, há suspeita de resistência bacteriana à mupirocina e ao ácido fusídico, e uma alternativa tópica é pomada de retamapulina.

É imprescindível a limpeza local, com remoção de crostas, antes da aplicação de pomadas. A limpeza pode ser feita com sabonetes líquidos e posterior aplicação de antissépticos, como clorexidine, água boricada a 3% ou líquido de Dakin.

No caso de infecções disseminadas ou em pacientes imunossuprimidos, devem ser empregados antibióticos sistêmicos, como cefalexina ou eritromicina.

Ectima

O ectima caracteriza-se por ulceração recoberta por crostas aderentes melicéricas. A etiologia do ectima é a mesma que a etiologia do impetigo, *S. aureus* e *S. pyogenes*.

- Quadro clínico

O início do quadro se dá com formação de pústula ou pequena bolha, que logo é recoberta por crosta dura e aderente (Figura 12.2). A lesão aumenta para a periferia por contiguidade. A base da lesão pode ficar endurecida e um halo periférico edematoso e eritematoso é frequentemente observado. A crosta é removida com dificuldade e sua remoção revela uma úlcera purulenta e irregular. A lesão pode demorar semanas para se resolver caso não seja adequadamente tratada e deixa cicatriz, uma vez que a infecção ultrapassa os limites da epiderme.[4]

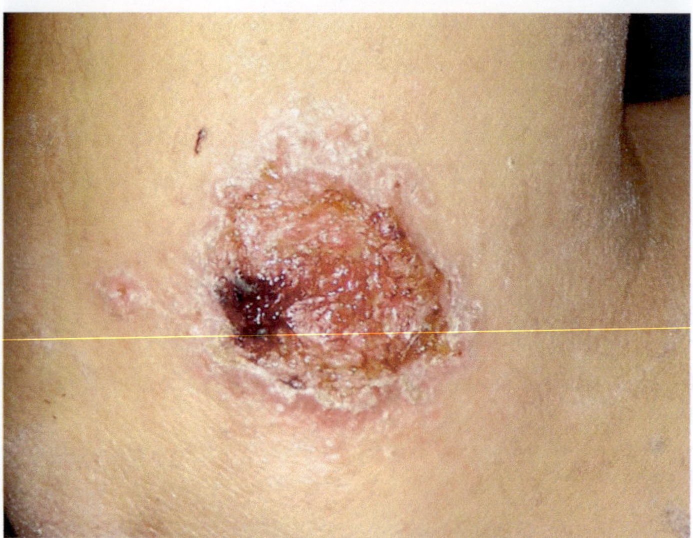

Figura 12.2 – Ulceração recoberta por crosta melicérica espessa. Ectima.
Fonte: Acervo da autoria do capítulo. Ambulatório de Dermatologia do HC-FMUSP.

- Tratamento

O tratamento é o mesmo descrito para o impetigo.

Foliculite

A foliculite crônica ou subaguda do folículo piloso, na qual a inflamação está confinada à porção superficial do folículo conhecido como óstio folicular, nem sempre tem etiologia infecciosa e pode ser desencadeada por injuria física ou química. A foliculite superficial infecciosa é uma infecção do óstio folicular causada pelo *S. aureus.*[5] O principal fator predisponente é o uso de corticoide tópico de alta potência.

- Quadro clínico

A lesão individual da foliculite bacteriana é uma pústula amarelada, em formato de domo, circundada por halo eritematoso. As pústulas são múltiplas e cicatrizam em 7 a 10 dias.

- Tratamento

A foliculite superficial de origem externa física ou química cessa após a suspensão dos fatores irritantes. O tratamento da foliculite bacteriana é o mesmo para o impetigo.

Furúnculo

O furúnculo é uma infecção aguda, em geral necrótica, da unidade pilossebácea, causada pelo *S. aureus.*[6,7,8] Os furúnculos são incomuns na infância, exceto em crianças portadoras de dermatite atópica, mas sua frequência aumenta rapidamente após a puberdade, sendo muito comuns em adolescentes. O trauma mecânico da superfície cutânea, como a fricção da pele, é o principal fator predisponente para o furúnculo.

- Quadro clínico

O furúnculo primeiramente se apresenta como um nódulo subcutâneo doloroso, recoberto por pele eritematosa e calor local. Posteriormente, esse nódulo evolui com ponto de flutuação central, visível externamente como uma pústula, e à palpação nota-se flutuação. Caso não seja adequadamente tratado, o centro da lesão torna-se necrótico e, após a saída desse material necrótico, a lesão cicatriza, deixando cicatriz hipercrômica. O furúnculo pode se manifestar como lesão única ou múltipla. A recorrência de novos surtos por meses ou anos é comum.

- Tratamento

Cada episódio de furúnculo deve ser tratado sistemicamente com cefalexina ou eritromicina oral. Antibióticos tópicos podem ser associados e são particularmente úteis em casos de recorrência para descontaminação de pacientes e os contactantes que moram na mesma casa.[7] O uso de compressas quentes locais pode aliviar os sintomas e abreviar o quadro. Caso se note flutuação, pode ser necessário realizar drenagem cirúrgica. Esses casos devem ser reavaliados e monitorados pelo risco de disseminação profunda da infecção.

Antraz ou carbúnculo

O antraz é uma infecção profunda que acomete um conjunto de unidades pilossebáceas, acompanhada por resposta inflamatória intensa do tecido conectivo e do tecido celular subcutâneo subjacente. É raro em mulheres e crianças, e é mais comum em pacientes malnutridos ou com dermatoses generalizadas.

- Quadro clínico

A lesão essencial se inicia com pápulas ou pústulas foliculares que coalescem em placas elevadas, eritematosas, quentes e dolorosas, encimadas por pústulas que drenam pus por múltiplos orifícios (Figura 12.3). O centro da lesão torna-se purulento e necrótico em sua evolução e a resolução da lesão deixa uma cicatriz crateriforme. O estado geral dos doentes usualmente se apresenta prejudicado nesses casos.

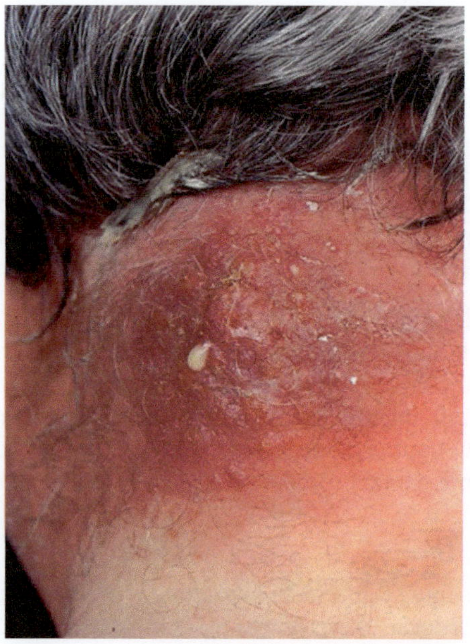

Figura 12.3 – Placa eritemato-edematosa encimada por múltiplas pústulas na região occipital. Antraz.

Fonte: Acervo da autoria do capítulo. Ambulatório de Dermatologia do HC-FMUSP.

- Tratamento

O tratamento desse quadro requer internação e antibioticoterapia sistêmica com oxacilina ou outro antibiótico penicilina-resistente.

Celulite e erisipela

Celulite é uma infecção subaguda ou crônica do tecido celular subcutâneo.[9]

Erisipela é o nome dado à infecção bacteriana aguda da derme e do tecido celular subcutâneo superior.

As bactérias envolvidas na etiologia da celulite e da erisipela são as mesmas das demais piodermites: *S. aureus* e *S. pyogenes*, sendo este último o agente mais isolado nessas infecções. Os fatores de risco para celulite da vulva são diabetes melito, obesidade, imunossupressão, gravidez, trauma, hábitos de higiene vulvar (depilação com cera e lâminas) e trauma iatrogênico (pós-operatório e etiologia obstétrica).

• Quadro clínico

A erisipela é definida clinicamente como uma placa eritemato-edematosa, ligeiramente elevada, com calor e dor local, com bordas bem definidas.[10] Nas celulites, a infecção do tecido celular subcutâneo frouxo é mais profunda que nas erisipelas; e as alterações clínicas encontradas são edema, eritema, calor e dor locais, sem limite bem definido das bordas da lesão. A celulite pode se estender superficialmente, e a erisipela pode se disseminar para camadas mais profundas do tecido celular subcutâneo. Atualmente, o termo erisipela tem sido usado como uma forma de celulite, e não como uma entidade distinta.

Em erisipelas, a presença de bolhas é comum e pode haver hemorragia superficial dentro das bolhas. As celulites mais intensas podem evoluir para combalias e progredir para necrose dérmica e algumas vezes para fasciíte necrotizante e piomiosite. A presença de linfangite e linfadenopatia são comuns. Exceto em casos muito leves, febre e mau estado geral costumam ocorrer.

• Tratamento

O tratamento das celulites e erisipelas vulvares devem ser feitos sob monitorização. Em casos leves, antibióticos orais podem ser empregados; os fármacos de escolha são cefalexina, clindamicina e sulfametoxazol/trimetoprima. Em infecções moderadas a graves, o paciente deve ser tratado de preferência sob regime hospitalar, com o uso de antibióticos sistêmicos, como clindamicina, cefazolina, vancomicina ou linezolida.

Fasciíte necrotizante

A fasciíte necrotizante (FN) é a infecção bacteriana de mais alta gravidade e apresenta taxa de mortalidade que varia de 14% a 48% dos casos, pois evolui com maior frequência para sepse e falência de múltiplos órgãos. Diagnóstico precoce e desbridamento cirúrgico rápido são críticos para a sobrevivência dessas pacientes. Um autor relatou taxa de 75% de mortalidade em doentes em que a FN foi reconhecida após 48 horas dos primeiros sintomas. A FN é muito rara na faixa etária pediátrica, sendo mais comum em pacientes acima de 50 anos com antecedentes de obesidade e diabetes.[11]

• Fatores de risco

A FN da vulva pode se desenvolver como progressão de uma celulite vulvar ou ser secundária a procedimentos obstétricos e ginecológicos comuns, como parto vaginal espontâneo, episiotomia, parto cesárea, *sling* médio-uretral, entre outros.

• Quadro clínico

A presença de dor aguda e intensa, associada a edema local, é o primeiro sinal de FN vulvar. Com a evolução da infecção, são relatados os sinais clássicos da FN, como eritema violáceo local, necrose cutânea, vesícula ou bolha hemorrágica e anestesia cutânea (Figura 12.4). Nesse ponto, o dano tecidual necrótico já está estabelecido e é irreversível. O sinal clínico característico da FN é descrito como necrose da fáscia superficial extensa, a qual não exibe resistência ao desbridamento cirúrgico. A presença de crepitação à palpação dos tecidos é encontrada em 37% a 57% dos casos, mas sua ausência não deve excluir a ocorrência de FN.

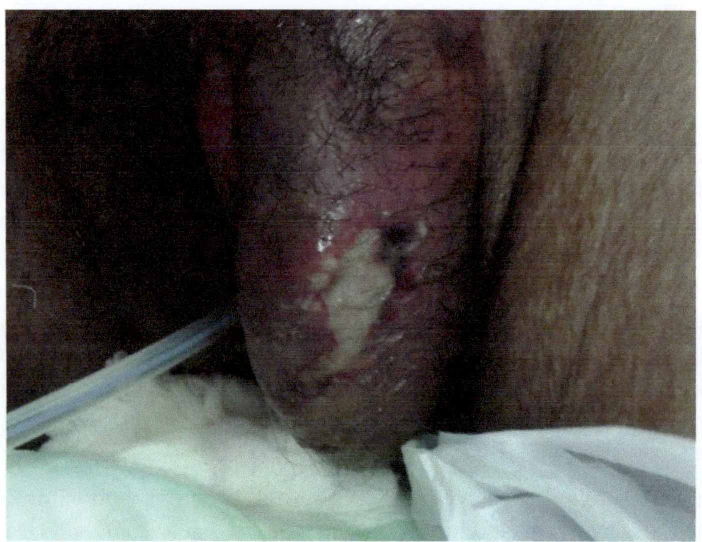

Figura 12.4 – Eritema e edema do grande lábio, com ulceração recoberta por fibrina e área de necrose. Fasciíte necrotizante da vulva.

Fonte: Acervo da autoria do capítulo. Ambulatório de Dermatologia do HC-FMUSP.

• Diagnóstico

O diagnóstico é eminentemente clínico, mas o uso de exames de imagem, como tomografia computadorizada, pode auxiliar, revelando a presença de gás no tecido celular subcutâneo produzido por bactérias aeróbias e anaeróbias.

• Tratamento

O debridamento cirúrgico, com a retirada de material necrótico, é essencial para limitar a progressão da infecção e diminuir a mortalidade. Internação hospitalar em regime de terapia intensiva também se faz necessário. Antibióticos de amplo espectro devem ser associados, uma vez que a cultura de amostra de FN em geral revela flora polimicrobiana. Os antibióticos empregados devem ser associações com cobertura para bactérias Gram-positivas e anaeróbias, como: vancomicina associada a piperacilina; e tazobactam, ou clindamicina, ou metronidazol, associados a aminoglicosídeo e quinolona.

■ REFERÊNCIAS BIBLIOGRÁFICAS

1. Wood SC. Clinical manifestations and therapeutic management of vulvar cellulitis and abscess: Methicillin-resistant Staphylococcus aureus, Necrotizing Fasciitis, Bartholin Abscess, Crohn Disease of the Vulva, Hidradenitis Suppurativa. Clin Obstet Gynecol. 2015 Sep;58(3):503-11.

2. Dajani AS, Ferrieri P, Wannamaker LW. Endemic superficial pyoderma in children. Arch Dermatol. 1973;108:517-22.
3. Schachner LA. Treatment of uncomplicated skin and skin infections in the pediatric and adolescent patient populations. J Drugs Dermatol. 2005;4(suppl. 6):s30-3.
4. Kelly C, Taplin D, Allen AM. Streptococcal ecthyma. Arch Dermatol. 1971;103:306-10.
5. Cohen PR. Community-acquired methicillin-resistant Staphylococcus aureus skin infections: a review of epidemiology, clinical features, management and prevention. Int J Dermatol. 2007;46:1-11.
6. Thurman A, Satterfield T, Soper D. Methicillin-resistant Staphylococcus aureus as a common cause of vulvar abscess. Obstet Gynecol. 2008;112:538-544.
7. Reichman O, Sobel J. MRSA infection of buttocks, vulva, and genital tract in women. Curr Infect Dis Rep. 2009;11:465-470.
8. Durupt F, Major L, Bes M et al. Prevalence of Staphylococcus aureus toxins and nasal carriage in furuncles and impetigo. Br J Dermatol. 2007;157:1161-7.
9. Baker CJ. Group B streptococcal cellulitis – adenitis in infants. Am J Dis Child. 1982;136:631-3.
10. Chartier C, Grosshans E. Erysipelas. Int J Dermatol. 1990;29:459-67.
11. Stephenson H, Dotters D, Katz V et al. Necrotizing fasciitis of the vulva. Am J Obstet Gynecol. 1992;166:1324-1327.

13

Herpes Genital na Infância e na Adolescência

- Cristiane Lima Roa
- Noely Paula Cristina Lorenzi
- Lana Maria de Aguiar
- José Alcione Macedo Almeida

A criança é mais vulnerável a infecções virais que os adultos, em razão de sua pouca ou nenhuma exposição a antígenos estimuladores de produção de anticorpos, com exceção dos recém-nascidos, que recebem passivamente por via placentária uma proteção transitória por meio dos anticorpos maternos, porém a duração dessa proteção é de poucos meses. Dessa maneira, em geral, a criança conta apenas com fatores inespecíficos para se defender e sua barreira cutânea é mais débil, pois tem epiderme mais delgada e menos cornificada, pH menos ácido e secreção sebácea escassa ou ausente.[1]

As principais infecções virais em crianças e adolescentes são divididas em três grupos:

- herpesvírus;
- poxvírus;
- papilomavírus.

Neste capítulo, abordar-se-á a infecção causada pelo herpes-vírus.

Herpesvírus

O herpes é um vírus DNA com 90 a 170 nm, transmitido de um ser humano para outro e observado com inclusões virais nas células infectadas.[2] Esse vírus permanece em latência nos gânglios sensitivos, transformando o hospedeiro em um potencial multiplicador da doença nos períodos de reativação.[3] Apresenta dois tipos etiológicos principais: o tipo 1 ou A (HSV1); e o tipo 2 ou B (HSV2). O HSV1 normalmente está relacionado a infecções orofaciais; e o HSV2, a manifestações genitais. Mas se pode encontrar HSV1 em genitais, assim como HSV2 em mucosa oral, principalmente em decorrência das práticas sexuais do hospedeiro.[4]

O herpesvírus simples é prevalente em todo o mundo entre as mulheres na faixa reprodutiva. Na gravidez, a infecção herpética está associada a aborto espontâneo, prematuridade, herpes neonatal e congênito. Cerca de 2% das mulheres suscetíveis a adquirir infecção herpética se infectam durante a gestação.[5]

A infecção neonatal pode ocorrer de diferentes formas. A primeira é a infecção uterina, rara e com diagnóstico difícil, realizado nas primeiras 48 horas de vida por meio de cultura viral. A segunda via de infecção é o contato do feto com secreções genitais maternas durante o parto; muito comum, representa de 75% a 80% das contaminações neonatais. A terceira via é a aquisição pós-natal pelo contato com parentes ou funcionários do hospital infectados com herpes orofacial.[5]

Na adolescência, a via de contaminação mais importante é o contato sexual, com a penetração viral por soluções de continuidade em pele e mucosa após o ato sexual.[6]

Quadro clínico

O herpes se manifesta de forma aguda através de uma placa eritematosa que causa ardência, acompanhada ou não de prurido. Em torno de 2 dias, aparecem vesículas que se agrupam e exulceram em mais ou menos 3 a 4 dias (Figura 13.1). A extensão das lesões será influenciada pela imunidade do paciente. Adenopatias inguinais e femorais acompanham o processo em 75% dos casos. A primoinfecção herpética, na maioria das vezes (50%), pode ser assintomática. Em outros casos, há uma exacerbação das manifestações clínicas, tornando o quadro clínico extremamente severo.[7]

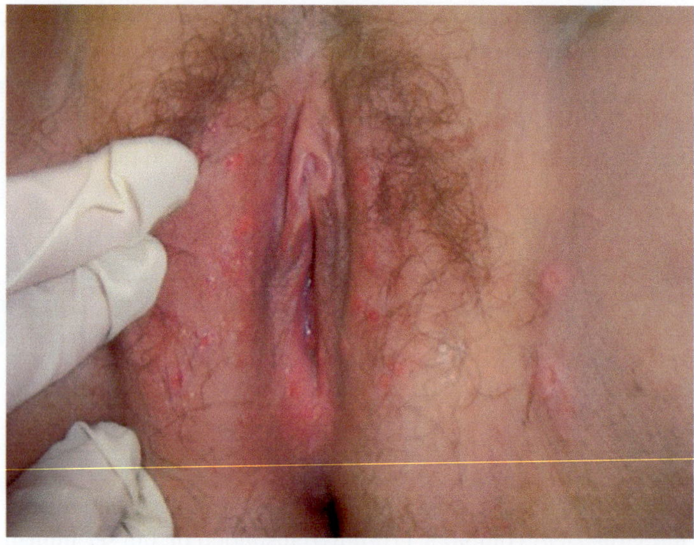

Figura 13.1 – Aspecto da lesão de primoinfecção de herpes genital em adolescente de 14 anos.
Fonte: Acervo da Clínica Ginecológica do HC-FMUSP.

Na faixa etária de 1 a 5 anos, ocorre comumente gengivoestomatite, com dor local e disfagia, provocando um quadro de desidratação ou malnutrição. Nas áreas cutâneas, pode haver infecções secundárias graves, como impetigo e pústulas.

Em meninas adolescentes ou pré-púberes, pode ocorrer cervicite ou vulvovaginite herpética com eritema vivo da região e edema, sem bolhas ou vesículas visíveis, mas com aspecto erosivo da mucosa e secreção mucopurulenta. As primoinfecções herpéticas podem evoluir com graves complicações, como infecção herpética disseminada e erupção variceliforme de Kaposi.

A infecção disseminada ocorre em recém-nascidos quando a mãe é portadora de vulvovaginite por HSV2. A erupção variceliforme de Kaposi é a disseminação cutânea de vesículas que formam rapidamente pústula e crostas. A evolução não é fatal.[2]

Diagnóstico

O diagnóstico é basicamente clínico. Pode-se realizar o citodiagnóstico (teste de Tzanck) para pesquisa de células gigantes multinucleadas. Cultura viral em tecidos e no líquor pode ser usada para confirmação em caso de dúvidas, mas não é a rotina.

Na biologia molecular, o exame da proteína C reativa (PCR) em tempo real e a captura híbrida são utilizados para a confirmação da infecção herpética. A biopsia de lesões ulcerosas crônicas e extensas possibilita o diagnóstico histológico.

A sorologia com imunoglobulina M (IgM) em ascensão é vista na fase aguda da doença, embora a imunoglobulina G (IgG) somente aumente após 30 dias.[11]

Prognóstico

Na gravidez, o herpesvírus pode ocasionar malformações congênitas, como hidrocefalia e cegueira.

O herpes neonatal disseminado tem altas taxas de mortalidade e morbidade devido ao acometimento do sistema nervoso central.

As lesões cutâneas e mucosas podem facilitar a contaminação pelo vírus da imunodeficiência humana.

Tratamento

Não há nenhuma medicação que cure a infecção herpética.

Os antirretrovirais utilizados (Tabela 13.1) têm o propósito de diminuir o tempo da doença e prevenir erupções (Figura 13.2). Além disso, a terapia diária em pacientes sintomáticos pode reduzir o risco de transmissão para a parceria sexual.

Tabela 13.1 – Tratamento do herpes genital.

Herpes genital	*Medicação/dosagem*	*Duração*
Imunocompetente Primeiro episódio	Aciclovir 400 mg VO de 8 em 8 horas ou Fanciclovir 250 mg VO de 8 em 8 horas ou Valaciclovir 1 g VO de 12 em 12 horas	7 a 10 dias
Imunocompetente Episódios recorrentes	Aciclovir 400 mg VO de 8 em 8 horas ou Fanciclovir 125 mg VO de 12 em 12 horas ou Valaciclovir 500 mg VO de 12 em 12 horas	5 dias

(continua)

Tabela 13.1 – Tratamento do herpes genital. (*Continuação*)

Herpes genital	*Medicação/dosagem*	*Duração*
Supressão ■ Mais de 6 crises/ano ■ Recorrências graves ■ Pródromos graves ■ Diminuir transmissão e problemas psicossexuais	Aciclovir 400 mg VO de 12 em 12 horas ou Fanciclovir 250 mg VO de 12 em 12 horas ou Valaciclovir 0,5 a 1 g VO 1 vez ao dia	6 a 12 meses
Imunossuprimido Primeiro episódio	Aciclovir 400 mg VO de 8 em 8 horas ou Fanciclovir 500 mg VO de 8 em 8 horas ou Valaciclovir 1 g VO de 12 em 12 horas	7 a 10 dias
Imunossuprimido supressão	Aciclovir 400 a 800 mg VO de 8 em 8 horas ou Fanciclovir 500 mg VO de 12 em 12 horas ou Valaciclovir 500 mg VO de 12 em 12 horas	7 a 10 dias

Fonte: Desenvolvida pela autoria do capítulo.

Esses medicamentos funcionam ao diminuir a taxa de replicação do vírus, dando mais oportunidade para o sistema imunológico interferir. Aciclovir, fanciclovir e valaciclovir são antivirais usados com segurança e boa tolerância pelas pacientes.[12]

Na gestação, a medicação de escolha é o aciclovir. A cesariana é recomendada nas pacientes com lesões no terceiro trimestre de gravidez.[13]

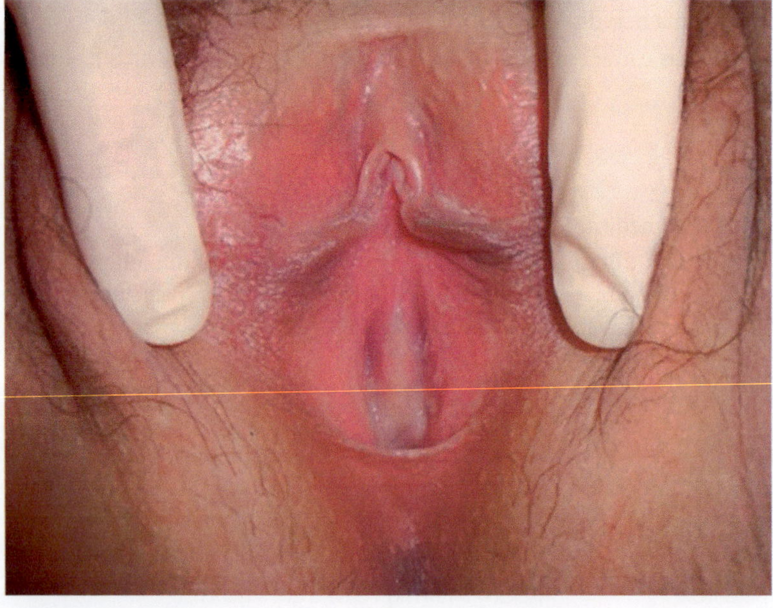

Figura 13.2 – Mesma paciente da Figura 13.1, após 15 dias tratamento com aciclovir.

Fonte: Acervo da Clínica Ginecológica do HC-FMUSP.

A Figura 13.3 apresenta o algoritmo para diagnóstico e tratamento de herpes genital.

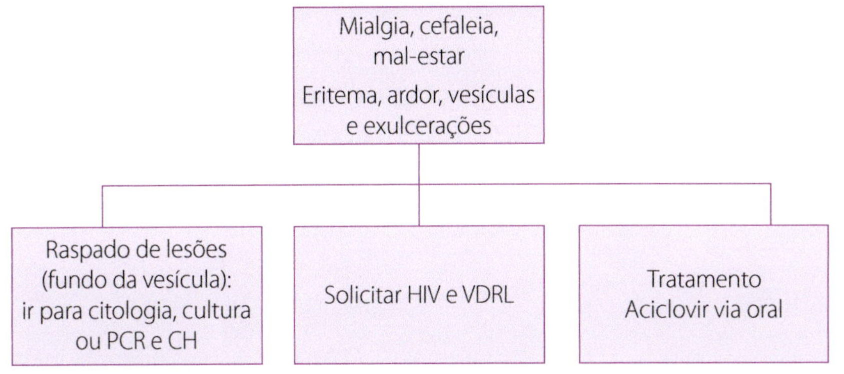

Figura 13.3 – Algoritmo – herpes genital.
Fonte: Desenvolvida pela autoria do capítulo.

REFERÊNCIAS BIBLIOGRÁFICAS

1. Belliboni N. Viroses cutâneas. In: Marcondes E (ed.). Pediatria básica. 8. ed. Editora Savier; 1994.
2. Fitzpatrick TB et al. Dermatology in General Medicine. Text-book and atlas. 2nd ed. New York: McGraw-Hill; 1979.
3. Geller N, Mendel IN. Herpes simples: atualização clínica, epidemiológica e terapêutica. Jbras Doenças Sexualmente Transmissíveis. 2012;260-266.
4. Centers for Disease Control and Prevention. 2010. STD treatment guidelines. [Acesso em 2010]. Disponível em: www.cdc.gov/treatment/2010.
5. Brown ZA, Selke S, Zeh J, Kopelman J, Maslow A Asheley RL et al. The aquisition of herpes simples virus during pregnancy. N Engl J Med. 1997;337:509-15.
6. Whitley RJ, Kimberlin DW, Roizman B. Herpes Simplex virus. CID. 1998;26:541-53.
7. Nahmias A, Lee F, Beckmam NJ. Epidemiologic and sociological patterns in herpes simples infection in the world. J Infect. 1990;69 19-36.
8. Giller RG. Doenças infecciosas em ginecologia; 1985.
9. Gardella C. Herpes simplex virus genital infections: current concepts. Curr Infect Dis Rep. 2011;13(6):588-94.
10. Martinez V, Caumes E, Chosidow O. Treatment to prevent recurrent genital herpes. Curr Opin Infect Dis. 2008;21(1):42-8.
11. Aguiar LM, Aidar TS. Herpes Genital – HSV. In: Baract EC et al (ed.). Ginecologia: baseada em casos clínicos. Barueri, SP: Manole; 2013.
12. Penello AM et al. Genital herpes – DST. Jbras Doenças Sex Transm. 2010;22(2)64-72.
13. Kim ID, Chang HS, Hwang KJ. Herpes simplex virus 2 infection rate and necessity of screening during pregnancy: a clinical and seroepidemiologic study. Yonsei Med J. 2012;53(2):401-7.

14

Verrugas na Região Vulvar e Perianal de Crianças e de Adolescentes

- Lana Maria de Aguiar
- Cristiane Lima Roa
- José Maria Soares Júnior
- José Alcione Macedo Almeida

Verrugas são proliferações papilares da pele que formam lesões elevadas ou vegetações e representam as manifestações clínicas da infecção pelo papilomavírus humano (HPV). Podem ser encontradas na pele e em mucosas. As formas mais comuns são as verrugas vulgares plantares e as verrugas achatadas, encontradas na pele. Outras localizações incluem a região anogenital, a boca, o esôfago, a conjuntiva e o trato respiratório.[1]

As verrugas da pele, localizadas em partes visíveis, principalmente em mãos, pés e cotovelos, são comuns, sem causar preocupação às mães. Entretanto, quando isso ocorre na região anogenital, é motivo de apreensão e de procura por consulta médica. O médico que atende essas crianças tem a missão de estabelecer o diagnóstico e o tratamento corretamente, tranquilizando e orientando a mãe da paciente, com informações claras quanto à origem das verrugas; não deve haver precipitação em relacioná-las, obrigatoriamente, a abuso sexual, embora essa possibilidade tenha que ser investigada cuidadosamente, mas sem alardes, com história dirigida, analisando-se os detalhes das condições de convivência da criança. Deve ficar claro que o HPV não é agente exclusivo dos órgãos genitais.

O HPV é altamente infeccioso, com período de incubação variando de semanas a 20 anos ou mais. Esse período de latência está relacionado, entre outros fatores, ao número de partículas virais presentes.[2]

Neste capítulo, pretende-se destacar as diferenças que ocorrem com relação às características das verrugas e, em especial, as condutas para diagnóstico e tratamento em crianças e adolescentes em comparação às mulheres com mais de 25 anos de idade.

Condiloma acuminado

Quando localizadas na região anogenital, as verrugas são denominadas condiloma acuminado. Esses condilomas são mais frequentes na vulva e na região perianal. Nessa região, podem afetar também as mucosas da vagina, do colo do útero, do ânus e do reto. O condiloma vulvar representa 70% das lesões por HPV cutâneo.[1]

Os papilomavírus humanos (HPVs) são responsáveis por induzir tanto as verrugas da região anogenital, os condilomas acuminados (Figura 14.1), como as verrugas de mãos, pés, cotovelos e outras partes do corpo. São mais de 200 tipos já identificados e cada um desses vírus tem tropismo específico para pele ou mucosa, assim como lesões com características histológicas específicas. Dos cerca de 40 sorotipos do HPV sexualmente transmissíveis, os tipos 6 e 11 são os mais frequentes, representando cerca de 90% dos casos de condilomas acuminados.

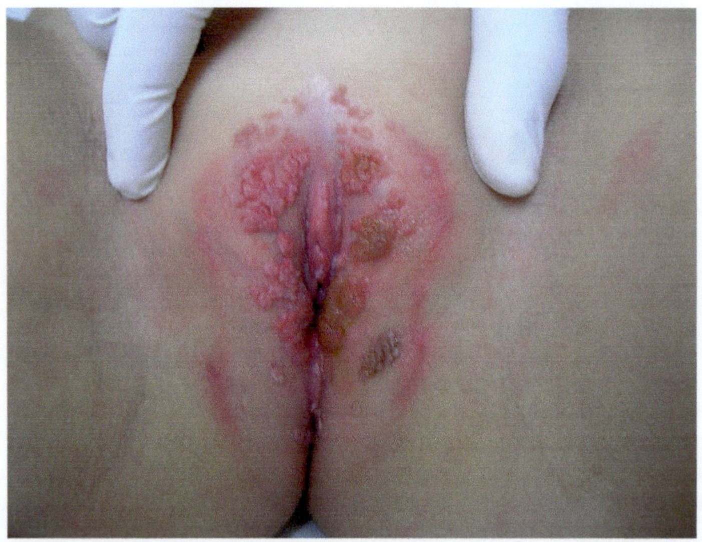

Figura 14.1 – Condilomas na região anogenital em criança de 7 anos de idade.
Fonte: Acervo da Clínica Ginecológica do HC-FMUSP.

Prevalência

A ocorrência de verrugas genitais em adultos tem aumentado em velocidade surpreendente nas últimas décadas.[3] Paralelamente, tem sido observada também maior incidência em crianças, com mais relatos na literatura, o que antes era raro. Desde 1986, várias publicações têm sido apresentadas.[4] De acordo com o potencial oncogênico, dois grupos de HPV infectam a região anogenital. No grupo considerado de baixo risco, estão os tipos 6, 11, 40, 42, 43, 44, 54, 61, 70, 72 e 81. O grupo de alto risco abrange os tipos 16, 18, 31, 33, 35, 39, 45, 51, 52, 56, 58, 59, 68, 73 e 82. Os tipos 26, 53 e 66 figuram como prováveis de alto risco, enquanto os tipos 34, 57 e 83 são de risco indeterminado. O tempo médio entre a infecção pelo HPV de alto risco e o surgimento do câncer cervical é de aproximadamente 20 anos e depende do tipo do vírus, da carga viral, da infecção persistente e do estado imunológico da mulher. As verrugas genitais são induzidas, quase sempre, por HPVs não oncogênicos.[5]

Aproximadamente 70% das mulheres jovens adquirem infecção por HPV nos primeiros sete anos da iniciação da atividade sexual.[6] Em contrapartida, 70% a 80% das que adquirem o HPV, principalmente adolescentes, o eliminam em até dois anos, sem qualquer tratamento específico.[7]

Estudos da resposta imunológica contra as proteínas do vírus têm sido realizados, e os que tomam por base a partícula *virus-like* (VLP) da proteína do capsídeo L_1 têm propiciado as vacinas, cujo sucesso se deve ao estímulo da resposta imune humoral anti-L_1 e à secreção de imunoglobulina g no muco cervical, que é maior que a resposta natural à infecção.[8] Dessa maneira, não é possível se fundamentar em sorologia para diagnosticar infecção por HPV ou marcadores preditivos de profusão da doença.[9]

Tipos de HPV detectados em crianças

Em revisão de 24 estudos publicados, 254 crianças com verrugas genitais foram analisadas para DNA-HPV, e os tipos encontrados foram: HPV 6 e 11 em 75,6%; HPV 2 em 11,3%; HPV 16 e 18 em 5,6%; HPV 27 ou 57 em 3%. Os tipos 6, 11, 16 e 18 foram implicados em transmissão sexual ou vertical; e o tipo 2, em auto ou heteroinoculação. Em outro estudo com 31 crianças pré-púberes, o HPV2 foi o mais comum (13/31), seguido por HPV6 (7/31), HPV (5/31) e HPV 16 (1/31), sugerindo que na verruga anogenital da criança o tipo mucoso do HPV é transmitido da mucosa para a pele e que o HPV2 explica a baixa prevalência de abuso sexual, podendo a presença do tipo mucoso nas verrugas genitais de crianças ser por auto ou heteroinoculação.[10]

A sorologia para o HPV é outra maneira para se conhecer a prevalência da infecção em crianças. O maior obstáculo é a pluralidade dos tipos de HPV e a fraca imunogenicidade deles. Os dados conhecidos revelam que a soropositividade por HPV é mais comum em crianças e adolescentes do que em adultos. Nas faixas etárias (entre 2 e 5 anos e entre 13 e 16 anos de idade) os anticorpos imunoglobulina M (IgM) para HPV são bimodais, sugerindo que há dois modos distintos de transmissão. Entre 3 e 12 anos de idade, prevalecem os anticorpos para o HPV 16. As infecções pelo HPV 6 e/ou 16 são comuns mais cedo e podem provocar resposta imunológica. No entanto, não se entende qual é o seu valor, se neutralizam o vírus ou o ajudam a escapar do sistema imunológico de defesa.

Formas de transmissão

Sem contato sexual

A forma como o vírus HPV infecta crianças ainda é controversa. Há hipóteses da transmissão da mãe, durante a gestação, por via transplacentária, por aspiração do líquido amniótico, por via ascendente, ou por contato com lesões durante a passagem pelo canal de parto. Entretanto, ainda não são conclusivos os estudos sobre a transmissão perinatal, nem mesmo como a infecção perinatal progride para lesão clínica genital ou orolaríngea. O consenso é que a criança pode ser exposta a infecção por HPV da mãe. A concordância do HPV mãe x filho é de 57% a 69%, indicando que a criança pode adquirir HPV de várias fontes, desde a vida intrauterina. É aventada a hipótese da contaminação por meio do sêmen, em casos de fertilização *in vitro*.[11,12]

Verrugas anogenitais diagnosticadas nos dois primeiros anos de vida têm menos chances de ser por transmissão sexual e outras modalidades de transmissão são consideradas.[13] O período de incubação é de semanas ou décadas, e esse período de latência está relacionado ao número de partículas virais presentes, entre outros fatores. O condiloma é considerado congênito quando é detectado em criança antes dos 2 anos de idade[1] (Figura 14.2).

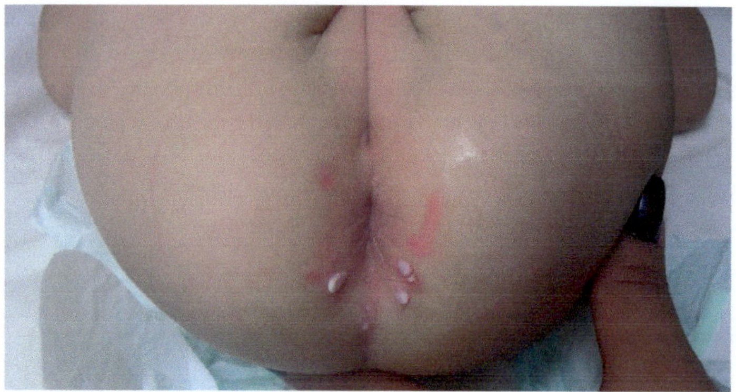

Figura 14.2 – Condiloma acuminado congênito na região perianal em criança de 2 anos de idade.
Fonte: Acervo da Clínica Ginecológica do HC-FMUSP.

A transmissão não sexual pode ser: de pessoa a pessoa (mãe, cuidadora e outras) por heteroinoculação; por autoinoculação, quando a própria criança tem verrugas nas mãos ou outra parte do corpo; por fômites (toalhas e outros objetos contaminados), como pode ter ocorrido com nossa paciente da Figura 14.3, adolescente de 14 anos, virgem, que compartilhava toalha de banho com a mãe, portadora de condiloma vulvar, em tratamento. O HPV tipo 2 é frequentemente encontrado nas verrugas das mãos, e tem sido relatado que esse tipo de HPV está presente nas lesões anogenitais, fato que se relaciona à autocontaminação.[14]

Em nossa experiência com casos em crianças que não responderam ao tratamento clínico e nas quais fizemos exérese cirúrgica, o estudo das verrugas revelou HPV tipo 2 (Figura 14.4).

Abuso sexual

Ao contrário da inequívoca transmissão sexual da verruga genital em adultos e adolescentes sexualmente ativos, a presença de condiloma em criança tem sido contraditória quanto à forma de contágio.[15] Em uma série de estudos de crianças, desde o nascimento até os 12 anos de idade, o abuso sexual foi provado em 32 de 339 casos de crianças com verruga anogenital. Os autores concluem que, apesar do tipo de HPV, o abuso sexual deve ser confirmado somente em conjunção com toda a clínica disponível e informações sociais. Algumas técnicas são usadas quando da suspeita de abuso sexual: a) comportamento que indica abusos; b) exame médico para identificar sinais físicos de abuso; c) microbiologia para infecções sexualmente transmissíveis (ISTs); d) entrevista ajustada para a idade da criança; e) testemunhas; f) prova médica do episódio ou informação do episódio pela criança espontaneamente ou pelo assistente social; g) outros casos com sérios problemas de comportamento, história sugestiva de abuso, devem ser considerados como abuso.[16]

É importante o conhecimento de que, além do contato genital-genital, há diferentes formas de abuso sexual, como o contato oral-genital, genital-anal, ou a manipulação digital da vagina e/ou do ânus da criança. Todos podem transmitir o HPV para a região anogenital.[16] A transmissão ocorre por contato direto do vírus com solução de continuidade da pele e da mucosa. O período de latência entre a infecção e o aparecimento de uma lesão é extremamente variável.[17]

Não há interesse na genotipagem em criança e adolescente, porque a infecção é transitória e o vírus é eliminado pelo sistema imune saudável. Testes sorológicos para detecção de anticorpos servem para estudos epidemiológicos e não são úteis na prática clínica.

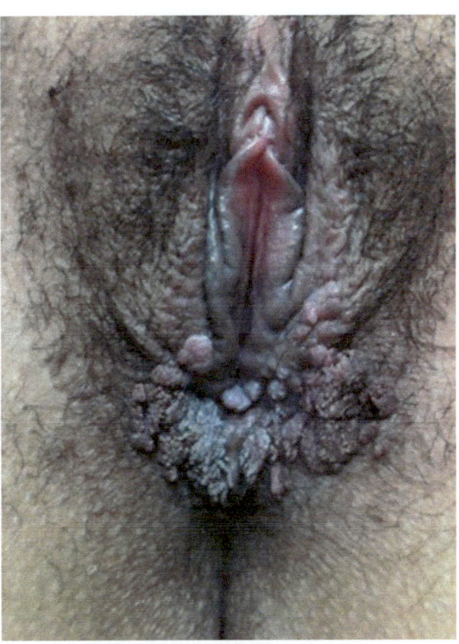

Figura 14.3 – Condiloma acuminado em adolescente de 14 anos, virgem, que compartilhava toalha de banho com a mãe, portadora de condiloma vulvar em tratamento.

Fonte: Acervo da Clínica Ginecológica do HC-FMUSP.

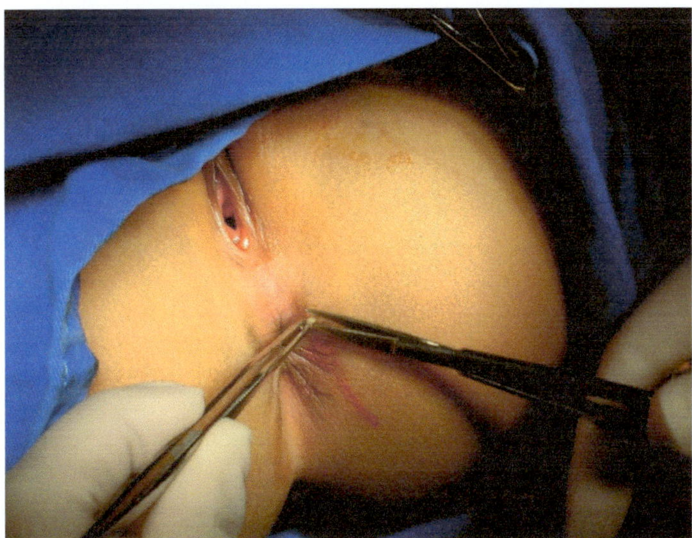

Figura 14.4 – Verrugas na região anogenital que não responderam ao tratamento clínico, em criança de 6 anos de idade, necessitando exérese cirúrgica. O exame revelou HPV tipo 2.

Fonte: Acervo da Clínica Ginecológica do HC-FMUSP.

Diagnóstico

Infecção subclínica

São poucos os trabalhos sobre infecção genital subclínica em crianças. Numa série de 70 casos de pele normal de prepúcio, produto da circuncisão, 3 (4%) tinham HPV-DNA sem relação com a citologia oncótica cervical da mãe, porém nelas não foi feito DNA-HPV.

Em recém-nascidas, a infecção pelo HPV ainda é questionada se passageira ou verdadeira. É considerada latente se não há indícios clínicos ou histológicos detectados, porém o DNA-HPV é positivo reação em cadeia da polimerase (PCR), e poucos trabalhos têm analisado a persistência do DNA-HPV em recém-nascidos.[17]

Lesões condilomatosas

As verrugas anogenitais em crianças têm sérias implicações médico-sociais e legais. Pesquisa sobre abuso sexual, transmissão pela mãe, assim como o desenvolvimento futuro de malignidade, principalmente com HPV tipos 16 e 18, causam ansiedade nos pais.

Nas crianças e adolescentes, os condilomas são diagnosticados pelo exame clínico. São frequentemente menos proliferativos do que no adulto. As lesões podem ser uma pápula única, podem ser múltiplas isoladas, ou numerosas e confluentes, quando formam placas condilomatosas (Figura 14.5). Localizam-se na vulva, vagina, uretra e região perianal. Verrugas planas podem ser vistas após aplicação do ácido acético a 5%, em frequente associação com condiloma e lesão papular. Há dificuldades no diagnóstico da lesão intravaginal em criança, porém sabe-se que a verruga externa não se espalha para dentro da vagina, diferentemente do que ocorre na mulher adulta.

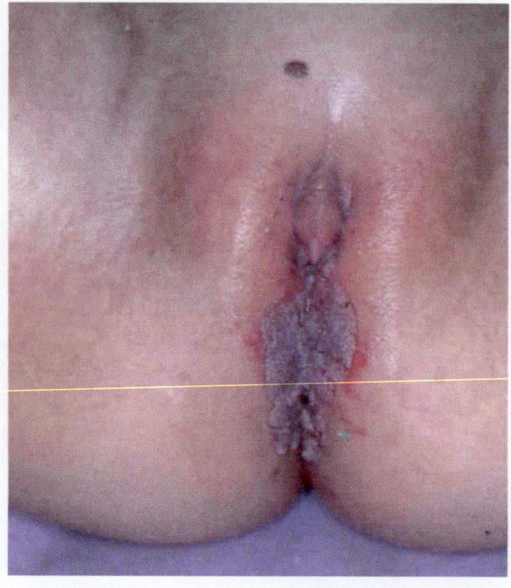

Figura 14.5 – Condilomas acuminados confluentes, formando placas condilomatosas na região anogenital em criança.

Fonte: Acervo da Clínica Ginecológica do HC-FMUSP.

As verrugas induzidas pelo HPV 2 estão localizadas na pele da região perianal e são mais hiperqueratóticas (Figura 14.6) do que as verrugas induzidas pelo HPV 6 e 11, que se localizam na mucosa ou próximo a ela, apresentando aspecto mais de condiloma proliferativo.

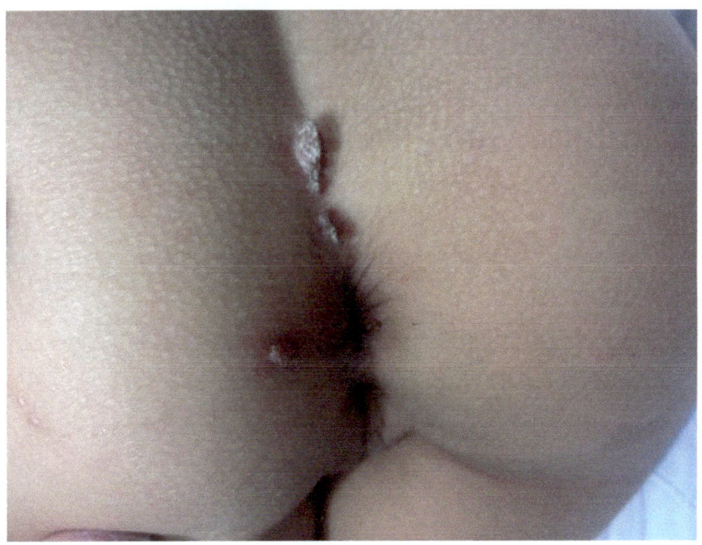

Figura 14.6 – Verrugas hiperqueratóticas induzidas pelo HPV 2 na região perianal, em criança com 5 anos de idade.

Fonte: Acervo da Clínica Ginecológica do HC-FMUSP.

O curso natural e a duração do condiloma na infância e na adolescência são variáveis e dependem de alguns fatores, tais como: estado de imunossupressão, como gravidez e soropositividade para HIV; a persistência do modo de transmissão; concomitância com outra infecção sexualmente transmissível; doenças pruriginosas, incluindo infestação parasitária intestinal e dermatite atópica. No caso de infecção perianal persistente, é possível haver condiloma no reto.[18]

A amostra citológica pode ser coletada por escovação da lesão para pesquisa de DNA-HPV, seja por captura híbrida ou por PCR, porém não é possível detectar todos os tipos de HPV por esses métodos. Essa pesquisa não é recomendada na rotina. Não recomendamos biópsia em criança para diagnóstico de condiloma genital, nem encontramos embasamento na literatura para esse procedimento.

A colposcopia de rotina não é recomendada, mesmo para adolescentes sexualmente ativas, pois esse exame pode gerar biópsia e exame histopatológico, provocando ansiedade, além de procedimentos desnecessários, como intervenções sobre o colo uterino, com aumento da morbidade.[19] O teste de Papanicolaou pode ser realizado nas pacientes sexualmente ativas que se apresentem com lesões extensas de condilomas na vulva (Figura 14.7) e/ou associada a outra IST e, em especial, nas imunossuprimidas. Dependendo do exame colpocitológico, planeja-se o seu seguimento, de acordo com as diretrizes do Instituto Nacional de Câncer (INCA).[20]

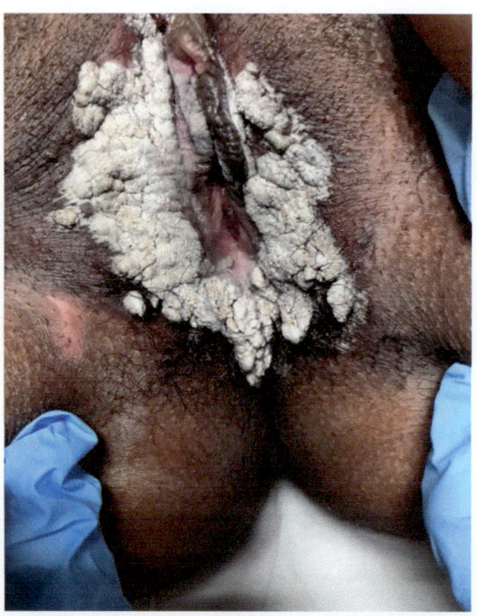

Figura 14.7 – Condilomatose extensa ocupando toda a região da vulva, do períneo e perianal, em adolescente de 18 anos de idade, sexualmente ativa e tratada com ácido tricloroacético (ATA).
Fonte: Acervo da Clínica Ginecológica do HC-FMUSP.

Diagnóstico diferencial

Molusco contagioso

São pequenas lesões, amolecidas, translucentes ou cor da pele, com umbilicação central, nem sempre perceptíveis em todas as lesões, da qual o corpo do molusco pode ser extraído (Figura 14.8).

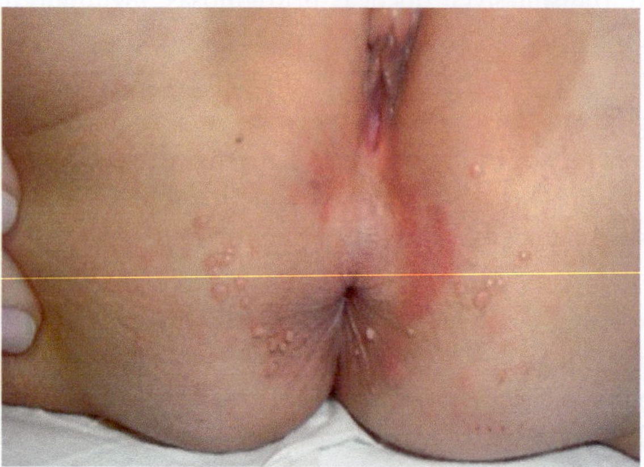

Figura 14.8 – Molusco contagioso na região anogenital de criança de 6 anos de idade. Notar superfície lisa, sem queratose.
Fonte: Acervo da Clínica Ginecológica do HC-FMUSP.

Em geral, localizam-se na genitália, na região glútea e nas coxas, sendo frequentemente numerosas. Quando confluentes, lembram condiloma; no entanto, sua superfície lisa, sem hiperqueratose, e algumas pápulas que se apresentam também em áreas extragenitais fazem o diagnóstico diferencial. Entretanto, pode-se encontrar lesões de molusco contagioso em permeio a lesões condilomatosas (Figura 14.9).

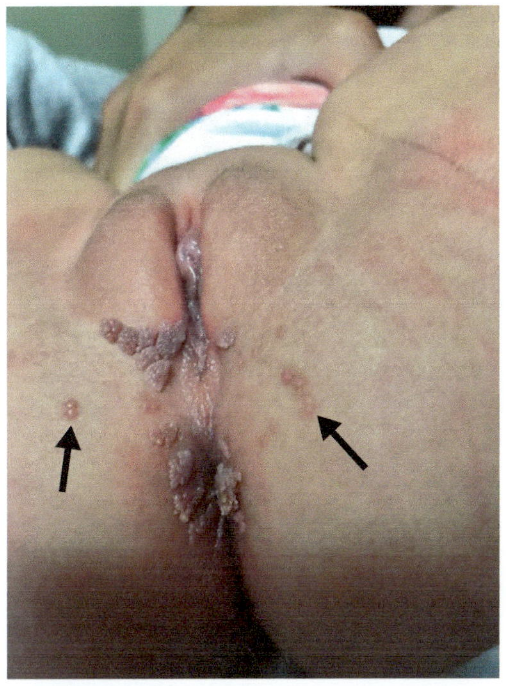

Figura 14.9 – **Lesões de molusco contagioso (sinalizadas por setas) de permeio com condiloma acuminado, na região anogenital de criança.**

Fonte: Acervo da Clínica Ginecológica do HC-FMUSP.

O tratamento do molusco se faz com hidróxido de potássio (KOH), solução aquosa a 5%, aplicada diariamente com cotonete. É uma substância alcalina capaz de dissolver a queratina e penetrar ativamente através da epiderme.[21]

Condiloma plano

É a lesão da sífilis secundária e, apesar de se chamar condiloma plano (Figura 14.10), pode se assemelhar ao condiloma acuminado da infecção pelo HPV. São lesões de bordas emolduradas, indolores, e se apresentam com linfoadenopatia. Mais detalhes são descritos no capítulo sobre sífilis.

Queratose seborreica

É uma alteração benigna da camada mais superficial da pele, preservando as mucosas, de provável origem genética. Ocorre mais frequentemente a partir da quarta década de vida, sendo mais comum em indivíduos brancos, na face, no tronco e nas extremidades, menos na palma das mãos e na planta dos pés.[22] As lesões podem acometer os genitais externos, inclusive de crianças e adolescentes. Apresentam-se como pápulas planas ou verrucosas, por vezes papilomatosas, amareladas, marrons ou pretas, e parecem coladas sobre a pele[23,24] (Figura 14.11). Quando se aglutinam, formam uma placa condilomatosa (Figura 14.12).

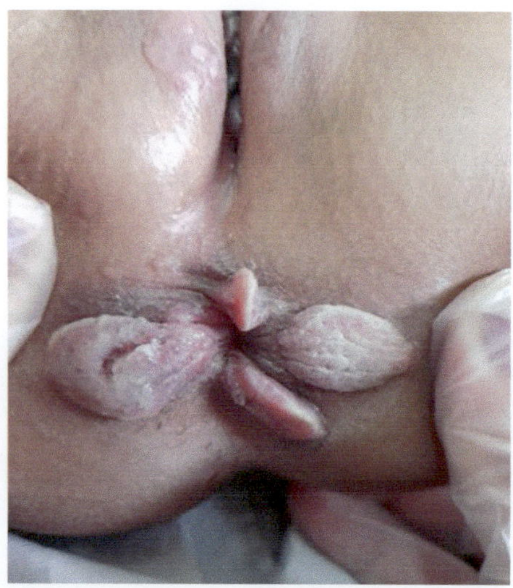

Figura 14.10 – Condiloma plano na região perianal em criança de 2 anos de idade com sífilis secundária congênita.

Fonte: Acervo da Clínica Ginecológica do HC-FMUSP.

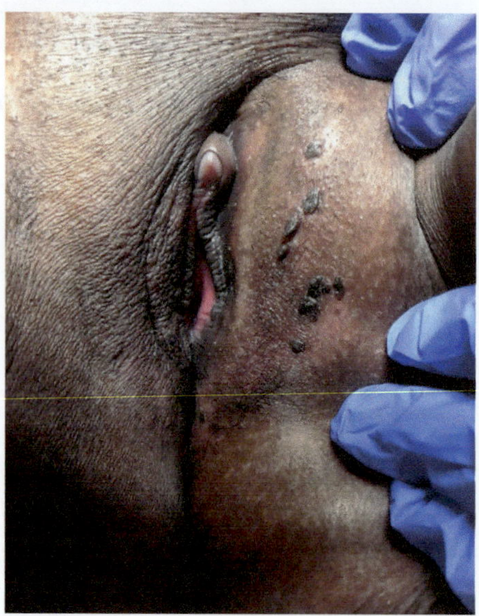

Figura 14.11 – Lesões múltiplas de queratose seborreica vulvar em adolescente de 18 anos de idade.

Fonte: Acervo da Clínica Ginecológica do HC-FMUSP.

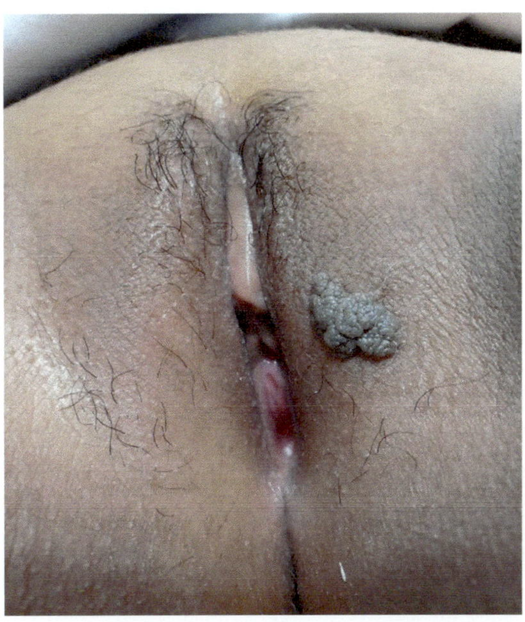

Figura 14.12 – Queratose seborreica extensa formando uma placa na vulva de criança de 9 anos de idade.

Fonte: Acervo da Clínica Ginecológica do HC-FMUSP.

Como são benignas, essas lesões não necessitam de tratamento, a não ser quando apresentam irritação, prurido ou são esteticamente desconfortáveis. Podem ser resolvidas com crioterapia, eletroterapia ou cauterização química, com ácidos como o ATA, ou curetagem após infiltração local de anestésico. Pode haver discreta ou nenhuma cicatriz, mas deve-se estar atento ao risco de possível hipopigmentação.

Linfangioma vulvar

É tumor raro do sistema linfático representado por canais linfáticos dérmicos superficiais, dilatados e ectásicos. Caracteriza-se por vesículas localizadas, finas e translúcidas, que se assemelham à desova de sapos (Figura 14.13). Sua localização se dá em várias partes do corpo e pouquíssimos casos são descritos na vulva.[25]

O linfangioma da vulva é raro e pode ser idiopático ou adquirido. Em geral, as queixas das pacientes são linforreia decorrente da ruptura das vesículas, dor ou queimação vulvar. Mais frequentemente ocorre em idade precoce, mas pode se evidenciar clinicamente até os 35 anos, ou até mesmo mais tarde.[26]

Pode estar relacionado a radioterapia, cirurgias na vulva, tuberculose pulmonar, filariose, ou não apresentar nenhum antecedente desse tipo.[27]

A confirmação do diagnóstico é histopatológico e costuma-se fazer mais de uma, em pontos distintos da lesão.

O tratamento é cirúrgico, em geral envolvendo o cirurgião plástico, e recorrências são comuns.[28]

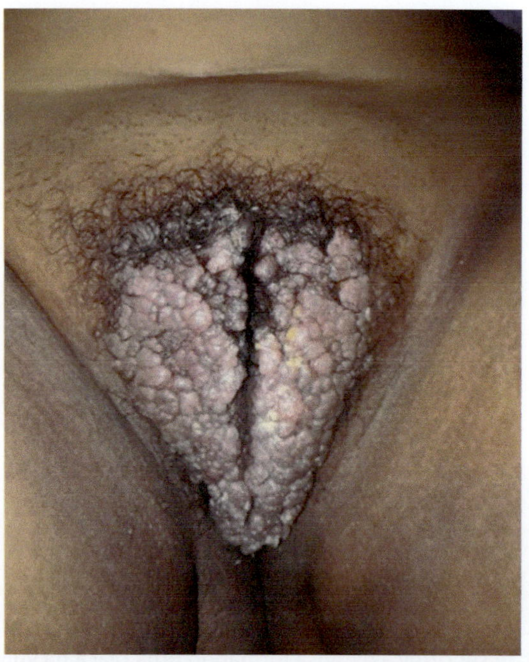

Figura 14.13 – Linfangioma vulvar em adolescente de 16 anos. Notar aspectos das vesículas lisas e translúcidas.

Fonte: Acervo da Clínica Ginecológica do HC-FMUSP.

Nevo verrucoso epidérmico

É linear, unilateralmente, localizado na pele, e não na mucosa. Há pronunciada hiperqueratose.

Pápulas perineais pseudoverrucosas e nódulos

São múltiplas pápulas planas, lisas, vermelhas, brilhantes, hemisféricas; medem de 2 a 8 mm de diâmetro e, em geral, decorrem de irritação local.

Mais raramente, pode ser necessária biópsia para diferenciá-las de outras lesões, como a secundária da doença de Crohn, neurofibromatose, pênfigo e psoríase.

Implicações médico-legais

Doenças sexualmente transmitidas que são consideradas evidência definitiva de abuso sexual ou contato sexual são a gonorreia e a sífilis pós-natal.[29] Uma cultura da região genital positiva para *Chlamydia* ou herpes, assim como esfregaço positivo para *Trichomonas*, sinaliza para abuso sexual.

A ligação entre verruga anogenital e abuso sexual em criança requer um conhecimento da transmissão e do período de incubação das verrugas para interpretar seu significado. Se houver abuso e este não for identificado, poderá continuar provocando sérias consequências. Entretanto, se não houver abuso sexual e houver notificação da suspeita, o erro também resultará em sérias consequências para a criança e a família. É importante o diagnóstico exato da verruga, podendo ser necessária uma segunda opinião de um profissional com experiência no diagnóstico dessas verrugas.

Qualquer caso de criança com verruga anogenital deve ser investigado, na busca de possíveis sinais de abuso sexual. Todas as lesões devem ser documentadas com fotos e, se possível, devem ser realizados testes para ISTs (gonorreia, clamídia, HIV, hepatite B e sífilis). Mãe e pai devem ser inquiridos sobre verrugas anogenitais, IST, além da citologia oncótica (Papanicolaou) da mãe.

Anamnese psicossocial deverá ser obtida, incluindo todas as pessoas que moram na mesma casa com a criança. Fatores de risco, como álcool e drogas, violência doméstica, saúde mental, história comportamental da criança, particularmente comportamento sexual, deverão ser obtidos.

≡ Tratamento do condiloma acuminado

No atendimento de crianças com verrugas anogenitais, o maior conhecimento da história natural diminuirá o número de processos relacionados a falsa alegação de abuso sexual.

A abordagem terapêutica das verrugas genitais se baseia em eficácia clínica, efeitos adversos, custo e taxa de recorrência dos diferentes tratamentos. As opções de tratamento têm por base a localização e a extensão das lesões.

Em geral, a literatura inclui vasta lista de métodos de tratamento, como crioterapia, eletrocoagulação, *laser*, cirurgia convencional, além dos tratamentos químicos com 5-fluorouracil; ácido tricloroacético (ATA) a 80%; resina de podofilina a 25% em solução oleosa ou em vaselina semissólida; ou o uso de agentes imunomoduladores (imiquimode) e pomada de sinequinas.[30]

Em nosso Serviço (Setor de Patologia Vulvar e Setor de Ginecologia na Infância e Adolescência do Hospital das Clínicas da Faculdade de Medicina da Universidade de São Paulo – HC-FMUSP), adotamos o tratamento de acordo com a localização e a extensão das lesões e com a idade da paciente. A abordagem conservadora nas crianças é a primeira escolha, porém algumas vezes é necessária a abordagem cirúrgica. Evitamos a terapia com *laser* mesmo em lesões extensas, pois o pós-operatório pode ser traumático, com complicações, além de recorrências frequentes.

Para crianças

1) Para crianças menores de 10 anos, em geral começamos com aplicação semanal de podofilina a 25% em vaselina semissólida (Figura 14.14).
2) Não havendo melhora com a podofilina, podemos mantê-la, associando ATA e anestésico tópico.
3) Não resolvendo, fazemos a excisão sob anestesia em sala cirúrgica.

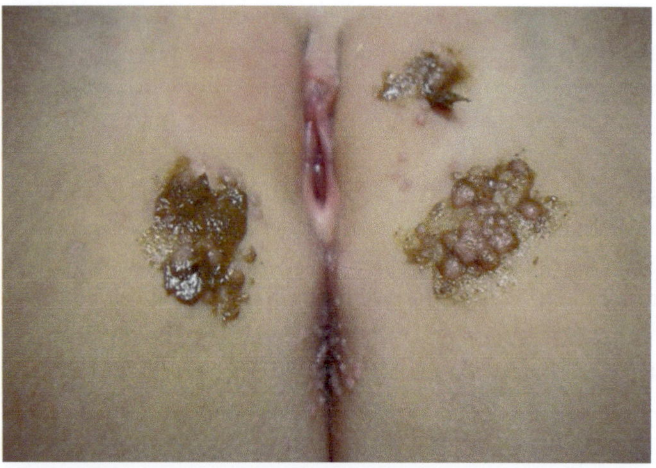

Figura 14.14 – Aplicação de podofilina em vaselina semissólida em condiloma acuminado na região anogenital em criança.

Fonte: Acervo da Clínica Ginecológica do HC-FMUSP.

Para adolescentes

1) Preferimos a crioterapia como primeira opção, pois provoca menos dor, sendo muito mais suportável do que o ATA, para a paciente, e tem se mostrado boa opção. Fazemos aplicação semanalmente, com previsão de 3 a 4 aplicações, quando então fazemos avaliação. Em lesões extensas, podemos dividir a área afetada e fazer a aplicação por etapas (Figuras 14.15 e 14.16). Se não houver resolução total, usamos o ATA. Os resultados, com crioterapia ou ATA, têm sido semelhantes, com a diferença do maior conforto em relação à dor quando usamos crioterapia.

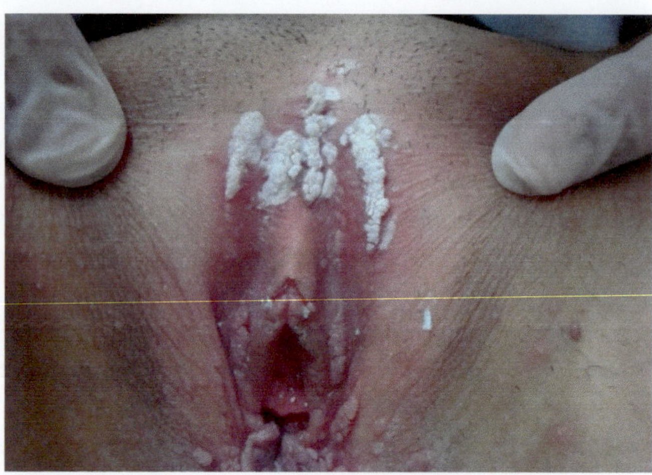

Figura 14.15 – Crioterapia em duas etapas em adolescente de 14 anos. Na primeira etapa, aplicamos apenas na região superior da vulva.

Fonte: Acervo da Clínica Ginecológica do HC-FMUSP.

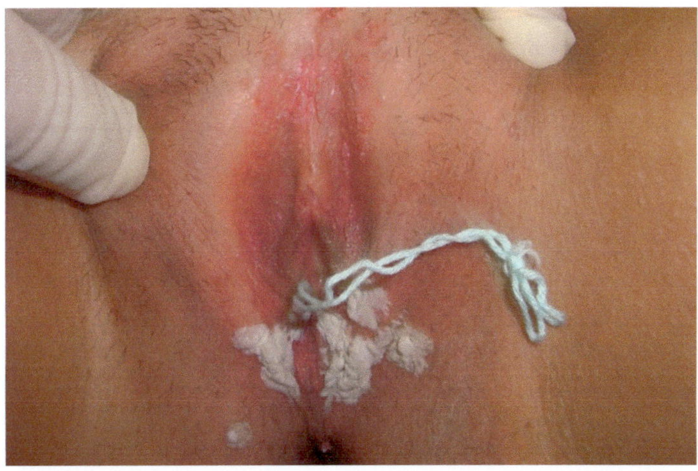

Figura 14.16 – Segunda etapa de crioterapia na paciente da Figura 14.15, após três sessões na parte superior, com resolução total.
Fonte: Acervo da Clínica Ginecológica do HC-FMUSP.

2) ATA 80% (Figura 14.7) deve ser aplicado pelo médico, com recomendação para lavar-se a região em casa, decorridas quatro horas. Tem ótima ação, com resolução total após 3 ou 4 aplicações em média (Figura 14.17), com a desvantagem de ser doloroso.

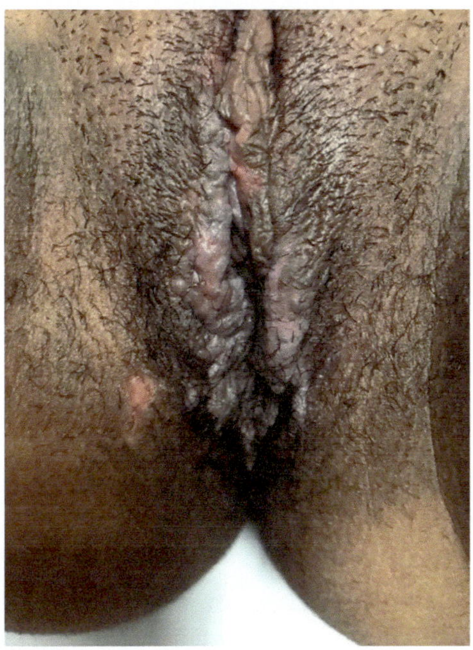

Figura 14.17 – Paciente da Figura 14.7 após três aplicações de ATA a 80% sobre condilomas da vulva.
Fonte: Acervo da Clínica Ginecológica do HC-FMUSP.

Em qualquer um desses esquemas, a associação do hidróxido de potássio (KOH) como coadjuvante é importante. O KOH, em solução aquosa a 5% aplicada diariamente com cotonete, é uma substância alcalina capaz de dissolver a queratina e penetrar ativamente através da epiderme.[21]

A abordagem conservadora nas crianças é a escolhida, porém algumas vezes é empregada terapia com *laser*, cujo pós-operatório de lesões extensas pode ser traumático, com recorrências frequentes.

Em pacientes imunossuprimidas, pode haver formas extensas e bizarras, como o tumor de Buschke-Lowenstein da Figura 14.18, em criança de 2 anos de idade, HIV-positiva de transmissão vertical; ou tumor em forma de couve-flor, composto por vários condilomas confluentes em gestantes, como na adolescente de 15 anos de idade, cujas lesões surgiram a partir do quarto mês de gravidez e persistiram até o terceiro mês após o parto, quando foi encaminhada ao nosso serviço (Figura 14.19). Nesses casos, em geral, há necessidade de retirada dos tumores cirurgicamente. O *laser* destrói a lesão, mas pode haver sequelas mais ou menos graves, como no caso da criança da Figura 14.20, com necessidade de reabordagem pela cirurgia convencional para reconstrução da vulva (Figura 14.21). Quando há recidiva, apresentam-se lesões esparsas, que tratamos com ATA a 80% ou criocauterização.

Cada método apresenta eficácia, limitações, efeitos adversos e complicações próprias. O mecanismo de regressão é provavelmente imunológico, similar ao que se observa nos casos de regressão espontânea de uma verruga quando outra é removida ou biopsiada.

Na investigação diagnóstica, é de grande importância o exame cuidadoso de pessoas que cuidam da criança, como mãe, cuidadora profissional ou parentes.

As vacinas protegerão contra verrugas anogenitais e contra papilomatose respiratória recorrente (HPV tipo 6 e tipo 11), e espera-se da vacina quadrivalente a proteção contra os HPV 16 e 18, os quais são responsáveis por mais de 70% dos casos de câncer cervical.

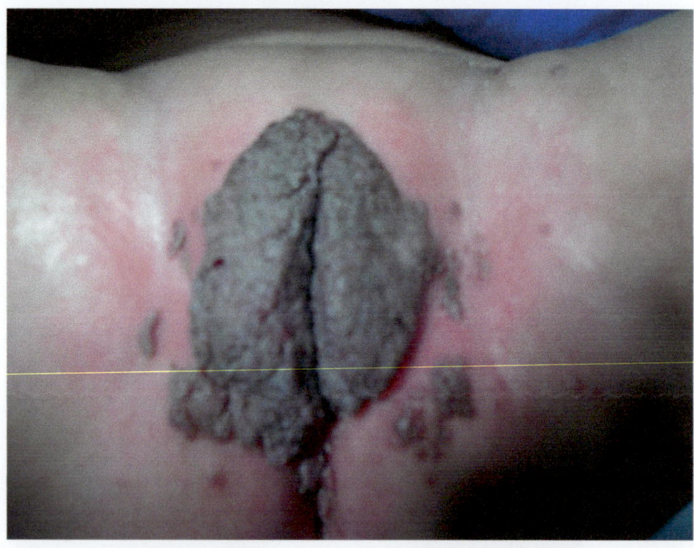

Figura 14.18 – Tumor de Buschke-Lowenstein em criança de 2 anos de idade, imunossuprimida por HIV de transmissão vertical.

Fonte: Acervo da Clínica Ginecológica do HC-FMUSP.

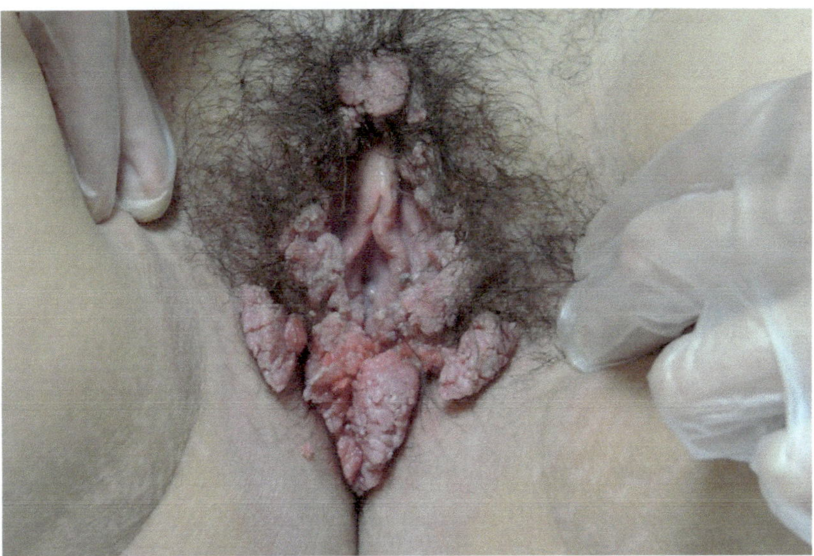

Figura 14.19 – Lesões condilomatosas extensas na vulva de adolescente de 15 anos de idade, compondo tumor em forma de couve-flor após três meses do parto. As lesões surgiram no quarto mês de gestação.

Fonte: Acervo da Clínica Ginecológica do HC-FMUSP.

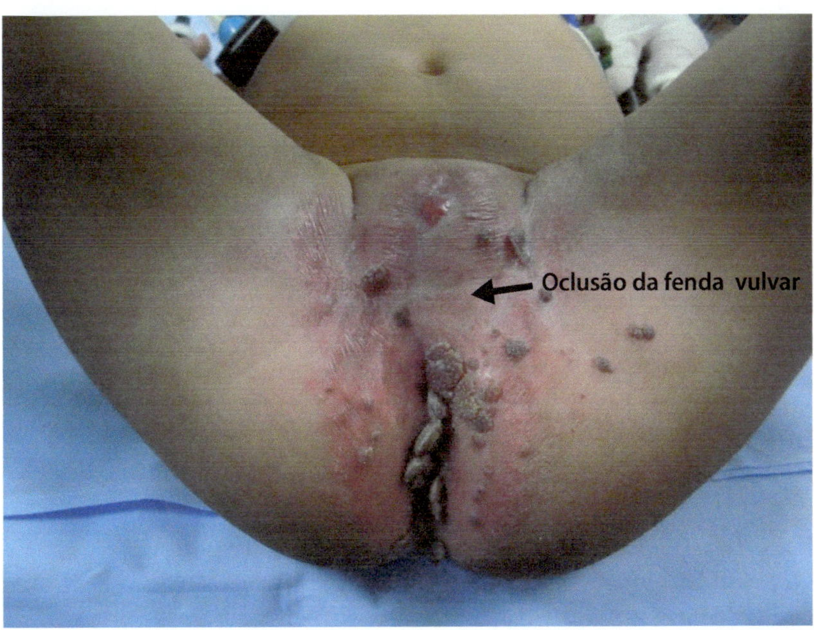

Figura 14.20 – Mesma paciente da Figura 14.18, com recidiva das verrugas e forte aderência ocluindo a fenda vulvar, após aplicação de *laser*.

Fonte: Acervo da Clínica Ginecológica do HC-FMUSP.

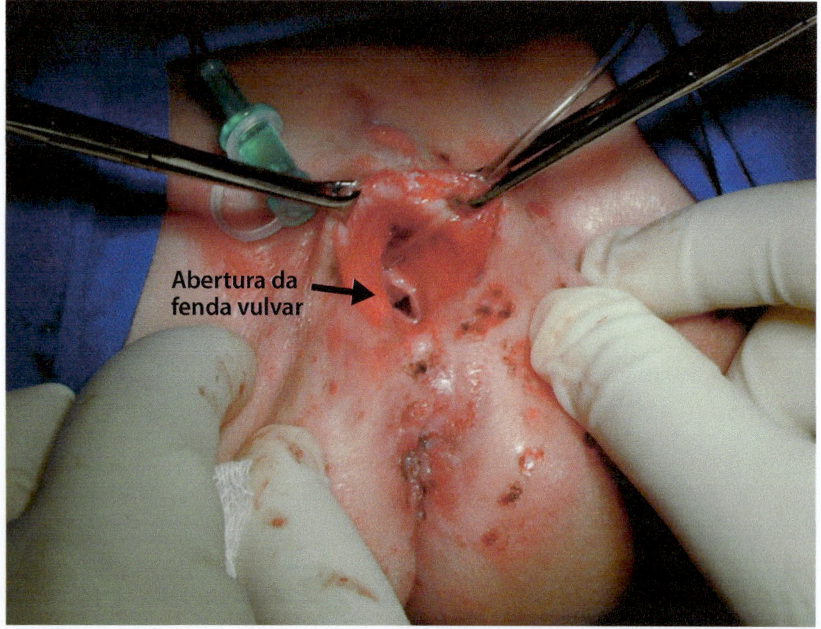

Figura 14.21 – Cirurgia para exérese das verrugas remanescentes e reconstrução da fenda vulvar e introito vaginal na paciente da Figura 14.20.

Fonte: Acervo da Clínica Ginecológica do HC-FMUSP.

REFERÊNCIAS BIBLIOGRÁFICAS

1. Rivera A, Tyring SK. Therapy of cutaneous human Papillomavirus infections. Dermatol Ther. 2004;17(6):441-8.
2. Stanley M. HPV: immune response to infection and vaccination. Infect Agent Cancer. 2010 Oct 20;5:19.
3. Schurer ME, Tortolero-Luna G, Addler-Storhz. Human pappiloma virus infection: biology, epidemiology and prevention. Int. J. Gynecol. Cancer. 2005;15:727-46.
4. Slawomir Obalile, Stefania Jablonska, Gerard Orth. Anogenital warts in children. Clinics in Dermatology. 1997;15:369-73.
5. Pop Brasil. Estudo de Prevalência do Papilomavírus no Brasil, 2017 ou Protocolo Clínico e Diretrizes Terapêuticas para Atenção Integral às Pessoas com Infecções Sexualmente Transmissíveis (IST).
6. Moscicki AB. Genital human papillomavirus infections in children and adolescents. Curr Probl Dermatol. 2000;134-140.
7. Franco EL, Villa LL, Sobrinho JP, Prado JM, Rousseau MC, Désy M, Rohan TE. Epidemiology of acquisition and clearance of cervical human papillomavirus infection in women from a high-risk area for cervical cancer. J Infect Dis. 1999 Nov;180(5):1415-23.
8. Villa et al. Imunologic responses following admnistration of a vacine targeting human papilomavirus types 6, 11, 16 and 18. Vaccine. 2006;24:5571-5583.
9. Lulvano M et al. High-throughput profiling of the tumoral immune responses against thirteen human papiloma virus types by proteome microarray. Virology. 2010;405:31-40.
10. Stir Syrjönen, Minje Puranen. Human papilomavirus infections in children: the potencial role of maternal transmission. Critical Reviews in Oral Biology & Medicine. Crit. Rev. Oral Biol. Med. 2000;11(2):259-274.
11. Syrjanen S, Puranen M. Human papillomavirus infections in children: the potential role of maternal transmission. Critical Review of Oral Biological Medicine. 2000;11(2):259-274.

12. Handley J, Dinsmore W, Maw R, Corbett R, Burrows D, Bharucha H, Swann A. Transmission of anogenital warts in children and association with sexual abuse. Journal of Human Growth and Development. 2012;22(1):1-11. Bingham A. Anogenital warts in prepubertal children: sexual abuse or not? Int J STD AIDS. 1993;4(5):271-9.
13. Sinclair KA, Woods CR, Kirse DJ, Sinal SH. Anogenital and respiratory tract human papillomavirus infections among children: age, gender, and potential transmission through sexual abuse. Pediatrics. 2005;116(4):815-25.
14. Handley J, Hanks E, Armstrong K, Bingham A, Dinsmore W, Swann A, Evans MF, McGee JO, O'Leary J. Common association of HPV 2 with anogenital warts in prepubertal children. Pediatr Dermatol. 1997;14(5):339-43.
15. Vanhooteghem O, Müller G, de la Brassinne M. Anogenital condylomata in the children. Practice guidelines for a medical expertise. Rev Med Liege. 2007;62(3):151-4.
16. Fedrizzi EN, Nahn JEP, Passos MRL. Condiloma acuminado: resposta terapêutica com Imiquimode e cirurgia. J. Brás. DST. 2009;21(4):179-181.
17. Ault KA. Epidemiology and maternal history of human papilomavirus infections in the female genital tract. Ind. D. Obstet. Gynecol. 2006;1-5.
18. Ministério da Saúde. Estimativas 2008-2009: incidência do câncer no Brasil. Rio de Janeiro, Brasil: INCA; 2008.
19. Flanagan SM, Wilson S, Luesley D, Damery SL, Greenfield SM. Adverse outcomes after colposcopy. BMC Womens Health. 2011 Jan 20;11:2.
20. Instituto Nacional de Câncer (Brasil). Diretrizes brasileiras para o rastreamento do câncer do colo do útero (INCA). Coordenação Geral de Ações Estratégicas. Rio de Janeiro: INCA; 2016.
21. Loureiro WR, Cação FM, Fagundes LJ, Belda Jr W, Romiti R. Evaluation of the effectiveness of 5% potassium hydroxide for treatment of molluscum contagiosus. Pediatr. Dermatol. 2000;17(6):495.
22. Sampaio SAP, Rivitti EA. Tumores epiteliais benignos. In: Dermatologia. 2. ed. São Paulo: Artes Médicas; 2000. p. 821-32.
23. Braun-Falco O, Plewig G, Wolff HH et al. Benign epithelial tumors. In Dermatology. New York: Springer--Verlag; 1991. p. 987-98.
24. Mackie RM. Epidermal skin tumors. In: Champion RH, Burton JL, Ebling FJG (ed.). Textbook of dermatology. 5th ed. vol. 2. Oxford: Blackwell Scientific Publications; 1992. p. 1459-504.
25. Domontaz AN Andrews. Diseases of skin. 6th Asian ed. Tokyo: Igaku Stoin Ltd; 1971.
26. Flanagan BP, Helwig EB. Cutaneous lymphangioma. Arch Dermatol. 1977;113:24-30.
27. Abu-Hamad A, Provencher D, Ganjee P, Penaher M. Lymphangioma circumscriptum of the vulva: a case report and review of the literature. Obstet Gynecol. 1989;73:496-9.
28. Murugan S, Kaleelullah MCA. Vulval tuberculosis with esthiomene. Ind Tuberculosis. 1988;35:32-3.
29. Hormor G. Ano-genital warts in children: sexual abuse or not? J Pediatr Health Care. 2004;18(4):165-170.
30. Dunne E, Workowski K. Updatid information in the CDC STD treatment guidelines on HPV and genital warts, 2010. Presented at 26th International Papilomavirus Conference, Oral Communication. Montreal, Canadá: July 3-8, 2010.

15

Infecção pelo HPV na Vagina e no Colo Uterino de Adolescentes

- Noely Paula Cristina Lorenzi
- Cristiane Lima Roa
- Lana Maria de Aguiar
- José Alcione Macedo Almeida

A adolescência é a fase evolutiva da vida do indivíduo na qual influências biopsíquicas e sociais interagem com suas emoções, fazendo com que assuma comportamentos de riscos em seu convívio social. Talvez por necessidade de experimentar o novo, de desafiar o perigo, os adolescentes são reconhecidamente de maior vulnerabilidade para acidentes, uso de drogas, gravidez inoportuna e infecções sexualmente transmissíveis (ISTs).

O exercício pleno da sexualidade, inerente ao Ser Humano, é sem dúvida oportunidade de expressão de sentimentos, momentos de prazer. Atinge seu ápice no ato sexual, mas também pode trazer transtornos desagradáveis para a vida pessoal e social da adolescente.

A gravidez inoportuna e as ISTs na adolescência ratificam conceitos como falta de informação, falta de diálogo, medo, entre outros sentimentos negativos que podem limitar a adequação de escolhas das jovens adolescentes relacionadas à vida sexual e reprodutiva. Essa situação pode gerar, ainda, dificuldades na atenção dos pais ou responsáveis, ou dos profissionais que lidam com essas jovens.[1]

O início da atividade sexual, do ponto de vista da saúde reprodutiva, além de poder sinalizar uma passagem para a idade adulta, também insere com mais frequência as adolescentes no grupo de indivíduos vulneráveis às ISTs, à gestação não planejada e aos abortos voluntários.[2]

Prevalência das ISTs

A prevalência de ISTs bacterianas, em estudo publicado pelo Ministério da Saúde em 2008, foi de 14,4%; e a das virais foi de 41,9%.[3]

Adolescentes e adultos jovens representam mais de 65% de todas as pessoas com ISTs relatadas.[4]

A iniciação sexual muito precoce propicia maior risco de IST, comparável ao risco que ocorre em adolescentes que vivem em centros de detenção, usuárias de drogas injetáveis e consumidoras contumazes de álcool.[5] A iniciação sexual no Brasil, de acordo com os relatos de Lara e Abdo em 2016, ocorre entre 14 e 16 anos de idade.[6]

Fatores facilitadores para ISTs

Contribuem para o aumento do risco de contrair infecção pelo Papilomavírus humano (HPV) na adolescência fatores como parcerias sexuais sequenciais de duração limitada (múltiplos parceiros), não utilização de preservativo de modo consistente e correto, maior suscetibilidade biológica à infecção e dificuldades de acesso aos serviços de saúde.[5]

Infecção pelo papilomavírus humano

Neste capítulo, abordaremos especificamente as infecções da vagina e do colo do útero, induzidas pelo HPV, que é de fundamental importância pela sua alta prevalência em adolescentes e adultos jovens com iniciação sexual cada vez mais precoce e, também, pela maior vulnerabilidade dessas jovens ao abuso sexual.

No Brasil, é estimado o registro de 16.590 novos casos de câncer do colo do útero, por ano, no triênio 2020-2022, com incidência aproximada de 17,11 casos a cada 100 mil mulheres. Esta doença lidera a lista dos cânceres em mulheres no norte do país com uma taxa de incidência de 26,24 por 100.000, e, provavelmente, a alta incidência de câncer cervical uterino está relacionada ao aumento da infecção pelo HPV.[8]

Para Bosch et al. (2002),[9] o HPV é o único agente carcinogênico que está envolvido com o câncer genital.

Aproximadamente 40 tipos de HPV infectam a região anogenital, dos quais alguns, classificados como HPVs de baixo risco oncogênico, se relacionam às verrugas genitais. Outro grupo, denominado HPVs de alto risco oncogênico, como os genótipos 16, 18, 31, 33 e outros, pertencem às espécies epidemiologicamente associadas ao desenvolvimento do câncer do colo do útero e de suas lesões precursoras.[10]

O HPV é altamente infeccioso, e seu período de incubação varia de semanas a anos. Esse período de latência está relacionado, entre outros fatores, ao número de partículas virais presentes.[11]

Um grande percentual de mulheres, principalmente adolescentes e adultas jovens, apresenta infecção transitória pelo HPV, com eliminação espontânea das células infectadas pelo vírus, em um período que pode variar de semanas a meses, sem o desenvolvimento de lesões epiteliais significativas.[12] Entretanto, 10% a 20% das mulheres não eliminam o vírus, mantendo-se positivas para o DNA viral e, em decorrência da infecção persistente, apresentam risco de progressão para lesões precursoras e para o câncer cervical uterino.[13]

Quadro clínico

A infecção da vagina e do colo uterino pelo HPV pode ser assintomática ou sintomática e apresentar-se de três formas: latente, subclínica e clínica.[14]

Forma latente

As pacientes infectadas não desenvolvem qualquer lesão. Nessa situação, não ocorre manifestação clínica, citológica ou histológica. A infecção pode ser diagnosticada através de testes moleculares que realizam a detecção do RNA ou DNA do HPV.

Forma subclínica

São lesões intraepiteliais de baixo ou de alto grau, diagnosticadas pela cérvicocitologia oncótica (teste de Papanicolaou) ou pelo estudo histopatológico de biópsia em área anormal à colposcopia realizada em exames de rotina, em pacientes sem queixas específicas.

Forma clínica

É a forma sintomática. Apresenta-se mais comumente como verrugas vulvares ou condilomas na região vulvoperineal e, com menos frequência, na vagina e no colo uterino. Dependendo do tamanho e da localização, essas verrugas podem ser dolorosas, friáveis e pruriginosas. Podem ser encontradas lesões papulosas ou em placa no colo do útero (Figura 15.1) e na vagina (Figura 15.2), com aumento do conteúdo vaginal.

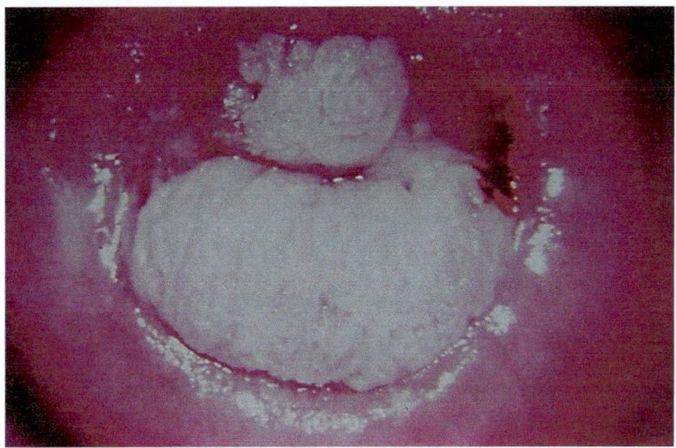

Figura 15.1 – Imagens colposcópicas: condilomas confluentes formando imagem de tapete no canal cervical.

Fonte: Acervo da Clínica Ginecológica do HC-FMUSP.

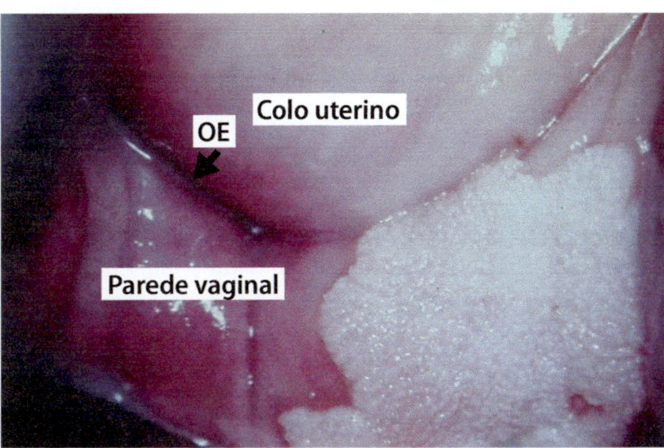

Figura 15.2 – Imagens colposcópicas: condilomas confluentes formando imagem de tapete na parede vaginal.

Fonte: Acervo da Clínica Ginecológica do HC-FMUSP.

Investigação diagnóstica e tratamento

Diretrizes do Ministério da Saúde do Brasil

Na história natural do câncer do colo do útero, há um longo período entre o contato com o HPV de alto risco oncogênico, o desenvolvimento das lesões precursoras e desenvolvimento do câncer cervical e, para que isso aconteça, é necessário que haja infecção persistente por tipos oncogênicos do HPV. Entretanto, 80% a 90% das pacientes eliminam o vírus de maneira espontânea, além do que as lesões precursoras são curáveis com procedimentos simples. Com base na história natural do câncer do colo do útero, o Ministério da Saúde orienta que o início da coleta do teste de Papanicolaou deva ser a partir dos 25 anos de idade, para as mulheres que têm atividade sexual. Os dois primeiros exames devem ser realizados com intervalo anual e, se ambos os resultados forem negativos, os próximos devem ser realizados a cada 3 anos.[15]

Diretrizes são recomendações de boas práticas com base nas melhores evidências científicas disponíveis, orientando a melhores decisões numa área do conhecimento.[16] Ressalte-se que, mesmo prevendo-se a maioria das situações e as decisões de maior impacto para a vida dos indivíduos, em busca da maior eficiência dos procedimentos, não se deve substituir o julgamento do médico, que deve usá-las considerando a força de cada recomendação e, sempre que necessário, adaptá-las para aplicação em pacientes de modo individual.[17]

Apesar da prevalência dos tipos oncogênicos ser alta em adolescentes com menos de 21 anos de idade, essas infecções causadas pelo HPV têm grande probabilidade de regressão espontânea, mesmo as lesões intraepiteliais[18] denominadas neoplasias intraepiteliais cervicais (NIC) de alto grau[19,20] A neoplasia intraepitelial de baixo grau (NIC1) representa a expressão citomorfológica de uma infecção transitória produzida pelo HPV e tem alta probabilidade de regredir, de tal maneira que, atualmente, não é considerada lesão precursora do câncer da cérvice uterina.[15]

Um estudo da International Agency of Research on Cancer (1986) estimou que, ao iniciar o rastreamento aos 25 anos de idade, e não aos 20 anos, perde-se cerca de 1% de redução da incidência cumulativa do câncer do colo uterino, com menor incidência cumulativa em jovens abaixo dos 20 anos.[21]

Por esses motivos, a triagem do câncer cervical uterino pela citologia oncótica e os testes moleculares para detecção de HPV não são recomendados em adolescentes, com exceção de situações muito especiais, a critério do médico que assiste a paciente.[15] Em nosso Serviço, indicamos o teste de Papanicolaou para adolescentes sexualmente ativas que se apresentem com lesões extensas de condilomas na vulva e/ou associadas a outras ISTs, assim como para as jovens imunossuprimidas.

Exame colposcópico, com possível biópsia direcionada e diagnóstico histopatológico dessas lesões, necessitam de consulta especializada adicional e podem provocar efeitos colaterais, como ansiedade e disfunção sexual, além de resultar em procedimentos desnecessários, como cirurgias no colo do útero com aumento da morbidade, inclusive no período gestacional.[22]

Adolescentes sexualmente ativas devem ser orientadas sobre as práticas de sexo seguro para evitar gravidez e ISTs. Essas medidas devem ser implementadas, sem necessidade de inclusão no programa de rastreamento.[15]

Alguns fatores de risco diretamente relacionados à resposta imunológica têm sido associados a maior chance de desenvolvimento de NIC, como no caso de jovens infectadas pelo vírus da imunodeficiência humana, jovens imunossuprimidas após transplantes (principalmente de órgãos sólidos), jovens em tratamento de câncer e usuárias crônicas de corticóides.[23]

O exame citológico, portanto, deve ser realizado nessas jovens após o início da atividade sexual, com intervalos semestrais no primeiro ano e, se normais, manter seguimento.[22] São essas as normas adotadas pelo Setor de Patologia do Trato Genital Inferior e pelo Setor de Ginecologia na Infância e Adolescência, do Hospital das Clínicas da Faculdade de Medicina da Universidade de São Paulo.

Células escamosas atípicas de significado indeterminado (ASC-US)

Para adolescente com exame citológico que apresente resultado de ASC-US há três anos, mantendo-se a atipia, o seguimento com colpocitologia oncótica deve ser trienal. Se resultado normal, reiniciar o rastreamento aos 25 anos. O rastreamento através da detecção do DNA-HPV nessas jovens é considerado desnecessário e mesmo inaceitável.

Jovens imunossuprimidas com resultado ASC-US devem ser submetidas ao exame colposcópico imediatamente (Figura 15.1) e, se a colposcopia não evidenciar lesão intraepitelial, o seguimento com colpocitologia oncótica deverá ser semestral até que se obtenham dois exames negativos.[22]

Células escamosas atípicas de significado indeterminado (ASC)

Em caso de células escamosas atípicas de significado indeterminado, quando não se pode excluir lesão intraepitelial de alto grau (ASC-H), a paciente deve ser submetida ao exame de colposcopia. Achados normais ou menores na colposcopia podem indicar colpocitologia oncótica em 12 meses. Achados maiores na colposcopia indicam a necessidade de realizar biópsia e, se compatível com NIC2 ou 3, ou neoplasia intraepitelial vaginal grau 2/3 (NIVA2/3), seguir recomendação específica. A adoção do "ver e tratar" é inaceitável nessa faixa etária. Para a jovem imunossuprimida, a conduta não deve ser diferente da aplicada para as demais.[22]

Lesão intraepitelial escamosa de baixo grau (LSIL)

Adolescentes com esse diagnóstico devem repetir a citologia oncótica em três anos, enquanto se mantiver a atipia. Jovens imunossuprimidas, nesses casos, devem ser submetidas à colposcopia (Figura 15.1).

Lesão intraepitelial escamosa de alto grau (HSIL)

Pacientes com esse diagnóstico, mesmo se adolescentes, devem fazer exame colposcópico. É demonstrado que a história natural de NIC2 em jovens (< 25 anos) está muito próxima da de NIC1. Em 12 meses de seguimento de NIC2 em adolescentes e adultas jovens, a probabilidade de regressão é de cerca de 60% e, em 36 meses de seguimento, de 75%.[24]

Também a regressão de NIC3 tem sido observada em jovens e tem motivado recomendações mais conservadoras.[25]

Na presença de achado colposcópico (Figura 15.3) maior, deve-se realizar biópsia. Se a biópsia revelar NIC2, dar preferência à conduta expectante por 24 meses, com citologia oncótica e colposcopia de 6/6 meses, porém o tratamento também é aceitável caso não seja assegurado esse seguimento.

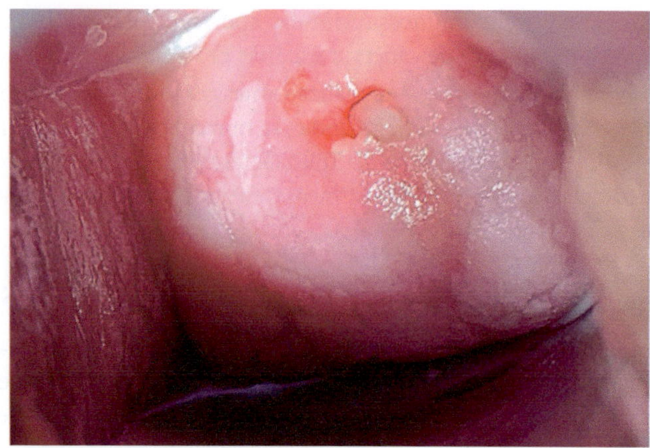

Figura 15.3 – Imagens colposcópicas: epitélio aceto branco entre 8 e 10 horas e condilomas entre 2 e 7 horas, em adolescente de 18 anos de idade, imunossuprimida, com lesões extensas de condilomas na vulva.

Fonte: Acervo da Clínica Ginecológica do HC-FMUSP.

Após 24 meses, se a lesão persistir, optar pelo tratamento com excisão da zona de transformação (EZT) ou tratamento destrutivo. Se a biópsia revelar NIC3 em jovens de até 20 anos, pode-se ter o mesmo acompanhamento conservador por 24 meses. Para pacientes entre 21 e 25 anos, recomenda-se EZT ou tratamento destrutivo.

Para jovens imunossuprimidas, a investigação e a conduta devem ser as mesmas que para as imunocompetentes. Todavia, após o tratamento de NIC2 e NIC3, o seguimento deverá ser anual durante toda a vida.[22]

Tratamentos destrutivos têm sido recomendados quando não há suspeita de lesão invasiva ou glandular e em lesão completamente visível e que não se estende ao canal. A desvantagem desses métodos é não fornecer material para confirmação de diagnóstico anatomopatológico.

Considerações finais

Em 2019, foram diagnosticados 570 mil novos casos de câncer do colo do útero, constituindo-se no quarto tipo de doença mais comum do mundo, sendo que 90% das mortes ocorrem em países de baixa renda ou em desenvolvimento, incluindo-se o Brasil.

A OMS confirma que existe uma maneira de prevenção: uso consistente do *condom*, associado à vacina contra o HPV (bivalente, quadrivalente ou nonavalente), que é segura, eficaz e primordial na prevenção primária do câncer do colo do útero.

No Brasil, o Ministério da Saúde disponibiliza na rede básica a vacina quadrivalente (HPVs genótipos 6, 11, 16 e 18) que, se ministrada de maneira ampla nas crianças e adolescentes e, complementada pelo rastreamento adequado do câncer cervical uterino nas mulheres, possibilitará, nas próximas décadas, a redução dessa doença.

REFERÊNCIAS BIBLIOGRÁFICAS

1. Monteiro DL, Trajano AJ, da Silva KS, Russomano FB. Pre-invasive cervical disease and uterine cervical cancer in Brazilian adolescents: prevalence and related factors. Cad Saúde Pública. 2006 Dec;22(12):2539-48.

2. Stanley M. Early age of sexual debut: a risky experience. J Fam Plann Reprod Health Care. 2009 Apr;35(2):118-20.
3. [Acesso em 19 jan. 2020]. Disponível em: htpp/www.aids.gov.br/página/publicações.
4. Le Fevre ML. U.S. Preventive Services Task Force. Behavioral counseling interventions to prevent sexually transmitted infections: U.S. Preventive Services Task Force recommendation statement. Ann Intern Med. 2014 Dec 16;161(12):894-901.
5. CDC. Sexually transmitted disease surveillance. 2013. Atlanta, US: Department of Health and Human Services; 2014.
6. Lara LAS, Abdo CHN. Age at time of initial sexual intercourse and health of adolescent girls. J Pediatr Adolesc Gynecol. 2016 Oct;29(5):417-423.
7. Unger ER, Fajman NN, Maloney EM, Onyekwuluje J, Swan DC, Howard L, Beck-Sague CM, Sawyer MK, Girardet RG, Sautter RL, Hammerschlag MR, Black CM. Anogenital human papillomavirus in sexually abused and nonabused children: a multicenter study. Pediatrics. 2011 Sep;128(3):e658-65.
8. Instituto Nacional do Câncer José Alencar Gomes da Silva. Estimativa 2020: incidência de câncer no Brasil. [Internet]. 2019. Available from: https://www.inca.gov.gov/sites/ufu.sti.inca.local/files//media/document// estimativa-2020-incidencia-de-cancer-no-brasil.pdf. [Acesso em 19 jan. 2020].
9. Bosch FX, Lorincz A, Muñoz N, Meijer CJ, Shah KV. The causal relation between human papillomavirus and cervical cancer. J Clin Pathol. 2002 Apr;55(4):244-65.
10. de Villiers EM, Fauquet C, Broker TR, Bernard HU, Zur Hausen H. Classification of papillomaviruses. Virology. 2004 Jun 20;324(1):17-27.
11. Stanley M. HPV: immune response to infection and vaccination. Infect Agent Cancer. 2010 Oct 20;5:19.
12. Franco EL, Villa LL, Sobrinho JP, Prado JM, Rousseau MC, Désy M, Rohan TE. Epidemiology of acquisition and clearance of cervical human papillomavirus infection in women from a high-risk area for cervical cancer. J Infect Dis. 1999 Nov;180(5):1415-23.
13. Moscicki AB, Schiffman M, Kjaer S, Villa LL. Chapter 5: updating the natural history of HPV and anogenital cancer. Vaccine. 2006 Aug 31;24(suppl. 3):s3/42-51.
14. Ministério da Saúde (Brasil). Protocolo Clínico e Diretrizes Terapêuticas para Atenção Integral às Pessoas com Infecções Sexualmente Transmissíveis – Verrugas Anogenitais; 2015. p. 88-98.
15. Instituto Nacional de Câncer (Brasil). Diretrizes brasileiras para o rastreamento do câncer do colo do útero (INCA). Coordenação Geral de Ações Estratégicas. Rio de Janeiro: INCA; 2016.
16. AGREE collaboration, 2013. Appraisal of guidelines research and evaluation. [Acesso em 19 jan 2020]. Disponível em: http://www.agreetrust.org/wp-content/uploads/2013/10/AGREE-11-Users-Manual-and-23--item-Instrument_2009_UPDATE_2013.pdf.
17. Kisch, 2001. Guide to development of practice guidelines. Clin Infect Dis 2001;32:8511.
18. Widdice LE, Moscicki AB. Updated guidelines for papanicolaou tests, colposcopy, and human papillomavirus testing in adolescents. J Adolesc Health. 2008 Oct;43(suppl. 4):s41-51.
19. Monteiro DL, Trajano AJ, Russomano FB, Silva KS. Prognosis of intraepithelial cervical lesion during adolescence in up to two years of follow-up. J Pediatr Adolesc Gynecol. 2010 Aug;23(4):230-6.
20. Moscicki AB, Ma Y, Wibbelsman C, Darragh TM, Powers A, Farhat S, Shiboski S. Rate of and risks for regression of cervical intraepithelial neoplasia 2 in adolescents and young women. Obstet Gynecol. 2010 Dec;116(6):1373-80.
21. International Agency of Research on Cancer-IARC, Working Group on evaluation of cervical cancer screening programmes. Screening for squamous cervical cancer: duration of low risk after negative results of cervical cytology and its implication for screening policies. Br Med J (Clin Res Ed). 1986 Sep 13;293(6548):659-64.
22. Flanagan SM, Wilson S, Luesley D, Damery SL, Greenfield SM. Adverse outcomes after colposcopy. BMC Womens Health. 2011 Jan 20;11:2.
23. Stanley MA, Sterling JC. Host responses to infection with human papillomavirus. Curr Probl Dermatol. 2014;45:58-74.
24. McAllum B, Sykes PH, Sadler L, Macnab H, Simcock BJ, Mekhail AK. Is the treatment of CIN 2 always necessary in women under 25 years old? Am J Obstet Gynecol. 2011 Nov;205(5):47e1-7.
25. Moscicki AB, Cox JT. Practice improvement in cervical screening and management (PICSM): symposium on management of cervical abnormalities in adolescents and young women. J Low Genit Tract Dis. 2010 Jan;14(1):73-80.

16

Vacinas contra Papilomavírus Humano (HPV)

- Cíntia Irene Parellada
- Elsa Aida Gay de Pereyra

O impacto da vacinação sobre a saúde pública é um tema difícil de exagerar. Com exceção da água potável, a vacinação representa a intervenção de maior impacto na redução da morbidade e da mortalidade.[1] Foi considerada a terceira ação mais custo-efetiva entre uma lista de 30 itens avaliados em um fórum de economistas para promover o bem-estar global das crianças.[2]

O papilomavírus humano (HPV) é considerado um dos maiores agentes infecciosos oncogênicos, sendo responsável por 5% a 15% do total de cânceres do mundo.[3] Virtualmente, todos os casos de câncer cervical estão relacionados ao HPV. No Brasil, o câncer cervical representa a terceira causa de câncer feminino, com 16.370 novos casos diagnosticados a cada ano, sendo a segunda causa de mortes por câncer feminino em mulheres de 15 a 44 anos.[4] Felizmente, o câncer cervical, bem como outras doenças relacionadas ao HPV, pode ser prevenido por meio da vacinação. Desde 2009, a Organização Mundial da Saúde (OMS) recomenda que a vacinação contra o HPV seja implementada nos programas nacionais de imunização (PNIs). A população-alvo primária são meninas de 9 a 14 anos, podendo ser expandida para outras populações-alvo secundárias, como mulheres ≥ 15 anos e homens.[5]

O racional para a escolha dos tipos de HPV incluídos nas vacinas HPV é sua relevância na etiologia das doenças associadas ao HPV (Tabela 16.1). No mundo, estão atualmente disponíveis três diferentes vacinas HPV: bivalente (16 e 18), quadrivalente (6/11/16 e 18) e nonavalente (6/11/16/18/31/33/45/52 e 58).[5] No Brasil, as vacinas bivalente e quadrivalente estão comercialmente disponíveis.[6,7]

Tabela 16.1 - Contribuição estimada por tipos de HPV no desenvolvimento de doenças relacionadas ao HPV.			
Doença	***6 e 11***	***16 e 18***	***31, 33, 45, 52 e 58***
Casos de câncer cervical		70%[8]	25%[8]
Casos de câncer vulvar[a]		75%[9]	15%[9]
Casos de câncer vaginal[a]		65%[10]	20%[10]
Casos de câncer anal[a]		85%[11]	5% a 10%[11]
Lesões cervicais de alto grau[a,b]		50%[12]	30%[12]
Lesões cervicais de baixo grau[a]	10%	15%[13]	25%[13]
Casos de verrugas genitais	90%[14]		

Legenda: [a]Nem todas essas doenças são causadas por HPV. Aproximadamente 90% das lesões de alto grau, 75% das lesões de baixo grau,[8] 30% dos casos de câncer vulvar,[9] entre 70% e 75% dos casos de câncer vaginal[10] e entre 85% e 90% dos casos de câncer anal[11] se relacionam com o HPV. [b]As lesões de alto grau definem-se como neoplasia intraepitelial cervical (NIC) 2/3.

Fontes: Desenvolvida pela autoria do capítulo a partir das referências citadas.

Características das vacinas HPV

As vacinas HPV são produzidas por meio de tecnologia recombinante com partículas proteicas que se assemelham à proteína L1 do HPV (virus-like particles – VLPs). As VLPs são imunogênicas, porém não apresentam capacidade de reprodução ou de infecção celular.[5-15] Suas características podem ser vistas na Tabela 16.2.[6,7]

Tabela 16.2 - Características das vacinas HPV.		
Denominação	***Vacina papilomavírus humano 6, 11, 16 e 18 (recombinante)***	***Vacina papilomavírus humano 16 e 18 (recombinante)***
Marca	Gardasil	Cervarix
Produtor	MSD	GSK
Composição da vacina (proteína L1)	20 μg HPV 6 40 μg HPV 11 40 μg HPV 16 20 μg HPV 18	20 μg HPV 16 20 μg HPV 18
Adjuvante	225 μg de sulfato hidroxifosfato de alumínio amorfo	500 μg de hidróxido de alumínio e 50 μg de 3-O-desacil-4'monofosforil lipídeo A (AS04)
Produção das VLP (síntese das L1 recombinantes)	Síntese da proteína L1 em sistema de expressão em *Saccharomyces cerevisiae* (fungo do pão)	Síntese da proteína L1 em sistema de expressão de baculovírus em células de *Trichoplusia ni* (inseto)

Fonte: Bula de Cervarix,[6] e Bula da vacina papilomavírus humano 6, 11, 16 e 18 (recombinante).[7]

Mecanismo de ação

Acredita-se que os anticorpos gerados pela vacina atuam em nível de membrana basal. A infecção natural pelo HPV ocorre após microtraumatismos do epitélio que permitem que o vírus entre nas células basais adjacentes à membrana basal. Ao contrário da infecção natural por HPV, em que o vírus tem pouco acesso aos nódulos linfáticos e induz resposta imunológica débil, as vacinas HPV, ao serem administradas por via intramuscular, propiciam rápido acesso das VLP aos vasos sanguíneos e aos nódulos linfáticos locais. Desse modo, as vacinas são altamente imunogênicas, ativando fortemente a imunidade inata e adaptativa e gerando resposta consistente e integrada, o que resulta em memória imunológica robusta.[5,15]

Imunogenicidade

Estudos com as vacinas HPV mostraram soroconversão específica aos tipos de HPV incluídos em sua formulação em quase 100% dos indivíduos vacinados. Os estudos de fase 3 mostraram indução máxima de títulos no sétimo mês, ou seja, um mês após completar-se o esquema vacinal com três doses. Após atingir esse pico, os níveis de anticorpos neutralizantes contra HPV decaem durante um período de 18 a 24 meses e, a partir de então, mantêm-se estáveis. Quando ocorre nova exposição ao vírus, gera-se elevação imediata e expressiva do nível de anticorpos em 24 a 72 horas, que chega inclusive a níveis superiores aos da resposta primária. Não existe um nível de anticorpos séricos que se correlacione à prevenção de desfechos clínicos (correlato de proteção). Há consenso de que a melhor medida mensurável de proteção da vacina é a eficácia comprovada em estudos clínicos contra desfechos clínicos.[5,15] Os estudos clínicos das vacinas HPV mostram elevado nível de eficácia, mantida por pelo menos 10 a 12 anos, na prevenção de doenças relacionadas ao HPV contido em sua constituição. Até o momento, não existe relato de novos casos de doença relacionada aos tipos incluídos nas vacinas nesses estudos de seguimento.[16,17]

Eficácia

As evidências científicas disponíveis atualmente sobre as vacinas HPV são tão robustas que mais de 120 órgãos regulatórios de diferentes países aprovaram seu uso e estão incluídas no PNI de mais de 85 países. As vacinas HPV mostraram-se muito eficazes nos diferentes desfechos em que foram pesquisadas (Tabela 16.3).[18-20]

Tabela 16.3 – Eficácia das vacinas HPV.

Vacina	*Desfecho/ Tipo de HPV*	*Eficácia da vacina*	
		%	*IC**
Vacina HPV 16 e 18 (recombinante)	**NIC 2/3 ou AIS**		
	HPV 16 e/ou 18	**92,9**	(79,9 a 98,3)
	HPV 16	**95,7**	(82,9 a 99,6)
	HPV 18	**86,7**	(39,7 a 98,7)

(continua)

Tabela 16.3 - Eficácia das vacinas HPV. (*Continuação*)			
Vacina	*Desfecho/ Tipo de HPV*	*Eficácia da vacina*	
		%	*IC**
Vacina HPV 6, 11, 16 e 18 (recombinante)		**NIC 2/3 ou AIS**	
	HPV 6, 11, 16 e 18	**98,2**	(93,3 a 99,8)
	HPV 16	**97,6**	(91,1 a 99,7)
	HPV 18	**100**	(86,6 a 100)
		NIV 2/3 ou NIVA 2/3	
	HPV 6, 11, 16 e 18	**100**	(82,6 a 100)
	HPV 16	**100**	(76,5 a 100)
	HPV 18	**100**	(< 0 a 100)
		Verrugas genitais	
	HPV 6 e 11 (mulheres)	**99**	(96,2 a 99,9)
	HPV 6 e 11 (homens)	**89,4**	(65,5 a 97,9)
	NIA 2/3 (homens)	**74,9**	(8,8 a 95,4)

Legenda: NIC: neoplasia intraepitelial cervical; AIS: adenocarcinoma *in situ*; NIV: neoplasia intraepitelial vulvar; NIVA: neoplasia intraepitelial vaginal; IC: intervalo de confiança. Essa análise inclui o grupo de acordo com o protocolo (ATP) do estudo PATRICIA da vacina HPV 16 e 18 e o grupo população por protocolo (PPP) do estudo FUTURE e do estudo em homens da vacina 6, 11, 16 e 18 (recombinante). As mulheres e os homens que pertenciam aos grupos ATP e PPP eram soronegativos e PCR-negativos no dia da inclusão e também no mês 6 a 7 pós-vacinação, e todos receberam as três doses da vacina.

*IC 96,1% [vacina HPV 16 e 18 (recombinante)] e 95% [vacina HPV 6, 11, 16 e 18 (recombinante)].

Fontes: Centers for Disease Control and Prevention (CDC);[18] Schiller et al.;[19] Lenzi et al.[20]

Indicações

As indicações das vacinas HPV aprovadas e comercializadas no Brasil (Agência Nacional de Vigilância Sanitária – Anvisa) estão relacionadas na Tabela 16.4.[6,7] Atualizações podem ser verificadas diretamente no site da Anvisa.[6,7] Quanto mais precoce a aplicação das vacinas HPV, a partir dos 9 anos de idade, melhor será o nível de anticorpos neutralizantes específicos atingidos. A vacinação continua válida após o início da vida sexual ou mesmo após infecção por esse vírus, com ou sem desenvolvimento de lesões.[5,22,23]

Vacinação em grupos especiais

Uso na gestação e na amamentação

Gestantes devem ser orientadas a interromper e adiar o seu esquema de vacinação, reiniciando logo após o parto. A vacina HPV, quando administrada a mulheres que engravidaram durante os estudos clínicos, não pareceu afetar adversamente o resultado da gestação; as taxas de aborto e de malformações ficaram dentro do esperado para a população. As mulheres em lactação podem receber a vacina HPV.[5,22,23]

Tabela 16.4 – Indicações das vacinas HPV aprovadas pela Anvisa.			
		Vacina HPV 16 e 18 (recombinante)	***Vacina HPV 6, 11, 16 e 18 (recombinante)***
Indicação	Mulheres	Indicada a partir de 9 anos, para prevenir infecções persistentes, lesões pré-malignas anogenitais e cânceres cervical, vulvar, vaginal e anal causados por HPV oncogênico	De 9 a 45 anos, para prevenir infecções persistentes, verrugas genitais e lesões pré-malignas anogenitais e cânceres cervical, vulvar, vaginal e anal causados por HPV 6, 11, 16 e 18
	Homens	Indicada a partir de 9 anos, para prevenir infecções persistentes, lesão pré-maligna anogenital e câncer anal causados por HPV oncogênico	De 9 a 26 anos, para prevenir infecções persistentes, verrugas genitais e lesões pré-malignas e câncer anal causados por HPV 6, 11, 16 e 18
Esquema vacinal	Faixa etária	De 9 a 14 anos, 2 doses: segunda dose no intervalo entre 5 e 13 meses após a primeira dose ou 3 doses: esquema 0, 1 e 6 meses	De 9 a 13 anos, 2 doses: segunda dose no intervalo entre 5 e 13 meses após a primeira dose ou 3 doses: esquema 0, 1 e 6 meses
		A partir de 15 anos de idade, 3 doses: esquema 0, 1 e 6 meses	A partir de 14 anos de idade, 3 doses: esquema 0, 1 e 6 meses

Atualizações e mais informações das bulas podem ser vistas em: www.anvisa.gov.br/fila_bula.

Fontes: Bula de Cervarix;[6] e Bula da vacina papilomavírus humano 6, 11, 16 e 18 (recombinante).[7]

Uso em indivíduos imunossuprimidos

Por serem inativadas, não existe a possibilidade de as vacinas causarem ou reproduzirem a infecção por HPV. Podem ser administradas em indivíduos com imunodeficiência primária ou secundária a doença e/ou medicações, parecendo não haver diferenças na produção de anticorpos em relação a indivíduos saudáveis da mesma faixa etária.[5,22,23]

Uso em indivíduos infectados por HIV

Já existem dados de imunogenicidade e segurança das vacinas HPV em indivíduos infectados pelo vírus da imunodeficiência humana (HIV). Houve resposta imune robusta e a vacina foi bem tolerada nessa população.[5,14,15]

Uso em crianças e jovens que sofrem abuso sexual

A Academia Americana de Pediatria recomenda a vacinação contra HPV em crianças e adolescentes vítimas de abuso sexual. Ressalta ainda que, nas crianças vítimas de abuso sexual, mais de 70% das infecções sexualmente transmitidas nos exames de acompanhamento foram por HPV.[24] Em suas recomendações sobre a vacinação contra HPV, o Advisory Committee on Immunization Practices (ACIP) reforça que os profissionais de saúde que avaliam e tratam crianças e jovens que são suspeitas ou vítimas confirmadas de violência ou abuso sexual deveriam estar cientes da necessidade da vacinação contra o HPV. A violência e o abuso sexual aumentam o risco de infecção por HPV atribuível ao ato do abuso *per se*, assim como o risco futuro potencial de comportamentos de alto risco. Sabe-se que crianças que são vítimas de abuso ou violência sexual têm maior probabilidade de terem relações não seguras e desprotegidas e início desse comportamento em idade precoce em comparação a crianças que não sofreram abuso. Apesar de a vacinação contra HPV não promover o desaparecimento viral ou proteger contra doença atribuível aos tipos de HPV já adquiridos, a vacinação protegeria contra tipos vacinais ainda não adquiridos.[5,22,23]

Proteção cruzada contra outros tipos de HPV não contidos na vacina

Todas as vacinas HPV oferecem forte proteção contra os tipos 16 e 18 e parecem exibir proteção cruzada parcial contra outros tipos filogeneticamente relacionados ao HPV 16 (espécie alfa-papilomavírus A9: 31, 33, 35, 52 e 58) e 18 (espécie alfa-papilomavírus A7: 39, 45, 59 e 68). Sabe-se que a proteção cruzada é um fator real, mas deve ser vista como um benefício plausível que talvez possa ocorrer em alguns indivíduos. Os ensaios clínicos e avaliações de impacto pós-introdução da vacina HPV bivalente e quadrivalente mostram evidências de que existe algum nível de proteção cruzada contra tipos de HPV de alto risco que não sejam 16 e 18, em particular para os tipos 31, 33 e 45.[5,15]

Contraindicações

A única contraindicação ao uso das vacinas HPV é a hipersensibilidade aos princípios ativos ou a qualquer dos excipientes da vacina. As pessoas que desenvolvem sintomas indicativos de hipersensibilidade após receber uma dose da vacina HPV não devem receber outras doses.[6,7]

Esquema vacinal

Idade de 9 a 14 anos

Além do regime padrão recomendado na bula das vacinas HPV (três doses em 0, 1 a 2 meses, 6 meses)[6,7], pode-se optar nessa faixa etária pelo regime recomendado pela OMS de duas doses em 0 e 6 meses ou 0 e 12 meses.[5] Essa decisão foi embasada após revisão das evidências demonstrando que a média dos títulos geométricos de anticorpos pós-vacinais é não inferior em adolescentes abaixo de 15 anos e reconhecendo a redução de custos e vantagens programáticas.[5] Aquelas que têm idade ≥ 15 anos no momento da segunda dose também estão adequadamente protegidas por duas doses. Para garantir a imunogenicidade da vacina, deve ser respeitado intervalo mínimo entre as doses. Apenas as realizadas com intervalos menores do que os recomendados devem ser refeitas. No esquema de duas doses, se o intervalo entre elas for mais curto do que 5 meses, uma terceira dose deve ser administrada pelo menos 6 meses após a primeira dose.[5]

Idade ≥ 15 anos, imunocomprometidos e/ou infectados pelo HIV (independentemente de estarem recebendo terapia antirretroviral)

Deve ser administrado esquema de três doses (0, 1 a 2 e 6 meses). No esquema de três doses padrão, deve-se respeitar intervalo de 4 semanas (1 mês) entre a primeira e a segunda dose, de 12 semanas (3 meses) entre a segunda e a terceira dose e de 24 meses (6 meses) entre a primeira e a terceira dose.[23]

Se o esquema vacinal for interrompido ou espaçado, as doses já recebidas não precisam ser refeitas e o esquema vacinal deve ser retomado de onde foi interrompido. Não há intervalo máximo entre as doses recomendadas. No entanto, um intervalo não superior a 12 a 15 meses é sugerido, de modo a completar o esquema imediatamente e antes de se tornarem sexualmente ativas.[5,23]

Os dados sobre a intercambialidade das vacinas HPV em relação a segurança, imunogenicidade e eficácia são limitados. Quando possível, a mesma vacina HPV deve ser utilizada para completar o esquema vacinal. Entretanto, se a vacina HPV previamente administrada estiver indisponível ou é desconhecida, qualquer vacina HPV pode ser utilizada para completar o esquema vacinal.[5,23]

Vacinação contra HPV em Programas Nacionais de Imunização (PNIs)

Em 2014, o Brasil introduziu a vacina papilomavírus humano 6, 11, 16 e 18 (recombinante) no calendário do Sistema Único de Saúde (SUS). A atual população elegível para receber a vacina gratuitamente e o esquema vacinal podem ser vistos na Tabela 16.5.[15]

Tabela 16.5 - Critérios de elegibilidade para vacinação contra o HPV no Programa Nacional de Imunização (PNI).

População-alvo	*Idade (anos)*	*Número de doses*	*Regime*
Meninos imunocompetentes	12 a 13 anos (2017)*	2 doses	0, 6 meses
Meninas imunocompetentes	9 a 14 anos	2 doses	0, 6 meses
Indivíduos vivendo com HIV/ Aids (mulheres e homens)	9 a 26 anos	3 doses	0, 2, 6 meses
Indivíduos com transplante de órgãos sólidos e medula óssea (mulheres e homens)	9 a 26 anos	3 doses	0, 2, 6 meses
Pacientes oncológicos (mulheres e homens)	9 a 26 anos	3 doses	0, 2, 6 meses

*Até 2020, a idade dos meninos elegíveis para receber a vacina HPV se expandirá gradualmente, iniciando aos 9 anos de idade (incluindo coorte de idade dos 9 aos 14 anos).

Fonte: Brasil, 2018.[25]

Os relatórios do Ministério da Saúde em 2018 mostravam que ainda existiam grandes desafios no Brasil para o sucesso dessa intervenção cerca de 50% das meninas elegíveis para a vacinação ainda não haviam completado o regime vacinal (cobertura de 79% para uma dose e de 48,8% para duas doses). A cobertura vacinal nos meninos era de aproximadamente 30% para uma dose.[26]

O papel do profissional de saúde tem-se mostrado fundamental na decisão dos pais de vacinarem seus filhos. Cabe ao profissional informar sobre a eficácia e a segurança da vacinação contra o HPV, esclarecer as dúvidas dos pais de crianças e adolescentes e reforçar a importância da prevenção em idade precoce para que se alcancem benefícios máximos na idade adulta.[27]

Em janeiro de 2018, de um total de 44 países e territórios da América Latina e Caribe, 27 (61,3%) já haviam introduzido a vacina HPV em seus PNIs. Na maioria dos países, a estratégia de vacinação é mista, ou seja, realizada em centros de saúde e escolas. Como resultado do aumento do foco em equidade de gênero e fortalecimento da resiliência de programas de vacinação, oito países na América Latina e Caribe expandiram seus programas para meninos. Alguns países também expandiram a vacinação contra HPV para populações consideradas de maior risco de aquisição de infecção por HPV (HIV+, transplantados e vítimas de abuso sexual).[28] Aguardavam-se resultados de estudos de efetividade pós-introdução da vacina na Argentina, Brasil e Colômbia em médio prazo (2020).

Em outros países do mundo, que iniciaram a vacinação contra o HPV logo após seu lançamento em 2006, o impacto já começa a ser visibilizado, principalmente naqueles países que vacinaram meninas antes do início da atividade sexual e que tiveram cobertura vacinal sustentada. Evidências sugerem que a vacinação contra HPV em múltiplas coortes de idade, realizadas de modo simultâneo, podem resultar em maior e mais rápido impacto populacional em razão dos efeitos diretos de proteção, bem como da imunidade de rebanho.[5] Foram observadas reduções de até 90% da prevalência de infeções por HPV 6, 11, 16 e 18, 90% das verrugas genitais, 45% de neoplasia de baixo grau e 85% das neoplasias intraepiteliais de alto grau.

Análise conduzida em nove países sobre os resultados dos quatro primeiros anos pós-implementação da vacinação contra HPV (Estados Unidos, Austrália, Reino Unido, Escócia, Nova Zelândia, Suíça, Dinamarca, Canadá e Alemanha), representando o acompanhamento de cerca de 140 milhões de pessoas/ano, permitiu as conclusões a seguir.[29]

- Nos países com cobertura vacinal acima de 50% da população-alvo, observaram-se:
  - declínio rápido e cumulativo das verrugas genitais a partir da introdução da vacinação contra HPV;
  - 61% de redução das verrugas genitais em meninas de 13 a 19 anos;
  - 68% de redução da infecção pelos HPV 16 e 18, detectada a partir do primeiro ano após a introdução da vacina;
  - 30% de redução das infecções pelos tipos de HPV 31, 33 e 45 em garotas de 13 a 19 anos, sugerindo proteção cruzada (quando existe proteção contra outros tipos de HPV não presentes na vacina). Acredita-se que isso ocorra pela ação dos anticorpos que acabam atuando em tipos de HPV com constituição semelhante. Essa redução deve ser considerada um benefício adicional, pois não tem a mesma eficácia de 100% de proteção, como há para os tipos contidos nas vacinas;
  - redução de infecção/doença relacionada aos HPVs contidos nas vacinas em indivíduos não vacinados, ou seja, meninos/homens < 20 anos de idade e mulheres de 20 a 39 anos, sugerindo efeito de grupo ou rebanho (quando existe benefício em indivíduos não vacinados pela redução da circulação do vírus na população).
- Nos países com cobertura vacinal de meninas < 50%, observaram-se:
  - redução significativa das infecções pelo HPV 16 e 18, na ordem de 50%;
  - redução em nível bem mais baixo das verrugas genitais, a qual se tornou significativa apenas no terceiro ano após a introdução da vacina;

- não houve benefícios relacionados à redução de infecção ou doença em indivíduos não vacinados e em homens mais velhos, ou seja, não houve efeito de grupo ou proteção coletiva.

- O estudo também demonstrou que os maiores declínios foram vistos nos países que implementaram a estratégia vacinal escolar (Reino Unido, Austrália e Nova Zelândia).

Exames subsidiários pré-vacinação e pós-vacinação

Independentemente da idade, não é necessária nenhuma triagem ou exame subsidiário antes da vacinação contra o HPV. Mesmo que o indivíduo tenha histórico prévio ou atual de doença genital, citologia anormal ou teste de HPV positivo (realizado por outros motivos, alheios à recomendação da vacina HPV), a vacina HPV ainda está indicada. Também não há indicação de realização de testes sorológicos pós-vacinação; não existem testes comercialmente disponíveis para dosar os anticorpos contra HPV.[5,23,27]

Uso concomitante com outras vacinas

A vacina HPV pode ser administrada com outras vacinas apropriadas para a idade. Cada vacina deve ser administrada utilizando-se seringa própria em um local anatômico diferente. Princípios gerais de imunização enfatizam que não existe evidência de que vacinas inativadas interfiram com a resposta imune de outras vacinas vivas ou inativadas. Uma vacina inativada pode ser administrada simultaneamente ou em qualquer data antes ou depois de outra vacina (viva ou inativada).[5,23]

Perfil de segurança/reações adversas

As vacinas HPV são eficazes e seguras; não induzem infecção porque não contêm o HPV, nem material biológico vivo ou atenuado. O perfil de segurança das vacinas HPV foi confirmado por seu amplo uso, com mais de 270 milhões de doses distribuídas no mundo, estando incluída no calendário vacinal de mais de 85 países. A Organização Mundial da Saúde (OMS) ressalta em seus relatórios que a vacinação contra o HPV é muito segura. Os principais órgãos nacionais e internacionais de saúde, incluindo a Australia Therapeutic Goods Administration (TGA)/Atagi, os Centros para Controle e Prevenção de Doenças dos EUA (CDC), a Agência Europeia de Medicamentos (EMA) e também a Agência Nacional de Vigilância Sanitária (Anvisa), monitoram continuamente todas as informações de segurança sobre a vacina HPV e recomendam o seu uso. A maioria dos eventos adversos se restringe ao local da injeção. Nos estudos clínicos, reações locais leves e temporárias no local da injeção (eritema, dor e inchaço) foram 10% a 20% mais frequentes entre os indivíduos vacinados em comparação aos grupos controle. Os raros eventos adversos sistêmicos e graves não tiveram incidência maior que a esperada para a população geral nos grupos considerados para a vacinação, não havendo relação de causalidade. Pode ocorrer síncope (desmaio) após a administração de qualquer vacina, especialmente em adolescentes, causada por resposta psicogênica à injeção por agulhas. E pode ser acompanhada por outros sinais neurológicos, como distúrbios visuais transitórios, parestesia, movimentos tônico-clônicos dos membros durante a recuperação. É importante deixar o adolescente sentado por 15 minutos após receber qualquer vacina.[5,23]

Relação entre vacina HPV e atividade sexual

Em jovens, os profissionais de saúde e pais precisam entender que não se trata de uma vacina ligada ao exercício ou início da sexualidade. A vacina HPV nada mais é que uma forma de prevenção da infecção pelo HPV e doenças relacionadas às verrugas genitais e aos cânceres para a vida futura. Estudo em 1.398 meninas com 11 a 12 anos, vacinadas e acompanhadas por três anos, mostrou que não houve diferença da idade de início da atividade sexual nas vacinadas em relação às não vacinadas.[30] A administração da vacina HPV não substitui ações de promoção da saúde. Os indivíduos vacinados, quando atingirem a faixa etária apropriada, assim como qualquer outro adolescente, devem receber orientação quanto ao uso de preservativos para a prevenção da infecção por outros tipos de HPV não incluídos nas vacinas e outras doenças sexualmente transmissíveis.[5,23]

Indivíduos sexualmente ativos

O Advisory Committee on Immunization Practices (ACIP) afirma que a vacinação contra o HPV também é recomendada para mulheres com anormalidades em seus exames de prevenção do câncer do colo do útero, ou com histórico/evidência clínica de verrugas genitais, pois a imunização pode fornecer proteção adicional contra infecções por outros tipos de HPV. O ACIP alerta também que é necessário explicar às mulheres que a vacina não tem efeito terapêutico em infecções por HPV ou anormalidades preexistentes no exame de Papanicolaou. Assim, as vacinas não são indicadas para o tratamento de lesões genitais externas ativas, de câncer do colo do útero, vulvar, vaginal ou anal, nem de suas lesões precursoras.[5,23]

Rastreamento do câncer do colo do útero em mulheres vacinadas

A vacina HPV não é terapêutica, ou seja, não é capaz de alterar a história natural das infecções já instaladas. A vacinação não substitui o rastreamento de rotina do câncer de colo de útero. São métodos que se complementam para dar mais proteção à mulher contra o desenvolvimento de neoplasias genitais por prevenção primária (evita a infecção pelo vírus) e por prevenção secundária (detecção precoce de doença).[5,23]

O estudo Compass foi o primeiro ensaio aleatorizado aberto realizado em mulheres vacinadas e não vacinadas, comparando o teste de HPV a cada 5 anos *versus* a citologia líquida a cada 2,5 anos, na Austrália. Os resultados mostraram que o rastreamento com teste de HPV associa-se a maior detecção de lesões precursoras em população vacinada, assim como em população não vacinada (Tabela 16.6).[31] Em dezembro de 2017, a Austrália anunciou mudanças no rastreamento do câncer do colo do útero, que passa a ser realizado por teste de HPV em intervalos de 5 anos, em mulheres de 25 a 74 anos.

Tabela 16.6 – Resultados do estudo Compass em mulheres vacinadas e não vacinadas, comparando o teste de HPV a cada 5 anos *versus* a citologia líquida a cada 2,5 anos, na Austrália.

		Referência colposcopia		***Detecção de NIC2+***		
		N	***% (IC 95%)***	***N***	***% (IC 95%)***	
Vacinadas HPV (≤ 33 anos em 2014) 1.078 (22%)	**Cit. líquida**	10/211	4,7% (2,3% ± 8,5%)	1/211	0,5% (0% ± 2,6%)	*p* = 0,05*
	HPV + cit. líquida	34/418	8,1% (5,7% ± 11,2%)	11/418	2,6% (1,3% ± 4,7%)	
	HPV + p16/ Ki-67	40/449	8,9% (6,4% ± 11,9%)	13/449	2,9% (1,6% ± 4,9%)	
Não vacinadas HPV (> 34 anos em 2014) 3.917 (78%)	**Cit. líquida**	17/784	2,2% (1,3% ± 3,4%)	0/784	0% (0% ± 0,5%)	*p* = 0,02*
	HPV + cit. líquida	41/1.574	2,6% (1,9% ± 3,5%)	9/1.574	0,6% (0,3% ± 1,1%)	
	HPV + p16/ Ki-67	39/1.559	2,5% (1,8% ± 3,4%)	11/1.559	0,7% (0,4% ± 1,3%)	

*Diferença na detecção de NIC 2+ na citologia *versus* o teste de HPV.
Fonte: Machalek et al., 2018.[31]

Futuro

Estratégias de prevenção primária bem-sucedidas como a vacinação contra o HPV podem mudar completamente o panorama das doenças a ele relacionadas.

Em 2018, a Austrália anunciou que se tornaria o primeiro país no mundo a eliminar o câncer cervical, bem como as demais doenças relacionadas ao HPV. Esse resultado é o fruto de uma história de sucesso que se iniciou em 2007, com o programa de vacinação contra o HPV. A implementação simultânea da vacinação contra o HPV em múltiplas coortes de idade de meninas (12 a 26 anos) e meninos (12 a 15 anos) e altas coberturas vacinais mantidas ao longo do tempo são apontadas como as principais determinantes para a drástica redução da prevalência do HPV. Isso determina a interrupção da circulação do vírus na população australiana, protegendo até mesmo indivíduos não vacinados (imunidade de rebanho ou de comunidade).[32] Os benefícios também se estendem ao binômio mãe-filho. Estudos mostram proteção contra a papilomatose respiratória recorrente (PRR) em infantes nascidos de mães vacinadas contra o HPV. Foi detectada redução de 0,3 casos/100.000 infantes em 2012 para 0,04 casos/100.000 em 2016. Em todos os casos reportados de PRR em infantes, a mãe não havia sido vacinada contra o HPV antes da gestação.[32]

No Brasil, vários avanços foram obtidos na luta contra o câncer cervical e outras doenças relacionadas ao HPV, entre os quais a introdução da vacina HPV e sua expansão para meninos e populações sob maior risco de aquisição da infecção. Entretanto, para que se possa alcançar em sua totalidade os benefícios esperados dessa intervenção em um futuro próximo é essencial a manutenção de altas taxas de cobertura vacinal. A soma de esforços do governo, das sociedades médicas, dos profissionais de saúde, bem como da sociedade civil, faz-se necessária para que a correta informação chegue aos adolescentes, pais e profissionais de saúde.

REFERÊNCIAS BIBLIOGRÁFICAS

1. Plotkin SL, Plotkin SA. A short history of vaccination. In: Plotkin S, Orenstein W, Offit PA (ed.). Vaccines. 5th ed. Philadelphia: Saunders; 2008.
2. Copenhagen Consensus 2012. Painel Experts Findings. 2012. [citado 11 jun. 2018]. Disponível em: http://www.copenhagenconsensus.com/copenhagen-consensus-iii/outcome.
3. Plummer M, de Martel C, Vignat J et al. Global burden of cancers attributable to infections in 2012: a synthetic analysis. Lancet Glob Health. 2016 Sep;4(9):e609-16.
4. INCA. Incidência de Câncer no Brasil: estimativa 2018. [citado 11 jun. 2018]. Disponível em: http://www.inca.gov.br/estimativa/2018/sintese-de-resultados-comentarios.asp.
5. World Health Organization. Human papillomavirus vaccines: WHO position paper, May 2017 – Recommendations. Vaccine. 2017 Jun 5;pii:S0264-410X(17)30728-4.
6. Bula de Cervarix®. Vacina HPV – 16/18. [citado 11 jun. 2018]. Disponível em: http://www.anvisa.gov.br/datavisa/fila_bula/index.asp.
7. Bula da vacina papillomavírus humano 6, 11, 16 e 18 (recombinante). [citado 11 jun. 2018]. Disponível em: http://www.anvisa.gov.br/datavisa/fila_bula/index.asp.
8. Silvia de Sanjose 1, Wim Gv Quint, Laia Alemany, et al. Retrospective International Survey and HPV Time Trends Study Group. Human papillomavirus genotype attribution in invasive cervical cancer: a retrospective cross-sectional worldwide study. Lancet Oncol. 2010 Nov;11(11):1048-56. doi: 10.1016/S1470-2045(10)70230-8.
9. de Sanjosé S, Alemany L, Ordi J et al. HPV VVAP study group. Worldwide human papillomavirus genotype attribution in over 2000 cases of intraepithelial and invasive lesions of the vulva. Eur J Cancer. 2013 Nov;49(16):3450-61. doi: 10.1016/j.ejca.2013.06.033.
10. Alemany L, Saunier M, Tinoco L et al.HPV VVAP study group. Large contribution of human papillomavirus in vaginal neoplastic lesions: a worldwide study in 597 samples. Eur J Cancer. 2014 Nov;50(16):2846-54. doi: 10.1016/j.ejca.2014.07.018.
11. Alemany L, Saunier M, Alvarado-Cabrero I et al. HPV VVAP Study Group. Human papillomavirus DNA prevalence and type distribution in anal carcinomas worldwide. Int J Cancer. 2015 Jan 1;136(1):98-107. doi: 10.1002/ijc.28963.
12. Joura EA, Ault KA, Bosch FX et al. Attribution of 12 high-risk human papillomavirus genotypes to infection and cervical disease. Cancer Epidemiol Biomarkers Prev. 2014 Oct;23(10):1997-2008. doi: 10.1158/1055-9965.EPI-14-0410.
13. Garland SM, Steben M, Sings HL et al.Natural history of genital warts: analysis of the placebo arm of 2 randomized phase III trials of a quadrivalent human papillomavirus (types 6, 11, 16, and 18) vaccine. J Infect Dis. 2009 Mar 15;199(6):805-14. doi: 10.1086/597071.
14. Guan P, Howell-Jones R, Li N et al. Human papillomavirus types in 115,789 HPV-positive women: a meta-analysis from cervical infection to cancer. Int J Cancer. 2012 Nov 15;131(10):2349-59. doi: 10.1002/ijc.27485.
15. Parellada CIP, Watanabe LA. Vacinas papilomavírus humano. In: Santoro Jr M, Segre CAM (ed.). Temas complexos em pediatria: capacitação pediátrica. Atheneu; 2015.
16. Kjaer SK, Nygård M, Dillner J et al. A 12-year follow-up on the long-term effectiveness of the quadrivalent human papillomavirus vaccine in 4 nordic countries. Clin Infect Dis. 2018;66(3):339-345.
17. Naud PS, Roteli-Martins CM, De Carvalho NS et al. Sustained efficacy, immunogenicity, and safety of the HPV – 16/18. AS04-adjuvanted vaccine: final analysis of a long-term follow-up study up to 9.4 years post--vaccination. Hum Vaccin Immunother. 2014;10(8):2147-62.
18. Centers for Disease Control and Prevention (CDC). FDA Licensure of Bivalent Human Papillomavirus Vaccine (HPV2, Cervarix) for use in females and updated HPV vaccination recommendations from the Advisory Committee on Immunization Practices (ACIP). MMWR. 2010 May;59(20):626-48. [citado 11 jun. 2018]. Disponível em: http://www.cdc.gov/mmwr/pdf/wk/mm5920.pdf.
19. Schiller JT, Castellsagué X, Garland SM. A review of clinical trials of human papillomavirus prophylactic vaccines. Vaccine. 2012 Nov 20;30(suppl. 5):f123-38.
20. Lenzi A, Mirone V, Gentile V, Bartoletti R, Ficarra V, Foresta C et al. Rome Consensus Conference – statement: human papilloma virus diseases in males. BMC Public Health. 2013 Feb;13:117.

21. Petrosky E, Bocchini JA Jr, Hariri S et al. Use of 9-valent human papillomavirus (HPV) vaccine: updated HPV vaccination recommendations of the advisory committee on immunization practices. Morb Mortal Wkly Rep (MMWR). 2015 Mar 27;64(11):300-4.
22. Markowitz LE, Dunne EF, Saraiya M, Chesson HW, Curtis CR, Gee J et al. Human papillomavirus vaccination: recommendations of the Advisory Committee on Immunization Practices (ACIP). MMWR. Recomm Rep. 2014 Aug 29;63(RR-05):1-30.
23. Willoughby Jr RE, Kellogg ND. What's new with HPV vaccine? It's safe, effective and should be considered for sexual abuse victims. AAP News. 2013;4(5):27. [citado 11 jun. 2018]. Disponível em: http://aapnews.aappublications.org/content/34/5/27.1.full.
24. Ministério da Saúde amplia vacinação em todas as faixas etárias. [citado 11 jun. 2018]. Disponível em: http://portalarquivos.saude.gov.br/images/pdf/2017/marco/03/Novo-calendario-vacinal-de-2017.pdf.
25. Ministério da Saúde. Cobertura vacinal. [citado 11 jun. 2018]. Disponível em: http://portalms.saude.gov.br/noticias/svs/43335-reuniao-discute-resultados-do-projeto-pop-brasil-para-o-enfrentamento-da-infeccao-pelo-hpv.
26. The American College of Obstetricians and Gynecologists. Committee Opinion n. 704. Summary: Human Papillomavirus vaccination. Obstet Gynecol. 2017 Jun;129(6):1155-1156.
27. Parellada C, Perez Carrega ME, Carvalho L, Massoc MA, Prieto E, Monsanto H, Cashat-Cruz M. Evolution of gender-neutral HPV vaccination in National Immunization Calendars in Latin America and the Caribbean. Poster presented at 18th ICID. [citado 11 jun. 2018]. Disponível em: https://posterng.netkey.at/isid/viewing/index.php?module=viewing_poster&task=&pi=1618&searchkey=.
28. Drolet M, Bénard É, Boily MC et al. Population-level impact and herd effects following human papillomavirus vaccination programmes: a systematic review and meta-analysis. Lancet Infect Dis. 2015 May;15(5):565-80.
29. Bednarczyk RA, Davis R, Ault K, Orenstein W, Omer SB. Sexual-activity related outcomes after human papillomavirus vaccination of 11 to 12-year-olds. Pediatrics. 2012;130(5):798-805.
30. Machalek DA et al. Very low prevalence of vaccine human papillomavirus (HPV) types among 18 to 35 year old Australian women, nine years following implementation of vaccination. J Infect Dis. 2018.
31. Canfell K, Caruana M, Gebski V et al. Cervical screening with primary HPV testing or cytology in a population of women in which those aged 33 years or younger had previously been offered HPV vaccination: results of the compass pilot randomised trial. PLoS Med. 2017 Sep 19;14(9):e1002388.
32. Australian National Surveillane of Juvenile Onset Recurrent Respiratory Papillomatosis: declining incidence post quadrivalent HPV vaccination RRP surveillance team. HPV17-0977 Research Papers Session 07: HPV Clinical Research – Other Topics of Interest. Cape Town, South Africa: March 2017.

17

Sífilis na Infância e na Adolescência

- Noely Paula Cristina Lorenzi
- Cristiane Lima Roa
- Lana Maria de Aguiar
- José Alcione Macedo Almeida

A sífilis é doença infectocontagiosa exclusiva do ser humano, manifesta-se de maneira sistêmica e, na forma tardia, produz sequelas graves e irreversíveis. Além disso, sabe-se que aumenta o risco para a infecção pelo vírus da imunodeficiência humana (HIV)[1] e que sua forma congênita é responsável por altas taxas de abortamento, óbito fetal e neonatal,[2] o que justifica toda a atenção da saúde pública para seu diagnóstico e tratamento precoces.

Apesar de ser uma doença conhecida desde meados de 1800, quando descrita por Philippe Ricord, não há vacina contra essa terrível doença, e é importante que se ressalte que a infecção sifilítica não induz imunidade. O indivíduo, portanto, pode adquirir a doença tantas vezes se contamine.

O início precoce da atividade sexual e o crescente uso de álcool e drogas pelas adolescentes agem como facilitadores das **infecções sexualmente transmissíveis** (ISTs), fazendo com que elas representem grande risco para essa faixa etária. Desse modo, as doenças de transmissão sexual são temas sempre atuais. Em razão de sua magnitude, transcendência, dificuldade de controle e vulnerabilidade às ações, as ISTs devem ser priorizadas.

Embora meninas com idade precoce possam estar envolvidas em atividade sexual consensual, alguns problemas devem ser considerados, como:

- Passado e/ou continuidade de abuso sexual; doenças mentais não diagnosticadas, incluindo abuso de álcool e drogas; envolvimento em prostituição.
- Vulnerabilidade das que vivem em abrigos e daquelas com distúrbios físicos e/ou mentais com grande risco de IST.

O Centro de Controle de Doenças e Prevenção (CDC) estima que cerca de 20 milhões de novas infecções sexualmente transmitidas sejam diagnosticadas todos os anos nos Estados Unidos, sendo que metade ocorre em jovens entre 15 e 24 anos.[3]

A sífilis permanece como importante problema de saúde pública em países de baixa renda, onde é endêmica, e tem assustadoramente emergido em vários países de alta renda, com alarmante aumento das taxas em jovens, particularmente em homens que fazem sexo com homens.[4-6]

Etiologia

O agente etiológico da sífilis (*Treponema*, subespécie *pallidum*) foi identificado por Schaudinn e Hoffman em 1905.[7] Por causa de seu diâmetro muito pequeno, essa espiroqueta, em formato de "saca-rolhas", só pode ser visibilizada por colorações especiais ou microscopia de campo escuro. Esta última é importante ferramenta para detecção do *T. pallidum* em infecções recentes de sífilis.[8] Esse patógeno é transmitido predominantemente por meio do ato sexual, mas também verticalmente (da gestante infectada para o feto,[9] embora raramente pelo contato com lesão genital da mãe na hora do parto) e, teoricamente, por hemotransfusão, situação atualmente muito difícil de ocorrer pela rigorosa triagem nos hemocentros.[10]

Manifestações clínicas

Essa IST é caracterizada por períodos de doença clínica ativa, interrompida por períodos de latência. O período de incubação varia de 10 a 90 dias (média de 3 semanas). Manifestações clínicas iniciais, compreendendo estágios primários e secundários, são os mais infecciosos.

A sífilis primária (Figura 17.1) é caracterizada pela presença de úlcera (cancro) única, indolor, com bordas endurecidas, fundo limpo no local da inoculação (tipicamente região anal, genital ou mucosa oral) e linfadenopatia regional moderada. No entanto, múltiplas úlceras podem ocorrer.

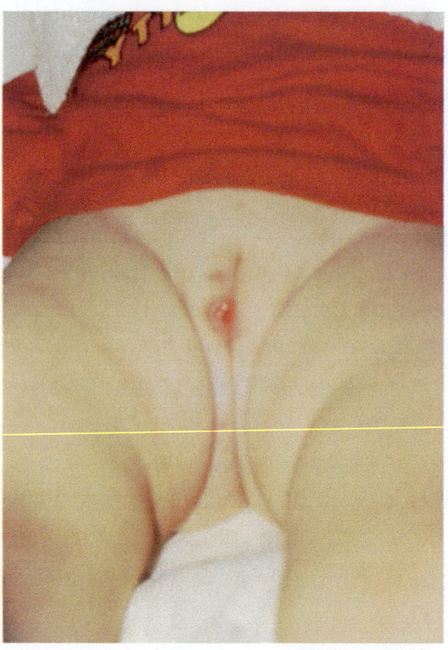

Figura 17.1 – Cancro sifilítico vulvar em criança de 2 anos de idade.
Fonte: Acervo da Clínica Ginecológica do HC-FMUSP.

A sífilis secundária resulta da multiplicação do *T. pallidum* disseminado via hematogênica ou linfática, apesar dos altos níveis de anticorpos antitreponema.[9] Os achados mucocutâneos são os mais comuns, pois a espiroqueta prefere temperaturas mais baixas.[9]

Lesões do secundarismo geralmente aparecem várias semanas após o cancro. No entanto, estágios primário e secundário podem se sobrepor.

Esse estágio é caracterizado por mal-estar, cefaleia, febre baixa, linfadenopatia generalizada (50% a 86% dos casos); *rash* cutâneo generalizado ou localizado, não pruriginoso, que caracteristicamente envolve palmas das mãos e solas dos pés (75% a 100%); placas eritêmato-acinzentadas nas mucosas; lesões papulares, comumente em áreas intertriginosas (períneo, perianal e glútea), denominadas condiloma lata ou plano (Figuras 17.2, 17.3A, 17.3B e 17.4), lesões extremamente contagiosas; alopecia em clareira e perda dos cílios e/ou sobrancelhas (madarose).

Reaparecimento dos sintomas ou sinais secundários ocorrem em cerca de 25% dos pacientes não tratados.

A sífilis latente é o período em que não se observa sinal ou sintoma clínico de sífilis, verificando-se, porém, reatividade nos testes que detectam anticorpos, indicando presença do *T. pallidum* nos linfonodos e no baço.[9] Cerca de 2/3 dos pacientes com sífilis não tratada permanecem no estágio latente.[11]

Esse período é dividido em latente recente (menos de 1 ano de infecção) e latente tardio (mais de 1 ano de infecção).

A sífilis terciária ocorre geralmente anos ou décadas após a infecção, podendo afetar o sistema nervoso, cardiovascular, olhos, pele (goma), ossos e outros órgãos.[9,10] A neurossífilis pode ocorrer em qualquer estágio da doença e pode ser assintomática.[12]

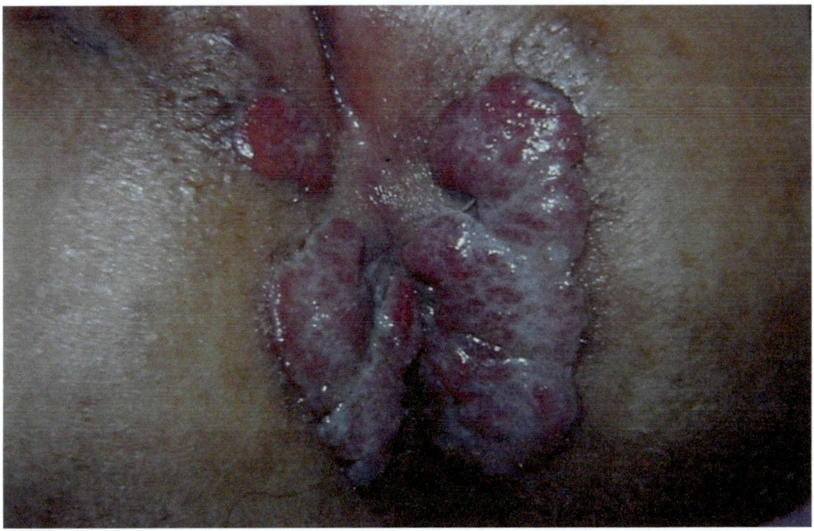

Figura 17.2 – Condiloma plano em região vulvoperineal em criança de 7 anos de idade.
Fonte: Acervo da Clínica Ginecológica do HC-FMUSP.

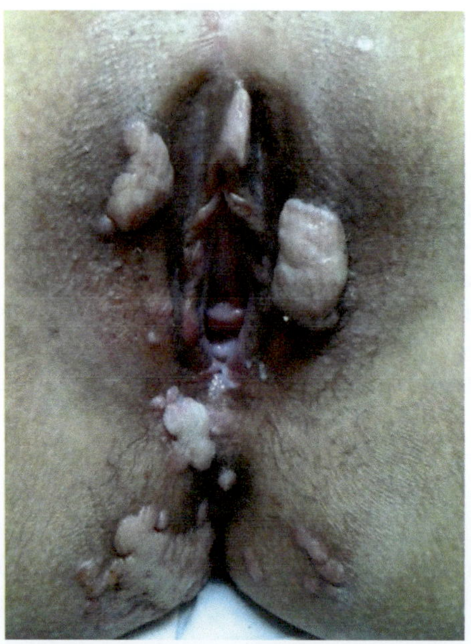

Figura 17.3A – Condiloma plano em região vulvoperineal em adolescente de 11 anos de idade.
Fonte: Acervo da Clínica Ginecológica do HC-FMUSP.

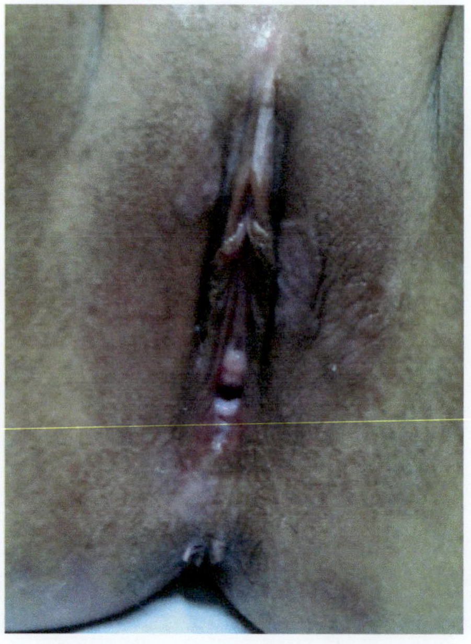

Figura 17.3B – Mesma paciente da Figura 17.3A duas semanas após o tratamento.
Fonte: Acervo da Clínica Ginecológica do HC-FMUSP.

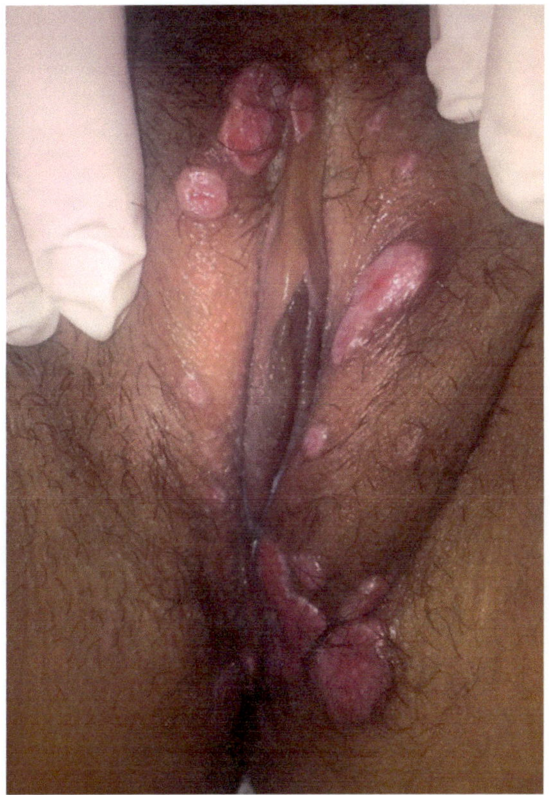

Figura 17.4 – Condiloma plano em região vulvoperineal em adolescente de 14 anos de idade.
Fonte: Acervo da Clínica Ginecológica do HC-FMUSP.

Sífilis congênita

Sífilis congênita (Quadro 17.1) ocorre quando o *T. pallidum* é transmitido por gestante para seu feto, em qualquer fase da gestação, embora o risco de infecção seja muito maior no estágio primário ou secundário da doença.

É dividida em: sífilis congênita precoce (SCP), mais comum, cujas manifestações ocorrem nos dois primeiros anos de vida; e sífilis congênita tardia (SCT), cujas manifestações aparecem após o segundo ano de vida.[11]

Na SCP, as lesões são geralmente inflamatórias. Na SCT, tendem a ser imunológicas e destrutivas.

Diagnóstico laboratorial

- Microscopia de campo escuro detecta o *T. pallidum* no exsudato da lesão ou tecido.
- Testes sorológicos para sífilis: treponêmico (qualitativo); venereal disease research laboratory (VDRL); rapid plasma reagin (RPR); rapid point of care immunochromatographic (POC); não treponêmico (qualitativo e quantitativo); *T. Pallidum* (TP-PA); particle agglutination; fluorescent treponemal antibody absorption (FTA ABS).

Quadro 17.1
Sífilis congênita.

Evolução da doença	*Estágios da sífilis congênita*	*Manifestações clínicas*
Sífilis congênita (antes de 2 anos de idade)	Precoce	▪ Hepatomegalia, com ou sem esplenomegalia e icterícia ▪ Lesões cutâneas (pênfigo palmo-plantar, condiloma plano), petéquias, púrpura ▪ Periostite ou osteíte ou osteocondrite, pseudoparalisia dos membros ▪ Sofrimento respiratório, com ou sem pneumonia ▪ Rinite serossanguinolenta, anemia e linfadenopatia generalizada (epitroclear) ▪ Fissura peribucal, síndrome nefrótica, hidropsia, edema, convulsão e meningite
Sífilis congênita (após 2 anos de idade)	Tardia	▪ Tíbia em "lâmina de sabre" ▪ Articulações de Clutton ▪ Fronte "olímpica" e nariz "em sela" ▪ Dentes incisivos medianos superiores deformados (dentes de Hutchinson), molares em "amora" ▪ Rágades periorais, mandíbula curta, arco palatino elevado ▪ Ceratite intersticial ▪ Surdez neurológica e dificuldade no aprendizado

Fonte: Protocolo clínico e diretrizes terapêuticas para atenção integral às pessoas com ISTs, 2015.[13]

Paciente é considerada positiva para *T. pallidum* se apresentar teste treponêmico (TT) positivo em combinação com teste não treponêmico (TNT) > 1:8. Se TT for positivo e TNT < 1:8, sem história de tratamento prévio, sugere quadro de sífilis latente ou quadro infeccioso inicial.

Na mesma situação, mas com história de tratamento adequado prévio, trata-se de cicatriz sorológica. No entanto, deve-se repetir o TNT em cerca de 30 dias, para avaliar a estabilidade do quadro.[14]

Tratamento

1) **Sífilis primária, secundária e latente recente (< 1 ano):** penicilina G benzatina 50.000 U/kg IM, 1 dose, até dose de adulto 2,4 milhões IM, dose única.
2) **Sífilis latente tardia (> 1 ano) ou sífilis de duração desconhecida:** penicilina com benzatina 50.000 U/kg IM (até dose de adulto de 2,4 milhões), em 3 doses, com 1 semana de intervalo (até 7,2 milhões – dose de adulto).

Alérgicos à penicilina: pacientes com testes cutâneos positivos idealmente devem ser dessensibilizados em ambiente hospitalar e tratados com penicilina.[15]

Alguns ensaios, utilizando *polymerase chain reaction* (PCR) *real time*, detectam rapidamente *T. pallidum* mutados A2058G e A2059G, resistentes a macrolídeos. Oportunamente, essa identificação de *T. pallidum* mutado pode ser informação muito útil no tratamento de pacientes alérgicos à penicilina com sífilis recente.[16]

Reação de Jarisch-Herxheimer

Trata-se de reação autolimitada, não alérgica, após terapia antitreponêmica, caracterizada por febre, mal-estar, náuseas e vômitos. Pode estar associada a tremores e exacerbação do *rash*. É mais frequentemente observada após tratamento com penicilina e no tratamento de sífilis recente, especialmente no secundarismo sifilítico, ocorrendo 24 horas após início da terapia e com resolutividade habitual nas primeiras 24 horas.

Antitérmicos podem ser usados para aliviar sintomas.[17]

Acompanhamento pós-tratamento

Após tratamento para sífilis primária e secundária, deve-se reavaliar os pacientes, clínica e sorologicamente, a cada 3 meses no primeiro ano. Pacientes tratados para sífilis latente devem ser seguidos por 24 meses, sendo semestralmente no segundo ano.

Teste para HIV e outras ISTs devem ser sempre recomendados, repetindo-se em 3 e 6 meses, se inicialmente negativos.[13]

Conduta relativa aos parceiros sexuais

Parceiros expostos durante os períodos a seguir, antes do tratamento, são considerados com risco da doença:

- **sífilis primária:** 3 meses + duração dos sintomas;
- **sífilis secundária:** 6 meses + duração dos sintomas;
- **sífilis latente recente:** 1 ano.

Tratamento preventivo deve ser ministrado para adolescentes que foram expostos no período de 90 dias precedentes ao diagnóstico do parceiro sexual, pois podem ter sido infectados, mesmo se soronegativos.[15]

Considerações finais

Infância e adolescência são períodos únicos do desenvolvimento; o período de desenvolvimento psicossocial está associado a comportamento *risk taking* e desejo de autonomia.[18]

O risco de IST é multifatorial, e os fatores contribuintes para esse risco aumentado durante a adolescência incluem: a multiplicidade de parceiros sexuais sequenciais de curta duração, com complexidade sexual; alto índice de sexo desprotegido; parceiros sexuais mais velhos; aspectos relacionados a doenças mentais e uso de substâncias ilícitas; acesso limitado à prevenção e ao atendimento clínico confidencial em serviços de saúde para IST.[19,20]

Atendimento de crianças e adolescentes com IST requer estreita cooperação entre clínicos, psicólogos, assistentes sociais e, por vezes, autoridades relacionadas à proteção da infância e da adolescência.

No sentido de diminuir o risco de infecção, deve-se sempre estimular a adolescente a adotar mudanças comportamentais, discutindo estratégias de prevenção, tais como abstinência, monogamia, limitação de número de parceiros sexuais e uso constante de preservativo masculino e/ou feminino.[21]

Nota: "A notificação de sífilis adquirida, sífilis em gestante e sífilis congênita é obrigatória, conforme Portaria vigente. Para a vigilância epidemiológica dos casos de sífilis, devem-se seguir as definições de casos e orientações estabelecidas no 'Guia de Vigilância em Saúde' e suas atualizações (Brasil, 2014a), disponível em: <http://www.saude.gov.br/bvs>; os dados epidemiológicos correspondentes são publicados periodicamente nos Boletins Epidemiológicos específicos, disponíveis em: <http://www.aids.gov.br>" (extraída do *Manual Técnico para Diagnóstico da Sífilis*, do Ministério da Saúde. Brasília, 2016).

REFERÊNCIAS BIBLIOGRÁFICAS

1. Horvath A. Biology and natural history of syphilis. In: Gross G, Tyring SK (ed.). Sexually transmitted infections and sexually transmitted diseases. Springer; 2011. [s. l], p. 129-141.
2. Lumbiganon P et al. The epidemiology of syphilis in pregnancy. International Journal of STD & AIDS; July 2012. [s. l], v. 13, n. 7, p. 486-494.
3. Centers for Disease Control and Prevention (CC). Sexually transmitted disease surveillance; 2014.
4. Stamm LV, Mudrak B. Old foes, new challenges: syphilis, cholera and TB. Future Microbiol. 2013 Feb;8(2):177-89.
5. European Centre for Disease Prevention and Control (2014), Annual epidemiological report. Sexually transmitted infections, including HIV and blood-borne viruses. [Acesso em 08 jan. 2020]. Disponível em: http://ecdc.europa.eu/en/Pages/home.aspx.
6. Patton ME, Su JR, Nelson R, Weinstock H. Centers for Disease Control and Prevention (CDC). Primary and secondary syphilis – United States, 2005-2013. Morb Mortal Wkly Rep (MMWR). 2014 May 9;63(18):402-6.
7. Waugh M. The centenary of Treponema pallidum: on the discovery of Spirochaeta pallida. Int J STD AIDS. 2005 Sep;16(9):594-5.
8. Seña AV, Pillay A, Cox DL, Radolf JD, Jorgensen J, Pfaller M, Carroll K, Funke G, Landry M, Richter S, Warnock D (ed.). Manual of clinical microbiology. 11th ed. Washington, DC: ASM press; 2015. Chap 60: Treponema and Brachyspira, human-associated spirochetes. p. 1055-1081.
9. Stamm LV. Syphilis: antibiotic treatment and resistance. Epidemiol Infect. 2015 Jun;143(8):1567-74.
10. Adegoke AO, Akanni OE. Survival of treponema pallidum in banked blood for prevention of syphilis transmission. North American Journal of Medical Science; July 2011. [s. l], v. 3, n. 7, p. 329-332.
11. Lafond RE, Lukehart SA. Biological basis for syphilis. Clin Microbiol Rev. 2006 Jan;19(1):29-49.
12. Workowski KA, Berman S. Centers for Disease Control and Prevention (CDC). Sexually transmitted diseases treatment guidelines. 2010. MMWR. Recomm Rep. 2010 Dec 17;59(RR-12):1-110. Erratum in: MMWR Recomm Rep. Dosage error in article text. 2011 Jan 14;60(1):18.
13. Protocolo Clínico e Diretrizes Terapêuticas para Atenção Integral às Pessoas com IST. M. Saúde, 2015. Sífilis Congênita. p. 111-117.
14. Bruisten SM, Cairo I, Fennema H, Pijl A, Buimer M, Peerbooms PG, Van Dyck E, Meijer A, Ossewaarde JM, van Doornum GJ. Diagnosing genital ulcer disease in a clinic for sexually transmitted diseases in Amsterdam, the Netherlands. J Clin Microbiol. 2001 Feb;39(2):601-5.
15. Workowski KA, Bolan GA. Centers for Disease Control and Prevention. Sexually transmitted diseases treatment guidelines. 2015. MMWR Recomm Rep. 2015 Jun 5;64(RR-03):1-137. Erratum in: MMWR. Recomm Rep. 2015 Aug 28;64(33):924. PubMed PMID: 26042815; PubMed Central PMCID: PMC5885289.

16. Chen CY, Chi KH, Pillay A, Nachamkin E, Su JR, Ballard RC. Detection of the A2058G and A2059G 23S rRNA gene point mutations associated with azithromycin resistance in Treponema pallidum by use of a TaqMan real-time multiplex PCR assay. J Clin Microbiol. 2013;51(3):908-913.
17. Centers for Disease Control and Prevention. Recommendations and reports. Sexually transmitted diseases treatment guidelines. Morbidity and Mortality Weekly Report. 2015;64(3):34-50.
18. Spear LP. Adolescent neurodevelopment. J Adolesc Health. 2013 Feb;52(suppl. 2):s7-13. 10.1016/j.jadohealth.2012.05.006.
19. Centers for Disease Control and Prevention (2013/2014). Sexually transmitted diseases surveillance. Syphilis. [Acesso em 08 jan. 2020]. Disponível em: www.cdc.gov/std/stats13/syphilis.htm.
20. Diclemente RJ, Wingood GM, Sionean C, Crosby R, Harrington K, Davies S, Hook EW, Oh MK. Association of adolescent's history of sexually transmitted disease (STD) and their current high-risk behavior and STD status: a case for intensifying clinic-based prevention efforts. Sex Transm Dis. 2002 Sep;29(9):503-9.
21. Forhan SE, Gottlieb SL, Sternberg MR, Xu F, Datta SD, McQuillan GM, Berman SM, Markowitz LE. Prevalence of sexually transmitted infections among female adolescents aged 14 to 19 in the United States. Pediatrics. 2009 Dec;124(6):1505-12.
22. Brasil. Ministério da Saúde. Secretaria de Vigilância em Saúde. Departamento de Vigilância, Prevenção e Controle das Doenças Sexualmente Transmissíveis, Aids e Hepatites Virais. Manual Técnico para Diagnóstico da Sífilis/ Ministério da Saúde, Secretaria de Vigilância em Saúde, Departamento de Vigilância, Prevenção e Controle das Doenças Sexualmente Transmissíveis, Aids e Hepatites Virais. Brasília: Ministério da Saúde 2016. Disponível em: http://www.aids.gov.br.

18

Doença Inflamatória Pélvica Aguda na Adolescência

- Eduardo Vieira da Motta
- José Alcione Macedo Almeida

A doença inflamatória pélvica aguda (DIPA) representa os processos inflamatórios infecciosos dos órgãos genitais superiores, frequentemente associados a agentes microbianos sexualmente transmissíveis ou presentes na flora vaginal. Trata-se de importante problema de saúde, especialmente em mulheres jovens, adolescentes, com possibilidade de sequelas reprodutivas importantes, como infertilidade, gravidez ectópica e dor pélvica crônica.

O rastreamento de doenças sexualmente transmissíveis, especialmente clamídia, tem proporcionado redução na população acometida, mas ainda é necessário estabelecer melhores programas de educação sexual e disponibilidade de recursos de saúde para atender a essa demanda.[1,2]

Apesar da possibilidade de tratamentos antimicrobianos mais eficientes em situação ambulatorial, ainda há baixa educação dos profissionais de saúde para o correto emprego dos esquemas terapêuticos e baixa aderência por parte das pacientes.

Fisiopatologia

O processo infeccioso decorre da ascensão de micro-organismos a partir do trato genital inferior (vagina-colo uterino) para o trato genital superior, acima do orifício superior do canal cervical (endométrio, miométrio, tubas e peritônio pélvico), seja por contiguidade ou por disseminação sanguínea ou linfática.[3]

Há preponderância de agentes com transmissibilidade sexual, como *Neisseria gonorrhoeae*, *Chlamydia trachomatis*, *Mycoplasma genitalium* e *Ureaplasma urealyticum*; mas há também outros agentes, como os da flora intestinal (p. ex., *E. coli*), genital (p. ex., *Gardnerella vaginallis*, estreptococos dos grupos B a D, estafilococos) e respiratória (p. ex., *Haemophilus influenzae*, *Streptococcus pneumoniae*, estreptococos do grupo A); além de anaeróbios (p. ex., *Actinomyces israelii*, *Prevotella bivia*, *Bacteroides* sp., *Peptostreptococcus* sp.).

A associação de agentes é comum, com início decorrente da ação de bactérias aeróbicas que proporcionam ambiente adequado à proliferação de anaeróbios, com possibilidade de formação de abscessos. Apesar da frequente identificação de *N. gonorrhoeae* e *C. trachomatis*, isoladamente ou em associação, em muitos casos não se recupera agente específico nos materiais de cultura. Esse perfil polimicrobiano deve ser considerado nas escolhas dos agentes antimicrobianos.[4]

Recentemente, tem-se observado o papel do *Mycoplasma genitalium* como agente etiológico de DIPA. A possibilidade do diagnóstico por proteína C reativa (PCR) tem demonstrado importante papel etiológico, conjuntamente ao da clamídia e da neisséria, com implicação terapêutica.[5]

Fatores de risco

Os principais fatores de risco estão relacionados à mudança do equilíbrio da flora vaginal habitual, como vaginose, prática de ducha vaginal, tabagismo; e às doenças sexualmente transmissíveis, como maior frequência e número de parceiros, bacteriospermia. Além disso, durante o período menstrual há favorecimento da ascensão de agentes patogênicos por redução dos mecanismos imunológicos protetores do canal cervical.[6,7]

Dessa maneira, o controle desses fatores de risco favorece a prevenção, com ações como usar preservativos, tratar vulvovaginites, evitar atividade sexual com parceiros de risco para doenças sexualmente transmissíveis, evitar situações que proporcionem comportamento sexual de risco, como consumo de álcool e drogas ilícitas.

Os contraceptivos hormonais parecem conferir proteção à DIPA por seu efeito na redução da contratilidade miometrial e modificação do muco cervical, tornando-o inadequado à ascensão de espermatozoides e bactérias; desse modo, dificultam a ascensão de agentes patogênicos.[10,8]

Os dispositivos intrauterinos (DIUs) estão associados à DIPA nas primeiras semanas após sua inserção, em decorrência da ascensão de agentes microbianos, presentes na flora vaginal, pelo ato mecânico da inserção. Por isso, é necessário avaliar, previamente à inserção, a presença de infecções sexualmente transmissíveis (ISTs), cervicites, vaginoses e vaginites, para serem tratadas.[9]

Após esse período inicial de risco decorrente da inserção, a incidência de DIPA em usuárias de DIU será concordante com o perfil de risco comportamental da população estudada, correlacionando-se ao número de parceiros e prevalência de IST.

Idade como fator de risco

Observa-se maior risco para desenvolver DIPA em mulheres que iniciaram atividade sexual em idade abaixo de 15 anos e com diferentes parceiros nos meses precedentes, além daquelas pertencentes a grupos de maior vulnerabilidade social.

Adolescentes são consideradas grupo de risco especial por apresentarem maior suscetibilidade biológica, menor percepção de risco para ISTs, desconsiderarem o uso de preservativos, terem maior número e diversidade de parceiros sexuais. Além disso, têm mais dificuldade de acesso aos sistemas de saúde.[11]

Essas considerações são importantes para que o atendimento de adolescentes no sistema de saúde seja focado para educação sexual e orientação quanto aos comportamentos de risco, oferecendo instrumentos para o exercício da sexualidade de modo seguro e responsável. Nesse sentido, deve-se evitar posturas autoritárias e de julgamento.[12]

Apresentação clínica[1,13-15]

A extensão do processo infeccioso nos órgãos genitais, que pode variar desde endometrite a abscessos pélvicos, e a diversidade microbiológica envolvida determinam grande diversidade de apresentações clínicas, inclusive quadros oligossintomáticos em cerca de 60% dos casos.

Como citado nos fatores de risco, o quadro poderá ocorrer após contato sexual, no período menstrual, com desenvolvimento de dor pélvica, frequentemente bilateral. Nos casos mais leves, com endometrite, a manifestação pode ser por sangramento intermenstrual associado a cólica, que poderá evoluir para mudança do padrão menstrual, com aumento de fluxo e dismenorreia de características distintas das que existiam previamente. Corrimento vaginal é frequente, mas não necessário para caracterizar a DIPA.

O processo inflamatório uterino e anexial pode favorecer dispareunia e sangramento durante a relação sexual.

A queixa principal de dor em hipogástrio e fossas ilíacas, frequentemente bilateral, não apresenta caráter migratório (p. ex., apendicite) e já se inicia na projeção dos órgãos pélvicos. A dor apresenta caráter insidioso e progressivo, com ou sem sintomas inespecíficos do processo inflamatório, como febre e calafrios; e, raramente, associa-se a sintomas gastrointestinais, como náuseas, vômitos e diarreia. Nos casos mais graves, especialmente com formação de abscessos ou pelviperitonite, ocorrerá comprometimento sistêmico, havendo febre e alterações hemodinâmicas, com possível evolução para sepse.

A anamnese em adolescentes deve ser cuidadosa e necessita de ambiente adequado em que se construa confiança mútua para que as informações obtidas sejam adequadas e reflitam os acontecimentos. A presença de outro profissional de saúde, especialmente mulher, poderá ser útil. Da mesma maneira, o exame clínico e ginecológico deve ser realizado com especial atenção, pois em muitas situações de emergência, poderá ser a primeira vez que a paciente está sendo avaliada clinicamente. A presença dos pais poderá inibir a obtenção de dados clínicos.

Diagnóstico[1,13]

O diagnóstico deve ser considerado em pacientes com o quadro clínico descrito, especialmente se apresentarem fatores de risco.

O exame clínico geral deve avaliar presença de febre e alterações hemodinâmicas, assim como realizar investigação sistemática dos diversos sistemas. Especificamente, observa-se dor à palpação abdominal de hipogástrio e fossas ilíacas quando há irritação peritonial, com descompressão brusca positiva nos casos de peritonite.

O conteúdo vaginal frequentemente é compatível com vaginose (secreção acinzentada, fluida, bolhosa e com odor pronunciado), ou apresenta sinais de cervicite, como enantema cervical com secreção purulenta pelo orifício externo do colo (Figura 18.1). O toque vaginal identifica dor à mobilização do colo uterino e/ou na palpação anexial. Quando há formação de abscessos tubo-ovarianos ou pélvicos, a dor é intensa, limitando o exame, e podem ser provocados abaulamentos de fórnices vaginais.

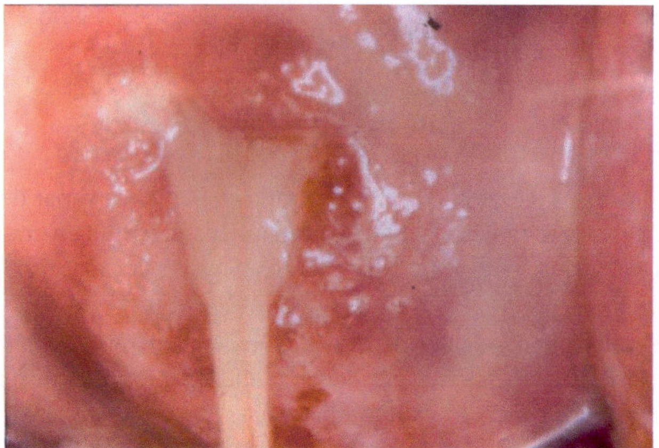

Figura 18.1 Imagem de cervicite e corrimento purulento por clamídia.
Fonte: Acervo da Clínica Ginecológica do HC-FMUSP.

O Center for Disease Control and Prevention (CDC), dos Estados Unidos, sugere a suspeição clínica de DIPA em pacientes com o quadro clínico descrito e que apresentem os achados clínicos e laboratoriais a seguir. Essa sistematização aumenta a especificidade do exame clínico para o diagnóstico.

Critérios diagnósticos mínimos:

- dor à mobilização cervical;
- dor à palpação anexial;
- dor à mobilização uterina.

Critérios associados:

- febre (temperatura oral acima de 38,3 °C);
- conteúdo vaginal anormal mucopurulento;
- presença de cinco ou mais leucócitos em conteúdo cervical examinado à microscopia;
- velocidade de hemossedimentação (VHS) ou proteína C reativa (PCR) elevadas;
- identificação de gonococo ou clamídia no conteúdo vaginal/cervical ou em urina (cultura ou método biologia molecular – NAAT).

A confirmação diagnóstica tem por base achados específicos, como:

- endometrite em biópsia;
- ultrassonografia de tumoração inflamatória/abscesso pélvico;
- ressonância magnética do processo inflamatório dos órgãos genitais ou presença de abscessos;
- laparoscopia com identificação do processo inflamatório dos órgãos genitais.

Na prática clínica, não há necessidade da confirmação diagnóstica por exames específicos, nem sempre disponíveis; recomenda-se que o tratamento seja instituído empiricamente se houver suspeição pelo quadro clínico e com os critérios descritos. Exames complementares podem ser necessários para diagnósticos diferenciais.

A DIPA é classificada, conforme a extensão do processo inflamatório e a apresentação clínica, em:

- leve: endometrite e salpingite aguda, sem peritonite;
- moderada: presença de sinais de irritação peritonial;
- grave: presença de abscesso e/ou pus na cavidade peritonial.

Exames complementares[15-20]

O teste de gravidez é fundamental nessas pacientes, tanto pela possibilidade de coexistência de gestação inicial com DIPA como pela possibilidade do diferencial com gravidez ectópica.

Hemograma e leucograma, com diferencial de leucócitos, auxiliam na avaliação da extensão do processo infeccioso e eventuais anemias. Nos casos leves, o leucograma costuma ser normal.

O exame de sedimento urinário e urocultura também avalia o diferencial com infecções urinárias, apesar de ser comum a coexistência de uretrite ou infecção urinária com DIPA.

Parâmetros laboratoriais de processo inflamatório, como proteína C reativa (PCR) e velocidade de hemossedimentação (VHS), são úteis na monitorização da regressão ou não do processo infeccioso com o tratamento. Nesse contexto, a PCR apresenta melhor sensibilidade. A PCR elevada favorece o diagnóstico, porém é inespecífica, e o fato de não estar elevada é comum em doenças leves e até moderadas.

A ultrassonografia pélvica (via abdominal e transvaginal) permite avaliação tanto do abdome como da pelve e auxilia no diagnóstico e seus diferenciais. Apesar de poder ser normal ou inespecífica em processos iniciais, os achados compatíveis com DIPA incluem aumento do volume ovariano pelo edema inflamatório, presença de líquido no interior das tubas e/ou na cavidade endometrial, presença de líquido heterogêneo em cavidade peritonial. Nos processos inflamatórios mais avançados, perdem-se os planos entre as estruturas pélvicas e podem se formar coleções císticas de conteúdo heterogêneo e septos espessos, os abscessos.

A ultrassonografia permite a identificação de gestação e de outros diagnósticos diferenciais de dor pélvica aguda, como gravidez ectópica, cistos ovarianos hemorrágicos, torção anexial. O exame com Doppler avalia o padrão de vascularização de coleções, o que se correlaciona à resposta terapêutica: hipervascularização associa-se a melhor resposta e regressão com antibioticoterapia; baixa vascularização tem pior resposta clínica e necessita drenagem cirúrgica ou radiológica com mais frequência. Apesar de ser instrumento diagnóstico importante, não é necessário rotineiramente quando o quadro clínico for compatível e não houver indicação de outras possibilidades diagnósticas.

A tomografia computadorizada (TC) tem papel na avaliação de coleções e abscessos pélvicos, quanto a extensão e origem, além de realizar o diagnóstico diferencial com outros processos inflamatórios abdominais, como apendicite, ou diverticulite, ou ainda neoplasias ovarianas.

A ressonância magnética (RM) apresenta boa sensibilidade e especificidade no diagnóstico de DIPA, mesmo inicial, e também permite diagnósticos diferenciais, assim como a TC. Custo e disponibilidade limitam sua utilização.

A laparoscopia é altamente específica para o diagnóstico de DIPA, mas não se justifica como prática rotineira, com uso adequado para estabelecer diagnósticos diferenciais ou mesmo realizar tratamento.

A pesquisa de neisséria, clamídia e micoplasma no trato genital inferior por PCR é recomendada, quando disponível, pois favorece o diagnóstico; porém a sua não identificação na uretra ou endocérvice não exclui o diagnóstico.

O exame da secreção/conteúdo da endocérvice sem a identificação de leucócitos (pus) apresenta elevado valor preditivo **negativo** para DIPA; entretanto, a presença de pus é pouco específica e pode refletir apenas vaginite ou cervicite.

Complicações[21]

A DIPA representa importante fator de risco para comprometimento da saúde reprodutiva das mulheres, especialmente quando ocorre em idade jovem.

Durante o quadro agudo, pode haver a formação de abscesso pélvico e pelviperitonite, com necessidade de internação e procedimentos cirúrgicos. Excepcionalmente, o abscesso pélvico pode formar fístula, havendo então drenagem espontânea parcialmente (Figuras 18.2 e 18.3).

Em longo prazo, essas pacientes apresentam risco maior de desenvolver dor pélvica crônica, infertilidade, gravidez ectópica e episódios recorrentes de DIPA e ISTs.

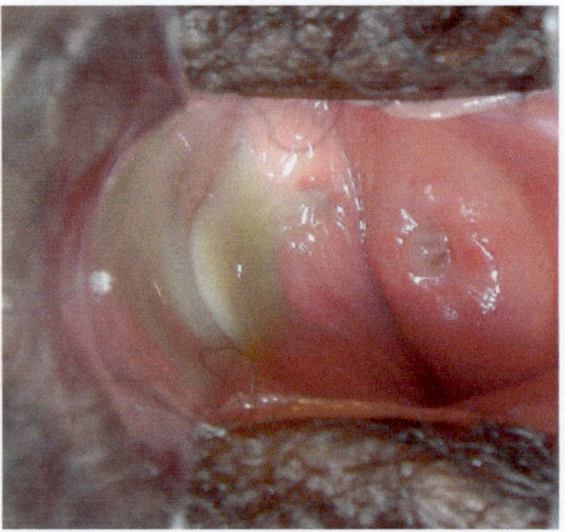

Figura 18.2 – Exame especular: conteúdo purulento no fórnice vaginal direito.
Fonte: Acervo da Clínica Ginecológica do HC-FMUSP.

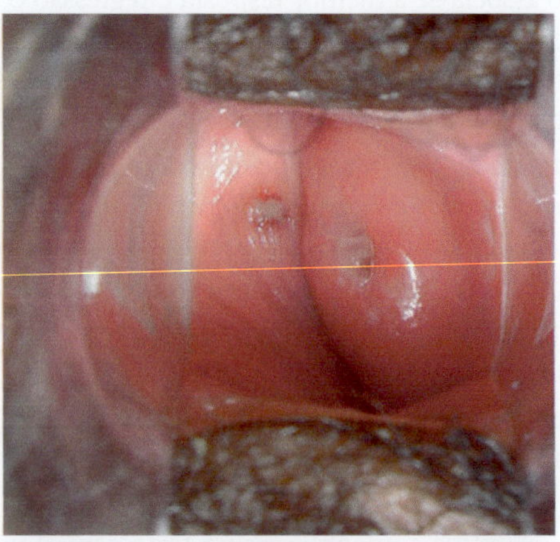

Figura 18.3 – Orifício à direita da paciente corresponde à fístula do abscesso pélvico.
Fonte: Acervo da Clínica Ginecológica do HC-FMUSP.

Tratamento

Em razão das possíveis complicações imediatas e tardias, o tratamento antimicrobiano é instituído de maneira empírica, na presunção diagnóstica.

Vários esquemas são propostos e com boa eficácia, tendo em vista a natureza polimicrobiana do processo e a prevalência de clamídia, neissséria e, recentemente, micoplasma. Nos casos mais graves, como abscessos, deve-se considerar cobertura para anaeróbios e Gram-negativos.

Há boa disponibilidade de antimicrobianos que podem ser administrados por via oral, o que facilita o tratamento sem a necessidade de internação.

O Quadro 18.1 lista os principais agentes associados à DIPA e os agentes antimicrobianos mais comumente utilizados. É importante salientar que agentes como clamídia e micoplasma são intracitoplasmáticos e não apresentam parede celular, o que torna ineficaz o emprego de agentes beta-lactâmicos.

Quadro 18.1
Principais agentes microbianos associados à DIPA e antimicrobianos relacionados.

Agente	*Antimicrobiano*
Neisseria sp.	Cefalosporinas, quinolonas
Chlamydia sp. *Mycoplasma genitalium*	Doxiciclina, eritromicina; quinolonas (não cefalosporinas)
Anaeróbio	Metronidazol, clindamicina (doxiciclina)
Estreptococo ß-hemolítico/*E. coli*	Derivados de penicilina, tetraciclinas, cefalosporinas (aminoglicosídeo para Gram-negativo)

Fonte: Desenvolvido pela autoria do capítulo.

Os esquemas propostos para tratamento da DIPA pelos americanos (CDC) e europeus são semelhantes.[1,4]

Nos casos leves:

- Doxiciclina 100 mg oral, 2 vezes por dia, por 14 dias.

O CDC recomenda a aplicação de ceftriaxona 250 mg intramuscular, dose única, ou cefoxetina 2 g intramuscular, associada a probenecide 1 g oral, como modo de garantir o tratamento de neisséria.

Outros regimes orais estudados incluem:

- Movifloxacino 400 mg por dia, por 14 dias.
- Ofloxacino 400 mg, 2 vezes ao dia, por 14 dias.
- Ciprofloxacino 200 mg, 2 vezes ao dia.
- Levofloxacino 500 mg por dia, por 14 dias.
- Amoxicilina/ácido clavulânico 875 mg, 2 vezes ao dia, por 14 dias.
- Azitromicina 500 mg endovenosa (dose única), seguida por azitromicina 250 mg por dia, por 6 dias.

Em casos moderados ou frente à possibilidade de infecção associada por anaeróbios, pode-se considerar o emprego concomitante de metronidazol 500 mg oral, 2 vezes ao dia, por 14 dias. A associação do metronidazol provê tratamento para eventual vaginose bacteriana.

O uso de quinolonas deve ser criterioso, pois há crescentes relatos de resistência de neisséria a essa classe de medicamento.

Pacientes em esquema ambulatorial deverão ser reavaliadas em até 72 horas. Quando houver piora ou não houver melhora, o diagnóstico e a terapêutica devem ser revistos. O seguimento laboratorial pode ser realizado com PCR e leucograma.

Em pacientes que não toleram regimes orais ou que apresentam abscesso ou comprometimento sistêmico, a opção por regimes parenterais sugeridas pelo CDC inclui:

- **Cefoxitina** 2 g IV, a cada 6 horas, associada a **doxiciclina** 100 mg IV ou oral, a cada 12 horas.
- **Clindamicina** 900 mg IV, a cada 8 horas, associada a **gentamicina**, dose inicial de IV ou IM (2 mg/kg de peso), seguida por dose de manutenção (1,5 mg/kg), a cada 8 horas.
- **Ampicilina/sulbactam** 3 g IV, a cada 6 horas, associada a **doxiciclina** 100 mg IV ou oral, a cada 12 horas.
- **Metronidazol** 500 mg IV, a cada 8 horas, associado a **gentamicina**, dose inicial de IV ou IM (2 mg/kg de peso), seguida por dose de manutenção (1,5 mg/kg), a cada 8 horas, associada a **penicilina** G cristalina de 4 a 5 milhões de Unidades IV, a cada 4 horas, amplia esse regime.

As opções por clindamicina ou metronidazol são interessantes nos casos de abscesso pélvico.

Se houver melhora clínica, progride-se para esquema oral, como doxiciclina 100 mg, a cada 12 horas, para completar 14 dias de tratamento. Recomenda-se metronidazol (500 mg, 3 vezes ao dia), além da doxiciclina nos casos de abscesso pélvico. Quando o esquema parenteral inicial for com clindamicina, a opção oral será a própria clindamicina 450 mg, 4 vezes ao dia, sem a necessidade de doxiciclina ou metronidazol.

Se não houver melhora clínica ou mesmo se ocorrer piora nas primeiras 48 a 72 horas do início do tratamento, o diagnóstico deverá ser reconsiderado ou a terapêutica revista, incluindo-se intervenções cirúrgicas. Em abscessos pélvicos, o controle ultrassonográfico é indicado para controle da involução.

A dor pode ser controlada com analgésicos, como dipirona ou paracetamol. O emprego de anti-inflamatórios não hormonais também auxilia no controle da dor, sem benefício na evolução do processo inflamatório *per se*. Em situações de dor mais severa, opioides, como codeína, podem ser empregados.

Dispositivo uterino (DIU)[22]

É crescente o número de adolescentes usuárias de DIU.

Na eventualidade de ocorrer o desenvolvimento de DIPA, a recomendação do CDC é de realizar o tratamento conforme os esquemas antimicrobianos propostos, sem a necessidade de remoção imediata do DIU. Caso não haja melhora, ou mesmo ocorra piora, o DIU deverá ser removido. Nos casos que se apresentem inicialmente graves, sugere-se a remoção após o início da antibioticoterapia. A recomendação é a mesma para usuárias de DIU de cobre ou hormonal.[1]

Parceiro sexual

Os parceiros sexuais devem ser orientados para avaliação médica e rastreamento de ISTs, especialmente clamídia, neisséria e micoplasma, com tratamento direcionado ao achado.[1,4]

Entretanto, pode-se realizar o tratamento empírico com doxiciclina 100 mg, 2 vezes ao dia, por 7 a 10 dias.

Recomenda-se abstinência sexual durante todo o período de tratamento.

Hospitalização

O tratamento em ambiente hospitalar deve ser realizado quando houver necessidade de medicação parenteral, ou quando outras emergências clínicas ou cirúrgicas não forem excluídas. A hospitalização já foi considerada necessária para pacientes adolescentes, no sentido de favorecer a adesão ao tratamento. Atualmente, recomenda-se o tratamento ambulatorial com acompanhamento clínico próximo.

As indicações de hospitalização também incluem as seguintes situações: a paciente já se submeteu a terapia oral prévia sem resposta e opta-se por tratamento parenteral; a paciente não tolera regime oral, por severidade da náusea e vômitos ou comprometimento sistêmico; nos casos de abscesso tubo-ovariano; na vigência de imunossupressão (p. ex., HIV com baixa contagem de CD4; transplantadas); pacientes com doença associada (p. ex., diabetes; lúpus); e gravidez inicial.[1,4]

Tratamento cirúrgico

A abordagem cirúrgica se faz necessária: nos quadros graves, com sinais clínicos e laboratoriais de sépsis e comprometimento das funções vitais; quando há piora dos sintomas e sinais infecciosos; na ausência de melhora clínica e laboratorial em 48/72 horas, especialmente quando houver suspeita de outras afecções cirúrgicas relacionadas ao diagnóstico diferencial, como apendicite, torção anexial, gravidez ectópica, ou quando o processo infeccioso pélvico se mostrar resistente ao tratamento clínico.

A laparoscopia é a via preferencial, por permitir melhor visualização da cavidade peritonial, bom aspirado de coleções inflamatórias, realização de lavado dos diferentes espaços e recessos intraperitoniais, manipulação menos traumática dos órgãos pélvicos, restringindo lesões iatrogênicas. Além disso, há menor taxa de complicações, como fístulas e infecções de ferida cirúrgica, deiscências e eviscerações, comuns em laparotomias. O prognóstico de fertilidade também parece ser melhor com abordagens laparoscópicas.

A laparotomia implica cuidado na manipulação dos tecidos, normalmente friáveis, assim como especial atenção para o fechamento da parede para evitar infecção e deiscências.

A preferência é pela utilização de drenos tubulares ou laminares siliconados que possam ser adaptados a sistemas de pressão negativa.

Drenagem guiada por imagem

Considerando-se a morbidade associada aos procedimentos cirúrgicos citados anteriormente, como sangramentos, lacerações de tecidos friáveis, formação de fístulas e deiscências, tem sido crescente o emprego de drenagem de coleções por meio de técnicas de imagem, tanto por ultrassom como por tomografia.

Em pacientes que apresentam coleção em fundo de saco vaginal posterior, a drenagem poderá ser direta, por colpotomia.

Prognóstico e seguimento

O prognóstico é diretamente relacionado à adesão ao tratamento e ao acompanhamento clínico, além da prevenção de novos episódios de ISTs ou DIPA por meio de práticas de sexo seguro. Novos episódios de DIPA aumentam a probabilidade de infertilidade, gravidez ectópica e dor pélvica crônica.

Quando o tratamento é realizado ambulatorialmente, há necessidade de retorno e avaliação clínica em no máximo 48 horas, para avaliação da adesão à terapia. Durante o tratamento, a paciente deverá manter repouso relativo, com menor atividade física e sem atividade sexual.

O seguimento é momento importante para observar e orientar outras questões de saúde, como prática sexual, contracepção, e propiciar acolhimento por serviços sociais.

Outras ISTs devem ser investigadas, como sífilis e HIV.

Prevenção

A prevenção se faz por meio de comportamento sexual seguro, com uso de preservativo, acompanhamento regular por sistema de saúde, rastreamento de ISTs, adesão às orientações médicas e compartilhamento desse acompanhamento pelo parceiro sexual.

REFERÊNCIAS BIBLIOGRÁFICAS

1. Centers for Disease Control and Prevention. Sexually transmitted diseases treatment guidelines. MMWR. Recomm Rep. 2015;64(RR-3):11-37.
2. Morris GC, Stewart CMW, Schoeman SA, Wilson JD. A cross-sectional study showing differences in the clinical diagnosis of pelvic inflammatory disease according to the experience of clinicians: implications for training and audit. Sex Transm Infect. 2014;14(90):445-451.
3. Loeper N, Graspeuntner S, Rupp J. Microbiota changes impact on sexually transmitted infections and the development of pelvic inflammatory disease. Microbes Infect. 2018 Feb 13;pii:S1286-4579(18)30047-9.
4. Ross J, Guaschino S, Cusini M, Jensen J. European guideline for the management of pelvic inflammatory disease. 2017. Int J STD AIDS. 2018 Feb;29(2):108-114.
5. Wiesenfeld HC, Manhart LE. Mycoplasma genitalium in women: current knowledge and research priorities for this recently emerged pathogen. J Infect Dis. 2017 Jul 15;216(suppl. 2):s389-S395.
6. Risser WL, Risser JM, Benjamins LJ. Pelvic inflammatory disease in adolescents between the time of testing and treatment and after treatment for gonorrhoeal and chlamydial infection. Int J STDs AIDS. 2012;23(7):457-458.
7. Ness RB, Hillier SL, Kip KE et al. Bacterial vaginosis and risk of pelvic inflammatory disease. Obstet Gynecol. 2004;104(4):761-769.
8. Kreisel K, Torrone EA, Bernstein K, Hong J, Gorwitz R. Prevalence of pelvic inflammatory disease in sexually experience women of reproductive age – United States, 2013-2014. Morb Mortal Wkly Rep. 2017;66(3):80-83.
9. Caddy S, Yudin MH, Hakim J, Money DM. Best practices to minimize risk of infection with intrauterine device insertion. J Obstet Gynaecol Canada. 2014;36(3):266-274.
10. Shrier LA, Goodman E, Emans SJ. Partner condom use among adolescent girls with sexually transmitted diseases. J Adolesc Health. 1999;24:357-361.
11. Fortenberry JD, Tu W, Harezlak J et al. Condom use as a function of time in new and established adolescent sexual relationships. Am J Public Health. 2002;92:211-213.
12. Cromwel PF, Risser WL, Bartot AT. Coping with pelvic inflammatory disease in adolescents. Contemp Pediatr. 2004;21(4):33.
13. Osborne NG. The PEACH study. Am J Obstet Gynecol. 2003 Feb;188(2):598-9.
14. Simms I, Warburton F, Westrom L. Diagnosis of pelvic inflammatory disease: time for a rethink. Sex Transm Infect. 2003;79(6):491-494.

15. Lee MH, Moon MH, Sung CK, Woo H, Oh S. CT findings of acute pelvic inflammatory disease. Abdom Imaging. 2014 Dec;39(6):1350-5. doi:10.1007/s00261-014-0158-1.
16. Revzin MV, Mathur M, Dave HB, Macer ML, Spektor ML. Pelvic inflammatory disease: multimodality imaging approach with clinical-pathologic correlation. Radiographics. 2016 Sep-Oct;36(5):1579-96. doi:10.1148/rg.2016150202.
17. Soper DE. Pelvic inflammatory disease. Obstet Gynecol. 2010 Aug;116(2 pt 1):419-28.
18. Morris GC, Stewart CM, Schoeman SA, Wilson JD. A cross-sectional study showing differences in the clinical diagnosis of pelvic inflammatory disease according to the experience of clinicians: implications for training and audit. Sex Transm Infect. 2014 Sep;90(6):445-51.
19. Centers for Disease Control and Prevention. Sexually transmitted diseases treatment guidelines. MMWR. Recomm Rep. 2015;64(RR-3):11-37.
20. Yudin MH, Hillier SL, Wiesenfeld HC, Krohn MA, Amortegui AA, Sweet RL. Vaginal polymorphonuclear leukocytes and bacterial vaginosis as markers for histologic endometritis among women without symptoms of pelvic inflammatory disease. Am J Obstet Gynecol. 2003 Feb;188(2):318-23.
21. Trent M, Haggerty CL, Jennings JM, Lee S, Bass DC, Ness R. Adverse adolescent reproductive health outcomes after pelvic inflammatory disease. Arch Pediatr Adolesc Med. 2011 Jan;165(1):49-54.
22. Kapustian V, Namazov A, Yaakov O, Volodarsky M, Anteby EY, Gemer O. Is intrauterine device a risk factor for failure of conservative management in patients with tubo-ovarian abscess? An observational retrospective study. Arch Gynecol Obstet. 2018 May;297(5):1201-1204.
23. Trent M, Chung SE, Burke M et al. Results of a randomized controlled trial of a brief behavioral intervention for pelvic inflammatory disease in adolescents. J Pediatr Adolesc Gynecol. 2010;23:96-101.
24. Moss NJ, Ahrens K, Kent CK, Klausner JD. The decline in clinical sequelae of genital Chlamydia trachomatis infection supports current control strategies. J Infect Dis. 2006;193:1336-1338.

19

Sinéquia Vulvar em Crianças e em Adolescentes

- José Alcione Macedo Almeida
- Arlete Gianfaldoni
- Mariana Soares Pereira Schaefer

Com vasta sinonímia, a sinéquia dos pequenos lábios é também conhecida como aglutinação das ninfas, coalescência dos pequenos lábios, adesão labial, sinéquia labial, aderência dos pequenos lábios, fusão dos pequenos lábios e, talvez, por outros termos mais. É uma condição relativamente comum, que, embora seja prevalente em crianças, pode ocorrer em qualquer fase da vida da mulher, desde o nascimento até após a menopausa.

Raramente ocorre em mulheres no período reprodutivo, mas pode se dar após a menopausa, que em geral se associa a estado hipoestrogênico severo, condições inflamatórias e irritantes locais e distrofias vulvares, como o líquen escleroso.[1]

As ocorrências de fusão labial na mulher pós-menopausa, em sua maioria, são relatos de casos inclusive com complicações mais ou menos severas, principalmente em mulheres senis e sem atividade sexual, quando a sinéquia pode se apresentar de forma mais grave, como ilustra a publicação de Basaranoglu et. al. (2016).[2] Sua paciente de 92 anos se apresentou com retenção urinária e insuficiência renal aguda (IRA). Os lábios estavam fundidos e cobriam completamente o introito vaginal, o clitóris e o óstio externo da uretra. Após reverter-se a IRA, foi feita a cirurgia de separação dos lábios, com biópsia da região, que constatou presença de líquen escleroso, apesar de a paciente não ter história pregressa dessa doença.

Em criança recém-nascida, e durante a primeira infância, a sinéquia com frequência é assintomática e costuma ser identificada pelo pediatra ou pela própria mãe ao trocar a fralda da criança. Entretanto, mesmo sem sintomas, pode gerar ansiedade para os pais, pela preocupação com alguma malformação genital.

Definição

O termo sinéquia dos pequenos lábios (SPL) se refere a aderências dessas estruturas entre si, na linha mediana, causando desaparecimento da fenda vulvar.[3] Essa é a definição universalmente utilizada. Entretanto, pela nossa experiência, adquirida vivenciando muitos casos nas últimas quatro décadas, muitas vezes não estão comprometidos os pequenos lábios, mas sim os grandes lábios, de modo parcial ou total. Aliás, essa definição merece reparo, por especificar os pequenos lábios apenas, quando, muitas vezes essas estruturas não estão afetadas, como se nota nas Figuras 19.1, 19.2 e 19.3.

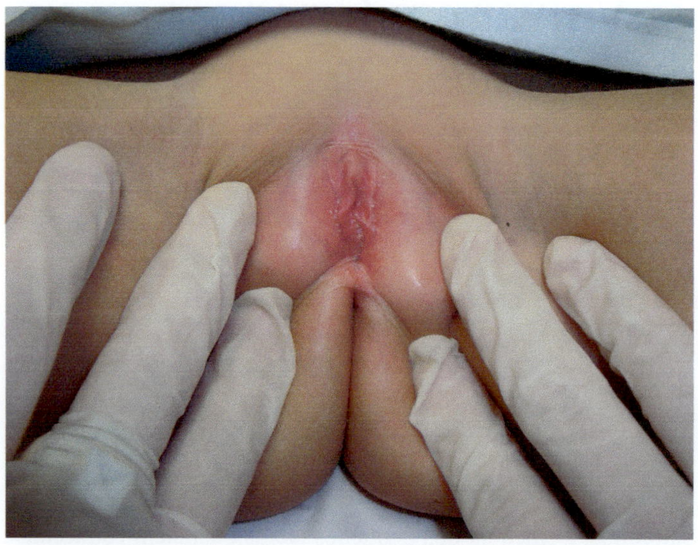

Figura 19.1 – Sinéquia vulvar em criança de 4 anos. Notar pequenos lábios livres de aderências.
Fonte: Acervo da Clínica Ginecológica do HC-FMUSP.

Prevalência

A sinéquia vulvar ocorre com mais frequência em criança, com o pico de incidência entre 13 e 23 meses, para alguns autores.[4-6] Outras estimativas referem que as aderências labiais ocorrem em 22% das meninas na pré-puberdade, sendo mais frequentes entre 3 meses e 6 anos de idade.[7,8] Pode ser encontrada também em adolescente, tanto na pré-puberdade como após a puberdade. Em nosso serviço, a incidência foi maior em crianças em torno de 4 anos de idade.[9] Na pré-puberdade, a incidência varia de 0,6% a 3%, segundo relatos na literatura,[10] embora seja difícil precisar esses dados, pois muitas pacientes são assintomáticas, o que dificulta e retarda o diagnóstico. Para muitos autores, é condição rara em recém-nascida.[11,12]

Etiopatogenia

É considerada pela maioria dos autores uma condição adquirida[13] e, embora não haja consenso para a etiologia das aderências labiais, em pré-púberes a hipótese predominante é de inflamação vulvar, resultante de higiene precária, irritação mecânica local, em um meio hipoestrogênico fisiológico.[14-16]

O estado de hipoestrogenismo, largamente aceito como propício para a instalação das aderências, justifica-se teoricamente, pela prevalência na infância e na pós-menopausa e praticamente ausência no período de menacme. Entretanto, pesquisas não encontraram diferença nos níveis de estrogênio em meninas antes da puberdade, com e sem aderências labiais.[17]

Diagnóstico

O diagnóstico é feito pela queixa/história clínica e, especialmente, pela inspeção dos órgãos genitais externos.

Nas pacientes sintomáticas, as queixas podem estar relacionadas a acúmulo de urina na vagina, o que pode propiciar a ocorrência de infecções recorrentes do trato urinário e vulvovaginite, gotejamento de urina pós-micção e dor e retenção urinária, em casos de fusão completa dos lábios.[7]

O exame dos genitais externos mostra os lábios vulvares (pequenos ou grandes lábios) fundidos entre si, por aderências frouxas ou fortes, em geral formando uma linha longitudinal central, às vezes translúcida. Essa linha pode ser mais nítida sob um foco de luz. É comum que se detecte um pertuito ao longo dessa linha, por onde se exterioriza a urina.

Ao se inspecionar atentamente a região, é possível encontrar lesões brancas e endurecimento da pele, que podem corresponder ao líquen escleroso.

Em crianças, não são necessários exames complementares para se confirmar a presença de aderências entre as formações labiais.

No atendimento de crianças com sinéquia vulvar, é comum ouvirmos da mãe expressões como "o médico falou que era normal e se resolveria com o tempo", ou "eu pensava que isso era o hímen", como nas crianças das Figuras 19.2 e 19.3.

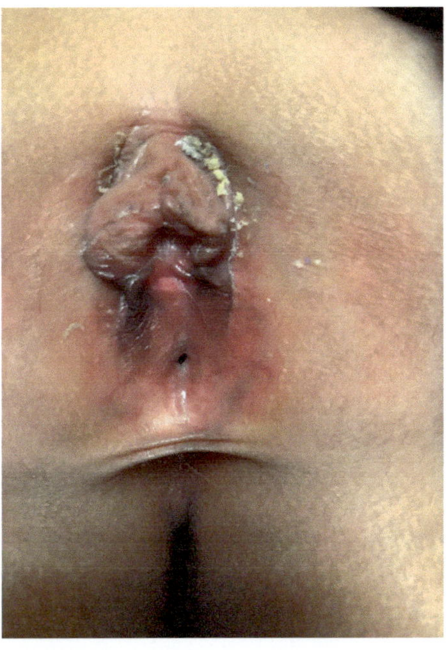

Figura 19.2 – Sinéquia vulvar em criança. Notar esmegma em torno do clitóris (que sugere higiene deficiente), pequenos lábios livres e pequeno pertuito no centro da aderência.

Fonte: Acervo da Clínica Ginecológica do HC-FMUSP.

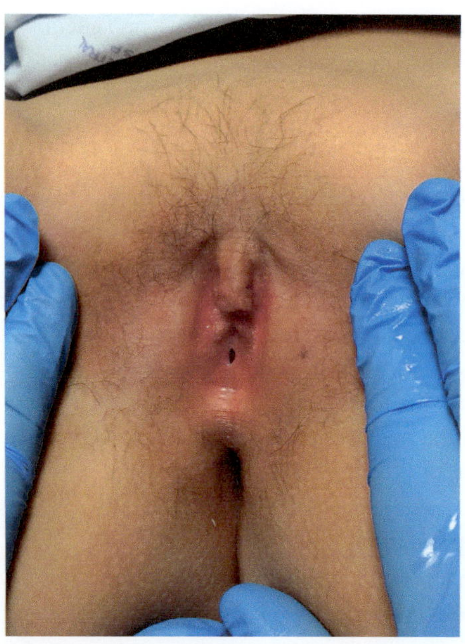

Figura 19.3 – Sinéquia vulvar em pré-púbere de 11 anos, com pelos P2. Notar os pequenos lábios livres e pequeno pertuito no centro da aderência.

Fonte: Acervo da Clínica Ginecológica do HC-FMUSP.

Tratamento

Conduta expectante

O que se encontra na literatura médica específica é que o tratamento pode ser expectante ou com intervenção médica. Para quem defende a conduta expectante, os argumentos são de que, em crianças assintomáticas e sem complicações, com a melhora da higiene e o término do uso de fraldas, pode haver resolução espontânea, bem como de que, persistindo a sinéquia até o início da puberdade, a estrogenização natural das mucosas pode promover a regressão do processo, espontaneamente.[18] É também da opinião de Bacon et al. (2015) que deveriam ser tratadas apenas as meninas pré-púberes sintomáticas.[16]

Não adotamos essa medida expectante, por acreditarmos que propicia riscos de complicações que, embora raras estatisticamente, são desagradáveis para a paciente quando ocorrem, além de fazerem surgir críticas à conduta do médico que a adotou na época, como ilustramos com os casos clínicos relatados mais adiante.

Tratamento clínico

Embora o uso do estrogênio de aplicação tópica venha sendo o tratamento de primeira linha para aderências labiais em crianças há algumas décadas, registram-se discrepâncias nos resultados em publicações na literatura. Algumas variáveis dos métodos como idades diferentes das pacientes, grau das aderências (fortes ou frouxas), se a sinéquia é total ou parcial, se recente ou antiga, qual a frequência e a duração do tratamento, podem influenciar o resultado final. Aribarg

(1975),[19] em estudo prospectivo de coorte, com meninas entre 2 meses e 2 anos de idade, obteve sucesso em 88% delas com estrogênio tópico diário, durante 1 a 4 semanas. Leung et al. (2005)[11] usaram estrogênio tópico por até 14 semanas em suas pacientes e obtiveram resposta positiva em 100% dos casos; nesse estudo, o tratamento prolongado pode ter contribuído para o maior sucesso. Capraro e Greenburg (1972),[8] em estudo retrospectivo com 50 meninas com idade média de 2,5 anos, tiveram bons resultados (89%) com estrogênio tópico diariamente, em período de 2 a 4 semanas. No entanto, apesar de ser citado que 66% das pacientes apresentavam aderência total dos pequenos lábios, o número de aderências finas não é conhecido na referida pesquisa.

Entretanto, não há nenhuma diretriz para o tratamento de aderências labiais com terapia tópica que indique limites claros de frequência, duração, quantidade, nem de como aplicar tração lateral.[16]

Em estudo randomizado e controlado, comparando emoliente tópico *versus* estrogênio tópico, ambos com tração lateral das aderências labiais, Tazim et al. (2019) observaram que, no grupo com emoliente, os resultados representaram 50% dos obtidos no grupo com estrogênio. Mas os resultados gerais, de ambos os grupos, foram modestos, com apenas 36% de resolução completa. Duas variáveis que podem ter contribuído para esse resultado foram o tempo de apenas 6 semanas de uso e a predominância de aderências mais graves.[20]

Efeitos não desejados, como aparecimento de broto mamário ou escurecimento local, são possíveis com o uso de estrogênios, mas regridem após a suspensão do uso.[5,19]

Tratamento cirúrgico

Concordamos com Mayoglou et al. (2009),[21] que afirmam que a cirurgia é quase sempre desnecessária em crianças, uma vez que os resultados são bons com o uso de estrogênio tópico e boa higiene genital, diferentemente do que ocorre com as mulheres adultas, nas quais o uso de estrogênio nem sempre oferece o mesmo resultado, sendo então a cirurgia a solução.[21]

Complicações

As complicações da sinéquia vulvar podem ocorrer com a conduta expectante, com cirurgias repetidas e, embora mais raramente e de menor importância clínica, também com o uso de estrogênios topicamente.

As complicações referidas pela literatura são insuficiência renal aguda em paciente idosa;[2] retenção urinária aguda (bexigoma), associada ao acúmulo de urina na vagina, propiciando infecções urinárias frequentes.[22]

Relatamos a seguir quatro casos clínicos vivenciados por nós, com complicações diversas em pacientes com sinéquia vulvar.

• Caso 1

A Figura 19.4 corresponde a caso de adolescente que recebeu a orientação de aguardar evolução natural, sem tratamento, quando tinha 4 anos, mas a adesão labial não se desfez. Já aos 12 anos de idade, com caracteres sexuais secundários estágio IV e na iminência da menarca, procurou nosso serviço, recebendo então tratamento clínico com creme de estriol todas as noites e vaselina creme pela manhã. Após 12 semanas, estava com abertura de 1 cm na parte superior, próximo ao óstio externo da uretra. Como ocorreu em seguida a menarca, optamos por continuar o tratamento clínico.

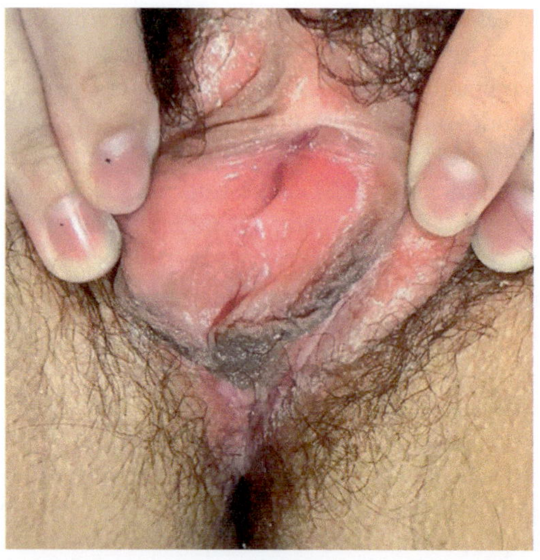

Figura 19.4 – Adolescente de 12 anos com sinéquia vulvar diagnosticada aos 4 anos com orientação para aguardar resolução espontânea. Notar pequena abertura superior. Exposição com ajuda da mãe da paciente.

Fonte: Acervo da Clínica Ginecológica do HC-FMUSP.

- Caso 2

Criança de 5 anos, com fortes dores abdominais, sem conseguir urinar há 24 horas, sem antecedentes cirúrgicos (Figura 19.5), que necessitou abordagem de urgência em sala cirúrgica, esvaziando a vagina repleta por urina, com debridamento com tração lateral das formações labiais, auxiliada com instrumento tipo estilete rombo, em manobras suaves.

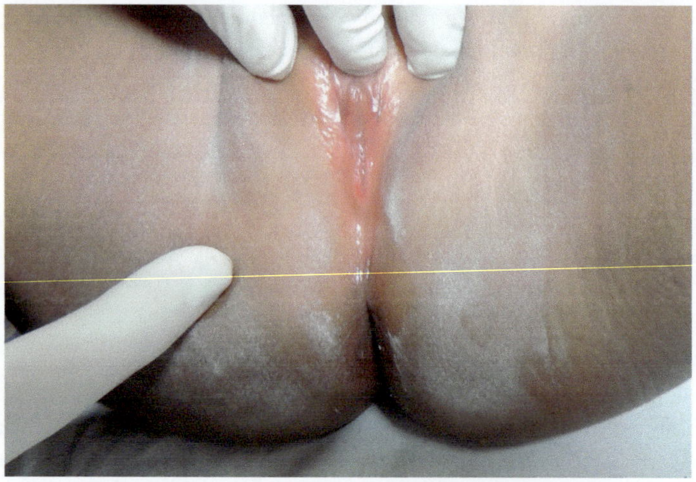

Figura 19.5 – Sinéquia vulvar total em criança de 6 anos de idade, não tratada anteriormente.

Fonte: Acervo da Clínica Ginecológica do HC-FMUSP.

- Caso 3

Adolescente de 19 anos, com retenção urinária, fortes dores, com história de várias "cirurgias" desde os 5 anos de idade, como tratamento de sinéquia vulvar. Ao exame, constatou-se adesão total das formações labiais, rima vulvar (Figura 19.6) e "bexigoma". Em sala cirúrgica, ao fazermos tração lateral dos grandes lábios, houve saída de urina da vagina (Figura 19.7). Após esvaziamento da vagina, realizamos abertura cirúrgica (aderências firmes) (Figura 19.8).

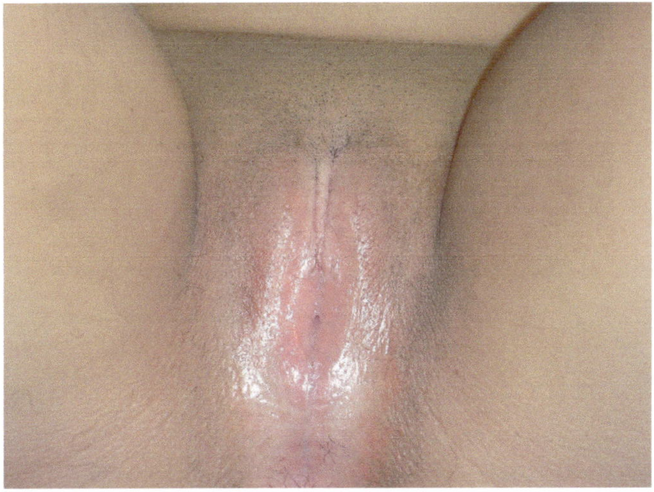

Figura 19.6 – Sinéquia em adolescente de 19 anos, com história de várias cirurgias para tratar as aderências. Notar total desaparecimento das estruturas da vulva.
Fonte: Acervo da Clínica Ginecológica do HC-FMUSP.

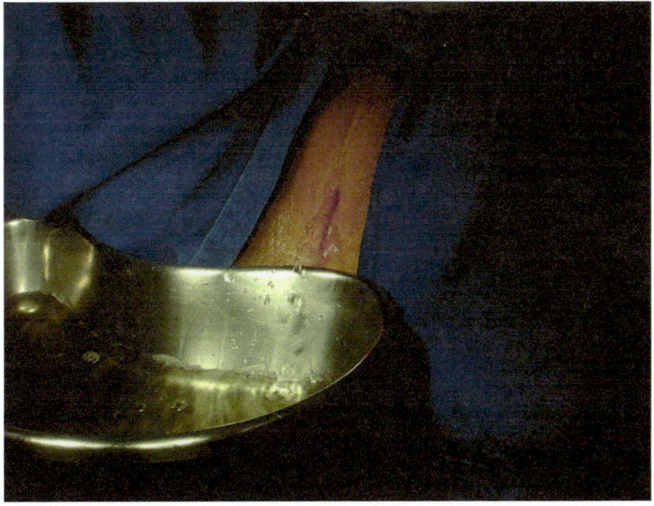

Figura 19.7 – Mesma paciente da Figura 19.6, drenando "urinocolpo".
Fonte: Acervo da Clínica Ginecológica do HC-FMUSP.

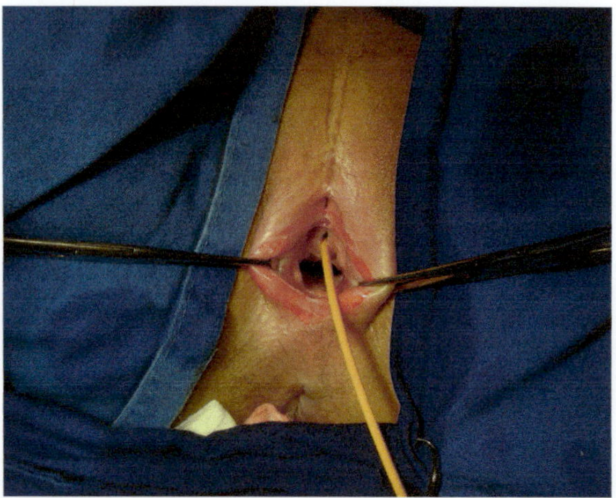

Figura 19.8 – Mesma paciente da Figura 19.7, após abertura cirúrgica das aderências.
Fonte: Acervo da Clínica Ginecológica do HC-FMUSP.

- Caso 4

Adolescente que se apresentou com dores pélvicas intensas e criptomenorreia, sem dificuldades urinárias e sem antecedentes cirúrgicos, que, segundo sua mãe, desde criança tinha a vagina "fechada." Ao exame estático, apresentava fusão aparentemente completa da fenda vulvar (Figura 19.9). Com a manobra de Valsalva, percebemos abertura da fenda vulvar no seu terço superior, visualizando-se orifício externo da uretra e hímen abaulado e imperfurado, com hematocolpo que foi resolvido cirurgicamente em tempo único (Figuras 19.10).

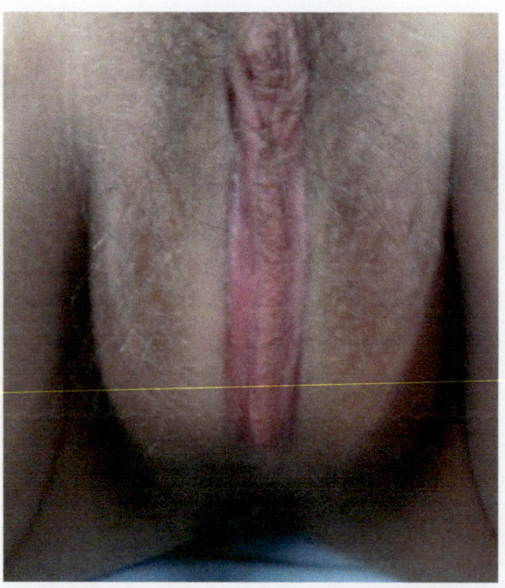

Figura 19.9 – Sinéquia aparentemente total ao exame de inspeção estática, em adolescente de 14 anos.
Fonte: Acervo da Clínica Ginecológica do HC-FMUSP.

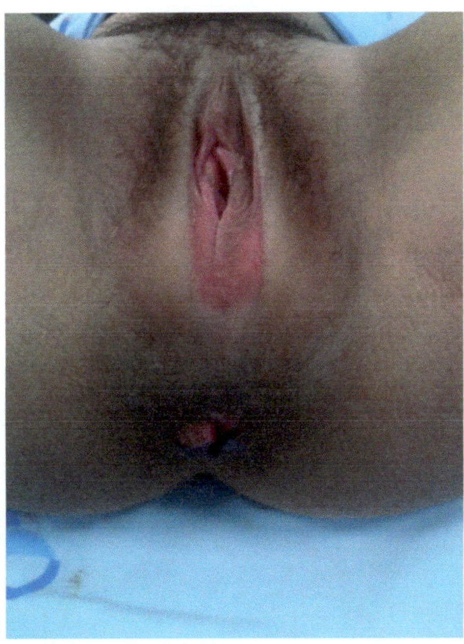

Figura 19.10 – Mesma paciente da Figura 19.9, após aplicação da manobra de Valsalva.
Fonte: Acervo da Clínica Ginecológica do HC-FMUSP.

O protocolo com as recomendações para o tratamento de sinéquia vulvar em crianças e adolescentes, do Setor de Ginecologia na Infância e Adolescência, será apresentado a seguir.

O tratamento clínico é a nossa primeira escolha e preconizamos, para uso em casa, o creme de estriol apresentado como de uso vaginal. Recomendamos à mãe que despreze o aplicador vaginal e aplique quantidade aproximada de 1 cm na polpa do dedo indicador, 1 vez ao dia (de preferência à noite), diretamente sobre a linha de fusão (sinéquia), massageando firmemente, mas com suavidade. Após 4 semanas, fazemos reavaliação. Se a aderência persistir, mantém-se o creme de estrogênio à noite, associando-se um produto emoliente, em geral a vaselina sem perfume, também 1 vez ao dia, pela manhã. Fazendo-se reavaliação a cada 4 semanas, tem-se controle da evolução, além do que a mãe e a criança ou adolescente vão se familiarizando com a ação, o que facilita a aderência ao tratamento.

A abordagem cirúrgica é reservada para casos complicados, como recidivas após repetidas cirurgias sobre as aderências; aderências muito fortes, mesmo sem antecedentes cirúrgicos; casos de aderência total complicados com retenção urinária; adolescentes na iminência da menarca, com aderências fortes que não respondem rápido ao tratamento clínico.

Tração lateral das estruturas aderidas

Em adolescentes, quando se percebe afinamento da linha de fusão, com ou sem tratamento clínico prévio, se a paciente suportar a dor pode-se fazer suave tração lateral, usando-se anestésico local e vaselina como emoliente. Caso contrário, fazer em sala cirúrgica, sob anestesia. Em crianças, esse procedimento não é aconselhado em ambulatório, para evitar trauma psicológico, que pode dificultar exame ginecológico futuro. Fazemos o procedimento em sala de cirurgia.

Pressão sobre a linha de fusão das estruturas

Em sala cirúrgica, a pressão com instrumento tipo estilete (de preferência rombo), previamente umedecido com produto emoliente, feita suavemente sobre a linha de fusão, associada à tração lateral, abrevia o tempo da abordagem.

Incisão com lâmina

Em casos de sinéquia muito forte em que não conseguimos sucesso com as manobras anteriores, algumas vezes há necessidade de suturas das feridas resultantes, com fio fino e absorvível.

Imediatamente após abordagem cirúrgica, para evitar novo acolamento, deixamos sempre um retalho de compressa cirúrgica embebida com pomada de antibiótico separando as estruturas que acabamos de separar. A compressa é retirada após 24 horas; e a pomada deve ser mantida por 14 dias.

Com qualquer procedimento usado, após a separação a região deve ser mantida bem higienizada e lubrificada com vaselina por 1 mês. A mãe deve ser vigilante e usar a vaselina como emoliente logo que identifique nova aderência, até que possa consultar o médico.

REFERÊNCIAS BIBLIOGRÁFICAS

1. Muppala H, Meskhi A. Voiding dysfunction due to longstanding labial fusion in an elderly woman: a case report. International Urogynecology Journal and Pelvic Floor Dysfunction. 2009;20(2):251-252.
2. Basaranoglu S, Dogan F, Deregözü A. Acute renal failure due to complete labial fusion: a case report. International Journal of Surgery Case Reports. 2016;29:162-16.
3. Leung AK, Ronson WL, Wong B. Labial fusion. Pediatr Child Health. 1996;1:216-218.
4. Leung AK, Robson WL, Tay-Uyboco J. The incidence of labial fusion in children. J Pediatric Child Health. 1993;29:235.
5. Bacon JL. Preburbetal labial adhesions: evolution of a referral population. Am J Obstet Gynecol. 2002;187:327-32.
6. Fiorillo L. Therapy of pediatric genital diseases. Dermatol Ther. 2004;17:117-28.
7. Muram D. Treatment of prepubertal girls with labial adhesions. J Pediatr Adolesc Gynecol. 1999;12:67.
8. Capraro VJ, Greenburg H. Adhesions of the labia minora. Obstet Gynecol. 1972;39:65.
9. Bastos AC, Almeida JAM, Takiuti AD, Gianfaldoni A et al. Aderência dos lábios menores do pudendo. J Bras Ginec. 1985;95(8):339-341.
10. McCann J, Wells R, Simon M et al. Genital findings in prebubertal girls selected for nonabuse: a descriptive study. Pediatrics. 1990;86(3):428-39.
11. Leung AK, Robson WL, Kao CP, Liu EK et al. Treatment of labial fusion with topical estrogen therapy. Clin Pediatr. 2005;44:245.
12. Evruke C, Ozgunen F, Kadayifcio et al. Labial fusion in a prepubertal girl: a case report. J Pediatr Adolesc Gynecol. 1996;9(2):81-83.
13. Guedberg R, Thybo S, Andersen B. Synechia vulvulan unusual case of urinary symptoms in a 15-year-old girl. Acta Obst Gynecol Scond. 2007;86(2):251-2.
14. Schober J, Dulabon L, Martin-Alguacil N: Significance of topical estrogens to labial fusion and vaginal introital integrity. J Pediatr Adolesc Gynecol. 2006;19:337.
15. Guedberg R, Thybo S, Andersen B. Synechia vulvulan unusual case of urinary symptoms in a 15-year-old girl. Acta Obst Gynecol Scond. 2007;86(2):251-2.
16. Bacon JL, Romano ME, Quint EH. Clinical recommendations: labial adhesions. J Pediatr Adolesc Gynecol. 2015;28:405.
17. Caglar M. Serum estradiol levels in infants with and without labial adhesions: the role of estrogen in the etiology and treatment. Pediatr Dermatol. 2007;24:373.

18. Schroeder B. Pro-conservative management for asymptomatic labial adhesions in the prepubertal child. J Pediatr Adolesc Gynecol. 2000;13:184-5.
19. Aribarg A. Topical oestrogen therapy for labial adhesions in children. Br J Obstet Gynaecol. 1975;82:424.
20. Tazim Dowlut-McElroy, Jeanette Higgins, Karen B Williams, Julie L Strickland. Treatment of prepubertal labial adhesions: a randomized controlled trial. J Pediatr Adolesc Gynecol. 2019;32:259-263.
21. Mayoglou L, Dulabon L, Martin-Alguacil N, Pfaff D, Schober J. Success of treatment modalities for labial fusion: a retrospective evaluation of topical and surgical treatments. Journal of Pediatric and Adolescent Gynecology. 2009;22(4):247-250.
22. Sentürk S, Üstüner P, Balik G et al. Labial adhesion with acute urinary retention secondary to vaginitis. Case Reports in Obstetrics and Gynecology. 2014. Article ID 259072, 3 pages. Disponível em: http://dx.doi.org/10.1155/2014/259072.

20

Úlceras Genitais na Infância e na Adolescência

- Lana Maria de Aguiar
- Cristiane Lima Roa
- José Alcione Macedo Almeida

As doenças que acometem a vulva, na mulher adulta ou na senilidade, muitas vezes trazem dificuldades ao ginecologista geral, tanto para diagnóstico como para a condução do tratamento. Nos serviços universitários, há um setor especializado de "patologia vulvar", para estudar as doenças da vulva e, assim, divulgar seus conhecimentos para que sirvam de orientações para a prática médica cotidiana. Quando a paciente é criança ou adolescente, a situação tende a ser ainda mais embaraçosa.

Algumas doenças da vulva podem ter como principal manifestação as lesões ulcerativas, como é o caso do herpes genital. Outras lesões ulcerosas vulvares podem ter expressão clínica de infecção sistêmica, como a sífilis. Essas duas entidades são abordadas em capítulos específicos deste livro. Neste capítulo, abordaremos outros processos ulcerativos que costumam afetar os genitais de crianças e adolescentes.

O diagnóstico de úlceras genitais em crianças e adolescentes é um desafio clínico. Sabe-se que a maioria dessas úlceras não têm relação com infeções sexualmente transmissíveis (ISTs), sendo importante que o médico não se deixe impressionar pela ansiedade dos familiares quanto à hipótese de IST, pois essa situação pode induzir a investigação desnecessária.[1] Entretanto, deve-se obter história detalhada e se esmerar em afastar abuso sexual se houver qualquer indício.

As úlceras vulvares em crianças e adolescentes têm baixa prevalência ou são subdiagnosticadas, o que pode ser um fator que dificulta o seu diagnóstico correto, pela pouca vivência do médico com essas situações.

Definição

Em princípio, deve-se definir se há ulceração ou apenas erosão, conhecendo-se as nuances dessa diferença. Define-se úlcera como a perda da epiderme e da derme, lesão em geral dolorosa, em decorrência do processo inflamatório. Já na erosão, a lesão é superficial, portanto não compromete a derme.[1]

Classificação

É usualmente referida uma classificação dessas úlceras em dois grupos, em que se consideram prática e didática: um grupo de úlceras com origem infecciosa; e outro grupo de úlceras não infecciosas.

Na infância e na adolescência, embora haja úlceras por causas infecciosas, são mais frequentes as não infecciosas, relacionadas às doenças inflamatórias autoimunes, não dependentes do ato sexual.

Nessa faixa etária, é importante lembrar que a ulceração pode ser traumática, causada por maus-tratos, em especial se há lesões em outras partes do corpo, ou até mesmo por abuso sexual.

Úlceras infecciosas

Linfogranuloma venéreo

O linfogranuloma venéreo (LGV) é a IST causada pelos sorotipos L1, L2 e L3 da *Chlamydia trachomatis*, com período de incubação de 3 a 30 dias. É descrita como mais frequente nos países tropicais e subtropicais, embora seja de distribuição universal. Pode ser encontrada em adolescentes sexualmente ativas.[1,2]

Clinicamente, a doença se manifesta em três fases na sua evolução, com a sequência inoculação, disseminação linfática regional e sequelas, como descrevemos a seguir.

- Fase de inoculação

Inicialmente, as lesões surgem como pápulas ou pústulas na região anogenital, como fúrcula, parede vaginal e outras partes da genitália externa, as quais podem evoluir para pequenas úlceras, bem como não ser percebidas pelas pacientes, cicatrizando-se espontaneamente. Pode haver corrimento mucopurulento cervical ou uretral.

- Fase de disseminação linfática regional

Como esses sorotipos são altamente invasivos aos tecidos linfáticos, após 2 a 6 semanas surgem linfadenomegalias inguinofemorais, dolorosas e com pontos de flutuação (bulbão) que podem drenar espontaneamente (Figura 20.1). Pode cursar com sinais sistêmicos, como artralgias, febre e mal-estar geral. É sinal característico dessa doença a presença de duas adenomegalias separadas pelo ligamento inguinal, formando um sulco.[1,3]

- Fase de sequelas

O comprometimento linfonodal evolui com supuração e fistulização. No último estágio da doença, ocorre acometimento retal, com sintomas como descarga mucoide e sangramento, proveniente de úlceras retais. A obstrução linfática crônica resultante pode evoluir com linfangite e elefantíase da genitália externa, com fibrose do reto. É comum haver, além de sangramento e dor retal, dor abdominal e febre.[1]

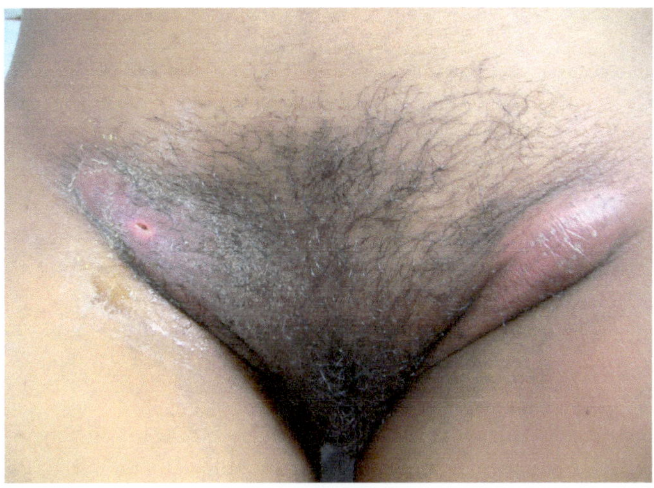

Figura 20.1 – Linfogranuloma venéreo em adolescente de 19 anos. Aspecto da linfadenopatia inguinal bilateral, com drenagem espontânea à direita.

Fonte: Acervo da Clínica Ginecológica do HC-FMUSP.

O diagnóstico tem por base os sintomas e sinais clínicos, podendo haver sintomas gerais, como febre, mal-estar, artralgia, sudorese noturna, anorexia, emagrecimento, associados a títulos de anticorpos elevados, com uma titulação maior que 1:64 apoiando o diagnóstico.[1]

O tratamento é feito com doxiciclina 100 mg via oral, de 12 em 12 horas, por 21 dias; ou eritromicina 500 mg, de 6 em 6 horas, por 21 dias; ou ainda azitromicina 500 mg, 2 comprimidos, VO, 1 vez por semana, por 21 dias. Quando a adolescente tem parceiro sexual, este deve receber o mesmo tratamento.[1,2,4] Em nossa experiência, a antibioticoterapia teve boa resposta (Figura 20.2).

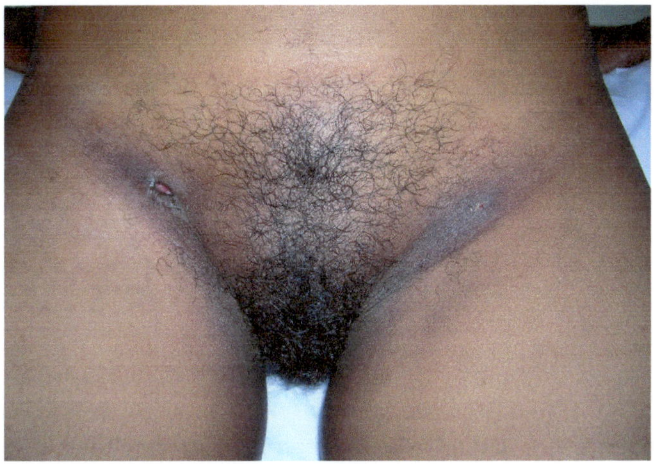

Figura 20.2 – Mesma paciente da Figura 20.1, após tratamento.

Fonte: Acervo da Clínica Ginecológica do HC-FMUSP.

Cancroide

O cancroide é uma clássica IST, com vasta sinonímia, como cancro mole, cancro de *Ducreyi* e cancro venéreo. Portanto, quando diagnosticado em criança ou adolescente virgem, sinaliza inequivocamente para abuso sexual. É uma ulceração causada pelo *Haemophilus ducreyi*, bacilo Gram-negativo cujo período de incubação é de 2 a 10 dias.[4,5]

A doença se manifesta, inicialmente, como pápulas eritematosas que se tornam pústulas e, em cerca de 48 horas, se ulceram. As lesões são, em geral, múltiplas, dolorosas, com bordas irregulares e com exsudato hemorrágico/purulento na base ou no fundo da úlcera. Aproximadamente 50% das pacientes, após cerca de dez dias da lesão primária, apresentam linfadenopatia inguinal, unilateral ou bilateral, conhecida como bubão, que é doloroso e pode ter pontos de flutuação, com drenagem espontânea de conteúdo purulento.[4,5] A mulher pode ser portadora assintomática.[2,6]

O diagnóstico definitivo é feito com crescimento do *H. Ducreyi* em meio de cultura, que, embora demande mais tempo, tem sensibilidade de aproximadamente 80%. Por meio do exame microscópico do exsudato colhido no fundo da úlcera e corado pelo Gram, usando-se preferencialmente o corante safranina, permite a identificação dos bastonetes intracelulares agrupados em cadeias. A reação em cadeia da polimerase (PCR) é específica, porém com custo elevado. Na ausência desses recursos, o diagnóstico deve basear-se nos sinais clínicos e em pesquisa negativa para sífilis e herpes simples.[4,5] O tratamento pode ser feito com azitromicina 1 g via oral, dose única, ou ceftriaxone 250 mg IM, dose única, ou ainda ciprofloxacina 500 mg, de 12 em 12 horas, por 3 dias.[4,5]

Outros medicamentos, como doxiciclina, tetraciclina, eritromicina e sulfametoxazol-trimetoprima, podem ser empregados, de acordo com idade e peso corporal. O tratamento das parcerias sexuais é recomendado, mesmo quando assintomáticas.[2,6,7]

Donovanose

Donovanose ou granuloma inguinal é IST crônica e progressiva, que tem como agente etiológico a bactéria *Klebsiella granulomatis*, antes denominada *Calymmatobacterium granulomatis*. É organismo intracelular Gram-negativo encapsulado, saprófita intestinal, que provoca lesões na região genital, na perianal e em linfonodos inguinais. Considerada endêmica no Brasil, está em declínio nas últimas décadas, com incidência em torno de 5% entre as ISTs.[8]

Para haver contágio, é necessário o contato íntimo e repetido, com pessoa portadora da bactéria, cujo período de incubação varia de 3 a 90 dias. Como se trata de IST, sempre que diagnosticada em criança ou adolescente sexualmente inativa, é necessário investigação de abuso sexual.[7,9]

• Apresentação clínica

De início, as lesões se apresentam como pápulas ou nódulos indolores, que evoluem para úlceras não dolorosas, com fundo granuloso, que aumentam progressivamente e, ao se confluírem, causam destruição extensa da região. As lesões são bem vascularizadas, sangram facilmente ao toque e cicatrizam com fibrose, o que lhes confere aspecto semelhante ao de queloides.[3,5] O pleomorfismo, com variantes ulcero-granulomatosas, hipertróficas, nodulares, necróticas ou associadas a esclerose, pode dificultar o diagnóstico clínico, o que permite a evolução arrastada das lesões.[5]

- Diagnóstico

O diagnóstico é clínico, sendo a confirmação feita com a identificação dos corpúsculos de Donovan à microscopia em tecido de biópsia.

- Tratamento

O tratamento preconizado se faz até a cicatrização completa das lesões, por 3 semanas no mínimo. No Quadro 20.1, estão os esquemas alternativos.[4,5]

Quadro 20.1 Esquema de tratamento da donovanose.
1) Doxiciclina: 100 mg via oral, a cada 12 horas
2) Azitromicina: 1 g via oral, dose única diária
3) Ciprofloxacina: 750 mg via oral, a cada 12 horas
4) Sulfametoxazol-trimetoprima: (400 + 80 mg), 2 comprimidos, a cada 12 horas

Fonte: CDC, 2006[4]; Costa, 2006[5].

- Complicações

Comumente, os linfonodos não são afetados, mas podem aumentar de tamanho; e novas lesões podem aparecer ao longo do trajeto dos vasos linfáticos. Pode ocorrer elefantíase decorrente de obstrução linfática, acometendo bexiga, colo do útero, tubas uterinas e ovários. Embora raro, pode haver comprometimento de baço, fígado, pulmões, ossos e articulações, por disseminação linfática, em especial em pacientes imunossuprimidas.

Úlceras não infecciosas

Úlcera de Lipschütz

No início do século XX (1913), o médico dermatologista austríaco Benjamin Lipschütz descreveu um tipo de úlcera na vulva de meninas ainda sem menarca, de aparecimento abrupto, mas com características diferentes das de doenças venéreas. São as conhecidas úlceras de Lipschütz.

Essas úlceras, também denominadas *ulcus vulvae acutum*, são ulcerações genitais, de caráter agudo, que têm a característica de acometer crianças, adolescentes (idade média de 12 a 15 anos) e adultas jovens sexualmente inativas.[11,12]

- Prevalência

É considerada entidade clínica rara. Entretanto, essa raridade pode não ser nas proporções relatadas, pois é muito provável que sua prevalência seja muito maior e, por desconhecimento dos profissionais sobre a doença, esta seja subdiagnosticada. Há, inclusive, publicação afirmando que até 30% das úlceras da vulva podem corresponder a Lupschütz.[11]

- Etiologia

A lista de agentes citados como possíveis responsáveis etiológicos da úlcera de Lipschütz não consegue ser convincente, pois quase nunca é isolado algum desses agentes.[11,12,13]

Na infância, o vírus Epstein-Barr (VEB), ou herpesvírus humano 4 (HHV-4), é o mais comum agente associado nos casos descritos, que são poucos. Outros, como citomegalovírus (CMV), *Mycoplasma pneumoniae*, *Influenza* A, parvovírus B19, *Salmonella* spp., *Toxoplasma gondii* e paramixovírus, já foram também vinculados à úlcera.[11,14,15] A diminuição do nível de IgA poderia ser uma possível explicação para essa síndrome pouco conhecida, de acordo com Kinyó et al. (2014),[16] em publicação na qual argumentam que pode haver deficiência parcial de IgA, pois, curiosamente, as suas pacientes com *ulcus vulvae acutum* Lipschütz apresentavam essa deficiência. Entretanto, sua casuística foi de apenas dois casos e, na literatura, não encontramos pesquisa com maior evidência dessa alteração. Portanto, essas associações com agentes muito comuns não encontram sustentação em evidências científicas comprovadas, permanecendo como entidade clínica idiopática.[12,13]

• Apresentação clínica e diagnóstico

O surgimento abrupto, bem como o aspecto da úlcera aguda, em crianças, adolescentes ou adultos jovens sem atividade sexual, foi o que realmente chamou a atenção de Lipschütz e o motivou a descrever a doença pela primeira vez. As úlceras são dolorosas, múltiplas ou em lesão única, podem ser precedidas por sintomas gerais, como febre, cefaleias, mialgias, diarreia e, algumas vezes, adenopatias inguinais.[11,13,14]

É fundamental para o diagnóstico, portanto, a história clínica detalhada, incluindo história familiar de doenças autoimunes, história pessoal de exposição a doenças infecciosas, história social, com especial ênfase na atividade sexual (que deve ser obtida com privacidade), associada aos achados do exame físico.[13]

• Exame dos genitais externos

É essencial o exame físico objetivo e minucioso, atentando-se para os detalhes da úlcera ou das úlceras. São ulcerações dolorosas, com frequência localizadas no vestíbulo vulvar, face externa dos pequenos e dos grandes lábios, no períneo ou no introito vaginal, habitualmente extensas (> 1 cm), profundas, com bordas bem definidas e violáceas, base necrótica coberta por exsudato acinzentado e escara aderente (Figura 20.3). Quando se trata de criança, sua mãe às vezes, ao fazer higiene local antes de conduzi-la à consulta, deixa a úlcera com o fundo limpo (Figura 20.4). Importante característica é a apresentação de duas úlceras simétricas, com aparência em "padrão de beijo" (*kissing pattern*) ou espelhadas, como ilustra a Figura 20.5, de adolescente com 11 anos de idade,[11,14] mas podem se localizar, ao mesmo tempo, em partes distintas da vulva, como vemos em criança de 21 meses (Figura 20.6).

• Biópsia e exame histopatológico

Biopsiar a lesão em crianças e adolescentes não é a recomendação. O exame histopatológico quase sempre é inespecífico, não conclusivo, frequentemente descrevendo epitélio necrosado e infiltrado polimorfo de neutrófilos e células mononucleares.[17,18]

• Laboratório

Deve-se realizar exames e reações habituais para descartar infecções sexualmente transmissíveis e os demais casos habituais de úlceras genitais. Kinyó et al. (2014) propõem determinar níveis de imunoglobulina, porém não há confirmação ainda de pesquisas que possam embasar tal conduta.[16]

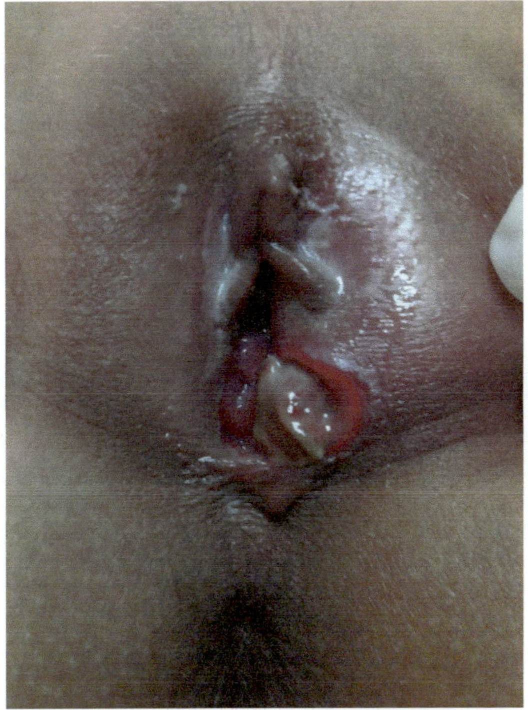

Figura 20.3 – Aspecto típico da úlcera de Lipschütz: lesão maior que 1 cm, bordas bem definidas, base necrótica com membrana de fibrina acinzentado escuro.

Fonte: Acervo da Clínica Ginecológica do HC-FMUSP.

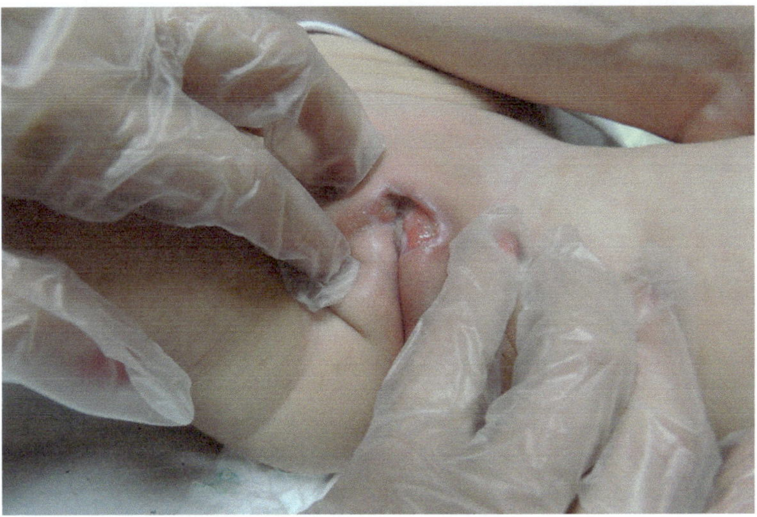

Figura 20.4 – Aspecto da úlcera em criança de 21 meses, após mãe fazer limpeza da lesão.

Fonte: Acervo da Clínica Ginecológica do HC-FMUSP.

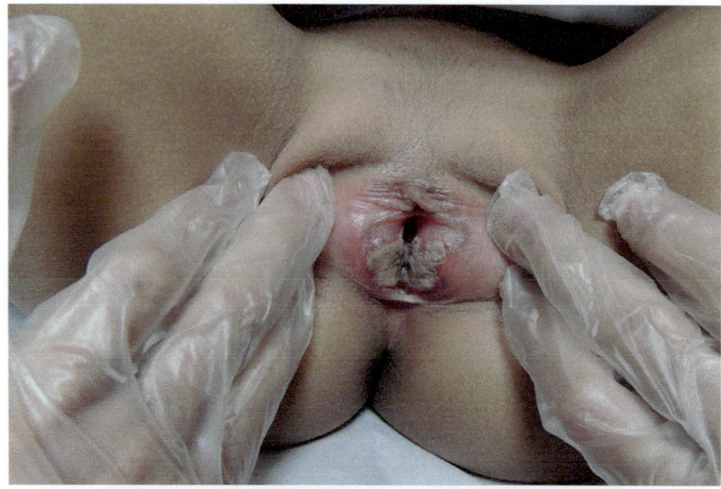

Figura 20.5 – Úlcera de Lipschütz com "padrão beijo", ou úlcera espelhada, em adolescente de 11 anos de idade.

Fonte: Acervo da Clínica Ginecológica do HC-FMUSP.

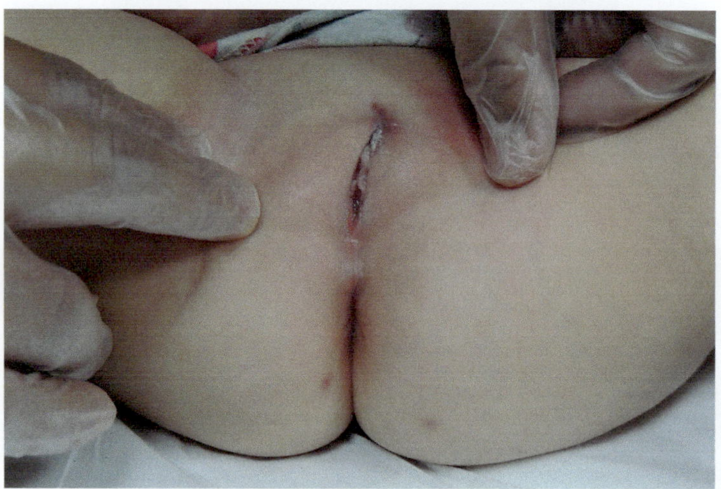

Figura 20.6 – Úlcera de Lipschütz em pontos diferentes da vulva, em criança de 21 meses, em regressão.

Fonte: Acervo da Clínica Ginecológica do HC-FMUSP.

A úlcera de Lipschütz é, a princípio, ainda um diagnóstico por exclusão, após afastar IST, doenças mediadas imunologicamente, como doença de Behçet, e causas traumáticas, sendo importante o acompanhamento prolongado das pacientes com úlcera de Lipschütz para confirmação do diagnóstico.

No Quadro 20.2, encontram-se os critérios de diagnóstico clínico propostos para ulceração aguda genital em adolescentes.[17]

Quadro 20.2
Critérios de diagnóstico clínico para úlcera de Lipschütz em adolescentes e adultas jovens.

- Idade < 20 anos
- Primeiro episódio de ulceração genital aguda
- Ausência de contatos sexuais ou sem história de atividade sexual nos 3 meses anteriores
- História recente de doença sistêmica *influenza* ou *mononucleose-like*
- Presença de uma ou múltiplas úlceras vulvares dolorosas, profundas e largas, com bordas bem definidas e base necrótica, padrão "beijo" bilateral
- Evolução aguda, com aparecimento súbito e cicatrização espontânea em 6 semanas
- Exclusão de imunodeficiência
- Exclusão de outras causas possíveis de ulceração vulvar

Fonte: Adaptado de Farhi et al. 2009.[17]

• Tratamento e evolução

A úlcera de Lipschütz é lesão autolimitada, em geral com cicatrização espontânea entre 2 e 6 semanas e sem cicatriz ou distorção da área (Figura 20.7), com alguma exceção, como ocorre com úlceras de grandes dimensões.[12,14]

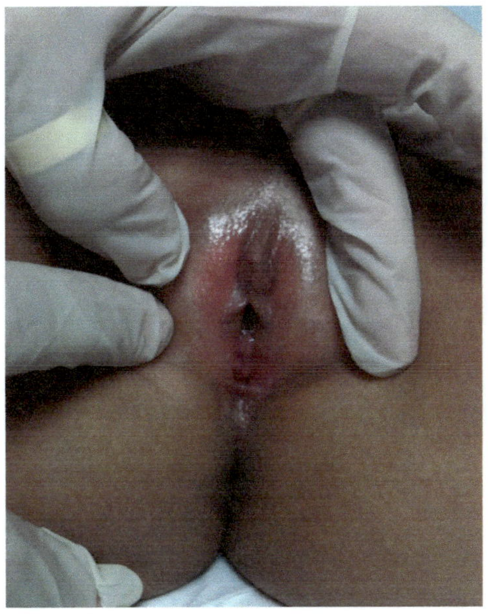

Figura 20.7 – Úlcera de Lipschütz em fase de cicatrização espontânea em adolescente de 16 anos.
Fonte: Acervo da Clínica Ginecológica do HC-FMUSP.

O suporte médico como tratamento é com ênfase nos cuidados gerais de higiene com a úlcera, com assepsia cuidadosa para não retirar a crosta, combater os sintomas gerais, eliminar a dor com analgésicos via oral e anestésico tópico em alguns casos em que o médico avalia o limiar de dor referida. Pacientes com úlceras profundas podem ainda se beneficiar de curtos ciclos de corticoides tópicos ou orais.[16]

O Quadro 20.3 esquematiza as orientações dos setores de Patologia Vulvar e de Ginecologia na Infância e Adolescência da Clínica Ginecológica do HC-FMUSP. Em casos de úlcera pequena, utilizamos corticoide inicialmente apenas local, reservando a via sistêmica para úlceras múltiplas e maiores, ou quando há demora na cicatrização ou recidivas frequentes, como na paciente da Figura 20.8, que é a mesma paciente da Figura 20.3. A colchicina é alternativa para ser usada em casos de recidivas com curto período.

Quadro 20.3 Esquema terapêutico utilizado em nosso serviço.
1) Compressas locais com permanganato de potássio (KMnO4 100 mg, em 4 litros de água) 2) Analgésico via oral 3) Anestésico em geleia para aplicação em casa pela paciente, de acordo com a avaliação médica do limiar de dor referido 4) Corticoide via oral (prednisona 0,05 mg/kg/dia) para abreviar a cicatrização 5) Corticoides tópicos de alta potência (clobetasol 0,05%) 6) Colchicina (0,5 mg, 3 vezes por dia) nos casos de recidivas em curto prazo
Em cerca de um terço dos casos, ocorre recidiva da úlcera de Lipschütz, diferentemente do que se dá com úlceras de etiologia infecciosa, nas quais é rara a recorrência.[14-17]

Fonte: Desenvolvido pela autoria do capítulo.

Doença de Behçet

A doença de Behçet é entidade clínica idiopática complexa, que atinge múltiplos órgãos. Tem como substrato anatomopatológico vasculite sistêmica não necrotizante, que se distingue por comprometer artérias e veias de todos os calibres.[19] Sua primeira descrição foi em 1937, pelo dermatologista Hulusi Behçet, que deu nome à síndrome.

• Prevalência

É doença universal, porém países mediterrâneos, como Turquia, Itália, Grécia, Líbano e Egito, apresentam maior incidência, assim como Japão, Inglaterra e Alemanha.[20] É mais frequente na 3ª ou 4ª década de vida, sendo rara em crianças.[21]

• Diagnóstico da doença de Behçet genital

O diagnóstico é essencialmente clínico, uma vez que não há exames específicos, sejam laboratoriais ou de imagem.

As lesões habitualmente presentes logo no início da doença são as úlceras orais e genitais (Figuras 20.8 e 20.9), pseudofoliculite e eritema nodoso, que, em associação às lesões oculares e articulares, representam os sinais mais frequentes citados pelas publicações.[22-24]

Várias séries de casos publicadas relatam a frequência das principais manifestações: úlceras orais, em 66% a 100%; úlceras genitais, 64% a 90%; artrite, 28% a 100%; lesões cutâneas, 42% a 90%; lesões oculares, 27% a 79%; envolvimento neurológico, 3% a 30%; e acometimento de grandes vasos, 6% a 37%.[24-27,]

As manifestações neurológicas são relativamente raras, sendo a cefaleia enxaquecosa a mais frequente e com alta prevalência de aura.[29]

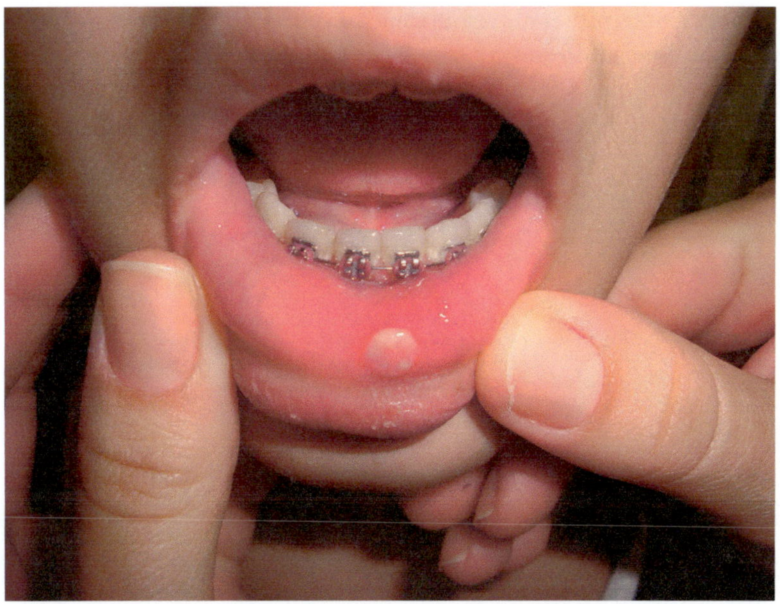

Figura 20.8 – Afta oral em adolescente com doença de Behçet.
Fonte: Acervo da Clínica Ginecológica do HC-FMUSP.

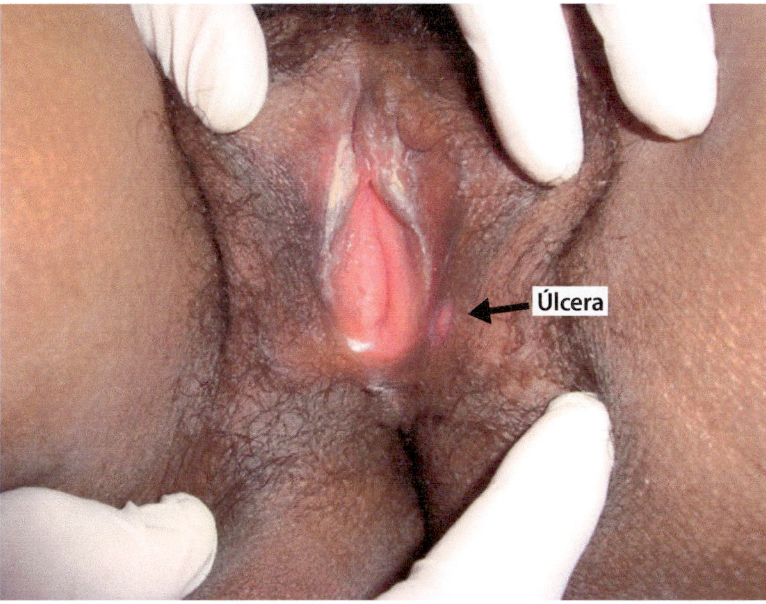

Figura 20.9 – Afta vulvar em adolescente com doença de Behçet. Mesma paciente da Figura 20.8.
Fonte: Acervo da Clínica Ginecológica do HC-FMUSP.

Dos critérios sugeridos para confirmação clínica do diagnóstico de doença de Behçet, os Quadros 20.4 e 20.5 apresentam os dois conjuntos mais utilizados.

Quadro 20.4
Critérios de O'Duffy para o diagnóstico da doença de Behçet.

Critérios
- Estomatite aftosa
- Ulceração genital aftosa
- Uveíte posterior
- Vasculite pustulosa cutânea
- Sinovite
- Meningoencefalite

Diagnóstico
- Pelo menos três critérios presentes, sendo um deles ulceração aftosa recorrente

Forma incompleta
- Dois critérios presentes, sendo um deles ulceração aftosa recorrente

Exclusões
- Doença intestinal inflamatória, lúpus eritematoso sistêmico, doença de Reiter, infecções herpéticas

Fonte: International Study Group for Behçet's disease, 1976.[30]

Quadro 20.5
Critérios do International Study Group (ISG) para diagnóstico da doença de Behçet.

- **Ulceração oral recorrente:** aftas maiores ou menores, ou ulceração herpetiforme, observadas pelo médico ou paciente, com recorrência de pelo menos 3 vezes em um período de 12 meses

Mais dois dos seguintes critérios
- **Ulceração genital recorrente:** ulceração aftosa ou cicatriz observadas pelo médico ou paciente
- **Lesões oculares:** uveíte anterior, uveíte posterior, ou células no vítreo pelo exame de lâmpada,
- ou vasculite retiniana, observadas pelo oftalmologista
- **Lesões cutâneas:** eritema nodoso observado pelo médico ou paciente, pseudofoliculite ou lesões papulopustulosas, ou nódulos acneiformes observados pelo médico (recomenda-se confirmação histopatológica dessas lesões para verificar a presença de vasculite neutrofílica)
- **Teste da patergia positivo:** leitura pelo médico em 24 a 48 horas

Fonte: Jorizzo, 1987.[31]

Os critérios das classificações propostas pelo International Study Group (**ISG**),[32] com a revisão de 2006 (Lisboa), originaram o International Criteria Behçet Disease (**ICBD**).[22] O **ISG** define o *score* de 3 pontos para o diagnóstico, sendo obrigatórios a úlcera oral (1 ponto) e mais 2 outros sinais, como úlcera genital recorrente, lesão ocular, lesão de pele ou teste de patergia positivo. Já o **ICBD** exige 4 ou mais pontos, atribuindo 2 pontos às lesões oculares, à aftose oral e à aftose genital, enquanto as lesões da pele, o envolvimento do Sistema Nervoso Central, as manifestações cutâneas e o teste de patergia positivo contam 1 ponto cada. O **ICBD** demonstrou manter igual nível de especificidade no diagnóstico em relação ao **ISG** (92,1%/95,9%), com um aumento notável da sensibilidade (93,9%/81,2%).[19]

Os critérios de O'Duffy[20] referem-se à forma de doença de Behçet incompleta, ou seja, casos em que não se apresenta, ou pelo menos não se detecta incialmente, outro componente além da úlcera oral e genital. Temos um caso documentado (Figuras 20.10 e 20.11) de adolescente com 18 anos que se apresentou à consulta com duas úlceras na vulva, simétricas e precedidas por aftose oral recente com regressão espontânea.

- Tratamento

O conceito de multidisciplinaridade é recomendável para a boa condução dos casos. Assim, o ginecologista deve sempre solicitar avaliação das especialidades clínicas eventualmente envolvidas.

A doença de Behçet tem várias formas clínicas, com características muito variadas e níveis de gravidade diferentes. Assim, o tratamento a ser instituído vai desde a simples aplicação tópica de medicamento, na forma mucocutânea, à imunossupressão mais agressiva, nas formas mais graves.

O tratamento visa controlar a dor e abreviar a resolução do processo inflamatório, com a cicatrização mais rápida das úlceras (Quadro 20.6).

A terapêutica tópica com corticoides possibilita a melhora, mas o êxito é maior com o uso de corticoide por via sistêmica, ou com a colchicina. Os efeitos colaterais comuns com a colchicina são náuseas, vômitos e diarreia. Nos casos resistentes e graves, é recomendado a talidomida, pela literatura, [22] o que é inviável no Brasil, que só libera o medicamento para mulheres histerectomizadas ou com laqueadura tubária. Como alternativas para formas clínicas mais graves, a colchicina deve ser utilizada pelos clínicos (reumatologista, dermatologistas, neurologistas), sendo que o ginecologista deve se ater a tratar a paciente com úlcera genital associada à afta oral.[33]

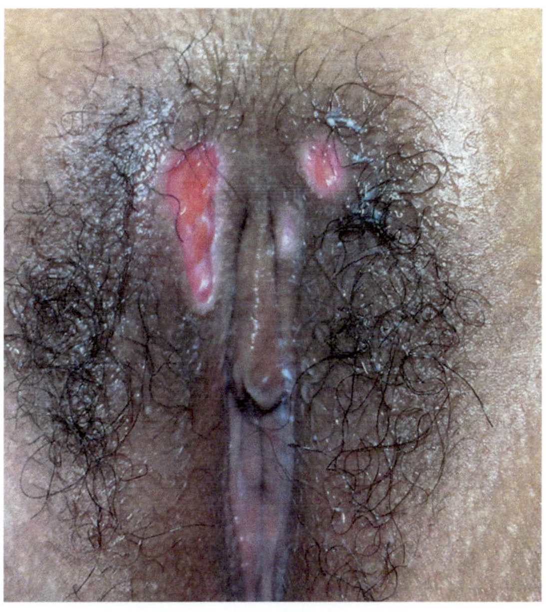

Figura 20.10 – Úlcera vulvar em adolescente com doença de Behçet incompleta, em remissão.
Fonte: Acervo da Clínica Ginecológica do HC-FMUSP.

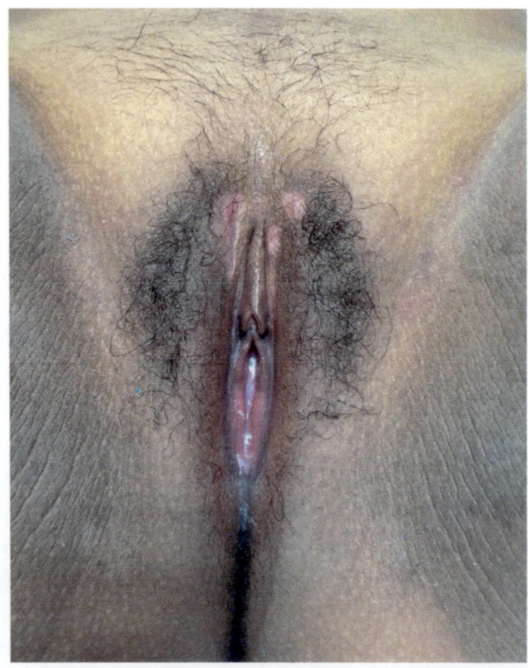

Figura 20.11 – Úlcera de Behçet incompleta após remissão. Mesma paciente da Figura 20.10.
Fonte: Acervo da Clínica Ginecológica do HC-FMUSP.

Quadro 20.6 Tratamento para doença de Behçet genital recomendado.
1) Compressas locais com permanganato de potássio (KMnO4 100 mg, em 4 litros de água)
2) Analgésico via oral
3) Anestésico em geleia para aplicação em casa pela paciente, de acordo com a avaliação médica do limiar de dor referido
4) Corticoides tópicos de alta potência (clobetasol 0,05%) em úlceras pequenas e com menos sintomas
5) Corticoide via oral (prednisona 0,5 mg/kg/dia) para abreviar a cicatrização
6) Colchicina (1 a 2 mg/dia), nos casos de recidivas em curto prazo

Fonte: Recomendação dos setores de Patologia Vulvar e Ginecologia na Infância e Adolescência da Clínica Ginecológica do Hospital das Clínicas da Universidade de São Paulo.

No diagnóstico diferencial das lesões ulcerativas da vulva em criança, deve ser lembrado o penfigoide bolhoso infantil, que é uma variante, excepcionalmente rara, do penfigoide bolhoso localizado.

Trata-se de doença autoimune, caracterizada por autoanticorpos IgG direcionados a antígenos da zona de membrana basal. É tão raro que, na literatura, pouquíssimos casos são registrados. A forma vulvar é descrita em cerca 9% dos adultos e 40% das crianças.[36,37]

Em mucosas, inicialmente as lesões são, em geral, bolhosas e se tornam erosivas pelo atrito (Figuras 20.12 e 20.13).[38]

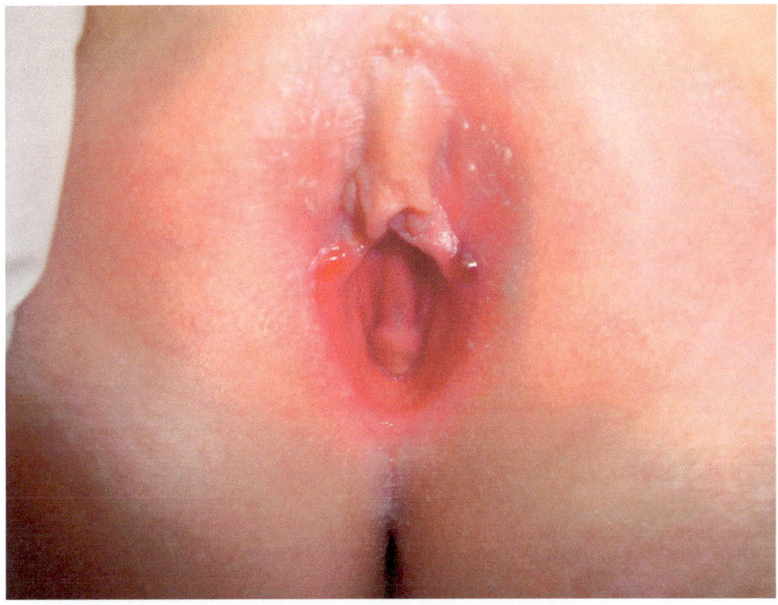

Figura 20.12 – Aspecto da lesão do penfigoide vulvar em criança.
Fonte: Acervo da Clínica Ginecológica do HC-FMUSP.

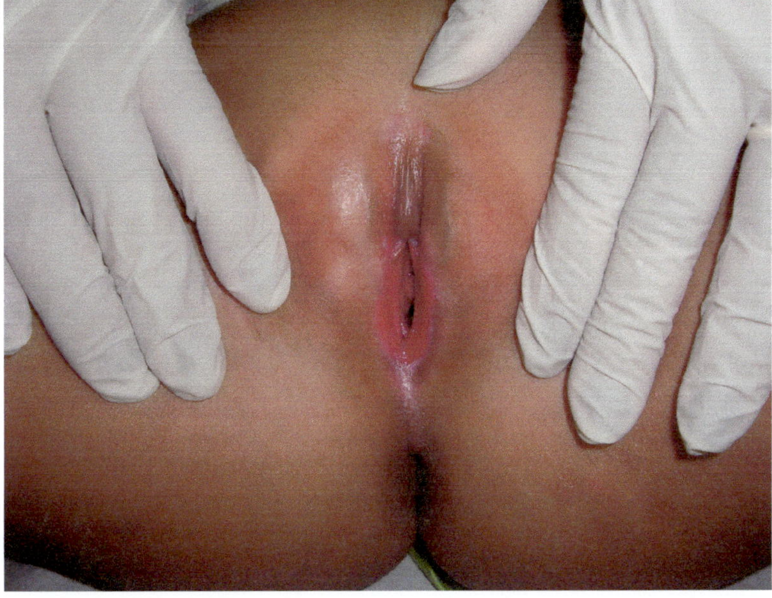

Figura 20.13 – Aspecto da lesão do penfigoide vulvar em criança.
Fonte: Acervo da Clínica Ginecológica do HC-FMUSP.

O diagnóstico pelo aspecto da lesão se confirma pelo exame histopatológico de fragmento obtido por biópsia da lesão. A lesão em criança, em geral, cursa lentamente e tem remissão após alguns meses de tratamento (Figura 20.14).[39]

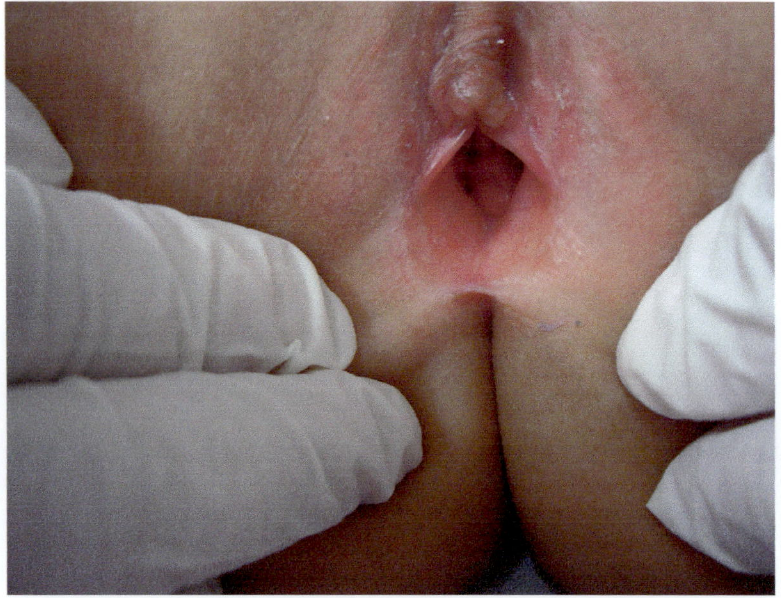

Figura 20.14 – Aspecto da lesão do penfigoide vulvar em criança após dois meses de tratamento com corticoide. Mesma paciente da Figura 20.13.

Fonte: Acervo da Clínica Ginecológica do HC-FMUSP.

Para o tratamento, são sugeridos corticoides, sistêmicos ou tópicos, tendo-se como alternativa o uso dos imunossupressores, como tacrolimus tópico ou dapsona associada à tetraciclina ou azatioprina.[40,41]

REFERÊNCIAS BIBLIOGRÁFICAS

1. Miranda M, Belo N, Almeida T, Mateus AM, Gomes S, Cruz C. Úlcera de Lipschütz: um desafio diagnóstico. Acta Pediatr Port. 2017;48:85-8.
2. Taquette SR. Quando suspeitar, como diagnosticar e como tratar doenças sexualmente transmissíveis na adolescência – Parte 1. Adolesc Saúde. 2007;4(2):6-11.
3. Bohl T. Vulvar ulcers and erosions: a dermatologist's viewpoint. Dermatol Ther. 2004;17:55-67.
4. CDC. Sexually transmitted diseases treatment guidelines. MMWR. Recomm Rep. 2006;55(RR-11):1-94.
5. Costa JB, Domingues D, Castro R, Exposto F. Úlceras genitais causadas por infecções sexualmente transmissíveis: actualização do diagnóstico e terapêuticas, e sua importância na pandemia do VIH. Acta Med Port. 2006;19:335-342.
6. Azulay DR. Doenças Sexualmente Transmissíveis. In: Azulay RD, Azulay DR (ed.). Dermatologia. 6. ed. Rio de Janeiro: Guanabara Koogan; 2013. p. 468-91.
7. Ministério da Saúde (Brasil). Protocolo Clínico e Diretrizes Terapêuticas para Atenção Integral às Pessoas com Infecções Sexualmente Transmissíveis – Verrugas Anogenitais; 2015. p. 88-98.
8. Bezerra SMFMC, Jardim MML, Silva VB. Donovanose. An Bras Dermatol. 2011;86(3):585-6.

9. Brasil. Ministério da Saúde, Secretaria de Políticas de Saúde, Departamento de Atenção Básica. Dermatologia na Atenção Básica. 1. ed. Ministério da Saúde, Secretaria de Políticas de Saúde. Brasília: Ministério da Saúde; 2002.
10. Belda Junior W, Shiratsu R, Pinto V. Approach in sexually transmitted diseases. An Bras Dermatol. 2009;84(2):151-9.
11. Vieira Baptista P, Lima Silva J, Beires J, Martinez de Oliveira J. Lipschütz ulcers: should we rethink this? An analysis of 33 cases. Eur J Obstet Gynecol Biol. 2016;198:149-52.
12. Huppert JS, Gerber MA, Deitch HR, Mortensen JE, Staat MA, Hillard PJ. Vulvar ulcers in young females: a manifestation of aphthosis. J Pediatr Adolesc Gynecol. 2006;19:195-204.
13. Huppert JS. Lipschutz ulcers: evaluation and management of acute genital ulcers in women. Dermatol Ther. 2010;23:533-40.
14. Rosman IS, Berk DR, Bayliss SJ, White AJ, Merriti DF. Acute genital ulcers in nonsexually active young girls: case series, review of the literature, and evaluation and management recommendations. Pediatr Dermatol. 2012;29:147-53.
15. Sárdy M, Wollenberg A, Niedermeier A, Flaig MJ. Genital ulcers associated with Epstein Barr virus infection (ulcus vulvae acutum). Acta Derm Venereol. 2011;91:55-9.
16. Kinyó Á, Nagy N, Oláh J, Kemény L, Bata-Csörgo Z. Ulcus vulvae acutum Lipschütz in two young female patients. Eur J Dermatol. 2014;24(3):361-4. doi:10.1684/ejd.2014.2311.
17. Farhi D, Wendling J, Molinari E, Raynal J, Carcelain G, Morand P et al. Non-sexually related acute genital ulcers in 13 pubertal girls: A clinical and microbiological study. Arch Dermatol. 2009;145:38-45.
18. Brinca A, Canelas MM, Carvalho MJ, Vieira R, Figueiredo A. Lipschütz ulcer (ulcus vulvae acutum): a rare cause of genital lesion. An Bras Dermatol. 2012;87:622-4.
19. Davatchi F, Assaad-Khalil S, Calamia KT, Crook JE, Sadeghi-Abdollahi B, Schirmer M et al. The international criteria for Behcet's Disease (ICBD): a collaborative study of 27 countries on the sensitivity and specificity of the new criteria. Journal of the European Academy of Dermatology and Venereology. 2014;28(3):338-47.
20. O'Duffy JD. Behçet's Disease. Curr Opin Rheumatol. 1994;6:39-43.
21. Cho SB, Cho S, Bang D. New insights in the clinical understanding of Behcet's Disease. Yonsei Medical Jornal. 2012;53(1):35-42.
22. Ferrão C, Almeida I, Marinho A, Vasconcelos C, Correia JA. A nossa regra de ouro na Doença de Behçet: tratar a manifestação clínica. Arquivos de Medicina. 2015;29(3):75-79.
23. Alpsoy E. New Evidence-Based Treatment Approach in Behcet's Disease. Pathology research international; 2012.
24. Garrote GFD, Costa MB, Borges PC, Rassi DM. Doença de Behçet. An bras Dermatol. 1995;70:325-330.
25. Mangelsdorf HC, White WL, Jorizzo JL. Behçet's Disease: report of twenty-five patients from the United States with prominent mucocutaneous involvement. J AM Acad Dermatol. 1996;745-750.
26. Chajet T, Fainaru M. Behçet's Disease: report of 41 cases and a review of literature. Medicine. 1975;54:179-196.
27. Chamberlain MA. Behçet's Syndrome in 32 pacients in Yokshire. Ann Rheum Dis. 1977;36:491-499.
28. Mason MR, Barnes CG. Behçet's Syndrome with arthritis. Ann Rheum Dis. 1969;28:95-103.
29. Kidd D. Neurological complications of Behçet's Syndrome. ACNR. 2003;3:8-11.
30. International Study Group for Behçet's Disease. Criteria for diagnosis of Behçet's Disease. Am J Med. 1976;61:17-18.
31. Jorizzo JL. Behçet's Disease. Neurol Clin. 1987;5:427-440.
32. Seyahi E, Yurdakul S. Behcet's Syndrome and Thrombosis. Mediterranean Journal of Hematology and Infectious Diseases. 2011;3(1).
33. Ghate JV, Jorizzo JL. Behçet's Disease and complex aphthosis. J AM Acad Dermatol. 1999;40:1-18.
34. Jorizzo JL, Abernethy JL, White WL, Mangelsdorf HC, Zouboulis CC, Sarica R et al. Mucocutaneous criteria for the diagnosis of Behcet's Disease: an analysis of clinicopathologic data from multiple international centers. J Am Acad Dermatol. 1995;32:968-976.
35. Miyachi Y, Tangiguchi S, Ozaki M, Horio T. Colchicine in the treatment of cutaneous manifestations of Behçet's Disease. Br J Dermatol. 1981;104:67-69.

36. Alves GF et al. Penfigóide bolhoso vulvar localizado da infância: relato de um caso. An Bras Dermatol. 2002;77(5):345-348.

37. Farrel AM, Kirtschig G, Dalziel KL, Allen J, Dootson G, Edwards S, Wojnarowska F. Childhood vulval pemphigoid: a clinical and immunophathological study of five patients. British Journal of Dermatology. 1999;140:308-312.

38. Marren P, Wojnarowska F, Vennig V, Wilson C, Nayar M. Vulvar involvement in autoimmune bullous diseases. J Reprod Med. 1993;38(2):101-107.

39. Waisbourd-Zinman O, Ben-Amitai D, Cohen AD, Feinmesser M, Mimouni D, Adir-Shani A, Zlotkin M, Zvulunov A. Bullous pemphigoid in infancy: clinical and epidemiologic characteristics. J Am Acad Dermatol. 2008;58(1):41-48.

40. Korman NJ. Bullous Pemphigoid: the latest in diagnosis, prognosis and therapy. Arch Dermatol. 1998; 134:1137-1141.

41. Lebeau S, Mainetti C, Masouyé I, Saurat J-H, Borra L. Localized childhood vulval Pemphigoid treated with Tacrolimus Ointment. Dermatology. 2004;208:273-275.

Dermatoses da Vulva

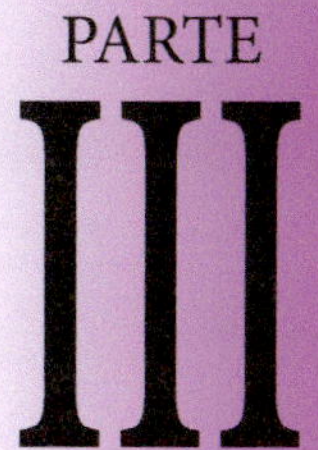

Coordenadores

- José Alcione Macedo Almeida
- Lana Maria de Aguiar

21

Líquen Escleroso e Atrófico Vulvar na Infância e na Adolescência

- Paula Silva Ferreira
- Claudia Giuli Santi

Líquen escleroso e atrófico (LEA) é uma doença cutânea incomum, de caráter crônico, que envolve a vulva.[1] O LEA de localização genital apresenta a capacidade de evoluir com cicatriz atrófica, sinequiante, com perda da arquitetura normal da vulva e, menos frequentemente, pode evoluir com transformação neoplásica, incluindo neoplasia vulvar intraepitelial (NIV) e carcinoma espinocelular invasivo (CEC).

Inicialmente, o líquen escleroso foi descrito como uma variante de líquen plano com tendência a acometer a região genital. Termos antigos, como leucoplaquia, vulvite leucoplásica, craurose vulvar e distrofia vulvar, eram aplicados tanto para apresentações clínicas de líquen escleroso quanto para líquen plano da genitália feminina, e o uso de tais termos acabou também contribuindo para a confusão do diagnóstico diferencial entre as duas dermatoses.[2]

Incidência

A incidência do líquen escleroso e atrófico na população geral é desconhecida. A doença acomete mais pacientes do sexo feminino, sendo que líquen escleroso e atrófico corresponde a até 2% dos casos de consultas ginecológicas. Uma série que avaliou 359 pacientes com LEA encontrou a proporção de 10:1 entre mulheres e homens afetados pela doença. É mais frequente em mulheres após a menopausa, mas também acontece em pacientes femininas de 1 a 13 anos.

Etiologia e patogênese

Sua etiologia ainda é desconhecida, mas há evidências crescentes de que o LEA é uma doença autoimune geneticamente determinada. Existem casos relatados em gêmeas idênticas e não idênticas. Além disso, é descrita a associação de LEA a outras doenças autoimunes, como vitiligo, líquen plano, tireoidite de Hashimoto, artrite reumatoide e lúpus. História familiar de doença autoimune ocorre em aproximadamente 50% das pacientes com LEA.[3]

Alguns autores questionam se o LEA extragenital seria uma variante clínica de esclerodermia cutânea localizada. Em um estudo que avaliou 472 pacientes femininas com esclerodermia cutânea tipo morfeia, foi encontrada uma incidência de 17% de LEA vulvar.

Estudos correlacionando LEA e antígenos leucocitários humanos (HLA) específicos apontaram para um aumento na incidência de haplótipo DQ7.

A predominância da doença em pacientes do sexo feminino, o início da doença no período pós-menopausa e a melhora espontânea de algumas pacientes pré-púberes após a puberdade sugerem um fator hormonal, mas a relação hormonal a LEA não foi comprovada até o momento.

Trauma pode funcionar como um fator precipitante, e são descritos casos de LEA após vacinação, radioterapia, mastectomia e queimadura solar.

Apresentação clínica

O LEA pode afetar mulheres em qualquer idade, mas a maior parte das pacientes com LEA vulvar são pré-púberes ou estão na pós-menopausa. O sintoma mais comum apresentado é prurido, que pode ser uma importante queixa, motivando a paciente a procurar serviço médico com frequência e, em alguns casos, pode comprometer-lhe a qualidade de vida e atividades diárias. Em crianças, é frequente a queixa de constipação, havendo relatos de casos extremos, com procura por atendimento emergencial e lavagens intestinais, em razão do envolvimento anogenital. Queixas urinárias são raras, uma vez que o LEA acomete a porção cutânea e semimucosa da região vulvar e poupa a uretra. A queixa de disúria, quando presente, deve-se ao contato da urina com erosões.

Dispareunia é uma queixa frequente, principalmente no grupo de mulheres que são acometidas pelo LEA na pós-menopausa, ocorrendo em até 75% dos casos. O LEA de muitos anos de evolução pode causar um estreitamento do introito vaginal, com importante dispareunia de penetração. Nessas pacientes, associam-se ainda alterações anatômicas vulvares próprias do hipoestrogenismo que podem corroborar com piora da dispareunia.

A apresentação clínica clássica das lesões cutâneas extravulvares são pápulas branco-nacaradas, com tampão córneo central, que podem se agrupar em placas, e nesses casos a esclerose é mais evidente, resultando em uma perda das rugosidades normais dessa região. Lesões antigas podem evoluir com atrofia e discromia, tanto hipercromia quanto hipocromia, sendo mais comum a apresentação de lesões cicatriciais atróficas de aspecto moteado de hipercromia e hipocromia. As lesões extragenitais estão presentes em 10% das pacientes com LEA vulvar e costumam acometer a região lombar média, as mamas e áreas do quadril que sofrem pressão da costura da roupa.

Na região vulvar e anal, as lesões de LEA em geral se apresentam como placas branco-nacaradas, escleróticas, planas, com tendência a confluência de lesões na região vulvar, perineal e anal (Figura 21.1). Uma apresentação clínica clássica é chamada de configuração em ampulheta ou em figura de oito, por envolver concomitantemente a vulva e a região anal (Figura 21.2). Os tampões córneos foliculares, em geral, não são visualizados na apresentação genital, por se tratar de acometimento preferencial de pele glabra (sem pelos) dessa região.

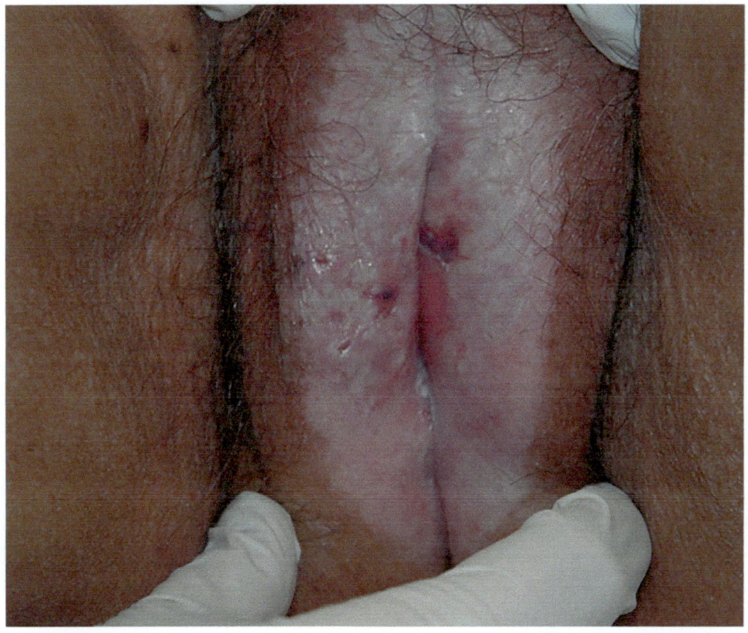

Figura 21.1 – Placas branco-nacaradas escleróticas e confluentes, com erosões.
Fonte: Acervo do ambulatório de Dermatologia do HC-FMUSP.

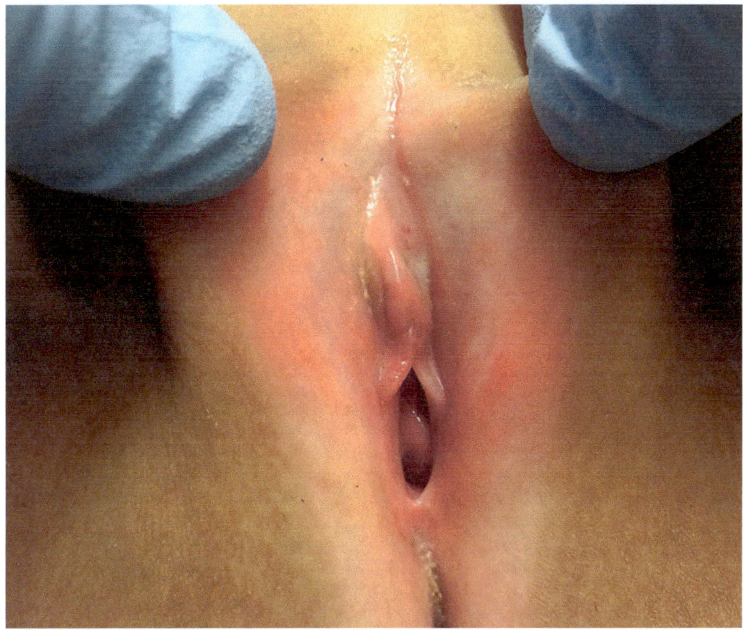

Figura 21.2 – Placas hipocrômicas atróficas em aspecto de ampulheta.
Fonte: Acervo do ambulatório de Dermatologia do HC-FMUSP.

As lesões em atividade podem ainda apresentar edema, púrpura, bolhas, erosões e ulceração. Edema e bolhas são encontrados em lesões recentes com intensa atividade. Púrpura, erosões e ulceração mais comumente estão associadas a apresentações mais atróficas e menos escleróticas de LEA vulvar e, em crianças, fazem diagnóstico diferencial com casos de abuso sexual. Alguns casos podem raramente apresentar aspecto queratósico.

Os locais mais frequentemente envolvidos são as dobras genitocrurais, a região interna dos grandes lábios, os lábios menores, clitóris e capuz do clitóris. O envolvimento do vestíbulo vaginal é raro; e a região vaginal não é acometida. Não existe a descrição de envolvimento de epitélio escamoso estratificado não queratinizado (epitélio mucoso) pelo LEA. As lesões perianais são frequentemente associadas a lesões vulvares de LEA, podendo estar presentes em até 30% dos casos de LEA vulvar, diferentemente do que ocorre em lesões genitais masculinas, nas quais o envolvimento perianal é raro.

O fenômeno de Wolf, com o surgimento de lesões de LEA sobre lesões preexistentes, é descrito como sobre cicatriz prévia de episiotomia.[4]

O LEA vulvar é uma doença com potencial de cicatrização e as alterações arquiteturais vulvares que podem ocorrer são: sinéquia dos pequenos lábios, parcial ou completa, com perda total da silhueta dos pequenos lábios; sinéquia do capuz do clitóris, parcial ou completa, com encapsulamento total do clitóris; e estreitamento do introito vaginal. O estreitamento vaginal resultante da fusão da porção anterior e posterior dos lábios maiores recebe o nome de craurose vulvar (Figura 21.3). Cicatriz tipo milia também pode ocorrer.

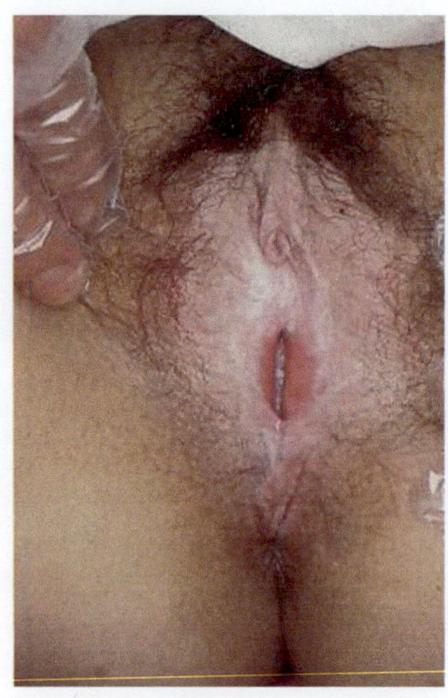

Figura 21.3 – Craurose vulvar em paciente de 16 anos de idade.
Fonte: Acervo da Clínica Ginecológica do HC-FMUSP.

LEA em crianças do sexo feminino

A doença é muito menos comum em crianças que em adultos e a porcentagem de casos em pacientes do sexo feminino abaixo de 13 anos variou de 2% a 15% em relatos de séries de casos publicados. Na faixa etária pediátrica, a doença pode ser assintomática e ser observada ao acaso pelos pais ou por cuidadores. Corrimento vaginal pode preceder as lesões vulvares em até 20% e o prurido ocorre em até metade dos casos. Dor durante a defecação e obstipação intestinal são mais frequentes em casos de LEA na infância.

A apresentação clínica em ampulheta ou em figura de oito é mais comum nessa população. O encapsulamento do clitóris e o estreitamento do introito vaginal ocorrem mais precocemente em pré-púberes. A presença de escoriação, exulceração e púrpura (queixas frequentes em pacientes nessa faixa etária) pode ser confundida com abuso sexual. Aumento da pilificação na porção interna do grande lábio pode ser observada, com desaparecimento após a resolução do quadro de LEA.

O prognóstico nessa faixa etária foi estudado e até 75% dos casos apresentam curso crônico da doença, sem cura, sendo recomendado acompanhamento em longo prazo também nessa faixa etária.[5]

Histologia

A realização de biópsia com exame anatomopatológico deve ser realizada em preferencialmente todos os casos, por tratar-se de doença crônica, que requer tratamento e acompanhamento prolongado, bem como em razão de seu potencial de cicatrização e malignização. As alterações histológicas epidérmicas clássicas são adelgaçamento e retificação dos cones epiteliais; entretanto, dependendo do estágio da doença, a epiderme pode apresentar acantose variável e hiperqueratose. Na derme papilar, observa-se a presença de edema no início da doença e colágeno hialinizado na doença estabelecida. Abaixo da faixa do colágeno hialinizado, encontra-se na derme área de infiltrado inflamatório crônico, composto por linfócitos, por vezes em apresentação em faixa. As fibras elásticas estão diminuídas ou ausentes na derme papilar. A imunofluorescência direta da pele em geral é negativa ou mostra alterações não específicas.

Diagnósticos diferenciais

As lesões iniciais assintomáticas e que não evoluíram com cicatriz apresentam como diagnóstico diferencial principal de vitiligo. Lesões que evoluíram com cicatriz têm como diagnósticos diferenciais principais o líquen plano e o penfigoide de membranas mucosas.

LEA e neoplasia vulvar

A incidência de carcinoma espinocelular (CEC) da vulva em pacientes com diagnóstico de líquen escleroso vulvar é de aproximadamente 4% a 5% em casos não tratados ou em casos parcialmente tratados. Entretanto, em revisões retrospectivas de análises histológicas de CEC vulvar, evidência histológica de LEA é encontrada em até metade dos casos. A associação de CEC vulvar e LEA ocorre com mais frequência em casos de LEA de muitos anos de evolução. Uma coorte longitudinal de 211 pacientes mostrou que o número de CEC vulvar invasivo era maior em pacientes com LEA em comparação a um grupo pareado por idade. Os subtipos oncogênicos de papilomavírus humano (HPV) não parecem estar implicados no desenvolvimento de casos de CEC associados ao LEA.[6]

As apresentações clínicas de CEC sobre lesão de LEA vulvar variam desde máculas eritematosas, ulcerações e pápulas queratósicas nos casos incipientes até nódulos e vegetações nos casos invasivos. Uma coorte prospectiva com 507 pacientes com LEA vulvar mostrou que o acompanhamento regular e o tratamento adequado da doença reduziram o risco de surgimento de CEC vulvar associado a LEA.

Os padrões histológicos do CEC associados a LEA incluem hiperplasia epitelial e neoplasia intraepitelial diferenciadas.

LEA vulvar também foi associado a carcinoma verrucoso, carcinoma basocelular e melanoma.

Tratamento

O tratamento atual recomendado é propionato de clobetasol pomada tópico. Em casos recém-diagnosticados, o regime de aplicação é de 1 vez por dia, à noite, por 4 semanas, e reavaliação frequente, com diminuição da frequência de aplicação de acordo com a melhora sintomática e clínica. A quantidade de pomada a ser aplicada é equivalente a meia polpa digital por aplicação, e um tubo de propionato de clobetasol pomada de 30 g dura em média de 8 semanas.[7]

Em casos em que a esclerose não está muito pronunciada, ou em crianças que apresentam a pele mais adelgaçada, pode ser usado mometasona creme, com o mesmo regime de frequência do clobetasol.[8]

O regime de tratamento deve ser analisado caso a caso. O alvo de tratamento não deve ser o controle dos sintomas, mas sim o controle clínico da doença, com retorno da pigmentação e da textura da pele, uma vez que com frequência são observadas lesões clinicamente ativas em pacientes assintomáticas.

Os inibidores de calcineurina (tacrolimos e pimecrolimos), em pomada ou creme, mostraram-se menos eficazes que os corticosteroides tópicos. Ardência e prurido após o uso de preparações com inibidores de calcineurina também são mais frequentemente relatados em relação ao uso de corticosteroides tópicos.

Como exposto anteriormente, a adesão ao tratamento diminui o risco de transformação maligna para CEC. A mesma coorte também mostrou que a adesão ao tratamento diminuiu a evolução para cicatriz e sinéquias do LEA. A frequência das consultas deve ser individualizada caso a caso. O médico precisa examinar, fotografar e assistir a paciente durante a aplicação de pomada, uma vez que uma das maiores causas de insucesso terapêutico é a aplicação incorreta. Uma alternativa eficaz é solicitar que a paciente aplique o tratamento com o auxílio de um espelho ou que outra pessoa aplique sob visualização direta.

Algumas pacientes entram em remissão completa e não necessitam de tratamento futuro, enquanto outras apresentam surtos contínuos de piora quando a dose de clobetasol é diminuída ou o medicamento é retirado.[9] Por se tratar de doença de curso crônico, mesmo aquelas pacientes que apresentam remissão clínica devem ter retornos de frequência semestral ou anual. Não é incomum uma paciente com diagnóstico de LEA apresentar doença clínica ao exame e estar assintomática em relação a prurido.

Testosterona tópica não tem indicação atual no tratamento do LEA. Pacientes com LEA e hipoestrogenismo, com diminuição da lubrificação e alterações arquiteturais da região vulvar, beneficiam-se da associação de terapia de reposição hormonal local ao uso de estrógenos tópicos.

É relatado o uso de *lasers* ablativos, como CO_2 e érbio, em associação ao uso de corticosteroide tópico.[10]

REFERÊNCIAS BIBLIOGRÁFICAS

1. Wallace HJ. Lichen sclerosus et atrophicus. Trans St John's Hosp Dermatol Soc. 1971;57:9-30.
2. Marren P, Millard PR, Wojnarowska F. Vulval lichen sclerosus: lack of correlation between duration of clinical symptoms and histological appearances. J Eur Acad Dermatol Venereol. 1997;8:212-6.
3. Meyrick Thomas RH, Ridley CM, McGibbon DH, Black MM. Lichen sclerosus et atrophicus and autoimmunity: a study of 350 women. Br J Dermatol. 1988;118(1):41-46.
4. Weidner T, Peckruhn M, Elsner P. Koebner Phenomenon of extragenital lesions in Lichen Sclerosus et Atrophicus in a 10-years-old girl. Klin Padiatr. 2017.
5. Nerantzoulis I, Grigoriadis T, Michala L. Genital lichen sclerosus in childhood and adolescence – a retrospective case series of 15 patients: early diagnosis is crucial to avoid long-term sequelae. Eur J Pediatr. 2017.
6. Dell EA, Miest RYN, Lohse CM, Torgerson RR. Vulvar neoplasms in 275 women with genital lichen sclerosus and impact of treatment: a retrospective chart review. J Eur Acad Dermatol Venereol. 2018 Mar 10.
7. Neill SM, Tatnall FM, Cox NH. Guidelines on the management of lichen sclerosus. Br J Dermatol. 2002;147:640-9.
8. Virgili A, Borghi A, Minghetti S, Corazza M. Mometasone fuoroate 0.1% ointment in the treatment of vulvar lichen sclerosus: a study of efficacy and safety on a large cohort of patients. J Eur Acad Dermatol Venereol. 2014;28(7):943-948.
9. Mashayekhi S, Flohr C, Lewis FM. The treatment of vulval lichen sclerosus in prepubertal girls: a critically appraised topic. Br J Dermatol. 2017 Feb.
10. Origoni M. Fractional carbon dioxide laser in recalcitrant vulvar lichen sclerosus. Australas J Dermatol. 2017 Aug;58(3).

22

Vitiligo Vulvar na Infância e na Adolescência

- Claudia Giuli Santi
- Marcella Soares Pincelli

O vitiligo é um distúrbio da pigmentação cutânea, adquirido, crônico, causado pela destruição dos melanócitos da epiderme, resultando em ausência de pigmento melânico na pele.

O vitiligo na infância tem prevalência de 0,1% a 4% da população mundial e acomete ambos os sexos e todas as etnias.[1] Metade dos pacientes com vitiligo desenvolvem a doença antes dos 20 anos de idade; e um quarto deles, antes dos 8 anos.[2,3] Não há dados acerca do número de casos com acometimento exclusivo da vulva.

A maioria dos casos de vitiligo é esporádica, mas até 35% das crianças acometidas têm antecedente familiar dessa doença.[1,4] O vitiligo tem etiologia multifatorial, que envolve fatores ambientais, genéticos, bioquímicos e imunológicos.[5] Existem várias teorias sugeridas para explicar a causa da destruição dos melanócitos.[6]

As principais hipóteses sobre a etiologia do vitiligo consideram mecanismos de autoimunidade, de autotoxicidade, neurais e genéticos. A hipótese autoimune se baseia em autoimunidade humoral e celular, tendo estudos demonstrado, por meio de experimentos *in vitro*, que a primeira pode resultar na destruição de melanócitos por autoanticorpos da classe IgG e IgM[7] e que a segunda está relacionada a linfócitos T citotóxicos melanócito-específicos, presentes no sangue de pacientes com vitiligo.[6,8] Células T CD8 citotóxicas também são encontradas na periferia de lesões com vitiligo.[9] A teoria autotóxica tem por base a observação de que substâncias químicas como fenóis e derivados da hidroquinona, que são similares a substâncias produzidas na formação da melanina, são tóxicos aos melanócitos *in vitro*.[4] Há ainda estudos que mostram que, no vitiligo, há redução de enzimas eliminadoras de radicais livres, o que favorece estresse oxidativo e apoptose de melanócitos.[10-12] Já a teoria neural relaciona os casos de vitiligo do tipo segmentar ao fato de os melanócitos terem origem comum a derivados da crista neural e, nas lesões, haver disfunção do sistema nervoso simpático, com hiperidrose e elevação de marcadores neuronais e de neuropeptídeos indutores da doença.[13,14] Estudos mais recentes indicam associação de vitiligo a haplótipos HLA e alguns genes (PTPN22, CTLA4B, CCR6, IL2RA, FOXP1), relacionados a imunidade celular e humoral, sendo alguns deles também associados a outras doenças autoimunes, como doença de Graves e diabetes tipo 1.[3,15]

Estresse emocional é frequentemente relacionado ao início ou à piora da doença.[3] O vitiligo pode se associar a outras doenças autoimunes, sendo a principal delas a tireoidite de Hashimoto.[16]

Quadro clínico

O quadro clínico é caracterizado por máculas acrômicas, de limites bem definidos, sem alterações de relevo ou de textura da pele (Figuras 22.1 e 22.2). Entre a área de acromia e a pele normal, pode haver uma área intermediária de despigmentação, caracterizando o vitiligo tricrômico. Em geral, a área menos pigmentada pode evoluir para acromia. Pode ser restrito à vulva (localizado), segmentar (seguindo as linhas embrionárias) ou generalizado. Há tendência a distribuição simétrica das lesões.[9]

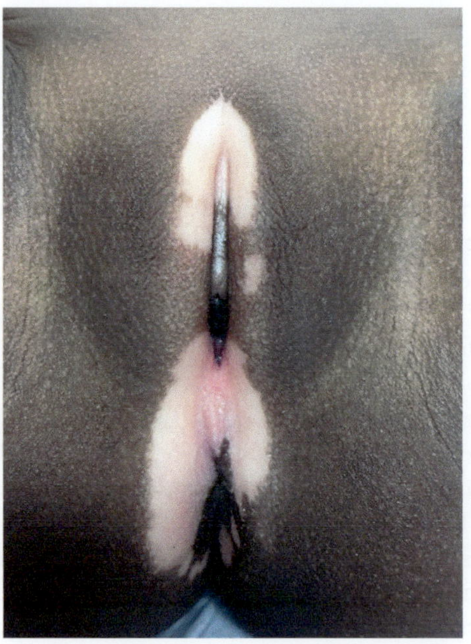

Figura 22.1 – Máculas acrômicas simétricas e bilaterais na vulva e na região perianal.
Fonte: Acervo da autoria do capítulo.

O vitiligo pode surgir após traumas ou queimaduras de sol (fenômeno de Koebner).

As lesões da doença caracterizam-se por serem assintomáticas, o que, na localização perineal, é dado importante para diagnóstico diferencial com líquen escleroso. Se houver comprometimento dos melanócitos dos folículos pilosos, pode ocorrer leucotriquia. O vitiligo é dermatose que não evolui com lesões cicatriciais. Assim, os achados de sinéquias dos lábios maiores e menores, encapsulamento do clitóris e erosões não são encontradas ao exame dermatológico do vitiligo vulvar. Há relatos de vitiligo e líquen escleroso genitais ocorrendo concomitantemente[17] (Figuras 22.3 e 22.4).

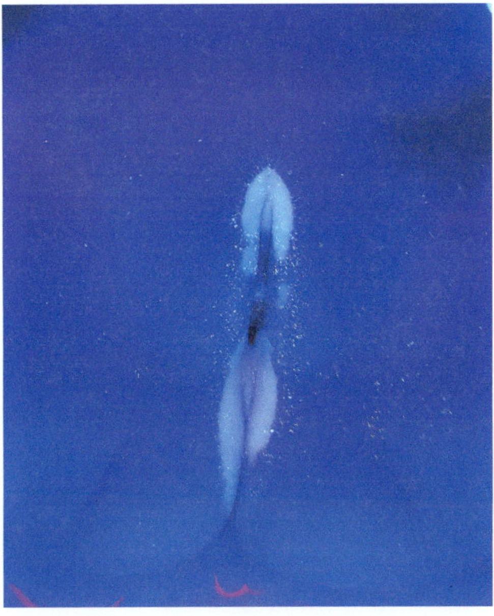

Figura 22.2 – Exame à lâmpada de Wood revelando acromia.
Fonte: Acervo da autoria do capítulo.

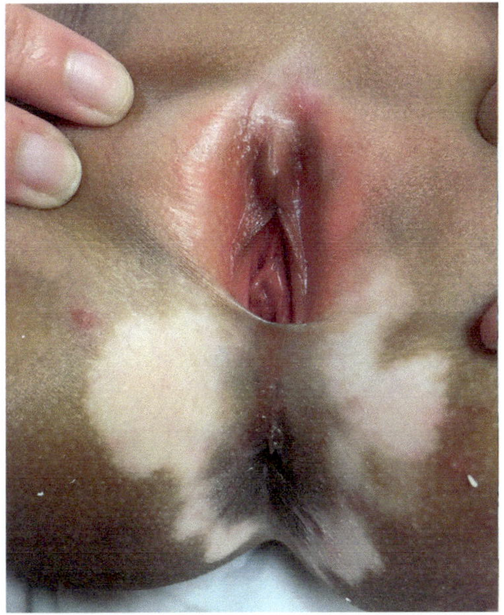

Figura 22.3 – Associação de líquen escleroso com vitiligo, respectivamente: máculas branco-marfim bilaterais e simétricas, com fissuras superficiais e discreta atrofia na comissura anterior dos lábios; máculas acrômicas na face medial dos glúteos.
Fonte: Acervo da autoria do capítulo.

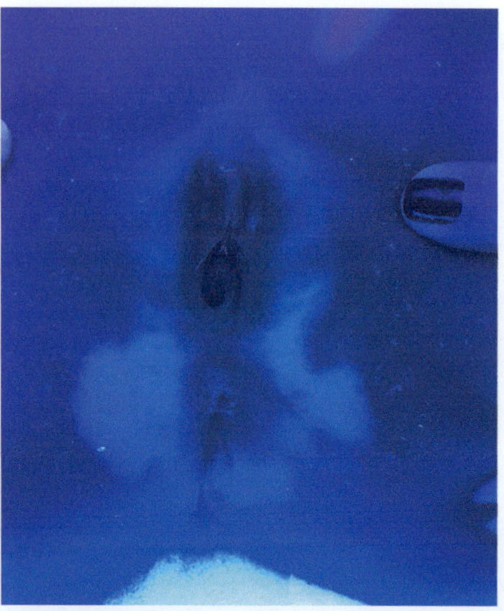

Figura 22.4 – Exame à lâmpada de Wood de paciente com líquen escleroso associado a vitiligo demonstra acromia apenas na região do vitiligo.

Fonte: Acervo da autoria do capítulo.

A classificação da doença tem por base a distribuição das lesões:

- vitiligo localizado (lesão acrômica pequena, adquirida, isolada, que não evolui num período de 1 a 2 anos);
- vitiligo segmentar (lesões que não atravessam a linha média e que seguem linhas embrionárias, muitas vezes associadas a leucotriquia);
- vitiligo generalizado (forma acrofacial, quando as lesões atingem áreas periorificiais e extremidades dos dedos; formas vulgares, quando as lesões têm distribuição extensa);
- misto (segmentar associado a não segmentar);
- não classificável (p. ex., lesões restritas às mucosas).

O vitiligo que atinge praticamente toda a superfície da pele é conhecido como universal.[1,9,17]

Diagnóstico

O diagnóstico do vitiligo é clínico. O exame dermatológico completo é necessário para classificação da sua forma clínica.

O exame dermatológico pode ser complementado com o exame pela lâmpada de Wood (lâmpada que emite raios ultravioleta e que detecta fluorescência do tecido), no qual podemos delimitar a extensão do envolvimento e diferenciar de outras dermatoses com hipopigmentação, uma vez que lesões de vitiligo revelam acromia, ou seja, ausência de pigmentação da pele por melanina.

A biópsia de pele com exame anatomopatológico revela ausência completa de melanócitos à coloração com hematoxilina-eosina; e a coloração específica de Fontana-Masson demonstra a ausência de melanina (hipomelanose melanocitopênica). Imuno-histoquímica, com os marcadores Melan-A, S-100 e HMB-45, pode auxiliar em alguns casos.[18]

O principal diagnóstico diferencial do vitiligo vulvar/perineal é o líquen escleroso, que é dermatose comum em crianças pré-puberais. Várias dermatoses inflamatórias, como a dermatite seborreica, a psoríase e as dermatites eczematosas de contato ou atópicas, podem involuir com máculas hipocrômicas. Nevo hipocrômico e nevo anêmico também devem ser considerados no diagnóstico diferencial. Outras dermatoses, como micose fungoide hipocromiante, lúpus eritematoso, sarcoidose, hanseníase, sífilis, pitiríase alba e hipomelanoses genéticas, são diagnósticos diferenciais de formas generalizadas de vitiligo.[4] É importante salientar que, nesses casos, as lesões são hipocrômicas, e não acrômicas, como no vitiligo. A complementação do exame dermatológico com a lâmpada de Wood auxilia na diferenciação entre hipocromia e acromia (Figura 22.5).

Devem ser investigadas outras doenças autoimunes, em especial as tireoidites.

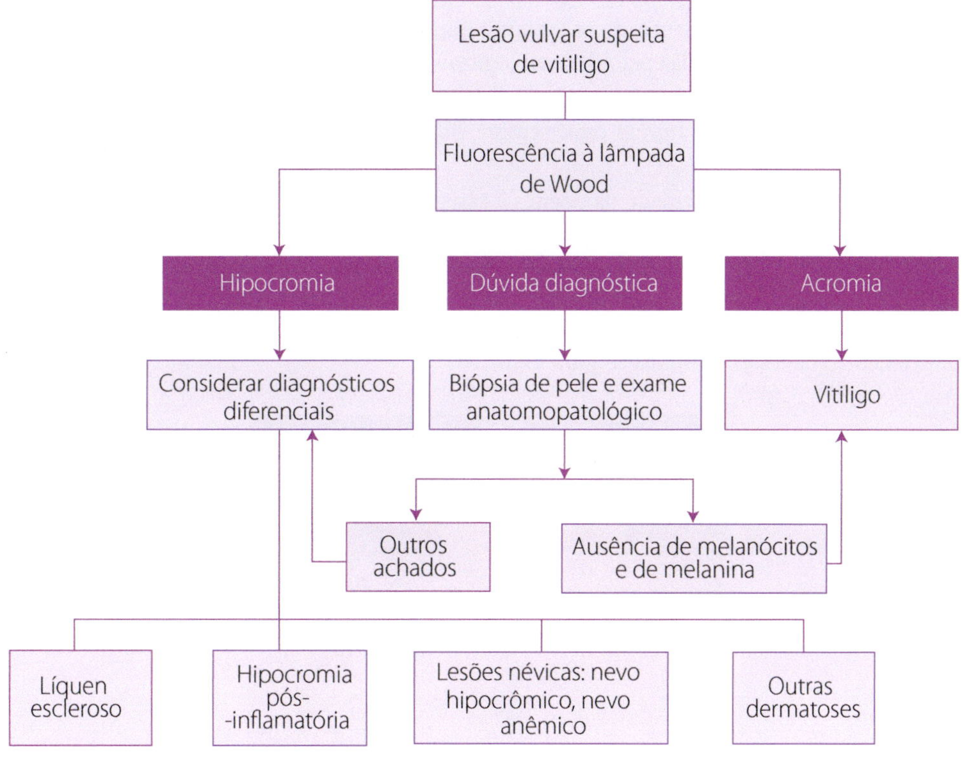

Figura 22.5 – Diagnóstico do vitiligo na vulva.
Fonte: Desenvolvida pela autoria do capítulo.

Tratamento e seguimento

O tratamento do vitiligo inclui modalidades clínicas e cirúrgicas, além de apoio psicológico. O tratamento do vitiligo generalizado é papel do dermatologista. O tratamento no início da doença indica melhor resposta terapêutica.[19,20] A evolução da doença é imprevisível e não há critérios clínicos e/ou exames laboratoriais que auxiliem na determinação do prognóstico. Pode estacionar, progredir ou regredir, sendo que a repigmentação espontânea não é rara.[9]

O tratamento de escolha do vitiligo localizado na vulva inclui a corticoterapia tópica, com corticosteroides de baixa potência (p. ex., acetato de hidrocortisona 1% creme/pomada). Corticoesteroides de média e alta potências devem ser evitados pelo risco de atrofia epidérmica e teleangiectasias no local. Outra opção terapêutica inclui o uso de imunomodulares tópicos, como tacrolimos e pimecrolimos. Para crianças de 2 a 15 anos, o tacrolimos 0,03% pode ser indicado. Acima dos 15 anos, pode-se usar o tacrolimos 0,1%.[21]

Análogos da vitamina D (p. ex., calcipotriol) podem ser utilizados, e seu mecanismo envolve efeitos imunomodulatórios nos linfócitos T, prevenindo destruição dos melanócitos, alteração na homeostase do cálcio intracelular dos melanócitos e ação por meio de receptores da 1,25-di-hidroxivitamina D; entretanto, são irritantes na região genital e, por isso, evitados nessas situações.[1] Alguns estudos demonstram melhores resultados quando os análogos da vitamina D são usados em combinação com corticosteroides tópicos.[22,23]

Outras abordagens terapêuticas, como fototerapia, corticoterapia sistêmica e modalidades cirúrgicas, podem ser avaliadas pelo dermatologista.

É importante ressaltar que as lesões de vitiligo se queimam facilmente pela exposição ao sol, portanto as áreas acrômicas devem estar sempre protegidas, pelo uso de roupas adequadas ou de fotoprotetores.

O monitoramento da atividade da doença é essencial e baseia-se na observação clínica. A repigmentação depende da presença de melanócitos íntegros adjacentes à lesão ou de melanócitos do óstio folicular. O principal reservatório de melanócitos são os folículos pilosos, e o acometimento dos pelos pelo vitiligo indica pior prognóstico na repigmentação das lesões. Portanto, a repigmentação pelo óstios foliculares promove o aparecimento de pequenas ilhas de pele normocrômica dentro da lesão acrômica (Figura 22.6).

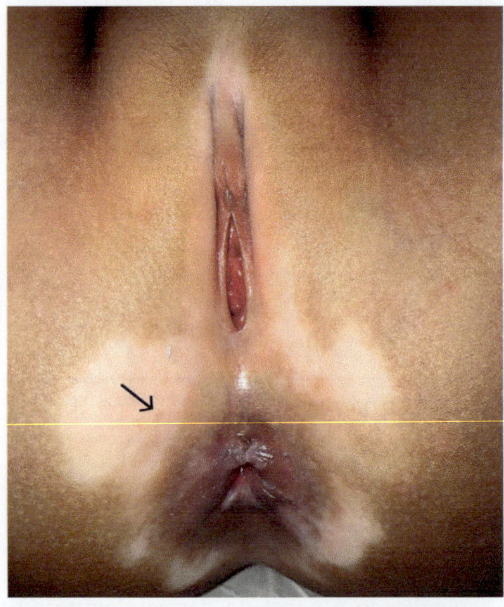

Figura 22.6 – Ilhotas de repigmentação em área de vitiligo (seta preta), 30 dias após o uso de corticoterapia tópica de baixa potência.

Fonte: Acervo da autoria do capítulo.

■ REFERÊNCIAS BIBLIOGRÁFICAS

1. Phiske MM. Vitiligo in children: a birds eye view. Curr Pediatr Rev. 2016;12(1):55-66.
2. Halder RM, Grimes PE, Cowan CA, Enterline JA, Chakrabarti SG, Kenney Jr JA. Childhood vitiligo. J Am Acad Dermatol. 1987;16(5 pt 1):948-54.
3. Gianfaldoni S, Tchernev G, Wollina U, Lotti J, Satolli F, Franca K et al. Vitiligo in children: a better understanding of the disease. Open Access Maced J Med Sci. 2018;6(1):181-4.
4. Herane MI. Vitiligo and leukoderma in children. Clin Dermatol. 2003;21(4):283-95.
5. Mitra S, De Sarkar S, Pradhan A, Pati AK, Pradhan R, Mondal D et al. Levels of oxidative damage and proinflammatory cytokines are enhanced in patients with active vitiligo. Free Radic Res. 2017;51(11-12):986-94.
6. Bolognia J, Jorizzo J, Schaffer J, Callen J, Cerroni L, Heymann W et al. Dermatology. 3rd ed. 2017.
7. Harning R, Cui J, Bystryn JC. Relation between the incidence and level of pigment cell antibodies and disease activity in vitiligo. J Invest Dermatol. 1991;97(6):1078-80.
8. Bystryn. Theories on the pathogenesis of depigmentation: immune hypothesis. Wiley Online Books. Wiley Online Library; 2018.
9. Rivitti E. Dermatologia de Sampaio e Rivitti. 4. ed. 2018.
10. Silverberg NB. Update on childhood vitiligo. Curr Opin Pediatr. 2010;22(4):445-52.
11. Li S, Zhu G, Yang Y, Guo S, Dai W, Wang G et al. Oxidative stress-induced Chemokine production mediates CD8(+) T Cell skin trafficking in vitiligo. J Investig Dermatol Symp Proc. 2015;17(1):32-3.
12. Ezzedine K, Eleftheriadou V, Whitton M, Van Geel N. Vitiligo. Lancet. 2015;386(9988):74-84.
13. Al'Abadie MS, Senior HJ, Bleehen SS, Gawkrodger DJ. Neuropeptide and neuronal marker studies in vitiligo. Br J Dermatol. 1994;131(2):160-5.
14. Lerner AB. Vitiligo. J Invest Dermatol. 1959;32(2 part 2):285-310.
15. Zhang XJ, Chen JJ, Liu JB. The genetic concept of vitiligo. J Dermatol Sci. 2005;39(3):137-46.
16. Ongenae K, Van Geel N, Naeyaert JM. Evidence for an autoimmune pathogenesis of vitiligo. Pigment Cell Res. 2003;16(2):90-100.
17. Ezzedine K, Lim HW, Suzuki T, Katayama I, Hamzavi I, Lan CC et al. Revised classification/nomenclature of vitiligo and related issues: the Vitiligo Global Issues Consensus Conference. Pigment Cell Melanoma Res. 2012;25(3):e1-13.
18. Nai GA, Filho UEPJdM, Paulista UdO, Miot LBD, FMB/UNESP, Miot HA et al. Imuno-histoquímica para o diagnóstico precoce de vitiligo. Jornal Brasileiro de Patologia e Medicina Laboratorial. 2008;44(5):367-73.
19. Tay EY, Chong CLV, Chong W, Gan YE, Chuah SY, Tan WDV et al. Treatment outcomes of vitiligo in Asian children. Pediatr Dermatol. 2018;35(2):265-7.
20. Park JH, Park SW, Lee DY, Lee JH, Yang JM. The effectiveness of early treatment in segmental vitiligo: retrospective study according to disease duration. Photodermatol Photoimmunol Photomed. 2013;29(2):103-5.
21. Gianfaldoni S, Wollina U, Tchernev G, Lotti J, França K, Lotti T. Vitiligo in children: a review of conventional treatments. Open Access Maced J Med Sci. 2018;213-7.
22. Travis LB, Silverberg NB. Calcipotriene and corticosteroid combination therapy for vitiligo. Pediatr Dermatol. 2004;21(4):495-8.
23. Kumaran MS, Kaur I, Kumar B. Effect of topical calcipotriol, betamethasone dipropionate and their combination in the treatment of localized vitiligo. J Eur Acad Dermatol Venereol. 2006;20(3):269-73.

23

Eczema, Líquen Simples Crônico e Psoríase Vulvar na Infância e na Adolescência

- Claudia Giuli Santi
- Marcella Soares Pincelli

Eczema vulvar

Os eczemas são doenças inflamatórias da pele, de etiologias variadas, que são caracterizados por eritema, edema, vesiculação e exsudação na forma aguda; crostas e escamas na forma subaguda; e liquenificação na forma crônica. As fases aguda, subaguda e crônica podem se suceder ou serem concomitantes. O prurido é sintoma constante dessa dermatose.[1]

Entre as etiologias dos eczemas, estão a dermatite atópica e a dermatite de contato, causas importantes de doenças da vulva na faixa etária pediátrica.

Eczema atópico

O eczema atópico (ou dermatite atópica) é a afecção dermatológica mais comum na infância e ocorre em cerca de 10% a 30% das crianças.[2] Aproximadamente 80% a 90% dos casos ocorrem antes dos 7 anos de idade. A presença de atopia em familiares de primeiro grau é fator de risco para o desenvolvimento dessa dermatose na criança.[3] É uma doença multifatorial, relacionada a alterações genéticas, ambientais, imunológicas e de barreira cutânea.[1,4]

O eczema atópico na área da vulva (vulvite atópica) está frequentemente associado ao acometimento de outras áreas da pele, como a face e as dobras cubitais e poplíteas.

Quadro clínico

O eczema atópico tem manifestações clínicas distintas em relação à morfologia e à localização das lesões durante as fases da vida da criança.

O eczema atópico do lactente, que se manifesta entre os 3 meses e os 2 anos de idade, caracteriza-se por acometer a face, especialmente as regiões malares, poupando o maciço centrofacial.

Outras áreas podem ser afetadas, como o pescoço e as dobras antecubitais e poplíteas. A área das fraldas geralmente é poupada. Predominam as lesões de eczema agudo e subagudo.

O eczema atópico infantil ocorre entre os 2 e os 12 anos de idade; é caracterizado por atingir as regiões das dobras antecubitais e poplíteas, mas também pode acometer outras áreas, como face, pescoço, glúteos, dorso das mãos e dos pés e face posterior da coxa. Lesões de eczema crônico, com fases de agudização, são características.

O eczema atópico do adolescente ocorre entre os 12 e os 18 anos de idade, atinge preferencialmente as áreas flexoras e a região periorbitária, com predominância das lesões liquenificadas, ou seja, de eczema crônico.[5]

O prurido é variável em todas as fases e, em geral, de moderado a intenso.

A vulva é um local especialmente vulnerável em pacientes portadoras de eczema atópico, uma vez que há deficiência na barreira cutânea, associada a área de pele mais delgada. A vulvite atópica pode fazer parte do quadro de eczema atópico de maneira isolada ou associada a lesões em outras regiões da pele (Figura 23.1); é caracterizada por eritema, edema, vesiculação e escamo-crostas, que podem evoluir para liquenificação, com prurido intenso.[6]

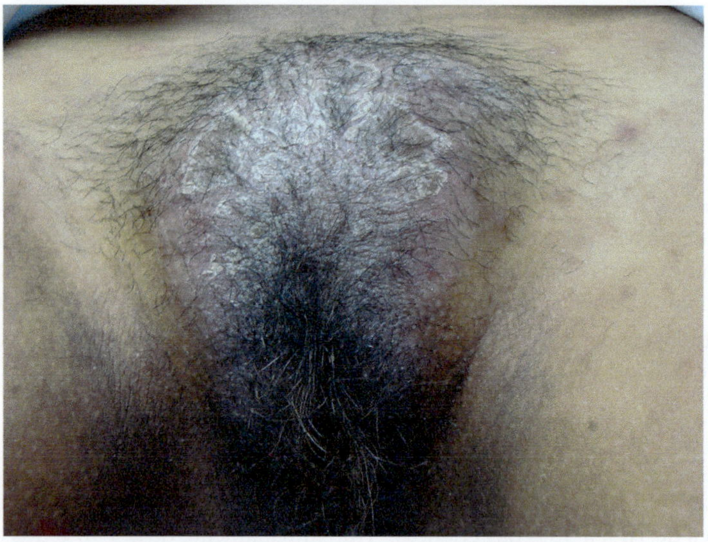

Figura 23.1 – Eczema vulvar. Paciente de 16 anos que apresentava eczema da mama, simultaneamente.
Fonte: Acervo da Clínica Ginecológica do HC-FMUSP.

Entre as complicações mais frequentes, estão as infecções cutâneas: infecção bacteriana por *Staphylococcus aureus*; infecção viral por herpes simples ou varicela, resultando no quadro de erupção variceliforme de Kaposi; ou outras infecções virais, como o molusco contagioso e a verruga viral.

O defeito de barreira cutânea do atópico torna a região vulvar mais propensa a associação de vulvite atópica com eczema de contato por irritação primária ou alérgica. Os principais fatores irritantes primários são as fezes, a urina e os produtos de higiene local. Fragrâncias são os principais fatores associados ao eczema de contato alérgico.

Os diagnósticos diferenciais principais da vulvite atópica são: eczema de contato, dermatite seborreica, psoríase, dermatofitoses, escabiose e acrodermatite enteropática.

Diagnóstico

O diagnóstico da vulvite atópica é clínico. A presença de eczema atópico em outras áreas da pele facilita o diagnóstico, porém a vulvite atópica pode ocorrer como lesão clínica isolada.

Lesões eczematosas nas topografias típicas de cada idade, prurido, história familiar ou pessoal de atopia, cronicidade e recorrência do quadro fazem parte dos critérios maiores de Hanifin e Rajka para o diagnóstico do eczema atópico. Entre os critérios menores, estão: xerose cutânea, eczema de mamilos, pitiríase alba, prega infraorbital de Dennie-Morgan, prurido ao suar e queratose pilar. São necessários três critérios maiores e três critérios menores para o diagnóstico de dermatite atópica.[6,7]

O exame anatomopatológico raramente é indicado.

Tratamento e seguimento

O tratamento da vulvite atópica baseia-se no controle da inflamação e do prurido, bem como no reestabelecimento da barreira cutânea, com medidas não farmacológicas e farmacológicas. Medidas não farmacológicas incluem: tomar banho morno e rápido, com sabonete neutro apenas nas áreas de dobras; manter as unhas cortadas para evitar escoriações; evitar uso de roupas de lã, ou de tecidos sintéticos, e dar preferência às vestimentas de algodão.

O tratamento farmacológico do eczema atópico na região vulvar é feito com corticoesteroides tópicos de baixa potência, 1 a 2 vezes ao dia (p. ex., acetato de hidrocortisona 1%), de maneira intermitente, a fim de evitar atrofia local; ou com inibidores da calcineurina (tacrolimo 0,03% para crianças de 2 a 15 anos, tacrolimo 0,1% para acima de 15 anos, ou pimecrolimo 1% a partir dos 3 meses de idade). Para o reestabelecimento da barreira cutânea, podem ser utilizados emolientes, logo após o banho, com a pele ainda úmida. O prurido, na maioria dos casos, é limitante para a qualidade do sono da criança e, por isso, pode-se lançar mão de anti-histamínicos sedantes à noite, como o hidroxizine e a clorfeniramina, mas sempre aliados a terapia tópica.[8,9]

Eczema de contato

O eczema (ou dermatite) de contato vulvar está relacionado ao contato de substâncias exógenas com a pele. Está relacionado ao contato repetitivo com irritante primário, caracterizando o eczema de contato irritativo, ou com processo de sensibilização a um alérgeno específico, gerando a dermatite de contato do tipo alérgica.

Etiologia

O eczema de contato é causado pela exposição a agentes externos que podem ser um irritante direto (dermatite de contato irritativa) ou a um antígeno que deflagra uma reação imunológica (dermatite de contato alérgica). A vulva é localização suscetível a eczema de contato por diferenças de permeabilidade e estrutura da pele e por ser área de frequente oclusão e fricção.[10]

A dermatite de contato mais comum é a irritativa; e resulta de efeito direto da aplicação de uma substância irritante na pele, por isso todos os pacientes expostos a esse irritante desenvolveriam lesões se expostos a uma quantidade suficiente da substância. Já a dermatite de contato alérgica é uma reação de hipersensibilidade do tipo IV, a qual ocorre quando o paciente é exposto a um antígeno pelo qual foi previamente sensibilizado. Para isso, fatores genéticos, idade, lesão tecidual prévia e estrutura química do alérgeno são fatores que influenciam o risco de dermatite de contato.[7]

Os principais irritantes vulvares são: água, em pacientes que realizam higiene excessiva no local; fluidos corporais, como urina, suor, fezes e fluxo vaginal; produtos de higiene, como lenços umedecidos, detergentes e sabões. Em pacientes submetidos a tratamentos locais, imiquimod, 5-fluoracil, podofilina e propilenoglicol podem ser causas de irritação.

As substâncias alérgenas mais frequentes são: anestésicos locais, como lidocaína, benzocaína e tetracaína; antibióticos, como neomicina, bacitracina, polimixina e sulfamidas; antifúngicos, como imidazólicos e nistatina; antissépticos, como clorexidina, violeta de genciana, timerosal, iodopovidona; fragrâncias, como bálsamo do peru, álcool cinâmico, eugenol, isoeugenol, citronela; corticoides tópicos; emolientes, como lanolina, glicerina, óleo de jojoba, propilenoglicol; e conservantes, como Kathon CG, quaternium-15, formaldeído, bronopol, diazolidinil ureia, imidazolidinil ureia.[11]

Vale a pena salientar que o eczema de contato pode ser uma das causas de dermatite na área das fraldas, frequente nos lactentes. O termo dermatite de fraldas abrange um conjunto de dermatoses que resulta no aspecto eritematoso dessa região: dermatite de contato por irritante primário ou alérgica, psoríase, dermatite seborreica e/ou candidose (Figura 23.2).

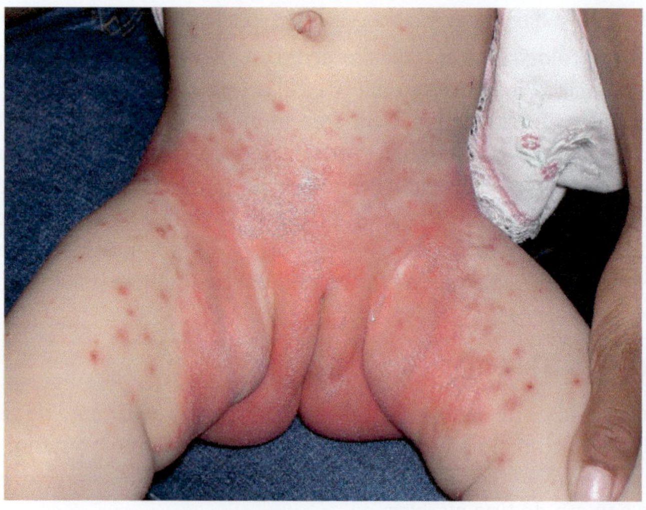

Figura 23.2 – Dermatite de fraldas por eczema de contato irritativo, com candidose associada. A candidose é evidenciada pela presença de pápulas eritematosas e pústulas "satélites", na periferia da lesão.
Fonte: Acervo da autoria do capítulo.

Quadro clínico

O quadro clínico dos eczemas de contato na vulva é caracterizado por eritema, edema, vesiculação nas fases agudas, crostas e eritema nas fases subagudas e liquenificação nas fases crônicas, todos com prurido intenso. O eczema de contato irritativo apresenta ardor e prurido mais intensos que o eczema de contato alérgico.

Diagnóstico

Tem por base o quadro clínico e a história de contato com substâncias potencialmente irritantes ou alérgenas. O teste de contato, teste epicutâneo ou *patch test* auxilia nos casos de suspeita de eczema de contato alérgico.

O *patch test* é o exame padrão-ouro para o diagnóstico de eczema de contato alérgico e norteia-se pela aplicação dos agentes sensibilizantes comuns na população na região do dorso do paciente. As leituras são realizadas 48 e 96 horas após a aplicação do teste. A positividade baseia-se na presença de eritema e pápulas no local do alérgeno, além de edema e vesículas nos casos de intensa sensibilização. O paciente deve estar há pelo menos um mês sem usar corticoesteroides sistêmicos, a fim de evitar resultado falso-negativo do teste. O teste de contato não é útil nos casos de eczema de contato por irritante primário.

Tratamento e seguimento

O tratamento do eczema de contato vulvar consiste em afastar a substância irritante ou alérgena e no uso de corticoterapia tópica 1 a 2 vezes ao dia, com corticoesteroides de baixa potência (p. ex., acetato de hidrocortisona 1%), ou de corticoterapia sistêmica em caso de lesão extensa ou grave.

Nos casos de dermatite de fraldas por irritante primário, além da corticoterapia tópica, é indicada a troca frequente das fraldas, aliada a cremes de barreira. Nos casos suspeitos de infecção fúngica associada, pode-se acrescentar creme de nistatina ou imidazólicos por 7 a 10 dias. Se houver infecção bacteriana associada, optar por cremes de antibióticos, como neomicina e mupirocina.[5]

Líquen simples crônico vulvar

O líquen simples crônico é dermatose caracterizada por placas espessas, com acentuação dos sulcos naturais da pele, decorrentes de coçadura, ou seja, é uma afecção secundária ao prurido crônico.

A origem do prurido pode ser: 1) prurido essencial ou psicogênico, no qual não há associação com doenças cutâneas como causa primária; ou 2) secundário a dermatoses, como eczema atópico, eczema de contato, psoríase, candidíase, líquen escleroso, *tinea cruris* e escabiose.[12]

Quadro clínico

Placas espessas, bem delimitadas, com acentuação dos sulcos naturais da pele, que podem apresentar hipercromia ou hipocromia associados.

Diagnóstico

O diagnóstico do líquen simples crônico é clínico. A biópsia com exame anatomopatológico mostrará espessamento da epiderme, com hiperqueratose, hipergranulose, acantose, alongamento das cristas interpapilares e fibras colágenas orientadas verticalmente na derme papilar, além de discreto infiltrado inflamatório perivascular superficial; entretanto, as características histopatológicas não são específicas.

O líquen simples crônico, na maioria das vezes, está relacionado aos eczemas atópico ou de contato. Trata-se, muitas vezes, da fase final de eczemas crônicos.

Para o diagnóstico de prurido psicogênico, é fundamental excluir causas exógenas de prurido (p. ex., parasitoses, eczemas atópico ou de contato) ou endógenas (p. ex., doenças metabólicas e endócrinas, como doença renal, diabetes, hiperbilirrubinemia ou doenças da tireoide, menos comuns em crianças). Os principais fatores psicogênicos associados são a ansiedade e o transtorno obsessivo compulsivo.[5]

Tratamento e seguimento

O tratamento do líquen simples crônico na vulva se baseia em afastar a causa do prurido e quebrar o ciclo prurido-escoriação-prurido. Podem ser usados corticosteroides de baixa ou média potência, definidos de acordo com o grau de espessamento da lesão, sempre com avaliação, pelo menos mensal, a fim de verificar se não há atrofia no local, secundária ao uso da medicação. Deve-se salientar que a aplicação do medicamento deve ser feita apenas sobre a lesão. Inibidores da calcineurina (tacrolimo ou pimecrolimo) também são opções de tratamento.

Anti-histamínicos sedantes, como hidroxizine e a clorfeniramina, ajudam a eliminar o prurido noturno, que afeta a qualidade do sono. Afastar possíveis substâncias irritantes ou alérgenas contribui para o tratamento. Além disso, aspectos psicológicos devem ser abordados, a fim de avaliar se há situação estressante que esteja agravando o prurido.[4]

Psoríase vulvar

A psoríase é uma dermatose inflamatória, crônica, caracterizada por um estado hiperproliferativo dos queratinócitos da epiderme, e afeta 2% a 3% da população mundial. Geralmente, inicia-se após a puberdade, entretanto 25% a 45% dos pacientes têm menos de 16 anos.[13] Cerca de 10% são acometidos antes dos 10 anos; e 2%, antes dos 2 anos de idade. Existe um importante fator de risco familiar: 46,6% das crianças com psoríase têm antecedentes familiares da doença. Não há predileção por gênero.[14]

Quadro clínico

A psoríase é doença eritemato-escamosa com grande variabilidade clínica, podendo acometer a pele de maneira localizada ou generalizada, bem como as unhas e as articulações.

A psoríase na infância é frequentemente semelhante ao quadro dos pacientes adultos. As lesões cutâneas são placas eritemato-escamosas, bem delimitadas, com escamas prateadas. A psoríase do tipo placa é a forma mais encontrada em crianças. Algumas características clínicas são mais específicas dessa faixa etária, como o acometimento da face, da área da fralda e a psoríase gutata.[15] O acometimento do couro cabeludo ocorre em 58% dos doentes na infância, seguido pelas superfícies de extensão das extremidades e tronco.[3]

Quando a psoríase surge no primeiro ano de vida, pode ser uma das causas da dermatite da área das fraldas, condição que pode ter outras diversas etiologias, como a dermatite de contato, a candidose, a dermatite seborreica, a dermatite atópica, entre outras.[3] O acometimento da psoríase na área da fralda no lactente é provavelmente resultado do fenômeno de Koebner (surgimento de lesões específicas nas áreas de trauma). Clinicamente, caracteriza-se por uma área bem delimitada de um eritema vivo, sem as típicas escamas. O quadro pode estender-se para outras regiões, em especial a área umbilical e periumbilical. Complicações dessa localização são as infecções bacterianas ou fúngicas por cândida, além de fissuras dolorosas.

A psoríase vulvar é caracterizada por placa eritematosa, bem delimitada, com predileção pelos lábios maiores (de forma simétrica), púbis e região perianal. Não acomete a mucosa vaginal. A psoríase, classicamente, é doença eritemato-escamosa; na região da vulva, porém, as escamas podem tornar-se pouco proeminentes, em razão da umidade dessa região (Figura 23.3). Embora a psoríase não seja uma doença que apresente prurido como sintoma característico, como ocorre nos eczemas, a vulvite psoriásica pode ser pruriginosa. Fenômeno de Koebner por fricção e exposição contínua a irritantes pode agravar as lesões cutâneas.[11] Outros locais que devem ser examinados se psoríase é suspeita são: couro cabeludo, unhas, umbigo e região do dorso inferior. Presença de depressões cupuliformes nas unhas, ou *pitting* ungueal, pode ser útil no diagnóstico.[10,16,17] Obesidade tem sido relatada em associação com psoríase nas crianças, assim como nos adultos.[18]

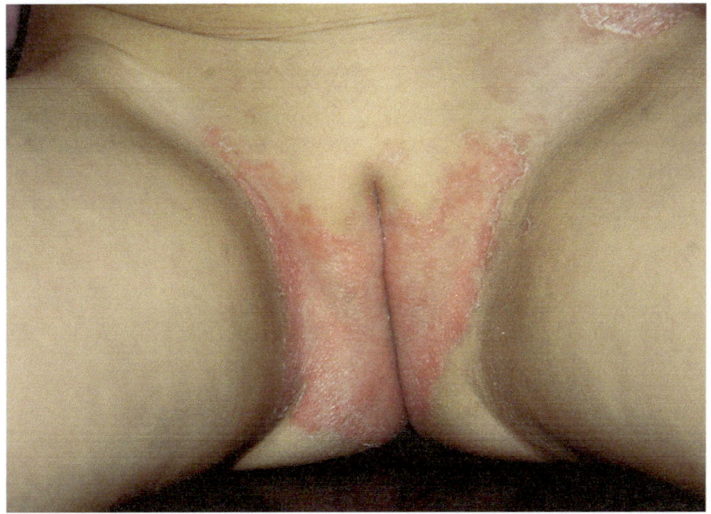

Figura 23.3 – Psoríase vulvar.
Fonte: Acervo da autoria do capítulo.

Os diagnósticos diferenciais da psoríase vulvar são: candidíase vulvovaginal recorrente, dermatofitoses, dermatite seborreica, dermatite atópica, dermatite de contato, líquen simples crônico, acrodermatite enteropática e histiocitoses de células de Langerhans.[14]

Diagnóstico

Os achados clínicos descritos para psoríase são especialmente importantes para seu diagnóstico. A curetagem metódica de Brocq, com sinais da vela (desprendimento das escamas semelhante ao encontrado quando se raspa uma vela) e do orvalho sangrante (aparecimento de ponteado hemorrágico quando se raspam as escamas), é técnica semiológica que auxilia no diagnóstico clínico, porém de pouco valor para a área vulvar, pois a umidade local torna as escamas pouco evidentes.[5] A presença do fenômeno de Koebner pode acrescentar dado clínico para a diagnose.

O diagnóstico de psoríase pode ser apoiado por biópsia e exame histopatológico. Os achados histopatológicos característicos são a pústula espongiforme de Kogoj e os microabscessos de

Munro. Quando esses achados não estão presentes, o resultado do exame corresponde a uma dermatite psoriasiforme, apenas sugestivo de psoríase.

Tratamento e seguimento

No tratamento de psoríase vulvar em crianças e adolescentes, é recomendado o uso tópico de corticoesteroides de baixa potência (p. ex., acetato de hidrocortisona 1%), 1 a 2 vezes ao dia, com reavaliações frequentes pelo risco de atrofia que essas substâncias apresentam nessa área.[19] Outras opções terapêuticas são o tacrolimo 0,03% em crianças de 2 a 15 anos, tacrolimos 0,1% nos maiores de 16 anos, ou pimecrolimo 1% nos maiores de 3 meses. Análogos da vitamina D, como o calcipotriol, podem ser usados em conjunto com os corticosteroides, mas apresentam risco de irritação na região. Fototerapia não é recomendada na região genital.[20] Medicamentos sistêmicos, como metotrexate, acitretina e imunobiológicos, são reservados a pacientes com doença grave ou refratária a tratamento tópico.[21]

REFERÊNCIAS BIBLIOGRÁFICAS

1. Rivitti EA. Manual de Dermatologia Clínica de Sampaio e Rivitti. 1. ed. Médicas EA; 2014.
2. Asher MI, Montefort S, Bjorksten B, Lai CK, Strachan DP, Weiland SK et al. Worldwide time trends in the prevalence of symptoms of asthma, allergic rhinoconjunctivitis, and eczema in childhood: ISAAC Phases One and Three repeat multicountry cross-sectional surveys. Lancet. 2006;368(9537):733-43.
3. Oliveira ZNP. Dermatologia Pediátrica. 2. ed. Manole; 2012.
4. Bolognia J, Jorizzo J, Schaffer J, Callen J, Cerroni L, Heymann W et al. Dermatology. 3rd ed. 2017.
5. Rivitti E. Dermatologia de Sampaio e Rivitti. 4. ed. 2018.
6. Eichenfield LF, Tom WL, Chamlin SL, Feldman SR, Hanifin JM, Simpson EL et al. Guidelines of care for the management of atopic dermatitis: section 1. Diagnosis and assessment of atopic dermatitis. J Am Acad Dermatol. 2014;70(2):338-51.
7. Pichardo-Geisinger R. Atopic and Contact Dermatitis of the Vulva. Obstet Gynecol Clin North Am. 2017; 44(3):371-8.
8. Sidbury R, Tom WL, Bergman JN, Cooper KD, Silverman RA, Berger TG et al. Guidelines of care for the management of atopic dermatitis: Section 4. Prevention of disease flares and use of adjunctive therapies and approaches. J Am Acad Dermatol. 2014;71(6):1218-33.
9. Sidbury R, Davis DM, Cohen DE, Cordoro KM, Berger TG, Bergman JN et al. Guidelines of care for the management of atopic dermatitis: section 3. Management and treatment with phototherapy and systemic agents. J Am Acad Dermatol. 2014;71(2):327-49.
10. Lambert J. Pruritus in female patients. Biomed Res Int. 2014;2014:541867.
11. Barchino-Ortiz L, Suárez-Fernández R, Lázaro-Ochaita P. Dermatosis inflamatorias vulvares. Actas Dermo--Sifiliográficas. 2012;103(4):260-75.
12. Lynch PJ. Lichen simplex chronicus (atopic/neurodermatitis) of the anogenital region. Dermatol Ther. 2004; 17(1):8-19.
13. Irvine A, Albert Y, Hoeger P. Harper's Textbook of Pediatric Dermatology. 3rd ed. Wiley-Blackwell; 2011.
14. Kapila S, Bradford J, Fischer G. Vulvar psoriasis in adults and children: a clinical audit of 194 cases and review of the literature. J Low Genit Tract Dis. 2012;16(4):364-71.
15. Mahe E. Childhood psoriasis. Eur J Dermatol. 2016;26(6):537-48.
16. Simpson RC, Murphy R. Paediatric vulvar disease. Best Pract Res Clin Obstet Gynaecol. 2014;28(7):1028-41.
17. Fischer GO. The commonest causes of symptomatic vulvar disease: a dermatologist's perspective. Australas J Dermatol. 1996;37(1):12-8.
18. Boccardi D, Menni S, La Vecchia C, Nobile M, Decarli A, Volpi G et al. Overweight and childhood psoriasis. Br J Dermatol England. 2009;161:484-6.
19. Psoriasis: assessment and management – Guidance and guidelines. NICE. 2018.
20. Czuczwar P, Stępniak A, Goren A, Wrona W, Paszkowski T, Pawlaczyk M et al. Genital psoriasis: a hidden multidisciplinary problem – a review of literature. 2016;87.
21. Pinson R, Sotoodian B, Fiorillo L. Psoriasis in children. Psoriasis (Auckl). 2016;6:121-9.

24

Doenças Bolhosas e Erosivas da Vulva na Infância e na Adolescência

- Paula Silva Ferreira
- Claudia Giuli Santi

As doenças bolhosas e erosivas da vulva compreendem um grupo de doenças dermatológicas de acometimento vulvar de curso crônico, doloroso, progressivo, que resulta em considerável ansiedade e prejuízo da qualidade de vida.[1]

O espectro de doenças bolhosas cutâneas vulvares pode ser dividido em doenças inflamatórias autoimunes e genodermatoses. O grupo de doenças bolhosas autoimunes, por sua vez, pode ser subdividido em doenças bolhosas autoimunes intraepidérmicas, os pênfigos, e doenças bolhosas cutâneas subepidérmicas, representadas por penfigoide das membranas mucosas e epidermólise bolhosa adquirida. Com relação às genodermatoses, a principal que cursa com vesículas, bolhas e erosões na região vulvar, é a doença de Hailey-Hailey.

Pênfigo foliáceo e pênfigo vulgar

Os pênfigos são doenças autoimunes, raras, com uma incidência anual de aproximadamente 0,75 a 5 casos por milhão por ano. Os pênfigos são caracterizados pela presença de bolhas intraepidérmicas causadas por acantólise, que é a perda de adesão entre as células epiteliais da camada de Malpighi, resultante da ligação de autoanticorpos IgG contra os desmossomos, estruturas de adesão dos queratinócitos epidérmicos. As apresentações principais são o pênfigo foliáceo (PF) e o pênfigo vulgar (PV).

Pacientes com PF apresentam acometimento cutâneo; já pacientes com PV podem apresentar envolvimento da pele e/ou mucosas. As lesões cutâneas e mucosas classicamente encontradas nos pênfigos são vesículas e bolhas flácidas, que se rompem com facilidade, além de erosões e exulcerações rasas recobertas por crostas, com extensão e gravidade variáveis.

Pênfigo foliáceo

O acometimento vulvar pelo pênfigo foliáceo foi descrito apenas recentemente, em 2011, por pesquisadoras do ambulatório de Dermatologia do HC-FMUSP após exame ativo da região vulvar de pacientes com diagnóstico conhecido de PF.[2] Mais da metade das pacientes com PF apresentavam queixa de ardor e prurido vulvar, mas as lesões clínicas foram observadas em 27% dos casos.

Quadro clínico

As lesões encontradas na região vulvar foram erosões e sinal de Nikolsky positivo. O sinal de Nikolsky consiste na realização de fricção na pele aparentemente normal, próxima a uma lesão, induzindo o descolamento epidérmico indicativo de acantólise (Figura 24.1).

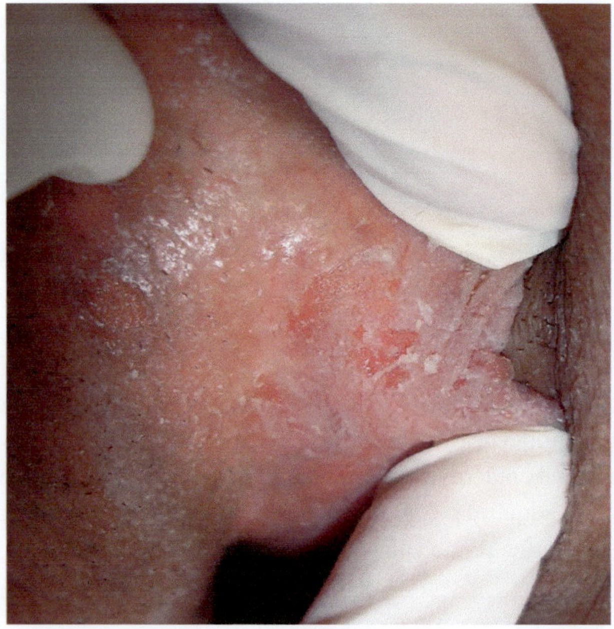

Figura 24.1 – Erosões rasas e sinal de Nikolsky positivo no pequeno lábio vulvar em uma paciente com pênfigo foliáceo.
Fonte: Acervo do ambulatório de Dermatologia do HC-FMUSP.

Os locais de acometimento vulvar pelo PF foram os lábios menores e os lábios maiores, sem predileção por uma das regiões. A maior parte das pacientes com PF vulvar apresentavam envolvimento extragenital, mas um caso apresentava manifestação vulvar exclusiva.

Diagnóstico

Em casos de suspeita de pênfigo, o diagnóstico deve ser confirmado por meio da realização de biópsia; o exame anatomopatológico mostrará acantólise subcórnea e células acantolíticas no interior da bolha. O exame de imunofluorescência direta da pele mostra-se com positividade para IgG intraepidérmica intercelular em virtualmente 100% dos casos. O exame de imunofluorescência indireta é realizado com a obtenção do soro das pacientes e demonstra autoanticorpos IgG circulantes direcionados contra as superfícies celulares de queratinócitos.

Tratamento

O tratamento do pênfigo foliáceo depende da apresentação clínica extravulvar. Se as lesões extravulvares estiverem ausentes, o tratamento de doença localizada pode ser realizado com terapêutica tópica potente (clobetasol pomada) ou corticoide de média potência (mometasona creme). Em casos de lesões extensas e acometimento extravulvar, o tratamento-padrão é realizado com prednisona oral, na dose de 1 mg/kg/dia; se não ocorrer resposta satisfatória, associa-se o uso de imunossupressores, como micofenolato de mofetila, azatioprina, dapsona e rituximabe.

Pênfigo vulgar

O envolvimento vulvar e genital pelo pênfigo vulgar já é conhecido há muitos anos; e o pênfigo vulgar de localização vulvar exclusiva foi descrito pela primeira vez em 1951.[3] Em 1967, foi descrita a presença de células acantolíticas no cérvix uterino em paciente portadora de PV e, em 1984, foi reconhecida a presença de células acantolíticas em exame citológico cervicovaginal (Papanicolau) como marcador de doença ativa do aparelho genital feminino.[4]

Até a atualidade, quatro trabalhos investigaram a frequência do acometimento vulvogenital pelo PV.[5,6] Nesses trabalhos, o envolvimento vulvogenital em pacientes femininas com diagnóstico conhecido de PV foi de 22% a 51%, sendo que a maior frequência ocorreu em casos de PV ativo, com manifestação extravulvar extensa, e também nos que apresentavam recorrência das lesões. Em casos ativos de acometimento cutâneo extenso, a presença de lesões genitais ocorreu em 88%. Além disso, a presença de lesões genitais é mais frequente (82%) no primeiro episódio da doença ou até dois anos após o início da doença.

Quadro clínico

A sintomatologia mais frequentemente encontrada nesses casos (em até 82%) é prurido, secreção vaginal, dor local e dispareunia.

As lesões de pênfigo vulgar manifestadas na vulva são erosões recobertas ou não por crostas e maceração (Figura 24.2). Raramente as vesículas e bolhas flácidas são visualizadas. As regiões genitais mais afetadas são os lábios menores (em 26% a 92% dos casos), os lábios maiores (em 28% a 55% dos casos) e o introito vaginal (em 12% a 36% dos casos). Existe uma variante do pênfigo vulgar conhecida como vegetante, que representa 1% a 2% dos casos de pênfigo vulgar e que envolve preferencialmente áreas de dobras, como a região inguinal, podendo também acometer a região vulvar. Como no pênfigo vulgar, as lesões costumam iniciar-se na mucosa oral. Evoluem, acometendo grandes dobras flexurais e intertriginosas. As bolhas são flácidas e, ao se romperem, dão lugar a áreas exulceradas envolvidas por vegetações que formam placas de aspecto verrucoso e hiperpigmentado, ou como pápulas e nódulos vegetantes (vermelhos e friáveis).

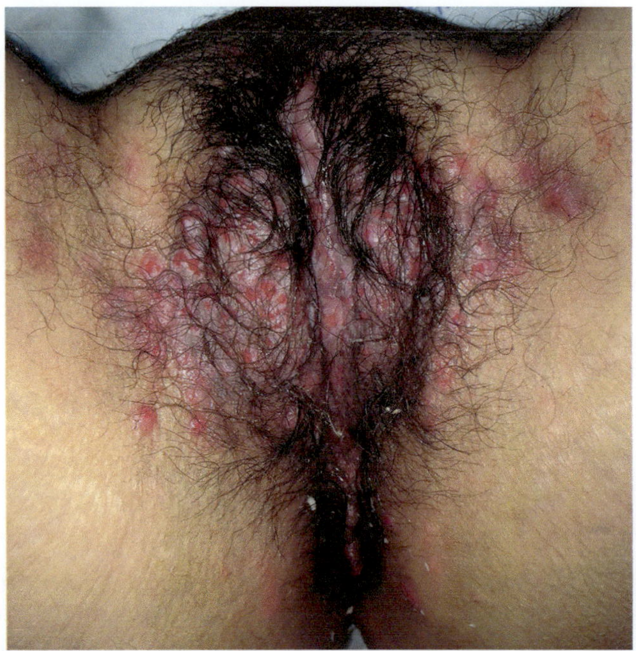

Figura 24.2 – Erosões e maceração acometem os grandes e pequenos lábios em um caso de PV.
Fonte: Acervo do ambulatório de Dermatologia do HC-FMUSP.

O PV, além de acometer a pele, pode também afetar as mucosas; e lesões caracterizadas por erosões no cérvix uterino foram observadas em até 22% dos casos de PV, assim como foram encontradas células acantolíticas no exame de Papanicolau em até 35% dos casos. Células acantolíticas no exame de Papanicolau na ausência de lesões clínicas visíveis de PV podem ocorrer. É importante ressaltar que células acantolíticas presentes no exame cérvico uterino podem ser confundidas com células displásicas, tendo sido relatado um caso em que uma paciente com PV foi submetida a histerectomia em decorrência de confusão diagnóstica e suspeita de câncer de colo uterino.

A associação de lesões vulvares pelo pênfigo vulgar e lesões orais foi relatada em até 99% dos casos. A concomitância de lesões cutâneas e vulvares foi encontrada em 66% a 71% dos casos e, em relação a outras mucosas que não a oral; a concomitância de lesões foi relatada na mucosa nasal em 66%, na faringe em 47%, na conjuntiva em 10% e na mucosa uretral em 4%.

A média de duração do acometimento genital é de 12 semanas, sendo que a média foi maior nas pacientes sexualmente ativas (19 semanas) do que nas abstêmias (10 semanas).

Diagnóstico

Assim como nos casos de PF, nos casos de suspeita de pênfigo vulgar, o diagnóstico também deve ser confirmado pela realização de biópsia com exame anatomopatológico. Nesse caso, a acantólise é suprabasal, sendo também visualizadas células acantolíticas no interior da bolha. Os achados dos exames de imunofluorescência direta e indireta no pênfigo vulgar são os mesmos encontrados no pênfigo foliáceo.

Tratamento

O tratamento do pênfigo vulgar é o mesmo descrito para o pênfigo foliáceo, entretanto pacientes com pênfigo vulgar, em geral, apresentam lesões cutâneas mais extensas, que quase sempre serão tratadas de maneira sistêmica, sendo raro o uso de terapêutica exclusivamente tópica.

Diferentemente das lesões orais, que costumam evoluir com cronicidade, recidivas frequentes e difícil controle terapêutico, as lesões vulvares apresentaram episódio único na maior parte das vezes e com rápida resposta após introdução de corticoterapia sistêmica. Um estudo em que houve acompanhamento de longo prazo de pacientes com envolvimento vulvar pelo PV (com média de 76 meses) mostrou que não ocorreram lesões cicatriciais vulvares em decorrência do pênfigo.

Diagnósticos diferenciais

Nos diagnósticos diferenciais de pênfigos, devem ser lembradas doenças que cursem com vesículas, bolhas, erosões e exulcerações rasas, recobertas ou não por crostas e que não cursem com sinéquias e cicatrizes, como é o caso de impetigo bolhoso, síndrome de Behçet, líquen plano erosivo na sua fase inicial, farmacodermias, como síndrome de Steven-Johnson e erupção pigmentar fixa e doença de Hailey-Hailey.

O impetigo bolhoso é uma infecção bacteriana superficial que pode ser causada por *Staphylococcus aureus* ou *Streptococcus pyogenes* e que cursa com vesículas e bolhas de conteúdo purulento e erosões e exulcerações rasas recobertas por crostas melicéricas (cor-de-mel). Acometem principalmente a faixa etária pediátrica no verão.

A síndrome de Behçet é um quadro autoimune raro, caracterizado pela tríade de surtos recorrentes de ulcerações orais, ulcerações genitais e uveíte, além de manifestações sistêmicas múltiplas, gastrointestinais, articulares, neurológicas e cutâneas. Na vulva, as lesões se caracterizam por surtos recorrentes de ulcerações, mais profundas que erosões e dolorosas. As ulcerações são circundadas por pele eritematosa, e seu fundo é branco, fibrinoso.

O líquen plano erosivo de acometimento mucoso, também conhecido como síndrome orovulvovaginal, é uma forma de líquen plano de mucosas de curso crônico e sinequiante que envolve a mucosa vulvar, vaginal e gengival. Na vulva, o quadro clínico inicial se apresenta como erosões delimitadas por bordas finas, branco-violáceas, por vezes reticuladas, muito semelhantes às lesões de mucosa oral.

As erupções por drogas que envolvem a vulva e podem cursar com bolhas e erosões são a erupção fixa e a síndrome de Steven-Johnson/eritema polimorfo. A erupção fixa é uma farmacodermia frequente que consiste em mancha vermelho-azulada, oval e que, em casos de inflamação muito intensa, pode cursar com bolhas e erosões. Por sua vez, o eritema polimorfo e a síndrome de Steven-Johnson são formas graves e raras de erupção por drogas, com presença de comprometimento do estado geral, bolhas de conteúdo hemorrágico e erosões extensas que acometem não só as mucosas, mas também a pele em geral.

Doença de Hailey-Hailey ou pênfigo benigno familiar

É uma doença autossômica dominante na qual se constata história familiar em dois terços dos casos. O defeito genético corresponde a mutações no gene ATP2C1, resultando em diminuição da produção de E-caderinas e em aumento da fosforilação da desmoplaquina. A desmoplaquina e as E-caderinas são estruturas essenciais à adesão de queratinócitos, e seu defeito provoca ruptura dos desmossomos e diminuição da adesão celular intrepidérmica.[7] O defeito epidérmico causa acantólise, espontânea ou como resultado de atrito ou infecções. Frequentemente, as lesões encontram-se infectadas por bactérias, como os estafilococos; por leveduras, como a *Candida albicans*; e por vírus, particularmente o herpes simples.

Quadro clínico

O início das manifestações em geral ocorre na segunda ou na terceira década de vida. A sintomatologia mais frequente é o prurido e, quando as lesões estão infectadas, podem cursar com dor. As lesões podem ser únicas, localizadas ou múltiplas. As áreas mais comumente acometidas são as de dobras, como faces laterais do pescoço, axilas, regiões inguinocrurais, inguinoescrotal e inguino perineais, regiões inframamárias e antecubitais. As lesões apresentam-se como placas eritematosas com vesículas flácidas, que se rompem facilmente, resultando em erosões lineares superficiais com exsudação e crostas, com maceração e odor desagradável (Figura 24.3).

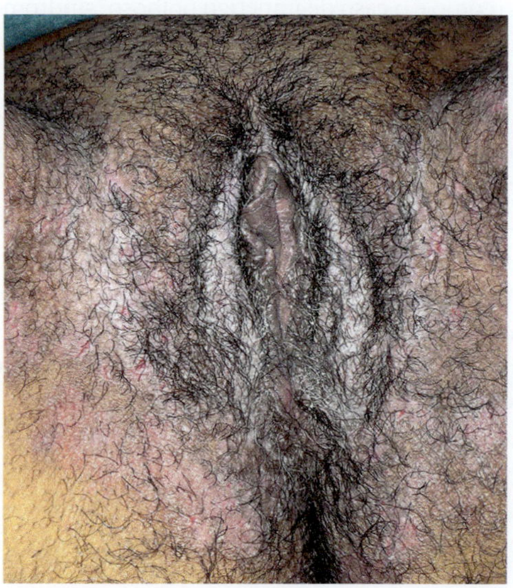

Figura 24.3 – Doença de Hailey-Hailey na região genital feminina: fissuras lineares e maceração.
Fonte: Acervo do ambulatório de Dermatologia do HC-FMUSP.

A região vulvar pode ser local de acometimento exclusivo. Existem ainda casos em que a vulva é cronicamente afetada, com exacerbação das lesões nos meses quentes. Essas lesões crônicas, que persistem por anos, acabam assumindo aspecto papuloso, com pápulas acastanhadas elevadas, encimadas ou não por fissura linear. Essa apresentação clínica por vezes é confundida com lesões de condiloma acuminado. A confluência dessas pápulas pode ainda assumir aspecto vegetante, semelhante ao pênfigo vulgar.

Diagnóstico

Por se tratar de doença de curso crônico, rara e de difícil diagnóstico, na suspeita de doença de Hailey-Hailey deve ser realizada uma biópsia para exame anatomopatológico. O exame anatomopatológico dessa doença revela bolha intraepidérmica acantolítica suprabasal e disqueratose dos queratinócitos. Os exames de imunofluorescência direta e indireta são negativos.

Tratamento

O tratamento é sintomático, de acordo com a localização e as características das lesões. A frequente infecção secundária das lesões e seu possível efeito desencadeante indicam o uso de antibióticos, como tetraciclinas e eritromicina, por longo prazo. Também podem ser usados imidazólicos para eliminação da *Candida*, como cetoconazol ou itraconazol. Localmente, podem ser usados cremes de corticoides, preferentemente associados a antibióticos tópicos, e até mesmo infiltrações intralesionais com corticoides. Em condições extremamente agudas, os corticosteroides sistêmicos podem ser usados excepcionalmente, mas seu uso envolve os riscos de rebote e desencadeamento de infecção pelo herpesvírus. Existem relatos de benefícios com o uso tópico de tacrolimos e ciclosporina. A sintomatologia das lesões resistentes na região vulvar diminui consideravelmente com o uso de toxina botulínica local.

Penfigoide das membranas mucosas

O penfigoide das membranas mucosas (PMM) corresponde a um grupo heterogêneo de doenças autoimunes bolhosas subepidérmicas que se assemelham do ponto de vista clínico e histológico, porém diferem nos alvos antigênicos. Os alvos antigênicos relatados nessa doença são o antígeno do penfigoide bolhoso 2 (BPAg2), a laminina 5, a subunidade da beta 4 da integrina e o antígeno mucoso de 168 kD. Todos são componentes da zona de membrana basal.[8]

Quadro clínico

A doença caracteriza-se pela presença de bolhas ou erosões que acometem preferencialmente as mucosas e ocasionalmente a pele, com tendência à formação de cicatrizes e sinéquias após a fase inflamatória. A doença acomete mais idosos e mulheres. Os locais de acometimento mais frequente são a mucosa oral, a mucosa nasofaríngea, a mucosa anogenital, a pele, a laringe e o esôfago.

O quadro clínico vulvar encontrado nas lesões recentes são vesículas e bolhas tensas e erosões recobertas por crostas. As lesões evoluem para cicatriz e sinéquia após resolução da bolha, com estenose uretral e estenose do introito vaginal, até quadro semelhante a craurose vulvar secundária ao líquen escleroso.

A principal manifestação bucal é a gengivite descamativa, com edema e eritema gengival, podendo progredir para bolhas e erosões. A cicatrização é lenta, com tendência à formação de cicatriz e sinéquias. Na conjuntiva, o quadro clínico inicia-se com conjuntivite crônica, com ardor e lacrimejamento, podendo evoluir para cicatrizes e simbléfaros da conjuntiva bulbar e palpebral. Podem ocorrer politriquia, entrópio, opacidade da córnea e perda da visão. Lesões nasais, nasofaríngeas, laríngeas e esofágicas podem evoluir com obstruções, disfagia, odinofagia, e as cicatrizes podem resultar em necessidade de traqueostomia.

Diagnóstico

O diagnóstico, assim como nas demais doenças bolhosas autoimunes que acometem a vulva, dá-se por meio da associação do diagnóstico clínico e biópsia para exame histopatológico e imunofluorescência direta. O exame histopatológico de lesão cutânea ou mucosa mostra clivagem subepidérmica, com infiltrado inflamatório composto por neutrófilos, eosinófilos, linfócitos e plasmócitos, podendo ocorrer fibrose nas lesões antigas. A imunofluorescência direta da mucosa ou pele perilesional mostra depósitos lineares de IgG, IgA e/ou C3 na zona de membrana basal. Pode ser realizada também a imunofluorescência indireta, com pesquisa de autoanticorpos no soro dos pacientes. A imunofluorescência indireta revela baixos títulos de IgG contra antígenos da ZMB. A sensibilidade da técnica de imunofluorescência indireta pode ser aumentada pelo uso da técnica de *Salt-Split Skin*.

Tratamento

É orientado para o órgão, a extensão e a severidade da doença. A maioria dos casos não responde adequadamente aos corticoides sistêmicos. Dapsona, micofenolato de mofetila, ciclofosfamida e azatioprina são relatados em associação a corticoterapia sistêmica, com variável resposta terapêutica.

Epidermólise bolhosa adquirida

A epidermólise bolhosa adquirida (EBA) é doença bolhosa autoimune subepidérmica crônica, com formação de autoanticorpos contra o colágeno tipo VII. O colágeno tipo VII pertence às fibrilas de ancoragem, localizadas na junção dermoepidérmica.[9]

Quadro clínico

O quadro clínico caracteriza-se por bolhas sem sinais inflamatórios, de distribuição predominantemente acral, que evoluem para cicatrizes e formação de milia. Apresenta fragilidade cutânea, com lesões bolhosas nas áreas de trauma. O acometimento vulvar é muito semelhante ao do PMM, com bolhas nas lesões ativas e tendência à cicatriz e sinéquias após a resolução delas.

Diagnóstico

O exame histopatológico de lesão cutânea ou mucosa revela a formação de bolha subepidérmica. A imunofluorescência direta revela predomínio de IgG na zona de membrana basal.

Tratamento

A epidermólise bolhosa adquirida do adulto é uma doença de difícil tratamento. As terapêuticas indicadas da variante semelhante ao penfigoide bolhoso incluem corticoterapia sistêmica, azatioprina e imunoglobulina endovenosa.

Diagnósticos diferenciais

Os quadros de doenças bolhosas subepidérmicas provocam o surgimento de cicatrizes e sinéquias; assim, os principais diagnósticos diferenciais dessas patologias são quadros sinequiantes, como o líquen plano crônico e erosivo de acometimento mucoso, conhecido como síndrome orovulvovaginal, e o líquen esclero e atrófico.

REFERÊNCIAS BIBLIOGRÁFICAS

1. Pipkin C. Erosive diseases of the vulva. Dermatol Clin. 2010 Oct;28(4):737-51.
2. Fairbanks Barbosa ND, de Aguiar LM, Maruta CW et al. Vulvo-cervico-vaginal manifestations and evaluation of Papanicolaou smears in pemphigus vulgaris and pemphigus foliaceus. J Am Acad Dermatol. 2012;67(3):409-416.

3. Lindgren I. Pemphigus vegetans vulvae treated by surgery and with Bayer 205. Acta Derm Venereol. 1951;31(4):461-3.
4. Chan E, Thakur A, Farid L, Lessin S, Uberti-Benz M, James W. Pemphigus vulgaris of the cervix and upper vaginal vault: a cause of atypical Papanicolaou smears. Arch Dermatol. 1998;134(11):1485-1486.
5. Malik M, Ahmed AR. Involvement of the female genital tract in pemphigus vulgaris. Obstet Gynecol. 2005 Nov;106(5 pt 1):1005-12.
6. Kavala M, Topaloğlu Demir F, Zindanci I et al. Genital involvement in pemphigus vulgaris (PV): correlation with clinical and cervicovaginal Pap smear findings. J Am Acad Dermatol. 2015 Oct;73(4):655-9.
7. Wieselthier JS, Pincus SH. Hailey-Hailey disease of the vulva. Arch Dermatol. 1993 Oct;129(10):1344-5.
8. Venning VA, Frith PA, Bron AJ, Millard PR, Wojnarowska F. Mucosal involvement in bullous and cicatricial pemphigoid: a clinical and immunopathological study. Br J Dermatol. 1988 Jan;118(1):7-15.
9. Steinkampf MP, Reilly SD, Ackerman GE. Vaginal agglutination and hematometra associated with epidermolysis bullosa. Obstet Gynecol. 1987 Mar;69(3 pt 2):519-21.

Mastopatias na Adolescência

PARTE

IV

Coordenadores

- Carlos Alberto Ruiz
- José Alcione Macedo Almeida

25

Anomalias do Desenvolvimento Mamário

- Carlos Alberto Ruiz
- Yedda Nunes Reis
- José Alcione Macedo Almeida

Introdução

O embrião apresenta espessamento ectodérmico – a crista mamária ou linha láctea – que se estende bilateralmente das axilas às pregas inguinais. Na espécie humana, há involução de toda a crista mamária, permanecendo normalmente um ponto de cada lado do tórax, onde se desenvolverão um par de mamas. Alterações ocorridas nessa fase embrionária acarretam anomalias no desenvolvimento da mama.[1]

O desenvolvimento mamário é um marco importante da transição da fase de infância para a fase de maturidade da mulher. As mamas têm a importante função da lactação/amamentação e são de fundamental importância estética, funcionando como órgãos de adorno da silhueta e dando os contornos próprios que caracterizam o **corpo feminino**.

Anomalias no desenvolvimento mamário podem acarretar prejuízos que se refletem na diminuição da autoestima, que resulta em importante angústia da adolescente, mesmo quando se trata de alterações benignas, o que ocorre na maioria das vezes. Por isso, o suporte psicológico deve ser oferecido sempre para as pacientes e seus familiares, como parte fundamental na investigação e no tratamento de qualquer anomalia do desenvolvimento mamário.

Essas anomalias são relativamente comuns, com formas clínicas que variam desde uma simples politelia até a agenesia completa da glândula mamária, ou mesmo mamas hipertrofiadas.

É importante que o médico atente para o perfil da paciente, o que orienta a própria anamnese. Em geral, as pacientes com esse tipo de problema têm o seu desenvolvimento psicossocial afetado, comumente são tímidas, introvertidas, recusam-se a participar de esportes em geral, seja na escola ou em clube sociodesportivo, o que resulta em isolamento social.[2]

A avaliação clínica é de extrema importância na abordagem de adolescentes com essas queixas, pois a paciente começa a se sentir um pouco mais confortada ao receber do médico informações alentadoras da condução do seu caso. Alguns casos mais complexos requerem uma condução por equipe multidisciplinar, composta por ginecologista, cirurgião plástico, ortopedista e psicólogo.

A anamnese e o exame físico detalhados são capazes de elucidar muitas das queixas, como variações da normalidade anatômica, podendo assim tranquilizar os envolvidos (paciente e familiares).

Quando necessário algum exame complementar, a ultrassonografia, método menos invasivo, é o exame de escolha, avaliando diretamente as alterações detectadas ou suspeitadas ao exame físico.[3]

As alterações do desenvolvimento das mamas apresentam-se com formas variadas, desde a presença de tecido mamário ectópico (politelia e polimastia) à ausência completa de mamas (agenesia), passando por anomalias da forma propriamente.

Prevalência

A presença de tecido mamário ectópico na espécie humana, localizado ao longo da linha mamária, sob a forma de politelia ou de polimastia, ocorre em cerca de 1% a 2% da população, segundo alguns autores, [18] ou em até 6%, segundo outros.[4,5]

Complicações

O epitélio ductal ectópico está sujeito às mesmas alterações do tecido mamário normal, sejam benignas ou malignas, pois é responsivo aos estímulos hormonais. Portanto, o tecido mamário ectópico está sujeito às mesmas alterações das mamas situadas no local habitual e, por essa razão, a sua remoção cirúrgica é indicada.[6] Relatos de casos de fibroadenomas de mamas acessórias na vulva, excisados cirurgicamente e comprovados pelo exame histopatológico, são encontrados na literatura.[7,8]

Formas clínicas

Politelia

- Definição

Politelia é definida como a presença de papilas e/ou do complexo areolopapilar (CAP) supranumerários, sem tecido mamário. É a mais comum das anomalias congênitas da mama e resulta de falha na reabsorção na linha mamária primitiva, ainda na vida intrauterina.[9]

- Apresentação clínica e diagnóstico

Esse diagnóstico é eminentemente clínico e, em geral, é feito na infância, até mesmo na recém-nascida, embora a presença isolada da papila suscite dúvidas, podendo ser confundida com nevus. A sua presença requer investigação de anomalias renais, sendo necessário USG das vias urinárias para elucidação, embora seja controversa essa associação.[10]

Mesmo que o diagnóstico seja conhecido desde o nascimento, é na adolescência que a paciente manifesta preocupação ou constrangimento com a estética, procurando então auxílio médico.

Durante a infância, a papila ou o CAP são mais discretos, mas, paralelamente ao crescimento da criança, vão se modificando, até a definição da puberdade, quando inclusive as aréolas se tornam mais pigmentadas.

- Exame físico

A inspeção das duas linhas lácteas é suficiente para concluir-se o diagnóstico. Embora em muitas vezes a paciente informe o diagnóstico, não é infrequente queixas de "pintas ou manchas escuras" na pele. O local mais frequente dessa anomalia é no próprio corpo mamário habitual, próximo ao CAP tópico (Figura 25.1) ou na altura do sulco mamário (Figura 25.2). Exames complementares, em geral, não são necessários, nem mesmo a ultrassonografia (USG).

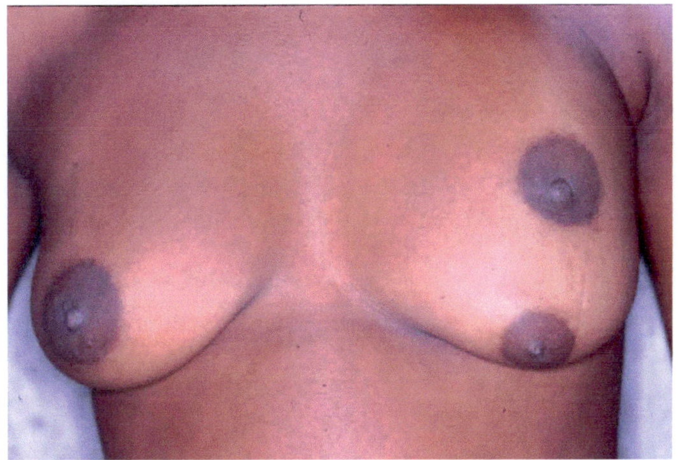

Figura 25.1 – Complexo areolopapilar (CAP) extranumerário, próximo ao CAP habitual.
Fonte: Acervo da Clínica Ginecológica do HC-FMUSP.

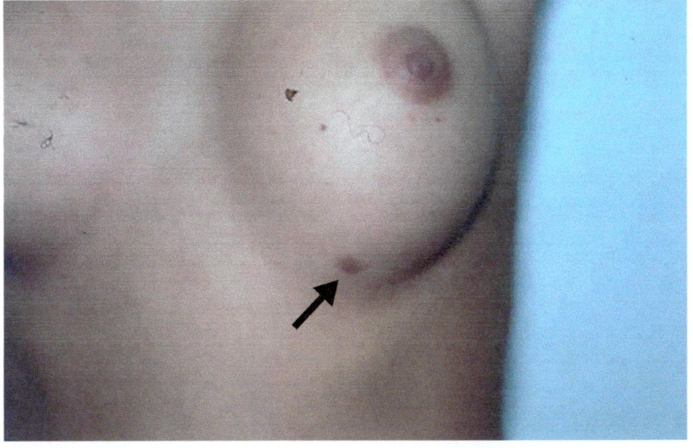

Figura 25.2 – Papila extra na altura do sulco mamário. Ver indicação pela seta.
Fonte: Acervo da Clínica Ginecológica do HC-FMUSP.

- Tratamento

A politelia é condição benigna e normalmente não apresenta sintomatologia além do comprometimento da autoestima da paciente pela sua imagem estética, por isso deve receber apoio do profissional da psicologia.

Sua remoção cirúrgica se justifica principalmente por razões estéticas, além dos riscos naturais para lesões malignas semelhantes às que ocorrem na mama tópica, sempre respeitando-se a decisão da paciente.[10]

A cirurgia deve ser programada para após a parada do crescimento das mamas, pois as mamas são extremamente vulneráveis a intervenções iatrogênicas durante o seu desenvolvimento e, dessa maneira, mesmo as biópsias devem ser reservadas para casos específicos, de extrema necessidade.

Polimastia

Polimastia, mamas supranumerárias ou mamas acessórias são sinônimos da condição clínica que se caracteriza pela presença de tecido mamário além do par de mamas habitualmente existentes na mulher. A mama extra completa é muito rara, sendo mais comumente encontrado corpo mamário desprovido do complexo areolopapilar (CAP).[11]

- Diagnóstico

Assim como a politelia, a mama extranumerária pode se localizar em toda a extensão da linha láctea. Entretanto, o sítio mais comum é a região axilar, seguida da torácica e, mais raramente, da vulva.[8]

São citados casos de localizações aberrantes, extremamente raras, fora da linha mamária, como face[12] e região escapular.[13]

A mama extranumerária axilar, além de ser a forma mais frequente, é também a que mais provoca desconforto por ocasião da menstruação e, principalmente, durante a lactação.[6]

Em especial para a mama axilar desprovida do CAP, o diagnóstico diferencial com lipoma se faz necessário. Às vezes, o acúmulo de gordura localizada na região simula nódulo, embora não haja sintomas durante a menstruação ou na lactação.

A ultrassonografia é suficiente para detectar tecido fibroglandular e esclarecer o diagnóstico.[14,15] A mamografia não deve ser realizada na infância e na adolescência, pois as mamas em desenvolvimento são altamente sensíveis à radiação ionizante, portanto suscetíveis a danos irreversíveis a qualquer agressão. Entretanto, em casos específicos de dúvida não elucidada pela ultrassonografia, a mamografia da região axilar seria indicada, com os cuidados necessários.[14,16]

- Tratamento

Apesar da recomendação de protelar qualquer cirurgia sobre as mamas até que estas atinjam seu desenvolvimento completo, pois é difícil prever a forma e a posição do tecido acessório, assim como excisões muito precoces, há exceções, como em casos de polimastia axilar com sintomas importantes (Figura 25.3) ou em casos de tumor maligno (sarcoma) de raríssima ocorrência. A cirurgia deve ser a exérese total da glândula extra (Figura 25.4). A abordagem dessa região merece atenção especial para com o plexo braquial.

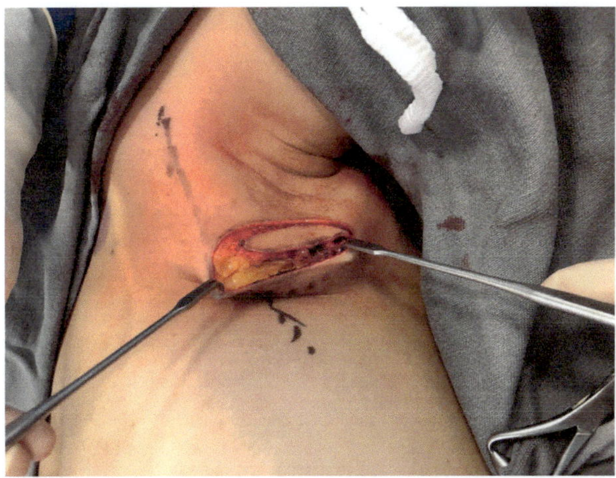

Figura 25.3 – Mama extra na região axilar sintomática e removida cirurgicamente.
Fonte: Acervo da Clínica Ginecológica do HC-FMUSP.

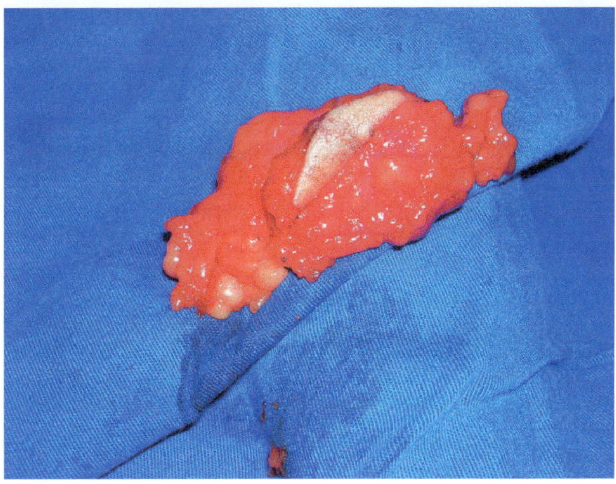

Figura 25.4 – Peça cirúrgica de mama axilar. Mesma paciente da Figura 25.3.
Fonte: Acervo da Clínica Ginecológica do HC-FMUSP.

Atelia

Atelia é uma condição congênita em que a glândula mamária está presente, mas não há papila ou CAP. Essa agenesia é uma raridade, sua real incidência não é bem conhecida, e pode ser unilateral ou bilateral.[17]

A etiologia não é bem definida, mas é associada à involução anormal da crista mamária; e parece haver participação do hormônio da paratireoide.

O diagnóstico é clínico e se confirma ao exame físico (inspeção). Pode ocorrer em uma mama apenas, ou em ambas.

O tratamento atende às necessidades estéticas, consistindo na construção do complexo areolopapilar, após as mamas cessarem o crescimento, na dependência de ser unilateral ou bilateral, para obter-se uma boa simetria.[18]

Amazia

Ao contrário da atelia, a amazia caracteriza-se pela presença apenas do complexo areolopapilar e ausência de tecido glandular do corpo mamário (Figura 25.5).[19]

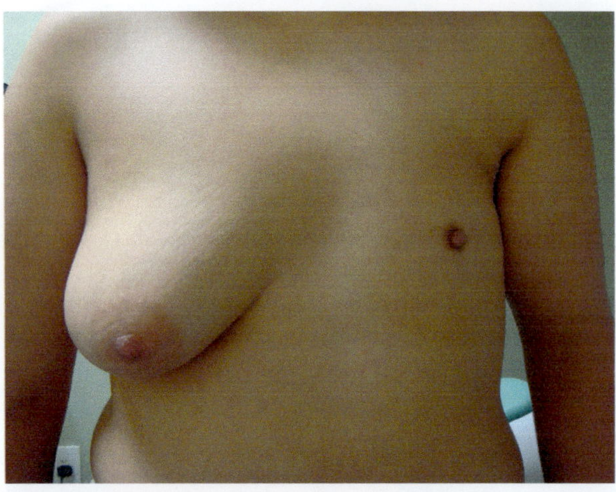

Figura 25.5 – **Amazia à esquerda. Notar ausência do corpo mamário e presença de papila de aspecto normal em aréola diminuta.**
Fonte: Acervo da Clínica Ginecológica do HC-FMUSP.

O diagnóstico se faz pelo exame clínico das mamas, quando se confirma a queixa da paciente. Quando a amazia é bilateral, faz-se necessário o diagnóstico diferencial com disgenesia ou insuficiência ovariana prematura, ou mesmo com distúrbio do desenvolvimento sexual (DDS). Os diagnósticos de hiperplasia congênita da suprarrenal (HCSR) ou de tumor virilizante (adrenal ou de ovário) devem ser investigados quando os sinais de hiperandrogenismo são evidentes. A literatura refere que amazia bilateral pode estar associada a anomalias faciais, de membros e vértebras.[20]

O tratamento se inicia com apoio psicológico, enquanto se aguarda a época oportuna para a colocação de prótese mamária.[19]

No Setor de Ginecologia na Infância e Adolescência da Clínica Ginecológica do HC-FMUSP, orientamos as adolescentes para uso de sutiã com enchimento e investimos na reeducação postural, sempre com apoio psicológico. A cirurgia é o tratamento definitivo, com colocação de prótese mamária após o término do crescimento mamário (em caso unilateral) ou após a parada do crescimento e do desenvolvimento da paciente (em caso de bilateralidade da agenesia).

Amastia ou agenesia

Amastia ou agenesia da mama é caracterizada pela ausência total dos tecidos mamários, ou seja, ausência do tecido glandular e do complexo areolopapilar. É entidade extremamente rara, com poucos casos descritos pela literatura mundial. Amastia e amazia são condições diferentes, embora sejam muitas vezes erroneamente confundida.[20,21]

Podem ocorrer devido a obliteração na linha mamária durante a embriogênese. Em geral, a agenesia é unilateral, e a outra mama tem desenvolvimento normal (Figura 25.6).

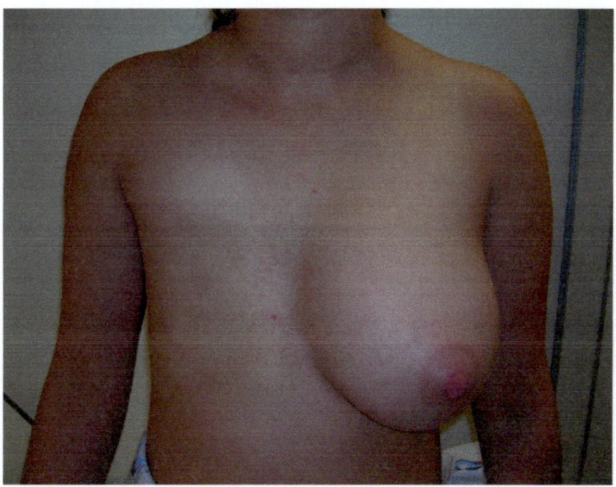

Figura 25.6 – Amastia à direita em paciente com 17 anos de idade. Notar ausência total dos tecidos mamários. Não há nem mesmo o CAP, como na amazia.

Fonte: Acervo da Clínica Ginecológica do HC-FMUSP.

Pela ausência do CAP, o diagnóstico pode ser estabelecido ainda na infância. Entretanto, há pacientes que só recebem a confirmação durante a puberdade.

O tratamento é semelhante ao adotado para as pacientes com amazia, acrescido da confecção de aréola e papila mamária, sempre de acordo com o desejo da paciente. No caso da Figura 25.6, a adolescente engravidou, teve parto e amamentou normalmente aos 19 anos de idade; e desistiu de cirurgia para construção da mama.

A amastia complicada é quando está associada a outras anomalias, como displasia ectodérmica, síndrome de Poland e diabetes lipoatrófica, particularmente se for bilateral.[17]

Hipomastia ou hipotrofia mamária

Hipomastia ou hipotrofia mamária são termos para designar mamas muito pequenas. Para a condução do caso, é de fundamental importância conhecer sua etiologia, inclusive se é congênita ou adquirida, se isolada ou associada a outras anormalidades da parede torácica, como a síndrome de Poland.

Em casos de hipodesenvolvimento de ambas as mamas, deve-se sempre descartar anormalidades de desenvolvimento puberal, afastando-se diagnóstico de hipotireoidismo ou insuficiência ovariana, temas que são abordados em capítulos específicos de hipogonadismo e de puberdade tardia, deste livro.

A maioria das pacientes com hipoplasia mamária não sindrômica são consideradas idiopáticas, mas algumas apresentam causa identificável. Além da radioterapia, outras causas, como queimaduras no tórax anterior, podem resultar em falha de expansão mamária completa, da lesão ao broto de mama.[4]

• Diagnóstico

Deve-se considerar hipoplasia unilateral quando há discrepância significativa do tamanho entre as mamas e não há evidência de macromastia da mama contralateral (Figura 25.7).[22]

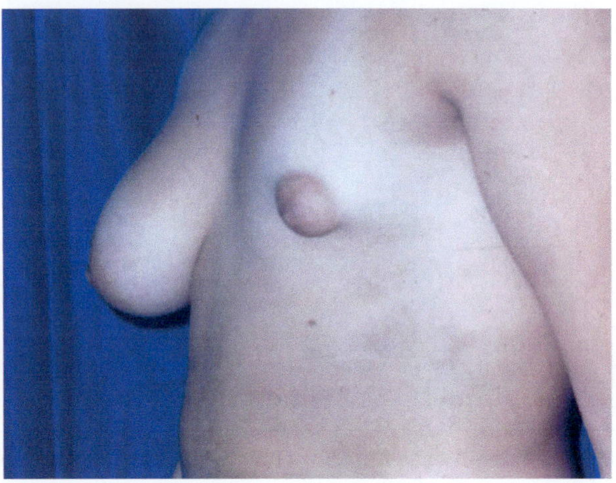

Figura 25.7 – **Hipomastia acentuada à esquerda, com mama direita normal.**
Fonte: Acervo da Clínica Ginecológica do HC-FMUSP.

Em casos mais severos, esses achados podem estar associados a radioterapia prévia de parede torácica, alterações do tecido conectivo e prolapso de válvula mitral.

Adolescentes com esses achados bilaterais e desenvolvimento de caracteres sexuais normais, incluindo menstruação regular, não apresentando qualquer doença, apenas mamas pequenas, são consideradas casos constitucionais e devem ser tranquilizadas quanto aos achados.

A hipotrofia mamária congênita caracteriza-se por mamas muito pequenas em volume, podendo ter forma e contornos normais.

Após avaliação global e psicológica, caso seja desejo da paciente, pode-se indicar a colocação de implantes para aumento do volume mamário.

Assimetria das mamas

A assimetria mamária é queixa muito comum entre as adolescentes, podendo ser decorrente de uma mama hipertrofiada ou, ao contrário, de uma das mamas hipotrofiada. Essa alteração pode ser evidenciada entre os estágios 2 e 4 de Tanner do desenvolvimento mamário, o que chamamos de assimetria transitória (Figura 25.8), pois, frequentemente, atenua-se no estágio 5 de Tanner.

Apesar da normalização, cerca de 25% das mulheres na vida adulta apresentam uma mama um pouco maior que a outra, o que confere certo grau de assimetria. Essa discreta diferença, em geral, não afeta a autoestima da mulher, não havendo necessidade de intervenção reparadora.

Ao contrário, assimetria persistente requer cirurgia para simetrização, de acordo com cada caso. Também a causa pode ser consequência de traumas ou cirurgias locais prévias.

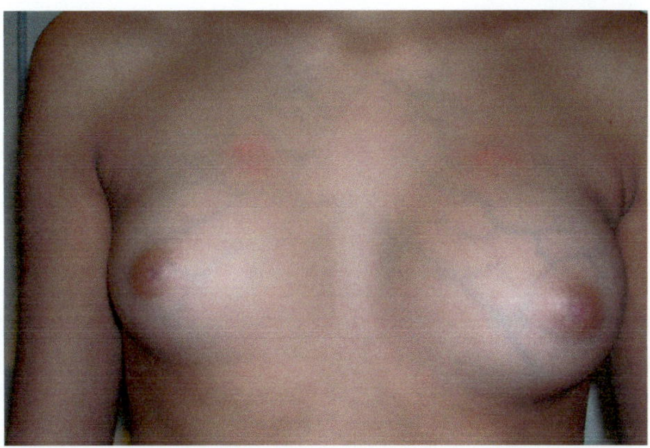

Figura 25.8 – Assimetria transitória em adolescente de 11 anos de idade.
Fonte: Acervo da Clínica Ginecológica do HC-FMUSP.

Exame físico cuidadoso deve ser realizado para excluir presença de nódulo presente na mama maior, assim como anormalidades da parede torácica e presença de escoliose.

- Tratamento

A hipoplasia mamária implica numa carga psicológica significativa, especialmente nas adolescentes, podendo induzir baixa na autoestima, depressão, ansiedade, sentimento de rejeição social ou de pares e disfunção sexual.[2,23] Tal impacto deve ser considerado na condução do caso, principalmente na definição da intervenção cirúrgica, que é o tratamento definitivo nessas pacientes.

A abordagem inicial deve ser sempre orientar a adolescente sobre o processo de desenvolvimento e crescimento que está ocorrendo e explicitar os riscos de intervenção nas mamas antes do término de seu crescimento. Uma grande diferença em tamanho pode ser tratada com o uso de implantes mamários ou mesmo de mamoplastia redutora, na dependência de cada caso.

Ao contrário da assimetria transitória, quando há persistência, com diferença importante entre as mamas, a cirurgia para simetrização é necessária, de acordo com cada caso. O cirurgião deve explicar com detalhes seu plano cirúrgico, para decidir em conjunto com a paciente. O tipo de mamoplastia pode ser redução da mama maior (Figura 25.9) ou aumento da mama menor (Figura 25.10).

Percebe-se que há opiniões conflitantes na literatura e na prática clínica quanto ao momento ideal para intervenção cirúrgica sobre as mamas de adolescentes com alterações do volume, não só na hipoplasia. Historicamente, o tratamento deve ser protelado até que o desenvolvimento da mama se complete, com alguns usando o critério do estágio 5 de Tanner para mamas e a paciente mantendo peso corporal e volume de mama estáveis por um ano.[23,24] Tal conduta minimiza o risco de crescimento e desenvolvimento assimétricos, que podem exigir cirurgia adicional. Essa é a nossa orientação, associada a medidas paliativas e apoio psicológico, os quais recomendamos em todas as situações de deformidade das mamas. As decisões devem ser tomadas entre ginecologista, cirurgião plástico, paciente e sua família, após esclarecimentos sobre riscos e benefícios do ato cirúrgico.

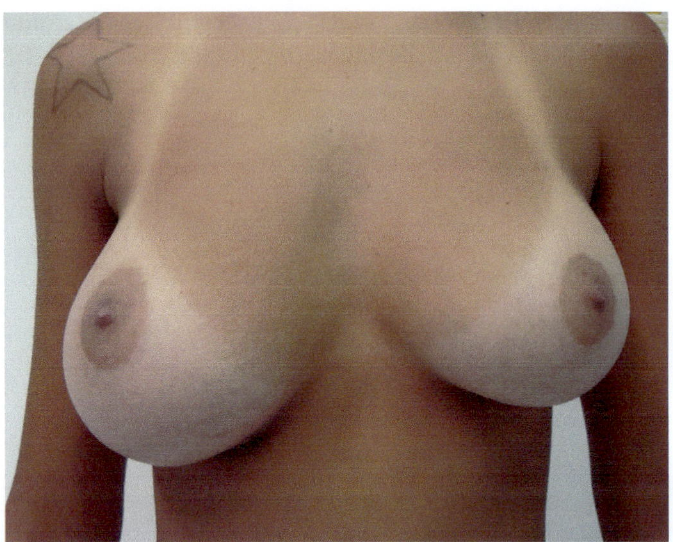

Figura 25.9 – Assimetria mamária persistente em adolescente de 17 anos. Nota-se que a mama direita é maior que a esquerda.

Fonte: Acervo da Clínica Ginecológica do HC-FMUSP.

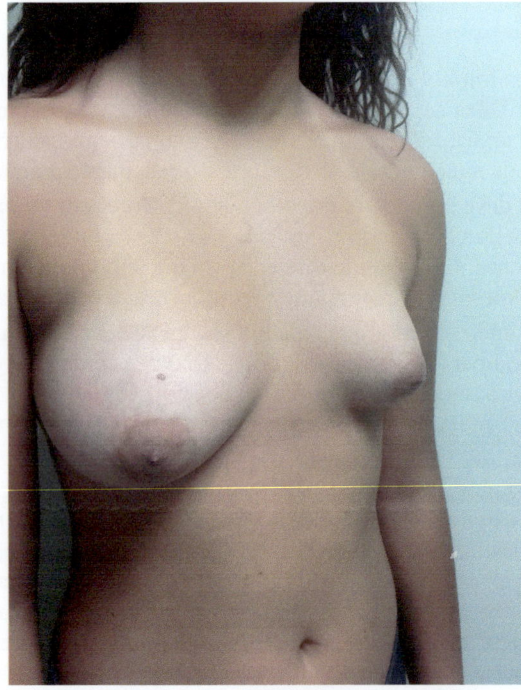

Figura 25.10 – Assimetria por hipodesenvolvimento da mama esquerda em adolescente de 18 anos.

Fonte: Acervo da Clínica Ginecológica do HC-FMUSP.

Mais recentemente, alguns autores têm defendido a correção precoce dessa deformidade, argumentando que é negativo o impacto psicológico do adiamento da cirurgia,[25] reconhecendo que há possibilidade de uma segunda cirurgia para revisão.[23]

Síndrome de Poland

A síndrome de Poland é uma rara condição congênita, de origem genética, que acomete ambos os sexos, com prevalência muito variada, de 1 em 30 mil até 1 em 100 mil nascidos vivos. Homens com formas mais brandas, quando as alterações físicas não chamam muito a atenção, geralmente não procuram tratamento.[26-28]

• Apresentação clínica

Caracteriza-se por uma associação de malformações, sendo as principais as hipoplasias da caixa torácica e pulmões, com deformação das costelas e escoliose; ausência da mama; ausência ou hipoplasia do músculo grande peitoral (Figuras 25.11 e 25.12); sindactilia ou outras anomalias da mão, encurtamento do braço e antebraço (Figura 25.13); deficiências da pele, tecidos subcutâneos, glândulas sudoríparas e cabelos das áreas afetadas. Todas as anomalias são ipsilaterais, com predominância no lado direito, mas também podendo afetar o lado esquerdo (Figuras 25.11 e 25.13).[29-31]

Outros músculos podem ser afetados, como o serrátil[29] e o grande dorsal. A apresentação clínica é amplamente variável.[32]

Formas leves e parciais são comuns na síndrome de Poland, muitas vezes não diagnosticadas porque a apresentação clínica é apenas assimetria mamária, com leve depressão da dobra axilar anterior, sem sintomas graves, e somente quando se completa a puberdade os sinais se tornam mais evidentes (Figura 25.14).[26,33]

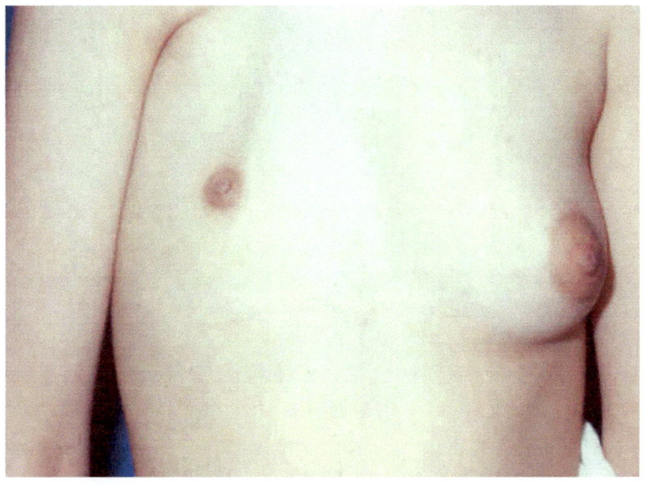

Figura 25.11 – Síndrome de Poland. Notar agenesia total do corpo mamário à direita e hipoplasia do músculo grande peitoral do mesmo lado.
Fonte: Acervo da Clínica Ginecológica do HC-FMUSP.

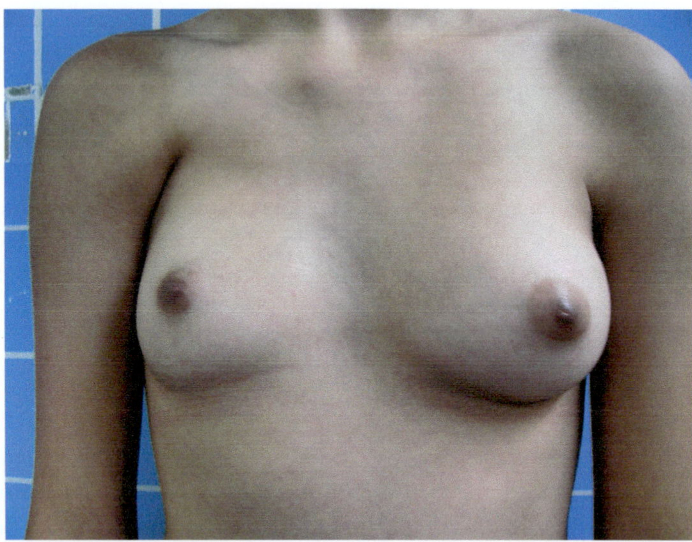

Figura 25.12 – Síndrome de Poland com hipoplasia do músculo grande peitoral e da mama direita em adolescente com 13 anos de idade.

Fonte: Acervo da Clínica Ginecológica do HC-FMUSP.

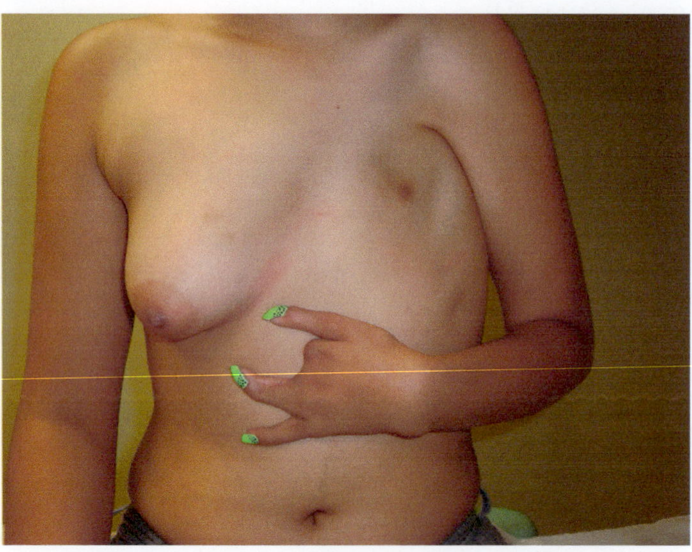

Figura 25.13 – Síndrome de Poland associada a anomalia da mão esquerda. Notar agenesia do músculo grande peitoral e corpo mamário à esquerda.

Fonte: Acervo da Clínica Ginecológica do HC-FMUSP.

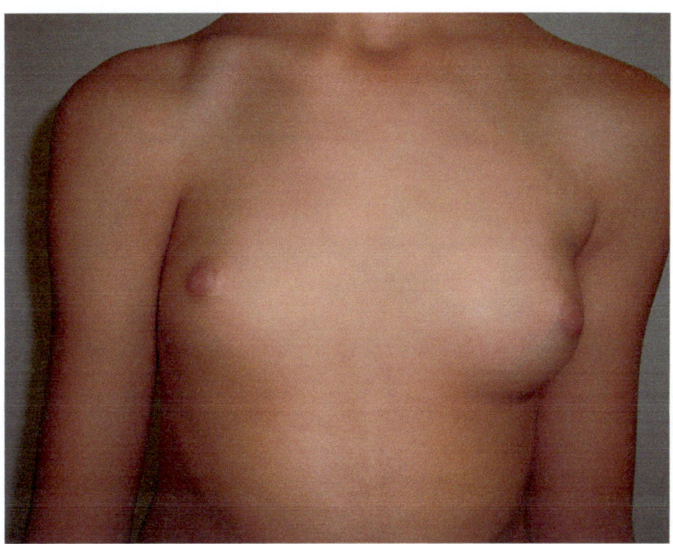

Figura 25.14 – Síndrome de Poland na forma leve. Notar hipomastia da mama direita e hipoplasia do músculo grande peitoral do mesmo lado em adolescente de 11 anos de idade.
Fonte: Acervo da Clínica Ginecológica do HC-FMUSP.

As intervenções atuais têm obtido sucesso na correção das anormalidades físicas da síndrome de Poland, melhorando muito os aspectos cosméticos. O tratamento definitivo para essas manifestações é cirúrgico, com cirurgias reparadoras, variando entre o reposicionamento ou reconstrução do complexo areolopapilar, o uso de implantes para aumento mamário, a rotação de retalhos (como o grande dorsal), associados ou não a implantes mamários, e o uso de lipoenxertia. As rotações de retalhos devem ser cuidadosamente planejadas, tendo em vista as anomalias associadas, devendo-se avaliar cuidadosamente o músculo grande dorsal, quanto a sua ausência ou hipoplasia. Anormalidades vasculares podem estar associadas, podendo complicar a transferência de tecidos.

Mamas tuberosas

Os conhecimentos sobre a deformidade tuberosa da mama têm pouco mais de quatro décadas, desde que foi descrita pela primeira vez, em 1976, por Rees e Aston.[34] Os autores viram semelhança no aspecto dessas mamas a uma raiz vegetal tuberosa, daí o nome original. Vários outros termos foram empregados por outros autores, incluindo mama tubular, mas a nomenclatura mais utilizada é a de mama tuberosa, que continua sendo uma das anomalias mamárias mais desafiadoras para se obter resultados considerados ótimos.[35]

Trata-se de anomalia rara, com incidência não conhecida,[36] não havendo evidências de relação com drogas usadas durante a gravidez, tampouco indicação de relação familiar.

Há várias tentativas para explicar o que acontece para a mama adquirir essa forma. Uma delas diz que resulta de um anel fibroso constritor periférico ao complexo areolopapilar que não permite a expansão do parênquima mamário durante a fase de crescimento na adolescência. Isso impede que a mama cresça inferiormente, induzindo a hérnia em direção ao CAP.[37]

- Diagnóstico

Os estudos têm demonstrado que mamas tuberosas são bilaterais em 59% a 91% das pacientes[38,39] e que a assimetria ocorre em 70% a 100% dos casos.[36,40]

Essa condição costuma trazer grande impacto psicológico para as pacientes, resultando em comportamentos com restrições sociais. O suporte adequado deve sempre fazer parte da abordagem terapêutica.

Ao exame clínico, além do formato da mama, despertam a atenção as aréolas com tamanho desproporcional ao corpo mamário (Figuras 25.15 e 25.16).

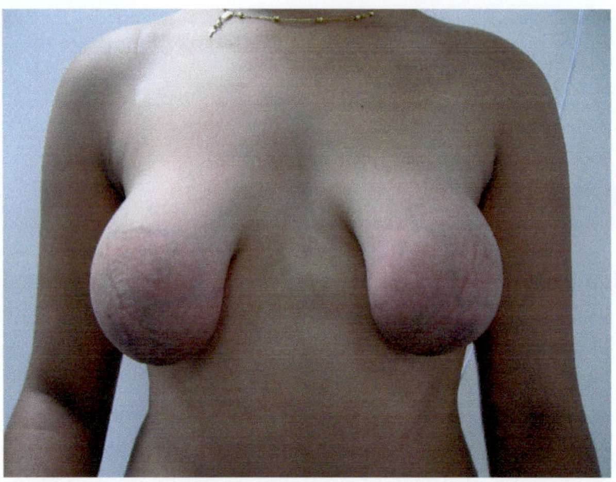

Figura 25.15 – Mamas tuberosas em paciente com 17 anos. Notar tamanho exagerado das aréolas.
Fonte: Acervo da Clínica Ginecológica do HC-FMUSP.

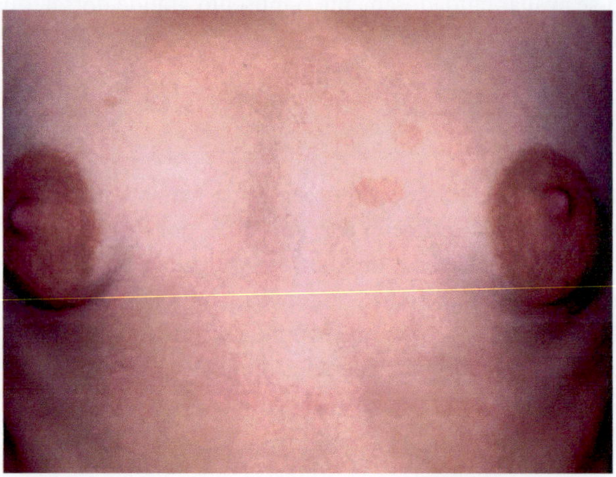

Figura 25.16 – Mamas tuberosas em paciente com 19 anos. Notar que as mamas são pequenas e as aréolas de tamanho grande e desproporcional ao corpo mamário.
Fonte: Acervo da Clínica Ginecológica do HC-FMUSP.

- Tratamento

O tratamento definitivo envolve abordagem cirúrgica para correção das alterações, caso seja desejo da paciente. A abordagem cirúrgica é complexa e desafiadora e, na maioria das vezes, envolve mais de um procedimento e associação de técnicas, como rotação de retalhos, expansores teciduais, mamoplastia com redução da aréola e colocação de próteses mamárias e lipoenxertias.

Considerações finais

Os fluxogramas a seguir (Figuras 25.17 a 25.22) apresentam as condutas a serem adotadas nos diversos casos de anomalias do desenvolvimento mamário.

A hipertrofia da mama será abordada em capítulo específico deste livro.

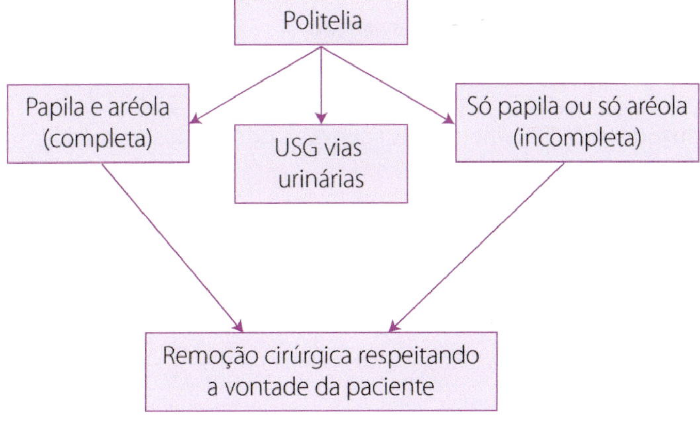

Figura 25.17 – Fluxograma – Conduta em casos de politelia.
Fonte: Desenvolvida pela autoria do capítulo.

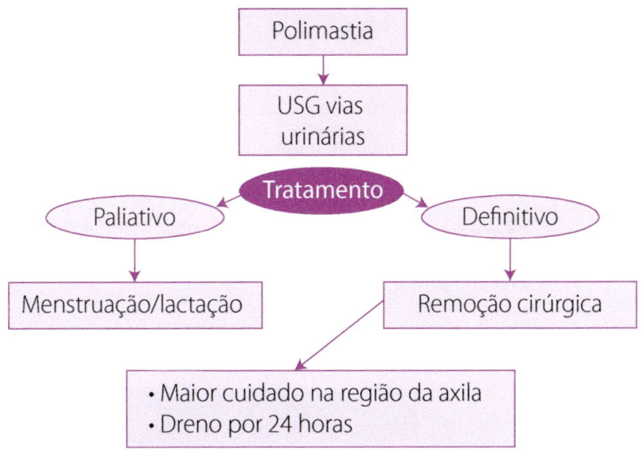

Figura 25.18 – Fluxograma – Conduta em casos de polimastia.
Fonte: Desenvolvida pela autoria do capítulo.

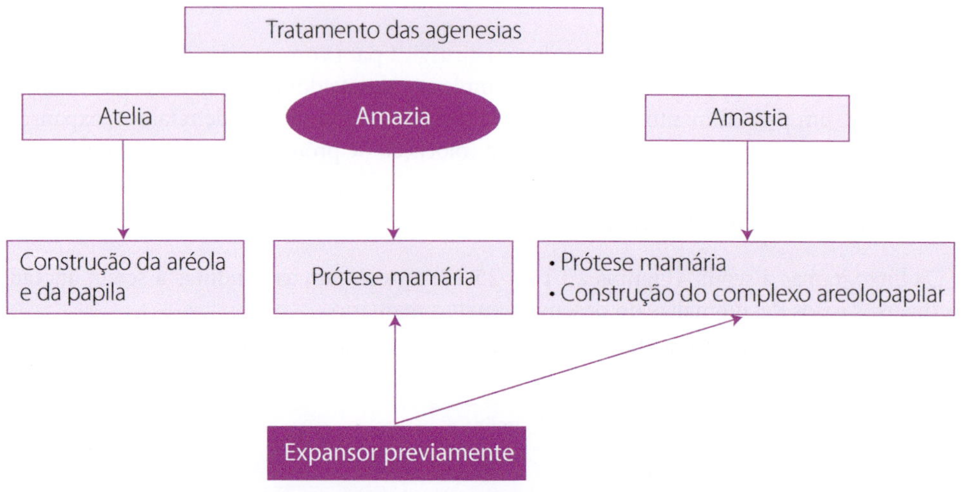

Figura 25.19 – Fluxograma – Tratamento das agenesias dos tecidos mamários.
Fonte: Desenvolvida pela autoria do capítulo.

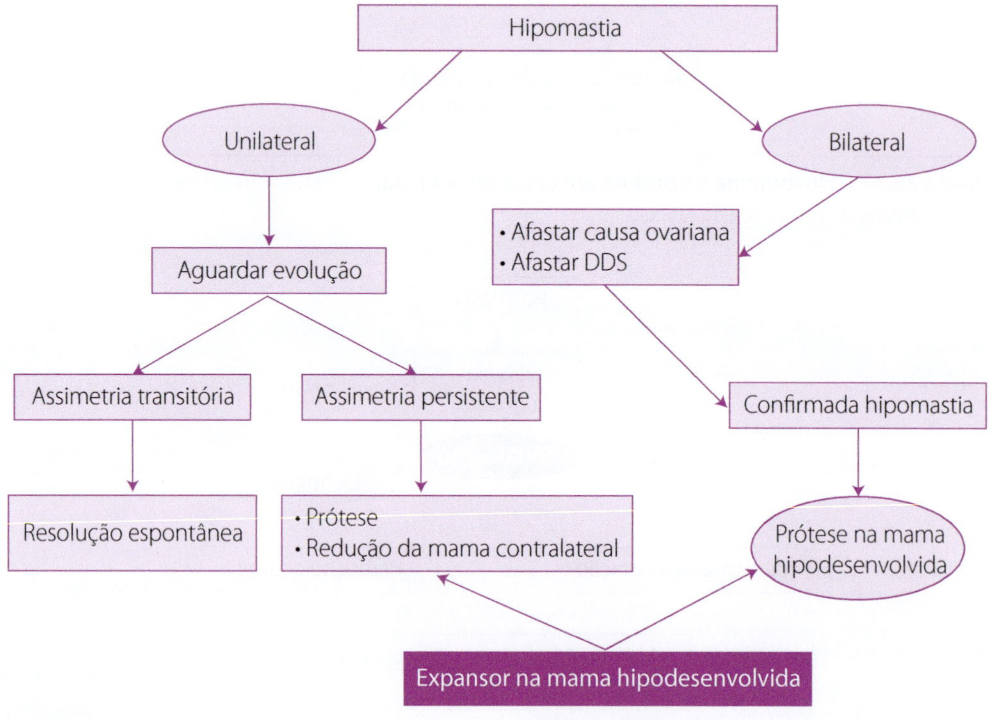

Figura 25.20 – Fluxograma – Condução em caso de hipomastia.
Fonte: Desenvolvida pela autoria do capítulo.

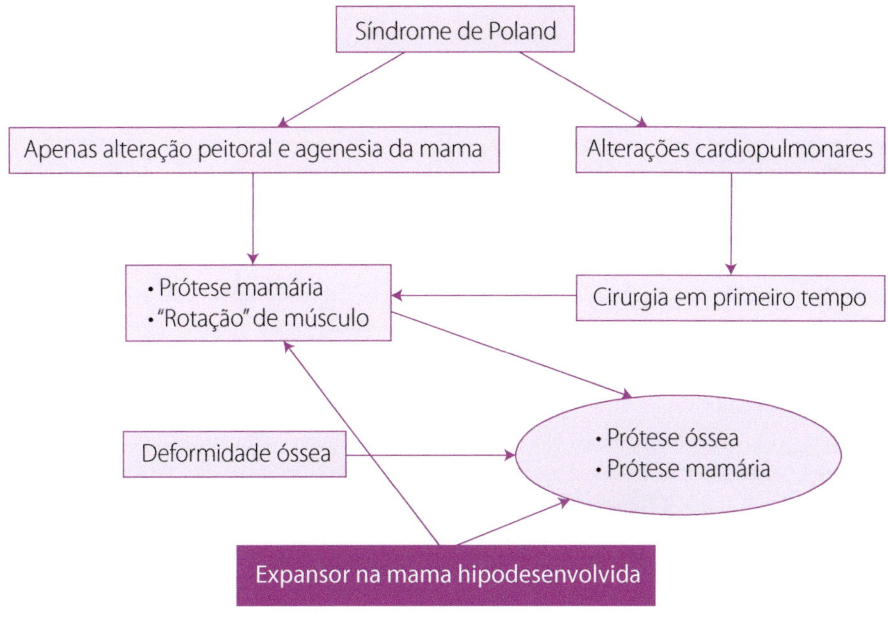

Figura 25.21 – Fluxograma – Tratamento para a síndrome de Poland.
Fonte: Desenvolvida pela autoria do capítulo.

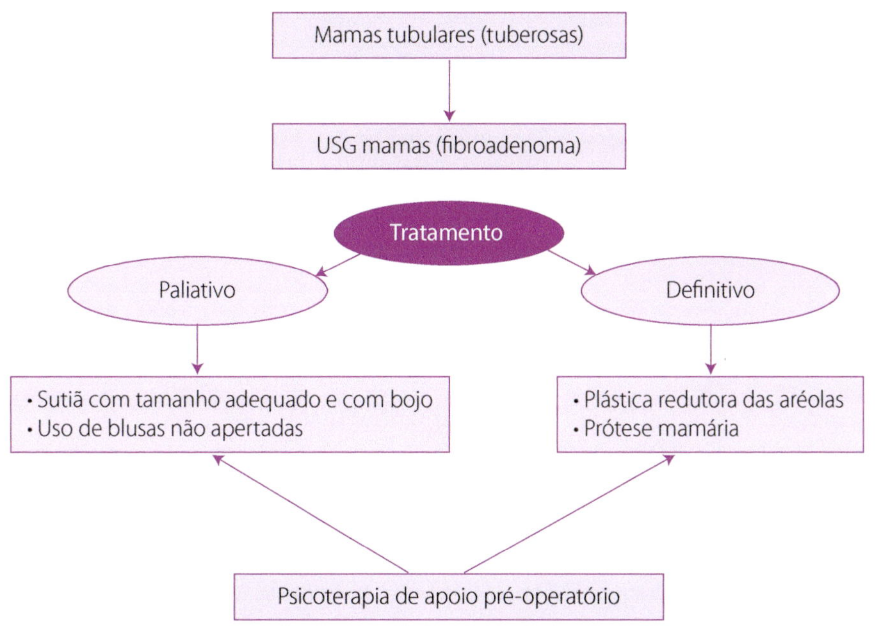

Figura 25.22 – Fluxograma – Conduta em caso de mamas tuberosas.
Fonte: Desenvolvida pela autoria do capítulo.

REFERÊNCIAS BIBLIOGRÁFICAS

1. Bland K, Copeland E. The breast: comprehensive management of benign and malignant breast diseases. Harcourt Brace Jovanovich Inc; 1991.
2. Latham K, Fernandez S, Iteld L, Panthaki Z, Armstrong MB, Thaller S. Pediatric breast deformity. The Journal of Craniofacial Surgery. 2006;17(3):454-4267.
3. Simms-Cendan Judith. Examination of the pediatric adolescent patient. Best Practice & Research Clinical Obstetrics & Gynaecology. 2017.
4. Grossl NA. Supernumerary breast tissue: historical perspectives and clinical features. South Med J. 2000;93:29-32.
5. Fama F, Cicciu M, Sindoni A et al. Prevalence of ectopic breast tissue and tumor: a 20-year single Center Experience. *Clin Breast Cancer*. 2016 Aug 16;(4):107-12.
6. Leung A, Robson W. Polythelia. Int J Derm. 1989;28:429-433.
7. Mukhopadhyay M, Saha AK, Sarkar A. Fibroadenoma of the ectopic breast of the axilla. Indian J Surg. 2010 Mar-Apri;72:143-145.
8. Swarup D, Mishr GC. Fibroadenoma of aberrant breast tissue in the vulva. MJAFI. 2000;56:153-154.
9. Pelligrini J, Wagner R. Polythelia and associated conditions. Am Fam Physician. 1983;28:129-132.
10. Kenny R, Flippo J, Black E. Supernumerary nipples and renal anomalies in neonates. Am J Dis Child. 1987;141:987-988.
11. Velanovich V. Ectopic breast tissue, supernumerary breasts, and supernumerary nipples. South Med J. 1995;88:903-906.
12. Koltuksuz U, Aydin E. Supernumerary breast tissue: a case of pseudomamma on the face. J. Pediatr. Surg. 1997;32(9)1377-1378.
13. Mohammed AA. Accessory nipple over the right scapula of a 14-year-old boy: an extremely rare and unreported location, case report. International Journal of Surgery Case Reports. 2019;55:35-36.
14. Valeur NS, Rahbar H, Chapman T. Ultrasound of pediatric breast masses: what to do with lumps and bumps. Pediatr Radiol. 2015;45:1584-1599. quiz:1581-1583.
15. Kaneda HJ, Mack J, Kasales CJ, Schetter S. Pediatric and adolescent breast masses: a review of pathophysiology, imaging, diagnosis, and treatment. AJR Am J Roentgenol. 2013;200:204-212.
16. Gao Y, Saksena MA, Brachtel EF, terMeulen DC, Rafferty EA. How to approach breast lesions in children and adolescents. Eur J Radiol. 2015;84:1350-1364.
17. Patil LG, Shivanna NH, Benakappa N, Ravindranath H, Bhat R. Congenital amastia. Indian Journal of Pediatrics. 2013 Oct;80(10):870-1. doi:10.1007/s12098-012-0919-1. PMID 23255076.
18. Foley J, Dann P, Hong J et al. Parathyroid hormone-related protein maintains mammary epithelial fate and triggers nipple skin differentiation during embryonic breast development. Development. 2001;128:513-525.
19. Laufer MR, Goldstein DP. The breast: examination and lesions. In: Sydor A (ed.). Pediatric & Adolescent Gynecology. 5th ed. Philadelphia: Lippincott Williams & Wilkins; 2005. p. 729, 759.
20. Ozsoy Z, Gozu A, Ozyigit MT, Genc B. Amazia with midface anomaly: case report. Aesthetic Plast Surg. 2007;31(4):392-394.
21. Borck G, de Vries L, Wu HJ, Smirin-Yosef P, Nürnberg G, Lagovsky I, Ishida LH, Thierry P, Wieczorek D, Nürnberg P, Foley J, Kubisch C, Basel-Vanagaite L. Homozygous truncating PTPRF mutation causes athelia. Human Genetics. 2014 Aug;133(8):1041-7. doi:10.1007/s00439-014-1445-1. PMID 24781087.
22. Rosen P. Abnormalities of mammary growth and development. In: Rosen's breast pathology. Philadelphia, PA: Lippincott Williams & Wilkins; 2009. p. 23-27.
23. Oakes MB, Quint EH, Smith YR, Cederna PS. Early, staged reconstruction in young women with severe breast asymmetry. J Pediatr Adolesc Gynecol. 2009;22(4):223-228.
24. Caouette-Laberge L, Bortoluzzi PA. Correction of breast asymmetry in teenagers. In: Hall-Findlay E, Evans G (ed.). Aesthetic and reconstructive surgery of the breast. Philadelphia, PA: Saunders; 2010. p. 601-630.
25. Shermak MA. Congenital and developmental abnormalities of the breast. In: Ismail Jatoi, Kaufmann M (ed.). Management of breast diseases. Heidelberg, Germany: Springer; 2010. p. 37-52.
26. Townsend CM, Beauchamp DR, Evers MB, Mattox KL. Townsend: Sabiston textbook of surgery. 18th ed. Philadelphia: WB Saunders-Elsevier; 2008. v. 57, ch. Chest Wall Deformities.

27. Stevens DB, Fink BA, Prevel C. Poland's Syndrome in one identical twin. Journal of Pediatric Orthopaedics. 2000;20:392-395. PubMed: 10823612.
28. Al-Qattan MM. Classification of hand anomalies in Poland's Syndrome. British Journal of Plastic Surgery. 2001;54:132-136. PubMed: 11207123.
29. Yiyit N. Definition of the inclusion criteria of Poland's Syndrome. Ann Thorac Surg. 2014;98(5):1886.
30. Catena N, Divizia MT, Calevo MG, Baban A, Torre M, Ravazzolo R, Lerone M, Sénès FM. Hand and upper limb anomalies in Poland Syndrome: a new proposal of classification. J Pediatr Orthop. 2012;32(7):727-31.
31. Schwabegger Anton H et al. Congenital thoracic wall deformities. Innsbruck: Springer; 2011.
32. Fokin Alexander A, Francis Robicsek. Poland's Syndrome revisited. The Annals of Thoracic Surgery. 2002;74(6):2218-2225.
33. Smith SE. What is Amazia. 2003-2011. Conjecture Corporation. [Acesso em out. 2011]. Disponível em: http://www.wisegeek.com/what-isamazia.htm.
34. Rees TD, Aston SJ. The tuberous breast. Clin Plast Surg 1976;3(2):339-347.
35. Versaci AD, Rozzelle AA. Treatment of tuberous breasts utilizing tissue expansion. Aesthetic Plast Surg. 1991;15(4):307-312.
36. Choupina M, Malheiro E, Pinho C et al. Tuberous breast: a surgical challenge. Aesthetic Plast Surg. 2002;26(1):50-53.
37. Mandrekas AD, Zambacos GJ, Anastasopoulos A, Hapsas D, Lambrinaki N, Ioannidou-Mouzaka L. Aesthetic reconstruction of the tuberous breast deformity. Plast Reconstr Surg. 2003;112(4):1099-1108. discussion 1109.
38. Von Heimburg D, Exner K, Kruft S, Lemperle G. The tuberous breast deformity: classification and treatment. Br J Plast Surg. 1996;49(6):339-345.
39. Pardo A, Watier E, Georgieu N, Chevrier S, Pailheret JP. Tuberous breast syndrome. Report on a series of 22 operated patients. Ann Chir Plast Esthet. 1999;44(6):583-592.
40. Grolleau JL, Lanfrey E, Lavigne B, Chavoin JP, Costagliola M. Breast base anomalies: treatment strategy for tuberous breasts, minor deformities, and asymmetry. Plast Reconstr Surg. 1999;104(7):2040-2048.

26

Hipertrofia Mamária na Adolescência

- Jonathan Yugo Maesaka
- Mila Meneguelli Miranda
- José Alcione Macedo Almeida

A puberdade é a fase em que as mamas da mulher se desenvolvem; é também quando costumam ocorrer os desvios da normalidade, como distúrbios do seu crescimento. Como as mamas são de fundamental importância na estética corporal da mulher, qualquer situação que altere sua conformação anatômica pode contribuir para a diminuição da autoestima, com consequente estado de ansiedade da adolescente. Por isso, é necessário o suporte psicológico dessas pacientes desde a primeira consulta, até que se resolva em definitivo a anomalia.

A adolescente com hipermastia sente que sua imagem corporal não se enquadra nos padrões de beleza aceitos ou ditados pela sociedade, o que pode desencadear estresses psicossociais importantes e graus variados de depressão.[1,2]

Conceito de hipertrofia juvenil

Define-se hipertrofia mamária como o aumento do tecido glandular além dos limites fisiológicos, aumentando o volume total das mamas, excluindo-se gravidez, tumores e processos inflamatórios.

A hipertrofia mamária juvenil ou virginal é uma alteração benigna rara, que se caracteriza pelo crescimento rápido e exagerado das mamas, podendo atingir grande volume e acarretar alterações físicas e psicológicas, durante um período sensível na vida humana, como é a adolescência.

Etiologia

A etiologia não está bem estabelecida, embora haja teorias sobre o tema, sendo a principal a que invoca resposta exacerbada das mamas aos hormônios gonadais nessa fase de desenvolvimento.[3-5] Essa teoria é reforçada pelo que se encontra na prática clínica, pois as duas formas de hipermastia, a gravídica e a juvenil ou virginal, ocorrem em momentos nos quais as mamas recebem cargas hormonais intensas.

Diagnóstico

Apresentação clínica

São frequentes as queixas de dor nas costas e no ombro, sendo também referidos ferimentos causados pela alça do sutiã, nos quais podem instalar-se infecções fúngicas. Esses sintomas são decorrentes do peso excessivo das mamas.[6-9] São relatados ainda constrangimento em usar roupas normais e dificuldade na prática de exercícios físicos, além do *bullying* que a adolescente pode sofrer por apresentar mamas muito volumosas.[9] A disparidade de peso entre o tronco superior e o inferior aumenta a curvatura fisiológica da coluna vertebral,[8] bem como a tensão nos músculos extensores cervicais, resultando em dor frequente no pescoço.[6]

Para Sood et al. (2003)[7] e Starley et al. (1998),[10] alterações no alinhamento e na mobilidade do tronco podem modificar a mecânica da caixa torácica e interferir na função respiratória. Isso sugere que a hipertrofia mamária pode resultar em alterações sensoriais, comprometendo o equilíbrio corporal em decorrência do desalinhamento postural.

Na prática clínica, constatamos, com frequência, casos de estresses e graus variados de depressão, com alteração importante no comportamento e isolamento social, como ocorreu com nossas pacientes das Figuras 26.1 e 26.2. Ambas se isolaram socialmente, fechadas nos seus próprios ambientes de dormir, abandonando inclusive a escola.

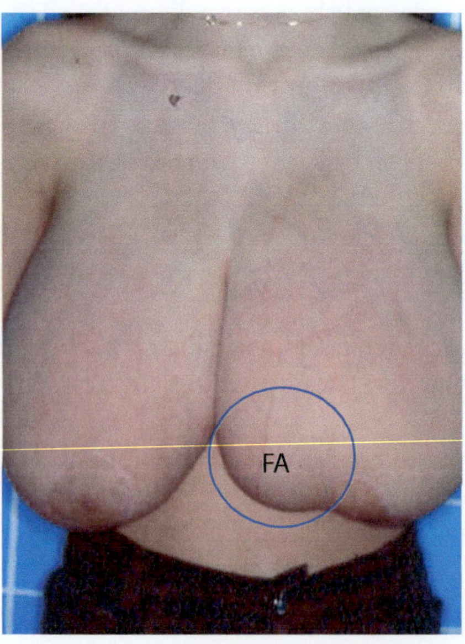

Figura 26.1 – Gigantomastia em adolescente de 11 anos de idade. O círculo demarca nódulo de fibroadenoma.

Fonte: Acervo da Clínica Ginecológica do HC-FMUSP.

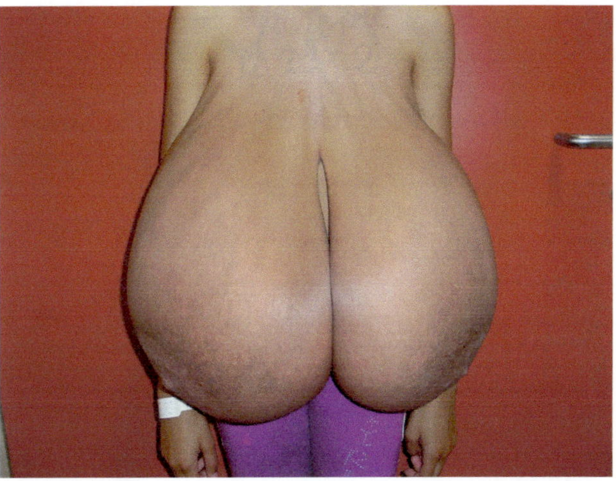

Figura 26.2 – Adolescente de 12 anos de idade com gigantomastia.
Fonte: Acervo da Clínica Ginecológica do HC-FMUSP.

Exame físico

Dados como peso, altura e índice de massa corpórea devem ser obtidos. À inspeção, podem ser constatadas ptose das mamas, aréolas de tamanho aumentado, presença de estrias e dilatação dos vasos subcutâneos, maceração no ombro provocada pela pressão da alça do sutiã em decorrência do peso das mamas (Figura 26.3). Também há, com frequência, irritação no sulco inframamário ou intertrigo, causada pelo peso excessivo das mamas, podendo aí se instalar infecções fúngicas.[11,12] A palpação das mamas deve ser cuidadosa, em busca de possíveis nódulos ou outra irregularidade.

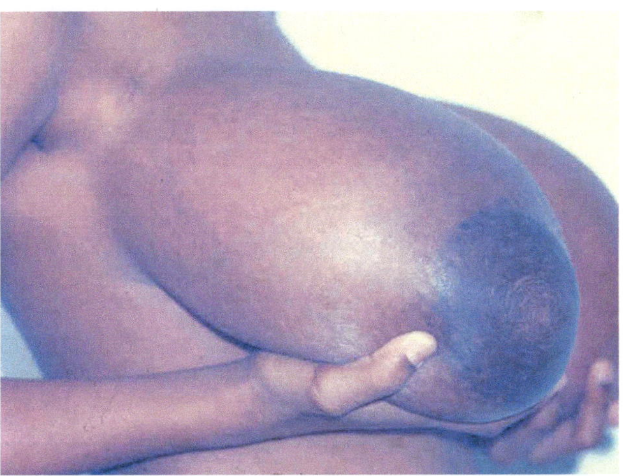

Figura 26.3 – Paciente de 12 anos de idade, com hipertrofia mamária. Notar também aréolas com diâmetro exagerado.
Fonte: Acervo da Clínica Ginecológica do HC-FMUSP.

A gigantomastia é considerada para casos de mamas excessivamente volumosas, que chegam a limitar a deambulação da paciente, além de, invariavelmente, provocar o isolamento social da adolescente.

O diagnóstico precoce, seguido das orientações médicas e psicológicas, é fundamental para melhorar a qualidade de vida das pacientes.

Com o aumento das taxas de obesidade em crianças e adolescentes nas últimas décadas, em algumas vezes pode haver mais dificuldade em distinguir a hipertrofia juvenil das mamas e a hipertrofia das mamas secundária à obesidade.[13,14]

Os principais diagnósticos diferenciais são tumores benignos da mama, como fibroadenoma juvenil e tumor Phyllodes. Os tumores malignos da mama (sarcomas) são extremamente raros em adolescentes, porém o fibroadenoma pode coexistir com a hipertrofia,[15,16] como ocorreu com nossa paciente da Figura 26.1. Os tumores são facilmente palpados, além de a hipertrofia, em geral, ser unilateral, resultando em assimetria mamária.

Exames complementares

A ultrassonografia (raramente a ressonância magnética) pode ser usada para excluir eventual presença de nódulo, como fibroadenoma.

Tratamento

O tratamento para a hipertrofia mamária na adolescência é, primariamente, cirúrgico. Porém, cabe reforçar a recomendação de que a equipe cirúrgica deve explicar com clareza os riscos de possíveis complicações, a possibilidade de recorrência (Figura 26.4), mas também mostrar perspectivas de sucesso com o procedimento (Figuras 26.4 e 26.5). Para se tomar a decisão, pode-se necessitar de mais de uma consulta, com paciente e pais presentes. O consentimento informado deve ser assinado pelos pais ou responsáveis.

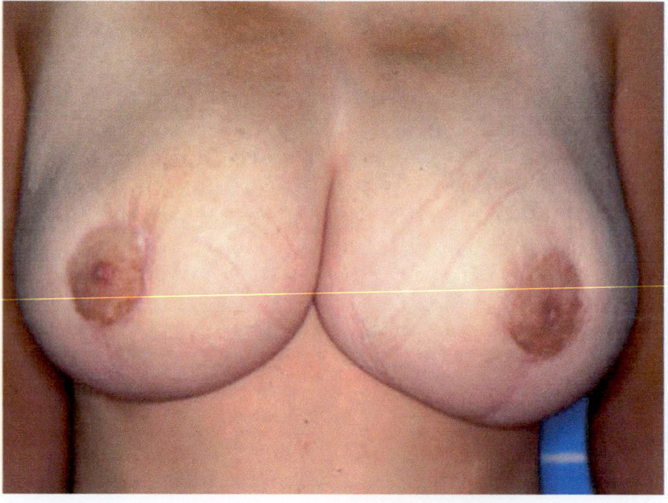

Figura 26.4 – Mesma paciente da Figura 26.1, após 1 ano da segunda mamoplastia redutora.
Fonte: Acervo da Clínica Ginecológica do HC-FMUSP.

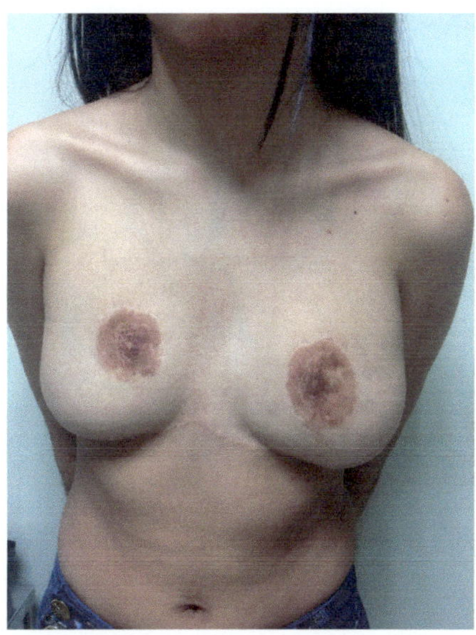

Figura 26.5 – Mesma paciente da Figura 26.2, após 7 anos da mamoplastia redutora.
Fonte: Acervo da Clínica Ginecológica do HC-FMUSP.

Uma avaliação psicológica deve ser feita para diagnosticar possíveis transtornos de comportamento e/ou alimentares e para determinar a maturidade emocional das pacientes. Distúrbios relacionados aos hábitos alimentares podem ser observados em muitas adolescentes com hipertrofia mamária tanto antes do início do tratamento quanto após os procedimentos cirúrgicos.[17,18]

Em decorrência da raridade dessa anomalia, a decisão de quando e como tratar baseia-se em séries de casos e recomendações das sociedades internacionais. A mamoplastia redutora é a cirurgia de eleição para adolescentes com hipertrofia mamária sintomática, melhorando o desconforto físico e a autoestima, na maioria das vezes.[19]

A indicação da cirurgia deve obedecer a orientação geral de não manipulação cirúrgica sobre as mamas antes que estas tenham parado de crescer há pelo menos 6 a 12 meses. Postergar a cirurgia até que o tamanho das mamas esteja estabilizado diminui significativamente as taxas de novo crescimento.[20]

No Setor de Ginecologia na Infância e Adolescência do Hospital das Clínicas da Faculdade de Medicina da Universidade de São Paulo (HC-FMUSP), enquanto aguardamos o momento da correção cirúrgica, adotamos medidas paliativas, como uso de almofadas para diminuir a pressão direta da alça do sutiã sobre os ombros, uso de blusas que disfarcem o volume das mamas, reeducação postural da paciente que tende a se postar curvada para a frente, sempre com apoio psicológico.

Casos mais graves (Figuras 26.1 e 26.2) podem ser tecnicamente desafiadores, havendo necessidade de realização de enxertos livres do complexo areolopapilar, ou ainda, em casos extremos, pode ser necessária a realização de mastectomia subcutânea com reconstrução imediata. Nesses casos mais graves e mais extremos, a atenção ao momento oportuno de realização da cirurgia é ainda mais importante, pois existe maior risco de recorrência, como aconteceu com a paciente da Figura 26.1. Reoperações nessas pacientes jovens estão associadas a maior morbidade física e emocional.[21]

Tratamento medicamentoso

Embora alguns medicamentos tenham sido testados como tratamento da hipertrofia mamária, os resultados com essa terapêutica exclusiva não são satisfatórios. Os principais fármacos já experimentados são: tamoxifeno, medroxiprogesterona, danazol e bromocriptina.[5,23]

Esses medicamentos podem ajudar a bloquear o crescimento das mamas, mas não têm ação na redução do volume já estabelecido ou no alívio de sintomas. Alguns estudos avaliaram o uso do tamoxifeno para prevenção do crescimento mamário no pós-operatório e foi notada estabilização do crescimento com 20 mg de citrato de tamoxifeno durante 6 meses. Outros estudos sugerem o uso de 40 mg por dia.[21]

Doses maiores desses medicamentos devem ser usadas com extrema cautela, pois eles apresentam efeitos colaterais importantes, como hiperplasia do endométrio, ondas de calor, tromboembolismo venoso e alterações da densidade mineral óssea. É importante lembrar ainda que os resultados de doses elevadas e do uso prolongado desses medicamentos na população adolescente são desconhecidos.[24]

Resultados e prognóstico

A mamoplastia redutora é geralmente bem-sucedida como tratamento da hipertrofia mamária juvenil. Resultados positivos podem ser observados precocemente em relação tanto às queixas físicas quanto às psicológicas. Pacientes submetidas a mamoplastia redutora na adolescência costumam manter a satisfação com a cirurgia até a idade adulta.

As complicações cirúrgicas podem ser evitadas se o momento para a realização da cirurgia for bem planejado e se houver a abordagem multiprofissional.

As taxas de amamentação dessas pacientes variam de acordo com os trabalhos e com a técnica cirúrgica empregada, mas sem diferença estatisticamente significante, sendo que 56% a 65% das pacientes conseguem amamentar adequadamente.[25]

O fluxograma a seguir (Figura 26.6) apresenta a conduta em casos de hipertrofia mamária.

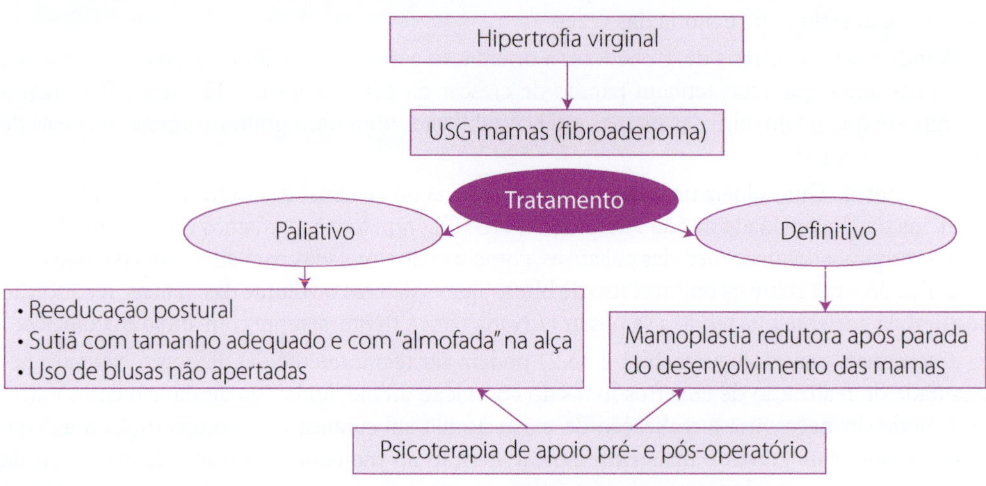

Figura 26.6 – Fluxograma – Condução de casos de hipertrofia mamária juvenil (ou virginal).

Fonte: Desenvolvida pela autoria do capítulo.

REFERÊNCIAS BIBLIOGRÁFICAS

1. Larson K, Gosain AK. Cosmetic surgery in the adolescent patient. Plast Reconstr Surg. 2012;129(1):135-141.
2. Iwuagwu OC, Stanley PW, Platt AJ, Drew PJ, Walker LG. Effects of bilateral breast reduction on anxiety and depression: results of a prospective randomised trial. Scand J Plast Reconstr Surg Hand Surg. 2006;40(1):19-23. Disponível em: http://dx.doi.org/10.1080/02844310500415335.
3. Morimoto T, Komaki K, Mori T et al. Juvenile gigantomastia: report of a case. Surg Today. 1993;23(3):260-264.
4. Govrin-Yehudain J, Kogan L, Cohen HI et al: Familial juvenile hypertrophy of the breast. J Adolesc Health. 2004;35:151.
5. Hoppe IC, Patel PP, Singer-Granick CJ et al. Virginal mammary hypertrophy: a meta-analysis and treatment algorithm. Plast Reconstr Surg. 2011;127:2224-2231.
6. Evans GR, Ryan JJ. Reduction mammaplasty for teenage patient: a critical analysis. Aesthetic Plast Surg. 1994;18(3):291-7. Disponível em: http://dx.doi.org/10.1007/BF00449797.
7. Sood R, Mount DL, Coleman JJ, Ranieri J, Sauter S, Mathur P, Thurston B. Effects of reduction mammaplasty on pulmonary and symptoms of macromastia. Plast Reconstr Surg. 2003;111(2):688-94. Disponível em: http://dx.doi.org/10.1097/01.PRS.0000041395.02699.B7.
8. Kemal F, Fulya F, Selahattin O, Tuba G. The impact of breast size on vertebral column: a radiologic study. Aesthetic Plast. Surg. 2007;31(1):23-7.
9. Sabino Neto M, Dematte MF, Freire M, Garcia EB, Quaresma M, Ferreira LM. Self-esteem and functional capacity outcomes following reduction mammaplasty. Aesthet Surg J. 2008;28(4):417-20. Disponível em: http://dx.doi.org/10.1016/j.asj.2008.04.006.
10. Starley IF, Bryden DC, Tagari S, Mohammed P, Jones BP. An investigation into changes in lung function and the subjective medical benefits from breast reduction surgery. Br J Plast Surg. 1998;51(7):531-4. Disponível em: http://dx.doi.org/10.1054/bjps.1997.0260.
11. Pernia LR, Ronel DN, Leeper JD, Miller HL. Carpal tunnel syndrome in women undergoing reduction mammaplasty. Plast Reconstr Surg. 2000;105(4):1314-9.
12. Gonzalez F, Walton RL, Shafer B, Matory Jr WE, Borah GL. Reduction mammaplasty improves symptoms of macromastia. Plast Reconstr Surg. 1993;91(7):1270-6.
13. Cunningham BL, Gear AJ, Kerrigan CL et al. Analysis of breast reduction complications derived from the Bravo study. Plast Reconstr Surg. 2005;115(6):1597-1604.
14. Webb ML, Cerrato F, Rosen H et al. The effect of obesity on early outcomes in adolescents undergoing reduction mammaplasty. Ann Plast Surg. 2012;68(3):257-260.
15. Simmons PS, Jayasinghe YL, Wold LE et al. Breast carcinoma in young women. Obstet Gynecol. 2011;118(3):529-536.
16. Pruthi S, Jones KN, Boughey JC et al. Breast masses in adolescents: clinical pearls in the diagnostic evaluation. Am Fam Physician. 2012;86(4):325-326.
17. Cerrato F, Webb ML, Rosen H et al. The impact of macromastia on adolescents: a cross-sectional study. Pediatrics. 2012;130(2):339-346.
18. Kreipe RE, Lewand AG, Dukarm CP et al. Outcome for patients with bulimia and breast hypertrophy after reduction mammaplasty. Arch Pediatr Adolesc Med. 1997;151(2):176-180.
19. Kaplowitz PB, Overfield SE. Reexamination of the age limit for defining when puberty is precocious in girls in the United States: implications for evaluation and treatment. Drug and therapeutics and Executive Committee of the Lawson Wilkins Pediatric Endocrine Society. Pediatrics 1999;104:936.
20. McMahan JD, Wolfe JA, Cromer BA et al. Lasting success in teenage reduction mammaplasty. Ann Plast Surg. 1995;35(3):227-231.
21. Baker SB, Burkey BA, Thornton P et al. Juvenile gigantomastia: presentation of four cases and review of the literature. Ann Plast Surg. 2001;46(5):517-525. discussion 525-526.
22. O'Hare PM, Frieden IJ. Virginal breast hypertrophy. Pediatr Dermatol. 2000;17:277.
23. Demir K, Unuvar T, Eren S et al. Tamoxifen as first-line treatment in a premenarchal girl with juvenile breast hypertrophy. J Pediatr Adolesc Gynecol. 2010;23:133.
24. Zacharin M. Current advances in bone health of disabled children. Curr Opin Pediatr. 2004;16(5):545-551.
25. Cruz NI, Korchin L. Lactational performance after breast reduction with different pedicles. Plast Reconstr Surg. 2007;120(1):35-40.

27

Nódulos Mamários na Adolescência

- Carlos Alberto Ruiz
- Carolina Malhone
- José Alcione Macedo Almeida

As queixas relacionadas às mamas representam a terceira causa de consultas de adolescentes no Setor de Ginecologia na Infância e Adolescência da Clínica Ginecológica do Hospital das Clínicas da Faculdade de Medicina da Universidade de São Paulo (HC-FMUSP) e os principais diagnósticos nesse grupo são nódulos mamários.

A descoberta de nódulo mamário em criança ou adolescente, em geral, causa preocupação imediata para a paciente e seus pais, pela inevitável associação com o câncer. Entretanto, a grande maioria dos nódulos mamários nessa população são benignos. As lesões malignas da mama nesse grupo etário são raras e, quando ocorrem, a maioria delas representam metástases de outros sítios. Enquanto em mulheres adultas 11% dos nódulos mamários correspondem a câncer, o risco de malignidade em adolescentes é mínimo, menor que 0,1% a 0,2%.[1,2] Devido à baixa prevalência de câncer de mama na criança e na adolescente e ao risco de lesão iatrogênica do broto mamário em desenvolvimento, por procedimento intempestivo, o conhecimento do diagnóstico diferencial das lesões nessa faixa etária é importante para direcionar a condução apropriada em cada caso.

As lesões fibroepiteliais são os tumores mamários mais frequentes na adolescência. São neoplasias bifásicas, ou seja, apresentam componente epitelial (glandular) e componente estromal (mesenquimal). São exemplos de lesões fibroepiteliais o fibroadenoma (FA) e os tumores Phyllodes. O FA representa de 75% a 94% entre todos os nódulos da mama em adolescentes.[3,4]

A investigação do nódulo mamário em adolescentes difere daquela realizada em mulheres adultas, tanto pelas diferenças arquiteturais da mama quanto pelo menor risco de lesões malignas. O diagnóstico diferencial de lesões mamárias em pré-púberes deve incluir o desenvolvimento unilateral do broto mamário que às vezes é, lamentavelmente, confundido com um tumor.[5]

Fibroadenoma

Fibroadenoma (FA) é o nódulo mamário mais frequente em adolescentes, sendo a incidência global estimada em 2,2%. Compreende cerca de 68% dos nódulos mamários e 44% a 94% de todas as lesões mamárias.[2]

Histologicamente, os fibroadenomas são lesões benignas bifásicas, apresentando um componente epitelial e um componente estromal. Desenvolvem-se a partir da proliferação do estroma especializado que circunda os lóbulos mamários, típico da mama feminina. Nos fibroadenomas típicos, o componente epitelial (glandular) exibe um padrão intracanalicular ou pericanalicular, ou uma combinação de ambos. Os diferentes padrões histológicos não têm implicação prognóstica. São descritas algumas variantes clínico-histológicas, das quais as mais comuns são: fibroadenoma simples (ou fibroadenoma comum), fibroadenoma gigante, fibroadenoma juvenil, fibroadenoma celular e fibroadenoma multicêntrico, ainda que essas definições de subcategorias sejam controversas e muitas vezes superpostas.[2]

Fibroadenoma simples

FA simples ou comum é aquele que, em geral, tem tamanho médio de 2 a 3 cm e é assintomático, só criando preocupação para famílias com cancerofobia. São palpáveis, inclusive pela paciente, o que motiva a procura por consulta médica.[6] Em até 25% das vezes, pode ocorrer a chamada fibroadenomatose mamária, que é condição de vários nódulos de fibroadenoma.[5,7]

Fibroadenoma gigante

Nódulo de FA maior que 5 cm é chamado de fibroadenoma gigante, cuja história natural inclui um período inicial de crescimento. Ao longo de 6 a 12 meses, dobra de tamanho, ocorrendo então a estabilização. Apenas 5% dos nódulos de FA têm crescimento mais rápido.[8]

Fibroadenoma juvenil

O fibroadenoma juvenil é uma variante histológica do fibroadenoma comum, representando de 7% a 8% de todos os fibroadenomas. Histologicamente, é caracterizado por maior celularidade do estroma, com disposição estromal fascicular, padrão de crescimento epitelial pericanalicular e hiperplasia ductal usual que muitas vezes apresenta projeções micropapilares. Ocorre predominantemente em adolescentes, embora existam descrições em mulheres adultas.

Tumores Phyllodes

Os tumores Phyllodes da mama correspondem a lesões fibroepiteliais que apresentam um grande componente mesenquimal, formando estruturas de padrão foliáceo. Foram descritos pela primeira vez por Johannes Müller, em 1838, como tumores mamários de grande volume, contendo áreas sólidas e císticas, de aspecto parecido a folhas, em seu interior, e nessa ocasião foram denominados cistossarcomas Phyllodes. Esse termo é inapropriado, uma vez que esses tumores raramente são císticos e não têm o potencial maligno da maioria dos sarcomas.[9] Por essa razão, são mais apropriadamente denominados tumores Phyllodes.

Trata-se de neoplasias estromáticas que, histologicamente, são classificadas como benignas, intermediárias ou malignas.[5] Essa distinção é, em grande parte, apenas semântica, pois lesões benignas tanto podem recidivar localmente como produzir metástases.

São tumores raros, benignos na maior parte dos casos (35% a 64%), afetam mais frequentemente mulheres entre 30 e 50 anos de idade, mas também ocorrem em adolescentes e já foram relatados em meninas de 10 anos. Por essa razão, suas particularidades em adolescentes são escassas na literatura, que se embasa apenas em relatos e séries de casos.[9,10] No Setor de Ginecologia na Infância e Adolescência da Divisão de Clínica Ginecológica do HC-FMUSP, o tumor Phyllodes representou 5,2% entre 103 nódulos mamários operados, todos benignos.

Diagnóstico

Em geral, para o diagnóstico de nódulos mamários em adolescentes, apenas os dados clínicos e o exame físico costumam ser suficientes. Algumas características são comuns aos fibroadenomas. São nódulos bem circunscritos, móveis, apresentam consistência elástica, superfície lisa e não são dolorosos.

A avaliação inicia-se com história clínica detalhada, avaliando-se duração dos sintomas, crescimento do nódulo e sintomas associados, além de antecedentes pessoais, ginecológicos e familiares. Por serem sensíveis à ação estrogênica, podem provocar dor e variar de tamanho, dependendo da fase do ciclo menstrual; além disso, também podem crescer rapidamente na puberdade e durante a gestação. A idade média ao diagnóstico é entre 15 e 17 anos de idade, mas podem ocorrer até 1 a 2 anos antes da menarca.[11]

Fibroadenoma simples

A apresentação clássica do fibroadenoma comum é nódulo regular e bem circunscrito, móvel e assintomático, embora algumas pacientes refiram que o nódulo parece maior e mais sensível durante o período menstrual. O tamanho médio é de 2 a 3 centímetros. Por essas características, ele é muitas vezes palpável, tanto pelo médico como pela paciente.

Fibroadenoma gigante

A história natural do FA gigante é de nódulo mamário que tem um período de crescimento inicial, dobra de tamanho e se estabiliza ao final de 6 a 12 meses, ultrapassando 5 cm no maior eixo. Ao exame de palpação, pode ser mais macio do que o FA simples, podendo se assemelhar ao tecido mamário circundante; a pele sobre o nódulo pode ser quente ao toque e veias dilatadas sobre a superfície da mama são comuns, semelhantemente ao que ocorre em tumor Phyllodes.[6]

Fibroadenoma juvenil

O fibroadenoma juvenil é uma variante histológica do fibroadenoma comum, representando de 7% a 8% de todos os fibroadenomas. Caracteriza-se por maior celularidade do estroma com disposição estromal fascicular, padrão de crescimento epitelial pericanalicular e hiperplasia ductal usual, que muitas vezes apresenta projeções micropapilares. Trata-se de tumor de crescimento rápido e atinge tamanho médio de 5 a 10 cm, podendo ultrapassar 20 cm, com vasos dilatados visíveis ao exame da pele (Figura 27.1).

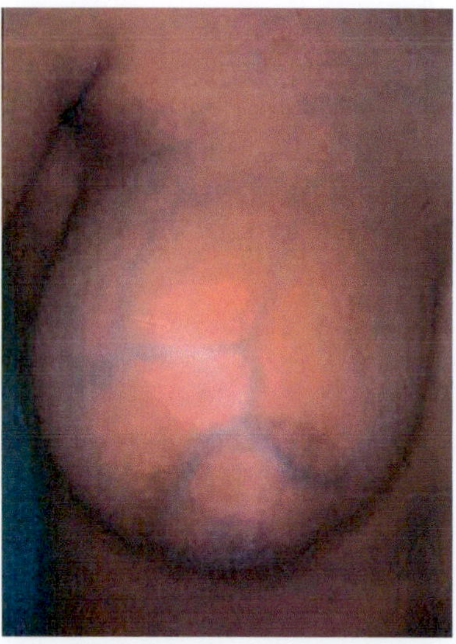

Figura 27.1 – Fibroadenoma juvenil em adolescente de 16 anos. Notar vasos dilatados sob a pele.
Fonte: Acervo da Clínica Ginecológica do HC-FMUSP.

Tumor Phyllodes

O diagnóstico diferencial com os fibroadenomas é difícil, embora clinicamente a evolução dos tumores Phyllodes seja diferente, em função do crescimento rápido, que é o principal sinal de alerta para a hipótese de tumor Phyllodes. Vale ressaltar que, em alguns casos, pode ter um padrão de crescimento bifásico, sendo uma fase lenta ao longo de vários anos, seguida por uma fase de crescimento rápido. A pele se apresenta distendida pelo crescimento muito rápido (Figura 27.2).

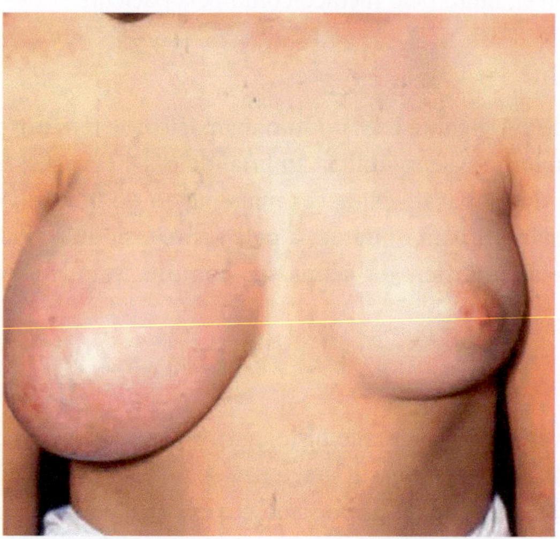

Figura 27.2 – Tumor Phyllodes em adolescente de 13 anos. Notar pele hiperdistendida.
Fonte: Acervo da Clínica Ginecológica do HC-FMUSP.

Exame físico

Inicialmente, o exame físico deve averiguar o desenvolvimento mamário, de acordo com os critérios de Tanner; identificar a localização do nódulo (quadrante ou "hora do relógio"); avaliar a distância da papila; analisar suas bordas (regulares ou irregulares, bem delimitadas ou não delimitadas); mensurar o tamanho do nódulo em duas dimensões; avaliar a consistência (amolecida, endurecida) e a mobilidade do nódulo em relação aos planos adjacentes; investigar alterações de pele e avaliar cadeias linfonodais axilares, supraclaviculares e de cadeia torácica interna.

Os fibroadenomas apresentam-se bilateralmente em 10% dos casos; e são múltiplos em 10% a 25% das vezes. A multiplicidade pode ocorrer em uma mama ou em ambas.[5,7] Quando múltiplos na mesma mama, podem estar confluentes, aderidos entre si, simulando nódulo único à palpação, sendo facilmente separados na cirurgia (Figuras 27.3A e 27.3B). São sensíveis à ação estrogênica e, portanto, podem variar de tamanho e apresentar dor à palpação, a depender da fase do ciclo menstrual. Veias dilatadas na superfície da mama podem ser encontradas tanto no FA gigante como no FA juvenil e, principalmente, no tumor Phyllodes.[6]

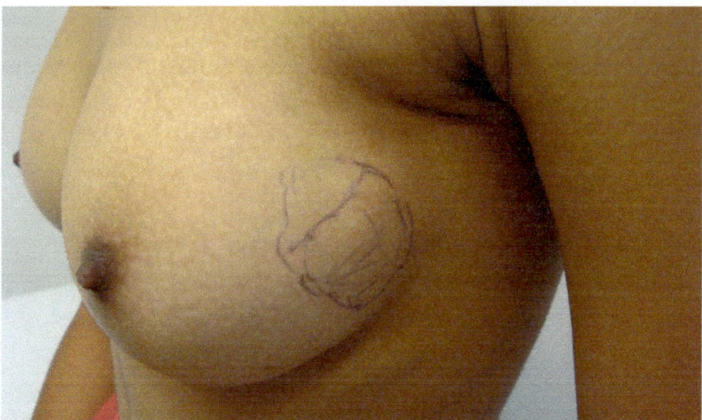

Figura 27.3A – FA simples com múltiplos confluentes.
Fonte: Acervo da Clínica Ginecológica do HC-FMUSP.

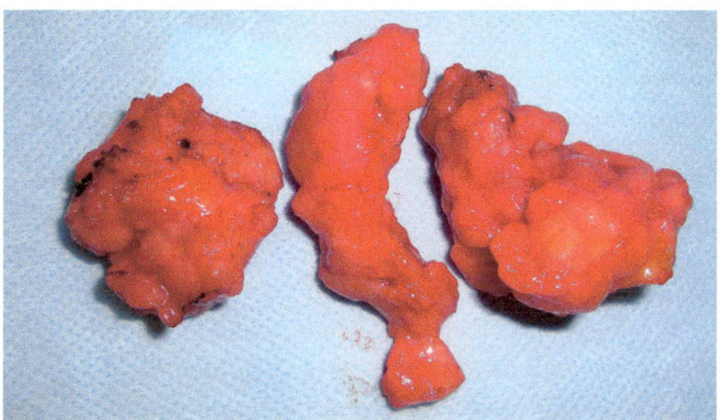

Figura 27.3B – Peça cirúrgica extraída da paciente da Figura 27.3A.
Fonte: Acervo da Clínica Ginecológica do HC-FMUSP.

Ao exame físico, em geral, o Phyllodes apresenta-se de modo semelhante a um fibroadenoma, gigante ou ao juvenil, como nódulo único, bem delimitado, com tamanho variável, entre 1 e 41 cm (média de 4 a 7 cm). Quando pequeno, pode assemelhar-se ao fibroadenoma comum.[6]

Exame de imagem

Quando necessário, o principal exame complementar é a ultrassonografia (USG), sobretudo pela capacidade de diferenciar lesões sólidas de císticas, evitando-se a exposição à radiação ionizante.[12] A USG realizada inicialmente para o diagnóstico não é obrigatória para o seguimento de paciente diagnosticada com FA comum. Nesses casos, o exame clínico, medindo-se o tamanho do nódulo, é o indicado. A mamografia não é indicada nas adolescentes, visto que o parênquima mamário em desenvolvimento, ainda com pouco componente gorduroso, compõe-se normalmente de tecido denso fibroglandular, reduzindo-se significativamente a sensibilidade do exame; além disso, porque a mama em desenvolvimento é muito sensível à radiação ionizante.[1] A ressonância magnética é utilizada, embora raramente, na suspeita forte de tumor Phyllodes, ou de envolvimento da parede torácica, ou de diferencial com malformações vasculares.

Ao exame ultrassonográfico, os fibroadenomas são geralmente nódulos ovais, circunscritos, hipoecogênicos e paralelos à pele. Ocasionalmente são lobulados e raramente irregulares. Uma pseudocápsula pode ser identificada em alguns casos, e a ecotextura interna pode ser homogênea ou heterogênea. Os achados acústicos posteriores variam, sendo os mais comuns a ausência de sombra acústica posterior e o reforço acústico posterior.

Em tumor Phyllodes, a ultrassonografia pode descrever lobulações, um padrão de eco heterogêneo e ausência de microcalcificações, bem como lojas císticas em alguns casos. No entanto, embora sejam sugestivos, não garantem o diagnóstico.[13]

Portanto, muitas vezes é tarefa difícil fazer o diagnóstico diferencial entre FA gigante, FA juvenil e tumor Phyllodes, uma vez que, clinicamente, as características dos três tipos de nódulos são semelhantes. Mesmo após exame clínico, exames de imagem e biópsia de fragmento, muitas vezes persistem as dúvidas, e o comportamento clínico do tumor Phyllodes com recidivas é o que pode diferenciá-los.

Tratamento e prognóstico

Adolescente com nódulo menor que 5 cm, com características típicas de fibroadenoma, pode seguramente ser tratada de modo conservador, com seguimento clínico regular a cada 6 meses, quando é reavaliada, com a mensuração do tamanho do nódulo. O médico deve explicar à paciente e seus familiares a natureza benigna da lesão, enfatizando que não há transformação em câncer. Essas informações dão segurança à família. A USG realizada na primeira consulta não deve ser repetida rotineiramente, para não gerar expectativa na paciente, mas somente quando o nódulo apresentar crescimento rápido ou mudança de suas características ao exame clínico, quando então se pode indicar a biópsia de fragmento, guiada pelo ultrassom.

Em pesquisa do nosso Serviço com pacientes de idades inferiores a 30 anos, com diagnóstico de fibroadenoma da mama, acompanhadas durante um ano pelo mesmo examinador, fazendo mensuração do tamanho dos nódulos com um paquímetro e com ultrassonografia a cada 3 meses, os resultados foram: 55,3% dos nódulos involuíram; 39,3% aumentaram de tamanho; e 7,1% não se modificaram. Nenhuma paciente necessitou de cirurgia.[14]

O fibroadenoma gigante e o juvenil devem ser extirpados cirurgicamente sempre, pois não podem ser distinguidos dos Phyllodes por exame físico ou por imagem.[13]

O tumor Phyllodes tem sua remoção indicada, sempre com margens de segurança. A mastectomia simples é tratamento de exceção. Cirurgias mais radicais não representam maiores taxas de sobrevida, e a cirurgia axilar não está indicada rotineiramente. O comprometimento de gânglios axilares é muito raro. Ainda que alguns casos apresentem linfonodos axilares aumentados ao exame físico, são de caráter reacional e não indicam abordagem axilar.

O tipo de incisão sobre a mama para esses nódulos depende da preferência e da experiência do cirurgião. Em casos sem suspeita de tumor Phyllodes, mesmo volumosos, podem ser removidos por meio de incisão periareolar, sendo morcelados antes da remoção e colocados em um saco.[15] Nossa preferência é pela incisão periareolar, sempre que possível, mesmo em nódulo de grandes dimensões (Figuras 27.4 e 27.5), sem morcelamento. Não há necessidade de reconstrução mamária, pois a mama se acomoda imediatamente após a retirada do tumor, como ilustramos com as Figuras 27.5 e 27.6.

Como opção de incisões, nos casos suspeitos de Phyllodes, pode ser utilizada a incisão no sulco inframamário ou a incisão de Round Block (Figuras 27.7A e 27.7B).

Os tumores Phyllodes têm um comportamento incerto, e a recidiva local é comum, com média de 21% dos tipos benignos, 46% em borderline e 65% de recorrência em malignos. Sua recorrência está associada a margens cirúrgicas comprometidas e crescimento estromal grande. Quimioterapia e radioterapia não parecem ter a mesma eficácia exercida na adjuvância de carcinomas e não têm suas indicações claramente definidas nos casos de Phyllodes malignos.

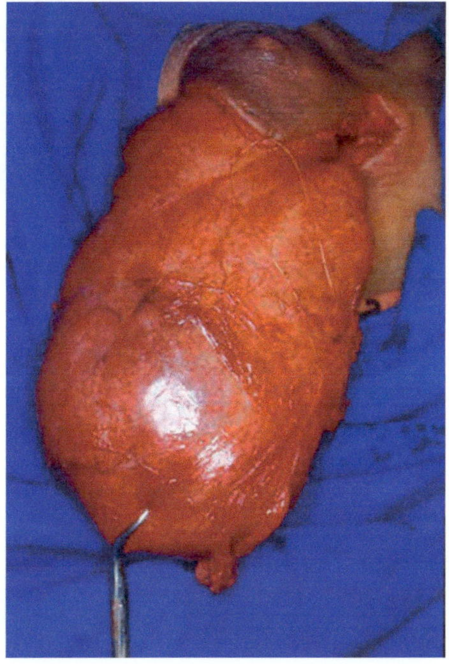

Figura 27.4 – Fibroadenoma juvenil extirpado com incisão periareolar. Mesma paciente da Figura 27.1.
Fonte: Acervo da Clínica Ginecológica do HC-FMUSP.

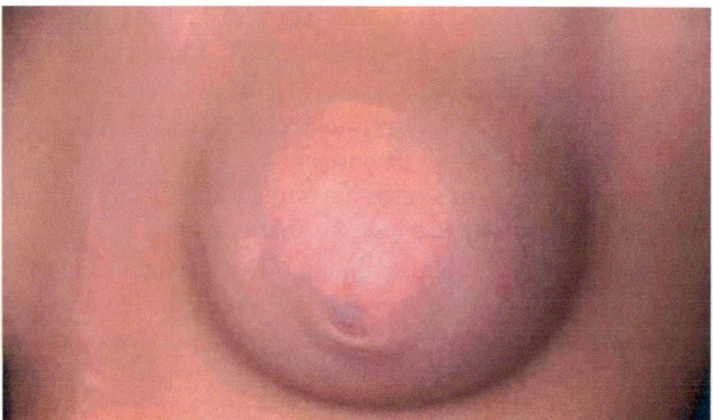

Figura 27.5A – Fibroadenoma gigante em paciente de 10 anos, ocupando toda a mama.
Fonte: Acervo da Clínica Ginecológica do HC-FMUSP.

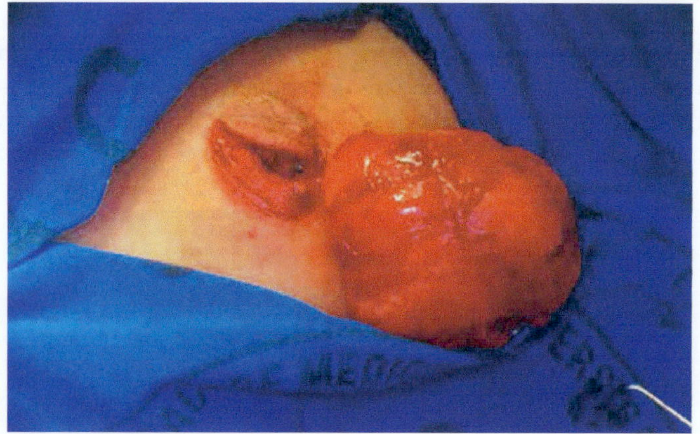

Figura 27.5B – Incisão periareolar. Mesma paciente da Figura 27.5A.
Fonte: Acervo da Clínica Ginecológica do HC-FMUSP.

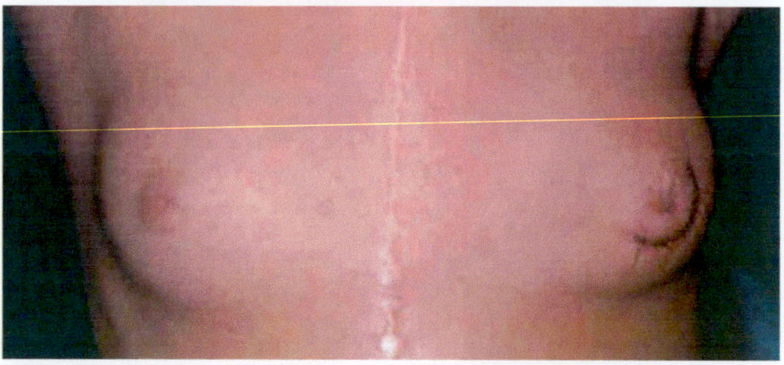

Figura 27.5C – Paciente das Figuras 27.5A e 27.5B, 24 horas pós-cirurgia.
Fonte: Acervo da Clínica Ginecológica do HC-FMUSP.

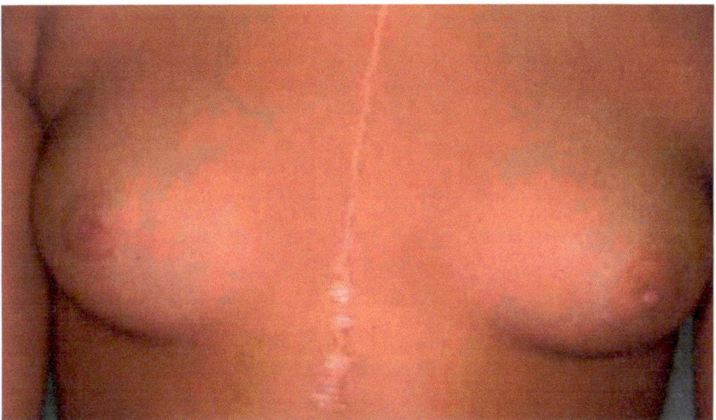

Figura 27.5D – Mesma paciente das Figuras 27.5A, 27.5B e 27.5C, 5 meses após a cirurgia. Notar perfeita simetria mamária.

Fonte: Acervo da Clínica Ginecológica do HC-FMUSP.

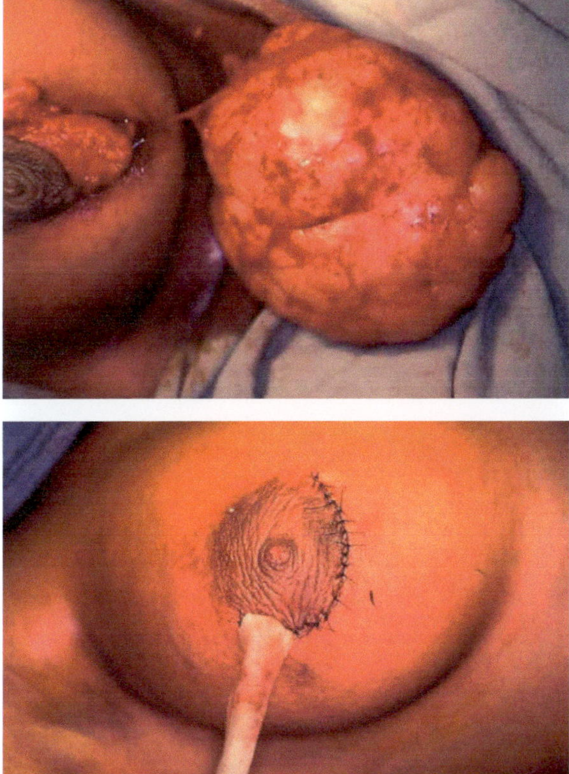

Figuras 27.6A e **27.6B** – FA gigante extirpado por incisão periareolar.

Fonte: Acervo da Clínica Ginecológica do HC-FMUSP.

Alguns autores relataram que adolescentes com tumores Phyllodes malignos têm um curso mais "benigno" do que as adultas, independentemente do tipo histológico. O tratamento desses tumores, benignos e malignos, é excisão cirúrgica total, com margens adequadas de tecido normal de 1 a 2 cm, se possível.[9,16]

A abordagem pode ser considerada com segurança em casos com margens cirúrgicas livres.[17]

Há risco potencial de recorrência local ou distante da ordem de 15%, o que é mais comum com cirurgia incompleta ou com tumores malignos ou limítrofes. Recidiva sistêmica foi relatada em 10% das pacientes e é mais comum em tumores francamente malignos. A reabordagem cirúrgica deve ser indicada se as margens obtidas na primeira cirurgia não forem adequadas.[9]

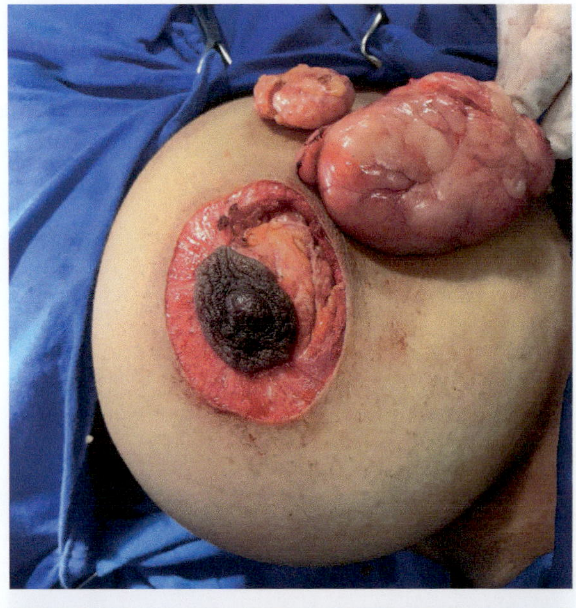

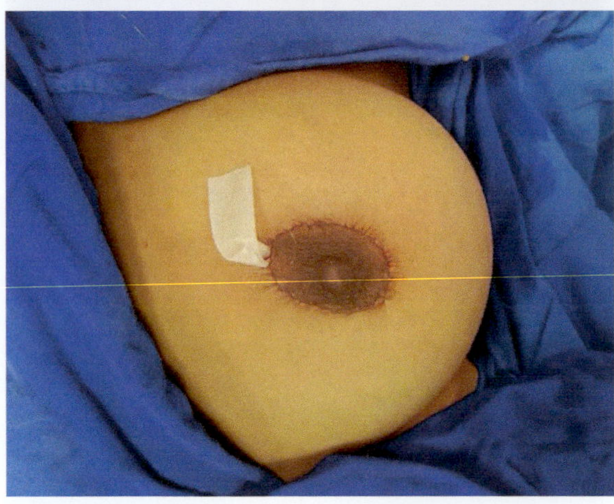

Figuras 27.7A e **27.7B** – Incisão de Round Block.
Fonte: Acervo da Clínica Ginecológica do HC-FMUSP.

É referida taxa de sobrevivência de aproximadamente 80% em 5 anos para tumores Phyllodes malignos em adultas. Adolescentes podem ter um tumor biologicamente menos agressivo do que as adultas, e seu prognóstico pode então ser melhor, embora os dados de certeza não estejam disponíveis.[9]

Outros tumores raros

Papilomatose juvenil

O papiloma é tumor benigno, retropapilar, pequeno e muitas vezes não palpado, que acomete principalmente mulheres jovens.[18,19] A papilomatose juvenil é evento raro em adolescentes e manifesta-se por fluxo papilar sanguinolento e nódulo bem delimitado, com múltiplas lojas císticas e septos de estroma fibroso, com aparência de "queijo suíço". Clinicamente, algumas vezes, pode ser confundido com o fibroadenoma, mas, quando há o fluxo papilar hemorrágico, é o sinal de alerta para a papilomatose.[20,21] Apesar de ser lesão benigna, tem sido descrito associado a carcinoma *in situ* e carcinoma invasivo em até 15% dos casos.[22-24]

Pode-se palpar tumor de consistência elástica, geralmente na região retroareolar. A USG auxilia o diagnóstico e orienta a biópsia, aconselhada antes da remoção cirúrgica do nódulo.

Hemangioma

É uma anomalia vascular que pode envolver a mama em desenvolvimento (Figura 27.8). Embora o hemangioma possa estacionar seu crescimento e até mesmo involuir, a compressão do broto mamário durante o rápido crescimento pode causar deformidade mamária. O diagnóstico é feito pelo exame das mamas, e a ultrassonografia pode ser útil. As lesões superficiais assintomáticas, em geral, não necessitam de cirurgia. As do parênquima mamário apresentam risco para angiossarcoma. A ressecção cirúrgica da lesão, com proteção do tecido mamário, é indicada quando há complicações, como ulceração ou hemorragia.[5,25] Por se tratar de anomalia vascular, esse procedimento requer a experiência do cirurgião vascular. Paciente e familiares devem ser informados da natureza benigna da lesão para decidir sobre a cirurgia.

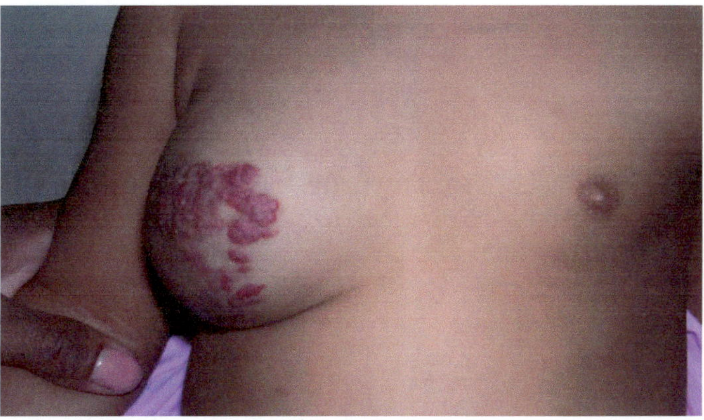

Figura 27.8 – Hemangioma na mama de criança.
Fonte: Acervo da Clínica Ginecológica do HC-FMUSP.

Outros tumores, como hamartoma, lipoma e cisto sebáceo, embora raros, podem ser encontrados. Essas lesões, quando pequenas, geralmente não merecem cirurgia.

Tumores malignos

Carcinoma primário da mama é de ocorrência raríssima em criança e adolescente, com pouquíssimos casos relatados pela literatura.[5,26]

O rabdomiossarcoma primário é de crescimento rápido e, em geral, alveolar, podendo ocorrer em adolescentes.[27]

Outros tumores malignos, como lipossarcoma primário não Hodgkin, fibrossarcoma, linfoma, leiomiossarcoma, são citados na literatura, porém são excepcionalíssimos.[10,27-30]

REFERÊNCIAS BIBLIOGRÁFICAS

1. Ezer SS, Oguzkurt P, Ince E et al. Surgical treatment of the solid breast masses in female adolescents. J Pediatr Adolesc Gynecol. 2013;2013:31-5.
2. Bellocq JP, Magro G. Fibroepithelial tumours. In: Tavassoli FA, Devilee P (ed.). Pathology and genetics of tumours of the breast and female genital organs. World Health Organization Classification of Tumours. Lyon: IARC Press; 2003. p. 99-103.
3. Farrow JH, Ashikari H. Breast lesions in young girls. Surg. Clin. North Am. 1969;49:261.
4. Laufer MR, Goldstein DP: The breast: examination and lesions. In: Sydor A (ed.). Pediatric & Adolescent Gynecology. 5th ed. Philadelphia: Lippincott Williams & Wilkins; 2005. p. 729-759.
5. West KW, Rescorla FJ, Scherer LR 3rd et al. Diagnosis and treatment of symptomatic breast masses in the pediatric population. J Pediatr Surg. 1995;30:182-7.
6. Templeman C, Hertweck SP. Breast disorders in the pediatric and adolescent patient. Obstet Gynecol Clin North Am. 2000;27:19-34.
7. Duflos C, Plu-Bureau G, Thibaud E et al. Breast diseases in adolescents. In: Sultan C (ed.). Pediatric and adolescent gynecology: evidence-based clinical practice. Basel, Switzerland: Karger; 2004. v. 7, p. 183-96.
8. Hanna RM, Ashebu SD. Giant fibroadenoma of the breast in an Arab population. Australas Radiol. 2002;46:252-6.
9. Parker SJ, Harries SA. Phyllodes tumours. Postgrad Med J. 2001;77:428-35.
10. Alabassi A, Fentiman IS. Sarcomas of the breast. Int J Clin Pract. 2003;57:886-9.
11. Tiryaki T, Senel E, Hucumenoglu S et al. Breast fibroadenoma in female adolescents. Saudi Med J. 2007;28(1):137-8.
12. Jayasinghe Y. Preventative care and evolution of the adolescent with the breast mass. Semin Plast Surg. 2013;27:13-8.
13. Chao TC, Lo YF, Chen SC et al. Sonographic features of phyllodes tumors of the breast. Ultrasound Obstet Gynecol. 2002;20:64-71.
14. Oliveira LFP. Estudo do fibroadenoma da mama em mulheres com idade inferior a trinta anos [dissertação de mestrado]. São Paulo: Faculdade de Medicina da Universidade de São Paulo. Departamento de Obstetrícia e Ginecologia; 1997.
15. Rojananin S, Ratanawichitrasin A. Limited incision with plastic bag removal for a large fibroadenoma. Br J Surg. 2002;89:787-8.
16. Neinstein LS. Breast disease in adolescents and young women. Pediatr. Clin. North Am. 1999;46:607.
17. Spitaleri G, Toesca A, Botteri E et al. Breast phyllodes tumor: a review of literature and a single center retrospective series analysis. Crit Rev Oncol Hematol. 2013;88:427-36.
18. Rosen PP, Cantrell B, Mullen DL, DePalo A. Juvenile papillomatosis ("Swiss cheese" disease) of the breast. Am J Surg Pathol. 1980;4:3-12.
19. Rosen PP, Lyngholm B, Kinne DW, Beattie Jr EJ. Juvenile papillomatosis of the breast and family history of breast carcinoma. Cancer. 1982;49:2591-5.

20. Rice HE, Acosta A, Brown RL et al. Juvenile papillomatosis of the breast in male infants: two case reports. Pediatr Surg Int. 2000;16:104-6.

21. Kafadar MT, Anadolulu Z, Anadolulu AI et al. Juvenile papillomatosis of the breast in a pre-pubertal girl: an uncommon diagnosis. Eur J Breast Health. 2018;14(1):51-3.

22. Dehner LP, Hill DA, Deschryver K. Pathology of the breast in children, adolescents, and young adults. Semin Diagn Pathol. 1999;16:235-47.

23. Sedloev T, Bassarova A, Angelov K, Vasileva M, Asenov Y. Combination of juvenile papillomatosis, juvenile fibroadenoma and intraductal carcinoma of the breast in a 15-year-old girl. Anticancer Res. 2015;35:5027-9.

24. Cheng E, D'Alfonso T, Patel A, Viswanathan K, Hoda S. Mammary juvenile papillomatosis ("Swiss cheese" disease): study of 121 cases reiterates need for long-term follow-up. Breast J. 2018;24:1136-7.

25. Akyuz C, Yaris N, Kutluk MT et al. Management of cutaneous hemangiomas: a retrospective analysis of 1109 cases and comparison of conventional dose prednisolone with high-dose methylprednisolone therapy. Pediatr Hematol Oncol. 2001;18:47-55.

26. Murphy JJ, Morzaria S, Gow KW et al. Breast cancer in a 6-year-old child. J Pediatr Surg. 2000;35:765-7.

27. Binokay F, Soyupak SK, Inal M et al. Primary and metastatic rhabdomyosarcoma in the breast: report of two pediatric cases. Eur J Radiol. 2003;48:282-4.

28. Weinzweig N, Botts J, Marcus E. Giant hamartoma of the breast. Plast Reconstr Surg. 2001;107:1216-20.

29. Chang HL, Lerwill MF, Goldstein AM. Breast hamartomas in adolescent females. Breast J. 2009;15(5):515-20.

30. Jimenez JF, Gloster ES, Perrott LJ et al. Liposarcoma arising within a cystosarcoma phyllodes. J Surg Oncol. 1986;31:294-8.

Dor Mamária na Adolescência

■ Marcos Desidério Ricci

A dor mamária é uma das queixas mais frequentemente referidas ao ginecologista e ao mastologista. A dor mamária idiopática ou cíclica é a mais comumente registrada.[1] Em virtude de sua natureza pouco conhecida e queixa subjetiva, o tratamento muitas vezes é pouco eficaz e frequentemente empírico.

De acordo com suas características, a dor mamária pode ser assim classificada (Quadro 28.1):

Quadro 28.1
Dor mamária: classificação.

	Acíclica	*Cíclica*
Origem mamária	Processo infeccioso Cistos mamários	Mastalgia (tensão pré-menstrual)
Origem extramamária	Síndrome de Tietze (osteocondrite), fibromialgia	

Fonte: Desenvolvido pela autoria do capítulo.

Incidência e classificação

A dor mamária é classificada como cíclica, não cíclica, e dor na parede torácica.[2] A classificação baseia-se principalmente na sua relação com o ciclo menstrual e a idade de ocorrência. A mastalgia cíclica ocorre em torno de 50% das mulheres no menacme; é efetivamente severa e interfere nas atividades diárias em 8% dos casos; e desaparece na menopausa.[1] Assim, a resolução da mastalgia cíclica é comumente relacionada a algum evento hormonal, como o início do uso de método contraceptivo hormonal, gravidez ou menopausa. O período de tempo que a mulher fica mensalmente exposta à dor é longo, especialmente quando esta tem início antes dos 20 anos de idade.

Dor mamária acíclica

Mastalgia acíclica diz respeito à dor mamária não relacionada ao ciclo menstrual, podendo ser constante ou intermitente.[3] Tende a ser unilateral e localizada em um dos quadrantes mamários; entretanto, também pode ocorrer dor difusa e com irradiação para a axila.[2]

Há algumas condições às quais pode estar associada a mastalgia acíclica na adolescência, como gravidez, mastite puerperal, trauma, tromboflebite e macrocistos, embora apenas a minoria dos casos seja explicada por essas condições.[1,4] A maioria dos casos surge por razões desconhecidas. Acredita-se que as causas são mais anatômicas que hormonais, exceto nos casos associados ao uso de medicamentos.

Processo infeccioso

Os casos infecciosos ocorrem comumente em puérperas durante a lactação. São agentes etiológicos comuns os estafilococos e estreptococos. Os antibióticos prescritos podem ser a cefalexina e a oxacilina. A drenagem cirúrgica com cultura de tecido circunjacente pode ser apropriada nos casos mais extensos.

Cistos mamários

Os cistos mamários são lesões preenchidas por fluídos, que derivam de uma unidade lobular do ducto terminal. Os cistos palpáveis são chamados de macrocistos. Quase sempre são multifocais, bilaterais e raramente malignos. Os microcistos surgem como parte de um processo involutivo, considerado dentro das alterações funcionais benignas das mamas. A distinção entre os macrocistos e os microcistos baseia-se normalmente na clínica, sendo considerado macrocisto aquele identificável na palpação ou aferido ao ultrassom, com diâmetro maior ou igual a 10 mm.[5]

Os macrocistos e os microcistos podem acometer tanto adolescentes como mulheres no menacme. Embora incomum, os macrocistos podem ser diagnosticados em adolescentes, podendo ser eventual causa de dor. O diagnóstico é a expressão clínica de um abaulamento, nodulação móvel, flutuante, usualmente multifocal e bilateral. A dor pode acompanhar aqueles de crescimento rápido.

O diagnóstico de confirmação é ultrassonográfico. A ultrassonografia mamária não é recomendada rotineiramente na propedêutica da dor mamária da adolescente, mas pode ser útil diante da dor acompanhada de manifestação de nodulação à palpação mamária. A punção esvaziadora com agulha fina deve ser orientada por ultrassonografia e indicada diante de quadro doloroso.[5] O produto da punção esvaziadora pode ter diversas cores, sendo essa variação dependente do tempo de existência do cisto. Quanto mais antigo, mais escuras ficam as tonalidades. A evidência de fluído francamente hemático serve para orientar a conduta seguinte, a exérese cirúrgica. O envio do produto dessa aspiração para análise de citologia oncótica não é necessário na inexistência de suspeita ultrassonográfica – lesão sólida na luz do cisto – ou aspecto sanguinolento do fluído aspirado. Após a punção, o controle clínico e ultrassonográfico sempre deve ser feito, preferencialmente no mês seguinte após a punção. O achado de uma imagem de massa residual ou a recorrência em volume maior ou igual torna prudente a completa exérese cirúrgica do cisto.

Dor mamária extratorácica

É a dor referida na mama, mas que não tem origem na glândula mamária. A maioria está relacionada a afecções osteomusculares, como mialgias, lesões musculares, neuralgias, fibromialgias, dores ósseas e articulares, como a síndrome de Tietze. O diagnóstico diferencial inclui a dor anginosa, infarto, pleurite e fatores psicológicos.[2,6]

Não tem relação com a mastodínea, desconforto comum nas mulheres que padecem de tensão pré-menstrual.

Nos países ocidentais, a mastalgia pode afetar cerca de 70% das mulheres em algum período durante a vida, podendo ser crônica, ou recorrente com períodos de remissão, muitas vezes acometendo curto período da vida.[1,2] Curiosamente, nos países asiáticos a ocorrência fica em torno de 5%.[2] Os homens também podem ser acometidos, sendo geralmente acompanhada de ginecomastia. A mastalgia ocorre mais comumente em mulheres jovens, embora possa se manifestar em qualquer fase durante a vida. A literatura reporta melhora de 40% com o uso do placebo e orientação verbal, dentre as diversas séries clínicas reportadas.[1,2,6]

A princípio, a dor mamária dispensa qualquer exame radiológico para diagnóstico. Todavia, naquelas pacientes com mais de 40 anos, a mamografia com finalidade de rastreamento do câncer de mama deve ser solicitada, acompanhada da ultrassonografia mamária, de acordo com a densidade clínica e dados clínicos e mamográficos positivos.

Dor mamária cíclica

A dor mamária cíclica, mais frequente, ocorre em torno de 50% das mulheres no menacme.[1] Tem um amplo espectro, sendo que em 8% dos casos ocorre de forma severa, interferindo nas atividades diárias. A dor geralmente envolve os quadrantes superoexternos das mamas e irradia-se para o braço e a axila. Na maioria das vezes, é bilateral, podendo ocorrer em uma mama com mais intensidade.[4]

A etiologia da mastalgia cíclica é desconhecida. Ensaios clínicos com avaliação dos níveis séricos de estrogênio, progesterona e prolactina não conseguiram demonstrar associações consistentes com a mastalgia, embora situações caracterizadas por oscilação desses hormônios sejam relacionadas à mastalgia cíclica.[7,8] Apesar de estudos conflitantes, a normalidade dos níveis de hormônios circulantes e de receptores esteroides das mamas fez com que as atenções se voltassem para as teorias de modificação da sensibilidade desses receptores.

As portadoras de mastalgia cíclica apresentam uma elevação das concentrações plasmáticas dos ésteres de ácidos graxos saturados palmítico e esteárico e uma redução dos ésteres de ácidos graxos essenciais poli-insaturados linoleico gama-linolênico e aracdônico, que são componentes importantes da membrana celular, onde residem os receptores hormonais que têm uma fração lipídica. Como regra geral, o aumento da saturação está associado a maior afinidade esteroidal. Se as pacientes com mastalgia apresentarem um acréscimo na proporção de ácidos graxos saturados, é bem possível que a resposta dos seus órgãos-alvo em níveis normais de hormônios circulantes seja intensa.

Orientação verbal e suplementação dietética

Quanto ao primeiro questionamento a ser esclarecido, é preciso tranquilizar a paciente, uma vez que tal sintoma não se relaciona de maneira alguma ao câncer de mama. As melhores evidências científicas não associaram, até o momento, a dor mamária com maior predisposição ou risco para câncer de mama.[1,6]

Ao lado da pouca consistência ou dificuldade de incluir o fator endócrino como etiologia da mastalgia, alguns investigadores têm vinculado que esse sintoma é uma manifestação de doenças psicológicas ou psiquiátricas.[4,6] Os distúrbios mais frequentemente encontrados foram ansiedade, depressão com somatização e distúrbios do pânico. Na adolescência, a dor mamária termina por piorar os demais problemas existenciais e de identidade desse período da vida. Dois estudos encontraram elevada ansiedade, depressão e disfunção social em mulheres com mastalgia, particularmente a cíclica e severa.[4,6] Portanto, mulheres com mastalgia severa devem ser avaliadas no rastreio dessas situações psicológicas. Em virtude disso, o médico tem o papel fundamental de fornecer todas as informações acerca do caráter benigno da mastalgia e de sua desassociação com o câncer de mama. Tal prática garante taxa de sucesso média de 70% em minimizar a queixa cíclica, sendo de 85% para a mastalgia discreta, 70% para a moderada e 53% para a severa.[6]

Como cerca de 1 a cada 3 mulheres padecem de dor mamária, a chance de uma delas ter câncer de mama durante a vida e mastalgia pregressa ou atual é grande, mas sem relação de causa e efeito.

- A orientação e a tranquilização acerca da dissociação entre mastalgia e câncer de mama consistem na primeira recomendação no tratamento – Nível de Evidência II, Grau de Recomendação A.[1,2,4,6]

Um estudo canadense analisou os efeitos da linhaça na dieta em mulheres com mastalgia cíclica severa.[7] O estudo duplo-cego, placebo-controlado, consistiu em prescrever 25 g de semente de linhaça (o equivalente a 3 g de óleo de linhaça) por dia, por 4 meses, comparado com outro grupo utilizando placebo. O grau de dor mamária foi significativamente menor no grupo usuário de linhaça.

- A linhaça, na fração de 25 g/dia, ou o óleo de linhaça na forma de cápsulas gelatinosas, na dose de 3 g/dia, deve ser considerada como o tratamento de primeira linha na mastalgia cíclica – Nível de Evidência I, Grau de Recomendação A.

Três ensaios clínicos não conseguiram demonstrar que a vitamina E, administrada por 2 a 4 meses, seja melhor que o placebo no tratamento da mastalgia.[8-10]

- A vitamina E não deve ser recomendada como arsenal terapêutico – Nível de Evidência I, Grau de Recomendação E.

Embora a cafeína e demais metilxantinas tenham sido inicialmente associadas à mastalgia cíclica, ensaios clínicos com base na dieta livre de cafeína por 6 meses não conseguiram demonstrar benefício em tal prática dietética.[1,11-14]

- Não deve ser orientada a redução de cafeína na dieta – Nível de Evidência I, Grau de Recomendação E.

Os trabalhos acerca do uso benéfico do óleo de prímula para tratamento da mastalgia vêm de dois centros no País de Gales e Escócia, com inúmeros vieses metodológicos. Outros três ensaios clínicos randomizados, controlados com placebo, demonstraram que não existe eficácia do óleo de prímula na mastalgia.[15]

- As evidências são insuficientes para recomendar a suplementação dietética com óleo de prímula na mastalgia cíclica ou acíclica – Nível de Evidência II, Grau de Recomendação C.

Hábitos e comportamentos

Embora não haja estudos clínicos randomizados, há evidências de que um sutiã firme, fazendo leve pressão, pode proporcionar alívio para a mastalgia. Dois estudos prospectivos que analisaram mulheres usuárias de sutiã esportivo registraram melhora de 75% a 85% da mastalgia.[1,16-17]

- Orientar o uso adequado de sutiã firme que forneça bom suporte às mamas. Considerado para a mastalgia cíclica e acíclica – Nível de Evidência II, Grau de Recomendação B.

Mastalgia não cíclica, leve e transitória, foi registrada no início da reposição estrogênica, que pode ser menos frequente com o uso da administração transdérmica do que sob a forma oral.[18] O registro de mastalgia é menor com preparações à base de tibolona.[19,20]

- Nas pacientes usuárias de terapia de reposição hormonal e mastalgia cíclica persistente após a menopausa, a adequação da dose, modificação da formulação ou suspensão da reposição são alternativas possíveis – Nível de Evidência III, Grau de Recomendação C.

A mastalgia também ocorre após a introdução de métodos contraceptivos hormonais, embora a tendência seja diminuir após alguns ciclos, ou quando é substituído por preparações com doses menores de estrogênio e progesterona. Não está claro se os contraceptivos orais podem aliviar ou causar a mastalgia cíclica.[21]

Tratamento medicamentoso

Um pequeno estudo-piloto prospectivo, e outro maior, randomizado, cego e controlado, testou com eficácia o uso tópico dos anti-inflamatórios diclofenaco e piroxicam sob a forma de gel, sendo melhor alternativa que os analgésicos de uso sistêmico.[1,22]

- O uso tópico de gel de anti-inflamatório não esteroide, como o diclofenaco a 2%, pode ser utilizado no tratamento local da mastalgia acíclica – Nível de Evidência I, Grau de Recomendação A.

Dois ensaios clínicos randomizados registraram diminuição da dor mamária em 71% dos casos com o uso do tamoxifeno 20 mg/dia por 3 meses e em 89% com a dose de 10 mg/dia por 6 meses, enquanto a taxa de benefício com o placebo foi de 38%.[23] Em outro ensaio clínico, a melhora foi de 86% com 20 mg/dia e de 90% com 10 mg/dia, com mínimos efeitos colaterais com a dose mais baixa. As taxas de resposta foram maiores na mastalgia cíclica (94%) em relação à não cíclica (56%).[24] Os efeitos secundários do tamoxifeno comumente observados em tratamento de curto prazo para mastalgia incluem ondas de calor (10%), irregularidade menstrual/amenorreia (10%), além de náuseas, ganho de peso, ressecamento vaginal e edema de extremidades (5%). Eventos tromboembólicos, câncer de endométrio e catarata são efeitos secundários raros, de ocorrência ainda menor, com a dose de 10 mg/dia e tempo de uso menor.

Dois ensaios clínicos randomizados compararam o danazol com placebo em mulheres na pré-menopausa com mastalgia cíclica, e um ensaio clínico comparou o tamoxifeno *versus* danazol *versus* placebo.[24-26] O danazol, na dose de 200 mg/dia, demonstrou ser significativamente melhor que o placebo em 3 meses. Quando se comparou o danazol, 100 mg/dia por 6 meses, tamoxifeno 10 mg/dia por 6 meses e o placebo, a taxa de resposta ao tratamento foi de 65%, 72% e 38%, respectivamente. Não houve diferença estatisticamente significativa entre o tamoxifeno e o danazol.

- O citrato de tamoxifeno (10 mg/dia) e danazol (100 mg/dia) são eficazes como tratamento de segunda linha – Nível de Evidência I, Grau de Recomendação A.

A bromocriptina, na dose de 5 mg/dia, é eficaz no tratamento da mastalgia cíclica, embora com resultados muito próximos do placebo, em torno de 45% a 60%, mas com elevada taxa de efeitos adversos, fazendo com que 11% das pacientes tivessem que interromper o tratamento.[27] Os efeitos mais comuns foram náuseas (32%), tontura (12%) e vômitos (7%). A cabergolina, na dose de 0,5 mg/semana na segunda fase do ciclo menstrual, apresenta taxas de resultado semelhantes, com efeitos colaterais menores.[28]

- A bromocriptina (5 mg/dia) é eficaz no tratamento de segunda linha da mastalgia, embora com elevado número de efeitos adversos – Nível de Evidência I, Grau de Recomendação A.

Considerações finais

A mastalgia, ao lado de outras afecções benignas das mamas, é de alta prevalência e, muito embora não tenha nenhum tipo de relação, desperta abalo emocional em virtude da associação com o câncer de mama. A atualização no manejo terapêutico é deficiente, em virtude da escassez de estudos e publicações científicas, que se concentram no tratamento do câncer de mama.

REFERÊNCIAS BIBLIOGRÁFICAS

1. Hafiz SP, Barnes NLP, Kirwan CC. Clinical management of idiopathic mastalgia: a systematic review. J Prim Health Care. 2018;10(4):312-323.
2. SOGC Clinical Practice Guideline. Mastalgia. J Obstet Gynaecol Can. 2006;28(1):49-60.
3. Altintas Y, Bayrak M. Evaluation of 1294 female patients with breast pain: a retrospective study. Adv Ther. 2018;35(9):1411-1419.
4. Davies EL, Gateley CA, Miers M, Mansel RE. The long-term course of mastalgia. JR Soc Med. 1998;91:462-4.
5. Ozturk AB, Ozenli Y, Ozturk SB et al. The effect of psychoeducation on anxiety and pain in patients with mastalgia. Nord J Psychiatry. 2015;69(5):380-5.
6. Ricci MD, Giribela AHG, Souza H, Pinotti JA. Punção dos macrocistos. In: Pinotti JA, Ricci MD, Pinotti M (ed.). Diagnósticos das Lesões Mamárias. Ed. Revinter; 2006. p. 81-86.
7. Barros AC, Mottola J, Ruiz CA, Borges MN, Pinotti JA. Reassurance in the treatment of mastalgia. Breast J. 1999;5(3):62-5.
8. Goss PE, Li T, Theriault M, Pinto S, Thompson L. Effects of dietary flaxseed in women with cyclical mastalgia. Breast Cancer Res Treat. 2000;64:49.
9. London RS, Sundaram GS, Murphy L, Manimekalai S, Reynolds M, Goldstein PJ. The effect of vitamin E on mammary dysplasia: a double-blind study. Obstet Gynecol. 1985;65:104-6.
10. Ernster VL, Goodson WH, Hunt TK, Petrakis NL, Sickles EA, Miike R. Vitamin E and benign breast "disease": a double-blind, randomized clinical trial. Surgery. 1985;97(4):490-4.
11. Meyer EC, Sommers DK, Reitz CJ, Mentis H. Vitamin E and benign breast disease. Surgery. 1990;107(5):549-51.
12. Boyle CA, Berkowitz GS, Li Volsi VA, Ort S, Merino MJ, White C et al. Caffeine consumption and fibrocystic breast disease: a case-control epidemiologic study. J Natl Cancer Inst. 1984;72(5):1015-9.
13. La Vecchia C, Franceschi S, Parazzini F, Regallo M, Decarli A, Gallus G et al. Benign breast disease and consumption of beverages containing methylxanthines. J Natl Cancer Inst. 1985;74(5):995-1000.
14. Allen SS, Froberg DG. The effect of decreased caffeine consumption on benign proliferative breast disease: a randomized clinical trial. Surgery. 1987;101(6):720-30.
15. Chase C, Wells J, Eley S. Caffeine and breast pain: revisiting the connection. Nurs Womens Health. 2011;15(4):286-94.
16. Srivastava A, Mansel RE, Arvind N, Prasad K, Dhar A, Chabra A. Evidence-based management of Mastalgia: a meta-analysis of randomised trials. Breast. 2007;16(5):503-12.
17. Wilson MC, Sellwood RA. Therapeutic value of a supporting brassiere in mastodynia. Br Med J. 1976;2(6027):90.
18. Hadi MS. Sports brassiere: is it a solution for mastalgia? Breast J. 2000;6(6):407-9.
19. Speroff L, Rowan J, Symons J, Genant H, Wilborn W. The comparative effect on bone density, endometrium and lipids of continuous hormones as replacement therapy (Chart study). JAMA. 1996;276(17):1397-403.
20. Colacurci N, Mele D, De Franciscis P, Costa V, Fortunato N, De Seta L. Effects of tibolone on the breast. Eur J Obstet Gynecol Reprod Biol. 1998;80:235-8.
21. Carranza-Lira S, Garduño-Hernández MP, Caisapanta DA, Aparicio H. Evaluation of mastodynia in postmenopausal women taking hormone therapy. Int J Gynaecol Obstet. 2005;89(2):158-9.
22. Audet M, Moreau M, Koltun WD, Waldbaum AS, Shangold G, Fisher AC et al. Evaluation of contraceptive efficacy and cycle control of a transdermal contraceptive patch vs an oral contraceptive. JAMA. 2001;285(18):2347-54.

23. Ahmadinejad M, Delfan B, Haghdani S, Hashemi M, Khan IA, Tafti MT. Comparing the effect of diclofenac gel and piroxicam gel on mastalgia. Breast J. 2010;16(2):213-4.
24. Messinis IE, Lolis D. Treatment of premenstrual mastalgia with tamoxifen. Acta Obstet Gynecol Scand. 1988;67(4):307-9.
25. Mansel RE, Wisbey JR, Hughes LE. Controlled trial of the antigonadotropin danazol in painful nodular breast disease. Lancet. 1982;1(8278):928-30.
26. O'Brien PMS, Abukhalil IEH. Randomized controlled trial of the management of premenstrual syndrome and premenstrual mastalgia using luteal phase-only danazol. Am J Obstet Gynecol. 1999;180:18-23.
27. Kontostolis E, Stefanidis K, Navrozoglou I, Lolis D. Comparison of tamoxifen with danazol for treatment of cyclical mastalgia. Gynecol Endocrinol. 1997;11(6):393-7.
28. Olawaiye A, Withiam-Leitch M, Danakas G, Kahn K. Mastalgia: a review of management. J Reprod Med. 2005;50(12):933-9.
29. Aydin Y, Atis A, Kaleli S, Uludağ S, Goker N. Cabergoline versus bromocriptine for symptomatic treatment of premenstrual mastalgia: a randomised, open-label study. Eur J Obstet Gynecol Reprod Biol. 2010;150(2):203-6.

Processos Inflamatórios da Mama na Adolescência

- Marcos Desidério Ricci
- Carlos Alberto Ruiz
- José Alcione Macedo Almeida

A mastite é definida como um processo inflamatório da glândula mamária, com ou sem a presença de agentes infecciosos. O processo inflamatório geralmente é unilateral e pode comprometer concomitantemente outras partes do corpo.

A mastite pode ser lactacional (puerperal) ou não lactacional; e pode ser infecciosa ou não infecciosa. Lesões inicialmente não infecciosas que acometem a mama, como eczema e dermatite atópica, podem ser infectadas secundariamente.

Diversas doenças sistêmicas podem ter, como primeira manifestação clínica, lesões cutâneas ou no parênquima mamário, tornando-se uma condição particular para o ginecologista ou mastologista.

São condições raras na adolescência, quando se compara à mulher com mais idade. No entanto, quase todas as formas de inflamação da mama podem acometer a jovem com menos de 20 anos de idade. Essas alterações necessitam de abordagem diferenciada para diagnóstico e tratamento, a fim de preservar o desenvolvimento das mamas, funcional e esteticamente.

A forma infecciosa é a mais comum em lactantes e pode se apresentar de diversas formas, desde inflamações leves até abscessos.

Certas condições inflamatórias são exclusivas da aréola e da papila, enquanto outras podem acometer o corpo mamário, secundariamente.

Mastite lactacional

Denomina-se mastite lactacional o processo inflamatório que afeta as mamas no período de amamentação. Por isso, também é chamada de mastite puerperal. É a forma mais comum, ocorrendo em 10% a 30% das puérperas,[1] quando o leite estagnado no ducto pode ser infectado. É a forma mais encontrada também na adolescência, em especial em países com alto índice de gravidez de adolescentes. A fissura da papila induzida pela lactação pode predispor para o eczema herpético na lactante, e eventual infecção secundária pode ser causada por bactérias existentes na orofaringe do lactente.[1]

Clinicamente, caracteriza-se por sinais flogísticos sobrepostos à área infectada, além de febre e sintomas gerais de estados infecciosos. Em 79% das pacientes, a mastite ocorreu nas primeiras oito semanas após o parto.[2] Dentre os fatores que predispõem à mastite, prevalecem fissuras das papilas, obstrução ductal e ingurgitamento mamário.[3,4]

Os micro-organismos mais comumente implicados são *Staphylococcus aureus*, *Staphylococcus albus*, *Escherichia coli* e algumas espécies estreptocócicas. Uma variante mais virulenta da mastite lactacional, a "mastite epidêmica", causada por cepas do *Staphylococcus aureus*, foi disseminada por profissionais de saúde, antes da ampla implementação da higiene das mãos.[5]

Mastite lactacional é um diagnóstico clínico, não sendo recomendado que a terapêutica dependa de exame de bacterioscopia e cultura do leite mamário, ou hemocultura.[5]

Para o tratamento, recomenda-se manter a amamentação (exceto puérpera HIV-positiva), e paciente que interrompa a amamentação deve esvaziar manualmente as mamas. Uma revisão da Cochrane sobre o uso de antibióticos em mastite lactacional não encontrou "evidência suficiente" para recomendar ou refutar o seu uso. No entanto, a Organização Mundial da Saúde (OMS) recomenda o uso de antibióticos, pois alguns estudos demonstraram que as pacientes que fizeram uso de antibioticoterapia têm uma duração reduzida dos episódios e diminuição da taxa de progressão para formação de abscesso.[6]

Os antibióticos prescritos devem ser as penicilinas resistentes a penicilinase ou as cefalosporinas (que cobrem *Staphylococcus aureus* produtores de betalactamase, bactéria de maior prevalência nos processos de mastite) por 10 a 14 dias.

As complicações mais comuns da mastite lactacional são recorrências (em cerca de 50% dos casos) e formação de abscesso mamário (em cerca de 30% dos casos). Fatores de risco para a formação de abscesso incluem a história de abscesso mamário não lactacional, tabagismo e doenças dermatológicas de mama.[5] Pacientes que não melhoram após 48 horas devem ser submetidas a ultrassonografia mamária para avaliar a formação de abscesso. A aspiração do abscesso com agulha grossa é preferível a incisão e drenagem, pois a aspiração está associada a menor morbidade.

Dermatite de contato ou eczema de contato

É uma reação inflamatória da pele à exposição a um agente que causa irritação ou alergia. São formas eczematosas, por isso se chama dermatite ou eczema de contato.[7] Eczemas causados por agentes exógenos são também denominados dermatites de contato (DC). Quando a dermatite é causada por produto irritativo, denomina-se dermatite de contato irritativa (DCI). Quando causada por produto sensibilizante, é chamada dermatite de contato alérgica (DCA). Na DCI, os próprios agentes provocam diretamente o dano ao tecido atingido. Já na alérgica (DCA), ocorre uma reação imunológica específica em indivíduo previamente sensibilizado. Essa reação contra o antígeno, que tem o intuito de destruí-lo, é o que provoca o dano tecidual.[8] Uma série clínica detectou que 36% das pacientes com dermatite mamária tiveram teste positivo para o 5-cloro-2-metil-4-isotiazolinona, conservante comum em detergentes e amaciantes.[9] Nessa série, 25% das pacientes apresentaram melhora apenas evitando o contato com esse alergênico.

Dermatite irritativa

É reação resultante de contato com substâncias ácidas ou alcalinas, como sabonetes, detergentes e outras. Em geral, as lesões se restringem ao local e surgem já no primeiro momento do contato.[8]

O processo irritativo do complexo areolopapilar (CAP) pode ser causado pelo atrito de roupas mal-ajustadas, exercícios ou agentes que ferem diretamente a pele, ou ainda durante a amamentação, pelo trauma mecânico associado à umidade local. Deve-se fazer a recomendação de secar o CAP após a amamentação, visando minimizar essa irritação.[10]

Dermatite alérgica

Decorre de exposição repetida à substância alergênica, podendo surgir após alguns meses (até anos) do contato inicial, pois depende das reações do sistema de defesa do organismo. É a mais frequente em mulheres e pode estar ligada ao uso de produtos fabricados com sulfato de níquel e cloreto de cobalto.[8]

Em geral, o tipo alérgico surge pelo contato com produtos de uso frequente ou diário. É extensa a lista desses produtos, incluindo vestes de tecido sintético, medicamentos tópicos, como antibióticos e até mesmo antifúngicos, além de xampu, condicionador e creme hidratante.[8]

Diagnóstico

A sintomatologia varia, mas, em geral, prurido, ardor, queimação, concomitantes à lesão, são os mais referidos. A forma alérgica provoca no local, muitas vezes, erupção vermelha e quente, edema e formação de crostas espessas. Na dermatite irritativa, os sintomas são mais discretos, com prurido menos intenso e dor com sensação de queimação, pele seca, vermelha e áspera, podendo haver fissuras no local.[7,11] O CAP mamário pode ser a única área envolvida, podendo ser bilateralmente. Entretanto, as lesões dermatológicas podem se manifestar a distância, ou seja, em mais de um local do corpo, como ocorreu com a paciente das Figuras 29.1 e 29.2, que teve envolvimento das mamas e da vulva, simultaneamente.[7]

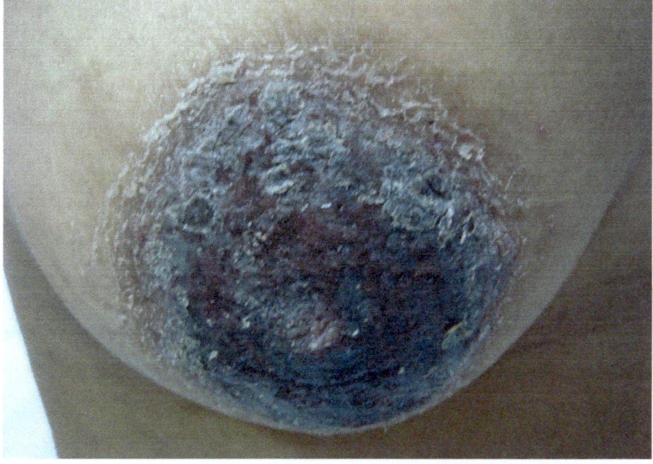

Figura 29.1 – Adolescente de 16 anos de idade com eczema de mama.
Fonte: Acervo da Clínica Ginecológica do HC-FMUSP.

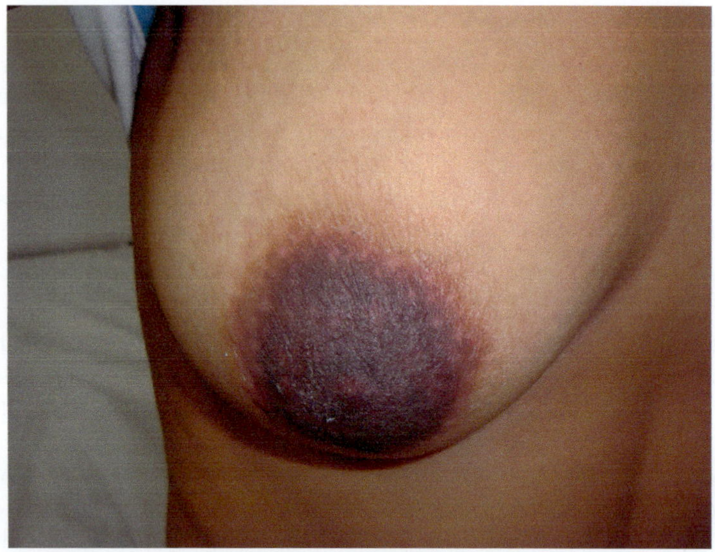

Figura 29.2 – Paciente da Figura 29.1 após tratamento.
Fonte: Acervo da Clínica Ginecológica do HC-FMUSP.

Dermatite alérgica de contato pode ocorrer na vigência de amamentação, pelo uso de produtos usados com o propósito de prevenir ou minimizar a irritação do CAP. Podem ser considerados alergênicos de contato a lanolina, camomila, babosa, clorexidina, vitamina E tópica, fragrâncias, saché de chá e alimentos sólidos, na dieta da lactante.[12]

Para tentar identificar a possível causa alergênica, há o teste alérgico de contato, *patch test*, que se realiza com a aplicação de 30 a 40 substâncias na pele, em adesivos que nela permanecem durante 48 horas e podem provocar alergia local. A causa da dermatite pode ser sugerida, de acordo com as substâncias utilizadas no teste.[13] É teste realizado e interpretado geralmente pelo imunologista, fugindo da prática do ginecologista. Nossa recomendação é que, se não houver resolução do processo com o tratamento inicial, a condução do caso seja compartilhada com o dermatologista.

É importante para o diagnóstico da dermatite alérgica na mama que se investigue histórico pessoal ou familiar de atopia.[14]

Tratamento

• Medidas gerais

Como medidas gerais, deve-se afastar imediatamente o agente desencadeador, quando identificado; orientar que a coçadura provoca escoriações, que facilitam infecção secundária; evitar o uso de roupas de tecidos sintéticos ou lã; evitar banho com água quente, além de usar sabão neutro. Na higienização local, deve-se remover com água qualquer vestígio de substâncias que possam ter permanecido na pele. Na fase aguda, quando geralmente as lesões são muito úmidas, pode-se utilizar compressa secativa ou com antissépticos. Para manter a umidade adequada e ajudar na reparação e proteção da pele, na fase de resolução, quando a pele começa a descamar e secar, os emolientes são úteis, inclusive para a prevenção.[15]

- Tratamento medicamentoso

Parte importante do tratamento é o uso de anti-histamínicos para aliviar o prurido. Os corticoides tópicos de baixa potência (acetato de hidrocortisona 1%), 1 ou 2 vezes ao dia, são efetivos, com a devida cautela no seguimento, pois a pele da mama, em especial da aréola, é mais fina e propensa a atrofia. A via sistêmica pode ser usada quando as lesões forem extensas ou graves. Havendo infecção bacteriana secundária, deve-se administrar antibióticos (neomicina ou mupirocina), na forma de creme para uso tópico.[16,17] Os imunomoduladores tópicos, como tacrolimos, são alternativas de tratamento, se o médico tiver experiência com o fármaco.

Para as pacientes que amamentam, alguns medicamentos são contraindicados, pois há risco de passagem para o lactente, pelo leite materno ou por contato direto.[15]

Psoríase

Psoríase é dermatose inflamatória crônica da epiderme e apresenta-se como lesão eritemato-escamosa. Afeta de 2% a 3% da população mundial, sendo que 25% a 45% têm menos de 16 anos.[19] Além das localizações clássicas, a psoríase pode acometer também as mamas. A psoríase na região inframamária pode simular candidíase, intertrigo, dermatite seborreica ou dermatofitose, causando graus variados de maceração, com aparência bem demarcada.[20]

Durante a amamentação, a psoríase do CAP pode causar dor pela reação isomórfica e por alterações hormonais.

Para o tratamento, recomenda-se corticoide tópico de baixa potência (acetato de hidrocortisona 1%, 1 a 2 vezes ao dia, por 2 a 4 semanas). Os imunomoduladores tópicos, como tracolimos, apresentam boa resposta.[21] Antimicrobianos tópicos, emolientes e solução de coaltar tópico ajudam, porém o mais prudente é recorrer ao dermatologista, pois é uma dermatose crônica que requer seguimento por especialista.

Mastite neonatal

A mastite neonatal é uma complicação incomum da hipertrofia fisiológica da mama do recém-nascido. A hipertrofia fisiológica da mama ocorre em aproximadamente 70% dos recém-nascidos, nas primeiras semanas de vida, por causa da queda do estrogênio materno que desencadeia a liberação de prolactina, estimulando a hipertrofia da mama. O botão da mama hipertrofiado pode ser infectado, assemelhando-se clinicamente à mastite lactacional. O agente microbiano comumente é o *Staphylococcus aureus*, embora bactérias Gram-negativas e o estreptococo do grupo B também possam ser responsáveis.[22]

Para o tratamento, é recomendável o exame de hemocultura para orientar a antibioticoterapia parenteral contra estafilococos, até que os dados da cultura sejam negativos. Em cerca de 50% dos casos, há formação de abscesso mamário, requerendo aspiração de agulha fina. Isso deve ser realizado com o máximo cuidado, pois danos ao broto de mama durante a aspiração podem resultar em cicatrizes mamárias, alterações de textura, assimetria e hipoplasia em 50% dos neonatos.[23]

Mastite por cândida

A mastite por cândida é causa comum de dor na mama e no CAP durante a amamentação.[24] Sua apresentação clínica é sutil, podendo se manifestar como eritema areolar com fissura. O diagnóstico é clínico, havendo muitas vezes histórico de candidíase oral na criança. Recomenda-se tratamento inicial com nistatina tópica ou fluconazol, por via oral, quando a paciente não está mais amamentando.[24,25] O lactente também deve ser tratado para impedir a reinfecção da mãe.

Caso a paciente com suspeita de mastite por cândida não responda ao tratamento, deve ser feito diagnóstico diferencial de fenômeno de Raynaud da papila mamária, porque também pode se apresentar e responde por 25% dos casos de eritema da papila durante a amamentação.[24,25] O diagnóstico suspeito de fenômeno Raynaud da papila mamária é feito quando houver um histórico pessoal de Raynaud em outro lugar do corpo da paciente.

Intertrigo

Intertrigo é caracterizado pela presença de manchas eritematosas maceradas que envolvem áreas de dobra no corpo e ocorrem por meio do atrito e da umidade. A prega inframamária é comumente afetada, assim como axilas, interdigitais e interglúteos.[26] Obesidade, diabetes, mamas volumosas e ptóticas, além do HIV, predispõem os pacientes ao desenvolvimento do intertrigo.

O tratamento se dá por meio de produtos absorventes, como gaze, os quais limitam o atrito entre superfícies opostas da pele e ajudam no controle da umidade. O uso de corticoides tópicos de baixa potência ou de imunomoduladores tópicos pode proporcionar alívio sintomático e acelerar a cicatrização normal. Em pacientes com persistência da doença, deve-se fazer o diagnóstico diferencial de psoríase.

O tratamento do intertrigo pode ser complicado por uma superinfecção.[27] As superinfecções por fungos e bactérias podem ocorrer. Cândida é o agente mais comum (Figura 29.3). A infecção por cândida é sugerida pela presença de pústulas. O tratamento nessa condição inclui a nistatina tópica ou derivados imidazólicos de uso tópico. A combinação de derivados imidazólicos e corticoesteroides é eficaz, mas deve ser usada com cautela para evitar a atrofia da pele. Pacientes que não respondem aos antifúngicos tópicos podem ser tratadas com fluconazol oral.

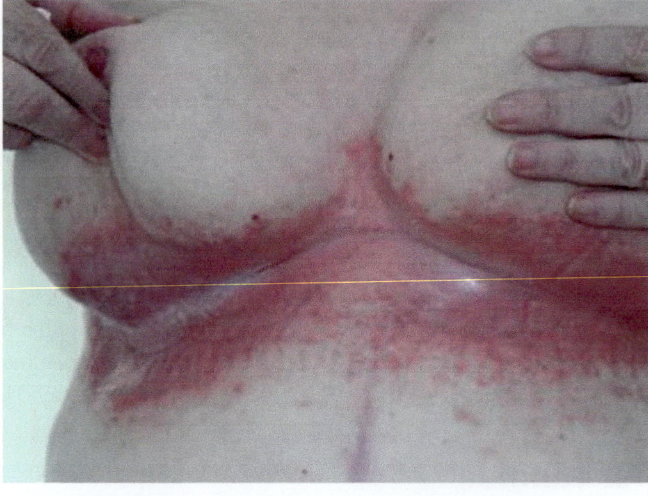

Figura 29.3 – Intertrigo infectado por cândida em paciente obesa.
Fonte: Acervo da Clínica Ginecológica do HC-FMUSP.

REFERÊNCIAS BIBLIOGRÁFICAS

1. Kataria K, Srivastava A, Dhar A. Management of lactational mastitis and breast abscesses: review of current knowledge and practice. Indian J Surg. 2013;75(6):430-5.
2. Sales AN, Vieira GO, Moura MSQ, Almeida SPTMA, Vieira TO. Mastite puerperal: estudo de fatores predisponentes. RBGO. 2000;22(10).
3. Lawrence RA. La lactancia materna: una guia para la professión médica. 4. ed. Madrid: Mosby; 1996. p. 267-73.
4. Riordan J, Auerbach KG. Breastfeeding and human lactation. Boston: Jones and Bartlett Publishers; 1993. p. 382-400.
5. Kvist LJ, Larsson BW, Hall-Lord ML, Steen A, Schalén C. The role of bacteria in lactational mastitis and some considerations of the use of antibiotic treatment. Int Breastfeed J. 2008;7:3-6.
6. World Health Organization. Mastitis: causes and management. 2000. Disponível em: https://www.who.int/maternal_child_adolescent/documents/fch_cah_00_13/en.
7. Rosemary L, Diepgen N. Contact Dermatitis. In: Adkinson Jr, Bochner BS, Burks AW, Busse WW (ed.). Middleton's allergy: principles and practice. 8th ed. Sunders; 2013. p. 365-374.
8. Sampaio SAP, Rivitti EA. Dermatologia. 2. ed. São Paulo: Artes Médicas; 2001.
9. Kim SK, Won YH, Kim SJ. Nipple eczema: a diagnostic challenge of allergic contact dermatitis. Ann Dermatol. 2014;26(3):413-4.
10. Morland-Schultz K, Hill PD. Prevention of and therapies for nipple pain: a systematic review. J Obstet Gynecol Neonatal Nurs. 2005;34(4):428-37.
11. Fonacier L, Bernstein DI, Pacheco K, Linn Holness D et al. Contact dermatitis: a practice parameter – update 2015, practice parameter. J Allergy Clin Immunol Pract. 2015;3:sl-s39.
12. Barankin B, Gross MS. Nipple and areolar eczema in the breastfeeding woman. J Cutan Med Surg. 2004;8(2):126-30.
13. Fonacier L. A practical guide to patch testing. J Allergy Clin Immunol Pract. 2015;3:669-75.
14. Amato L, Berti S, Chiarini C, Fabbri P. Atopic dermatitis exclusively localized on nipples and areolas. Pediatr Dermatol. 2005;22(1):64-6.
15. Heller MM, Fullerton-Stone H, Murase JE. Caring for new moth ers: diagnosis, management and treatment of nipple dermatitis in breastfeeding mothers. Int J Dermatol. 2012;51(10):1149-61.
16. Rivitti E. Dermatologia de Sampaio e Rivitti. 4. ed. 2018.
17. Sidbury R, Tom WL, Bergman JN, Cooper KD, Silverman RA, Berger TG et al. Guidelines of care for the management of atopic dermatitis – Section 4: prevention of disease flares and use of adjunctive therapies and approaches. J Am Acad Dermatol. 2014;71(6):1218-33.
18. Sidbury R, Davis DM, Cohen DE, Cordoro KM, Berger TG, Bergman JN et al. Guidelines of care for the management of atopic dermatitis – Section 3: management and treatment with phototherapy and systemic agents. J Am Acad Dermatol. 2014;71(2):327-49.
19. Irvine A, Albert Y, Hoeger P. Harper's textbook of pediatric dermatology. 3th ed. Wiley-Blackwell; 2011.
20. Kannangara AP, Yosipovitch G, Fleischer Jr AB. Proposed classification for Koebner, Wolf isotopic, Renbok, Koebner nonreaction, isotopic nonreaction and other related phenomen. Dermatol Online J. 2014;15;20(11).
21. Khosravi H, Siegel MP, Van Voorhees AS, Merola JF. Treatment of Inverse/Intertriginous Psoriasis: updated guidelines from the Medical Board of the National Psoriasis Foundation. J Drugs Dermatol. 2017;16(8):760-766.
22. Al Ruwaili N, Scolnik D. Neonatal mastitis: controversies in management. J Clin Neonatol. 2012;1(4):207-10.
23. Masoodi T, Mufti GN, Bhat JI, Lone R, Arshi S, Ahmad SK. Neonatal mastitis: a clinico-microbiological study. J Neonatal Surg. 2014;3(1):2.
24. Amir LH, Donath SM, Garland SM, Tabrizi SN, Bennett CM, Cullinane M, Payne MS. Does Candida and/or Staphylococcus play a role in nipple and breast pain in lactation? A cohort study in Melbourne, Australia. BMJ Open. 2013;9;3(3).
25. Moorhead AM, Amir LH, O'Brien PW, Wong S. A prospective study of fluconazole treatment for breast and nipple thrush. Breastfeed Rev. 2011;19(3):25-9.
26. Valenti L. Topical treatment of intertriginous candidal infection. Mycoses. 2008;51(suppl. 4):44-5.
27. Munyi CW, Jones KD. Images in clinical medicine. Mondor's disease. N Engl J Med. 2014;370(25):2426.

30

Fluxo Papilar Mamário na Infância e na Adolescência

■ Luiz Carlos Batista do Prado

Embora sejam incomuns na infância, as doenças da mama se tornam frequentes na adolescência e, na sua vasta maioria, são de natureza benigna. Entretanto, qualquer sintoma nessas fases da vida causa enorme ansiedade na paciente e, principalmente, nos familiares.

A grande maioria dos serviços que cuidam da mama se dedica à detecção precoce do câncer da mulher adulta, porém as doenças da mama que acometem a criança e a adolescente normalmente são tratadas por pediatras e ginecologistas, que nem sempre estão apropriadamente treinados para diagnosticar e tratar essas pacientes.

Devem ser criados, portanto, serviços especializados, com equipes de saúde destinadas a cuidar das crianças e adolescentes com alterações mamárias, dedicadas ao aumento do conhecimento, para a formulação de diagnóstico e proposição de tratamento conservador, evitando-se intervenções minimamente invasivas e cirurgias.

As crianças e adolescentes representam grupo bastante distinto quanto às doenças das mamas, quando comparadas às pacientes adultas, pois, na grande maioria, não requerem cirurgias, que podem causar extenso e permanente dano ao tecido mamário, resultando em grave alteração cosmética e irreparável acometimento funcional.

O câncer de mama é descrito em raros casos, em crianças e adolescentes, com incidência nesses grupos de menos de 1 câncer, nem sempre carcinoma, em 1 milhão.[1] Esse grupo representa 4,5% das pacientes com doença mamária, cujos sintomas mais frequentes são nódulos palpados, mastites e fluxo papilar. Nas pacientes com nódulos palpados, mais da metade deles são fibroadenomas.[1]

O fluxo papilar mamário (FPM) é a exteriorização de fluidos por um ou mais óstios do ducto galactóforo, que se abre na papila em qualquer período da vida, exceto na gravidez, na lactação e no primeiro ano após o término da lactação.

A incidência desse sintoma varia de 3% a 30% na população feminina; e 5% a 15% dos carcinomas na mama têm como primeiro sintoma o FPM hemorrágico ou aquoso.[1,2]

O fluxo papilar hemorrágico (FPH) nos adultos representa aproximadamente 5% do FPM. Na população infantojuvenil, é sintoma raríssimo, impossibilitando qualquer dado estatístico, e normalmente associado à mesma etiologia benigna encontrada nos adultos, ou seja, o papiloma intraductal central, ectasia ductal, hiperplasia ductal, alterações funcionais benignas e periductite.

O Quadro 30.1 apresenta a classificação do fluxo papilar.

Quadro 30.1 Classificação do fluxo papilar.
Fluxo fisiológico ■ Fluido multicolorido em pequena quantidade ■ Não ocorre espontaneamente ■ Ductos múltiplos e bilaterais ■ Ocasional
Fluxo não puerperal – galactorreia ■ Fluido leitoso e volumoso ■ Espontâneo ■ Ductos múltiplos e bilaterais ■ Persistente
Fluxo patológico ■ Fluido hemorrágico, seroso, seroso sanguinolento ou aquoso, volume variável ■ Espontâneo ■ Único óstio do galactóforo e unilateral ■ Persistente

Fonte: Adaptado de Prado, 2004.[12]

Neste capítulo, serão abordados o fluxo patológico (que denominaremos fluxo papilar mamário – FPM) e o fluxo fisiológico do recém-nascido.

Fluxo papilar mamário na infância

No recém-nascido, frequentemente nos primeiros dias de vida, costuma ocorrer um fluxo papilar leitoso fisiológico, acompanhado de intumescimento das mamas, decorrente da passagem placentária para o feto dos hormônios maternos, sintoma que regride espontaneamente em dias.

Na infância, os fluidos que se exteriorizam pelo óstio papilar podem ser de coloração aquosa, coloridos e hemorrágicos.

O fluxo papilar mamário (FPM) é sintoma raro na infância. Até recentemente foram publicados na literatura médica cerca de 50 artigos, sendo a grande maioria relatos de casos, uma revisão de literatura e outra revisão sistemática, porém a incidência desse sintoma permanece desconhecida.[3,4]

O fluxo papilar hemorrágico (FPH) na infância foi descrito pela primeira vez em 1983, por Berkowitz e Inkeles,[5] em um menino e uma menina com aumento do volume mamário, unilateral, e com resolução dos sintomas espontaneamente em 6 meses e 10 meses, respectivamente.

A incidência de FPH é mais frequente nos meninos, com relação de 1,5 menino para 1 menina; a média de idade de aparecimento dos sintomas foi de 12 ou ± 10 meses; e a duração dos sintomas até o diagnóstico apresentou mediana de 1 dia a 4 meses, com média de 3 semanas.[4]

Na criança, o FPM é sempre de natureza benigna, e as doenças mais frequentes são: ectasia ductal, cisto intraductal, hiperplasia ductal e papiloma intraductal. Eventos como trauma papilar e repetidas e intensas manipulações da papila também podem desencadear esse fluxo (Figura 30.1).

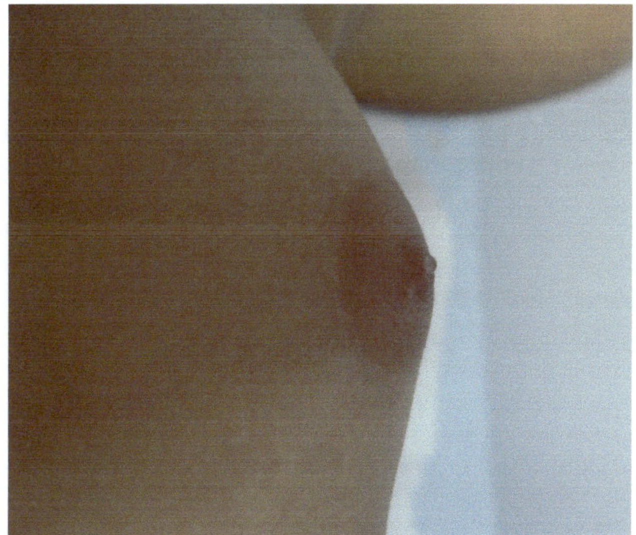

Figura 30.1 – Fluxo papilar seroso, espontâneo e uniductal, em menina de 8 anos.
Fonte: Acervo da Clínica Ginecológica do HC-FMUSP.

Entre as doenças da infância, a etiologia mais frequente, na quase totalidade dos casos descritos na literatura é a ectasia ductal (também conhecida como comedomastite, granuloma de colesterol e mastite de células plasmáticas), seguida pelo cisto intraductal e, muito raramente, por outras doenças e por traumas.[4,6,9]

A histologia da ectasia ductal foi descrita pela primeira vez em 1986.[6] Tipicamente, consiste na dilatação dos ductos papilares, processo inflamatório periductal, depósitos de linfócitos e células plasmáticas, fibrose periductal e atrofia epitelial. No interior dos ductos dilatados revestidos por epitélio atrófico, ocorre acúmulo de secreção proteinácea e depósitos de colesterol que produzem, por mecanismo irritativo intraductal, o fluido seroso ou aquoso. Em algumas condições, ainda desconhecidas, ocorre a ulceração do epitélio atrófico, ocasionando a ruptura dos capilares sanguíneos e a exteriorização pelo óstio do ducto papilar, fluido hemorrágico ou sero-hemorrágico.

Provavelmente, a resolução espontânea do FPM ocorre pelo processo de desenvolvimento da esclerose periductal, ocasionando a obliteração dos ductos e a interrupção do fluxo.[6]

A incidência da ectasia ductal (ED) na infância não é conhecida, mas é extremamente rara, uma vez que essa entidade foi descrita na literatura médica apenas cerca de meia centena de casos. A média etária de acometimento do FPM foi de 4 anos, o que sugere para alguns autores uma etiologia congênita que representaria anormalidade do desenvolvimento dos ductos; já para outros, a etiologia é desconhecida.[4,6,9]

Recentemente, um estudo demonstrou um decréscimo da função da fibra elástica e alterações fibrocísticas, mudanças que causariam a dilatação dos ductos e a fragilidade dos capilares, ocasionando o fluido hemático intraductal e a exteriorização por único óstio papilar.

Alguns autores se referem à possibilidade de infecção secundária no ducto dilatado e, por isso, sugerem a realização de cultura para aeróbio e anaeróbio do fluido.[6] Nos casos descritos na literatura, não houve modificação quanto ao tempo de resolução do fluxo nas pacientes que usaram ou não antibióticos.

A maioria dos autores não utiliza a citologia oncótica do fluido, uma vez que os carcinomas e as lesões proliferativas atípicas são extremamente raros.

A hiperprolactinemia é raramente citada como causa e, quando presente, provoca o aumento dos volumes das mamas e o fluxo papilar leitoso, e não o FPH.

Teoricamente, uma predisposição para alterações no desenvolvimento dos ductos e influências multifatoriais são as causas da ectasia ductal em crianças; contudo, em pouquíssimas situações evoluem para atrofia epitelial, fibrose periductal, ulceração do epitélio, fragilidade capilar, sangramento intraductal e exteriorização de fluido hemático pela papila.

As doenças do tecido mamário podem ser originadas por condições endocrinológicas do paciente. Entretanto, nas crianças com FPM, na grande maioria dos casos, os níveis hormonais estão normais.[4] Dos casos descritos na literatura, apenas três apresentaram resultados anormais:[4,8] dois deles estavam sendo amamentados e o FPM foi atribuído a elevação transitória da progesterona materna; e, no outro, a prolactina estava aumentada, mas não explicava o FPM patológico. A quase totalidade das crianças apresentava testosterona, FSH, LH, T4, T4 livre e TSH normais. A maioria dos autores pesquisados não recomenda investigação endócrina na infância com fluxo papilar patológico, principalmente com diagnóstico de ectasia ductal (ED).

O primeiro período de crescimento das mamas ocorre durante o desenvolvimento fetal e pré-puberal, resultando nas crianças em um órgão rudimentar, com poucos ramos de ductos na região retroareolopapilar, o que torna a ultrassonografia o exame mais importante para a detecção e o diagnóstico do FPM em substancial proporção de casos, principalmente na ED com FPH, com exame clínico normal.[4,11]

Em mais da metade dos casos com FPH, a palpação retroareolar é normal; para tanto, a ultrassonografia tem a capacidade de identificar lesões muito pequenas e discretas dilatações ductais.[11]

Na literatura, o achado ultrassonográfico foi descrito como: estrutura tubular dilatada, anecoica, com ou sem nódulo hipoecoico heterogêneo ou conteúdo ecogênico (hemorragia) em seu interior (ectasia ductal), na região retroareolopapilar[4,11] (Figura 30.2).

A biópsia percutânea, com agulha grossa ou fina, deve ser evitada, especialmente em meninas, pelo fato de que uma pequena injúria no tecido mamário pode produzir severo dado irreversível, resultando em desestabilidade funcional e persistente desfiguramento.

As causas mais frequentes de FPH são: ectasia ductal e cisto hemorrágico. Essas doenças são benignas e autolimitantes, com recomendação universal de tratamento conservador e expectante.

Na literatura, a resolução espontânea do fluxo papilar ocorreu de 1 mês a 10 meses[4,6,7,9] após o diagnóstico, regressão que foi observada clinicamente ou por ultrassonografia. Foi então definido um período limite de 10 meses do diagnóstico para o tratamento expectante e a não realização de qualquer intervenção durante esse período para caracterizar a cura.

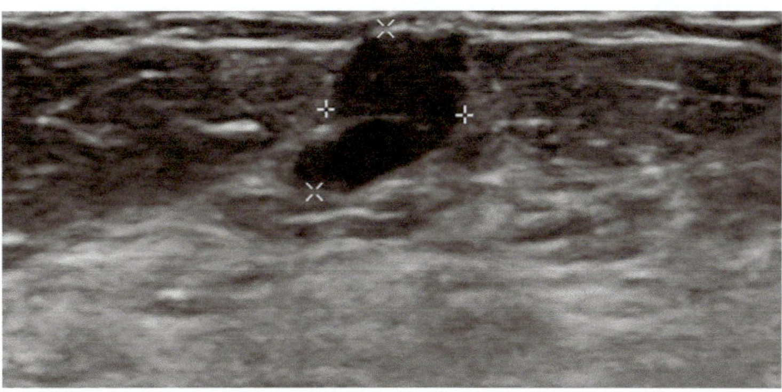

Figura 30.2 – Feminina, 4 anos, com queixa de fluxo papilar hemorrágico à direita, espontâneo e uniductal. A ultrassonografia revelou estrutura tubular na região retroareolopapilar, caracterizando dilatação ductal (ectasia) preenchida por conteúdo espesso.

Fonte: Acervo da Clínica Ginecológica do HC-FMUSP.

Alguns autores definem critérios de cirurgia em meninos e casos selecionados em meninas pelo risco de deformidade no desenvolvimento da mama.

Esses critérios incluem: citologia suspeita do fluido, lesão que continua sangrando por mais de 10 meses, aumento do volume do nódulo, presença de dor intensa, tumor palpado ou detectado por ultrassom inalterado nesse período, ou outras anormalidades.[4] Futuras investigações devem ser realizadas para a análise desses critérios cirúrgicos.

Apenas dois casos de recorrência do FPH foram descritos em meninas, com as mesmas características clínicas e com a ultrassonografia evidenciando ectasia ductal com ausência de tumoração e com regressão total dos sintomas espontaneamente em cerca de 5 meses.[9,10]

É muito rara a presença de tumor no FPH e, se os mesmos sintomas persistirem após 10 meses, em meninos, é unânime a conduta intervencionista da biópsia percutânea ou ressecção cirúrgica; entretanto, nas meninas, esses procedimentos invasivos merecem atenção especial e criteriosa discussão.

Conclusões

- Fluxo papilar mamário é condição benigna que se resolve espontaneamente, não necessitando de biópsias percutâneas ou cirurgias.
- Manipulação e expressão papilar podem ocasionar fluxo papilar.
- Apropriados exames clínico e ultrassonográfico representam a base do diagnóstico e do tratamento conservador.
- Com exceção de FPH persistentes, tumor palpável e ultrassonografia tumoral suspeita, a cirurgia deve ser sempre evitada, pelo risco de dano permanente ao tecido mamário, assim como pelo trauma psicológico.
- Exames endocrinológicos, citologia do fluxo papilar e antibioticoterapia não devem ser realizados.
- Os pais devem ser tranquilizados e informados de que o FPM na infância é condição benigna e que muito provavelmente se resolverá espontaneamente em até 10 meses.

Fluxo papilar mamário na adolescência

Na puberdade, a mama adquire o estágio completo da maturidade. O termo telarca se refere à fase normal da puberdade do desenvolvimento da mama em mulheres com estimulação estrogênica, que ocasiona o crescimento dos ductos e da progesterona, provoca a diferenciação lobular e alveolar e completa a unidade ducto-lobular terminal.

As doenças mamárias mais comuns na adolescência são os nódulos palpáveis, principalmente o fibroadenoma, seguido do fluxo papilar.[12]

O fluxo mamário pode ocorrer na aréola ou na papila.

O fluxo na aréola é usualmente escuro e originário das glândulas de Montgomery. Clinicamente, palpa-se um pequeno nódulo de consistência cística, que na expressão exterioriza um fluido ocasionalmente de coloração marrom-escura. Esse tipo de fluxo areolar não requer nenhum tratamento, pois se resolve espontaneamente em poucas semanas.

Na população de adolescentes, o fluxo papilar mamário (FPM), principalmente o hemorrágico (FPH), é raro e associado à mesma histologia benigna do que ocorre nos adultos, ou seja, papiloma intraductal e ectasia ductal.

Revisão atualizada em 10 mil mulheres com carcinoma de mama, com ênfase na idade e no sintoma de fluxo papilar associado, demonstrou associação em 17% das mulheres acima de 50 anos e apenas em 4% daquelas com idade inferior a 50 anos, inferindo que o carcinoma é evento extremamente raro na adolescente.[12]

A etiologia do fluxo papilar pode ser decorrente, na adolescente, das causas a seguir:

1. **Lesões proliferativas epiteliais**
   - Papilomas da unidade ducto-lobular terminal (UDLT), ou papiloma periférico, ou múltiplos
   - Papiloma de ducto principal, ou papiloma central ou solitário
   - Outras lesões papilíferas
   - Ectasia ductal
2. **Descamação celular**
   - Hiperplasia ductal usual
3. **Carcinomas *in situ* ou invasivos**
4. **Infecção do ducto central**
   - Fase infecciosa da ectasia ductal

Lesões papilíferas intraductais

O fluxo papilar hemorrágico (FPH) em adolescentes de ambos os sexos é evento extremamente raro e frequentemente tem como etiologia as lesões papilíferas. As lesões papilíferas da mama constituem um grupo heterogêneo de doenças, caracterizadas por excrescências nos ductos mamários. Histologicamente, consiste de centro fibrovascular, rodeado por camadas de células mioepiteliais e, externamente, por epitélio colunar ou cuboide.

Estudo em 74 adolescentes com lesões papilíferas detectou: em 85%, nódulo; em 14%, FPH em associação a nódulo; e em 4%, somente FPM. Neste grupo de pacientes, 28% apresentavam histórico de câncer de mama familiar, e o seguimento de 7 anos demonstrou que nenhuma delas desenvolveu câncer.[3]

Em 17 casos de carcinoma secretório juvenil da mama detectados como nódulos assintomáticos, nenhum apresentou FPM.[3]

No adulto, as lesões papilíferas constituem menos de 10% das lesões benignas e menos de 1% das lesões malignas da mama.

As lesões papilíferas são classificadas como: papiloma solitário intraductal; papilomas múltiplos, papilomatose e papilomatose juvenil; lesão esclerosante papilífera; carcinoma intraductal papilífero. São frequentemente acompanhadas por hiperplasia epitelial e metaplasia apócrina.

Na adolescência, a lesão mais frequente, embora rara, é o papiloma central, em que, além do fluxo papilar, palpa-se pequeno tumor de consistência elástica, que na pressão com a polpa digital do indicador provoca o aumento do fluido pelo único óstio papilar. Esse local da pressão digital é denominado "sinal do gatilho".

Mais da metade dos casos de papiloma solitário central não são palpados, mas é obrigatória a procura do "sinal do gatilho", que é realizada do seguinte modo: a polpa digital do indicador é pressionada ao redor da base da papila em toda a sua extensão circular; quando surge o fluxo por único óstio papilar, afasta-se o indicador em direção à periferia; e, quando cessa o fluxo, retorna-se a polpa digital à posição anterior, confirmando-se novamente a exteriorização do fluido: esse é o ponto denominado "sinal do gatilho".

O "sinal do gatilho" tem importância se houver indicação cirúrgica de ressecção, uma vez que permite identificar o local exato da lesão papilífera que será ressecada seletivamente, não necessitando de localização por agulha ou radioisótopo na lesão. Outra importância desse sinal é a coleta do fluido para a citologia oncótica, uma vez que se desprezam as gotas iniciais e se coloca na lâmina apenas o fluido originário do papiloma quando é realizada a pressão digital sobre ele, o que melhora a sensibilidade do método.

A ultrassonografia da região central da mama é o exame de escolha para caracterizar os papilomas centrais e localizar as lesões não palpadas. As seguintes características são sugestivas de papiloma: ducto dilatado com padrão hipoecoico e com ecos acoplados à parede do ducto comprometido (Figura 30.3).[12,13]

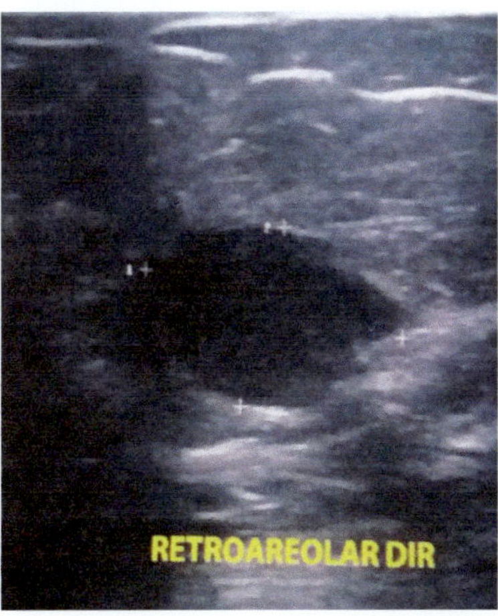

Figura 30.3 – Papiloma solitário intraductal: nódulo hipoecoico, ovalado e circunscrito, com maior eixo paralelo à pele, medindo 16 mm por 10 mm, localizado na região retroareolopapilar.

Fonte: Acervo da Clínica Ginecológica do HC-FMUSP.

A mamografia não deve ser realizada na adolescência em razão de baixa sensibilidade e especificidade na avaliação do fluxo papilar sem tumoração e da quase inexistência do carcinoma, pelo fato de a incidência do câncer de mama em mulheres com idade inferior a 20 anos ser de 1 em 1 milhão e por ser mais comum o adenoma secretório, cuja característica é de tumoração, que na ultrassonografia expressa massa com aparência cística. A ausência de lesões que expressem microcalcificação e a presença da indesejável radiação desse exame em idade precoce contraindicam a mamografia.

A maioria dos autores utiliza a ressonância magnética (RM) nos casos de fluxo papilar mamário (FPM) quando a ultrassonografia (USG) não expressa uma lesão intraductal central, ou seja, ela é mandatória na detecção de lesão oculta à ultrassonografia. Quando a RM detecta lesão não caracterizada à USG, esta deve ser repetida (*second look*) e direcionada para a localização detectada pela RM. Nas pacientes com RM e USG negativas, os autores recomendam: a) conduta expectante, com seguimento por USG e RM; e b) ressecção do ducto comprometido com base no exame clínico do fluxo papilar e do "sinal do gatilho" quando presente.[14]

Com relação à galactografia ou ductografia e à galactoscopia ou ductoscopia, a literatura em nada contribui para o seu uso no FPM na adolescência, apesar de esta última ser método promissor e alternativo à ductografia para determinar o local da lesão a ser biopsiada ou extirpada cirurgicamente, com taxa de detecção de lesão intraductal anormal de 97%.[15]

Uma vez diagnosticado o papiloma intraductal por palpação, ultrassonografia (USG) ou ressonância magnética (RM), a biópsia percutânea por agulha grossa assistida a vácuo (8 ou 9 g), orientada pela USG, ou pela RM quando a lesão não é expressa pela USG, é o procedimento de escolha para o diagnóstico e o tratamento definitivo. O radiologista intervencionista deve ser orientado para a retirada completa da lesão e, na possibilidade de retirada apenas parcial, deve-se retirar mais de 50% da lesão para obter-se adequada representatividade do papiloma para o estudo histológico, objetivando excluir a atipia epitelial e o raríssimo carcinoma *in situ* ou invasor na adolescente. Na adolescência, esse procedimento propedêutico, diagnóstico e terapêutico é factível pela altíssima probabilidade do diagnóstico de papiloma benigno (Figura 30.4).

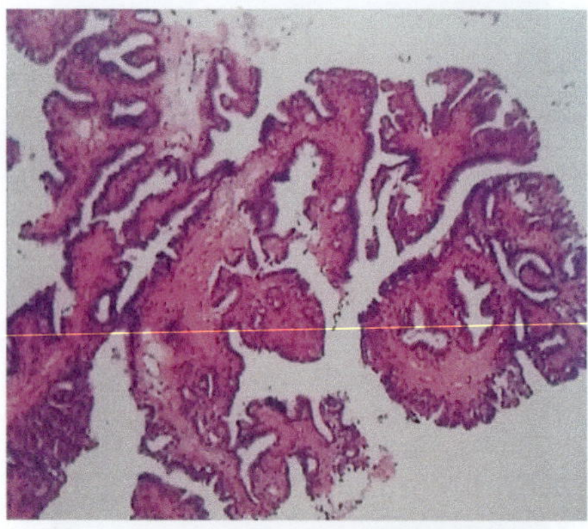

Figura 30.4 – Biópsia assistida a vácuo da lesão da Figura 30.3, com o diagnóstico histológico de papiloma central uniductal, sem atipias e associado a alterações de células colunares e metaplasia apócrina.

Fonte: Acervo da Clínica Ginecológica do HC-FMUSP.

A cirurgia no adolescente para a ressecção do nódulo intraductal se restringe ao nódulo maior que 1,5 cm e/ou de crescimento rápido em poucas semanas, com isso se obtendo a integridade do nódulo que provocou o fluxo papilar e estudo histológico da totalidade do provável papiloma. Essa cirurgia é denominada extirpação seletiva do papiloma, conjuntamente ao ducto ectasiado comprometido, uma vez que essas pacientes desejam engravidar e amamentar.[15] O estudo intraoperatório pelo processo de congelação não deve ser realizado pela característica heterogênea do papiloma e pela possibilidade de diagnóstico falso-positivo.[15]

O tratamento do papiloma na adolescência deve ser sempre individualizado e dirigido para o nódulo identificado à palpação ou por exames de imagens, ou seja, o fluxo papilar passa a ser apenas um epifenômeno, pois a propedêutica investigativa deve sempre esclarecer a etiologia do nódulo, e não o fluxo papilar, que é um sintoma.

O papiloma periférico ou papiloma microscópico é normalmente uma lesão oculta, que pode ocasionar o FPM. Raramente se manifesta como tumor ou microcalcificações periféricas, portanto não é visualizado à ultrassonografia. Histologicamente, é semelhante ao papiloma central e normalmente detectado de modo incidental, ou seja, juntamente a nódulos extirpados nas cirurgias em adolescentes.

O papiloma periférico sem atipia no adulto aumenta o risco para câncer de mama em 1,5 a 2 vezes para ambas as mamas.[16] Na adolescente, a literatura é omissa quanto à possibilidade de essa lesão ocasionar um aumento de risco para o câncer de mama.

A papilomatose juvenil ou múltiplos papilomas periféricos são doença extremamente rara, que consiste de um processo proliferativo na mama que apresenta múltiplos papilomas em suas unidades ducto-lobulares terminais (UDLTs). É distinto clinicamente do papiloma central e periférico, contudo sua histologia é semelhante, exceto pela ausência do feixe fibrovascular. Essa entidade pode ocasionar o FPM, principalmente o fluxo seroso.

A papilomatose juvenil expressa na ultrassonografia um tecido ou nódulo mal-definido e irregular, ocasionalmente contendo espaços císticos. A RM é sempre indicada para caracterizar a presença de nódulo ou nódulos lobulados com espaços císticos de permeio.[16]

A papilomatose juvenil é doença benigna e associada a carcinoma em 15% dos casos, portanto a ressecção cirúrgica com margem livre é indicada. A adolescente com esse diagnóstico tem, em mais de 58% das vezes, histórico de um ou mais familiares com câncer de mama; por isso, deve ser monitorada para câncer de mama, à semelhança daquelas com mutação genética.[16]

Ectasia ductal

A ectasia ductal consiste na dilatação dos ductos lactíferos da região central da mama, podendo ocasionar um fluxo de coloração serosa e muito raramente hemorrágico.

É doença extremamente rara se comparada com a da infância, com etiologia completamente desconhecida e com diagnóstico e tratamento semelhantes à da infância.

Conclusões

- O fluxo papilar mamário (FPM) é um epifenômeno, pois é a propedêutica investigativa que esclarecerá sua etiologia.
- O FPM é raro na adolescente e associado à mesma histologia benigna do FPM na paciente adulta.

- Adequado exame clínico, ultrassonográfico e a RM representam a base do diagnóstico.
- O "sinal de gatilho" é importante para localizar o papiloma pela ultrassonografia e identificar o local exato para a extirpação cirúrgica.
- A biópsia assistida à vácuo é procedimento para o diagnóstico histológico e o tratamento definitivo para o tumor menor que 1,5 cm.
- O nódulo intraductal central maior que 1,5 cm deve ser extirpado seletivamente por cirurgia.
- O papiloma periférico é achado incidental de biópsia cirúrgica e seu tratamento é conservador.
- A ectasia ductal é extremamente rara e tratada igualmente à da infância.

REFERÊNCIAS BIBLIOGRÁFICAS

1. Dimitrakakis C, Tsigginou A, Zagouri F, Marinopoulos S, Sergentanis TN, Keramopoulos A, Liakou P, Zografos GC, Papadimitriou CA, Dimopoulos MA, Antsaklis A. Breast cancer in women aged 25 years and younger. Obstet Gynecol. 2013 Jun;121(6):1235-40.
2. Michala L, Tsigginou A, Zacharakis D, Dimitrakakis C. Breast disorders in girls and adolescents: is there a need for a specialized service? J Pediatr Adolesc Gynecol. 2015 Apr;28(2):91-4.
3. Warren R, Degnim AC. Uncommon benign breast abnormalities in adolescents. Semin Plast Surg. 2013 Feb;27(1):26-8.
4. Acer T, Derbent M, Hiçsönmez A. Bloody nipple discharge as a benign, self-limiting disorder in young children: a systematic review including two related case reports. J Pediatr Surg. 2015 Nov;50(11):1975-82.
5. Berkowitz CD, Inkelis SH. Bloody nipple discharge in infancy. J Pediatr. 1983 Nov;103(5):755-6.
6. McHoney M, Munro F, Mackinlay G. Mammary duct ectasia in children: report of a short series and review of the literature. Early Hum Dev. 2011 Aug;87(8):527-30.
7. Djilas-Ivanovic D, Boban J, Katanic D, Ivkovic-Kapicl T, Lucic MA. Bilateral bloody nipple discharge in a male infant: sonographic findings and proposed diagnostic approach. J Pediatr Endocrinol Metab. 2012;25(1-2):163-4.
8. Gama de Sousa S, Costa E, Carvalho L, Gonçalves de Oliveira J. Bloody nipple discharge in a breastfeeding boy. J Paediatr Child Health. 2010 Dec;46(12):786-8.
9. Weimann E. Clinical management of nipple discharge in neonates and children. J Paediatr Child Health. 2003 Mar;39(2):155-6.
10. Triantafyllou P, Zardava G, Maratou H, Aivazes V, Badouraki M. Recurrent bloody nipple discharge in a 3-year-old boy. Acta Paediatr. 2009 Dec;98(12):1864.
11. Aydin R, Gul SB, Polat AV. Detection of duct ectasia of mammary gland by ultrasonography in a neonate with bloody nipple discharge. Pediatr Neonatol. 2014 Jun;55(3):228-30.
12. Prado LCB. Fluxopapilar. In: Pinotti JA, Barros ACSD (ed.). Ginecologia moderna. Rio de Janeiro: Revinter; 2004. p. 513-29.
13. Bahl M, Baker JA, Greenup RA, Ghate SV. Diagnostic value of ultrasound in female patients with nipple discharge. AJR Am J Roentgenol. 2015 Jul;205(1):203-8.
14. Sanders LM, Daigle M. The rightful role of MRI after negative conventional imaging in the management of bloody nipple discharge. Breast J. 2016 Mar-Apr;22(2):209-12.
15. Prado LCB. Fluxo papilar mamário. In: Lopes AC (ed.). Diagnóstico e tratamento. Barueri, SP: Manole; 2007. p. 656-67.
16. Gao Y, Saksena MA, Brachtel EF, terMeulen DC, Rafferty EA. How to approach breast lesions in children and adolescents. Eur J Radiol. 2015 Jul;84(7):1350-64.

Tumores Genitais na Infância e na Adolescência

PARTE

V

Coordenadores

- José Alcione Macedo Almeida
- José Maria Soares Júnior

31

Tumores da Vulva na Infância e na Adolescência

- Lana Maria de Aguiar
- Andrea Sclowitz Moraes
- José Alcione Macedo Almeida

Tumor é o aumento mórbido de volume em qualquer parte do corpo, segundo Aurélio Buarque de Holanda, no "Novo Dicionário da Língua Portuguesa", e o "Dicionário Caldas Aulete" *on-line*. Para Aguilar-Garay (2017),[1] tumor é uma neoformação ou um crescimento celular com tendência a persistir ou crescer.[1]

Os tumores, de acordo com seu aspecto clínico e histológico, sua evolução e seu comportamento biológico, podem ser benignos ou malignos e, de acordo com sua consistência, císticos, sólidos ou mistos.[2] Podem ser neoplásicos, quando resultam de divisão celular, ou não neoplásicos, quando não há multiplicação celular.

Embora seja rara a ocorrência, é possível encontrar tanto tumores benignos como malignos na vulva de criança.[3]

São vários os tipos de tumores benignos, alguns muito raros nessa faixa etária. Podem ser hematoma decorrente de trauma, hemangioma, ducto embrionário remanescente, tumores adiposos (lipoma, lipoblastoma); fibroma, pólipo fibroepitelial, tumor de célula granular, neurofibromatose ou linfangioma. As neoplasias malignas incluem angiomiofibroblastoma, angiomixoma e sarcoma, mas, felizmente, os benignos são prevalentes.[4]

Como vimos, todos os componentes estruturais celulares da vulva podem originar formações tumorais, que se mantêm localizadas e apresentam pequeno volume, embora algumas vezes possam ser volumosas. Entretanto, algumas neoplasias de tecido ectópico ou metaplásico, como cisto ciliado e mucoso (origem urológica), endometriose e adenoma viloso (mucosa entérica), podem ser encontradas na vulva.

Neste capítulo, optamos por abordar os mais comumente vivenciados no Setor de Ginecologia na Infância e Adolescência da Divisão de Clínica Ginecológica do Hospital das Clínicas da Faculdade de Medicina da Universidade de São Paulo (HC-FMUSP).

Cistos vulvares

Cistos são cavidades recobertas por um epitélio, com conteúdo líquido ou semilíquido, que estão sob a derme e, em sua grande maioria, estão relacionados à umidade pilossebácea. Seu diagnóstico se orienta pela topografia.

Os cistos vulvares podem se originar da obstrução do orifício de drenagem de glândulas, como as glândulas de Bartholin (no vestíbulo vulvar) ou as glândulas de Skene (que são parauretrais). Com mais frequência, encontram-se os cistos das glândulas de Bartholin.

Cisto da glândula de Bartholin

As glândulas de Bartholin são exócrinas, localizadas uma de cada lado, às 4 e às 8 horas (representação gráfica do relógio), na região posterior da abertura vaginal, por trás do músculo bulbocavernoso. Medem aproximadamente 0,5 cm e são conectadas a um pequeno conduto. Sua função se inicia na puberdade, sendo sua secreção um líquido mucoide e incolor, que umidifica o vestíbulo durante a excitação sexual.

O cisto da glândula de Bartholin é um tumor cístico que resulta da obstrução do seu ducto excretor, após sofrer um processo inflamatório decorrente de infecção, que foi associada a *Neisseria gonorrhoeae* e *Chlamydia trachomatis*; porém, tem sido comprovada a presença de flora polimicrobioma nos abscessos dessa glândula, sendo isolados com frequência *E. coli* e também os anaeróbios. Corresponde, portanto, à fase crônica da bartolinite.

É uma doença que geralmente incide em mulheres sexualmente ativas, o que não significa que não possa ocorrer em meninas antes da puberdade. Radhakrishna (2017)[5] publicou um caso e, na ocasião, encontrou apenas seis outros descritos na literatura. Em nosso serviço no HC-FMUSP, tivemos a oportunidade de operar duas adolescentes virgens e com menos de 15 anos de idade, sendo uma, em 2019, com esse cisto. Portanto, mesmo sendo raridade em crianças, deve ser considerado no diagnóstico diferencial em caso de aumento dos grandes lábios, especialmente em adolescentes.

• Diagnóstico

O diagnóstico é eminentemente clínico, pela queixa específica, confirmando-se ao exame dos genitais, principalmente pela localização anatômica das glândulas de Bartholin. O cisto pode ser assintomático, em especial se pequeno e sem infecção. Os cistos maiores, em adolescentes, podem causar desconforto, pois seu volume causa abaulamento do grande lábio (Figura 31.1) e algumas pacientes alegam que dificulta o coito. Já o abscesso de Bartholin se apresenta com dor e febre, às vezes com calafrios. Ao exame físico, constatam-se edema, eritema, sinais flogísticos e tumor doloroso e com flutuação.

• Tratamento

Os cistos assintomáticos e pequenos nem sempre necessitam de tratamento. Mas, nesse caso, é necessário que se converse com a família da criança e/ou com a paciente, principalmente se for adolescente, fornecendo-lhes explicações claras sobre não haver relação com malignidade. A paciente adolescente é mais exigente e pode alegar desconforto com a estética da vulva, quando então também alega que atrapalha o ato sexual, além de inquirir o médico sobre a possibilidade de infecção do cisto.

O tratamento ativo pode ser com condutas paliativas ou com intervenções cirúrgicas sobre a glândula afetada, visando a cura em definitivo.

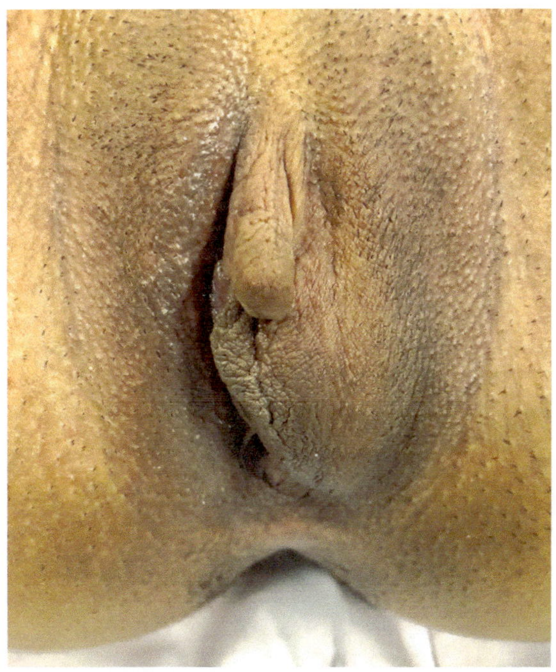

Figura 31.1 – Cisto de Bartholin no grande lábio esquerdo de adolescente. Além de haver distorção da anatomia da vulva, a paciente se queixava da dificuldade de usar roupas íntimas justas.

Fonte: Acervo da Clínica Ginecológica do HC-FMUSP.

- *Intervenções paliativas*

Com o propósito de aliviar o quadro clínico agudo, a punção aspirativa para esvaziar o conteúdo da glândula pode ser utilizada em casos de abscesso, em especial em fase aguda com ocorrência de febre, calafrios e dores fortes. Também pode ser realizada drenagem com pequena incisão por meio de lâmina sobre a parede do tumor. Essas intervenções apresentam altas taxas de recorrência. Alguns profissionais fazem a drenagem e deixam dreno de borracha ou cateter.

- *Intervenções curativas*

A cirurgia com remoção de todo o cisto é considerada o tratamento padrão-ouro, embora alguns autores argumentem que esse tratamento afeta a lubrificação vaginal fisiológica, sendo por isso propostas outras terapêuticas menos invasivas.[6,7]

Nossa experiência maior é com essa tradicional cirurgia, embora exija cuidadosa dissecção, para retirar-se o cisto íntegro (Figura 31.2), com cuidados também para não lesar estruturas vizinhas e para proceder boa hemostasia.

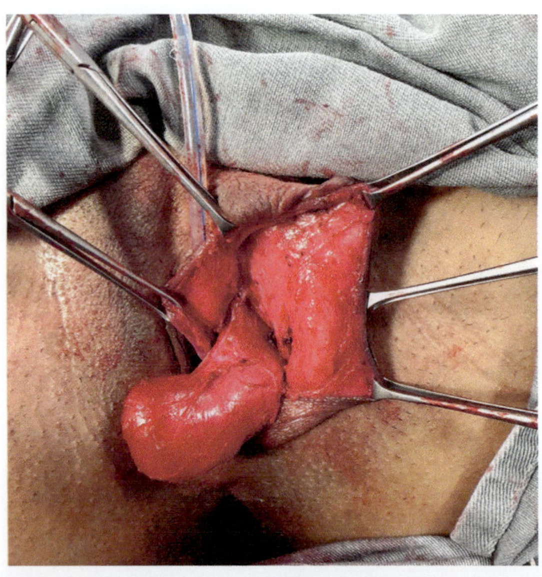

Figura 31.2 – Mesma paciente da Figura 31.1, submetida à cirurgia clássica de bartolinectomia, quando se retirou a glândula intacta.

Fonte: Acervo da Clínica Ginecológica do HC-FMUSP.

A marsupialização, inicialmente descrita por Jacobson (em 1950), tem o propósito de curar e consiste na eversão da glândula, com uma incisão longitudinal de 2 a 3 cm sobre o cisto, na união cutaneomucosa, até chegar à cápsula, que é invertida e suturada com pontos separados, utilizando-se fio absorvível. Sua taxa de recorrência é muito variável, de 2% a 25%.[8]

Laser CO_2 mediante vaporização se mostrou um método seguro e eficaz, podendo ser procedimento ambulatorial. Possibilita redução de danos, rápida cura e baixa recorrência (2%).[10,11] No Brasil, a pouca experiência do uso dessa terapia a *laser* para marsupialização do cisto Bartholin se deve, entre outros fatores, ao custo do equipamento.[10]

São citadas outras terapias, como esclerose com álcool 70%, após drenagem da glândula; colocação de cateter (cateter de Word), com a finalidade de fistulização da glândula; uso de nitrato de prata ($AgNO_3$), que é germicida e esclerosante e pode ser empregado em ambulatórios, fazendo-se a drenagem do conteúdo do cisto ou do abscesso e, durante 2 a 3 dias, a aplicação do $AgNO_3$, distribuindo-o na parede do cisto ou do abscesso, formando-se aí uma fístula. Pode haver recorrência em 4% dos casos depois de 2 meses.[9,12]

Cisto de Skene

As glândulas parauretrais maiores, ou glândulas de Skene, originam-se dos remanescentes do ducto wolffiano e produzem secreção fluida leitosa, que tem a função de lubrificar o introito vaginal na fase de excitação sexual. Quando há dilatação dos seus ductos, formam-se os cistos de Skene (congênitos ou adquiridos). Apesar de incomuns em qualquer idade, podem ser encontrados em crianças antes da puberdade, até mesmo em recém-nascidas, acreditando-se que sua incidência real seja provavelmente maior do que relata a literatura, em razão de não ser obrigatória sua notificação.[13]

O diagnóstico é clínico. Em geral, os que medem menos que 2 cm de diâmetro são assintomáticos, particularmente em recém-nascidas. Em casos sintomáticos, mais comumente há disúria ou incômodo com a roupa ou, em algumas vezes, mudança de direção do jato de urina.

Como tratamento, os casos assintomáticos podem ser apenas observados, com seguimento regular, uma vez que a resolução espontânea pode ocorrer sem sequela ou recorrência em longo prazo. Casos com obstrução aguda requerem intervenção cirúrgica imediata.[14,15]

As opções de tratamento podem ser o esvaziamento das glândulas por aspiração, drenagem por incisão sobre o cisto, marsupialização ou excisão parcial da glândula.[14-16]

É importante o diagnóstico diferencial com os divertículos de uretra que podem se originar de uma glândula parauretral infectada, pois o divertículo pode lesionar a uretra e produzir uma fístula, com perda de urina, ou mesmo prejudicar a funcionabilidade do esfíncter.

O divertículo uretral tem como sintoma mais frequente o gotejamento pós-miccional, e não a mudança da direção do jato urinário. Para se diferenciar o cisto do divertículo, pode-se fazer a expressão do divertículo e, se sair urina através da uretra, confirma-se que é divertículo. Em algumas ocasiões, pode ser necessária a ultrassonografia ou a cistoscopia. O tratamento é cirúrgico.

Tumores dos tecidos moles

Os tumores do tecido mole têm origem mesenquimal e, entre os que podem ocorrer na vulva, podemos distinguir os leiomiomas e os lipomas, ambos de caráter benigno.[17]

Leiomiomas

Os leiomiomas ou fibromas vulvares são tumores bem circunscritos, originários do músculo liso do ligamento redondo, assim como os miomas do útero.[18]

A ocorrência de leiomiomas na vulva é rara, representando apenas 0,07% de todos os tumores vulvares. Acometem mulheres de 15 a 73 anos de idade (média, 41 anos); e o diâmetro dos tumores varia de 2 a 15 cm (média, 7,1 cm). São agrupados em três tipos: leiomioma, leiomioma atípico e leiomiossarcoma (o tipo maligno).[19,20]

À palpação, mais comumente se constata tumor indolor, de consistência firme e mobilidade limitada, localizado nos pequenos lábios ou no clitóris (Figura 31.3).[14,21-24]

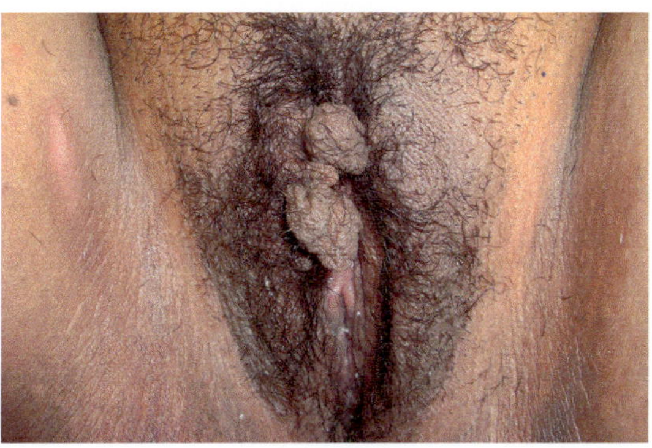

Figura 31.3 – Fibroma na vulva de adolescente de 16 anos. Notar nódulo no clitóris e nos pequenos lábios da paciente.

Fonte: Acervo da Clínica Ginecológica do HC-FMUSP.

O tratamento para leiomioma é cirúrgico, consistindo na excisão completa, para obter-se a cura definitiva.[22,25,26]

Lipomas

Lipomas são tumores benignos de tecidos moles derivados de células mesenquimais, muito comuns, distribuídos em várias áreas do corpo, como pescoço, ombro, parte superior das costas e abdome.[27,28] A sua ocorrência na vulva é tão rara que pouquíssimos relatos de casos são encontrados na literatura mundial.[27,29-32] Quanto à idade, foram identificados lipomas em várias faixas etárias, desde recém-nascidas e crianças até mulheres com idade avançada.[28,30,33,34]

Embora clinicamente sejam bem conhecidos, sua real etiologia e patogênese ainda não estão bem definidas, apesar de o trauma repetido ser implicado em alguns casos, como um fator etiológico importante.[28,35-,37]

• Diagnóstico

O lipoma geralmente se apresenta como nódulo único, com crescimento lento, de consistência amolecida/pastosa, móvel e indolor. Suas características permitem o diagnóstico correto apenas pela história e pelo exame físico, na maioria dos casos.[28,38] Quando localizados nos grandes lábios (Figura 31.4), podem ser confundidos com o cisto de Bartholin, porém são diferentes à palpação, pois os lipomas têm consistência pastosa.

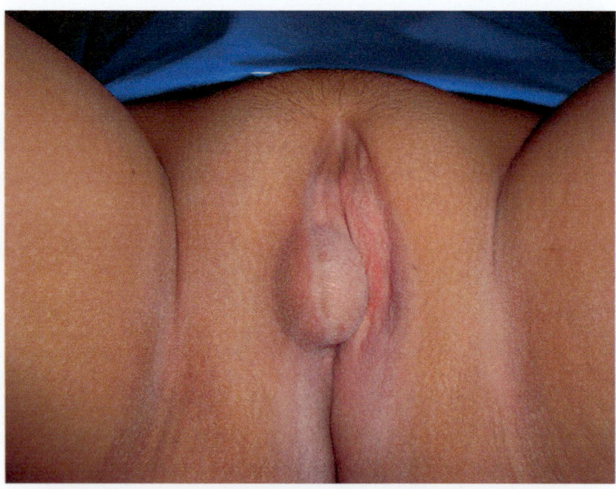

Figura 31.4 – Lipoma do grande lábio direito de criança pré-púbere, simulando cisto da glândula de Bartholin.

Fonte: Acervo da Clínica Ginecológica do HC-FMUSP.

Como diagnóstico diferencial, devem ser lembrados os lipossarcomas, que, embora sejam raros, têm um perfil clínico muito semelhante ao dos lipomas. Também deve ser afastado o cisto de Nuck, especialmente em crianças, pois o canal de Nuck deve fechar-se ainda no primeiro ano de vida e, quando sua obliteração é incompleta, pode originar cistos (hidrocele do canal de Nuck) e/ou hérnia inguinal indireta.[28,29]

Quando há dúvida no diagnóstico clínico, o exame de escolha para se fazer o diagnóstico diferencial com hérnia inguinal e com o lipossarcoma é a ultrassonografia, que é exame menos invasivo, de mais fácil acesso (por ser de menor custo) e altamente sensível, específico e confiável, com informações consistentes com gordura.[31]

Tumores vasculares

São situações raras, das quais destacamos aqui a síndrome de Cockett, os hemangiomas, a fístula arteriovenosa e o linfangioma, todos com repercussão na vulva, sob a forma de tumor.

Síndrome de Cockett

A síndrome de Cockett, ou síndrome de May-Thurner, resulta da compressão extrínseca da veia ilíaca comum esquerda pela artéria ilíaca comum direita, contra o corpo vertebral subjacente. A epidemiologia é incerta, muito provavelmente em razão da subnotificação.[39]

Cursa clinicamente com dor e edema em membro inferior esquerdo, por insuficiência venosa crônica (muitas vezes considerada idiopática) em pessoa sem fator de risco para isso, e pode haver trombose do membro afetado.

Alguns casos dessa síndrome podem ter repercussão na vulva, com um enovelado de vasos varicosos dando o aspecto tumoral, resultante da insuficiência venosa. Nesses casos, tanto a confirmação diagnóstica como seu tratamento devem ser conduzidos pelo cirurgião vascular. O tratamento com a intervenção endovascular é relatado como eficaz, com boa viabilidade e segurança, por vários estudos.[40,41]

A Figura 31.5 ilustra um caso vivenciado por nós, de uma adolescente de 14 anos de idade que apresentou um tumor no pequeno lábio esquerdo, doloroso e que aumentava ao esforço físico. Acima do pequeno lábio, ao lado do clitóris, havia uma dilação venosa que se continuava com o tumor e, à palpação, percebia-se a flutuação do sangue. Em conjunto com a equipe de cirurgia vascular, conduzimos o caso. Após concluído o tratamento endovascular, o pequeno lábio se apresentava hipertrofiado, modificando a estética vulvar. Fizemos então a ninfoplastia redutora e modeladora, para igualá-lo à ninfa direita.

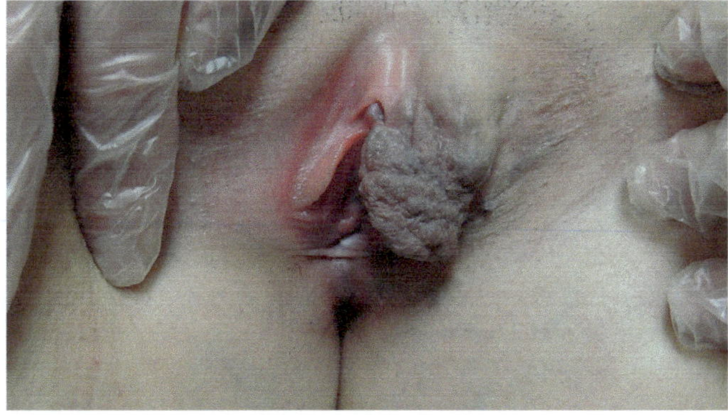

Figura 31.5 – Adolescente de 14 anos de idade, com tumor no pequeno lábio esquerdo, formado por varizes decorrentes da insuficiência venosa que ocorre na síndrome de Cockett. Notar pequeno lábio direito normal e dilatação vascular calibrosa paralela ao clitóris, que se continua com o abaulamento do pequeno lábio.

Fonte: Acervo da Clínica Ginecológica do HC-FMUSP.

Fístula arteriovenosa

É uma malformação vascular, caracterizada por fístula arteriovenosa, que se apresenta em forma de tumor das formações labiais, deformando a arquitetura da vulva (Figura 31.6). O diagnóstico é feito por arteriografia, e o tratamento envolve intervenção endovascular. É, portanto, também da alçada do cirurgião vascular a condução desses casos.

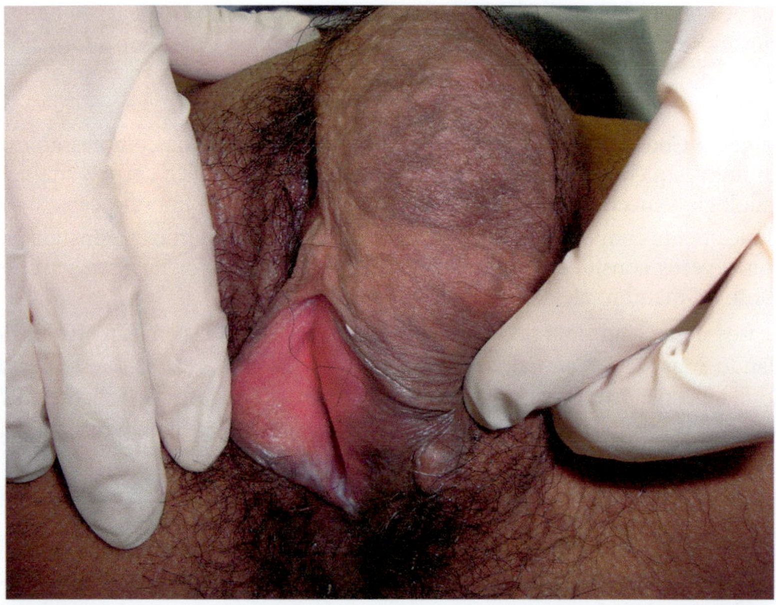

Figura 31.6 – **Tumor por fístula arteriovenosa no grande lábio esquerdo, chegando próximo da pube. Notar abertura vaginal normal ao afastamento dos lábios vulvares.**

Fonte: Acervo da Clínica Ginecológica do HC-FMUSP.

Linfangioma

O linfangioma da vulva é doença rara do sistema linfático, caracterizada por canais linfáticos dérmicos superficiais dilatados e ectásicos. A forma idiopática é incomum e a forma adquirida é relacionada a cirurgia local, radioterapia, doença de Crohn, tuberculose, entre outros fatores.[42]

O linfangioma é caracterizado por vesículas agrupadas e localizadas, finas e translúcidas, que se assemelham à desova de sapo. Sua localização se dá em várias partes do corpo, pouquíssimos casos são descritos com localização vulvar[43] e, em geral, ocorre em idade precoce, podendo, entretanto, evidenciar-se clinicamente até os 35 anos, ou até mesmo mais tarde.[44]

Embora seja relacionado a radioterapia, cirurgias na vulva, tuberculose pulmonar, filariose, pode não haver nenhum antecedente desse tipo,[42] como no caso da paciente da Figura 31.7, adolescente de 16 anos de idade que não tinha nenhum desses antecedentes.

O tratamento depende da localização e do tamanho, incluindo-se vaporização a *laser* com CO_2, cirurgia excisional, eletrocirurgia, crioterapia e escleroterapia, o que envolve, portanto, a multidisciplinaridade. Recorrências são comuns, e o linfangioma pode ser confundido com verrugas genitais.[45]

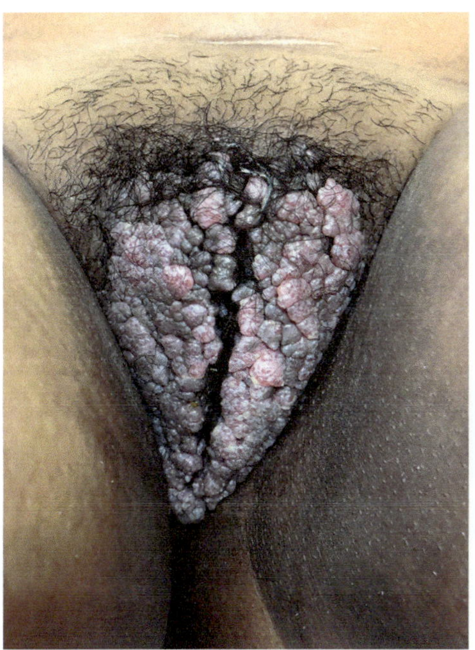

Figura 31.7 – Linfangioma da vulva de adolescente de 16 anos de idade. Percebem-se vesículas finas e uniformemente distribuídas na vulva.

Fonte: Acervo da Clínica Ginecológica do HC-FMUSP.

Hemangioma

Hemangiomas são lesões do tipo hamartomas do endotélio vascular que podem surgir em qualquer parte do corpo humano, em qualquer fase da vida. No entanto, é de incidência rara no aparelho genital feminino.[46,47]

O hemangioma cavernoso é uma forma de apresentação dos hemangiomas na vulva. Constitui-se de um enovelado de vasos dilatados na derme profunda e/ou no tecido subcutâneo, formando um tumor de consistência cística e firme, e sua superfície pode parecer normal ou apresentar cor azulada (Figura 31.8). Biópsia simples de tecido para fins de diagnóstico pode causar sangramento maciço. A ressonância magnética, angiografia ou Doppler colorido podem ser considerados para diagnosticar e determinar a extensão da doença.[48,49]

O seu diagnóstico é clínico e não se deve biopsiar, pois, por ser formado por vasos dilatados, pode haver hemorragia maciça, conforme já mencionado. Em crianças, alguns casos podem apresentar ulceração e sangramento, até mesmo por atrito das vestimentas.

O tratamento dos hemangiomas na infância é quase sempre conservador, em especial os pequenos (Figura 31.9), pois mais de 80% têm regressão espontânea. Tem sido usado o propranolol na dose de 1,5 a 2 mg/kg/dia, ou em apresentação tópica a 2%, com bons resultados. Prednisona 1 a 3 mg/kg/dia também é empregado. Deve-se evitar o tratamento cirúrgico na infância, para evitar deformidades na vulva e também porque o hemangioma costuma de ser de bom prognóstico.[46]

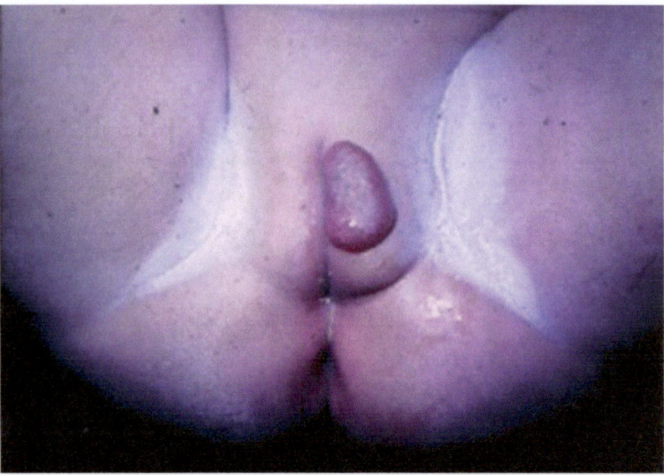

Figura 31.8 – Hemagioma cavernoso vulvar: tumor com bordas regulares sobre os lábios vulvares esquerdos de criança.

Fonte: Acervo da Clínica Ginecológica do HC-FMUSP.

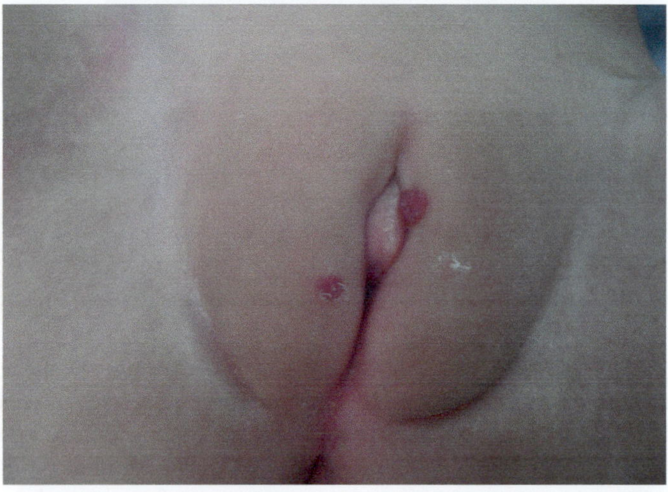

Figura 31.9 – Duas pequenas lesões de hemangioma (com menos de 1 centímetro) na vulva de criança.

Fonte: Acervo da Clínica Ginecológica do HC-FMUSP.

Tumores fibroepiteliais

Pólipos

Os pólipos fibroepiteliais da vulva são doenças raras que ocorrem geralmente em mulheres jovens ou de meia-idade. São frequentemente encontrados na região axilar, no colo e no tronco, podendo surgir na vulva e na vagina.[50]

• Diagnóstico

O diagnóstico é clínico, com base nos aspectos clínicos que se apresentam, mais comumente, como formações tumorais, pequenas e arredondadas, moles e lisas, vascularizadas, indolores e da cor da pele ou da mucosa da região onde se originam. Em crianças, em nosso serviço, predominam os pólipos do hímen e do óstio externo da uretra, como ilustram as Figuras 31.10 a 31.13.

A Figura 31.10 é de uma criança de 3 anos de idade, cuja mãe se queixava de um tumor que "fechava" a entrada da vagina e que frequentemente manchava a calcinha de sangue. Ao afastar-se lateralmente os lábios da vulva, constatou-se lesão polipoide arredondada, vascularizada e com pedículo espesso inserido no hímen. O exame histopatológico foi de pólipo fibroepitelial da mucosa.

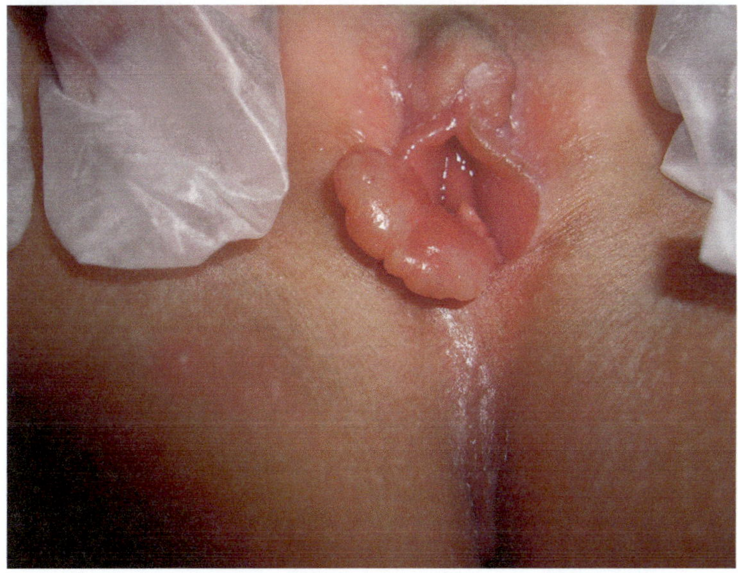

Figura 31.10 – Pólipo com forma arredondada, pedículo espesso e inserido na membrana himenal, bem vascularizado e de coloração idêntica à do hímen, impedindo a visualização do introito vaginal de criança com 3 anos de idade.

Fonte: Acervo da Clínica Ginecológica do HC-FMUSP.

A Figura 31.11 corresponde a uma criança de 7 anos de idade, que informava que, ao tracionar algo que saía da vagina, teve dor e pequeno sangramento. Ao exame, constataram-se quatro pequenas formações arredondadas e ligadas entre si, em forma de rosário, com pedículo inserido na face interna da membrana himenal.

Em situação como a da criança da Figura 31.12, na qual a queixa era de sangramento e "bola de carne" saindo pela vagina e, ao exame ginecológico em consultório, não foi possível constatar a localização do tumor, com a criança sob narcose pode-se confirmar o diagnóstico de pólipo da mucosa uretral, como ilustra a Figura 31.13. Assim, confirmou-se a localização e a lesão foi excisada, tendo sido confirmado diagnóstico pelo exame anatomopatológico.

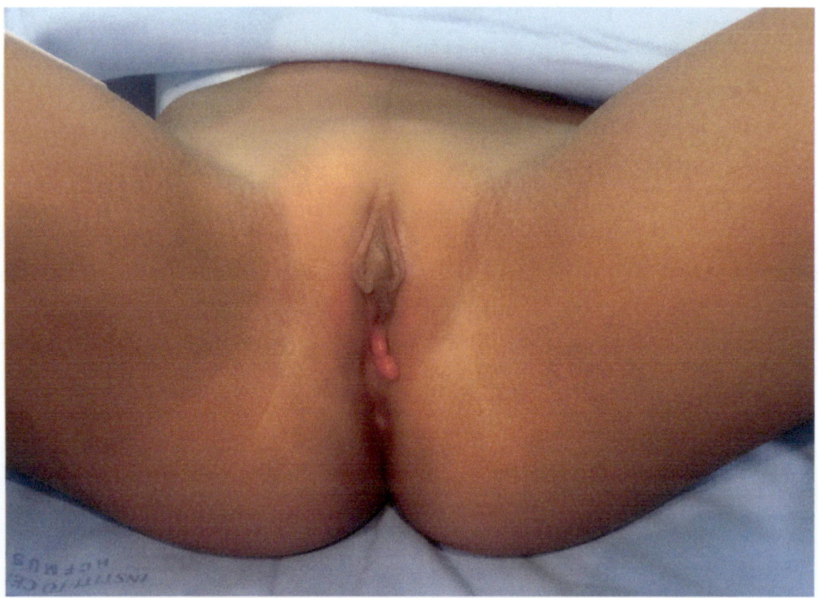

Figura 31.11 – Quatro pólipos interligados, formando uma corrente como se fosse um rosário, com pedículo único inserido na face interna da membrana himenal, em criança de 7 anos de idade.

Fonte: Acervo da Clínica Ginecológica do HC-FMUSP.

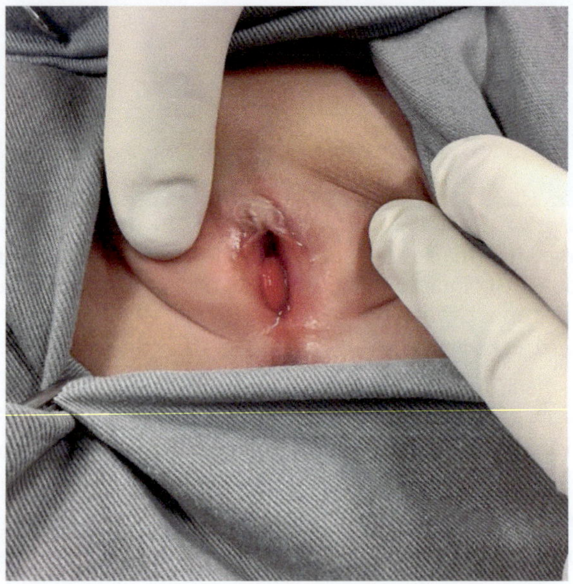

Figura 31.12 – Lesão polipoide sangrante, de pouca mobilidade, obliterando a entrada da vagina de criança de 3 anos de idade.

Fonte: Acervo da Clínica Ginecológica do HC-FMUSP.

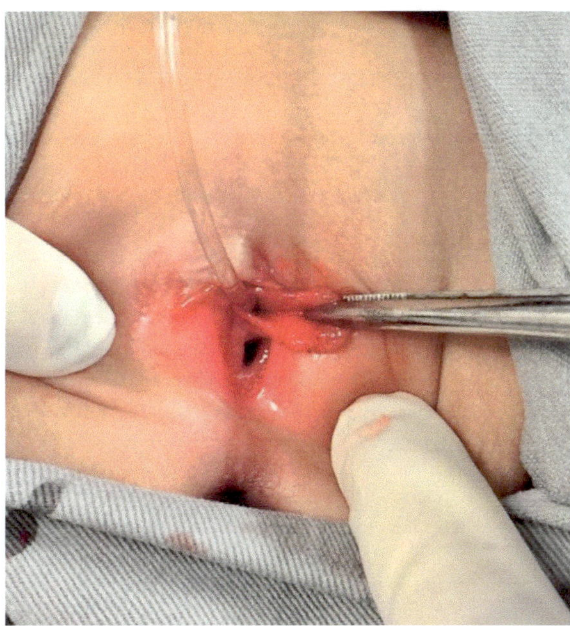

Figura 31.13 – Mesma paciente da Figura 31.12. Em sala cirúrgica, foi constatado pólipo da mucosa uretral.

Fonte: Acervo da Clínica Ginecológica do HC-FMUSP.

O tratamento dos pólipos consiste na exérese total, por excisão simples na base de implantação do seu pedículo. No caso do pólipo uretral, os cuidados são para evitar estenose do orifício externo.

REFERÊNCIAS BIBLIOGRÁFICAS

1. Aguilar-Garay. Quistes y tumores benignos em la vulva. In: Vulva normal y patologica. Editorial Cuéllon Ayala; 2017. cap. VIII.
2. Kaufman RH, Faro S. Benign diseases of the vulva and vagin. Edi Mosby; 1994. p. 234-241.
3. Lawny DI, Guido RS. The vulvar mass in prepuberal child. J. Pediatr Adolsc Gynecol. 2000;13:75.
4. Emans SJ. Vulvovaginal problems in prepuberal child. In: Emans SJH, Laufer MR (ed.). Emans, Laufer, Goldstein's pediatric and adolescent gynecology. 6th ed. Philadelphia, PA: Lippincot William & Witkins; 2012. p. 42-59.
5. Radhakrishna V, Goel R, Parashar G, Santhanakrishnan R. Bartholin's gland abscess in a prepubertal female: A case report. Ann Med Surg (Lond). 2017 Oct 6;24:1-2.
6. Wechter ME, Wu JM, Marzano D, Haefner H. Management of Bartholin duct cysts and abscesses: a systematic review. Obstet Gynecol Surv. 2009;64(6):395-404. Review.
7. Di Donato V, Bellati F, Casorelli A, Giorgini M, Perniola G, Marchetti C et al. CO2 laser treatment for Bartholin gland abscess: ultrasound evaluation of risk recurrence. J Minim Invasive Gynecol. 2013;20(3):346-52.
8. Marzano DA, Haefner HK. The bartholin gland cyst: past, present and future. J Low Genit Tract Dis. 2004;8(3):195-204.
9. Ozdegirmenci O, Kayikcioglu F, Haberal A. Prospective randomized study of marsupialization versus silver nitrate application in the management of bartholin gland cysts and abscesses. J Minim Invasive Gynecol. 2009;16(2):149-52.

10. Figueiredo AC, Duarte PE, Gomes TP, Borrego JM, Marques CA. Bartholin's gland cysts: management with carbon-dioxide laser vaporization. Rev Bras Ginecol Obstet. 2012 Dec;34(12):550-4.
11. Speck NM, Boechat KP, Santos GM, Ribalta JC. Treatment of Bartholin gland cyst with CO2 laser. Einstein. 2016;14(1):25-9.
12. Patil S, Sultan AH, Thakar R. Bartholin's cysts and abscesses. J Obstet Gynaecol. 2007;27(3):241-5. Review. Retraction in: MacLean A, Treadway A. J Obstet Gynaecol. 2013;33(2):219.
13. Sá MI, Rodrigues AI, Ferreira L et al. Fetal vulvar cysts with spontaneous resolution. BMJ Case Rep. 2014;2014. pii: bcr2014206180.
14. Miño A, Rodríguez J. Skene duct cyst in female newborns: case reports. Rev Chil Pediatr. 2014;85:584-7.
15. Moralioğlu S, Bosnalı O, Celayir AC et al. Paraurethral Skene's duct cyst in a newborn. Urol Ann. 2013;5:204-5.
16. Dhapodkar S, Homayoon K. Paraurethral cysts in a female newborn. Open J Urol. 2011;1:48-9.
17. Nucci MR, Fletcher CDM. Vulvovaginal soft tissue tumours: update and review. Histopathology. 2000;36:97-108.
18. Owen C, Armstrong AY. Clinical management of leiomyoma. Obstet Gynecol Clin North Am. 2015;42:67-85.
19. Zhou J, Ha BK, Schubeck D et al. Myxoid epithelioid leiomyoma of the vulva: a case report. Gynecol Oncol. 2006;103:342-345.
20. Kim HR, Yi BH, Lee HK et al. Vulval epithelioid leiomyoma in a pregnant woman. J Obstet Gynaecol. 2013;33:210-211.
21. Roy KK, Mittal S, Kriplani A. A rare case of vulval and perineal leiomyoma. Acta Obstetricia Et Gynecologica Scandinavica. 1998;77:356-357.
22. Ngo Q, Haertsch P. Vulvar leiomyoma in association with gastrointestinal leiomyoma. Aust N Z J Obstet Gynaecol. 2011;51:468-469.
23. Levy RA, Winham WM, Bryant CS et al. Smooth muscle neoplasms of the vulva masquerading as Bartholin gland duct cysts. Proc (Bayl Univ Med Cent). 2014;27:25-27.
24. Pandey D, Shetty J, Saxena A et al. Leiomyoma in vulva: a diagnostic dilemma. Case Rep Obstet Gynecol. 2014;2014:386432.
25. Newman PL, Fletcher CD. Smooth muscle tumours of the external genitalia: clinicopathological analysis of a series. Histopathology. 1991;18:523-529.
26. Zhao T, Liu X, Lu Y. Myxoid epithelial leiomyoma of the vulva: a case report and literature review. Case Rep Obstet Gynecol. 2015;2015:894830.
27. Jung HL, Seung MC. Large vulvar lipoma in an adolescent: a case report. J Korean Med Sci. 2008,23:744-746.
28. Odoi AT, Owusu-Bempah A, Dassah ET, Darkey DE, Quayson SE. Vulvar lipoma: is it so rare? Ghana Med J. 2011;45:125-127.
29. Jourjon R, Dohan A, Brouland JP, Guerrache Y, Fazel A, Soyer P. Angiolipoma of the labia majora: MR imaging findings with histopathological correlation. Clin Imaging. 2013;37:965-968.
30. Kehagias DT, Smyrniotis VE, Karvounis EE, Gouliamos AD, Creatsas G. Large lipoma of the vulva. Eur J Obstet Gynecol Reprod Biol. 1999 May;84(1):5-6.
31. Sherer DM, Gorelick C, Wagreich A, Lee YC, Serur E, Zigalo A et al. Sonographic findings of a large vulvar lipoma. Ultrasound Obstet Gynecol. 2007 Oct;30(5):786-7.
32. Oh JT, Choi SH, Ahn SG, Kim MJ, Yang WI, Han SJ. Vulvar lipomas in children: an analysis of 7 cases. J Pediatr Surg. 2009 Oct;44(10):1920-3.
33. Fukamizu H, Matsumoto K, Inoue K, Moriguchi T. Large vulvar lipoma. Arch Dermatol. 1982;118:447.
34. Van Glabeke E, Audry G, Hervet F, Josset P, Gruner M. Lipoma of the preputium clitoridis in neonate: an exceptional abnormality different from ambiguous genitalia. Pediatr Surg Int. 1999;15:147-8.
35. Signorini M, Campiglio GL. Posttraumatic lipomas: where do they really come from? Plast Reconstr Surg. 1998;101:699-705.
36. Copcu E. Sport-induced lipoma. Int J Sports Med. 2004;25:182-5.
37. Aust MC, Spies M, Kall S, Gohritz A, Boorboor P, Kolokythas P, Vogt PM. Lipomas after blunt soft tissue trauma: are they real? Analysis of 31 cases. Br J Dermatol. 2007;157(1):92-99.
38. Jung-T O, Seung HC, Sung GA, Myung JK, Woo IY, Seok JH. Vulvar lipomas in children: an analysis of 7 cases. J Pediatr Surg. 2009;44:1920-1923.

39. May R, Thurner J. The cause of the predominately sinistral occurrence of thrombosis of the pelvic veins. Angiology. 1957;8:419-427.
40. Kim JY, Choi D, Guk Ko Y. Percutaneous treatment of deep vein thrombosis in May-Turner syndrome [J]. Cardiovasc Intervent Radiol. 2006;29(4):571-575.
41. Young L et al. Symptomatic compression of right iliac vein afer right iliac artery stent placement [J]. J Vasc Surg Venous Lymphat Disord. 2017;5(5):735-738.
42. Abu-Hamad A, Provencher D, Ganjee P, Penaher M. Lymphangioma circumscriptum of the vulva: a case report and review of the literature. Obstet Gynecol. 1989;73:496-9.
43. Domontaz AN Andrews. Diseases of skin. 6th Asian ed. Tokyo: Igaku Stoin Ltd; 1971.
44. Flanagan BP, Helwig EB. Cutaneous lymphangioma. Arch Dermatol. 1977;113:24-30.
45. Murugan S, Kaleelullah MCA. Vulval tuberculosis with esthiomene. Ind Tuberculosis. 1988;35:32-3.
46. Celik F, Arioz DT, Köken GN, Yilmazer M. Very rare cause of vaginal mass in pregnancy: cavernous hemangioma. J Obstet Gynaecol Res. 2012;38:889-91.
47. Gupta R, Singh S, Nigam S, Khurana N. Benign vascular tumors of female genital tract. Int J Gynecol Cancer. 2006;16:1195-200.
48. Cebesoy FB, Kutlar I, Aydin A. A rare mass formation of the vulva: giant cavernous hemangioma. J Low Genit Tract Dis. 2008;12:35-7.
49. Wang S, Lang JH, Zhou HM. Venous malformations of the female lower genital tract. Eur J Obstet Gynecol Reprod Biol. 2009;145:205-8.
50. Nucci MR, Fletcher CD. Fibroepithelial stromal polyps of vulvovaginal tissue: from the banal to the bizarre. Pathol Case Rev. 1998;3:151-7.

32

Tumores da Vagina na Infância e na Adolescência

- José Alcione Macedo Almeida
- Andrea Sclowitz Moraes

Os tumores ginecológicos na infância e na adolescência são raros, podendo ser benignos ou malignos, císticos ou sólidos. Os tumores de vagina compõem cerca de 0,4% de todos os tumores sólidos da infância, excluindo-se os tumores cerebrais.[1,2]

Tumores císticos na vagina são ocorrências incomuns e costumam ser diagnosticados ao exame ginecológico. Os **cistos de inclusão epidérmica** e os cistos que se originam de **resquícios embrionários** são considerados as principais formações tumorais císticas da vagina.[3]

Entre os cistos vaginais, os müllerianos representam 30%; os de Bartholin, 27,5%; os de inclusão epidérmica, 25%; e, entre os restantes 17,5%, encontram-se os cistos de Gartner, além de outros não classificados.[3] Entretanto, esses números podem não corresponder à realidade, pois muitos cistos pequenos e assintomáticos não são diagnosticados ou não são publicados.

Na prática clínica, algumas vezes há dúvidas se o tumor que se apresenta é vaginal ou no vestíbulo vulvar. O sítio exato da lesão orientará o diagnóstico.

Cistos de inclusão epidérmica

São pequenas formações císticas que se encontram, mais frequentemente, no terço inferior da vagina, decorrentes da inclusão de fragmentos de mucosa por traumas locais, em geral cirúrgicos, como episiotomia, podendo haver também inclusão de tecido ectópico.[4]

Cistos embrionários

Os cistos embrionários são originados dos ductos paramesonéfricos (ductos de Müller) e dos mesonéfricos (ductos de Wolff). Embriologicamente, os órgãos genitais se desenvolvem a partir dos ductos de Wolff, no homem, e dos ductos de Müller, na mulher. No embrião feminino, os ductos wolffianos regridem e os müllerianos se desenvolvem e formam os órgãos genitais da mulher. Quando a regressão dos ductos de Wolff não é completa, os remanescentes ou resquícios wolffianos podem resultar em anormalidades urogenitais, incluindo tumores císticos.[5,6] Em contrapartida, os ductos de Müller podem deixar resquícios nas paredes vaginais e nelas dar origem a pequenos cistos.

Cistos müllerianos

Os cistos müllerianos são pequenas cavidades císticas nas paredes vaginais, originadas de restos de tecidos dos ductos de Müller. São os cistos congênitos mais comuns da vagina e geralmente são únicos, embora tenham sido relatados alguns múltiplos.[7,8] Como se sabe, na vagina o epitélio mülleriano é substituído por epitélio escamoso (seio urogenital). Nesse processo, podem persistir resquícios de tecido mülleriano na parede vaginal, que podem dar origem a cistos, sendo mais comuns na parede anterolateral.

Clinicamente, na grande maioria das vezes, apresentam-se como pequenas formações císticas, assintomáticas, diagnosticadas incidentalmente, não necessitando de intervenção médica. Entretanto, ocasionalmente um cisto pode se apresentar com volume maior, sendo capaz de induzir sintomas, como desconforto pela pressão na vagina, ou sintomas urinários, que justificam sua excisão. Há relatos de casos de grandes cistos vaginais complicando o parto.[9] São tumores considerados benignos, tendo sido relacionados a malignidade apenas uma vez.[10]

Cistos dos dutos de Wolff (cistos de Gartner)

Os cistos de Gartner são dilatações císticas benignas, situadas na submucosa da vagina, que se originam de remanescentes embrionários da parte distal dos ductos de Wolff,[11-13] representando cerca de 10% dos cistos benignos vaginais.[6,14] A transformação maligna é extremamente rara.[15]

• Diagnóstico

O diagnóstico dos cistos vaginais é clínico, com base nas características da lesão, em especial em sua localização. O cisto de Gartner, caracteristicamente, situa-se em geral na parede anterolateral direita do terço proximal da vagina, próximo do fórnice, e pode se apresentar projetando-se pela fenda vulvar, ao exame ginecológico de rotina.[6,16,17] Esses cistos são, no entanto, na maioria das vezes, pequenos e assintomáticos, com tamanho variando de 1,5 cm a 4,2 cm; mas também podem atingir tamanhos maiores e confundir o diagnóstico.[18,19]

• Diagnóstico diferencial dos cistos vaginais

A maioria dessas alterações costuma ser assintomática, com diagnóstico incidental, por ocasião do exame ginecológico.[5] O diagnóstico diferencial de um cisto do trato genital inferior deve ser feito entre cisto de inclusão, cisto mülleriano, cisto de Gartner, cisto de Bartholin, cisto de Skene e divertículo de uretra.[20]

Particularmente, pode haver mais dúvida na diferenciação entre cisto de Gartner e cisto de Skene. O sítio do tumor é fundamental e uma das principais características para o diagnóstico diferencial. O cisto de Gartner tem localização no terço proximal da vagina e, quando cresce, apresenta-se através da fenda vulvar (Figura 32.1); já o cisto de Skene é de localização parauretral, conforme abordamos no Capítulo 31 (Tumores da vulva na infância e adolescência) deste livro. Os cistos müllerianos surgem no nível do colo do útero e se estendem anteriormente em relação à bexiga, podendo raramente ser posteriores. Exame de imagem (ultrassonografia ou ressonância magnética) são importantes na definição da localização exata do cisto e de sua extensão e proximidade com os órgãos adjacentes.[6]

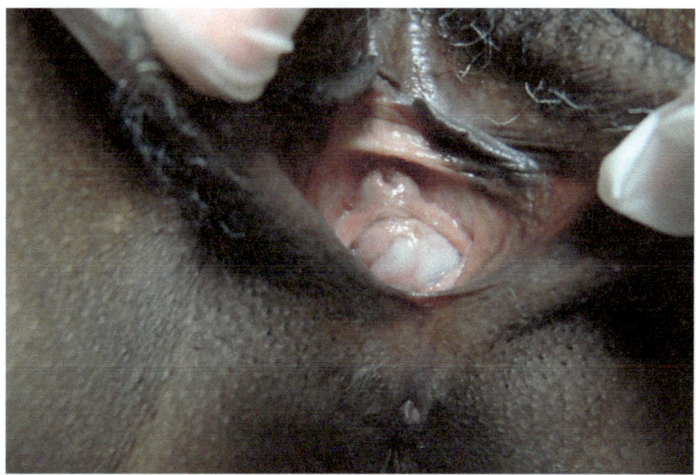

Figura 32.1 – Cisto de Gartner. Notar as paredes da vagina nitidamente identificadas e o cisto ocluindo o canal vaginal. Identifica-se o sítio das glândulas de Skene.

Fonte: Acervo da Clínica Ginecológica do HC-FMUSP.

• Tratamento

Dependendo dos sintomas e do desejo da paciente, decide-se a conduta médica para cistos vaginais. Para pacientes assintomáticas com cistos pequenos, a observação clínica é a recomendação.[21] Há experiência de seguimento por 2 a 17 anos, e as pacientes continuaram assintomáticas.[19]

Em cistos grandes e/ou sintomáticos, ou naqueles recorrentes, o procedimento mais indicado é a excisão ou a marsupialização.[22]

• Tratamentos intervencionistas

1. **Aspiração do cisto:** utiliza-se agulha fina ou de médio calibre, acoplada em seringa. É procedimento simples, realizado em consultório ou ambulatório.
2. **Marsupialização:** consiste em eversão da glândula e sutura das bordas da mucosa com fio absorvível.
3. **Excisão da glândula:** deve ser feita a retirada completa da glândula para evitar recidivas. Nessa cirurgia, há riscos de lesões acidentais de órgãos adjacentes e vasos importantes (artéria vaginal), particularmente se o cisto for grande e distorcer a anatomia locorregional.
4. **Escleroterapia:** aspiração e injeção direta de substância esclerosante é recomendada por alguns autores. Esse método é defendido por Abd-Rabbo e Atta (1991)[23], que apresentaram casuística com 15 pacientes com diagnóstico de cisto de Gartner, nas quais utilizaram tetraciclina a 5%, após esvaziamento do cisto por aspiração. O procedimento foi realizado em ambulatório.

Nossa preferência e recomendação é pela aspiração simples dos cistos, tanto nos casos sintomáticos (Figura 32.2) como nos assintomáticos, com orientação para seguimento constante, pois há alguns relatos de casos de cistos vaginais dificultando o parto.[9] Nos casos de recidiva, de preferência, fazer extirpação da glândula afetada ou marsupialização, havendo a opção de drenagem indicada que consideramos inapropriada, uma vez que essa intervenção não é aconselhada fora de sala cirúrgica.

Os cistos müllerianos pequenos devem ser acompanhados regularmente, pois há a possibilidade de crescimento, como no caso de uma paciente de 20 anos de idade que apresentou dificuldade no período expulsivo do parto, causada por cisto que cresceu rapidamente na gravidez, medindo 8 × 8 cm, e cujo histopatológico confirmou ser mülleriano. A paciente havia recebido o diagnóstico, aos 8 anos, do pequeno tumor, que evoluiu sem sintomas.[24]

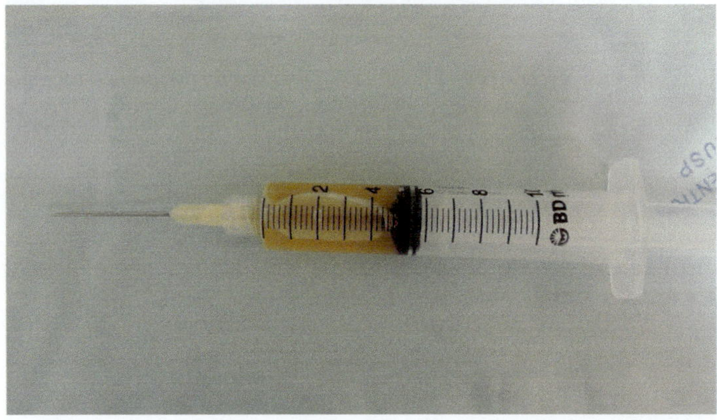

Figura 32.2 – Líquido do cisto aspirado com agulha acoplada em seringa. Mesma paciente da Figura 32.1.

Fonte: Acervo da Clínica Ginecológica do HC-FMUSP.

Tumores malignos

Na infância e adolescência, em geral, esses tumores são da linhagem sarcomatosa, sendo que, em crianças, a neoplasia maligna da vagina mais comumente encontrada é do grupo dos rabdomiossarcomas (RMS), seguida pelo tumor de células germinativas (tumor de seio endodérmico ou saco vitelínico) e pelo adenocarcinoma de células claras.[1,25]

Sarcoma botrioide

O sarcoma botrioide é um subtipo do grupo dos rabdomiossarcomas e constitui-se no tumor mais frequente da vagina, representando de 50% a 65% dos casos. É tumor maligno complexo, altamente agressivo, que se origina das células do mesênquima embrionário com capacidade para diferenciar-se em células musculares esqueléticas.[26,27]

Esse tipo de tumor se caracteriza por um crescimento local rápido e persistente, com disseminação hematogênica precoce e, secundariamente, por via linfática, podendo fazer metástase para linfonodos regionais, ossos, pulmão e coração.[27] Acomete mais comumente meninas na faixa etária de 0,16 a 15 anos, com mediana de 3,7 anos.[1]

• Diagnóstico

As manifestações clínicas mais frequentes são sangramento vaginal e tumor visível no introito vaginal que, ao se exteriorizar completamente, em geral tem o aspecto de cacho de uva.[1,2] Uma criança de 4 anos de idade, com sangramento e tumor se projetando através da fenda vulvar (Figura 32.3), foi internada em nossa enfermaria para biópsia em sala cirúrgica. Após três dias, a neoplasia tinha o aspecto típico de cacho de uva (Figura 32.4), evidenciando seu crescimento muito rápido, característico desse tipo de tumor. Portanto, em caso de qualquer sangramento vaginal persistente em criança, até que a origem dessa hemorragia seja comprovada, deve-se incluir a hipótese diagnóstica de sarcoma botrioide, fazendo-se a inspeção da vagina.

Os exames de imagem, como ultrassonografia pélvica, tomografia e ressonância magnética, ajudam na localização da implantação do tumor e na avaliação do comprometimento de estruturas adjacentes. Entretanto, principalmente nos casos iniciais, essa avaliação pode estar normal e, por isso, a vaginoscopia torna-se obrigatória. Todo tumor vaginal deve ser considerado suspeito e a biópsia é imperiosa nesses casos, pois só o exame anatomopatológico firmará o diagnóstico final.

Em nossa experiência, o sarcoma botrioide apresenta uma particularidade interessante, quanto ao sítio de implantação do tumor. Na criança, em geral o pedículo se insere em uma das paredes vaginais; na adolescente e em mulheres jovens, mesmo se ele se encontrar, aparentemente, totalmente na vagina, seu pedículo pode estar inserido no colo uterino (Figuras 32.5 e 32.6). Essa característica é referida pela literatura, que cita ainda que o tumor se localiza no corpo uterino quando acomete mulheres após a menopausa.[28]

A histologia do tumor mostra camadas de epitélio de mucosa, às vezes ulcerado, seguido por camada acelular ou camada de transição e, depois, por camada de células alargadas e com núcleo polarizado em uma extremidade, combinado com abundante infiltrado de células pequenas, redondas e azuis, imersas num estroma mixoide/frouxo. A imuno-histoquímica é positiva para miogenina.[26,27]

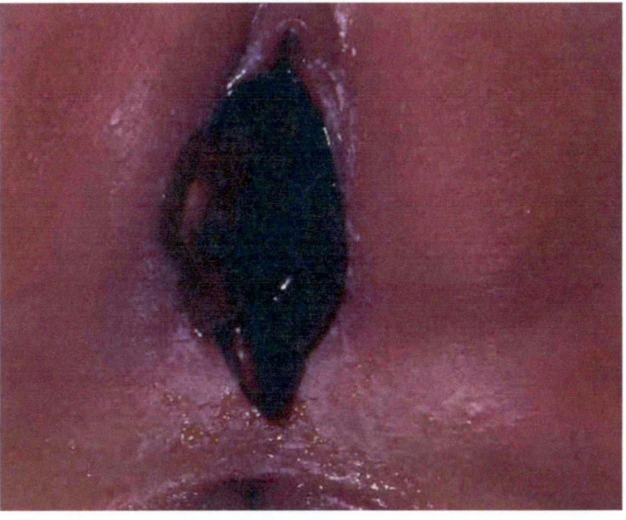

Figura 32.3 – **Tumor ocluindo a fenda vulvar de criança de 4 anos de idade.**

Fonte: Acervo da Clínica Ginecológica do HC-FMUSP.

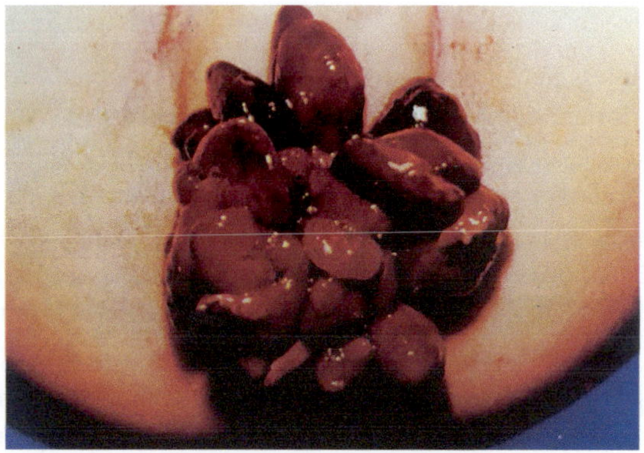

Figura 32.4 – Tumor com aspecto de cacho de uva ocupando toda a região anogenital. Mesma paciente da Figura 32.3.

Fonte: Acervo da Clínica Ginecológica do HC-FMUSP.

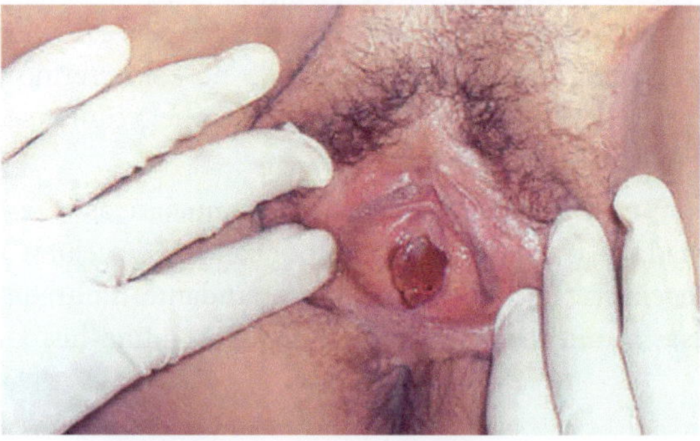

Figura 32.5 – Exame dos órgãos genitais externos em adolescente com sangramento vaginal persistente. Não se evidencia lesão externa.

Fonte: Acervo da Clínica Ginecológica do HC-FMUSP.

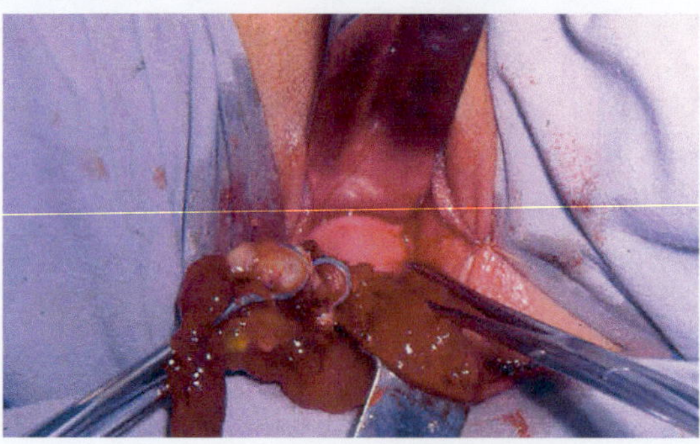

Figura 32.6 – Exame especular em sala cirúrgica evidenciando tumor multinodular preenchendo a vagina e com pedículo inserido no colo uterino. Mesma paciente da Figura 32.5.

Fonte: Acervo da autoria do capítulo.

• Tratamento

Os dados disponíveis na literatura sobre esses tumores, em sua maioria, são relatos de casos ou séries de poucos casos, o que dificulta a elaboração de estratégias de tratamento. A abordagem deve ser multidisciplinar, incluindo ginecologista, pediatra e oncologista clínico.

No passado, o tratamento do RMS consistia em cirurgia radical, variando desde histerectomia total, com anexectomia bilateral, até exenteração pélvica. Há protocolos que preconizam iniciar com quimioterapia (QT) neoadjuvante e, entre a 9ª e a 12ª semana de QT, fazer a abordagem cirúrgica mais conservadora possível, para preservar a fertilidade da paciente. Os agentes quimioterápicos mais usados são vincristina, dactinomicina, doxorrubicina, ciclofosfamida e, mais recentemente, a ifosfamida e o etoposide.[1,2,29]

Nas pacientes com tumor do grupo II e do grupo III da classificação do Intergroup RMS Study Group (IRS), do Quadro 32.1, a tendência atual é fazer cirurgias conservadoras com ressecção máxima do tumor, seguida de radioterapia complementar, obtendo-se boa sobrevida em cinco anos.[30]

Para Fernandez-Pineda et al. (2011),[1] a biópsia e a quimioterapia primária constituem o tratamento de escolha para RMS vaginal, reservando-se a ressecção cirúrgica para doenças verdadeiramente persistentes ou recorrentes. A radioterapia está associada a sequelas significativas em longo prazo e deve ser evitada sempre que possível.

Com a quimioterapia adjuvante e a excisão cirúrgica subsequente do tumor, Hays et al. (1985)[31] obtiveram taxa de resposta superior a 90% em casuística de 22 pacientes com doença não metastática (estadiamento I e II), incluindo seis pacientes com apenas biópsia, entre 1972 e 1984. O prognóstico do RMS de vagina é ótimo e observa-se sobrevida maior que 90% no período de cinco anos após o tratamento.[32]

Nossa orientação tem sido semelhante à recomendação de Fernandez-Pineda, com excelentes resultados. Nas nossas duas pacientes citadas, retiramos cirurgicamente os tumores pediculados, sendo que o da criança tinha um pedículo mais fixo inserido na parede vaginal. Além da quimioterapia, foi realizada aplicação de radioterapia local. O resultado foi excelente, com seguimento até a idade adulta, livre da doença. O tumor da adolescente se encontrava no colo do útero, com pedículo fino, que se desprendeu facilmente. Cauterizamos o local de implantação e a paciente seguiu com quimioterapia, com ótimo resultado, livre da doença pelos dez anos em que manteve seguimento conosco.

Quadro 32.1 Classificação segundo o Intergroup RMS Study Group (IRS).
Grupo I – Doença localizada, completamente ressecada, sem tumor residual microscopicamente
A. Confinada ao sítio de origem, completamente ressecado
B. Infiltrando além do sítio de origem, completamente ressecado
Grupo II – Ressecção macroscópica completa
A. Ressecção macroscópica com evidência de doença residual microscópica local
B. Doença regional com linfonodos comprometidos, completamente ressecada e sem doença residual microscópica
C. Doença residual microscópica local e/ou doença residual em linfonodos
Grupo III – Ressecção incompleta ou biópsia isolada com doença residual macroscópica
Grupo IV – Metástase a distância

Fonte: Adaptado de Ghaemmaghami et al., 2008.[29]

Tumor de células germinativas

Cerca de 3% a 8% dos tumores de células germinativas nas meninas acometem a vagina,[33] e o tipo histológico mais frequente é o tumor do seio endodérmico, também chamado de tumor do saco vitelíneo.[34] Sua história natural e também seu manuseio ideal são pouco conhecidos, em decorrência de sua raridade.

• Diagnóstico

Assim como ocorre no rabdomiossarcoma, o sangramento vaginal, sem dor e/ou outra causa aparente, em criança com menos de 3 anos de idade, é a apresentação mais frequente,[35,36] podendo haver tumor projetando-se pelo introito vaginal.

O exame pélvico para localização exata e avaliação da extensão do tumor é imperioso para o diagnóstico e, muitas vezes, só é possível sob anestesia, quando então a biópsia deve ser praticada. A vaginoscopia é sempre necessária e, eventualmente, também a cistoscopia. A ultrassonografia e a tomografia computadorizada pélvica podem ser utilizadas, mas nem sempre se mostram eficazes.[35]

A dosagem de alfa-fetoproteína pode estar aumentada (normal < 5 mUI/mL), o que ajuda a diferenciá-lo do rabdomiossarcoma. A confirmação do diagnóstico se dá pelo exame anatomopatológico da peça de biópsia ou do próprio tumor retirado. A imuno-histoquímica tem importância e observam-se glóbulos intracitoplasmáticos com coloração positiva para alfa-fetoproteína e alfa-1-antitripsina.[33,37]

No Quadro 32.2, encontra-se o estadiamento desse tumor, obedecendo à classificação de Brodeur para sua extensão.[35]

Quadro 32.2 Classificação de Brodeur para tumor de células germinativas.
I – Doença localizada, completamente ressecada com margens livres ou sem doença em linfonodos regionais
II – Doença residual microscópica, invasão capsular ou envolvimento microscópico de linfonodos regionais
III – Tumor residual, envolvimento macroscópico de linfonodos (com diâmetro > 2 cm) ou citologia de líquido peritoneal ou pleural positivo para malignidade
IV – Doença metastática (pulmão, fígado, ossos, cérebro, linfonodos a distância e outros sítios)

Fonte: Adaptado de Handel et al., 2002.[35]

• Tratamento

Com o advento da quimioterapia com bleomicina, etoposide e cisplatina (esquema BEP), a cirurgia radical para remoção do tumor tem sido o último recurso, já que vem se observando remissão completa da doença com a quimioterapia isolada.[33] Inicialmente, são feitos três ciclos de BEP, monitorados com dosagem da alfa-fetoproteína. Se essa dosagem for até cinco vezes o valor normal, mantêm-se o acompanhamento clínico e a dosagem seriada desse marcador. Em caso de valores acima desse limiar, pode-se complementar com mais três ciclos de BEP para consolidação da QT.[34]

A cirurgia para ressecção tumoral está recomendada nos casos de tumor remanescente pós-quimioterapia ou por invasão de órgãos adjacentes e, nesses casos, predomina a recomendação técnica radical (histerectomia com salpingooforectomia bilateral, com colpectomia parcial ou total, até a exenteração pélvica), a qual oferece mais chances de não recidiva local, comparando-se com a excisão simples.[33]

Adenocarcinoma de células claras

O adenocarcinoma de células claras em vagina é um tumor raríssimo, que ganhou destaque no início da década de 1970, quando foi associado à exposição do dietilestilbestrol (DES) na vida intrauterina.[38,39] Em uma série de 18 tumores de vagina em um período de 39 anos, no St. Jude Children's Research Hospital, foram diagnosticados dois casos, sendo uma criança de 7,4 anos e uma adolescente de 13 anos de idade, ambas sem exposição prévia ao dietilstilbestrol.[1] O dietilestilbestrol é um estrogênio sintético, desenvolvido em 1938, largamente empregado na prevenção de abortos e outras complicações da gravidez, até 1971, quando foi suspenso por causa da associação ao câncer da vagina.

• Diagnóstico

O sangramento genital anormal é o principal sintoma também do carcinoma de células claras da vagina. Havendo a suspeita diagnóstica, faz-se necessária a visualização direta das paredes vaginais e do colo uterino, para confirmar-se a presença e as características do tumor. Se houver possibilidade, a biópsia será realizada nesse tempo propedêutico, para obter-se o diagnóstico histopatológico.

A histopatologia revela tecido com células cilíndricas de citoplasma por vezes vacuolizadas, com núcleos arredondados, discretamente pleomórfico e hipercromático.

• Tratamento

O tratamento-padrão consiste em ressecção cirúrgica, tentando-se preservar as condições para a manutenção da função sexual e reprodutiva da paciente, seguida da radioterapia complementar. Nos estadiamentos mais avançados (III ou IV), recomenda-se primariamente o tratamento radioterápico.

■ REFERÊNCIAS BIBLIOGRÁFICAS

1. Fernandez-Pineda I, Spunt SL, Parida L, Krasin MJ, Davidoff AM, Rao BN. Vaginal tumors in childhood: the experience of St. Jude children's research hospital. J Pediatr Surg. 2011 November;46(11):2071-2075.
2. Narayanan G, Rajan V, Kumar R, Soman LV. Rhabdomyosarcoma of the vagina in an adolescent girl. Journal of Pediatric and Adolescent Gynecology. 2017. doi:10.1016/j.jpag.2017.05.008.
3. Kondi-Pafiti A, Grapsa D, Papakonstantinou K et al. Vaginal cysts: a common pathological entity revisited. Clin Exp Obstet Gynecol. 2008;35:41-4.
4. Jayaprakash S, Lakshmidevi M, Kumar GS. A rare case of posterior vaginal wall cyst. BMJ Case Reports. 2011. doi:10.1136/bcr.02.2011.3804.
5. Ohya T, Tsunoda S, Arii S, Iwai T. Diagnosis and treatment for persistent Gartner duct cyst in an infant: a case report. J Pediatr Surg. 2002;37e4.
6. Eilber KS, Raz S. Benign cystic lesions of the vagina: a literature review. J Urol. 2003;170:717-22.
7. Wai CY, Corton MM, Miller M et al. Multiple vaginal wall cysts: diagnosis and surgical management. Obstet Gynecol. 2004;103:1099-102.

8. Hwang JH, Oh MJ, Lee NW. Multiple Mullerian cyst: a case report and review of literature. Arch Gynecol Obstet. 2009;280:137-9.

9. Frank RT. Caesarean section necessitated by a large Gartner's cyst. Am J Obstet. 1915;72:467.

10. Lee KS, Park KH, Lee S, Kim JY, Seo SS. Adenocarcinoma arising in a vaginal Mullerian cyst: a case report. Gynecologic Oncology. 2005;99(3):767-769.

11. Lee MJ, Yoder IC, Papanicolaou N, Tung GA. Large Gartner duct cyst associated with a solitary crossed ectopic kidney: imaging features. J Comput Assist Tomogr. 1991;15:149-151.

12. Sheih CP, Li YW, Liao YJ, Huang TS, Kao SP, Chen WJ. Diagnosing the combination of renal dysgenesis: Gartner's duct cyst and ipsilateral Mullerian duct obstruction. J Urol. 1998;159:217-221.

13. Moifo B, Garel C, Weisgerber G, El Ghoneimi A, Sebag G. Gartner's cyst communicating with the bladder and vagina with associated complete vaginal diaphragm. J Radiol. 2005;86:170-172.

14. Moifo B, Garel C, Weisgerber G, El Ghoneimi A, Sebag G. Gartner's cyst communicating with the bladder and vagina with associated complete vaginal diaphragm. J Radiol. 2005;86:170-172.

15. Bats AS, Metzger U, Le Frere-Belda MA, Brisa M, Lecuru F. Malignant transformation of Gartner cyst. Int J Gynecol Cancer. 2009;19:1655-7.

16. Siegelman ES, Outwater EK, Banner MP, Ramchandani P, Anderson TL, Schnall MD. High-resolution MR imaging of the vagina. Radiographics. 1997;17:1183-203.

17. Sá MI, Rodrigues AI, Ferreira L et al. Fetal vulvar cysts with spontaneous resolution. BMJ Case Rep. 2014;2014. pii: bcr2014206180.

18. Inocencio G, Azevedo S, Braga A, Carinhas MJ. Large Gartner cyst. BMJ Case Rep. 2013. doi:10.1136/bcr-2012-007996.

19. Rios SS, Pereira LCR, Santos CB, Chen ACR, Juliana R. Chen e Vogt MFB. Conservative treatment and follow-up of vaginal Gartner's duct cysts: a case series. Journal of Medical Case Reports. 2016;10:147. doi:10.1186/s13256-016-0936-1.

20. Fletcher SG, Lemack GE. Benign masses of the female periurethral tissues and anterior vaginal wall. Current Urology Reports. 2008;9(5):389-396.

21. Katz VL. Benign gynecologic lesions. In: Comprehensive gynecology. 6th ed. Philadelphia: Elsevier Mosby; 2012. p. 936.

22. Castagnetti M, Cimador M, De Grazia E. Diagnostic laparoscopy in a Gartner's duct cyst. J Pediatr Urol. 2008;4:173-5.

23. Abd-Rabbo MS, Atta MA. Aspiration and tetracycline sclerotherapy: a novel method for management of vaginal and vulvar Gartner cyst. Int J Gynecol Obstet. 1991;35:235-237.

24. Lallar M, Nandal R, Sharma D, Shastri S. Large posterior vaginal cyst in pregnancy. BMJ Case Rep 2015. doi:10.1136/bcr-2014-208874.

25. Hellman K, Silfverswa C, Nilsson B et al. In: The Radiumhemmet series 1956-96. Primary carcinoma of the vagina: factors influencing the age at diagnosis. Int J Gynecol Cancer. 2004;14:491-501. PubMed: 15228423.

26. Newton Jr WA, Gehan EA, Webber BL et al. Classification of rhabdomyosarcomas and related sarcomas: pathologic aspects and proposal for a new classification-an Intergroup Rhabdomyosarcoma Study. Cancer. 1995;76:1073-8.

27. Prado GAM, Bahena MET, Herrera AV, Cortés ER, Cedillos CM. Geniturinary rhabdomiossarcoma botryoides: case report. Dermatologia CMQ. 2013;11(3):208-212.

28. Zeisler H, Mayorhofer K, Joura EA, Beancher-Todesca D, Kainz CH, Breitenecker G, Reinthaller A. Embryonal rhabdomyosarcoma of the uterine cervix: case report and review of the literature. Gynecol Oncol. 1998;69:78-83.

29. Ghaemmaghami F, Zarchi MK, Ghasemi M. Lower genital tract rhabdomyossarcoma: case series and literature review. Arch Gynecol Obstet. 2008;278:65-69.

30. Walterhouse DO, Meza Jl, Breneman JC et al. Local control and outcome in children with localised vaginal rhabdomyossarcoma: a report from the soft tissue sarcoma. Committee of the Children's Oncology Group. Pediatr Blood Cancer. 2011;57:910-76.

31. Hays DM, Shimada H, Raney RB et al. Sarcomas of the vagina and uterus: The Intergroup Rhabdomyosarcoma Study. J Pediatr Surg. 1985;20:718-724. PubMed: 3910785.

32. Andrassy RJ, Hays DM, Raney RB et al. Conservative surgical management of vaginal and vulvar pediatric rhabdomyosarcoma: a report from the Intergroup Rhabdomyosarcoma Study III. J Pediatr Surg. 1995;30(7):1034.
33. Goyal S, Puri A, Mishra K, Aggarwal SK, Kumar M, Sonaker P. Endodermal sinus tumor of vagina posing a diagnostic challenge and novel posterior sagittal surgical aproach: lessons learned. J Obstet Gynecol Res. 2014;40(2):632-636.
34. Bhatt MD, Braga LH, Stein N, Terry J, Portwine C. Vaginal yolk sac tumor in an infant: a case report and literature review of the last 30 years. J Pediatr Hematol Oncol. 2015;37:336-340.
35. Handel LN, Scott SM, Giller RH et al. New perspective on therapy for vaginal endodermal sinus tumor. J Urol. 2002;168:687-690.
36. Chauhan S, Nigam JS, Singh P et al. Endodermal sinus tumor of vagina in infants. Rare Tumors. 2013;5:2.
37. Copeland LJ, Sneige N, Ordonez NG et al. Endodermal Sinus tumor of the vagina and cervix. Cancer. 1985;55:2558-2565.
38. Herbst AL et al. Adenocarcinoma of the vagina: association of maternal stilbestrol therapy with tumor appearance in young women. N Engl J Med. 1971;284:878-881.
39. Huo D et al. Incidence rates and risks of diethystillbestrol-related clear-cell adenocarcinoma of the vagina and cervix: update after 40 years follow-up.

33

Tumores do Útero na Adolescência

- Nilo Bozzini
- Ivy Narde
- Cezar Noboru Matsuzaki
- José Alcione Macedo Almeida

Frequentes nas mulheres em idade fértil, os tumores do útero são muito raros na infância e na adolescência, mesmo os benignos. Entretanto, apesar de raros, é importante ressaltar que esses tumores (benignos e malignos) apresentam comportamento clínico inicialmente muito semelhante, como sangramento uterino anormal, aumento do volume abdominal e dor abdominopélvica.[1,2]

O estrogênio regula o balanço entre a proliferação e a apoptose no endométrio normal e parece estar relacionado ao surgimento de pólipos endometriais. No entanto, não existem dados epidemiológicos suficientes para uma correlação etiológica com outros tumores uterinos, especificamente em adolescentes.[3,4]

A raridade da ocorrência de tumores uterinos em adolescência implica menor experiência dos médicos com esse diagnóstico. Por isso, torna-se de importância primordial o seu manejo, visto que a cirurgia é a principal terapêutica e suscita preocupação da paciente e de seus familiares quanto a possível prejuízo para seu futuro reprodutivo.

Classificação

A Organização Mundial de Saúde (OMS)[2] classifica os tumores uterinos em vários tipos, como pode ser visto no Quadro 33.1. Com base nessa classificação, enfocaremos neste capítulo os tipos que mais comumente têm sido relatados em adolescentes pela literatura. Serão abordados, portanto, os miomas (ou fibromas) e os sarcomas.

Quadro 33.1
Sobre a classificação dos tumores uterinos, segundo a OMS.

Tumores epiteliais e precursores
- Precursores (hiperplasia sem atipia, hiperplasia atípica, neoplasia intraepitelial endometrioide)
- Carcinomas endometriais
- Lesões tumorais (pólipos, metaplasias etc.)

Tumores mesenquimais
- **Leiomioma** e variantes
- Tumores de células musculares lisas de potencial incerto de malignidade (STUMP)
- **Leiomiossarcoma**

Tumores do estroma endometrial e tumores relacionados
- Miscelânea de tumores mesenquimais (rabdomiossarcoma etc.)
- Tumores mistos epiteliais e mesenquimais (adenomioma, adenofibroma, adenossarcoma, carcinossarcoma)
- Miscelânea de tumores (tumor de células germinativas, linfomas etc.)
- Tumores secundários

Fonte: JO e Doyle, 2016.[2]

Mioma do útero

Miomas ou fibromas do útero são neoplasias benignas com origem nas células musculares lisas do miométrio. Recebem nomenclatura pela sua localização no útero: subseroso, intramural, submucoso e cervical.[5]

O leiomioma é o tumor uterino mais frequente em qualquer faixa etária, sendo, na maioria dos casos, assintomático, podendo ser detectado incidentalmente por ultrassonografia (USG) sem esse propósito específico. Comum em mulheres em idade reprodutiva, mas excepcionalmente encontrado em adolescentes, não é descrito em meninas pré-púberes. A variação dos números da prevalência deve relacionar-se ao fato de muitas mulheres afetadas não apresentarem sintomas.[6-9]

Fatores predisponentes

Alguns fatores foram associados a aumento de risco para desenvolver mioma, enquanto outros podem atuar como proteção:[6,7,10,11]

- **Aumentam a chance:** etnia negra, nuliparidade, consumo de carnes vermelhas, obesidade, história familiar e genética.
- **Diminuem a chance:** anticoncepcional hormonal e consumo de vegetais verdes atuariam como fator de menor chance para o desenvolvimento de tumor.

Etiopatogenia

Ainda não foi bem estabelecida e há controvérsias. Para alguns autores, mulheres mais expostas ao estrogênio, como as nuligestas, as que têm menarca precoce e as obesas, teriam maior risco para leiomiomas. Na obesidade, há maior taxa de conversão periférica de androgênios para estrogênios.[13,14] Entretanto, outros acreditam que os esteroides ovarianos não sejam os responsáveis; ao contrário, consideram que tanto a paridade como os contraceptivos hormonais são fatores protetores na gênese de miomas.[7]

Estudos citogenéticos do tecido tumoral demostraram que 40% a 50% das pacientes que desenvolvem miomas apresentam anormalidades cromossômicas.[15,16] Para Wright e Laufer (2011), as alterações detectadas são translocações entre os cromossomos 12 e 14, um achado comum em leiomioma benigno.[16]

Diagnóstico

O diagnóstico de tumor do útero se baseia no achado ao toque bimanual, quando, em geral, o útero se encontra com volume aumentado e contornos lobulados ou irregulares. Atualmente, com o uso da ultrassonografia em larga escala, muitos casos são diagnosticados incidentalmente, mesmo sem as queixas específicas.

O sangramento uterino anormal e o aumento do volume abdominal são os principais sintomas e se relacionam ao número, ao volume e à localização dos nódulos. Assim, mesmo os nódulos pequenos, mas de localização submucosa, induzem sangramento anormal. Tumores intramurais únicos, mas com volume maior, ou vários nódulos pequenos, com frequência são causas de hemorragia, além de queixas de dor ou desconforto abdominal e obstipação, decorrentes da compressão das alças intestinais pelo útero volumoso,[17,18] como ocorreu com a paciente do caso 2, descrito em nossas considerações finais.

Nódulo tumoral localizado na parede anterior do útero pode causar urgência miccional pela compressão vesical. Dor aguda é possível, decorrente de degeneração ou por rara e eventual torsão do pedúnculo do tumor subseroso.[6,7]

Exames de imagem são importantes para confirmação diagnóstica e definição da localização do tumor. Em geral, a USG é suficiente, de boa acurácia, não é invasiva, é de baixo custo e baixo risco.[19] Entretanto, a ressonância magnética (RM), com mais acurácia, principalmente em útero muito aumentado ou com vários nódulos, define com mais precisão o número e a localização desses nódulos, principalmente quando se trata de nódulos minúsculos não vistos pela USG.[20]

O diagnóstico por imagem não é definitivo, pois é difícil a diferenciação entre mioma e sarcoma. Em alguns casos, a RM evidencia com mais clareza sinais como invasão local dos órgãos adjacentes, linfadenomegalia, necrose central, sugerindo malignidade, e assim auxilia no planejamento terapêutico. O exame anatomopatológico em parafina é o que define a natureza da neoplasia, se benigna ou maligna. A biópsia de congelação intraoperatória não é preconizada, pois tem baixa sensibilidade nesses casos. Não existem marcadores séricos específicos, não obstante ter sido sugerida correlação entre sarcoma e nível sérico de lactato desidrogenase (DHL).[1]

Tratamento

Por se tratar de condição rara na adolescência, não há um consenso ou protocolo internacional sobre tratamento ou quando indicar a cirurgia, devendo ser analisado caso a caso. O tratamento cirúrgico sempre é motivo de grande preocupação para a paciente e seus familiares, quanto à preservação da fertilidade. Cabe ao médico esclarecer a situação, inclusive considerando que tal risco é avaliado pelo grau de desenvolvimento do mioma, caso se postergue cirurgia, sem o seguimento adequado.

Na Divisão de Clínica Ginecológica do Hospital das Clínicas da Faculdade de Medicina da Universidade de São Paulo (HC-FMUSP), preconiza-se a miomectomia em pacientes que apresentam tumores maiores que 4 cm, em especial quando o tumor tem crescimento rápido. Em nossa casuística, não temos nenhuma ocorrência de histerectomia por doença benigna em adolescente e não observamos malignidade nessa população, comparável às pacientes maiores de 30 anos de idade.

Para se definir o momento oportuno e o tipo da intervenção em paciente adolescente com tumor uterino, é primordial valorizar a conservação das condições reprodutivas futuras, e não só pensar em aliviar os sintomas. Assim, o tamanho, a quantidade e a localização dos nódulos (comprometimento dos óstios tubários) têm fundamental importância para a decisão.[6,21]

A miomectomia é a intervenção de eleição para adolescentes.[5,22,23] Se por laparotomia ou por videolaparoscopia (VLP) é o que se deve cogitar, na dependência da localização e do número de nódulos, bem como dos recursos de cada Serviço (recursos humanos e tecnológicos). Ambas as técnicas ou vias são relacionadas à capacitação e à experiência do cirurgião.

A VLP apresenta vantagens em relação à recuperação pós-operatória, embora com tempo maior de cirurgia. Complicações mais severas, gestações e recorrência de miomas foram semelhantes na comparação entre VLP e laparotomia.[24-27] São citadas taxas de 2% a 8% de conversão para cirurgia aberta.[5,23]

Sabidamente, o sucesso cirúrgico depende da experiência da equipe. Entretanto, a VLP é mais dependente da "curva de aprendizado", que, sem dúvida, é mais longa e menos disponível. O sucesso da cirurgia videolaparoscópica é diretamente dependente da habilidade e da experiência do cirurgião.

Para vários autores, quando indicada laparotomia, deve ser considerada como preferencial a minilaparotomia.[5,23] Em nosso serviço, quando indicamos laparotomia, damos preferência à incisão transversal baixa. Em tumores pequenos, considera-se a minilaparotomia. Com frequência, a escolha é a incisão de Pfannenstiel, tendo como opção, para tumores volumosos, a incisão de Cherney e, excepcionalmente, a de Maylard.

Localizações atípicas

Encontrar nódulo de mioma localizado fora do corpo uterino é possível, embora muito raro, como veremos a seguir em duas citações da literatura consultada.

• Mioma cervical

Mioma cervical representa de 1% a 2% dos miomas uterinos, sendo excepcional em adolescente. A paciente pode apresentar queixas de retenção urinária e polaciúria.[28,29] Encontra-se a publicação do relato de caso, em 2015, de uma paciente de 13 anos de idade, com presença de massa que se exteriorizava através do introito vaginal, cujo diagnóstico final foi leiomioma gigante (12 × 6 cm) do colo uterino.[30]

• Mioma intraligamentar

Em publicação do México, Huerta-Reyero et al. (2020)[31] relatam o caso de paciente de 16 anos de idade, estudante, com telarca aos 12 anos, pubarca aos 11 anos e menarca aos 13 anos, ciclos menstruais regulares, previamente hígida, até que começou a ter sangramento uterino anormal, dismenorreia, dor e aumento rápido do abdome. Ao exame, apresentava tumor palpável no abdome. No ato cirúrgico, encontrou-se grande tumor intraligamentar, com útero normal. O exame histopatológico confirmou tratar-se de leiomioma.

Seguimento

São parcos os conhecimentos sobre o curso natural de tumores uterinos em adolescentes, muito porque os casos são raros. É citado que 50% das mulheres (de todas as idades) apresentam novos miomas nos cinco anos seguintes à realização do procedimento e que de 11% a 26% necessitarão de novo procedimento cirúrgico.[5,6,8]

Com relação ao tipo de abordagem cirúrgica, em mulheres de todas as idades, as recorrências dos miomas foram semelhantes quando a comparação foi entre VLP e laparotomia.[24-27]

Sarcoma do útero

Os sarcomas uterinos são tumores extremamente agressivos e de mau prognóstico, muito raros na infância e adolescência. A raridade faz com que não haja na literatura artigos com relatos de séries de casos. As publicações se restringem a relatos de casos isolados. Essas neoplasias se originam de células miometriais ou do tecido conjuntivo do endométrio e representam de 3% a 9% de todos os tumores malignos do útero, em mulheres de todas as idades; quando comparados aos tumores epiteliais (carcinomas de endométrio, por exemplo), os sarcomas são mais agressivos e de prognóstico mais sombrio, principalmente por metástases a distância.[32-35]

Um estudo retrospectivo, publicado em 2015, avaliou 2.678 pacientes, de 12 a 53 anos, submetidas a histerectomia ou miomectomia laparoscópica por diagnóstico presumido de mioma, em um período de dez anos. O estudo relatou o achado de **sarcoma do estroma endometrial** (SEE) em uma única paciente de 12 anos, enquanto em mulheres adultas foram encontrados dois casos de SEE e cinco casos de leiomiossarcomas.[32] Esse estudo nos mostra de maneira bem clara a diferença na frequência desses tumores entre mulheres adultas e mulheres adolescentes.

O leiomiossarcoma é o tipo principal, representando cerca de 25% de todos os sarcomas uterinos, e ocorre com mais frequência em mulheres com mais de 45 anos de idade. Na literatura, encontramos apenas um relato de caso de leiomiossarcoma em adolescente, com quadro agudo de dor abdominal, publicado em 1998.[33] Tratava-se de uma paciente de 15 anos, previamente hígida, que se queixava de forte dor abdominal e sangramento uterino anormal. Referia ser virgem, que a menarca ocorrera três anos antes do diagnóstico do tumor e que não tinha antecedentes familiares de importância clínica. Ao exame físico, apresentava massa pélvica volumosa, que confirmou nódulo uterino de 10 cm no seu maior eixo. A paciente foi submetida a miomectomia por laparotomia, e o relatório anatomopatológico final revelou tratar-se de leiomiossarcoma de alto grau, com invasão vascular. Nova cirurgia foi realizada, com histerectomia total, salpingooforectomia bilateral e linfadenectomia pélvica e para-aórtica bilateral, seguida de tratamento quimioterápico. Esse caso ilustra a dificuldade em se realizar o diagnóstico pré-operatório, principalmente pelas semelhanças clínicas com o mioma. Portanto, a miomectomia foi corretamente indicada, uma vez que não se apresentavam sinais típicos que suscitassem hipótese de malignidade.

Outros tipos de sarcomas

O adenossarcoma é um tipo mais raro do grupo de sarcomas. Não há, na literatura, relatos de adenossarcoma em criança ou adolescente.[36]

Os rabdomiossarcomas podem ocorrer nessa faixa etária, em especial o sarcoma botrioide, que na criança é majoritariamente encontrado na vagina, enquanto em adolescentes se apresenta no colo do útero.[37] Em nosso serviço, temos o registro de dois casos de sarcoma botrioide em adolescentes, descritos no Capítulo 32 (Tumores da vagina na infância e adolescência).

Diagnóstico

O sarcoma apresenta sintomas inespecíficos, semelhantes aos que ocorrem em caso de mioma. História de aumento rápido do abdome, sangramento nas fezes (hematoquesia) e na urina (hematúria), além de dor pélvica de forte intensidade, pouca mobilidade do útero à palpação e achado de tumor fixo ao toque bimanual, estão associados a tumores invasivos, sendo sinais de alerta, mas não patognomônicos, do sarcoma.

Dificilmente se faz o diagnóstico pré-operatório, a não ser em raros casos que apresentam sinais como invasão neoplásica de estruturas adjacentes e/ou linfadenomegalia pélvica e/ou para-aórtica, quando da miomectomia ou, eventualmente, pelas imagens da RM.

Ao contrário do que temos para tumores do ovário, não há marcadores tumorais específicos para sarcoma uterino, tampouco a biópsia de congelação é útil, conforme já realçamos no trecho sobre mioma.[38] Os exames histopatológico e imuno-histoquímico são essenciais para o diagnóstico diferencial, inclusive para afastar a hipótese de outro tumor raro, que é o de músculo liso, com potencial incerto de malignidade.[34,35,39]

O nódulo submucoso pode apresentar-se em parturição, acompanhado de sangramento intenso e dismenorreia severa,[38,39] como vivenciamos com nossa paciente do caso 5, descrito em Considerações Finais.

Mesmo com essas dificuldades, há recomendações que podem ser úteis para o diagnóstico diferencial entre mioma e sarcoma, expostas no Quadro 33.2.

Quadro 33.2
Métodos diagnósticos para sarcoma uterino (níveis de evidência).

- Não há características para prever com certeza, em técnica de imagem, leiomiossarcoma (LMS) (C)
- Um tumor maior que 8 cm, único, oval, altamente vascularizado, heterogêneo, com alterações císticas e degenerativas, além de ausência de calcificações, deve elevar a suspeição de um LMS (D)
- O aumento do volume do tumor dentro de três meses é relatado em LMS, mas não é patognomônico, pois leiomioma pode crescer rapidamente também. A ausência de crescimento em três meses pode ser confortante, exceto se estiver relacionada ao uso de análogo de GnRH (C)
- Aumento de contraste em RM pode ser útil na diferenciação entre LMS e mioma (C)
- A isoenzima total DHL e a DHL3 podem ajudar na diferenciação entre LMS e fibroma (C)
- O marcador tumoral CA-125 pode ser elevado em LMS avançado, mas parece não ser útil em estágio inicial do LMS (C)
- A amostragem endometrial na detecção de sarcoma uterino é indicada no sangramento uterino anormal. Sem sangramento uterino anormal, seu papel não é claro (D)
- A biópsia de agulha transcervical ou transabdominal pode ser uma ajuda na diferenciação, embora não haja dados disponíveis sobre a disseminação de células tumorais causadas pela agulha de biópsia (D)

Fonte: Adaptado de Practice Committee of American Society for Reproductive Medicine in collaboration with Society of Reproductive Surgeons, 2008.[38]

Tratamento

Como foi discutido anteriormente, por serem esses tumores extremamente raros na infância e na adolescência, não existem na literatura médica protocolos específicos para seu tratamento com respaldo da experiência mundial, de tal modo que as condutas devem ser individualizadas, caso a caso, e conduzidas, preferencialmente, por equipe especializada, em centro de referência em oncologia.

O estadiamento dos sarcomas uterinos baseia-se em critérios cirúrgicos, de acordo com a classificação TNM (tumor, linfonodos e metástases), da Federação Internacional de Ginecologia e Obstetrícia (FIGO), de 2017; e o tratamento preconizado, nos poucos casos de sarcoma relatados na literatura mundial, não difere do preconizado pelo protocolo oncológico na mulher adulta, tendo prognóstico sombrio.

Considerando-se que, quase sempre, o diagnóstico inicial é de mioma e não havendo invasão neoplásica de estruturas adjacentes e/ou linfadenomegalia, que são sinais de malignidade, a cirurgia inicial é a tumorectomia. A biópsia de congelação intraoperatória não tem indicação, uma vez que apresenta baixa sensibilidade nesses casos. Se após o estudo histopatológico o diagnóstico for de sarcoma, a cirurgia será ampliada segundo os preceitos oncológicos estabelecidos para a mulher adulta. Conforme os poucos relatos da literatura, a histerectomia total com salpingooforectomia bilateral e linfadenectomia pélvica e para-aórtica bilateral é o procedimento nesses casos, seguido de tratamento quimioterápico ou radioterapia.

Segundo algumas publicações, técnicas minimamente invasivas, incluindo laparoscopia, morcelamento e embolização da artéria uterina, não são adequadas para o tratamento de sarcoma uterino.[40,41]

Prognóstico

O estágio do tumor é o fator prognóstico mais importante para determinação do prognóstico. A taxa de sobrevida em cinco anos é de 40% a 70% para os estágios I e II; a sobrevida global é de cerca de 41%; e a taxa de recorrência é de 53% a 71%. O tamanho também importa para prognóstico desses tumores de tecido mole, visto que tumores com diâmetro inferior a 5 cm resultam em melhores taxas de sobrevivência.[34,35,42]

Considerações finais

Como considerações finais, serão apresentados cinco casos clínicos da Divisão de Clínica Ginecológica do HC-FMUSP, ilustrando as experiências vivenciadas pelo Serviço. Serve para reflexão sobre o tema, sugerindo que toda adolescente com diagnóstico de mioma deve ter seguimento longo e regular, pois é grande a possibilidade de recidiva. Também é fato que, embora as ocorrências de sarcoma e de mioma sejam raras, o mioma, mesmo sendo lesão benigna, pode comprometer a saúde reprodutiva da paciente; além disso, o diagnóstico diferencial entre sarcoma e mioma só se define com o exame histopatológico da peça cirúrgica. Há de se destacar também que a maioria dos sarcomas do útero, como em nossos dois casos, são diagnosticados após cirurgia com o diagnóstico de mioma. Portanto, em caso de mioma uterino em adolescente, deve-se refletir se vale a pena postergar a miomectomia; e também, quando operada, a paciente deve ser mantida em vigilância regularmente, para que seja detectada uma possível recorrência.

• Caso 1

Paciente de 15 anos de idade foi atendida no ambulatório de ginecologia na Infância e Adolescência do HC-FMUSP, com sangramento menstrual abundante por mais de dez dias. Na investigação, a USG revelou a hipótese de mioma do útero. Por meio de laparotomia com incisão de Pfannenstiel, realizamos miomectomia por enucleação, retirando nódulo único (Figura 33.1), que o exame histopatológico confirmou tratar-se de leiomioma. A paciente teve acompanhamento no ambulatório por um ano, sem anormalidades. Aos 26 anos, em clínica privada, submeteu-se à USG e foi novamente diagnosticado um mioma (Figura 33.2), porém a paciente preferiu não operar.

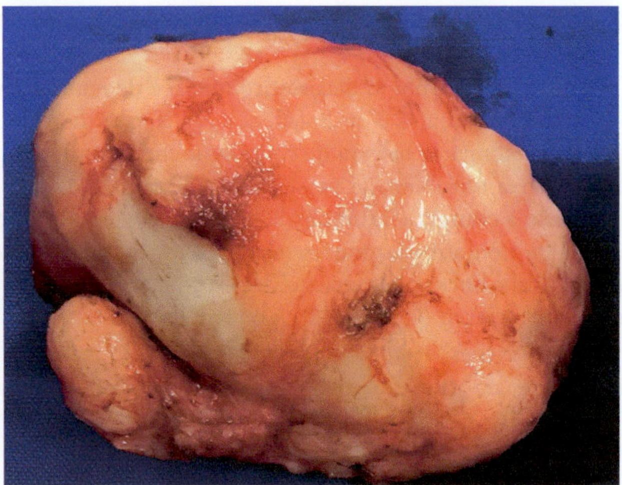

Figura 33.1 – Nódulo de mioma em adolescente de 15 anos de idade.
Fonte: Acervo da Clínica Ginecológica do HC-FMUSP.

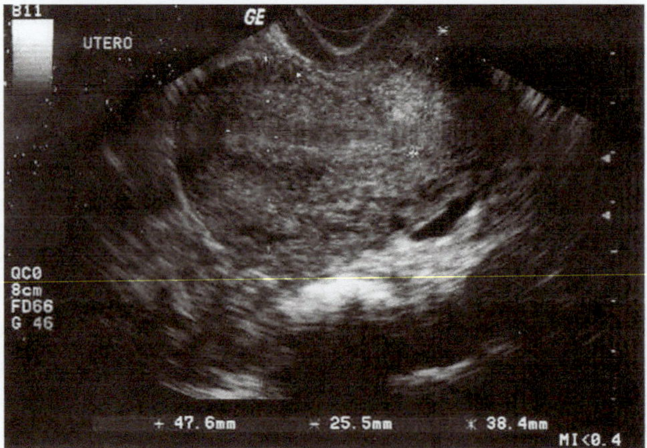

Figura 33.2 – Ultrassonografia pélvica da paciente da Figura 33.1, aos 26 anos, com novo nódulo de mioma do útero.
Fonte: Acervo da Clínica Ginecológica do HC-FMUSP.

- Caso 2

Paciente de 16 anos de idade, virgem e sem antecedentes clínicos, atendida no ambulatório de Ginecologia na Infância e Adolescência do HC-FMUSP em 2019, com queixa de aumento do volume abdominal, sangramento menstrual abundante com duração de 15 a 20 dias, fraqueza e desmaios frequentes, além de estar há dez dias sem evacuar. O exame do abdome constatou útero com fundo no nível da cicatriz umbilical, superfície irregular e consistência dura, com mobilidade normal. A USG abdominal foi compatível com nódulo de mioma uterino medindo 16 cm. Controlamos o sangramento com noretisterona via oral, continuamente, mais a reposição de ferro via intramuscular durante 50 dias, quando então fizemos miomectomia, por laparotomia, com incisão de Pfannenstiel. O achado cirúrgico foi de três nódulos aderidos entre si, intramural, sendo que o maior mediu 14 cm no seu maior eixo (Figuras 33.3 e 33.4A e B).

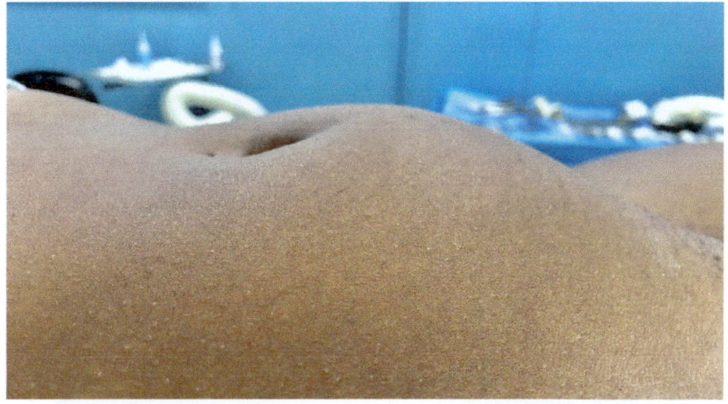

Figura 33.3 – Abdome abaulado por mioma do útero de adolescente com 16 anos de idade.
Fonte: Acervo da Clínica Ginecológica do HC-FMUSP.

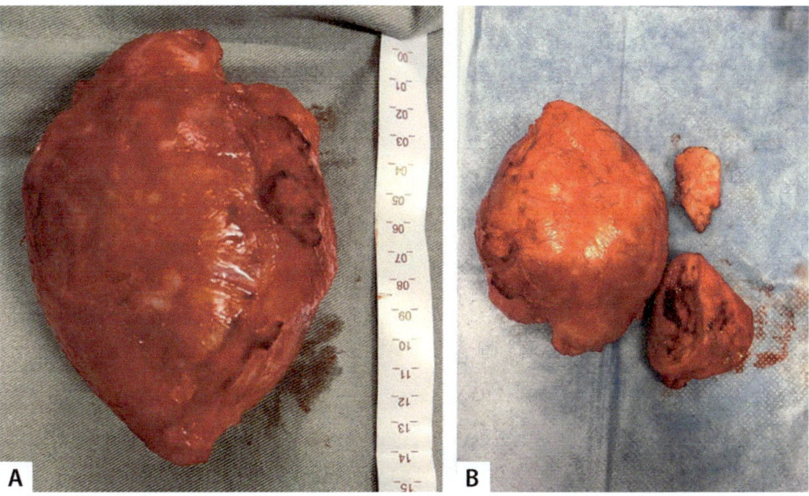

Figuras 33.4A e **33.4B** – Nódulos de miomas de adolescente. Mesma paciente da Figura 33.3.
Fonte: Acervo da Clínica Ginecológica do HC-FMUSP.

- Caso 3

Paciente com 35 anos de idade, branca, casada, nuligesta por opção. Relatou que, havia três meses, sentia dor pélvica de forte intensidade, que piorava durante a menstruação, necessitando de atendimento em Pronto Socorro, o que a impossibilitava para o trabalho. Como antecedentes pessoais, informou diabetes de difícil controle e que, aos 18 anos de idade, teve diagnóstico de mioma uterino, mas que não quis operar. Ao toque, foi constatado útero com volume comparável a gestação de quatro meses, bocelado, bem como pouca mobilidade na pelve. USG mostrou vários nódulos compatíveis com fibromioma. Foi submetida à miomectomia múltipla (Figuras 33.5 e 33.6), com dificuldade para luxação do útero, que estava "encarcerado" na escavação pélvica.

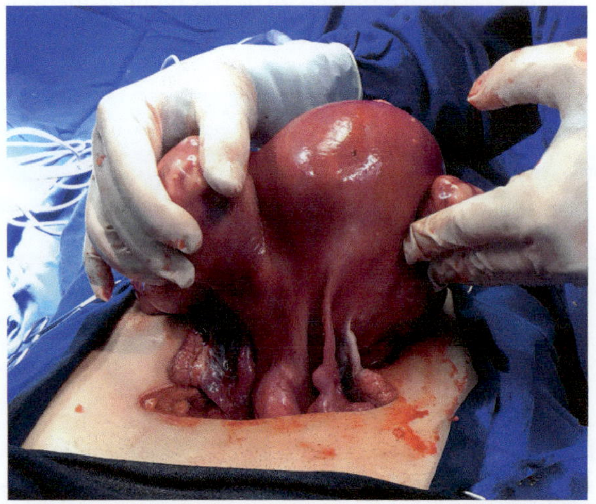

Figura 33.5 – Útero miomatoso encarcerado na pelve que dificultava a mobilização e a luxação.
Fonte: Acervo da Clínica Ginecológica do HC-FMUSP.

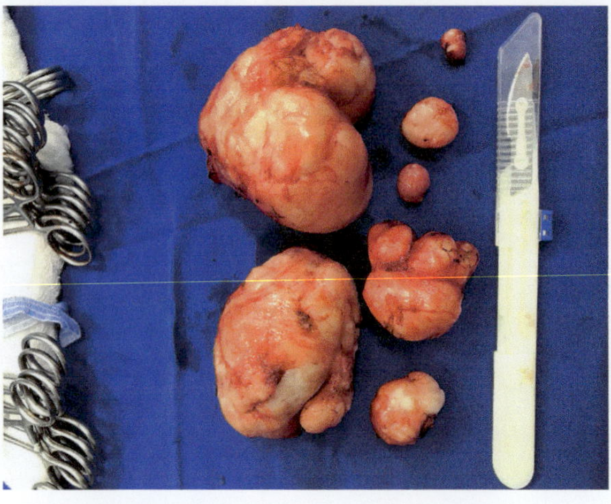

Figura 33.6 – Miomas múltiplos do útero. Mesma paciente da Figura 33.5.
Fonte: Acervo da Clínica Ginecológica do HC-FMUSP.

- Caso 4

Adolescente com 13 anos de idade, operada na década de 1970, com diagnóstico clínico de mioma do útero e anatomopatológico revelando se tratar de leiomiossarcoma. Mesmo submetida à cirurgia radical e complementação com radioterapia, evoluiu com metástases e óbito em poucos meses.

- Caso 5

Paciente de 17 anos de idade, atendida em 2012, afrodescendente, solteira, usuária de pílula anticoncepcional, chegou ao ambulatório de Ginecologia na Infância e Adolescência com sangramento vaginal profuso, palidez cutânea acentuada, mucosas descoradas 4+, taquicardia e pulso filiforme. Nos exames de emergência, sua taxa de hemoglobina era de 6,2 g/L. Foi imediatamente internada. Após exame ginecológico, recebeu o diagnóstico de mioma em parturição. Era tumor de consistência dura e sem mobilidade, muito vascularizado e sangrante. Após hemotransfusão e estabilização hemodinâmica, foi encaminhada para sala cirúrgica, onde se tentou a extirpação do tumor por via vaginal, sem sucesso. Foi então realizada laparotomia e constatou-se inversão do útero. Os anexos tinham aparência normal e não se evidenciou adenomegalia. Não se conseguindo reversão da inversão uterina, optou-se por histerectomia simples. Após exame histopatológico, o diagnóstico foi de leiomiossarcoma. A paciente teve ampliação da cirurgia, pela equipe de ginecologia oncológica, complementada por quimioterapia. Continua em seguimento em nosso ambulatório, seguindo a vigilância oncológica e com terapia de reposição hormonal, com última consulta em março de 2021, sem a doença e com boa qualidade de vida.

REFERÊNCIAS BIBLIOGRÁFICAS

1. Brölmann H et al. Options on fibroid morcellation: a literature review. Gynecol Surg. 2015;12(1):3-15. ISSN: 1613-2076. Disponível em: https://www.ncbi.nlm.nih.gov/pubmed/25774118.
2. Jo VY, Doyle LA. Refinements in Sarcoma classification in the current. 2013. World Health Organization classification of tumours of soft tissue and bone. Surg Oncol Clin N Am. Oct 2016;25:621-43. ISSN: 1558-5042. Disponível em: https://www.ncbi.nlm.nih.gov/pubmed/27591490.
3. Lieng M, Istre O, Qvigstad E. Treatment of endometrial polyps: a systematic review. Acta Obstet Gynecol Scand. Aug 2010;89(8):992-1002. ISSN: 1600-0412. Disponível em: https://www.ncbi.nlm.nih.gov/pubmed/20528202.
4. Salim S et al. Diagnosis and management of endometrial polyps: a critical review of the literature. J Minim Invasive Gynecol. Sep-Oct 2011:18(5):569-81. ISSN: 1553-4669. Disponível em: https://www.ncbi.nlm.nih.gov/pubmed/21783430.
5. ACoP. ACOG Bulletins-gynecology. Practice bulletin: surgical alternatives to hysterectomy in the management of leiomyomas. Number 16, May 2000 [replaces educational bulletin n. 192, May 1994]. Int J Gynaecol Obstet. 2001;73(3):285-93.
6. UpToDate Version 22.0. Overview of treatment of uterine leiomyomas (fibroids) [Internet]. 2017.
7. Stewart EA. Uterine fibroids. Lancet. 2001;357(9252):293-8.
8. Moroni RM et al. Presentation and treatment of uterine leiomyoma in adolescence: a systematic review. BMC Womens Health. 2015 Jan 22;15:4.
9. Van de Ven WJ. Genetic basis of uterine leiomyoma: involvement of high mobility group protein genes. Eur J Obstet Gynecol Reprod Biol. 1998;81(2):289-93.
10. Ross RK, Pike MC, Vessey MP, Bull D, Yeates D, Casagrande JT. Risk factors for uterine fibroids: reduced risk associated with oral contraceptives. Br Med J (Clin Res Ed). 1986;293(6543):359-62.
11. Chiaffarino F, Parazzini F, La Vecchia C, Chatenoud L, Di Cintio E, Marsico S. Diet and uterine myomas. Obstet Gynecol. 1999;94(3):395-8.

12. Vikhlyaeva EM, Khodzhaeva ZS, Fantschenko ND. Familial predisposition to uterine leiomyomas. Int J Gynaecol Obstet. 1995;51(2):127-31.
13. Rein MS et al. Cytogenetic abnormalities in uterine leiomyomata. Obstet Gynecol. Jun 1991;77(6):923-6. ISSN: 0029-7844. Disponível em: https://www.ncbi.nlm.nih.gov/pubmed/2030869.
14. Pollow K et al. Estrogen and progesterone binding proteins in normal human myometrium and leiomyoma tissue. J Clin Chem Clin Biochem. Sep 1978;16(9):503-11. ISSN: 0340-076X. Disponível em: https://www.ncbi.nlm.nih.gov/pubmed/712341.
15. Arslan AA, Gold LI, Khushbakhat M, Ting-Chung S, Belitskaya-Levy I, Moon-Shong T, Toniolo P. Gene expression studies provide clues to the pathogenesis of uterine leiomyoma: new evidence and a systematic review. Hum Reprod. 2005;20:852-63.
16. Wright KN, Laufer MR. Leiomyomas in adolescents. Fertility and Sterility. June 2011;95.
17. Vilos GA, Allaire C, Laberge PY, Leyland N. Special contributors: Vilos AG, Murji A, Chen I. J Obstet Gynaecol Can. 2015 Feb;37(2):157-81.
18. LevGur M, Levie MD. The myomatous erythrocytosis syndrome: a review. Obstet Gynecol. 1995;86(6):1026-30.
19. Boosz AS, Reimer P, Matzko M, Römer T, Müller A. Dtsch Arztebl Int. 2014 Dec 22;111(51-52):877-83. doi: 10.3238/arztebl.2014.0877.
20. UpToDate Version 23.0. Uterine leiomyomas (fibroids): epidemiology, clinical features, diagnosis, and natural history. 2017;27.
21. Borgfeldt C, Andolf E. Transvaginal ultrasonographic findings in the uterus and the endometrium: low prevalence of leiomyoma in a random sample of women age 25-40 years. Acta Obstet Gynecol Scand. 2000;79(3):202-7.
22. Pritts EA, Parker WH, Olive DL. Fibroids and infertility: an updated systematic review of the evidence. Fertil Steril. 2009;91(4):1215-23.
23. Milad MP, Sankpal RS. Laparoscopic approaches to uterine leiomyomas. Clin Obstet Gynecol. 2001;44(2):401-11.
24. Jin C, Hu Y, Chen XC, Zheng FY, Lin F, Zhou K et al. Laparoscopic versus open myomectomy: a meta-analysis of randomized controlled trials. Eur J Obstet Gynecol Reprod Biol. 2009;145(1):14-21.
25. Tan J, Sun Y, Zhong B, Dai H, Wang D. A randomized, controlled study comparing minilaparotomy versus isobaric gasless laparoscopic assisted minilaparotomy myomectomy for removal of large uterine myomas: short-term outcomes. Eur J Obstet Gynecol Reprod Biol. 2009;145(1):104-8.
26. Holzer A, Jirecek ST, Illievich UM, Huber J, Wenzl RJ. Laparoscopic versus open myomectomy: a double--blind study to evaluate postoperative pain. Anesth Analg. 2006;102(5):1480-4.
27. Shen Q et al. Effects of laparoscopic versus minilaparotomic myomectomy on uterine leiomyoma: a meta--analysis. Journal of Minimally Invasive Gynecology. 2015;22(2):177-184.
28. Drinville JS, Memarzadeh S. Benign disorders of the uterine corpus. In: De Cherney AH, Nathan L (ed.). Current obstetrics and gynaecologic diagnosis and treatment. 10th ed. New York: Lange McGraw-Hill; 2007. p. 639-53.
29. Kshirsagar SN, Laddad MM. Unusual presentation of cervical fibroid: two case reports. International Journal of Gynae Plastic Surgery. 2011;3(1):38-9.
30. Sandoval-Diaz I, Hernández-Alarcón R, Torres-Arones E. Mioma Cervical Gigante – Adolescência. Rev Chil Obstet Ginecol. 2015;80(4).
31. Huerta-Reyero Y, Peña-Cambrón IB, Suárez-Zaragoza I, Vital-Reyes VS. Mioma intraligamentario de gran tamaño en una adolescente. Ginecol Obstet Mex. 2020 Ene;88(1):48-53.
32. Paul PG et al. Uterine Sarcomas in patients undergoing surgery for presumed leiomyomas: 10 Year's Experience. J Minim Invasive Gynecol. Mar-Apr 2016;23(3):384-9. ISSN: 1553-4669. Disponível em: https://www.ncbi.nlm.nih.gov/pubmed/26677821.
33. Lammers C, Fowler J. Leiomyosarcoma of the uterus in a 15-year-old with acute abdominal pain. J Adolesc Health. 1998 Nov;23(5):303-6. ISSN: 1054-139X. Disponível em: https://www.ncbi.nlm.nih.gov/pubmed/9814391.
34. Kurman RJ, Carcangiu ML, Herrington CS, Young RH (ed.). WHO classification of tumours of female reproductive organs. Fourth. Lyon; 2014. PubMed.
35. Jaime P, Nomonde M. Uterine sarcomas. Int J Gynecol Obstet [Internet]. 2015 September 30;131(s2):s105-10. Disponível em: 10.1016/j.ijgo.2015.06.006. PubMed.

36. Norris HJ, Taylor HB. Mesenchymal tumors of the uterus. I – A clinical and pathological study of 53 endometrial stromal tumors. Cancer. 1966 Jun;19(6):755-66. ISSN: 0008-543X. Disponível em: https://www.ncbi.nlm.nih.gov/pubmed/5939046.
37. Pastore G et al. Childhood soft tissue sarcomas incidence and survival in European children (1978-1997): report from the Automated Childhood Cancer Information System Project. Eur J Cancer. 2006 Sep;42(13):2136-49. ISSN: 0959-8049. Disponível em: https://www.ncbi.nlm.nih.gov/pubmed/16919777.
38. Practice Committee of American Society for Reproductive Medicine in collaboration with Society of Reproductive Surgeons. Myomas and reproductive function. Fertil Steril. 2008 Nov;90(suppl. 5):s125-30. ISSN: 1556-5653. Disponível em: https://www.ncbi.nlm.nih.gov/pubmed/19007608.
39. Borah BJ et al. The impact of uterine leiomyomas: a national survey of affected women. Am J Obstet Gynecol. 2013 Oct;209(4):319-20. ISSN: 1097-6868. Disponível em: https://www.ncbi.nlm.nih.gov/pubmed/23891629.
40. Benson C, Miah AB. Uterine sarcoma: current perspectives. Int J Womens Health. 2017;9:597-606.
41. Lee SW, Lee TS, Hong DG, No JH, Park DC, Bae JM et al. Practice guidelines for management of uterine corpus cancer in Korea: a Korean Society of Gynecologic Oncology Consensus Statement. J Gynecol Oncol [Internet]. 2017 Jan 27;28(1).
42. Halaska MJ, Haidopoulos D, Guyon F, Morice P, Zapardiel I, Kesic V. European Society of Gynecological Oncology statement on fibroid and uterine morcellation. Int J Gynecol Cancer. 2017 Jan;27(1):189-92. PubMed.

34

Tumores do Ovário na Infância e na Adolescência

- José Carlos Sadalla
- José Alcione Macedo Almeida

Os ovários são "órgãos em contínua efervescência funcional, que se traduz em contínuos revolvimentos de suas estruturas, zona em que abundam os resquícios ou *relíquats* de várias fases de desenvolvimento embrionário; o ovário tem peculiaridades que lhe são exclusivas em matéria de oncologia". São essas as palavras de Victor Rodrigues, ao se referir às gônadas femininas, em 1944, de acordo com a citação de Alves de Lima (1984).[1]

Para Disaia et al. (1975), citados por Almeida (1986),[2] não há outro tecido que apresente a capacidade de desenvolver variedade tão ampla de tumores, no que diz respeito tanto à estrutura histológica como ao comportamento biológico.

Historicamente, segundo Huffmann (1971),[3] a primeira publicação no século XIX sobre tumor de ovário em criança foi de Nyster, em 1803; e Corteguera, em 1896, foi o primeiro a descrever a torção do pedículo de cisto ovariano em criança.

As neoplasias ovarianas continuam sendo o grande desafio quanto a seu rastreamento, muito pelas suas características histológicas e pela sua situação anatômica. Na infância e na adolescência, mesmo sendo raros, os tumores ovarianos são os mais comumente encontrados no trato genital feminino de menores de 20 anos de idade; e seu diagnóstico precoce é ainda de maior dificuldade, pela limitação do exame ginecológico.

A simples suspeita de tumor do ovário suscita forte preocupação e requer atenção para o diagnóstico de imediato quanto à natureza do tumor, em qualquer faixa etária. Na infância e na adolescência, além da natureza do tumor, se maligno ou benigno, ganha importância a função endócrina, uma vez que as gônadas têm importância fundamental no desenvolvimento da puberdade, na fertilidade e na manutenção do estado hormonal da mulher.

Na faixa etária até 20 anos, quando termina a adolescência, encontram-se, com relativa frequência, os cistos funcionais (foliculares, do corpo lúteo, endometrióticos), que são tumores não neoplásicos. Entretanto, os tumores neoplásicos que afetam as mulheres com mais de 20 anos, até a senilidade, também são encontrados em crianças e adolescentes.

Tumores não neoplásicos

Cistos ovarianos podem ocorrer em crianças e já foram observados em fetos com 28 semanas de gestação, mas são mais comuns em adolescentes. O desenvolvimento folicular começa com 16 a 20 semanas de vida fetal e, por isso, excepcionalmente, pode haver esse cisto folicular funcional em fetos e recém-nascidas. A principal causa dos cistos ovarianos em crianças é a falha na involução folicular. Cistos pequenos (< 10 mm) são mais frequentes e geralmente regridem espontaneamente.

Na adolescência, embora raros, podem ocorrer o cisto do corpo lúteo ou cisto hemorrágico e, mais raramente ainda, o cisto tecaluteínico. São tumores benignos, quase sempre assintomáticos, podendo atingir volume de até 10 cm, muitas vezes sendo achados incidentais de ultrassonografia (Figura 34.1). Como quase sempre há regressão espontânea desses cistos, não há necessidade de intervenção cirúrgica. Eventualmente, pode haver ruptura do cisto, provocando dor em decorrência de irritação peritoneal pelo gotejamento de sangue na cavidade abdominal, porém o tratamento é conservador, com repouso, analgésicos e monitoramento hemodinâmico. É importante lembrar que paciente em uso de anticoagulante tem maior risco para esse tipo de ocorrência.

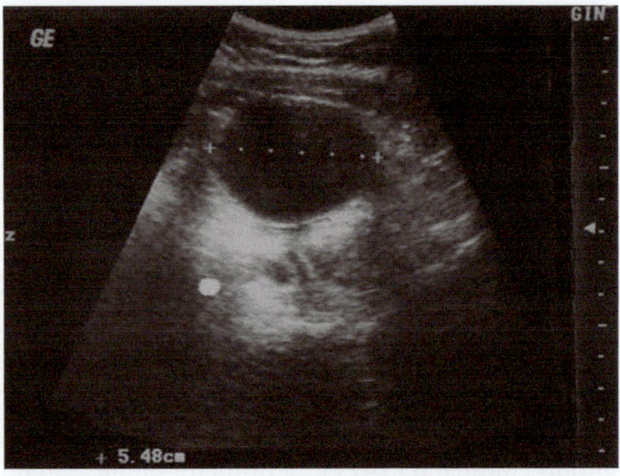

Figura 34.1 – Ultrassonografia de cisto funcional do ovário.
Fonte: Acervo da Clínica Ginecológica do HC-FMUSP.

Este capítulo tem como objetivo a abordagem dos tumores neoplásicos, com foco nos aspectos relacionados a diagnóstico, tratamento e prognóstico.

Tumores neoplásicos

As neoplasias ginecológicas malignas representam apenas 2% dos cânceres em crianças. Entretanto, 60% a 70% delas são originárias do ovário, sendo os tumores de células germinativas os mais frequentes.[4-9]

As principais neoplasias ovarianas encontradas na infância e na adolescência pertencem a três grupos histológicos da classificação geral, que são: grupo de **tumores epiteliais**; grupo de **tumores das células germinativas**; e grupo dos **tumores das células do cordão sexual e estroma**. As neoplasias germinativas são amplamente predominantes nessa faixa etária.

Grupo epitelial

O grupo de tumores epiteliais é representado pelos cistoadenomas (seroso e mucinoso), que são tumores benignos, em geral unilaterais, e têm diagnóstico tardio, propiciando que alguns tumores atinjam grande volume, englobando completamente a gônada, dificultando muito a separação entre tecido ovariano e neoplasia.

Na infância e adolescência, o tumor epitelial prevalente é do tipo seroso (Figura 34.2). O cistoadenoma mucinoso (Figura 34.3) é muito raro em criança e adolescente, com poucos relatos de casos na literatura. Entretanto, é possível sua ocorrência, inclusive a do tipo *borderline*.[10-17]

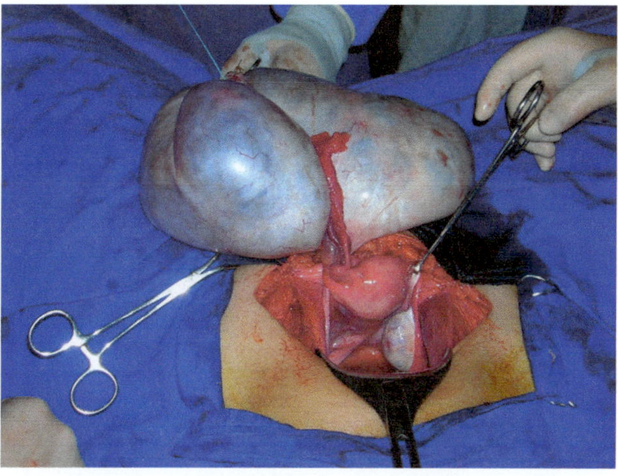

Figura 34.2 – Cistoadenoma seroso volumoso do ovário, com tuba uterina alongada e aderida ao tumor.
Fonte: Acervo da Clínica Ginecológica do HC-FMUSP.

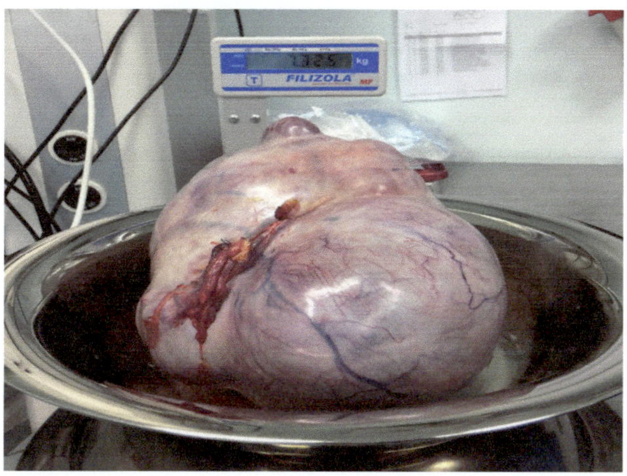

Figura 34.3 – Cistoadenoma mucinoso volumoso do ovário.
Fonte: Acervo da Clínica Ginecológica do HC-FMUSP.

Grupo de tumores germinativos

Os tumores de células germinativas pertencem a um grupo heterogêneo de neoplasias benignas e malignas do ovário. São heterogêneas no que tange às características clínicas, histopatológicas, imunofenotípicas e moleculares.[18]

As neoplasias desse grupo são as mais comuns no período de infância e adolescência. Pertencem ao grupo o **teratoma maduro cístico** (TMC), o **disgerminoma**, o **teratoma imaturo** (TI) e o **tumor do seio endodérmico** (TSE). Com exceção do TMC, os outros componentes do grupo são de comportamento maligno. Excepcionalmente, podem ser encontrados o carcinoma embrionário e o coriocarcinoma.

• Teratoma maduro cístico

O teratoma maduro cístico (cisto dermoide) é benigno e representa 50% das neoplasias ovarianas em pacientes com menos de 20 anos, constituindo-se no tumor ovariano mais comumente encontrado nessa faixa de idade.[19] É o tumor ovariano com maior índice de bilateralidade e maior risco de torção; contém tecidos dos três folhetos (ectoderma, mesoderma e endoderma), o que justifica os achados de pele, osso, gordura e cabelo no seu interior, em geral de cor amarelada (Figura 34.4).

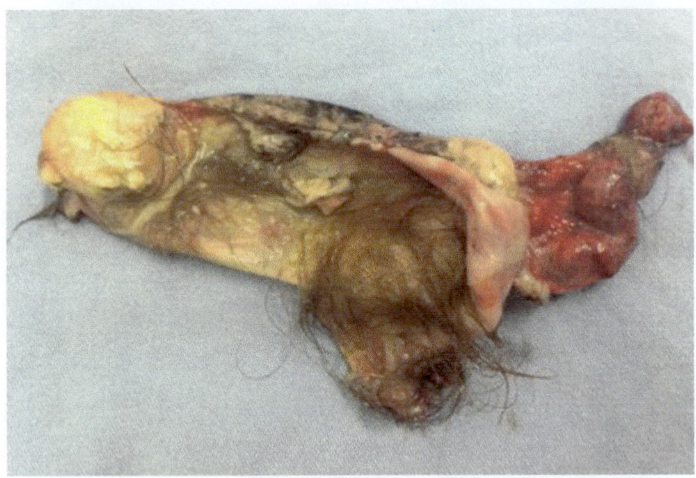

Figura 34.4 – Peça aberta de teratoma maduro cístico com presença de cabelo.
Fonte: Acervo da Clínica Ginecológica do HC-FMUSP.

Como já mencionado, os tumores ginecológicos malignos representam apenas 2% dos cânceres em crianças. Entretanto, 60% a 70% deles são originários do ovário. Apenas 1,2% dos casos de câncer de ovário incidem em mulheres até 19 anos, e os tumores de células germinativas são os mais frequentes.[4-9]

• Disgerminoma

É o tumor maligno mais frequente do grupo de células germinativas. Em geral, é tumor sólido, bocelado, de cor branco-amarelada, tendo o eixo maior a média de 15 cm (Figura 34.5). Em

10% a 15% dos casos, acomete os dois ovários, ao contrário dos outros tumores malignos desse grupo, que são quase sempre unilaterais.[9] Ao corte, é macio e pode apresentar áreas de necrose e hemorragia. Alguns tumores podem conter elemento corioepiteliomatoso e secretar gonadotrofina coriônica. Nesse caso, a dosagem do β-hCG é útil para diagnóstico e prognóstico. Recurso que pode auxiliar no diagnóstico diferencial é o exame imuno-histoquímico.

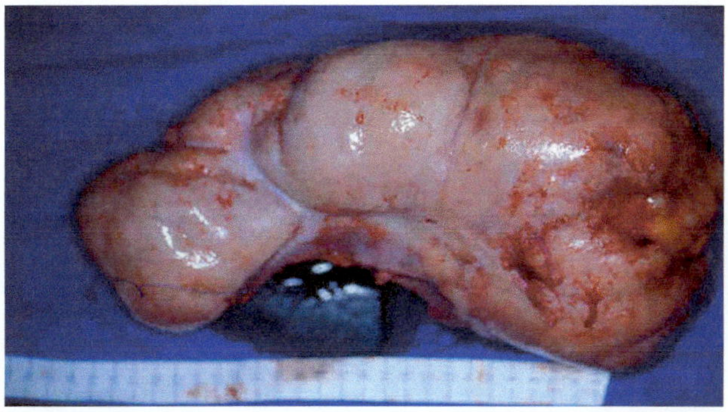

Figura 34.5 – Aspecto morfológico macroscópico do disgerminoma do ovário. Notar superfície externa bocelada.

Fonte: Acervo da Clínica Ginecológica do HC-FMUSP.

- Teratoma imaturo

É tumor predominantemente sólido, com áreas císticas, constituído por tecido embrionário dos três folhetos germinativos. Costuma ser unilateral e de grandes dimensões, pois tem crescimento rápido, atingindo o peritônio. Internamente, costuma apresentar áreas de hemorragias e necrose (Figura 34.6).

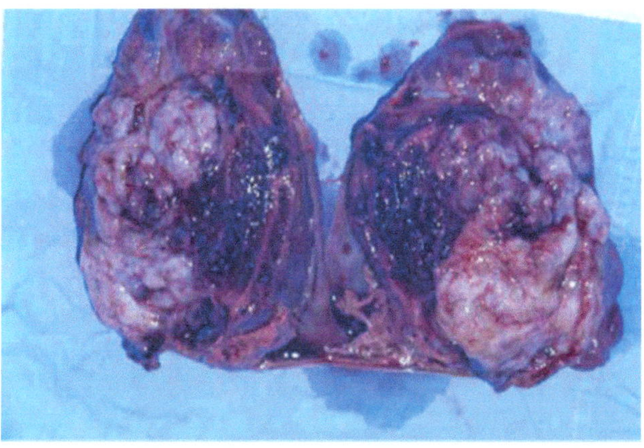

Figura 34.6 – Aspectos macroscópicos do teratoma imaturo do ovário. Peça cirúrgica aberta, evidenciando o aspecto friável da superfície interna do tumor.

Fonte: Acervo da Clínica Ginecológica do HC-FMUSP.

- Tumor do seio endodérmico

É tumor muito agressivo, que pode crescer rapidamente, disseminando-se para o peritônio se não tratado precocemente. Mesmo no estádio Ia, apresenta 84% de recorrência no primeiro ano após a cirurgia inicial, quando não complementado o tratamento com quimioterapia. A extensão da cirurgia não influi na sobrevida. Por isso, a cirurgia conservadora complementada com a quimioterapia, independentemente do estádio clínico-cirúrgico, é a conduta indicada. O tumor produz α-fetoproteína, o que pode auxiliar no controle e na avaliação da resposta terapêutica. O aspecto macroscópico é de tumor encapsulado, com extensas áreas hemorrágicas e necrose (Figura 34.7).

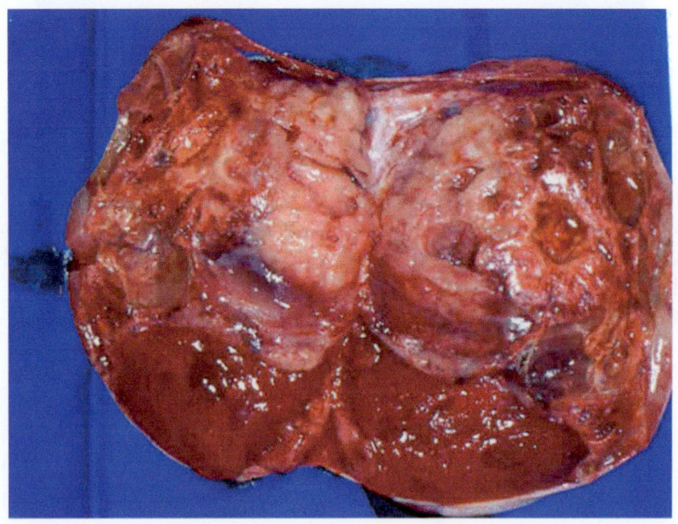

Figura 34.7 – **Peça cirúrgica aberta, mostrando os aspectos macroscópicos da superfície interna do teratoma imaturo do ovário, com áreas de necrose e hemorrágicas extensas.**
Fonte: Acervo da Clínica Ginecológica do HC-FMUSP.

Grupo dos tumores dos cordões sexuais e estromas

São representados pelas neoplasias originadas das células da granulosa e das células de Sertoli-Leydig e, por isso, são potencialmente produtores dos esteroides sexuais. O mais frequente é o tumor da granulosa, que se subdivide em tipo adulto e tipo juvenil (o mais frequente), responsável por menos de 5% dos tumores de ovário da infância e da adolescência.

Em geral, esses tumores da granulosa se apresentam unilateralmente, são sólidos ou císticos-sólidos (Figura 34.8), de baixo grau de malignidade, cujo prognóstico depende do estadiamento. Quando esse tumor tipo juvenil se desenvolve em meninas com menos de 8 anos de idade, pode induzir a puberdade precoce.[20,21]

Os tumores das células de Sertoli-Leydig correspondem a 20% dos tumores dos cordões sexuais na infância e na adolescência e são potencialmente malignos. As manifestações endócrinas dos tumores das células de Sertoli-Leydig se relacionam diretamente à proporção dos elementos tumorais e do grau de diferenciação histológica. Assim, no tumor em que predominam células de

Sertoli (Figura 34.9), haverá excesso de androgênios e consequente virilização (Figura 34.10) em cerca de 50% das pacientes, incluindo hipotrofismo das mamas, distribuição da gordura corporal tipo androide (Figura 34.11) e irregularidade dos ciclos menstruais, incluindo amenorreia. Manifestações estrogênicas também podem ocorrer pela presença de células de Leydig.[22] O fibroma (Figura 34.12) é de ocorrência rara em adolescente, sendo usualmente unilateral e pode estar associado a ascite e derrame pleural, constituindo a síndrome de Meigs.

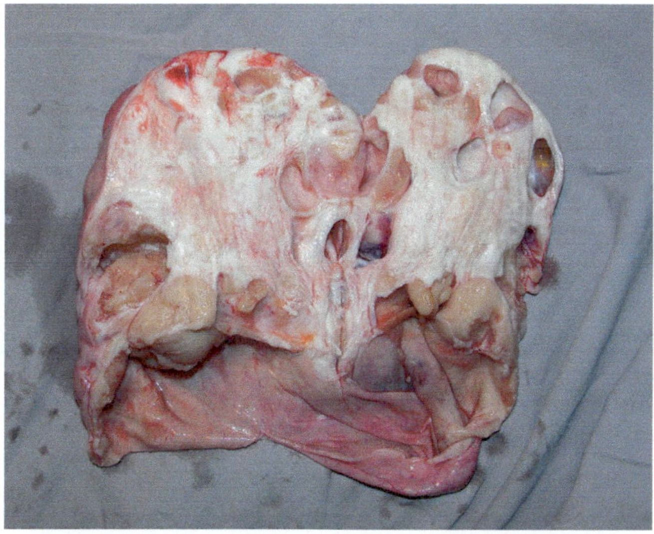

Figura 34.8 – Tumor das células da granulosa. Peça cirúrgica aberta evidenciando lojas císticas de permeio a áreas sólidas.

Fonte: Acervo da Clínica Ginecológica do HC-FMUSP.

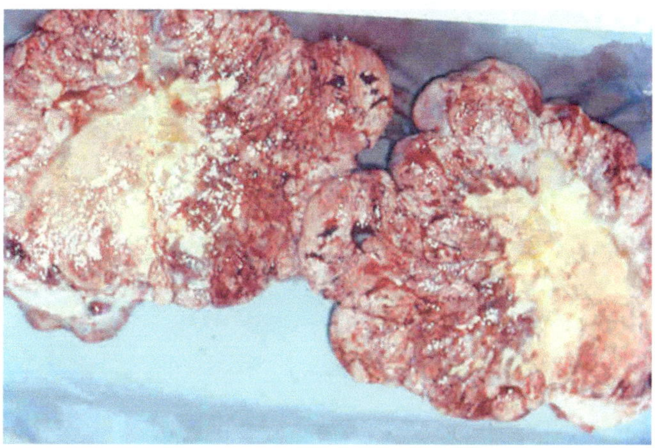

Figura 34.9 – Peça cirúrgica aberta do tumor das células de Sertoli-Leydig em adolescente de 16 anos que apresentava amenorreia e outros sinais de atividade androgênica.

Fonte: Acervo da Clínica Ginecológica do HC-FMUSP.

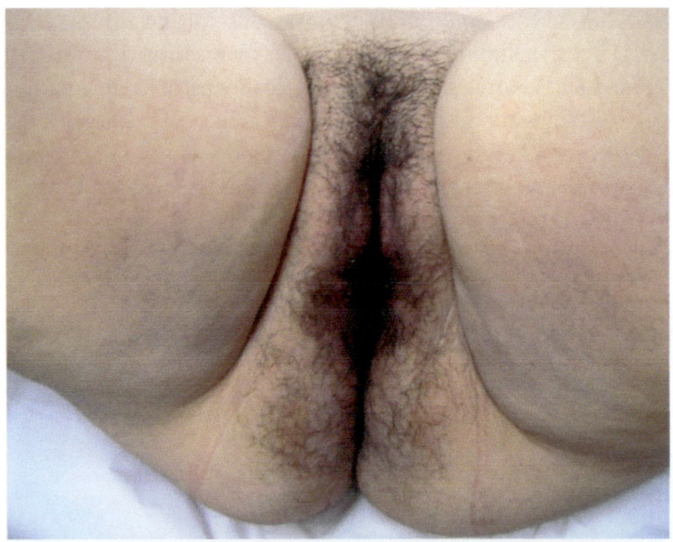

Figura 34.10 – Adolescente de 16 anos apresentando virilização. Notar pelos genitais exacerbados.
Fonte: Acervo da Clínica Ginecológica do HC-FMUSP.

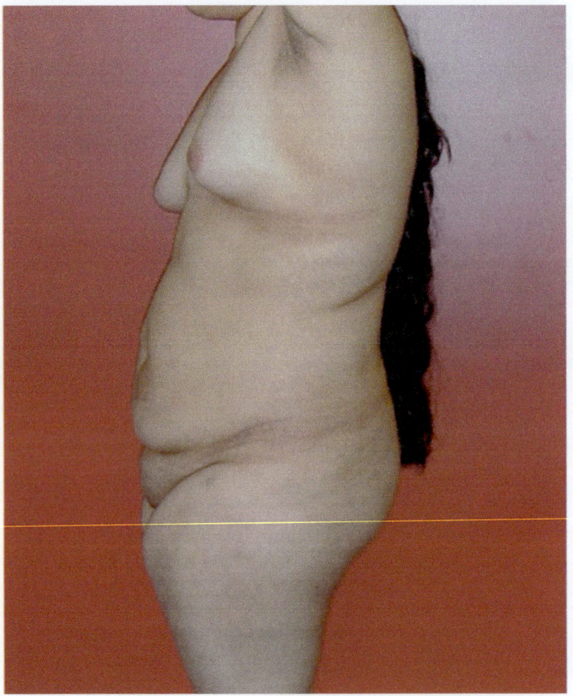

Figura 34.11 – Mesma paciente das Figuras 34.9 e 34.10, sob ação androgênica pelo androblastoma do ovário. Notar distribuição androide da gordura corporal e mamas hipotróficas.
Fonte: Acervo da Clínica Ginecológica do HC-FMUSP.

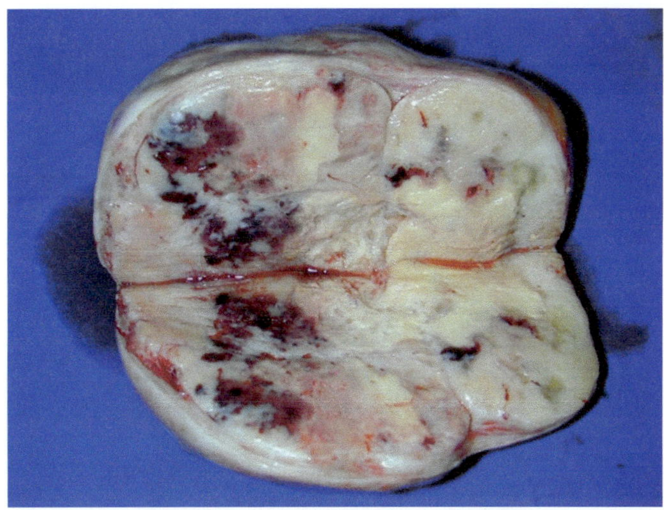

Figura 34.12 – Peça cirúrgica aberta de fibroma do ovário em adolescente que apresentava síndrome de Meigs.
Fonte: Acervo da Clínica Ginecológica do HC-FMUSP.

Diagnóstico de tumor de ovário

Os sintomas referidos pelas pacientes não são específicos para tumores do ovário. Entretanto, há queixas que estão quase sempre presentes, com mais ou menos intensidade, associadas ou não. Como exemplo, a dor é citada por alguns autores como a queixa mais associada às neoplasias malignas. No entanto, Almeida (1986)[2] relatou a experiência da disciplina de ginecologia do Hospital das Clínicas da Faculdade de Medicina da Universidade de São Paulo (HC-FMUSP), em estudo retrospectivo no qual foram selecionadas 40 pacientes de 10 a 19 anos de idade, cujos prontuários permitiram extrair esses dados. A dor foi relatada em 61,5% das pacientes com tumor maligno e em 85,2% daquelas com tumores benignos. Outra queixa bem frequente foi o aumento do volume do abdome, sendo de 77% nas adolescentes com tumores malignos e de 40,8% naquelas com neoplasias benignas.

Muitas pacientes com neoplasias benignas podem ser assintomáticas, em especial aquelas com tumores de menor volume, os quais são achados incidentais de ultrassonografia. A dor aparece principalmente quando há torção do pedículo ou ruptura do cisto, independentemente do seu tamanho. Nessas situações, a dor abdominal é a principal queixa e tem caráter agudo. O diagnóstico diferencial inclui gravidez ectópica em adolescentes sexualmente ativas, apendicite e litíase renal, entre outras causas não ginecológicas.[4-10]

Nos casos de crescimento lento do tumor, pode haver queixas de dor abdominal crônica, distensão abdominal, anorexia, náusea, vômito, urgência e aumento da frequência urinária. Isso pode ocorrer tanto em pacientes com tumores malignos como naquelas com tumores benignos que atingem grande volume (Figuras 34.2 e 34.3).

Ao exame físico, é achado com maior frequência o abdome abaulado por massa pélvica móvel, dura ou amolecida, tanto em casos de neoplasias malignas como de benignas (Figuras 34.13 e 34.14). Embora a ascite seja sinal de malignidade, ela pode coexistir com o fibroma do ovário, que é tumor benigno, associado também a derrame pleural, constituindo a rara síndrome de Meigs.

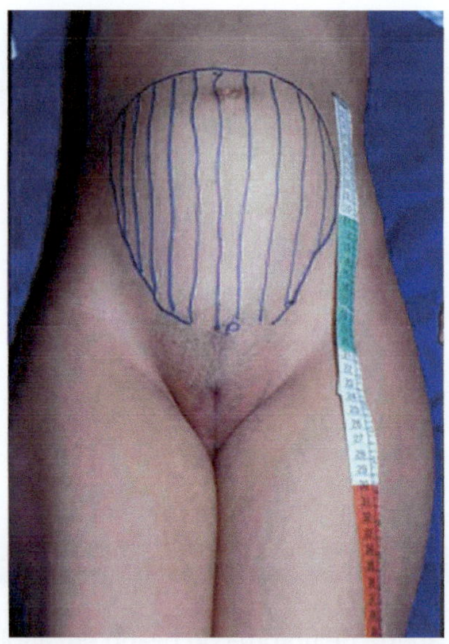

Figura 34.13 – Abdome abaulado de adolescente com disgerminoma do ovário. Mesma paciente da Figura 34.5.

Fonte: Acervo da Clínica Ginecológica do HC-FMUSP.

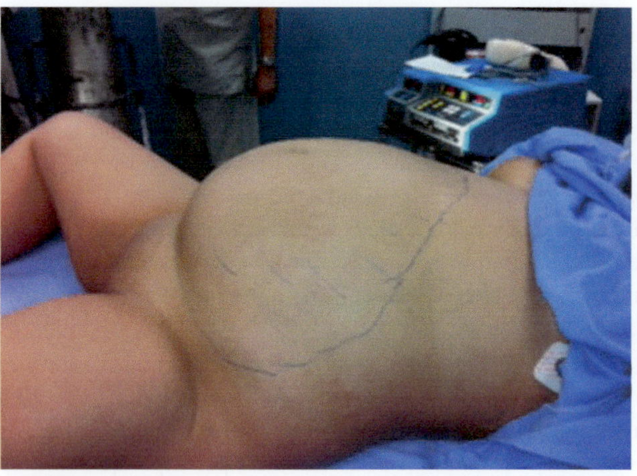

Figura 34.14 – Abaulamento do abdome de adolescente com cistoadenoma seroso volumoso. Mesma paciente da Figura 34.2.

Fonte: Acervo da Clínica Ginecológica do HC-FMUSP.

Em geral, o quadro clínico de pacientes com neoplasias malignas cursa, mais frequentemente, com dor e aumento do volume abdominal, além de emagrecimento e até sinais de caquexia, em casos avançados. Ao exame do abdome, o tumor geralmente é palpável e pode-se encontrar ascite. Como princípio geral, vale ressaltar que qualquer tumor de crescimento rápido, assim como tumor sólido, desperta maior suspeita para malignidade.

Portanto, a história clínica associada ao exame físico geral, incluindo o exame ginecológico, são suficientes para o diagnóstico de tumor de ovário, devendo-se usar exames complementares para confirmar essa impressão clínica, inclusive o diagnóstico diferencial.

Os exames complementares essenciais para diagnóstico de tumores do ovário são exames de imagem, por meio de ultrassonografia (USG), tomografia computadorizada (TC) e ressonância magnética (RM), além dos marcadores tumorais.

Ultrassonografia

Indubitavelmente, o exame complementar mais importante no início da propedêutica é a USG pélvica, que deve ser transvaginal em paciente sexualmente ativa, ou transabdominal em crianças e adolescentes virgens. O volume ovariano normal varia entre 0,7 cm^3 (meninas de até 2 anos) e 1,8 a 5,7 cm^3 (após a puberdade). A morfologia ovariana também muda. Abaixo de 8 anos, os ovários têm conformação ovoide, sólida, com textura ecogênica homogênea. Com a puberdade, há mudanças císticas, conforme a atividade folicular ovulatória.

Esse exame permite a diferenciação entre componentes sólidos e císticos, além da detecção de septos e vegetações. O incremento do modo Doppler auxilia no diagnóstico de torção e prenhez ectópica. Com relação ao teratoma maduro cístico (TMC), principal tumor ovariano nessa faixa etária, existem sinais ultrassonográficos que possibilitam seu diagnóstico, como o sinal da ponta do *iceberg* (calcificações grosseiras e hiperecogênicas), a mecha dermoide (interfaces lineares representando cabelo) e o plugue dermoide (nódulo ecogênico com gordura, cabelo e dentes). Entretanto, a imagem não é suficiente para descartar malignidade; mas apenas para afirmar a origem germinativa do tumor.[23-27] Esses sinais relatados pela USG são importantes para a decisão do cirurgião quanto à preservação das gônadas, em especial em casos de bilateralidade do tumor.

Na torção anexial, geralmente a USG detecta imagem de massa anexial com fluxo periférico diminuído ao Doppler. Podem ocorrer também debris e septações. A maioria dos tumores benignos se apresentam como massas complexas, hipoecoicas, com reforço acústico posterior. Já os tumores malignos são massas complexas pouco definidas, com bordas irregulares e necrose central, além de septos grosseiros e projeções papilares.[23-27]

Tomografia computadorizada

A TC oferece pouca resolução dos órgãos reprodutivos, porém é útil no diagnóstico diferencial das massas ovarianas (com doenças não ginecológicas), na avaliação da extensão e do tamanho do tumor ovariano e no estadiamento dos tumores malignos (principalmente na avaliação dos linfonodos retroperitoneais, do fígado e dos pulmões). No caso de TMC, a presença de gordura e calcificação é típica dessa entidade. Entretanto, não garante ausência de malignidade (como teratoma imaturo).[23-27]

Ressonância magnética

A RM possui excelente resolução para os órgãos pélvicos ginecológicos, sem sofrer influência da gordura do tecido subcutâneo (como fator limitante, como ocorre na ultrassonografia). Possui indicação maior na distinção entre massas ovarianas e uterinas, na extensão da endometriose e nas malformações müllerianas. Também pode ser utilizada na avaliação da extensão e do tamanho do tumor ovariano e no estadiamento dos tumores malignos (principalmente na avaliação dos linfonodos retroperitoneais e do fígado). Na torção ovariana, podemos observar imagem de alta densidade na periferia da massa na sequência T1. Assim como na TC, a presença de gordura e calcificação é típica de teratomas e também não afasta diagnóstico de malignidade.[23-27] A RM deve ser preferida, sempre que acessível, para reduzir a exposição à radiação, que ocorre com a TC. E esse aspecto é muito importante na infância e na adolescência.[28]

Com relação aos exames laboratoriais, sua solicitação vai depender da suspeita após anamnese, exame clínico e de imagem. Quando há suspeita de malignidade, são úteis os marcadores tumorais, como CA-125, CEA, CA 19-9 e AFP (α-fetoproteína), além de DHL e β-hCG (útil no coriocarcinoma e no tumor misto de células germinativas maligno). O CA-125 pode estar elevado nas neoplasias epiteliais endometrioides e serosas. Entretanto, não é específico para malignidade, podendo aumentar também em algumas doenças benignas, como endometriomas ovarianos e infecções pélvicas. CEA e CA 19-9 podem estar elevados nas neoplasias epiteliais mucinosas, também não sendo específicos (podem estar aumentados, por exemplo, em alterações intestinais benignas). AFP se relaciona mais às neoplasias de origem germinativa, mas também pode estar alterada em afecções hepáticas e na gravidez. Na suspeita de tumores do cordão sexual, dosam-se também os hormônios femininos, além da inibina B. Na hipótese de gravidez ectópica, também se dosa o β-hCG.[4-9] É importante ressaltar que esses marcadores são mais úteis no seguimento, para avaliação do tratamento.

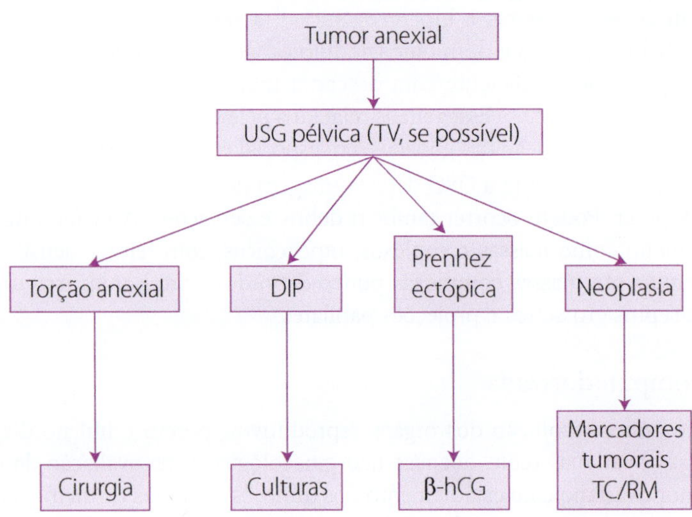

Figura 34.15 – **Fluxograma – Propedêutica para diagnóstico de tumor anexial.**
Fonte: Desenvolvido pela autoria do capítulo.

Tratamento e seguimento

Cistos simples devem ser acompanhados. A ultrassonografia de controle só se faz necessária se o cisto tiver diâmetro superior a 10 mm. Nos cistos simples, não é necessário prescrever contraceptivo oral como tratamento, uma vez que se sabe que, quando se realiza controle ultrassonográfico em três meses, constata-se regressão do cisto, na maioria dos casos. Em contrapartida, o tratamento cirúrgico é indicado em casos de cistos simples sintomáticos; cistos complexos persistentes ou que aumentam de volume; cistos volumosos que não regridem; torção aguda do pedículo ou ruptura do cisto.

No caso de torção do pedículo anexial, considera-se emergência e o tratamento cirúrgico se impõe. Mesmo assim, deve-se ser o mais conservador possível, com exérese do cisto e distorção do pedículo anexial, considerando que a viabilidade de conservação do ovário se dá na maioria dos casos. Outros procedimentos, como fixação do ovário na parede abdominal ou encurtamento do ligamento mesovárico, não estão indicados pela ausência de evidência científica para sua realização. A ooforectomia está indicada se houver necrose ovariana.[29,30]

Punção esvaziadora guiada por ultrassom não é indicada, por apresentar altas taxas de recorrência, além do risco de disseminação do tumor caso esse seja maligno.

Com relação às neoplasias benignas, de modo geral, a cirurgia é tratamento suficiente, sendo, porém, necessário observar sempre os princípios da preservação de tecido da gônada afetada, mesmo em casos de tumores volumosos (Figuras 34.2 e 34.15) ou bilaterais. Para tumores como tecoma, gonadoblastoma e endometrioma, geralmente pequenos, a via de eleição deve ser a laparoscópica, com ooforoplastia do ovário acometido, sempre que possível.[4-9,27,30]

Na abordagem cirúrgica do teratoma maduro, por laparotomia ou videolaparoscopia, deve-se envidar esforços para conservação das gônadas, em especial em casos de bilateralidade, como ocorre com frequência com os TMC (Figura 34.16). Nessas circunstâncias, é importante não romper o cisto, por causa do risco de peritonite química e, na ocorrência de ruptura, preconiza-se lavagem e aspiração exaustivas da cavidade, evitando-se deixar resíduo do tumor e de seus componentes na cavidade. A malignização do teratoma maduro é rara (entre 0,17% e 2%) e, quando ocorre, geralmente é em paciente na pós-menopausa.[4-9,27,30] O teratoma do ovário que tem tecido intestinal pode sofrer transformação neoplásica para epitélio mucinoso, mas são muito raros na infância e na adolescência. Nessa faixa de idade, são os serosos os mais frequentes, inclusive os borderlines.[31]

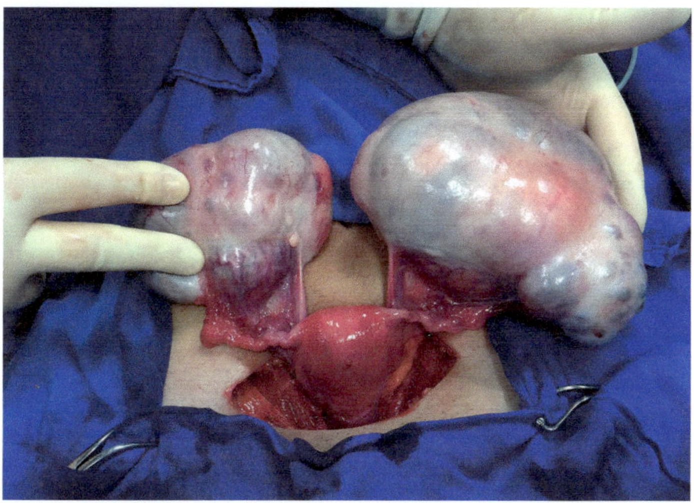

Figura 34.16 – Teratoma maduro cístico de ovário bilateral, em adolescente submetida a ooforoplastia, conservando-se ambas as gônadas.

Fonte: Acervo da Clínica Ginecológica do HC-FMUSP.

Com relação aos tumores benignos do cordão sexual, os fibromas e tecomas representam 14% desse tipo na infância e na adolescência. Menos de 10% dos casos de fibroma são em pacientes abaixo de 30 anos. Quando esse tumor ultrapassa 10 cm de tamanho, pode cursar com ascite, numa apresentação conhecida como síndrome de Meigs. Em crianças, podem se apresentar como tumorações bilaterais, multinodulares e calcificadas – essa apresentação é conhecida como síndrome do nevus de células basais. Com relação aos tecomas, apenas 3% incidem em mulheres abaixo de 20 anos. Podem causar hirsutismo, amenorreia ou irregularidade menstrual, além de puberdade precoce, por causa da produção estrogênica e androgênica. A virilização é mais comum na segunda década de vida.[4-9,30]

O tratamento definitivo dos tumores neoplásicos do ovário varia conforme o diagnóstico histológico do tumor ovariano (Figura 34.17).

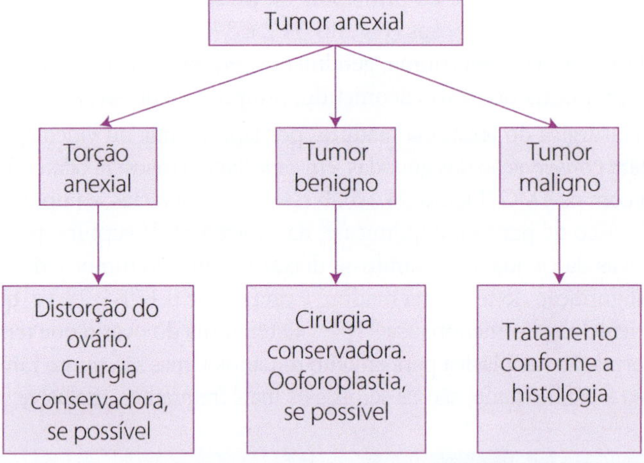

Figura 34.17 – Fluxograma – Tratamento do tumor anexial.
Fonte: Desenvolvido pela autoria do capítulo.

O gonadoblastoma possui tanto elementos germinativos quanto do cordão sexual, sendo 40% dos casos bilaterais. Incide mais em pacientes com disgenesia gonadal, sendo o cariótipo mais comum o 46XY, seguido pelo mosaico 45X0/46XY. Vale lembrar que pacientes com disgenesia gonadal junto ao cromossomo Y possuem maior risco de malignidade (disgerminoma, principalmente). O quadro clínico usual é de paciente com fenótipo feminino, amenorreia primária e virilização. O tratamento é a retirada bilateral das gônadas disgenéticas, mesmo se sabendo que o gonadoblastoma puro é benigno.[4-9,29]

Neoplasias epiteliais benignas

Como visto anteriormente, são os cistoadenomas (seroso e mucinoso) os possíveis tumores epiteliais encontrados em crianças ou adolescentes, incomuns nessas primeiras duas décadas de vida. Aqui se ressalta que é de fundamental importância a preservação da fertilidade das pacientes, quando se faz o planejamento cirúrgico.

O tratamento para cistoadenoma, em especial o mucinoso, ainda suscita discussão, se cistectomia ou ooforectomia com salpingectomia unilateral via laparotomia ou videolaparoscopia.

A ooforectomia é defendida com a alegação da possibilidade de recidiva e também pelo tamanho do tumor, não que o volume maior seja indicativo de malignidade, mas sim porque, em casos de tumor excessivamente grande, se torna muito difícil a identificação e a separação entre tecido ovariano e tumor. Nesses casos de neoplasias muito grandes, a tuba pode estar aderida ao tumor e muito alongada, sendo também retirada em bloco (Figura 34.2).[4]

Os que defendem a preservação da gônada se valem de vários estudos que têm mostrado eficácia e outras vantagens, com cirurgia conservando o ovário em casos de outros tumores benignos, especialmente na população adolescente.[11,32-35] Na publicação de Ben-Ami et al. (2010),[36] entre 42 pacientes submetidas à cirurgia conservadora, em 3 (7,1%) houve recidiva. Ressaltam que as 3 tinham idade mediana de 21,7 anos (+ 4,5 anos) e em todas houve extravasamento do líquido durante a cirurgia.

Em nosso serviço, os cistoadenomas (seroso ou mucinoso) são os que atingem maiores tamanhos (Figuras 34.2 e 34.3), variando de 15 a 35 cm, com média de 20 cm, muitas vezes não se conseguindo identificar tecido ovariano distinto do tumor, justificando-se a conduta de salpingooforectomia unilateral (Figuras 34.2 e 34.3). Não praticamos biópsia do ovário contralateral normal, ou seja, aspecto macroscópico, incluindo-se a inspeção e palpação cuidadosa. Os aspectos macroscópicos são importantes, sabendo-se que os cistoadenomas (seroso e mucinoso) têm semelhança macroscópica, como ilustram também as Figuras 34.2 e 34.3. O diagnóstico definitivo é estabelecido com o exame histopatológico.[2,4] Em caso de tumor de grande volume, sem sinais de malignidade, a videolaparoscopia pode ser cogitada, mas somente por cirurgião laparoscópico com boa experiência.[31]

É aceitável a realização de ooforoplastia em casos excepcionais, como tumor bilateral ou ovário único. Nesse caso, deve-se informar a paciente de risco maior de recidiva, em torno de 25% a 30% (Figura 34.18).[30,37-42]

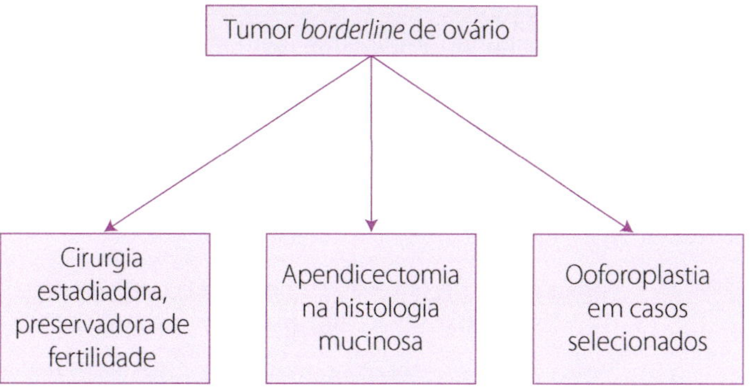

Figura 34.18 – Fluxograma – Tratamento do tumor *borderline* de ovário.
Fonte: Desenvolvido pela autoria do capítulo.

Endometrioma é incomum em adolescentes, mas pode ocorrer nas com endometriose. O principal diagnóstico diferencial à ultrassonografia é o cisto de corpo lúteo hemorrágico. Nesse caso, preconiza-se repetir o exame na fase folicular do próximo ciclo menstrual e espera-se que o cisto de corpo lúteo tenha regredido e o endometrioma tenha se mantido. Pode haver elevação do CA-125 e geralmente há dismenorreia como queixa da paciente. Há também menor resposta aos hormônios prescritos. Existe divergência na literatura quanto ao tratamento do endometrioma. Sugere-se que os acima de 3 cm sejam removidos cirurgicamente; já para os menores que 3 cm, a conduta deve ter por base o quadro clínico e o desejo de gestação da paciente.[4-9,30]

Tumores malignos

O estadiamento do câncer de ovário, segundo a Federação Internacional de Ginecologia e Obstetrícia (FIGO), é cirúrgico e compreende inventário minucioso da cavidade, a coleta de lavado peritoneal para citologia, a histerectomia total, salpingooforectomia bilateral, omentectomia, linfadenectomia pélvica bilateral e para-aórtica, biópsias peritoneais e retirada de toda doença macroscópica. O estádio I é subdividido em Ia (tumor limitado a um ovário, com cápsula ovariana íntegra e sem tumor na sua superfície, sem células malignas na ascite ou lavado peritoneal), Ib (tumor limitado a ambos os ovários, com cápsula ovariana íntegra e sem tumor na sua superfície, sem células malignas na ascite ou lavado peritoneal) e Ic (tumor limitado a um ou ambos os ovários, com: Ic1 – rotura do tumor intraoperatória, Ic2 – cápsula rota antes da cirurgia ou tumor na superfície ovariana, Ic3 – células malignas na ascite ou lavado peritoneal). O estádio II é subdividido em IIa (extensão e/ou implantes no útero e/ ou tubas uterinas e/ou ovários) e IIb (extensão para outros órgãos pélvicos). O estádio III se subdivide em IIIa (IIIa1 – linfonodos retroperitoneais positivos apenas, IIIa2 – envolvimento microscópico peritoneal extrapélvico, com ou sem linfonodos retroperitoneais positivos, IIIb (implantes em peritônio da cavidade abdominal ≤ 2 cm, com ou sem linfonodos retroperitoneais positivos) e IIIc (implantes em peritônio da cavidade abdominal > 2 cm, com ou sem linfonodos retroperitoneais positivos, incluindo extensão do tumor para a cápsula hepática ou baço, porém sem envolvimento parenquimatoso). Por fim, o estádio IV se subdivide em IVa (derrame pleural com citologia positiva) e IVb (metástase parenquimatosa e/ou metástase para órgãos extra-abdominais, incluindo linfonodos inguinais e linfonodos fora da cavidade abdominal) (Quadro 34.1).[43,44]

Quadro 34.1
Estadiamento FIGO para câncer de ovário.

Estádio		*Descrição*
I	Ia	Tumor limitado a um ovário, com cápsula ovariana íntegra e sem tumor na sua superfície, sem células malignas na ascite ou lavado peritoneal
	Ib	Tumor limitado a ambos os ovários, com cápsula ovariana íntegra e sem tumor na sua superfície, sem células malignas na ascite ou lavado peritoneal
	Ic1	Tumor limitado a um ou ambos os ovários, com rotura do tumor intraoperatória
	Ic2	Cápsula rota antes da cirurgia ou tumor na superfície ovariana
	Ic3	Células malignas na ascite ou lavado peritoneal

(continua)

Quadro 34.1 Estadiamento FIGO para câncer de ovário. (*Continuação*)		
Estádio		***Descrição***
II	IIa	Extensão e/ou implantes no útero e/ou tubas uterinas e/ou ovários
	IIb	Extensão para outros órgãos pélvicos
III	IIIa1	Linfonodos retroperitoneais positivos apenas
	IIIa2	Envolvimento microscópico peritoneal extrapélvico, com ou sem linfonodos retroperitoneais positivos
	IIIb	Implantes em peritônio da cavidade abdominal ≤ 2 cm, com ou sem linfonodos retroperitoneais positivos
	IIIc	Implantes em peritônio da cavidade abdominal > 2 cm, com ou sem linfonodos retroperitoneais positivos, incluindo extensão do tumor para a cápsula hepática ou baço, porém sem envolvimento parenquimatoso
IV	IVa	Derrame pleural com citologia positiva
	IVb	Metástase parenquimatosa e/ou metástase para órgãos extra-abdominais, incluindo linfonodos inguinais e linfonodos fora da cavidade abdominal

Fonte: Benedet et al. (2000);[43] Pratt (2014).[44]

Os tumores malignos mais frequentes nessa faixa etária são os de linhagem germinativa. O disgerminoma é o tumor ovariano maligno mais frequente na adolescência, sendo bilateral em 10% dos casos, e os teratomas são imaturos (malignos) em 25% dos casos, podendo ser bilaterais em 5% dos casos. O estadiamento e o tratamento são cirúrgicos. No momento do diagnóstico, 80% dos tumores estão no estádio Ia, com indicação de anexectomia unilateral, citologia peritoneal, omentectomia, linfadenectomia pélvica e para-aórtica e biópsias de peritônio ou implantes. Não é necessária biópsia em cunha do ovário contralateral se seu aspecto macroscópico for normal, tampouco a histerectomia em caso de útero não comprometido. A presença de linfonodos comprometidos muda o estadiamento para IIIc. A presença de elementos de tumor do saco vitelino piora o prognóstico. Quando o diagnóstico for retrospectivo após anexectomia simples, ou seja, resultado de anatomopatológico sem estadiamento adequado, há duas possibilidades na ausência de doença aos exames subsidiários: a primeira é seguimento a cada 4 meses com exame físico, radiografia de tórax, USG e dosagem dos marcadores, principalmente AFP. Justifica-se porque a sobrevida livre de doença é de 98%; a segunda alternativa é reoperação, complementando-se o estadiamento preconizado pela FIGO. Recomenda-se quimioterapia (QT) nas pacientes com disgerminoma a partir do estádio Ib, teratoma imaturo a partir do estádio Ia G2 (grau histológico 2 – moderadamente diferenciado) e em todos os estádios de tumor de seio endodérmico, carcinoma embrionário e coriocarcinoma. QT também está indicada na presença de recidiva ou de metástases. O esquema mais utilizado é BEP, contendo bleomicina, cisplatina e etoposídeo. Caso haja alguma contraindicação à cisplatina ou à bleomicina, pode-se usar a carboplatina em associação ao etoposídeo (Figura 34.19). Não há restrições ao uso de contraceptivo oral em pacientes com antecedente de neoplasia da linhagem germinativa.[45-51]

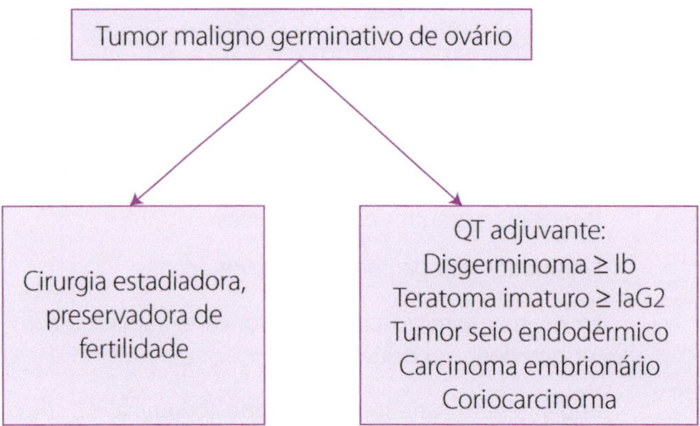

Figura 34.19 – Fluxograma – Tratamento do tumor maligno germinativo de ovário.
Fonte: Desenvolvido pela autoria do capítulo.

Com relação aos raros tumores malignos do cordão sexual, tanto os da granulosa como os das células de Sertoli-Leydig, são considerados de baixo potencial de malignidade, portanto pouco agressivos e, quase sempre, no estádio Ia. Assim como os tumores malignos da linhagem germinativa, o estadiamento e o tratamento são cirúrgicos. Ao diagnóstico, a maioria dos casos estão em estádio inicial. Estão indicados anexectomia unilateral, citologia peritoneal, omentectomia e biópsias de peritônio ou implantes. Há baixo índice de comprometimento linfonodal nos casos de tumor de granulosa, sendo questionada a realização de linfadenectomia pélvica e para-aórtica de rotina. Sugere-se a realização desse procedimento em casos de suspeita de comprometimento ganglionar ao exame de imagem ou à palpação no intraoperatório. Também não é necessária biópsia em cunha do ovário contralateral se seu aspecto macroscópico for normal, tampouco a histerectomia em caso de útero sadio. O esquema de QT é BEP, contendo bleomicina, cisplatina e etoposídeo, e está indicado nos estádios II a IV. Discute-se a realização de QT em estádio I caso haja sinais de alto risco, como atipia nuclear, aneuploidia, índice mitótico maior que 4 a 10 mitoses por campo, ausência de corpúsculos de Call-Exner à histologia, cápsula rota tumoral e tumor acima de 10 cm (Figura 34.20). Não se recomenda uso de contraceptivo oral em pacientes com antecedente de tumor da granulosa.[54-56]

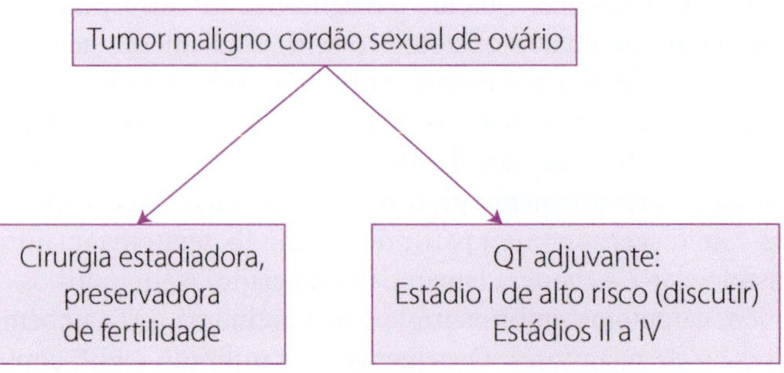

Figura 34.20 – Fluxograma – Tratamento do tumor maligno cordão sexual de ovário.
Fonte: Desenvolvido pela autoria do capítulo.

Com relação ao tratamento de pacientes com tumor epitelial, deve ser ressaltado que em crianças e adolescentes essa malignidade é excepcional, podendo, entretanto, ser encontrado tumor borderline seroso (mais frequente) ou mucinoso.[31]

Tumores borderline são caracterizados pela ausência de invasão estromal à histologia e pelo comportamento menos agressivo em comparação ao do carcinoma epitelial de ovário. O ovário contralateral deve ser sempre inspecionado e palpado cuidadosamente, mas não é necessário biopsiá-lo se seu aspecto macroscópico for normal.

O tratamento não difere em relação ao da paciente adulta, sendo a retirada de todo o tumor (citorredução ótima) o objetivo maior do tratamento. A cirurgia completa proposta pela FIGO como o padrão-ouro nem sempre deve ser praticada em criança ou adolescente. Em casos iniciais, com estádio Ia, pode-se abdicar da anexectomia contralateral e da histerectomia. Em casos de estadiamento Ib, pode-se preservar o útero, pois no futuro a paciente poderá engravidar por meio de ovodoação. Já a partir de estádio Ic, a cirurgia conservadora não é mais indicada, devendo-se realizar o tratamento completo. Sabe-se, por meio de estudos em pacientes adultas, que, caso a paciente seja submetida apenas à anexectomia, existe o risco aproximado de 30% de subestadiamento. Assim, quando não se realiza a cirurgia ideal, encontra-se em 1/3 dos casos doença extragonadal. Classicamente se indica QT nos estádios IaG3, IbG2 ou G3 e em todos os casos a partir de Ic. Em casos avançados, nos quais a citorredução ótima não é possível, indica-se a realização de QT neoadjuvante (Figura 34.21). Essa estratégia objetiva reduzir o volume tumoral e propiciar uma citorredução ótima posteriormente. QT baseia-se em carboplatina e paclitaxel (Figura 34.21). Não há restrições ao uso de contraceptivo oral em pacientes com antecedentes de câncer epitelial de ovário. Recomenda-se também pesquisa de mutação genética, principalmente BRCA-1 e BRCA-2 nesses casos.[23-27]

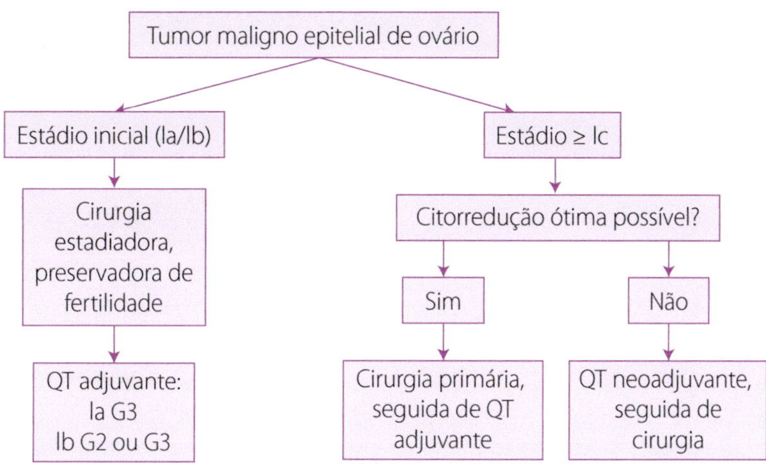

Figura 34.21 – Fluxograma – Tratamento do tumor epitelial maligno de ovário.
Fonte: Desenvolvido pela autoria do capítulo.

No seguimento dessas neoplasias malignas, rotineiramente valorizamos as queixas da paciente em cada consulta e pedimos exames complementares. Usualmente, realizamos retornos clínicos a cada 3 meses nos 2 primeiros anos, semestralmente do 2º ao 5º ano e, após esse período, anualmente. Nos casos de tumores epiteliais, não houve benefício na solicitação do marcador CA-125 na sobrevida global. Isso apenas acarretou início mais precoce da QT, com queda na qualidade de vida. Já nos tumores da linhagem germinativa, pedem-se de rotina os marcadores tumorais (como AFP e β-hCG), além de DHL. O mesmo ocorre com relação à inibina B no seguimento de tumores da granulosa. Os marcadores tumorais servem para reavaliação do tratamento, pois se voltam a positivar ou aumentar, sinalizando para se avaliar nova quimioterapia.[45-49]

REFERÊNCIAS BIBLIOGRÁFICAS

1. Alves de Lima OF. Estudo anatomoclínico. 1. ed. São Paulo: Ed. Roca; 1984. p. 181.
2. Almeida JAM. Contribuição ao estudo das neoplasias ovarianas na adolescência [dissertação de mestrado]. Faculdade de Medicina da Universidade de São Paulo; 1986.
3. Huffmann JW. Ginenologia en la infância y en la adolescência. Barcelona: Ed. Salvat; 1971. cap. 14, p. 275-345.
4. Templeman CL, Fallat ME. Benign ovarian masses. Semin Pediatr Surg. 2005;14(2):93-9.
5. Kirkham YA, Kives S. Ovarian cysts in adolescents: medical and surgical management. Adolesc Med State Art Rev. 2012;23(1):178-91, XII.
6. Stepanian M, Cohn DE. Gynecologic malignancies in adolescents. Adolesc Med Clin. 2004;15(3):549-68.
7. Deligeoroglou E, Eleftheriades M, Shiadoes V et al. Ovarian masses during adolescence: clinical, ultrasonographic and pathologic findings, serum tumor markers and endocrinological profile. Gynecol Endocrinol. 2004;19(1):1-8.
8. De Silva KS, Kanumakala S, Grover SR et al. Ovarian lesions in children and adolescents: an 11-year review. J Pediatr Endocrinol Metab. 2004;17(7):951-7.
9. Kelleher CM, Goldstein AM. Adnexal masses in children and adolescents. Clin Obstet Gynecol. 2015;58(1):76-92.
10. Paran TS, Mortell A, Devaney D, Pinter A, Puri P. Mucinous cystadenoma of the ovary in perimenarchal girls. Pediatric Surgery International. 2006;22:224-7. [PubMed: 16416281].
11. Cevik M, Guldur ME. An extra-large ovarian mucinous cystadenoma in a premenarchal girl and a review of the literature. Journal of Pediatric and Adolescent Gynecology. 2013;26:22-6. [PubMed: 22854108].
12. Baksu B, Akyol A, Davas I, Yazgan A, Ozgul J, Tank C. Recurrent mucinous cystadenoma in a 20-year-old woman: was hysterectomy inevitable? Journal of Obstetrics and Gynaecology Research. 2006;32:615-8. [PubMed: 17100827].
13. Alobaid AS. Mucinous cystadenoma of the ovary in a 12-year-old girl. Saudi Medical Journal. 2008;29:126-8. [PubMed: 18176687].
14. Parmentier B, Vaz E, Chabaud-Williamson M et al. Mucinous cystadenoma arising 3 years after ovarian-sparing surgery for mature teratoma in a child. Journal of Pediatric Surgery. 2010;45:9-12.
15. Sugiyama A, Fukikoshi M, Saka R et al. Minilaparotomy approach for giant mucinous cystadenoma of the ovary in children: report of two cases. The Showa University Journal of Medical Sciences. 2010;22:135-41.
16. Leys CM, Gasior AC, Hornberger LL, St. Peter SD Laparoscopic resection of massive ovarian mucinous cystadenoma. Journal of Laparoendoscopic & Advanced Surgical Techniques. 2012;22:307-10. [PubMed: 22283565].
17. Skondras I, Gavera S, Achilleos O, Kapouleas G, Aivazoglou T, Passalidis A. Giant mucinous ovarian cystadenoma in 13-year-old premenarchal girl. Revista Societăţii Române de Chirurgie Pediatrică. 2012:50-53.
18. WHO. Classification of tumours of female reproductive organs. 4th ed. v. 6. Lyon: IARC; 2014.
19. Kozlowski KJ. Ovarian masses. Adolesc Med. 1999;10:337-50.
20. Cronjé HS, Niedman I, Bam RH, Woodruff JD. Granulosa and theca cell tumors in children: a report of 17 cases and literature review. Obstet Gynecol Surv. 1998;53(4):240-7.
21. Fahmy JL, Kaminsky CK, Kaufman F, Nelson Jr MD, Parisi MT. The radiological approach to precociouspuberty. Br J Radiol. 2000;73:560-567.
22. Zaloudek C, Norris HJ. Sertoli-Leydig cell tumors of the ovary. A clinicopathologic study of 64 intermediate and poorly differentiated neoplasms. Am J Surg Pathol. 1984;8:405.

23. Heo SH, Kim JW, Shin SS et al. Review of ovarian tumors in children and adolescents: radiologic-pathologic correlation. Radiographics. 2014;34(7):2039-55.
24. Asavoaie C, Fufezan O, Cosarca M. Ovarian and uterine ultrasonography in pediatric patients. Pictorial essay. Med Ultrason. 2014;16(2):160-7.
25. Anthony EY, Caserta MP, Singh J et al. Adnexal masses in female pediatric patients. AJR Am J Roentgenol. 2012;198(5):w426-31.
26. Shah RU, Lawrence C, Fickenscher KA et al. Imaging of pediatric pelvic neoplasms. Radiol Clin North Am. 2011;49(4):729-48, VI.
27. Amies OAM, Sawin R. Teratomas and ovarian lesions in children. Surg Clin North Am. 2012;92(3):599-613, VIII.
28. Sessa C, Schneide DT, Planchamp F, Baust K, Braicu EI, Concin N, Godzinski J, McCluggage WG, Orbach D, Pautier P, Peccatori FA, Morice P, Calaminus G. ESGO – SIOPE guidelines for the management of adolescents and young adults with non-epithelial ovarian cancers. Disponível em: www.thelancet.com/oncology. v. 21. July 2020.
29. Oltmann SC, Fischer A, Barber R et al. Pediatric ovarian malignancy presenting as ovarian torsion: incidence and relevance. J Pediatr Surg. 2010;45(1):135-9.
30. Hayes-Jordan A. Surgical management ofthe incidentally identified ovarian mass. Semin Pediatr Surg. 2005;14(2):106-10.
31. Fujii K, Yamashita Y, Yamamoto T, Takahashi K, Hashimoto K, Miyata T et al. Ovarian mucinous tumors arising from mature cystic teratomas: a molecular genetic approach for understanding the cellular origin. Hum Pathol. 2014;45(4):717-24.
32. Berger-Chen S, Herzog TJ, Lewin SN et al. Access to conservative surgical therapy for adolescents with benign ovarian masses. Obstetrics & Gynecology. 2012;119:270-5. [PubMed: 22270278].
33. Rossi BV, Ference EH, Zurakowski D et al. The clinical presentation and surgical management of adnexal torsion in the pediatric and adolescent population. Journal of pediatric and adolescent gynecology 2012;25:109-13. [PubMed: 22206683].
34. Eskander R, Bristow RE. Adnexal masses in pediatric and adolescent females: a review of the literature. Current Obstetrics and Gynecology Reports. 2012;1:25-32.
35. Bristow RE, Nugent AC, Zahurak ML, Khouzhami V, Fox HE. Impact of surgeon specialty on ovarian-conserving surgery in young females with an adnexal mass. Journal of Adolescent Health. 2006;39:411-6. [PubMed: 16919804].
36. Ben-Ami I, Smorgick N, Tovbin J, Fuchs N, Halperin R, Pansky M. Does intraoperative spillage of benign ovarian mucinous cystadenoma increase its recurrence rate? American Journal of Obstetrics and Gynecology. 2010;202:142e1-e5.
37. Höhne S, Milzsch M, Stiefel M et al. Ovarian borderline tumors in pre-menarche girls. Pediatr Hematol Oncol. 2013;30(4):253-62.
38. Grapsa D, Kairi-Vassilatou E, Kleanthis C et al. Epithelial ovarian tumors in adolescents: a retrospective pathologic study and a critical review of the literature. J Pediatr Adolesc Gynecol. 2011;24(6):386-8.
39. Morowitz M, Huff D, Von Allmen D. Epithelial ovarian tumors in children: a retrospective analysis. J Pediatr Surg. 2003;38(3):331-5.
40. Karaman A, Azili MN, Boduro lu EC et al. A huge ovarian mucinous cystadenoma in a 14-year-old premenarchal girl: review on ovarianmucinous tumor in premenarchal girls. J Pediatr Adolesc Gynecol. 2008;21(1):41-4.
41. Stanković ZB, Djukić MK, Sedlecki K et al. Rapidly growing bilateral ovarian cystadenoma in a 6-year-old girl: case report and literaturereview. J Pediatr Adolesc Gynecol. 2006;19(1):35-8.
42. Amies OAM, Gow KW, Morse CB et al. Management of large ovarian neoplasms in pediatric and adolescent females. J Pediatr Adolesc Gynecol. 2016;29(2):88-94.
43. Benedet JL, Bender H, Jones H 3rd et al. Staging classifications and clinical practice guidelines in the management of gynecologic cancers. FIGO Committee on Gynecologic Oncology. Int J Gynaecol Obstet. 2000;70(2):209-62.
44. Pratt J. Staging classification for cancer of the ovary, fallopian tube, and peritoneum. FIGO Committee on Gynecologic Oncology. Int J Gynaecol Obstet. 2014;124(1):1-5.

45. Baert T, Storme N, Van Nieuwenhuysen E et al. Ovarian cancer in children and adolescents: a rare disease that needs more attention. Maturitas. 2016;88:3-8.
46. Hatzipantelis ES, Dinas K. Ovarian tumours in childhood and adolescence. Eur J Gynaecol Oncol. 2010;31(6):616-20.
47. Hanprasertpong J, Chandeying V. Gynecologic tumors during childhood and adolescence. J Med Assoc Thai. 2006;89(suppl. 4):s192-8.
48. Andrés MM, Costa E, Cañete A et al. Solid ovarian tumours in childhood: a 35-year review in a single institution. Clin Transl Oncol. 2010;12(4):287-91.
49. Boussios S, Zarkavelis G, Seraj E et al. Non-epithelial ovarian cancer: elucidating uncommon gynaecological malignancies. Anticancer Res. 2016;36(10):5031-5042.
50. Gadducci A, Cosio S, Muraca S et al. The management of malignant nondysgerminomatous ovarian germ cell tumors. Anticancer Res. 2003;23(2C):1827-36.
51. Cecchetto G. Gonadal germ cell tumors in children and adolescents. J Indian Assoc Pediatr Surg. 2014;19(4):189-94.
52. Matei D, Brown J, Frazier L. Updates in the management of ovarian germ cell tumors. Am Soc Clin Oncol Educ Book. 2013. doi: 10.1200/EdBook_AM.2013.33.e210.
53. Guillem V, Poveda A. Germ cell tumours of the ovary. Clin Transl Oncol. 2007;9(4):237-43.
54. Schneider DT, Calaminus G, Harms D et al. Ovarian sex cord-stromal tumors in children and adolescents. J Reprod Med. 2005;50(6):439-46.
55. Thebaud E, Orbach D, Faure-Conter C et al. Specificities of sex-cord stromal tumors in children and adolescents. Bull Cancer. 2015;102(6):550-8.
56. Cheng H, Peng J, Yang Z et al. Prognostic significance of lymphadenectomyin malignant ovarian sex cord stromal tumor: a retrospective cohort study and meta-analysis. Gynecol Oncol. 2018;148(1):91-6.

35

Diagnóstico por Ultrassonografia dos Tumores Anexiais na Infância e na Adolescência

■ Marcos Desidério Ricci

O ultrassom (US) é a primeira opção para avaliar os órgãos da pelve feminina. O desempenho do exame requer conhecimento do crescimento normal e do desenvolvimento do útero e dos ovários, a fim de reconhecer as anormalidades.

O exame de US pélvico em crianças e adolescentes é comumente realizado pela via transabdominal inferior, em virtude de a maioria das pacientes serem virgens. A bexiga deve estar adequadamente cheia, mas não excessivamente distendida, pois a distensão excessiva pode deslocar os ovários do campo de visão e distorcer o contorno uterino. Além de elevar o útero e anexos acima da pelve óssea, a bexiga cheia, com repleção vesical adequada também funciona como uma janela ultrassonográfica. Quando há dificuldade para preenchimento vesical pela via espontânea, por meio de ingestão oral de líquido, alternativamente pode ser tentada a via endovenosa, ou a cateterização da uretra e o preenchimento retrógrado por gravidade com solução salina estéril.

O estudo é geralmente obtido com transdutores setoriais ou de matriz linear de 5 a 10 MHz em crianças antes da menarca, enquanto uma sonda de 3,5 MHz pode ser necessária após a menarca. O US transvaginal descreve melhor as estruturas pélvicas femininas, mas se reserva para as mulheres e para adolescentes que já iniciaram a atividade sexual.

Como resultado da influência dos hormônios maternos, o útero é mais bem visibilizado em recém-nascidas do que em crianças de maior idade.[1] O colo uterino neonatal é até duas vezes mais longo que o corpo do útero, em virtude do efeito dos hormônios maternos. Ao diminuir, o útero atinge uma configuração tubular. Nesse estágio, a faixa endometrial geralmente não é bem visibilizada. Aproximando-se da puberdade, o comprimento uterino aumenta e o fundo se espessa em relação ao segmento uterino inferior e ao colo uterino, alcançando finalmente a configuração adulta esperada em forma piriforme.[1,2] O eco endometrial passa a ser visibilizado, sendo facilmente avaliado pelo US transabdominal, variando em espessura ao longo do ciclo menstrual. O endométrio se espessa na fase proliferativa do ciclo menstrual, medindo até 12 mm no período periovulatório. Durante a fase secretora, e sob a influência da progesterona, o endométrio se espessa até cerca de 16 mm e se torna mais ecogênico. A presença de uma pequena quantidade de líquido ou muco no canal endometrial ou no colo uterino é normal.

As paredes hipoecoicas da vagina são vistas posteriormente à bexiga. Em meninas, um pequeno volume de fluido vaginal pode representar a urina refluída.

Semelhantemente ao útero, os ovários são mais bem visibilizados na recém-nascida do que em uma criança, presumivelmente por causa da estimulação hormonal materna. O volume médio do ovário ao nascimento é ligeiramente maior que 1 cm^3, diminui para 0,67 m^3 durante o segundo ano de vida e cresce para 9,8 cm^3 nas meninas após a menarca.[1,2] O tamanho dos ovários é relativamente simétrico e aumenta principalmente em dois momentos: na infância, pouco antes do desenvolvimento mamário, em torno dos 8 anos de idade; e imediatamente antes da puberdade. Os cistos ou folículos são mais frequentemente visibilizados na recém-nascida, na pré-puberdade e na fase pós-puberal. O tamanho médio desses folículos é de 6 a 7 mm.[2] Cistos e folículos são indistinguíveis ao US e são diferenciados patologicamente pela presença de óvulos nos folículos. Os folículos estão presentes no ovário em todas as idades, e seu tamanho e número estão relacionados aos níveis de gonadotrofinas. Os ovários podem ser difíceis de visualizar entre o 1º e o 7º ano de idade.

Cistos de ovário

A anormalidade anexial mais comum na população pediátrica é representada pelos cistos ovarianos. Esses cistos são prevalentes entre as massas abdominais no feto e na recém-nascida.

Um cisto anecoico em um ovário é considerado um folículo se for menor que 3 cm.[1,2] Um folículo dominante maduro pode não involuir adequadamente e aumentar sob a forma de cisto funcional ou corpo lúteo (Figura 35.1). A rotura ou hemorragia geralmente conduz essas pacientes ao atendimento médico. Com base no grau de complexidade associado a produtos sanguíneos, formação de coágulos, lise e retração do coágulo são as morfologias frequentes. Sejam simples ou complexas, essas lesões são seguidas pelo US para confirmar a resolução e excluir neoplasias císticas.

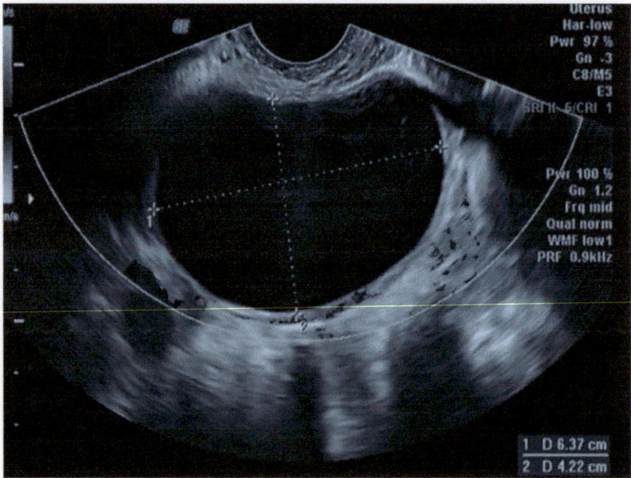

Figura 35.1 – Cisto simples de conteúdo anecoide, em adolescente de 17 anos, escore 1 ao color Doppler.

Fonte: Acervo da autoria do capítulo.

Neoplasias ovarianas

As neoplasias ovarianas comumente têm um componente cístico e podem ser benignas ou malignas. O componente sólido é o preditor mais significativo de malignidade.[1] As categorias são definidas pela célula de origem:

1. tumores de células germinativas;
2. tumores epiteliais;
3. tumores estromais.

Essas neoplasias geralmente estão presentes em meninas pós-púberes com queixas de dor, aumento do perímetro abdominal e sintomas derivados de efeitos hormonais quando as massas são funcionais.

A primeira categoria de neoplasia são os tumores de células germinativas. Teratomas benignos compreendem 67% das neoplasias ovarianas pediátricas e são bilaterais em até 25% dos casos.[1] Teratomas maduros contêm tecido de todas as três linhas primitivas: endoderma, mesoderma e ectoderma. A presença de gordura ou calcificação na lesão é diagnóstico preditivo de benignidade e facilmente revelável.

O diagnóstico pode ser um pouco mais desafiador por US, mas vários sinais são úteis, incluindo o sinal de "ponta do *iceberg*" (calcificação grossa e sombreada), malha dermoide (interfaces lineares representando o cabelo) e *plug* dermoide (nódulo ecogênico com gordura, cabelo e dentes), rolha de Rokitansky[3,4] (Figura 35.2). Alguns teratomas contêm elementos imaturos e potencial para recorrência e metástase. Esse subtipo pode ocorrer até em lactentes e resultar em disseminação peritoneal da doença.

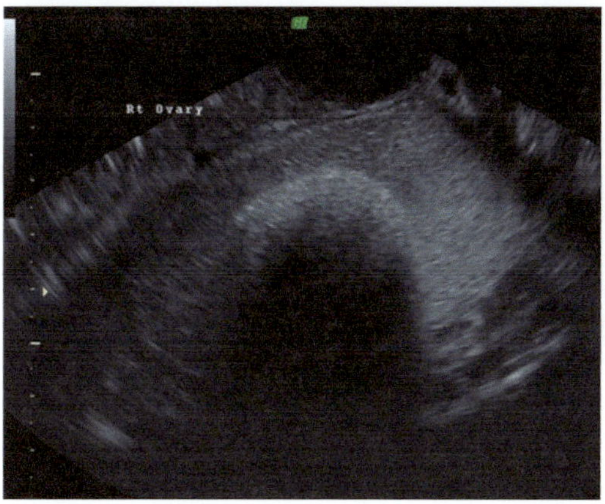

Figura 35.2 – Teratoma com conteúdo hiperecoide e rolha de Rokitansky.
Fonte: Acervo da autoria do capítulo.

Outras categorias de tumores de células germinativas incluem o disgerminoma, tumor do saco vitelino, coriocarcinoma e variedades mistas. Esses tumores são indistinguíveis pelos exames de imagem, mas os recursos de imagem direcionam a abordagem operatória. O diagnóstico final e o estadiamento são da competência do estadiamento cirúrgico e da patologia.

A segunda categoria de neoplasias são os tumores epiteliais: cistoadenomas e cistoadenocarcinomas. A maioria dos tumores nessa categoria é dividida nos subtipos seroso e mucinoso, ambos muito volumosos na apresentação. Ao exame de imagem, destacam-se septações internas, projeções papilares e/ou componentes sólidos maiores. Na ultrassonografia, os tumores mucinosos podem ter nível interno, conteúdo hipoecoide e ecos de material mucoide. A taxa global de malignidade varia de 7,5% a 30%.[3] As descrições de imagem abordam a probabilidade de malignidade, vascularização da lesão (escore subjetivo ao color Doppler), ovário de origem e sinais de rotura da lesão. O útero é geralmente rodado para o lado da origem do tumor.

A terceira categoria de neoplasias primárias são os tumores de origem celular estromal. Esses tumores incluem tumores das células teca e granulosa, fibromas, tecomas, tumores de células de Sertoli-Leydig e tumores estromais do cordão sexual indiferenciados. Muitos são hormonalmente ativos e, portanto, apresentam-se mais precocemente do que os inativos. Normalmente, esses tumores são sólidos, unilaterais e bem delimitados. Podem ser semelhantes aos tumores de células germinativas sem gordura ou cálcio, mas a apresentação pode prenunciar a origem das células.

Outras neoplasias ovarianas raras variam de malignidades agressivas (p. ex., o carcinoma de pequenas células, que geralmente está associado à hipercalcemia) a entidades benignas (p. ex., os hemangiomas). A doença metastática também pode envolver os ovários, seja por disseminação hematogênica ou contiguidade. Dentro desse grupo de malignidades, estão o adenocarcinoma do cólon, o linfoma de Burkitt, o rabdomiossarcoma alveolar, o tumor de Wilms, o neuroblastoma e o retinoblastoma.[4]

Emergências dos ovários

Torção anexial

A torção pode envolver o ovário, a tuba uterina ou ambos.[5] Dor abdominal intermitente ou contínua é o sintoma mais comum de torção anexial. O ovário direito é mais comumente envolvido do que o esquerdo, em virtude da maior mobilidade do ovário direito relacionada ao ceco e ao íleo terminal no quadrante inferior direito em comparação ao cólon sigmoide fixo. A incidência de torção ovariana é semelhante à da torção testicular, ocorrendo em 5/100 mil meninas com idades entre 1 e 20 anos.[6] No entanto, o diagnóstico e a indicação cirúrgica da torção ovariana podem demorar três vezes mais tempo do que a torção testicular. Ao contrário da torção testicular, o ovário torcido pode manter o fluxo sanguíneo normal do color Doppler em razão de seu suprimento vascular duplo, do ligamento infundíbulo pélvico (artéria gonadal ou ovárica) e do ligamento útero-ovárico, determinando uma torção intermitente ou incompleta. Notavelmente, os ovários pediátricos normais podem mostrar ausência de fluxo sanguíneo ao color Doppler. No entanto, a ausência de fluxo ao color Doppler é favorável ao diagnóstico de torção ovariana. A torção pode resultar em um traçado espectral de alta resistência ao color Doppler, embora esse padrão possa ser fisiológico em diferentes momentos do ciclo menstrual.

A aparência do ovário em escala de cinza é mais confiável do que no color Doppler para a detecção de torção. O achado ultrassonográfico clássico de um ovário aumentado com múltiplos pequenos folículos dispostos perifericamente, embora muito específico para torção ovariana, é visto em menos de 50% dos casos. Em uma metanálise da avaliação ultrassonográfica da torção, um ou mais dos seguintes fatores foi altamente preditivo:[5,6]

- ovário aumentado e heterogêneo;
- massa anexial sem identificação do ovário;
- massa cística, particularmente se maior que 5 cm de diâmetro;
- sinal do turbilhonamento (*whirlpool sign*) ao color Doppler;

- folículos periféricos;
- finos debris em cistos foliculares;
- pequena quantidade de líquido livre em fórnice posterior.

O tamanho do ovário deve ser comparado aos valores normais de idade e desenvolvimento, bem como do ovário contralateral. O ovário torcido é geralmente aumentado. A presença de lesão anexial com 5 cm de diâmetro ou mais foi observada em 82% das pacientes com torção ovariana. Volume ovariano com valor < 20 cm^3 tem um valor preditivo negativo de 100%. Da mesma maneira, um volume ovariano > 75 cm^3 deve levantar a suspeita de torção ovariana, embora esse achado seja inespecífico, com alta taxa de falso-positivo.[6] Uma lesão ovariana subjacente, como tuba uterina, pode estar associada à torção.

O ovário pode ser torcido sozinho ou mais comumente em combinação com a tuba uterina. A torção tubária isolada pode ocorrer em 1 caso a cada 1,5 milhão de mulheres, sendo menos frequente na faixa etária infanto-puberal. As etiologias propostas de torção tubária isolada incluem comprimento anormal do mesossalpinge; patologia tubária adquirida, tal como hidrossalpinge; lesões extrínsecas, como massas paraovarianas ou paratubárias,[5] infecção, aderências, congestão venosa e trauma. Pode ser difícil diagnosticar a torção tubária isolada no pré-operatório. As características ultrassonográficas incluem uma estrutura tubular que afunila em direção ao corno uterino, estrutura cística de paredes finas, com finos ecos heterogêneos. Um padrão de "roda dentada" é indicativo de uma tuba de Falópio agudamente espessada e dilatada. Os sinais e sintomas clínicos podem ajudar a diferenciar a torção da tuba uterina da doença inflamatória pélvica.

Edema ovariano maciço

Decorre também da torção ovariana, mas a apresentação clínica se dá na forma de edema maciço do ovário, incluindo dor abdominal intermitente ou massa palpável. Pode ser descoberto incidentalmente. O diagnóstico no pré-operatório pode ser difícil.[7] O diâmetro médio é de 11 cm, com média de 5 a 35 cm^3. No US, o ovário é aumentado com folículos periféricos como resultado de edema estromal. A hiperplasia estromal pode causar a virilização com marcadores tumorais normais. Em comparação com estágios posteriores de torção ovariana, o fluxo sanguíneo é preservado e a dor pode ser mais leve, intermitente e crônica, com edema maciço ovariano.

Cisto hemorrágico de ovário

A dor associada a cistos hemorrágicos pode mimetizar a torção, a gravidez ectópica, a doença inflamatória pélvica e as etiologias não ginecológicas. Os cistos foliculares e do corpo lúteo resultam da falha na involução de um folículo não dominante ou hemorragia de um cisto lúteo, respectivamente. Crescimento rápido, hemorragia ou rotura provocam sintomas. Cistos maiores que 5 cm são menos propensos a regredir por conta própria.[8]

A ultrassonografia seriada pode ser realizada a cada 4 a 6 semanas, depois do diagnóstico inicial, para avaliação da resolução espontânea do cisto.[8] Hormônios exógenos podem ser administrados, com criação de ciclos artificiais com anticoncepcional hormonal oral, ou aspiração do cisto guiada por US transvaginal para aliviar os sintomas e excluir neoplasias císticas. O hemoperitônio pode adquirir volumes importantes, particularmente nas pacientes usuárias de anticoagulantes. Os cistos luteínicos tendem a ter paredes vasculares mais espessas em comparação com os cistos foliculares, embora possam ser indistinguíveis ao US. A aparência ultrassonográfica do cisto depende da idade e dos produtos sanguíneos. Sangue fresco ou sangue com mais de 4 dias tende a ser anecoico, porém é ecogênico com finos debris no tempo de intervenção (Figuras 35.3 e 35.4). Nesse período, o diagnóstico diferencial é de endometrioma. Ao contrário das neoplasias ovarianas, os cistos hemorrágicos contêm inúmeras cadeias de fibrina avasculares que se assemelham a um padrão de rede ou padrão reticular e são avasculares. Pode ocorrer retração de coágulo, cujo aspecto é avascular e hiperecogênico, e sua ecogenicidade é ligeiramente diferente daquela da parede adjacente.[7] Além disso, um coágulo retraído tem margens côncavas, semelhantes a uma área sólida, enquanto um nódulo de Rokitansky de um teratoma ovariano tem margens convexas. Em caso de dúvida, o acompanhamento de curto intervalo de US pode ser realizado para avaliar a evolução.

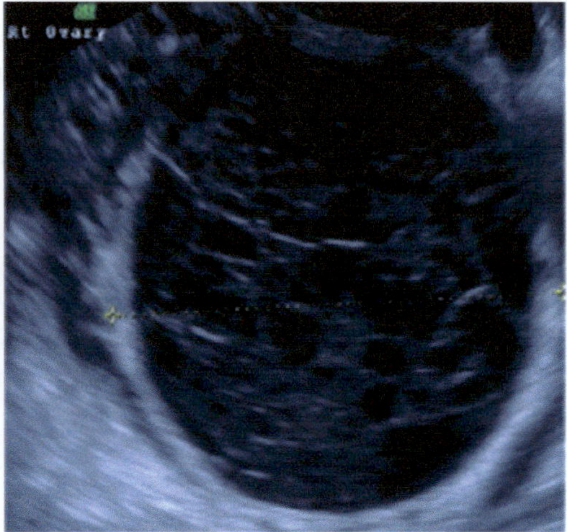

Figura 35.3 – Cisto hemorrágico, escore 1 ao color Doppler, hipoecoide com finos debris de padrão reticular.

Fonte: Acervo da autoria do capítulo.

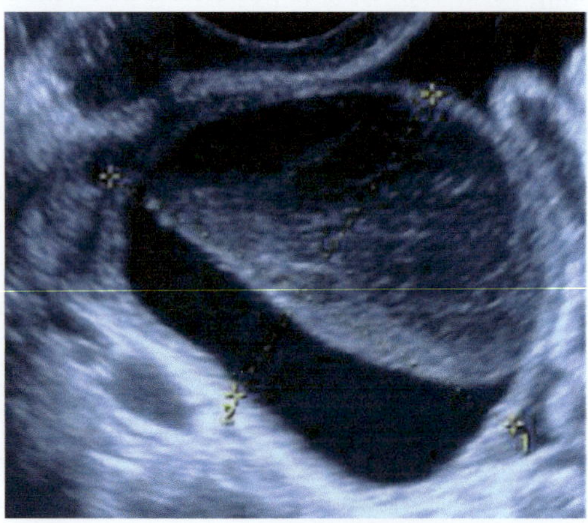

Figura 35.4 – Cisto hemorrágico com retração de coágulo.

Fonte: Acervo da autoria do capítulo.

Doença inflamatória pélvica

A doença inflamatória pélvica (DIP) é uma infecção ascendente do trato genital feminino causada por vários micro-organismos sexualmente transmissíveis que atingem o endocérvice, o endométrio, as tubas de falópio ou estruturas adjacentes da vagina ou do colo do útero. Os patógenos mais comuns incluem *Neisseria gonorrhoeae* e *Chlamydia trachomatis*, embora uma parte substancial dos casos seja polimicrobiana.

O Centro dos Estados Unidos para Controle e Prevenção de Doenças (CDC) estima que 1 milhão de casos por ano são diagnosticados nos Estados Unidos e que 20% ou mais desses casos ocorrem em adolescentes.[8] Esse grupo demográfico apresenta risco maior de doenças sexualmente transmissíveis e DIP em decorrência de variações anatômicas, como a ectopia cervical, e de comportamento sexual de alto risco. A DIP pode ter apresentação precoce com dor pélvica aguda ou dismenorreia, febre, leucocitose e corrimento vaginal, mas na maioria dos casos apresenta um curso insidioso ou leve que, na ausência de maior suspeita e tratamento precoce, pode causar complicações, como abscesso ovariano, com oclusão tubária, infertilidade, aumento do risco de gravidez ectópica e dor pélvica crônica.

A tuba uterina, em geral, dificilmente é visibilizada ao US, o que ocorre apenas nas complicações, que podem ser demonstradas ultrassonograficamente, embora sinais agudos mais precoces, como espessamento ou hiperemia da tuba uterina e aumento da vascularização, possam ser observados. A gordura pélvica adjacente pode parecer ecogênica e espessada no US, como resultado de edema e inflamação. Hidrossalpinge e piossalpinge são visibilizados como uma estrutura tortuosa cheia de líquido e aparente septo incompleto (Figura 35.5). Há sinais ecográficos como aumento inespecífico do volume uterino, processo aderencial e líquido livre em fundo de saco posterior. Outras características, como tamanho uterino, aderência anexial e líquido livre no fundo de saco posterior, são achados frequentes, mas não preditivos confiáveis de DIP. Entretanto, o US transvaginal é muito útil na detecção de abscesso tubo-ovariano, com sensibilidade de 93% e especificidade de 98%. A imagem envolve as tubas uterinas e os ovários, que aparecem como uma massa grande, complexa e de paredes espessas, com áreas variáveis de ecogenicidade substituindo os anexos normais, que representam coleções císticas multiloculadas. Nas loculações, há níveis líquidos. As paredes e septações são geralmente hipervasculares na fase aguda, mas com baixa resistência ao color Doppler.

Fluido purulento com ecogenicidade aumentada e finos debris podem ser visibilizados no fórnice posterior. No US pélvico, a obstrução tubária aguda é geralmente bilateral e muito sensível ao toque pelo transdutor.

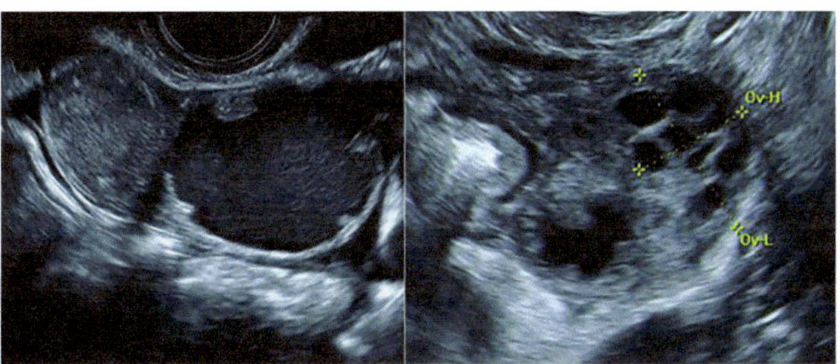

Figura 35.5 – Piossalpinge – conteúdo espesso, tubular, sinal da roda dentada –, contíguo a ovário.
Fonte: Acervo da autoria do capítulo.

REFERÊNCIAS BIBLIOGRÁFICAS

1. Anthony EY, Caserta MP, Singh J, Chen MY. Adnexal masses in female pediatric patients. AJR Am J Roentgenol. 2012 May;198(5):w426-31.
2. Asăvoaie C, Fufezan O, Coşarcă M. Ovarian and uterine ultrasonography in pediatric patients: pictorial essay. Med Ultrason. 2014 Jun;16(2):160-7.
3. Heo SH, Kim JW, Shin SS, Jeong SI, Lim HS, Choi YD, Lee KH, Kang WD, Jeong YY, Kang HK. Review of ovarian tumors in children and adolescents: radiologic-pathologic correlation. Radiographics. 2014 Nov--Dec;34(7):2039-55.
4. Kelleher CM, Goldstein AM. Adnexal masses in children and adolescents. Clin Obstet Gynecol. 2015 Mar;58(1):76-92.
5. Back SJ, Maya CL, Zewdneh D, Epelman M. Emergent ultrasound evaluation of the pediatric female pelvis. Pediatr Radiol. 2017 Aug;47(9):1134-1143.
6. Spinelli C, Piscioneri J, Strambi S. Adnexal torsion in adolescents: update and review of the literature. Curr Opin Obstet Gynecol. 2015 Oct;27(5):320-5.
7. Stankovic ZB, Bjelica A, Djukic MK, Savic D. Value of ultrasonographic detection of normal ovarian tissue in the differential diagnosis of adnexal masses in pediatric patients. Ultrasound Obstet Gynecol. 2010 Jul;36(1):88-92.
8. Walker SK, Lal DR, Boyd KP, Sato TT. Management of pediatric ovarian torsion: evidence of follicular development after ovarian preservation. Surgery. 2018 Mar;163(3):547-552.

Sangramento Genital na Infância e na Adolescência

PARTE
VI

Coordenadores

- José Maria Soares Júnior
- José Alcione Macedo Almeida

36

Sangramento Genital em Crianças

- José Alcione Macedo Almeida
- Vanessa Heinrich Barbosa de Oliveira

Sangramento genital em criança pré-púberes é sempre anormal e, independentemente da intensidade relatada inicialmente, sua investigação se impõe de imediato, na busca de uma causa básica. Quando o sangue flui do interior da vagina, ou se há dúvida, deve-se realizar a vaginoscopia, mesmo que para isso seja necessário submeter a paciente a anestesia geral.

Nas meninas que ainda não chegaram à puberdade, as causas de sangramento genital diferem muito daquelas encontradas nas outras faixas etárias. É uma situação que aflige mãe e familiares, que quase sempre recorrem ao atendimento de emergência. O médico que atende esses casos deve então procurar detectar o mais precocemente possível a causa do sangramento, dimensionar a gravidade do caso, a fim de tranquilizar a todos e planejar o tratamento.

Na literatura, as causas de sangramento genital nessa população variam muito nos diversos relatos. O exame da criança deve ser cuidadoso, incluindo sempre o exame físico geral, pois uma lesão em outras partes do corpo pode auxiliar o raciocínio diagnóstico do tipo de lesão dos órgãos genitais, que sempre devem ser examinados criteriosamente, com muita atenção.[1]

As principais causas do sangramento genital nesse grupo de pacientes, varia de acordo com a característica de cada centro de atendimento. Na publicação de Hill et al. (1989),[2] entre 52 pacientes o tumor genital representou 21,2% das causas do sangramento, enquanto para Imai et al. (2001),[3] a causa tumoral encontrada foi de 3,2% entre 62 crianças que apresentavam sangramento genital. No ambulatório de Ginecologia na Infância e Adolescência da disciplina de Ginecologia do Departamento de Obstetrícia e Ginecologia do Hospital das Clínicas da Faculdade de Medicina da Universidade de São Paulo (HC-FMUSP), o tumor vaginal é apenas a terceira causa do sangramento, precedida pelo prolapso uretral e por corpo estranho intravaginal, entre as pacientes de 0 a 10 anos de idade. Para Aribarg e Phupong (2003)[4], a causa uretral representou pouco menos de 10% dos casos.

Deve-se salientar que, mesmo com investigação pelos padrões recomendados, algumas vezes não se esclarece a causa do sangramento, como foi demonstrado pela publicação de Söderrstiöm et al. (2016),[1] em casuística de 86 crianças com idades entre 5 dias e 9 anos, quando em 23 pacientes (26,7%) a causa não foi esclarecida.

Abordaremos neste capítulo as principais causas que provocam sangramento genital na infância, de acordo com a prevalência em nosso serviço.

Prolapso da mucosa uretral

Segundo Ballouhey et al. (2013),[5] o prolapso uretral foi descrito pela primeira vez em 1732 por Solingen. Traduz-se pela eversão da mucosa distal da uretra através do seu meato externo, situação que ocorre com relativa frequência e provoca sintomas de intensidade variável. Para Bastos (1988),[6] o prolapso é considerado total quando a extrofia da mucosa através do óstio uretral se apresenta com a forma exofítica. Sua etiopatogenia permanece obscura, mas se admitem causas congênitas, como aderência imperfeita dessa mucosa aos tecidos subjacentes, aumento da pressão intra-abdominal por tosse crônica, ou obstipação intestinal, além de fatores predisponentes, como o hipoestrogenismo próprio da idade.[7]

Prevalência

Embora a literatura relate variação da prevalência entre 1,8% e 9,7% dos casos de sangramento genital.[3,4] Na Clínica ginecológica do Hospital das Clínicas da Universidade de São Paulo, o prolapso uretral se apresenta como a principal causa em crianças antes da menarca. Vale lembrar que esse serviço é de nível terciário e, portanto, atende pacientes referenciados pelas unidades básicas de saúde.

Quadro clínico e diagnóstico

Para o diagnóstico, é de fundamental importância a história e o exame físico. A queixa é quase sempre de sangramento, podendo estar ou não associado a dor e dificuldade para urinar.

À inspeção dos órgãos genitais externos, quase sempre se percebe a lesão em volta do meato uretral, principalmente ao afastar-se as formações labiais, quando então podemos visualizar a luz da vagina através da abertura do hímen (Figura 36.1). Em alguns casos, a lesão pode se apresentar com aspecto vegetante, obliterando o introito vaginal e dificultando a visualização do meato externo da uretra, o que pode induzir o examinador ao diagnóstico de neoplasia (Figura 36.2). Havendo dificuldade para essa manobra por resistência da criança, justifica-se o exame sob sedação da paciente; quando o meato uretral é identificado, introduzindo-se sonda vesical, percebe-se a lesão circundando esse cateter, indicativo do prolapso.

Tratamento

Alguns, como Ballouhey et al. (2014),[8] preconizam a cirurgia da mucosa prolapsada. Não adotamos essa conduta como primeira escolha, mas somente em raros casos de lesão extensa, necrosada e/ou edemaciada (Figura 36.2). Nesses casos, com a paciente em centro cirúrgico sob anestesia, após antissepsia, colocação dos campos cirúrgicos e sondagem vesical com sonda de Foley, fazemos a excisão dessa mucosa contornando a sonda com bisturi elétrico, evitando qualquer tipo de sutura.

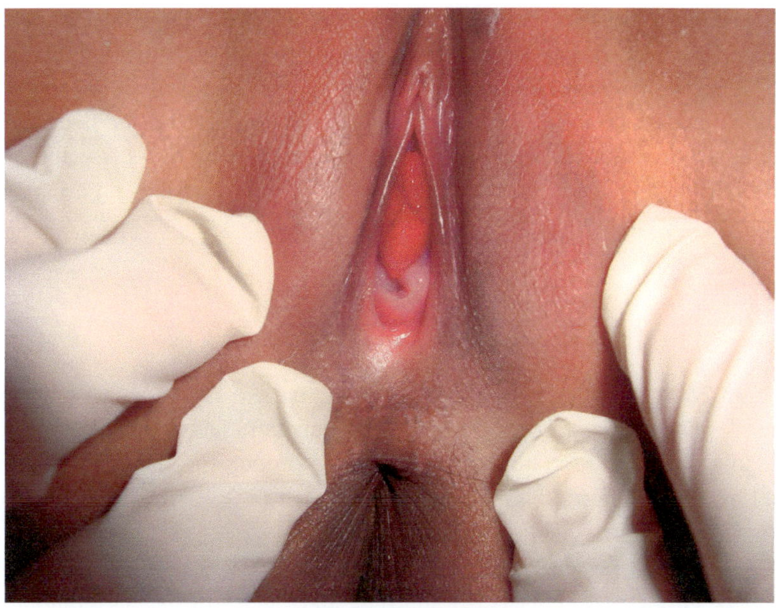

Figura 36.1 – Manobra para se identificar uretra e vagina em criança com prolapso uretral.
Fonte: Acervo da Clínica Ginecológica do HC-FMUSP.

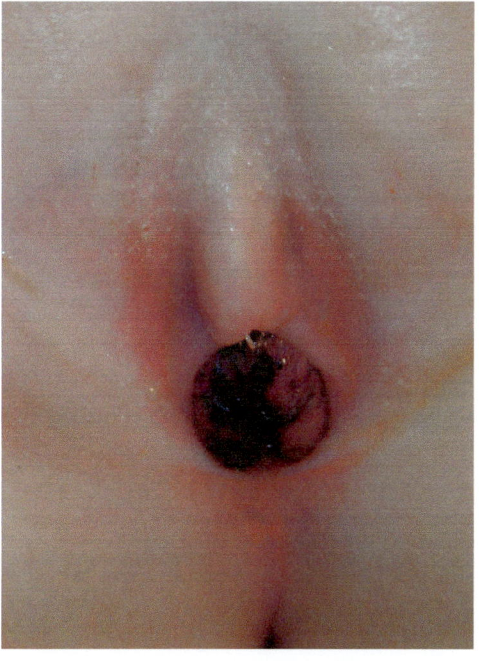

Figura 36.2 – Prolapso total da uretra em criança de 6 anos de idade.
Fonte: Acervo da Clínica Ginecológica do HC-FMUSP.

A experiência em nosso serviço e nossa vivência pessoal nos convencem de que o tratamento clínico é a conduta de eleição para as crianças com esse diagnóstico. Utilizamos aplicação local de creme de estrogênios conjugados ou apenas com estriol, diariamente, à noite, por 15 dias, podendo associar-se corticoide, também localmente, se houver sinais inflamatórios locais. Esse tempo de tratamento pode ser suficiente, mas em alguns casos pode haver a necessidade de prolongá-lo. Pode ocorrer a remissão total dos sintomas e persistir o prolapso residual e, desde que não voltem os sintomas, pode-se apenas observar clinicamente e até mesmo repetir o tratamento.

Corpo estranho intravaginal

Quando um corpo estranho é introduzido na vagina, em um primeiro momento produz ferimento local pelo trauma aí ocorrido, com consequente sangramento. Posteriormente, esse ferimento se infecta e o processo inflamatório instalado produz corrimento sanguinolento, com odor fétido. Daí a importância de se investigar com cuidado a possibilidade de um sangramento anterior ao corrimento, que geralmente é a queixa mais valorizada pela mãe.

Pode-se encontrar os mais variados tipos de objetos na vagina de crianças menores, como tampa de caneta, clipes de prender papel, grãos de areia, grãos de cereais, como arroz, milho, feijão e outros. Na Clínica Ginecológica do HC-FMUSP, mais comumente são encontrados fragmentos de papel higiênico.[6]

Quadro clínico e diagnóstico

A história é importante para o diagnóstico, embora a criança nem sempre informe com exatidão ou não se lembre de ter introduzido algo em sua vagina. Mas a informação de corrimento sanguinolento de odor fétido é típica do quadro clínico e reforça muito a suspeita para esse diagnóstico, para qualquer tipo de objeto introduzido.

Ao exame ginecológico, já pela inspeção dos genitais, pode-se constatar o conteúdo típico fluindo pela vagina. A vaginoscopia é imprescindível, pois, com esse procedimento, podemos confirmar o diagnóstico por meio da visualização do interior da vagina, assim como excluir outras causas de sangramento. Para examinar a vagina de criança em nosso serviço, utilizamos o otoscópio, com o espéculo do aparelho adequado para cada caso. Sua iluminação é direta e fornece ótima visualização do interior da vagina da criança, conforme descrito no capítulo 3 deste livro. O toque retal, por ser incômodo e constrangedor, é procedimento cada vez menos realizado nos tempos propedêuticos da ginecologia. No entanto, em algumas situações específicas, é útil para avaliar o interior da vagina de crianças e adolescentes. No caso de corpo sólido intravaginal, pelo toque retal pode-se ter a percepção tátil dele, através da parede retovaginal (Figura 36.6).

Em crianças pouco colaborativas, pode ser necessária abordagem em ambiente cirúrgico, com sedação ou até mesmo anestesia geral.

Para confirmação do diagnóstico, conforme a disponibilidade no momento, pode-se utilizar um método de imagem da pélvis, como a radiografia simples (Figura 36.3), ou a ultrassonografia, ou até mesmo a ressonância magnética em casos mais complexos (Figuras 36.4 e 36.5). Esses métodos podem se completar e definir bem objetos sensíveis a eles.

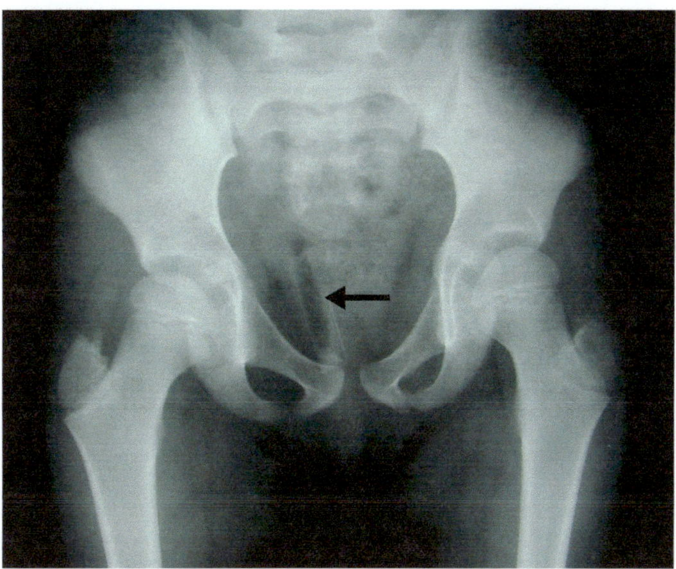

Figura 36.3 – Raio X simples da pelve em criança de 6 anos de idade.
Fonte: Acervo da Clínica Ginecológica do HC-FMUSP.

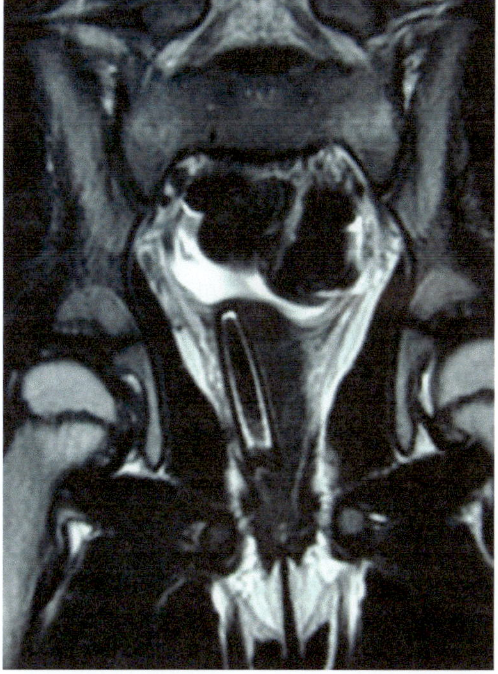

Figura 36.4 – Ressonância magnética da pelve de criança com corpo estranho vaginal.
Fonte: Acervo da Clínica Ginecológica do HC-FMUSP.

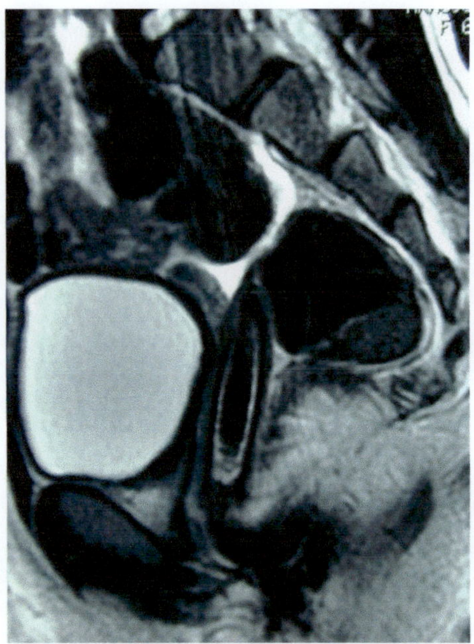

Figura 36.5 – Ressonância magnética da pelve de criança com corpo estranho vaginal.
Fonte: Acervo da Clínica Ginecológica do HC-FMUSP.

Tratamento

Na maioria das vezes, o corpo estranho de pequenas dimensões, como fragmentos de papel higiênico e grãos de areia, pode ser removido por meio de irrigação vaginal com soro fisiológico morno, utilizando-se seringa de 20 mL. É um procedimento frequentemente realizado em nosso ambulatório com ótimos resultados.

O toque retal pode ser resolutivo na extração do corpo estranho identificado. Não raramente, consegue-se êxito com esse recurso em ambiente de consultório ou ambulatório.

Quando não se consegue esse procedimento em ambulatório, deve-se conduzir a paciente para ambiente cirúrgico, onde após sedação ou anestesia geral se faz a retirada do objeto (Figuras 36.6 e 36.7).

Sangramento por vulvovaginite

A agressão ao epitélio vaginal por qualquer patógeno pode produzir infecção local, principalmente se houver condições locais favoráveis. A mucosa vaginal da criança é constituída por epitélio fino, ainda não estratificado, ainda sem bacilos acidófilos e, consequentemente, com pH alcalino e menor resistência às infecções locais.

A proximidade da vagina com o ânus contribui para a contaminação vaginal por diversos germes dessa região.

Crianças com piodermite ou com infecção das vias aéreas superiores também podem, por autoinoculação, carrear germes para seus genitais, e a agressão ao epitélio fino pode provocar vaginite hemorrágica.[6]

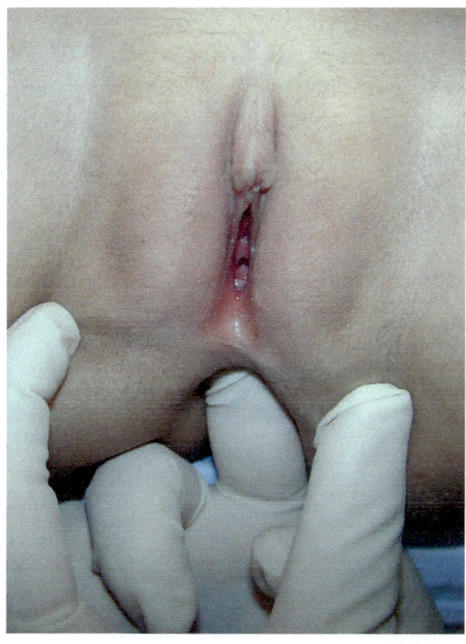

Figura 36.6 – Toque retal sob anestesia.
Fonte: Acervo da Clínica Ginecológica do HC-FMUSP.

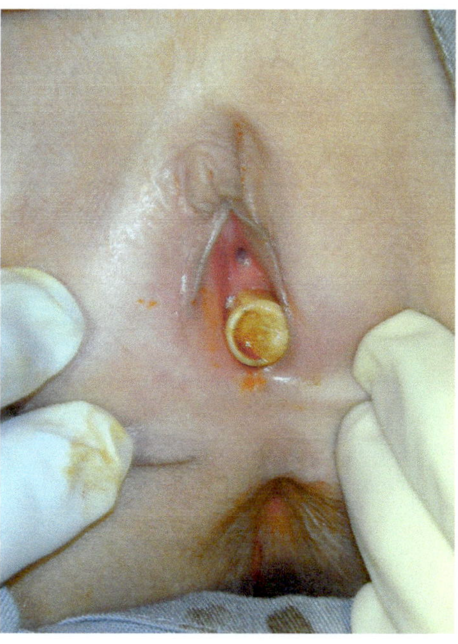

Figura 36.7 – Corpo estranho sólido (tampa de caneta), retirado em sala cirúrgica.
Fonte: Acervo da Clínica Ginecológica do HC-FMUSP.

É comum o *Enterobius vermicularis* (oxiúros) alcançar a região vulvovaginal e, pelo intenso prurido que provoca, ocasionar escoriações e pequeno sangramento. Esse prurido comumente ocorre no período noturno, e o oxiúro geralmente é encontrado pela própria mãe da criança. Além de provocar lesões por coçadura, o oxiúros também pode fazer o carreamento de bactérias da região perianal para a vulva e a vagina da criança.[6,9]

Crianças diabéticas, ou imunossuprimidas, assim como as submetidas a tratamentos prolongados com corticoides e até mesmo as que fazem uso prolongado de antibióticos, são mais suscetíveis a infecção por qualquer agente agressor, principalmente por fungos.[10]

Encontram-se na literatura referências à vaginite com sangramento em meninas, decorrente de infecção por *Streptococcus* do grupo A beta-hemolítico e também por *Shigella flexneri*,[11] sendo caracterizada por descarga vaginal purulenta, tingida com sangue, em cerca de metade dos casos. A infecção estreptocócica produz mais frequentemente inflamação vulvar e perineal.[12]

Infecção por *Shigella* produz corrimento vaginal serossanguinolento em cerca de metade dos casos e, frequentemente, produz também vulvite concomitante. Apenas cerca de um terço das pacientes têm uma história de diarreia recente ou concomitante. Quase todos os casos relatados dessa infecção incomum parecem ter sido causados por *Shigella flexneri*. Culturas de fezes são geralmente negativas.[13]

Tratamento

O tratamento da vaginite hemorrágica deve ser individualizado de acordo com o germe identificado. É a exceção para uso de antibióticos em vulvovaginite em crianças.

Traumas genitais

A criança saudável é geralmente ativa, quase sempre está correndo e acidenta-se facilmente, seja por tropeços e quedas ou batidas em móveis dos ambientes frequentados. Esses acidentes podem provocar lesões de tipos e gravidade diferentes, desde pequenos hematomas a lacerações da vulva.[6] Isso pode ocorrer em casa, na escola ou em parque de diversão.

O trauma dos órgãos genitais causa sangramento de maior ou menor importância, sem guardar relação direta entre intensidade do sangramento e gravidade da lesão. Esse interessante tema é abordado com mais detalhes em capítulo específico deste livro.

Tumor genital

O mais temido dos tumores de vagina é o sarcoma botrioide, um rabdomiossarcoma raro, mas extremamente agressivo e de prognóstico sombrio quando não tratado precocemente. Manifesta-se quase sempre por sangramento vaginal.[1] Surge na vagina de crianças menores de 5 anos de idade.[14]

Os tumores da vulva e da vagina também são temas de capítulos específicos neste livro.

Sangramento vaginal da recém-nascida

Reconhecida como crise genital da recém-nascida, trata-se de uma ocorrência passageira, resultante dos efeitos dos hormônios maternos que ultrapassam a barreira placentária e agem nos órgãos-alvo desses esteroides, as mamas e o endométrio. Quando há a queda brusca dos níveis sanguíneos desses hormônios que hipertrofiaram o endométrio, este descama e ocorre a descarga de mucoide escuro ou até mesmo discreto sangramento genital. Algumas vezes, por esse estímulo sobre as mamas, surge o broto mamário e fluxo lácteo pelas papilas das mamas da recém-nascida, conhecido popularmente como "leite das bruxas". Em geral, esses episódios não duram mais que 3 semanas. Essa causa representou 10,5% de 86 pacientes entre 5 dias e 9 anos de idade no estudo de Söderrstiöm et al. (2016).[1]

A crise genital da recém-nascida é considerada fisiológica, sem necessidade de nenhum tipo de tratamento, devendo-se apenas observar sua evolução, mesmo que o episódio perdure por mais tempo, o que pode acontecer algumas vezes por até 4 semanas de vida.

Outras causas

Algumas doenças, como líquen escleroso, psoríase, dermatite seborreica e dermatite alérgica, podem se instalar também na vulva e, como são pruriginosas, propiciar sangramento por escoriação decorrente do ato de coçar.

Também há a possibilidade de que uma criança com sangramento vaginal tenha sido exposta cronicamente a estrogênios exógenos, como uso de creme para tratamento de outra alteração ou ingestão acidental de algum medicamento.[15]

REFERÊNCIAS BIBLIOGRÁFICAS

1. HF Söderrstiöm et al. Vaginal bleeding in prepubertal girls: etiology and clinical managemant. J Pediatr Adolesc Gynecol. 2016;29:280-285.
2. Hill NC, Oppenheimer LW, Morton KE. The aethiology of vaginal bleeding in children: a 20-yars Review. Br J Obstet Gynaecol. 1989;96:467.
3. Imai A, Furni T, Lida K et al. Gynecologic tumors and syntoms in children and adolescence. Curro Pin Obstet Gynecol. 2001;13:469.
4. Aribarg A, Phupong V. Vaginal bleeding in yong children. Southeast J Trop Med Public Health. 2003;34-208.
5. Ballouhey Q, Abbo O, Sanson S, Cochet T, Galinier P, Pienkowski C. Hémorragie génitale de la petite fille: penser au prolapsus urétral: urogenital bleeding revealing urethral prolapse in a prepubertal girl. Gynécologie Obstétrique & Fertilité. 2013;41:404-406.
6. Bastos AC. Traumas. In: Bastos AC (ed.). Ginecologia Infanto-Juvenil. 2. ed. São Paulo: Editora Roca; 1988. p. 151-157.
7. Edwards L. Doença genital pediátrica. In: Edwards L, Lynch PJ (ed.). Atlas de dermatologia genital. 2. ed. Rio de Janeiro: Revinter; 2012. p. 245-67.
8. Ballouhey Q, Galinier P, Gryn A et al. Benefits of primary surgical resection for symptomatic urethral prolapse in children. J Pediatr Urol. 2014;10(1):94-7.
9. Templeman C, Hertweck SP, Muram S et al. Vaginal bleeding in childhood and menstrual disorders in adolescence. In: Sanfillipo JS, Muram D, Dewhurst J, Lee PA (ed.). Pediatric and adolescent gynecology. 2. ed. Philadelphia: WB Saunders; 2001. p. 237-47.
10. Jamieson MA. Vaginal discharge and genital bleeding in childhood. In: Sanfillipo JS, Lara-Torre E, Edmonds DK, Templeman C (ed.). Clinical pediatric and adolescent gynecology. Nova York: Informa Healthcare; 2009. p. 140-53.
11. Scheidler MG, Schultz BL, Schall L, Ford HR. Mechanisms of blunt perineal injury in female pediatric patients. J Pediatr Surg. 2000;35(9):1317.
12. Straumanis JP, Bocchini Jr JA. Group A beta-hemolytic streptococcal vulvovaginitis in prepubertal girls: a case report and review of the past twenty years. Pediatr Infect Dis J. 1990;9(11):845.
13. Gryngarten MG, Turco ML, Escobar ME et al. Shigella vulvovaginitis in prepubertal girls. J Pediatr Adolesc Gynecol. 1994;7:86.
14. Spitzer RF, Kives S, Caccia N et al. Retrospective review of unintentional female genital trauma at a pediatric referral center. Pediatr Emerg Care. 2008;24(12):831-5.
15. Nella AA, Kaplowitz PB, Ramnitz MS, Nandagopal R. Benign vaginal bleeding in 24 prepubertal patians: clinical, biochemical and imaging features. J Pediatr Endocr Met. 2014;27(9-10):821-825.

37

Sangramento Uterino Anormal na Adolescência – Conceito, Classificação e Manejo Sindrômico

■ Paulo Francisco Ramos Margarido
■ Vanessa Heinrich Barbosa de Oliveira
■ José Alcione Macedo Almeida

Considera-se ciclo menstrual de padrão normal quando a mulher menstrua durante 2 a 7 dias, a intervalos de 21 a 35 dias, com perda sanguínea entre 30 e 80 mL (média entre 30 a 35 mL) em cada episódio.[1] Os desvios desse padrão caracterizam os transtornos menstruais, que são mais frequentes na adolescência, embora afetem também mulheres durante toda a menacme e no período pré-menopausa.[2]

Classicamente, as alterações dos ciclos menstruais recebiam variada nomenclatura. Ausência da menstruação por tempo menor que 90 dias era chamada de atraso menstrual. O sufixo *rreia* se relacionava às falhas da menstruação quanto ao intervalo, ou à ausência da menstruação. As alterações do volume de perda sanguínea menstrual recebiam o sufixo *rragia*. As principais alterações do ciclo menstrual, de acordo com Bastos (2006),[3] estão listadas no Quadro 37.1.

Algumas combinações recebiam denominação própria, como hipermenorragia, designação de menstruação com fluxo profuso e duração por mais de 7 dias, muito comum em adolescentes.

Esses termos não eram concordantes universalmente. Um exemplo é o termo oligomenorreia, que era empregado por muitos para menstruações infrequentes, com intervalo superior a 35 dias, diferentemente do que ocorria entre nós, como consta no Quadro 37.1. Outro exemplo conhecido é o termo metrorragia, largamente usado para o sangramento atípico, sem nenhuma ciclicidade, em quantidade variável, às vezes com sangramento prolongado por muitos dias ou até meses. Ao perdurar, esse estado podia, inclusive, provocar anemia na paciente.[3]

Em razão da falta de entendimento com o uso dessas nomenclaturas históricas, a Federação Internacional de Ginecologia e Obstetrícia (FIGO) sugeriu, em publicação de 2011, que a descrição do padrão de sangramento seja usada no lugar da nomenclatura clássica, entendendo que assim se reduziria a confusão na comunicação entre especialistas.[2] Esses novos paradigmas nortearão este capítulo.

Quadro 37.1
Alterações do ciclo menstrual da mulher.

Quanto à duração:
- **Hipermenorreia:** mais que 7 dias
- **Hipomenorreia:** menos que 2 dias

Quanto à quantidade, volume:
- **Menorragia:** aumento do volume ou quantidade
- **Oligomenorreia:** escassa quantidade

Quanto ao intervalo:
- **Amenorreia:** ausência da menstruação por período maior que 90 dias
- **Polimenorreia:** menstruações a cada 15 dias
- **Proiomenorreia:** menstruações a cada 20 ou 25 dias
- **Opsomenorreia:** menstruações a cada 35 a 40 dias
- **Espaniomenorreia:** ciclos com mais de 45 dias de intervalo

Fonte: Bastos, 2006.[3]

Sangramento uterino anormal

Conceito

O termo sangramento uterino anormal (SUA) é empregado para designar qualquer sangramento atípico proveniente da cavidade uterina e engloba todos os termos anteriores (inclusive hemorragia uterina disfuncional), com relação a irregularidade no intervalo entre menstruações, assim como suas alterações de volume e duração.[4] Uma padronização com nova nomenclatura, recomendada pela FIGO e apresentada a seguir, norteará e facilitará a investigação, a condução diagnóstica e terapêutica dessas anormalidades.

Classificação

A FIGO padronizou uma classificação etiológica, com nova nomenclatura, organizada a partir do acrônimo PALM-COEIN,[2] com as causas do sangramento uterino anormal, como ilustram a Figura 37.1 e o Quadro 37.2. A classificação separa as causas estruturais (PALM) das não estruturais (COEIN), as quais serão abordadas neste livro, em capítulos distintos.

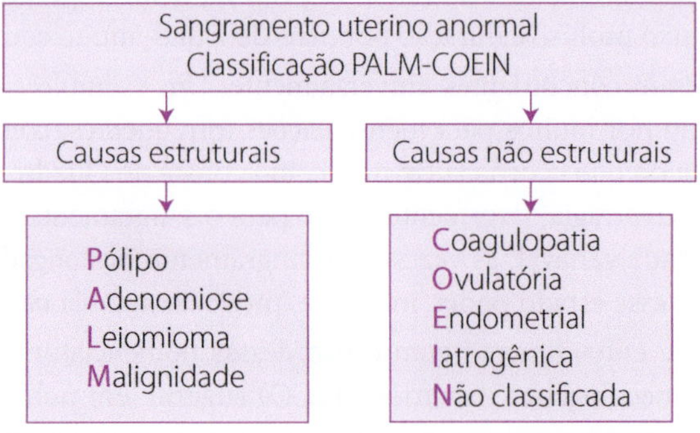

Figura 37.1 – Classificação PALM-COEIN do SUA.
Fonte: Adaptada de Munro et al., 2011.[2]

Quadro 37.2 Classificação PALM-COEIN do SUA.		
Causas estruturais	***Causas não estruturais***	
Pólipo	**C**oagulopatia	Hereditárias, adquiridas e medicamentosas
Adenomiose	**O**vulatória (disfunção)	Síndrome dos ovários policísticos, hiperprolactinemia, hipotireoidismo ou hipertireoidismo, obesidade, exercício extenuante, distúrbios ovulatórios em extremos de idade reprodutiva
Leiomioma	**E**ndometrial	Desordem de homeostase endometrial, endometrite
Malignidade e hiperplasia	**I**atrogênica	Uso de medicações hormonais ou não hormonais, exceto anticoagulantes
	Não classificada	Malformações arteriovenosas, hipertrofias miometriais e outras não classificadas

Fonte: Munro et al., 2011.[2]

Terminologia das alterações menstruais (Quadro 37.3)

Quadro 37.3
Terminologia das alterações menstruais.

Quanto ao intervalo

- **Regular:** variação em dias de ciclo para ciclo, nos últimos 6 meses, com variação igual ou menor que 9 dias
- **Irregular:** variação em dias de ciclo para ciclo, nos últimos 6 meses, com variação maior que 9 dias

Quanto ao volume (normal: 5 a 80 mL)

- **Abundante:** sangramento menstrual excessivo, que interfere na qualidade de vida. Pode ocorrer isoladamente ou em associação a outros sintomas

Quanto à frequência (normal: 24 a 38 dias)

- **Frequente:** sangramento com intervalo menor que 24 dias (mais de 7 episódios no período de 6 meses)
- **Infrequentes:** sangramento com intervalo maior que 38 dias (4 ou 5 episódios nos últimos 6 meses)
- **Amenorreia:** ausência de sangramento por período de 6 meses

Quanto à duração (normal: até 8 dias)

- **Prolongada:** sangramento com mais de 8 dias de duração

Fonte: Adaptado de Munro et al., 2011.[2]

Prevalência

Anormalidades no padrão de sangramento uterino é queixa comum durante a menacme, porém é mais frequente entre as adolescentes, representando 37% a 40% das consultas ginecológicas nessa faixa etária.[2,5,6]

Pela classificação de PALM-COEIN, pode-se encontrar praticamente todos os tipos de causas em adolescentes, embora seja muito raro o relato de qualquer causa estrutural. Na faixa etária até

19 anos, são mais comuns os sangramentos de causas não estruturais, notadamente a disfunção ovulatória, seguida pelas coagulopatias.[2,7,8]

Diagnóstico

• Quadro clínico

Para definir o diagnóstico de SUA em adolescentes, principalmente quando agudo, deve-se afastar de imediato as complicações da gravidez (abortamento em curso ou ameaça) e trauma genital, por acidente ou por violência sexual, independentemente da história apresentada pela paciente ou cuidadores.[9]

Há necessidade de avaliação inicial, quanto à gravidade do sangramento, se necessita intervenção terapêutica de imediato ou se pode aguardar resultado de exames complementares para ter-se o diagnóstico etiológico. Trata-se, portanto, de uma avaliação sindrômica, e seu objetivo é sempre o controle do sangramento, com a prevenção de complicações e sequelas.[10,11]

Paciente com sangramento leve ou moderado, sem sinais de comprometimento hemodinâmico e hemoglobina acima de 7 mg/dL, pode ser acompanhada ambulatorialmente. Na presença de sinais de repercussão hemodinâmica ou hemoglobina inferior a 8 mg/dL, a paciente deve ser avaliada em ambiente de emergência hospitalar para suporte hemodinâmico e transfusão de hemocomponentes, quando necessário. A reposição de ferro deve ser instituída, em dose profilática na presença de sangramento aumentado crônico sem anemia, ou em dose terapêutica quando houver anemia instalada.[10]

São sinais de alerta para a presença de sangramento aumentado, menstrual ou não, a perda de coágulos maiores que 2,5 cm, vazamentos de sangue em lençóis de cama, trocas frequentes (menos de duas horas) de absorventes saturados. Presença de anemia, história de sangramento importante com internação hospitalar, transfusão sanguínea, epistaxes ou equimoses espontâneas e história familiar de coagulopatia impõem a necessidade de investigação da causa etiológica.[11]

A paciente com SUA pode ter queixa de sangramento menstrual aumentado em volume ou duração, irregularidade da frequência menstrual, ou sangramento intermenstrual.

Considera-se sangramento uterino aumentado quando a paciente se refere à perda de sangue menstrual como excessiva, com interferência negativa na sua qualidade de vida. Pode ser crônico, quando dura mais de 6 meses, ou agudo, quando episódico. Pode se apresentar também como episódio agudo, no contexto de um sangramento crônico.[2,4,5]

A percepção de sangramento excessivo é subjetiva, pois depende do conceito de normalidade de cada família. Extravasamentos de sangue do absorvente/protetor são comuns nas primeiras menstruações, por uso inadequado dos absorventes íntimos, inclusive quanto à frequência da troca e à saturação desses absorventes, o que é influenciado também pela diversidade de produtos disponíveis.[11]

• Mapa pictorial

Uma maneira menos subjetiva de esclarecer a quantidade de sangue menstrual é o uso do mapa pictorial (Figura 37.2).

Absorvente	Período	Dias de menstruação								Escore
		1	2	3	4	5	6	7	8	(mL de sangue)
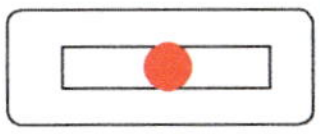	Dia									1
	Noite									1
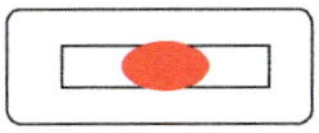	Dia									2
	Noite									3
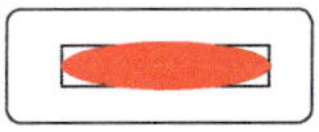	Dia									3
	Noite									6
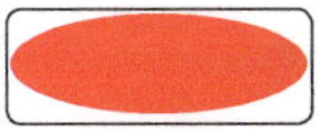	Dia									4
	Noite									10
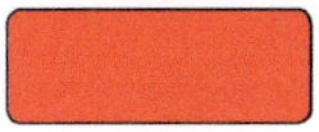	Dia									5
	Noite									15
Total										

Figura 37.2 – Mapa pictorial.

Anotar em cada dia a quantidade de absorventes trocados e o período do dia em que trocou o absorvente. O período da noite corresponde ao horário entre dormir e levantar-se.

O mapa pictorial é uma escala gráfica de quantificação do fluxo menstrual com base na quantidade de absorventes utilizados e na saturação deles. É autoexplicativo, mas o médico deve orientar com clareza a paciente para seu uso correto. Os valores anotados são somados, calculando-se então o volume total estimado de sangue menstruado. Apresenta sensibilidade entre 58% e 98% e especificidade de 7,5% a 97% para o diagnóstico de menorragia. Importante orientar um responsável pela paciente, que vai ajudá-la no preenchimento correto do gráfico. Avaliação adequada requer três ciclos consecutivos, no mínimo.[12]

Alguns aplicativos de smartphones estão disponíveis, com apresentação de interface amistosa para as adolescentes, e podem ser úteis.

Fonte: Wyatt et al., Fertil Steril, 76(1):125-31, 2001.

A avaliação inicial consiste em identificar a gravidade do sangramento, a necessidade de internação hospitalar, analisando-se a repercussão sistêmica e a necessidade de corrigir a volemia.

Anamnese e exame físico podem nos direcionar para possíveis fatores etiológicos, devendo-se buscar por sinais ou sintomas de doenças subjacentes.[10]

• Anamnese

Na história clínica, devem ser enfatizados: idade da menarca, padrão menstrual desde a menarca, atividade sexual, sangramentos prévios não menstruais, como epistaxe, gengivorragia, equimoses espontâneas, sangramentos durante procedimentos odontológicos ou traumas; uso de método contraceptivo (hormonais ou DIU); uso de anticoagulantes, inibidores seletivos da recaptação de serotonina, antipsicóticos, história de coagulopatias em familiares, doenças autoimunes ou endócrinas.

- Exame físico

- **Sinais vitais:** pressão arterial, frequência cardíaca, frequência respiratória e saturação de oxigênio.
- **Inspeção geral:** palidez, equimoses, petéquias, hirsutismo, acne, obesidade.
- **Abdome:** distensão, estrias, massas palpáveis, hepatomegalia, esplenomegalia.
- **Ginecológico:** desenvolvimento mamário, inspeção de órgãos genitais externos. Realizar exame especular e toque vaginal, se possível.

- Exames complementares

Exames laboratoriais (Quadro 37.4) permitem avaliar a gravidade do quadro e a etiologia do sangramento. Idealmente, quando indicada, a investigação de coagulopatias deve ser solicitada antes da instituição de tratamento hormonal e da transfusão de hemocomponentes.

Quadro 37.4 Exames complementares na investigação da SUA.		
Exames iniciais	hCG urinário ou sérico	Excluir sangramentos gestacionais
	Hemograma completo	Avaliar gravidade do sangramento; presença de anemia; palquatopenia
	Estudo do ferro sérico	Avaliar anemia
Para endocrinopatias	LH e FSH	Função hipotalâmica e gonadal
	Testosterona total e livre	Distúrbios adrenais, tumores androgênicos, síndrome dos ovários policísticos
	S-DHEA	
	TSH	Tireoidopatias
	Prolactina	Hiperprolactinemia
Para coagulopatias	TP	
	TTPa	
	Fibrinogênio	
	Cofator de ristocetina (dosagem da atividade)	Pesquisa de doença de von Willebrand
	Fator de von Willebrand (dosagem do antígeno)	
	Dosagem do fator VIII	
	Provas de função plaquetária	Alteração de função plaquetária
Para causas infecciosas	PCR de secreção cervical	Pesquisa de clamídia e gonorreia
Para causas estruturais	Ultrassonografia pélvica	Miomas, pólipos, adenomiose, hiperplasia miometrial, malformações uterinas

Fonte: Adaptado de Munro et al., 2011.

Exame ultrassonográfico é parte da investigação inicial, para a identificação de (rara, mas possível) causa estrutural. Adolescentes com SUA apresentam volume uterino significativamente aumentado, quando comparado ao de pacientes sem SUA, mas o volume maior, exceto pelo quadro de hipertrofia uterina, em que o aumento é acentuado, não é considerado causa estrutural.[13]

Tratamento

Apresentamos a seguir apenas o tratamento emergencial sindrômico, de SUA agudo, considerando-se que os capítulos seguintes tratarão de SUA por causas estruturais e causas não estruturais, com seus respectivos tratamentos. Aqui o tratamento de emergência do sangramento agudo é sistematizado no Quadro 37.5.

Quadro 37.5
Tratamento de SUA aguda ou grave.

Hormonais	Estrogênios isolados	Estrogênios equinos conjugados	25 mg, EV*, a cada 4 a 6 horas
	Estrogênio + progestagênio	AHCO (30 a 35 mcg de etinilestradiol)	Uso escalonado: 1 pílula a cada 6 horas até a redução do sangramento; reduzir a cada 2 dias para 1 pílula de 8 em 8 horas, 1 a cada 12 horas, até 1 ao dia
	Progestagênios isolados	Acetato de medroxiprogesterona	10 a 20 mg, via oral, a cada 4 a 8 horas (máximo de 80 mg/dia)
		Acetato de noretisterona	5 a 10 mg, via oral, a cada 4 a 6 horas
Não hormonais	Antifibrinolítico	Ácido tranexâmico	10 mg/kg, EV, a cada 6 a 8 horas
		Ácido aminocaproico	100 a 200 mg/kg, EV ou VO, a cada 4 a 6 horas (máximo de 30 g/dia)
	Anti-inflamatório não hormonal	Ibuprofeno, ácido mefenâmico, naproxeno	Uso EV, 3 a 5 dias (evitar na suspeita de coagulopatias)
	Análogo sintético da desmopressina	Acetato de desmopressina	0,3 mcg/kg, EV, ou 150 a 300 mcg/dia, via nasal (1 spray em cada narina para paciente com mais de 50 kg e 1 spray em uma narina se peso inferior a 50 kg) Uso por 2 ou 3 dias
	Balão intrauterino		
	Curetagem uterina		

*Não disponível no Brasil.

Fonte: Desenvolvido pela autoria do capítulo.

REFERÊNCIAS BIBLIOGRÁFICAS

1. ACOG Committee Opinion n. 785. Screening and management of bleeding disorders in adolescents with heavy menstrual bleeding. Obstet Gynecol. 2019;134(3):71-83.
2. Munro MG, Critchley HO, Broder MS, Fraser IS. FIGO classification system (PALM-COEIN) for causes of abnormal uterine bleeding in nongravid women of reproductive age. FIGO Working Group on Menstrual Disorders. Int J Gynecol Obstet. 2011;113:3-13.
3. Bastos Álvaro da Cunha. Ginecologia. 11. ed. São Paulo: Atheneu Editora; 2006.
4. Munro MG, Critchley HOD, Fraser IS. The two FIGO systems for normal and abnormal uterine bleeding symptoms and classification of causes of abnormal uterine bleeding in the reproductive years. FIGO Menstrual Disorders Committee. 2018 revisions [published correction appears in Int J Gynaecol Obstet. 2019 Feb;144(2):237].
5. American College of Obstetrics and Gynecologists. Diagnosis of abnormal uterine bleeding in reproductive--aged women. ACOG practice bulletin n. 128. Obstet Gynecol. 2012;120(1):197-206.
6. Haamid F, Sass AE, Dietrich JE. Heavy menstrual bleeding in adolescents. Journal of Pediatric and Adolescent Gynecology. 2017;30(3):335-340. Disponível em: https://doi.org/10.1016/j.jpag.2017.01.002.
7. Ceylan N, Karaman E, Akbayram S, Akbayram HT, Kaba S, Oner AF. Evaluation of the hemostatic disorders in adolescent girls with menorrhagia: experiences from a Tertiary Referral Hospital. Indian Journal of Hematology and Blood Transfusion. 2016;32(3):356-361.
8. Marczak TD, Gomez-Lobo V. Heavy menstrual bleeding in the adolescent. Naspag Knowledges TM. 2017 Apr:40-44.
9. American College of Obstetricians and Gynecologists. Management of abnormal uterine bleeding associated with ovulatory dysfunction. Practice bulletin n. 136. Obstet Gynecol. 2013;122:176-85.
10. Benjamins Lj. Practice guideline: evaluation and management of abnormal vaginal bleeding in adolescents. J Pediatr Health Care. 2009;23:189-193.
11. Fareed H, Sass A, Dietrich JE. Heavy menstrual bleeding in adolescents. Committee Opinion NASPAG. Journal of Pediatric and Adolescent Gynecology. 2017.
12. ACOG Commiteee Opinion n. 349. Menstruation in girls and adolescents: using the menstrual cycle as a vital sign. Obstet Gynecol 2006;108;1323-8.
13. Reid PC, Coker A, Coltart R. Assessment of menstrual blood loss using a pictorial chart: a validation study. BJOG. 2000;107:320.
14. Dickerson KE, Menon NM, Zia A. Abnormal uterine bleeding in young women with blood disorders. Pediatr Clin North Am. 2018;65(3):543-560. doi: 10.1016/j.pcl.2018.02.008.

38

Sangramento Uterino Anormal Estrutural na adolescência

- Nilo Bozzini
- Ivy Narde
- Cezar Noboru Matsuzaki
- José Alcione Macedo Almeida

Denomina-se sangramento uterino anormal (SUA) aquele proveniente da cavidade uterina de maneira alterada, em quantidade, duração ou ciclicidade. Pela classificação atual da Federação Internacional de Ginecologia e Obstetrícia (FIGO),[1] de 2011, as causas estruturais de SUA são organizadas no acrônimo PALM, como ilustra a Figura 38.1.

Pólipo
Adenomiose
Leiomioma
Malignidade

Figura 38.1 – SUA por causas de estruturais.
Fonte: Adaptada de Munro et al., 2011.[1]

A incidência de SUA por causa estrutural na adolescência é muito baixa, prevalecendo nessa fase etária as causas não estruturais.[2,3] Entretanto, em um primeiro momento, deve ser feito diagnóstico diferencial entre as causas estruturais e não estruturais, principalmente se houver hemorragias agudas severas, quando se deve fazer avaliação sindrômica e, inclusive, tomar as primeiras medidas terapêuticas.

Ressalte-se que, independentemente da história referida, as complicações da gravidez devem ser afastadas com segurança, assim como o trauma genital, por acidente ou por abuso sexual.

Causas estruturais

Pólipos

Na adolescência, essas lesões são muito raras. Há poucos relatos de caso de pólipos endometriais benignos publicados na literatura por nós consultada.[4,5] Em nosso Serviço, há o registro de um caso (ainda não publicado) de adolescente de 17 anos com sangramento uterino anormal, na qual se encontrou e se retirou uma lesão polipoide que se exteriorizava pelo canal cervical. A surpresa foi maior quando o exame anatomopatológico concluiu por **pólipo endometrial com atipia celular**. Essa paciente foi submetida a histeroscopia, que não evidenciou alteração. Manteve seguimento no Setor de Ginecologia na Infância e Adolescência durante três anos, sem anormalidade. Infelizmente, perdemos o seguimento, pelo falecimento precoce da paciente aos 20 anos de idade, por causa não relacionada a esse pólipo.

Adenomiose

Doença crônica que classicamente se define como a presença de células endometriais infiltrando a zona juncional do miométrio. Considera-se que há pouca evidência de que a adenomiose possa acometer pacientes adolescentes, em sua forma clássica.[6] Entretanto, uma forma variante, a adenomiose cística, tem sido descrita em adolescentes, com dismenorreia intensa, mas não necessariamente com sangramento uterino anormal.[6]

A adenomiose cística caracteriza-se pela presença de uma cavidade no miométrio, delimitada e revestida por endométrio e preenchida por líquido, sem comunicação com a cavidade endometrial.[7]

É possível que a adenomiose cística esteja mais correlacionada à fisiopatologia da endometriose do que à da adenomiose clássica, portanto são necessários mais estudos para caracterizar melhor essa variante e sua prevalência na adolescência.[6]

Adenomiose não é apanágio do ser humano, e são descritos alguns casos em primatas não humanos. Graham et al. (2009) descreveram um caso em fêmea de orangotango (*Pongo abelii/pygmaeus*) de 48 anos, submetida a histerectomia após três anos de sangramento menstrual excessivo. Os autores comentam que, para o diagnóstico, são necessários amostra miometrial e patologista experiente.[8]

Leiomioma do útero

Na adolescência, a incidência de leiomioma é muito baixa, estimada em 0,4% nessa faixa etária.[9,10] No geral, entre as mulheres portadoras de leiomioma uterino, apenas 25% apresentam sintomas, enquanto nas adolescentes ocorre o inverso. Moron et al. (2015), em revisão sistemática, encontraram relatos de casos, publicados entre 1969 e 2013, de mulheres com menos de 20 anos, das quais cerca de 87,5% eram sintomáticas.[10]

A principal queixa é de sangramento menstrual aumentado, que pode estar acompanhado de dismenorreia e de sintomas decorrentes da anemia, com impacto mais ou menos grave na qualidade de vida dessas pacientes.[11,12]

Malignidade

Carcinoma do endométrio é muito raro em mulheres com menos de 40 anos, extremamente raro em menos de 25 anos e excepcional em adolescentes. Mesmo as hiperplasias endometriais são raras na adolescência.[13]

Diagnósticos de lesões malignas e de hiperplasia endometrial não relacionadas a síndromes hereditárias, tais como síndrome de Cowden e síndrome de Lynch, são raros na população adolescente, e a maioria das publicações são relatos de casos.[14,15] No entanto, obesidade e anovulação crônica são fatores de risco conhecidos para hiperplasia e malignidade, o que deve ser um sinal de alerta.[16] Nessa faixa etária, o tumor uterino maligno mais comum é o sarcoma. O rabdomiossarcoma é mais comum na vagina e em meninas menores de 3 anos de idade, mas pode acometer o colo uterino de adolescentes.[17,18]

Diagnóstico

A queixa da paciente, os antecedentes pessoais, menstruais e familiares e o exame físico são complementados pelos exames de imagem, que podem mostrar a alteração estrutural como causa do sangramento.

A anamnese deve contemplar dados sobre a menarca, o início do sangramento, além de caracterizar qual o tipo de alteração (se do intervalo, da duração ou da intensidade do fluxo). Os antecedentes sexuais, incluindo início da atividade sexual e uso de anticoncepcionais, devem ser interrogados. Nos antecedentes familiares, é de muita importância história de distúrbios de coagulação, bem como de mioma do útero. Alguns estudos sobre predisposição familiar observaram que mulheres com parentes de primeiro grau que tiveram leiomioma têm mais chance de desenvolver esses tumores.[19,20]

Quanto à etnia, as mulheres afro-americanas têm risco 2,9 vezes maior de desenvolver leiomiomas que as caucasianas, e esses miomas tendem a surgir precocemente e serem maiores e mais sintomáticos.[20,21]

Exame físico

- **Abdome:** a palpação do abdome inferior deve avaliar a presença de dor pélvica ou aumento do volume uterino.
- **Órgãos genitais externos (OGEs):** com a inspeção dos OGEs, avalia-se vulva, introito vaginal, em busca de tumor ou trauma vulvovaginal. Nesse tempo propedêutico, a manobra de Valsalva pode ser útil.
- **Toque:** em adolescente sexualmente ativa, faz-se toque vaginal bimanual para avaliação de vagina, útero e anexos. O toque retal, por ser constrangedor e incômodo, além de oferecer poucas informações, tem sido preterido. Entretanto, em situações especiais, como suspeita de corpo estranho, sob sedação, pode ser esclarecedor.
- **Especular:** em paciente virgem, pode-se realizar a vaginoscopia com a utilização do espéculo de virgem.
- **Exames auxiliares:** os métodos de imagem atuais são bastante esclarecedores e, com muita frequência, a ultrassonografia (USG) pélvica é suficiente para o diagnóstico.

Nos casos de emergência, com sangramento agudo intenso, devemos atentar aos sinais e sintomas de descompensação hemodinâmica, avaliando pressão arterial, frequência cardíaca, além de realizar hemograma, coagulograma e b-hCG sérico.

Os pólipos endometriais e leiomiomas submucosos são bem caracterizados por ultrassonografia, na fase folicular, do 5º ao 10º dia do ciclo menstrual. Pólipos são visualizados como imagens hiperecogênicas de contorno regular cercado por um fino halo hiperecogênico. Leiomiomas são visualizados como nódulos hipoecogênicos de limites precisos.[22]

A ressonância magnética (RM) pode fornecer imagens detalhadas sobre alterações uterinas, incluindo a variante adenomiose cística, caracterizada por lesão cística com hipersinal em T1, enquanto o miométrio adjacente exibe hipossinal em T2, sem comunicação com a cavidade endometrial.[22]

Tratamento

O tratamento do SUA estrutural pode ser cirúrgico ou clínico, dependendo da sua causa e do seu estágio, como aqui será abordado. O tratamento clínico visa diminuir o sangramento por meio da utilização de várias medicações.

Os anti-inflamatórios não esteroides (meloxican, ibuprofeno, cetoprofeno) podem diminuir o sangramento em aproximadamente 20% a 40%.[23]

Um agente antifibrinolítico, como o ácido tranexâmico, pode ser utilizado na forma endovenosa (duas ampolas de 250 mg, EV, lentamente, a cada 6 horas) nos casos de sangramento intenso, ou por via oral, quando o tratamento é ambulatorial (500 mg a cada 8 horas).[24]

O progestagênio (acetato de medroxiprogesterona ou noretisterona) pode ser administrado por via oral, 10 mg de 8 em 8 horas, diminuindo-se a dose progressivamente a cada 3 dias, até se tornar 1 vez por dia, por 10 a 12 dias, de maneira contínua. Pode-se optar pelo esquema com 10 mg ao dia, por 10 a 12 dias, na segunda fase do ciclo, iniciando-se no 10º ou 12º dia de cada ciclo.[25]

Nas pacientes com atividade sexual, podemos utilizar o anticoncepcional oral combinado (30 a 35 mcg de etinilestradiol) como tratamento, cumprindo também a função contraceptiva.[25,26]

A curetagem uterina fica restrita aos casos que não respondem ao tratamento medicamentoso de emergência.[12]

Tratamento específico

Pólipos

Não há protocolos específicos para o tratamento de pólipos endometriais em adolescentes. Embora saibamos que o risco de um pólipo endometrial apresentar hiperplasia ou atipia seja baixo nessa faixa etária, e que esse risco aumenta com a idade, principalmente após a menopausa, não há dados na literatura que respaldem a utilização de características ultrassonográficas para descartar malignidade. Diante de um quadro de sangramento persistente e de crescimento progressivo da lesão, é imperativa a exérese cirúrgica para análise anatomopatológica, idealmente por histeroscopia.[4]

Adenomiose cística

Como o principal sintoma dessa forma específica de adenomiose é a dismenorreia, e não o sangramento anormal, o tratamento consiste no uso de anticoncepcionais hormonais e analgésicos. Na literatura, há referência de que pacientes, em sua maioria, apresentaram dor refratária ao tratamento clínico e foram então submetidas à exérese das lesões. No entanto, esse dado pode representar um viés, pois provavelmente muitas pacientes melhoram com as medidas iniciais e não são profundamente investigadas, como ocorre em muitos casos de endometriose.[22] A exérese cirúrgica dos cistos está indicada após serem descartadas outras causas mais prevalentes de dor pélvica, como causas intestinais, inflamatórias e infecciosas. A abordagem cirúrgica deve evitar danos estruturais que possam comprometer o futuro reprodutivo da paciente. Pode ser realizada por histeroscopia, especialmente em casos que apresentem cistos submucosos.[7,27]

Leiomioma e sarcomas

Por tratar-se de condição rara na adolescência, não há um consenso sobre quando indicar a miomectomia. Como há, neste livro, um capítulo sobre tumores do trato genital superior, deixamos para abordar o tratamento do leiomioma e do sarcoma no referido capítulo.

Hiperplasias

Em face do achado incidental de hiperplasia endometrial, é indicado o tratamento com progestagênio, com acetato de progestagênio ou noretisterona, na dose de 10 a 20 mg via oral, continuamente, por 3 a 4 meses, e seguir com 10 mg na segunda fase do ciclo, iniciando-se no 12º ou no 14º dia. Ótima alternativa é o DIU com progestagênio, principalmente pelo efeito contraceptivo.

A curetagem uterina fica restrita aos casos persistentes de sangramento, após o tratamento medicamentoso, em especial em pacientes obesas e com anovulação crônica, fatores de risco para hiperplasia e malignidade.[12] Se possível, a histeroscopia pode preceder a curetagem.

REFERÊNCIAS BIBLIOGRÁFICAS

1. Munro M G et al. FIGO classification system (PALM-COEIN) for causes of abnormal uterine bleeding in nongravid women of reproductive age. Int J Gynaecol Obstet. 2011 Apr;113(1):3-13. ISSN: 1879-3479. Disponível em: https://www.ncbi.nlm.nih.gov/pubmed/21345435.
2. Karaman K, Ceylan N, Karaman E, Akbayram S, Akbayram HT, Kaba S, Oner AF. Evaluation of the hemostatic disorders in adolescent girls with menorrhagia: experiences from a Tertiary Referral Hospital. Indian Journal of Hematology and Blood Transfusion. 2016;32(3):356-361.
3. Marczak TD, Gomez-Lobo V. Heavy menstrual bleeding in the adolescent. Naspag Knowledges TM. 2017 Apr;40-44.
4. Davis VJ, Dizon CD, Minuk CF. Rare cause of vaginal bleeding in early puberty. J Pediatr Adolesc Gynecol. 2005 Apr;18(2):113-5. ISSN: 1083-3188. Disponível em: https://www.ncbi.nlm.nih.gov/pubmed/15897108.
5. Sorinola O, Nippani KJ, Cox C. Rare cause of irregular bleeding in a 12-year-old girl. J Obstet Gynaecol. 2002 Nov;22(6):693. ISSN: 0144-3615. Disponível em: https://www.ncbi.nlm.nih.gov/pubmed/12554275.
6. Benagiano G, Brosens I, Habiba M. Adenomyosis: a life-cycle approach. Reprod Biomed Online. 2015 Mar;30(3):220-32. ISSN: 1472-6491. Disponível em: https://www.ncbi.nlm.nih.gov/pubmed/25599903.
7. Brosens I et al. Uterine cystic adenomyosis: a sisease of younger women. J Pediatr Adolesc Gynecol. 2015 Dec;28(6):420-6. ISSN: 1873-4332. Disponível em: https://www.ncbi.nlm.nih.gov/pubmed/26049940.
8. Graham KJ, Hulst FA, Vogelnest L, Fraser IS, Shilton CM. Uterine adenomyosis in an orang-utan (Pongo abelii/pygmaeus). Aust Vet J. 2009 Jan-Feb;87(1):66-9. doi: 10.1111/j.1751-0813.2008.00370.x.
9. Andrade LA et al. Mullerian adenosarcoma of the uterus in adolescents. Int J Gynaecol Obstet. 1992 Jun;38(2):119-23. ISSN: 0020-7292. Disponível em: https://www.ncbi.nlm.nih.gov/pubmed/1356842.
10. Moroni RM et al. Presentation and treatment of uterine leiomyoma in adolescence: a systematic review. BMC Womens Health. 2015 Jan;15:4. ISSN: 1472-6874. Disponível em: https://www.ncbi.nlm.nih.gov/pubmed/25609056.
11. SURGEONS, P. C. O. A. S. F. R. M. I. C. W. S. O. R. Myomas and reproductive function. Fertil Steril. 2008 Nov;90(suppl. 5):s125-30. ISSN: 1556-5653. Disponível em: https://www.ncbi.nlm.nih.gov/pubmed/19007608.
12. Borah BJ et al. The impact of uterine leiomyomas: a national survey of affected women. Am J Obstet Gynecol. 2013 Oct;209(4):319-20. ISSN: 1097-6868. Disponível em: https://www.ncbi.nlm.nih.gov/pubmed/23891629.

13. Farhi DC, Nosanchuk J, Silverberg S. Endometrial adenocarcinoma in women under 35 years of age. Obstet Gynecol. 1986;68:741-745.
14. Herman-Giddens ME, Slora EJ, Wasserman RC et al. Secondary sexual characteristics and menses in young girls seen in office practice: a study from the pediatric research in office settings network. Pediatrics. 1997;99:505-12.
15. Rosenfield RL, Lipton RB, Drum ML. Thelarche, pubarche and menarche attainment in children with normal and elevated body mass index. Pediatrics. 2009;123(1):84-8.
16. Biro FM, Greenspan LC, Galvez MP et al. Onset of breast development in a longitudinal cohort. Pediatrics. 2013;132(6):1019.
17. Lacy J, Capra M, Allen L. Endodermal sinus tumor of the infant vagina treated exclusively with chemotherapy. J Pediatr Hematol Oncol. 2006 Nov;28(11):768-71. ISSN: 1077-4114. Disponível em: https://www.ncbi.nlm.nih.gov/pubmed/17114968.
18. Pastore G et al. Childhood soft tissue sarcomas incidence and survival in European children (1978-1997): report from the Automated Childhood Cancer Information System Project. Eur J Cancer. 2006 Sep;42(13):2136-49. ISSN: 0959-8049. Disponível em: https://www.ncbi.nlm.nih.gov/pubmed/16919777.
19. Vikhlyaeva EM, Khodzhaeva ZS, Fantschenko ND. Familial predisposition to uterine leiomyomas. Int J Gynaecol Obstet. 1995 Nov;51(2):127-31. ISSN: 0020-7292. Disponível em: https://www.ncbi.nlm.nih.gov/pubmed/8635633.
20. Kjerulff KH et al. Uterine leiomyomas. Racial differences in severity, symptoms and age at diagnosis. J Reprod Med. 1996 Jul;41(7):483-90. ISSN: 0024-7758. Disponível em: https://www.ncbi.nlm.nih.gov/pubmed/8829060.
21. Parker WH. Etiology, symptomatology, and diagnosis of uterine myomas. Fertil Steril. 2007 Apr;87(4):725-36. ISSN: 1556-5653. Disponível em: https://www.ncbi.nlm.nih.gov/pubmed/17430732.
22. Salim S et al. Diagnosis and management of endometrial polyps: a critical review of the literature. J Minim Invasive Gynecol. 2011 Sep-Oct;18(5):569-81. ISSN: 1553-4669. Disponível em: https://www.ncbi.nlm.nih.gov/pubmed/21783430.
23. Speroff LFM. Clinical gynecologic endocrinology and infertility. Philadelphia: Lippincott Williams & Wilkins; 2005.
24. Tosetto A et al. A quantitative analysis of bleeding symptoms in type 1 von Willebrand disease: results from a multicenter European study (MCMDM – 1 VWD). J Thromb Haemost. 2006 Apr;4(4):766-73. ISSN: 1538-7933. Disponível em: https://www.ncbi.nlm.nih.gov/pubmed/16634745.
25. ACOG Committee Opinion n. 785. Screening and management of bleeding disorders in adolescents with heavy menstrual bleeding. Obstet Gynecol. 2019;134(3):71-83.
26. Hernandez A, Dietrich JE. Abnormal uterine bleeding in the adolescent. Obstet Gynecol. 2020;135(3):615-621.
27. Dietrich JE. An update on adenomyosis in the adolescent. Curr Opin Obstet Gynecol. 2010 Oct;22(5): 388-92. ISSN: 1473-656X. Disponível em: https://www.ncbi.nlm.nih.gov/pubmed/20613517.

39

Sangramento Uterino Anormal de Causas Não Estruturais na Adolescência

- Vanessa Heinrich Barbosa de Oliveira
- Paulo Francisco Ramos Margarido
- José Alcione Macedo Almeida

Na adolescência, de acordo com a classificação de PALM-COEIN (Figura 39.1), as causas não estruturais do sangramento uterino anormal (SUA) são mais prevalentes, com destaque para dois grupos: o distúrbio ovulatório e as coagulopatias.[1]

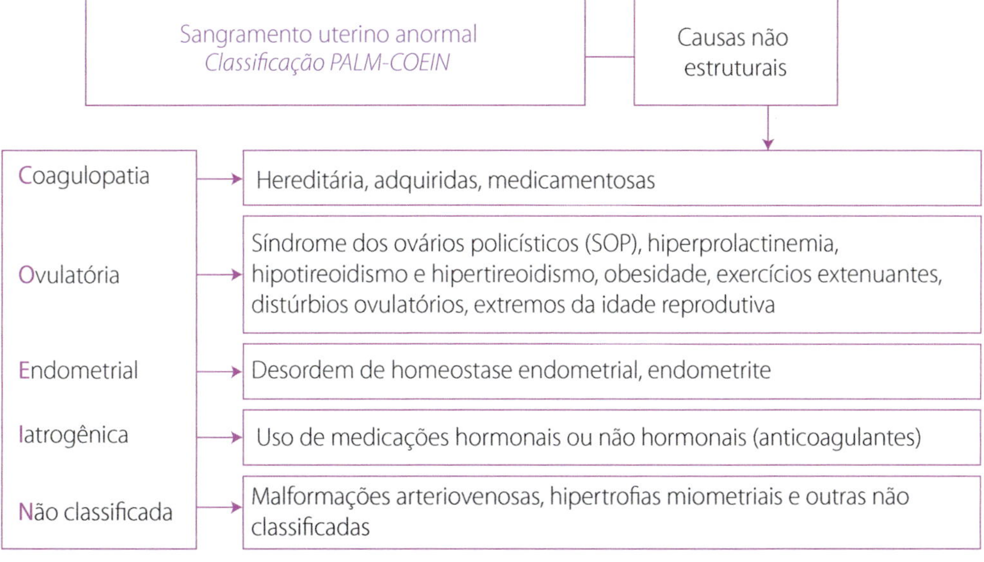

Figura 39.1 – Sangramento uterino anormal (classificação PALM-COEIN).
Fonte: Adaptada de Munro et al., 2019.[1]

No grupo das causas ovulatórias, predomina a forma fisiológica de imaturidade do eixo hipotálamo-hipófise-ovários (HHO). Entretanto, é necessário que sejam excluídas as causas patológicas de anovulação,[2] que são abordadas em outros capítulos deste livro.

Causa fisiológica de SUA

Os distúrbios ovulatórios têm como principal causa a imaturidade do eixo hipotálamo-hipófise-ovários, que é um fenômeno da fisiologia menstrual.[3] No entanto, deve-se excluir as causas patológicas, que podem interferir para o desequilíbrio desse eixo, em especial a anovulação crônica hiperandrogênica própria da síndrome dos ovários policísticos (SOP), disfunções hipotalâmicas (anorexia nervosa e bulimia; obesidade, estresse; exercícios físicos extenuantes), a insuficiência ovárica prematura, hiperplasia congênita da suprarrenal, hiperprolactinemia, distúrbios tireoidianos, iatrogenia (medicamentos, radioterapia ou quimioterapia),[2] as quais serão abordadas em outros capítulos deste livro.

Imaturidade do eixo endócrino

O ciclo menstrual regular resulta de coordenação perfeita do eixo endócrino, o eixo hipotálamo-hipófise-ovários (eixo HHO).[4]

A disfunção ovulatória na adolescência é representada pela imaturidade do HHO. Toda adolescente experimenta um período de imaturidade desse eixo, sendo variáveis o tempo e a intensidade da irregularidade menstrual até atingir a maturidade.

Nos ciclos ovarianos iniciais, os folículos são recrutados e selecionados, produzem estrogênio em quantidade capaz de sustentar o desenvolvimento dos caracteres sexuais femininos e proliferar o endométrio, mas falham em ovular ou, quando ovulam, geram um corpo lúteo não funcionante normalmente e, portanto, com níveis de progesterona insuficientes. O endométrio exposto ao estrogênio, sem o efeito estabilizador da progesterona, é responsável pelo sangramento por descamação endometrial imprevisível, com maior duração e volume aumentado.[5,6]

Nos dois primeiros anos após a menarca, em especial no primeiro ano, mais de 50% dos ciclos são anovulatórios. A coordenação estável ou maturidade do eixo HHO é estabelecida de maneira gradativa, de acordo com a progressão dos ciclos menstruais subsequentes à menarca. No primeiro ano de idade ginecológica, o ano após a menarca, menos de 30% dos ciclos são ovulatórios; no segundo ano, 50% dos ciclos têm de 21 a 45 dias de intervalo, mesmo que irregulares, e 80% deles são ovulatórios; no terceiro ano após a menarca, espera-se que 95% dos ciclos sejam regulares. O amadurecimento do eixo tem correlação com a idade da menarca. Quando a primeira menstruação ocorre antes dos 12 anos, a regularidade é alcançada em um ano; quando ocorre após os 13 anos, até quatro anos e meio são necessários para se alcançar a regularidade menstrual.[6,7]

SUA por coagulopatias

Sangramento genital anormal na adolescência, em particular o sangramento uterino aumentado, é a segunda causa etiológica mais frequente nesse grupo de mulheres e deve ser considerado como evento sentinela, indicativo de distúrbio de coagulação subjacente, até que se confirme a real etiologia.[7-9]

De fato, coagulopatias podem ser a etiologia do sangramento anormal em até 20% das adolescentes.[10,11] Karaman et al. (2016)[8] consideraram que podem ultrapassar 40%. Algumas adolescentes com ciclos anovulatórios podem ter, concomitantemente, um dos tipos de coagulopatias.

Doença de von Willebrand (DvW)

Trata-se de doença hereditária, causada pela deficiência ou disfunção do fator de von Willebrand (FvW), que, na hemostasia primária, é responsável pela aderência de plaquetas no tecido subendotelial lesado, mantendo essa agregação plaquetária e a formação dos coágulos. Na hemostasia secundária, o FvW participa como proteína carreadora do fator VIII da coagulação, estabilizando e protegendo a sua ação pró-coagulante.[13,14]

A DvW foi classificada em 1994, pelo Subcommittee on von Willebrand Factor of the International Society on Thrombosis and Haemostasis,[15,16] em DvW tipo 1, DvW tipo 2 e DvW tipo 3.

- **DvW tipo 1:** é autossômica dominante e a mais prevalente, correspondendo a 80% dos casos. O defeito é quantitativo (redução da produção do FvW normal) e cursa com sangramentos leves ou moderados.[17]
- **DvW tipo 2:** é autossômica dominante ou recessiva, apresenta defeito qualitativo e subdivide-se nos subtipos 2A, 2B, 2M e 2N. Nessas variantes do tipo 2, as alterações funcionais no FvW provocam diminuição da adesão plaquetária ou da adesão ao fator VIII.[17]
- **DvW tipo 3:** é autossômica recessiva, caracteriza-se pela ausência ou diminuição acentuada do FvW. É a forma mais grave, sendo, porém, a mais rara, atingindo 1 de cada 1 milhão de indivíduos.[17]

Entre as coagulopatias, a doença de von Willebrand (DvW) é a mais prevalente (5% a 36%), seguida pelas disfunções plaquetárias (2% a 44%), trombocitopenias (13% a 20%) e a deficiência de fator de coagulação (8% a 9%).[10,11,18]

Esses dados alargados da prevalência da DvW podem se relacionar ao enfoque que é dado para a sua avaliação. Quando se investigam pacientes com hemorragias, encontra-se prevalência de 30 a 100 casos por 1 milhão, semelhante à prevalência da hemofilia A. Por esse motivo, admite-se subdiagnóstico da DvW no Brasil, pois o número de casos notificados é muito inferior aos de hemofilia A.[19]

Disfunções plaquetárias

As disfunções plaquetárias constituem um grupo heterogêneo de alterações qualitativas das plaquetas, as quais se fazem presentes em 2% a 44% das adolescentes com SUA, sendo a trombastenia de Glanzmann e a síndrome de Bernard-Soulier as mais frequentes.[20]

Trombocitopenia

Trombocitopenia (contagem de plaquetas inferior a 150.000/mm^3) é um sinal e, na ausência de outras alterações ou doenças de base, caracteriza a púrpura trombocitopênica idiopática (PTI), uma causa adquirida de defeito da hemostasia.[21]

Deficiências de fatores de coagulação

Deficiências de fatores de coagulação, em especial do fator XI, que é mais frequente, merecem ser lembradas. Sua prevalência entre adolescentes com SUA varia na literatura de 8% a 9% para Haamid et al. (2017),[8,12] entre outros, e de 13% a 20% para Creatsas (2014).[22]

Causas endometriais

É admitida etiologia endometrial em ciclos menstruais regulares (sugerindo ovulação) e ausência de outras causas subjacentes. A endomiometrite crônica tem sido sugerida como etiologia de SUA, embora os dados sobre essa associação sejam limitados.[23,24] A avaliação dessa causa de SUA envolve testes para *Neisseria gonorrhoeae* e *Chlamydia trachomatis*, além de biópsia endometrial. O tratamento inclui doxiciclina 100 mg, 2 vezes por dia, para um curso de 10 a 14 dias.[25]

Causas iatrogênicas

Fazem parte desse grupo, mais comumente, o dispositivo intrauterino (DIU) de cobre ou de progestagênio; agentes farmacológicos que interferem na cascata da coagulação, como os anticoagulantes e/ou antiagregantes, fenotiazinas, antidepressivos tricíclicos, ácido valproico, rifampicina, griseofulvina; e fármacos que agem diretamente no endométrio, como os progestagênios, por qualquer via de administração.

Os anticoagulantes (varfarina, heparina e heparina de baixo peso molecular) são usados por adolescentes com comorbidades como cardiopatia ou com histórico de doença tromboembólica venosa. Esses medicamentos afetam a hemostasia sistêmica e, portanto, podem ser a causa de SUA na adolescência.[23]

Também podem causar SUA, várias substâncias hormonais, anticoagulantes, corticosteroides, salicilatos, citostáticos, anticonvulsivantes e fitoterápicos, como ginseng, gingko e derivados da soja.[2]

Na adolescência, destacam-se os sangramentos menstruais anormais, secundários aos anticoncepcionais hormonais, inerentes a falhas do método ou a erros das usuárias por esquecimento.[22] Para Rosenberg et al. (1995), esses efeitos secundários são esperados nos primeiros meses de uso de contraceptivo hormonal. Cerca de 30% a 40% das mulheres têm sangramento intermenstrual no primeiro ciclo de um anticoncepcional oral combinado.[26]

Adolescentes esquecem de tomar, em média, três pílulas por mês.[27]

Casos não classificados

A classificação PALM-COEIN por causas não estruturais (Figura 39.1) inclui a categoria "não classificada" (N), na qual se enquadram sangramentos atribuídos a alterações uterinas, como malformações arteriovenosas e hipertrofia miometrial, que não se identificam com nenhum dos outros grupos. Essa etiologia é de incidência extremamente rara na adolescente, sendo reservada para casos raros em que a avaliação não revele nenhuma outra etiologia.[23]

Hipertrofia uterina difusa inespecífica

Mio-hipertrofia uterina difusa (DUMH) é o aumento uterino homogêneo e difuso, que se caracteriza por peso uterino maior que 200 g, com mais de 2 cm de espessura do miométrio. É relacionado à SUA quando não há qualquer outra causa endomiometrial que provoque hemorragia. Esse aumento da espessura do miométrio ocorre à custa de hipertrofia das células musculares, sem aumento no tecido intersticial fibroconectivo. Isso contribui para aumentar a área endometrial, além de provocar contração anormal do miométrio.[28,29]

Alguns autores argumentam que ainda não há dados suficientes para concluir que o DUMH é uma entidade clínica patológica distinta. Entretanto, é importante que seja conhecida essa alteração benigna, e assim, diminuir as cirurgias que muitas vezes são desnecessárias. Callejo et al. (1992) relataram que, nos Estados Unidos, entre 1971 e 1980, foram realizadas mais de 6 milhões de histerectomias, sendo uma das principais indicações hemorragia uterina, com útero de característica hipertrófica não tumoral.[30] Embora a preocupação seja antiga (hiperplasia miometrial foi proposta em 1868), foi só a partir da década de 1990 que evidências deram apoio à teoria da hiperplasia uterina não tumoral.[31]

É sugerido que o diagnóstico final seja feito clinicamente, em casos de peso uterino > 120 g e espessura miometrial > 2 cm.[29]

No Setor de Ginecologia na Infância e Adolescência do Hospital das Clínicas da Faculdade de Medicina da Universidade de São Paulo (HC-FMUSP), atendemos duas adolescentes com SUA e aumento global do útero.

A primeira não seguiu em nosso Serviço, porque residia em outro estado.

A segunda, com 12 anos de idade, virgem, sem comorbidade pessoal ou familiar, após seis meses da menarca apresentou SUA, evoluindo com anemia ferropriva. A USG (Figura 39.2) constatou útero globalmente aumentado, sem nódulos, contornos regulares e volume de 182 cm^3. A ressonância magnética confirmou os achados. Não houve resposta satisfatória do sangramento com acetato de noretisterona oral, sendo então induzida amenorreia com análogo do GnRH 11,25 mg. Após três meses, o volume uterino foi de 178 cm^3 (Figura 39.3). Foi mantida aGnRH durante um ano. Como a paciente passou a morar fora do país, foi então introduzido desogestrel 75 mg diariamente, sem pausa. Durante dois anos, a paciente se comunicou conosco e estava bem adaptada com a medicação, com atividade sexual normal.

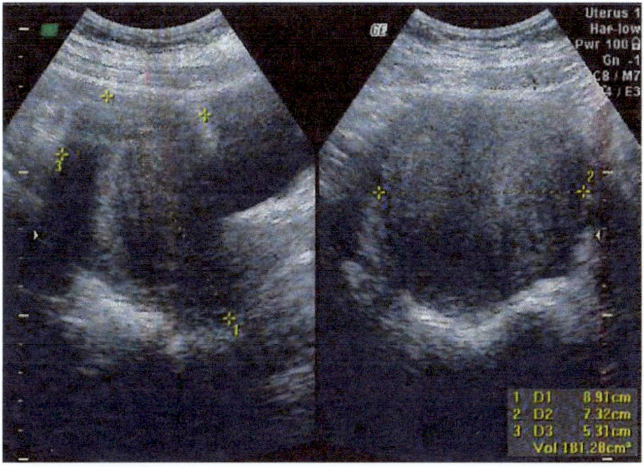

Figura 39.2 – Ultrassonografia do útero (11/07/2012).
Fonte: Acervo da Clínica Ginecológica do HC-FMUSP.

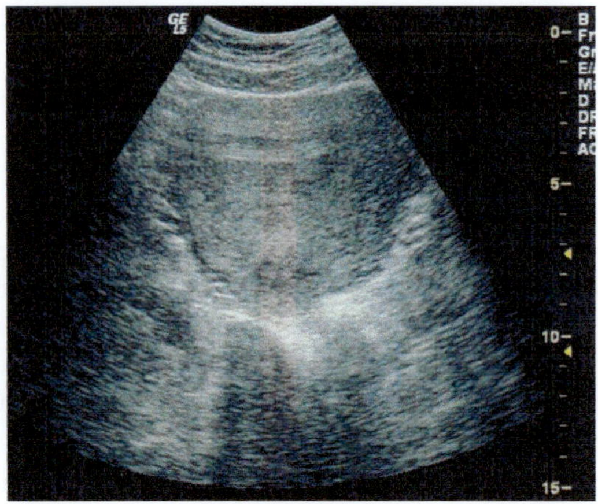

Figura 39.3 – Ultrassonografia do útero (24/10/2012).
Fonte: Acervo da Clínica Ginecológica do HC-FMUSP.

Diagnóstico

Quadro clínico

Sangramento uterino aumentado, imprevisível, irregular e sem sintomas pré-menstruais é sugestivo de distúrbio ovulatório. No entanto, sangramentos em intervalos regulares não excluem a possibilidade de ciclos anovulatórios, mesmo quando nos primeiros anos após a menarca. As coagulopatias podem resultar em sangramento menstrual excessivo ou prolongado, em diferentes graus de intensidade.[32]

O quadro clínico pode se iniciar desde a menarca, com necessidade de atendimento em ambiente hospitalar, em alguns casos com hemorragia franca e instabilidade hemodinâmica, ou como caso crônico de sangramento aumentado, com eventual agudização. A hemorragia pode agravar-se de modo progressivo com as menstruações, pois a requisição do sistema de coagulação exacerba defeitos de hemostasia pelo consumo de fatores de coagulação. O tempo superior a dois anos entre a menarca e o surgimento da alteração no sangramento menstrual não deve excluir essa hipótese.[18]

A queixa de sangramento excessivo é subjetiva e influenciada pelo referencial da paciente e de familiares, assim como episódios de vazamentos podem refletir a inabilidade no uso de produtos absorventes. Entretanto, a perda de coágulos, vazamentos noturnos e trocas frequentes (inferiores a duas horas) de absorventes encharcados têm boa correlação com sangramento uterino aumentado e indicam necessidade de investigação etiológica.[33,34] No Quadro 39.1, constam os sintomas indicativos para investigação de distúrbios da coagulação.

Quadro 39.1 Sintomas e sinais indicativos de coagulopatias.
Sinais e sintomas indicativos de investigação de distúrbios da coagulação
▪ Sangramento menstrual aumentado desde a menarca ou com piora progressiva
▪ Sangramento menstrual com coágulos > 2,5 cm, vazamentos noturnos, troca de absorventes encharcados a cada 1 a 2 horas
▪ Sangramento anormal ou desproporcional em cirurgias, procedimentos dentários ou traumas

(*continua*)

Quadro 39.1 Sintomas e sinais indicativos de coagulopatias. (*Continuação*)
Sinais e sintomas indicativos de investigação de distúrbios da coagulação
■ Epistaxes frequentes (1 ou mais episódios ao mês > 10 minutos)
■ Equimoses frequentes (1 ou mais episódios ao mês), extensas ou espontâneas
■ Sangramentos gengivais frequentes ou espontâneos
■ Anemia ferropriva
■ História familiar de coagulopatia, diagnosticada ou sugestiva

Fonte: Desenvolvido pela autoria do capítulo.

Exames laboratoriais

Os exames laboratoriais nos permitem avaliar o estado geral da paciente e devem ser feitos de maneira sistemática e escalonada, para a avaliação etiológica.

Investigação laboratorial
Hemograma completo (com contagem plaquetária) TS, TP, TTPa, TT Fibrinogênio Dosagem de fator VIII Pesquisa de doença de von Willebrand* Atividade do cofator de ristocetina (vWF: Rco) Nível do antígeno vWF (vWF: ag) Atividade do fator VIII (FVIII: C) *Dosagem durante período menstrual e sem uso de AHCO (ideal).

Valores da pesquisa da vWD limítrofes ou no ¼ inferior da normalidade	→	Nova investigação durante sangramento e sem uso de medicação hormonal com estrogênio

Encaminhar ao hematologista
Testes laboratoriais alterados (para diagnóstico específico do distúrbio de coagulação)
Testes normais com alta suspeição de coagulopatia (para outros testes específicos: agregometria plaquetária, análise de secreção plaquetária, análise de fibrinólise e dosagem de fatores de coagulação)

Figura 39.4 – Investigação laboratorial SUA.
Fonte: Adaptada de Munro et al., 2011.[2]

Os testes de triagem descritos na Figura 39.4 possuem baixa sensibilidade e especificidade, o que ocasiona a necessidade de outros exames e interpretação criteriosa para confirmação e especificação do distúrbio detectado.[35] Em caso de suspeita de disfunção plaquetária, provas de função plaquetária devem ser solicitadas.[36]

Quando a avaliação inicial sugere doença de von Willebrand, a investigação deve progredir com exames específicos, como dosagem da atividade do cofator da ristocetina (FvW:RCo), nível de antígeno vWF (FvW:ag), quantificação da atividade do coagulante do fator VIII (FVIII:C) e ainda com exames discriminatórios para classificação do subtipo da doença.[13,14]

Na vigência de resultados com valores limítrofes ou mesmo normais, porém com anamnese e exame físico com alta suspeição de coagulopatias, é essencial a avaliação com hematologista.

- Momento ideal para realização dos testes laboratoriais

Há preocupação ou dúvidas quanto ao momento de realização dos testes diagnósticos, pois vários fatores, como mediadores inflamatórios e hormônios (exógenos e endógenos), afetam a concentração plasmática de fatores de coagulação como o FvW.[11]

Durante a fase folicular inicial do ciclo menstrual, os níveis do FvW encontrados são mais baixos, sendo o pico na fase folicular tardia. Recomenda-se, portanto, que seja realizado mais de uma vez, para o diagnóstico definitivo, e que ao menos uma amostra seja coletada durante o período menstrual, um esforço para capturar os níveis mais baixos de FvW:Ag e FVIII:C.[37]

O uso de estrogênios e progestagênios causa um aumento no FvW; portanto, testes de coagulação devem ser realizados antes de o tratamento hormonal ser iniciado. Caso já tenha sido iniciada a hormonioterapia e os testes não apresentem anormalidades, estes devem ser repetidos após pausa de sete dias do uso do contraceptivo oral combinado.[35,37]

- Pesquisa em pacientes assintomáticas

Quando há história familiar positiva de distúrbios da hemostasia, recomenda-se investigar a menina antes da menarca. O diagnóstico precoce é importante para preparar a adolescente e a família quanto à possibilidade de menorragia já na primeira menstruação, bem como discutir previamente as opções de tratamento disponíveis e a possível inibição de ciclos ovulatórios em caso de discrasia grave.

Tratamento

Casos graves de menorragia com anemia importante podem demandar internação hospitalar para reposição de fluidos, transfusões de hemocomponentes ou reposição de fatores específicos de coagulação. O manejo deve ser individualizado. Não existem estudos adequados que comparem as diferentes opções medicamentosas para o controle da menorragia em pacientes com distúrbios da coagulação.[35] O controle do sangramento com a preservação da fertilidade é o binômio buscado. É frequente a necessidade de uso de combinações de medicações. Os Quadros 39.2 e 39.3 esquematicamente expõem as sugestões de tratamento.

Quadro 39.2
Tratamento agudo de SUA.

Tratamento do sangramento agudo ou grave			
Hormonais	Estrogênios isolados	Estrogênios equinos conjugados	25 mg, EV*, a cada 4 a 6 horas
	Estrogênio + progestagênio	AHCO (30 a 35 mcg de etinilestradiol)	Uso escalonado: 1 pílula a cada 6 horas até a redução do sangramento; reduzir a cada 2 dias para 1 pílula de 8 em 8 horas, 1 a cada 12 horas, até 1 ao dia

(*continua*)

Quadro 39.2 **Tratamento agudo de SUA.** (*Continuação*)			
Tratamento do sangramento agudo ou grave			
	Progestagênios isolados	Acetato de medroxiprogesterona	10 a 20 mg, via oral, a cada 4 a 8 horas (máximo de 80 mg/dia)
		Acetato de noretisterona	5 a 10 mg, via oral, a cada 4 a 6 horas
Não hormonais	Antifibrinolítico	Ácido tranexâmico	10 mg/kg, EV, a cada 6 a 8 horas
		Ácido aminocaproico	100 a 200 mg/kg, EV ou VO, a cada 4 a 6 horas (máximo de 30 g/dia)
	Anti-inflamatórios não esteroidais (AINE)	Ibuprofeno, ácido mefenâmico, naproxeno	Uso EV, 3 a 5 dias (evitar na suspeita de coagulopatias)
	Análogo sintético da desmopressina	Acetato de desmopressina	0,3 mcg/kg, EV, ou 150 a 300 mcg/dia, via nasal (1 spray em cada narina para paciente com mais de 50 kg; e 1 spray em 1 narina se peso inferior a 50 kg) Uso por 2 ou 3 dias
	Curetagem uterina		

**Não* disponível no Brasil.

Fonte: Desenvolvido pela autoria do capítulo.

Quadro 39.3 **Tratamento de manutenção de SUA.**			
Tratamento de manutenção ou de casos não graves			
Hormonais		**Não hormonais**	
Estrogênio + progestagênio	Anticoncepcionais hormonais combinados orais, injetáveis mensais, adesivos ou anel vaginal	Anti-inflamatórios não esteroidais (AINE)	Ácido mefenâmico, ibuprofeno, naproxeno Uso durante a menstruação
Progestagênios isolados	Acetato de medroxiprogesterona	Antifibrinolítico	Ácido tranexâmico: 20 a 25 mg/kg a cada 8 a 12 horas, VO Durante a menstruação, por no máximo 5 dias
	Acetato de noretisterona	Análogo sintético da desmopressina	Acetato de desmopressina: 150 a 300 mcg/dia (1 spray em cada narina para paciente com mais de 50 kg, e 1 spray em uma narina se peso inferior a 50 kg) Uso por 2 ou 3 dias
	Desogestrel		
	Sistema intrauterino liberador de levonorgestrel		
	Etonogestrel (implante)		

Fonte: Desenvolvido pela autoria do capítulo.

Tratamento hormonal

O uso de medicações hormonais não é contraindicado no controle de SUA com distúrbio de coagulação diagnosticado ou na sua suspeita. Representam boa opção terapêutica, seja com contraceptivo oral combinado de forma cíclica ou estendida, progestagênio isolado, via oral, ou DIU com progestagênio.[10,38]

Os anticoncepcionais hormonais combinados orais (AHCO) atuam diretamente na redução do sangramento uterino por induzir menor proliferação endometrial. Também importante é o efeito pró-coagulante que exercem na hemostasia, efeito primariamente associado ao componente estrogênico, que induz a elevação dos fatores de coagulação (fibrinogênio, VII, VIII, IX, X, XII, XIII), a redução de proteína S e antitrombina (anticoagulantes naturais) e ainda resistência adquirida à proteína C e aumento de trombina. Trata-se de ação benéfica em casos de distúrbios da hemostasia, como em pacientes com DvW, que se favorecem com o aumento no FVIII, pelo estrogênio.[35]

Benefício adicional com o uso de AHCO é a previsibilidade do sangramento (o que diminui a ansiedade da paciente e dos familiares), bem como a melhora da dismenorreia; e, com a supressão da ovulação, evita-se o sangramento ovulatório, que pode ser uma situação de risco em casos de discrasias moderadas ou graves, capazes de resultar em cistos hemorrágicos volumosos e consequente ooforectomia. Com o uso estendido, o sangramento de escape é frequente, porém bem tolerado e até preferido ao uso cíclico pelas adolescentes.[10,38]

Progestagênios isolados, orais ou injetáveis, reduzem o fluxo sanguíneo, porém sem os benefícios adicionais relatados com o uso de pílulas combinadas. O acetato de medroxiprogesterona em forma de depósito intramuscular possui efeitos negativos sobre a massa óssea, além dos escapes, motivos pelos quais é indicado somente no caso de contraindicação aos estrogênios, refratariedade ou pouca resposta ao progestagênio via oral ou aos agentes hemostáticos. Após a aplicação de método injetável intramuscular, deve ser orientada a compressão no local da injeção por 15 minutos. Em caso de coagulopatias graves, o uso intramuscular está contraindicado. O sistema intrauterino liberador de levonorgestrel é uma excelente opção terapêutica e pode ser usado em adolescente, mesmo nulípara.[18,38]

O agonista de GnRH pode ser usado em casos severos e não responsivos às opções terapêuticas já mencionadas. É efetivo no controle da menorragia, porém seu alto custo e o hipoestrogenismo (com consequente efeito negativo na massa óssea) o tornam inadequado para o uso em longo prazo, ficando, portanto, como arma terapêutica somente para casos excepcionais. Casos selecionados podem ser mantidos com bloqueio central quando associado estrogênio em baixas doses (*add-back therapy*). Com ou sem reposição estrogênica, a densidade óssea deve ser monitorada.[35]

Tratamento não hormonal

Medicamentos hemostáticos podem ser usados de maneira isolada ou combinados à terapia hormonal. O risco aumentado de eventos trombóticos com esse esquema de tratamento combinado não se consolidou como verdadeiro, e a combinação vem sendo utilizada com sucesso, quando a monoterapia não é resolutiva.[39]

Os agentes hemostáticos que têm demonstrado eficácia no controle da menorragia em adolescentes são os agentes antifibrinolíticos, épsilon-aminocaproico e ácido tranexâmico, desmopressina e concentrados de fatores de coagulação.

Os agentes fibrinolíticos agem impedindo a lize de coágulos neoformados ao ocupar os receptores fibrina no plasminogênio, tornando-o indisponível para a ligação com a fibrina. Reduzem o volume menstrual em 50%. São frequentes os efeitos colaterais gastrointestinais, sendo o ácido tranexâmico mais tolerado. O ácido tranexâmico tem apresentação endovenosa (com dose de 50 a 100 mg/kg a cada 4 a 6 horas) e também apresentação oral (com dose de 20 a 25 mg/kg a cada 8 a 12 horas); sua indicação deve ser restrita para uso durante o sangramento, por no máximo cinco dias.[36,37]

O análogo sintético da desmopressina (acetato de desmopressina) age estimulando a liberação de FvW, resultando em aumento do nível plasmático de FVIII. Cerca de 90% das pacientes com DvW apresentam boa resposta ao uso da desmopressina, assim como pacientes com hemofilia A e disfunção plaquetária. Pode ser usado como conduta inicial, porém seu uso em longo prazo requer o correto diagnóstico hematológico, pois o tipo 3 da DvW, caracterizado pela ausência do FvW, não apresenta resposta a esse fármaco, e o subtipo 2B pode causar piora da trombocitopenia. Estão disponíveis com apresentação subcutânea, endovenosa (0,3 mcg/kg) e nasal (com posologia de 150 a 300 mcg/dia: um jato em cada narina para paciente com mais de 50 kg; e um jato em uma narina se peso inferior a 50 kg). Seu uso é restrito a 2 a 3 dias. Efeitos colaterais incluem rubor facial, cefaleia, náuseas, taquifilaxia e retenção hídrica. Durante o seu uso, a ingesta hídrica deve ser monitorada e reduzida a 70% do normal.[14,36,40]

Em casos de refratariedade ao acetato de desmopressina (DvW tipo 1 e 2 graves e tipo 3), previamente a cirurgias ou na vigência de sangramento agudo pode ser necessária a reposição de fatores de coagulação; especificamente, com cofator de ristocetina para DvW (terapia de escolha em caso de DvW grave), fatores VIII e IX recombinantes em caso de traço hemofílico, ou por meio de plasma fresco congelado ou crioprecipitados.[35,36]

Anti-inflamatórios não esteroidais interferem negativamente na agregação plaquetária. Seu uso é inapropriado no manejo inicial de paciente com SUA que apresente suspeita de coagulopatia ou após o diagnóstico firmado, pelo risco elevado de piora do sangramento. Inibidores seletivos da cicloxigenase-2 podem ser usados, com cautela, para dismenorreia.[18,40]

REFERÊNCIAS BIBLIOGRÁFICAS

1. Munro MG, Critchley HOD, Fraser IS. The two FIGO systems for normal and abnormal uterine bleeding symptoms and classification of causes of abnormal uterine bleeding in the reproductive years. FIGO Menstrual Disorders Committee. 2018 revisions [published correction appears in Int J Gynaecol Obstet. 2019 Feb;144(2):237]. Int J Gynaecol Obstet. 2018;143(3):393-408.
2. ACOG Committee on Gynecologic Practice. ACOG committee opinion n. 557: management of acute abnormal uterine bleeding in nonpregnant reproductive-aged women. Obstetrics and Gynecology. 2013;121(4):891-896.
3. American College of Obstetrics and Gynecologists. Diagnosis of abnormal uterine bleeding in reproductive-aged women. ACOG practice bulletin n. 128. Obstet Gynecol. 2012;120(1):197-206.
4. ACOG Commiteee Opinion n. 349. Menstruation in girls and adolescents: using the menstrual cycle as a vital sign. Obstet Gynecol. 2006;108:1323-8.
5. Caufriez A. Menstrual disorders in adolescence: pathophysiology and treatment. Horm Res. 1991;36:156-159.
6. Zhang K, Pollack S, Ghods A et al. Onset of ovulation after menarche in girls: a longitudinal study. J Clin Endocrinol Metab. 2008;93(4):1186-1194.
7. Marczak TD, Gomez-Lobo V. Heavy menstrual bleeding in the adolescent. Naspag Knowledges TM. 2017 Apr:40-44.
8. Karaman K, Ceylan N, Karaman E, Akbayram S, Akbayram HT, Kaba S, Oner AF.
9. Melkozerova OA, Bashmakova NV, Volkova EV, Tretyakova TB, Tsyvian PB. The molecular and genetic aspects of adolescent girls anomalous uterine bleeding: the role of endothelial dysfunction syndrome. Gynecological Endocrinology. 2016;32(s2):23-26.
10. ACOG Committee Opinion n. 785. Screening and management of bleeding disorders in adolescents with heavy menstrual bleeding. Obstet Gynecol. 2019;134(3):71-83.
11. Seravalli V, Linari S, Peruzzi E, Dei M, Paladino E, Bruni V. Prevalence of hemostatic disorders in adolescents with abnormal uterine bleeding. J Pediatr Adolesc Gynecol. 2013;26:285-289.
12. Haamid F, Sass AE, Dietrich JE. Heavy menstrual bleeding in adolescents. Journal of Pediatric and Adolescent Gynecology. 2017;30(3):335-340.

13. Mikhail S, Kouides P. Von Willebrand disease in the pediatric and adolescent population. J Pediatr Adolesc Gynecol. 2010;23(suppl. 6):s3-10.
14. ACOG Commiteee Opinion n. 580. Von Willebrand disease in women. Obstet Gynecol. 2013;122(6):1368-73.
15. Sandler JE, Gralnick HR. A new classification for von Willebrand disease blood [commentary]. 1994;84(3): 676-679.
16. Sandler JE. A revised classification of von Willebrand disease for the Subcommittee on von Willebrand factor of the Scientific and Standardization Committee Society on thrombosis and haemostasis. Trom. Haemostasis. 1994;71:520-525.
17. Perutelli P, Biglino P, Mori P. Von Willebrand factor: biological functions and molecular defects. Pediatric Hematology and Oncology. 1997;14:499-152.
18. Fareed H, Sass A, Dietrich JE. Heavy menstrual bleeding in adolescents. Committee Opinion NASPAG. Journal of Pediatric and Adolescent Gynecology. 2017.
19. Brasil. Ministério da Saúde. Departamento de Atenção Especializada. Manual de Diagnóstico e tratamento da Doença de von Willebrand. Série A – Normas e Manuais Técnicos. Brasília, DF; 2008.
20. Zia A, Rajpurkar M. Challenges of diagnosing and managing the adolescent with heavy menstrual bleeding. Thrombosis Research. 2016;143:91-100.
21. Hurwitz A, Massone R, Lopez BL. Acquired bleeding disorders. Hematol Oncol Clin North Am. 2017;31:1123-45.
22. Creatsas M, Creatsas GK. In: Genazzani AR, Brincat M (ed.). Frontiers in gynecological endocrinology. Cham: Springer International Publishing; 2014.
23. Munro MG, Critchley HOD, Broder MS, Fraser IS. FIGO Working Group on Menstrual Disorders. FIGO classification system (PALM-COEIN) for causes of abnormal uterine bleeding in nongravid women of reproductive age. Int J Gynecol Obstet. 2011;113:3-13.
24. Pitsos M, Skurnick J, Heller D. Association of pathologic diagnoses with clinical findings in chronic endometritis. J Reprod Med. 2009;54:373-7.
25. Johnston-MacAnanny EB, Hartnett J, Engmann LL, Nulsen JC, Sanders MM, Benadiva CA. Chronic endometritis is a frequent finding in women with recurrent implantation failure after in vitro fertilization. Fertil Steril. 2010;93:437-41.
26. Rosenberg MJ, Burnhill MS, Waugh MS, Grimes DA, Hillard PJA. Compliance and oral contraceptives: a review. Contraception. 1995;52(3):137-141. Disponível em: https://doi.org/10.1016/0010-7824(95)00161-3.
27. Lou Balassone M. Risk of contraceptive discontinuation among adolescents. Journal of Adolescent Health Care. 1989;10(6):527-533. Disponível em: https://doi.org/10.1016/0197-0070(89)90016-8.
28. Mendoza Ramón HC, Ortíz Hidalgo C. Diffuse myometrial hypertrophy: cause of abnormal uterine bleeding. Clinico-pathological study of 4 cases and review of the literature. Ginecol Obstet Mex. 1999 Ago;67:370-3.
29. Traiman P, Saldiva P, Haiashi A, Franco M. Criteria for the diagnosis of diffuse uterine myohypertrophy. Int J Gynaecol Obstet. 1996 Jul;54(1):31-6.
30. Callejo J, Del Amo E, González S, Laílla JM. Myometrial hypertrophy and uterine metropathy without apparent organic cause: rate or responsibility. Clin Exp Obstet Gynecol. 1992;19(2):125-35.
31. Cramer SF, Heller DS. A review and reconsideration of nonneoplastic myometrial pathology. Int J Surg Pathol. 2018 Apr;26(2):104-119. doi: 10.1177/1066896917748194. Epub 2017 Dec 18.
32. Dickerson KE, Menon NM, Zia A. Abnormal uterine bleeding in young women with blood disorders. Pediatr Clin North Am. 2018;65(3):543-560. doi: 10.1016/j.pcl.2018.02.008.
33. Jacobson AE, Vesely SK, Haamid F, Christian-Rancy M, O'Brien SH. Mobile application vs paper pictorial blood assessment chart to track menses in young women: a randomized cross-over design. J Pediatr Adolesc Gynecol. 2018;31(2):84.
34. Reid PC, Coker A, Coltart R. Assessment of menstrual blood loss using a pictorial chart: a validation study. BJOG. 2000;107:320.
35. James AH, Kouides PA, Abdul-Kadir R et al. Von Willebrand disease and other bleeding disorders in women: consensus on diagnosis and management from an international expert panel. Am J Obstet Gynecol. 2009;20:12.e1-8.
36. Nowak-Göttl U, Kenet G. Challenging aspects of managing hemostasis in adolescents. Acta Haematol. 2014;132:326-330.

37. Ahuja SP, Hertweck SP. Overview of bleeding disorders in adolescent famales with menorrhagia. J Pediatr Adolesc Gynecol. 2010;23:15-21.
38. Hernandez A, Dietrich JE. Abnormal uterine bleeding in the adolescent. Obstet Gynecol. 2020;135(3):615-621.
39. Thorne JG, James PD, Reid RL. Heavy menstrual bleeding: is tranexamic acid a safe adjunct to combined hormonal contraception? [commentary]. Contraception. 2018;98:1-3.
40. Chi C, Pollard D, Tuddenham EGD, Kadir RA. Menorrhadia in adolescents with inherited bleeding disorders. J Pediatr Adolesc Gynecol. 2010;23:215-222.

Distúrbios Endócrinos na Infância e na Adolescência

PARTE

VII

Coordenadores

- José Maria Soares Júnior
- José Alcione Macedo Almeida

40

Puberdade Precoce Central

- Vinícius Nahime de Brito
- Ana Claudia Latronico
- Berenice Bilharinho Mendonça

No sexo feminino, a puberdade é considerada precoce quando o aparecimento dos caracteres sexuais secundários ocorre antes dos 8 anos. A menarca antes dos 9 anos é um critério adicional de puberdade precoce.[1] Esse conceito tem por base estudos longitudinais europeus dos anos 1960. Em 1999, o Comitê da Sociedade de Endocrinologia Pediátrica Lawson Wilkins sugeriu novos limites para a definição de puberdade precoce para meninas, ou seja, idade inferior a 7 anos em meninas brancas e menor do que 6 anos nas afro-americanas. Tais recomendações se basearam no estudo americano de Hermann-Guidens et al.,[2] o qual incluiu 17 mil meninas com idade entre 3 e 12 anos examinadas em 65 consultórios pediátricos. Nesse estudo, 15,4% das meninas afro-americanas e 5% das brancas com idade de 7 anos e 37,8% das meninas afro-americanas e 10,5% das meninas caucasianas aos 8 anos já apresentavam desenvolvimento mamário. Com relação aos pelos pubianos, 17,6% das meninas afro-americanas e 2,8% das brancas aos 7 anos e 34,3% das meninas afro-americanas e 7,7% das meninas caucasianas aos 8 anos já apresentavam pubarca. Recentemente, dados de um estudo com 1.239 meninas entre 7 e 8 anos provenientes de três centros americanos distintos (examinadas pela palpação das mamas) demonstraram que, aos 7 anos, 10,4% das meninas caucasianas e 23,4% das meninas afro-americanas apresentavam desenvolvimento mamário e, aos 8 anos, esse percentual foi de 18,3% para as brancas e de 42,9% para as *afro*-**americanas**.[3]

Apesar de a tendência da idade cronológica da telarca e da pubarca no sexo feminino ser mais precoce na atualidade, a idade da menarca não tem se modificado significativamente. De fato, o intervalo entre a idade da telarca e da menarca aumentou significativamente de 2,3 ± 1,1 anos na década de 1960 para uma média de 3,3 anos nos estudos atuais.[4]

Com base nesses dados, o conceito de puberdade precoce não foi modificado. Além disso, uma revisão de 223 pacientes com puberdade precoce ocorrendo entre 7 e 8 anos de idade em meninas caucasianas e entre 6 e 8 anos de idade em afro-americanas encontrou uma forma não idiopática de puberdade precoce em 12% dos casos, indicando que o desenvolvimento de caracteres sexuais secundários entre 6 e 8 anos não é necessariamente benigno e merece investigação e seguimento clínico.[5]

A puberdade precoce central no sexo feminino é o foco principal deste capítulo.

Classificação da puberdade precoce

Denomina-se puberdade precoce central (PPC), também chamada puberdade precoce verdadeira ou dependente de gonadotrofinas, o desenvolvimento dos caracteres sexuais secundários decorrentes da ativação prematura do eixo hipotálamo-hipófise-gonadal. Em contrapartida, a puberdade precoce periférica (PPP), também chamada pseudopuberdade precoce ou independente de gonadotrofinas, resulta da produção autônoma dos esteroides sexuais, que pode ser de origem gonadal, adrenal ou de fontes exógenas.[6]

As variantes do desenvolvimento puberal normal, caracterizadas pelo aparecimento isolado e prematuro dos caracteres sexuais secundários (telarca precoce, pubarca precoce e sangramento vaginal pré-puberal isolados), cursam sem ativação prematura do eixo gonadotrófico. Apesar de geralmente tratar de situações benignas e não progressivas, é recomendado seguimento clínico para diagnóstico diferencial com as formas completas e progressivas de puberdade precoce.[6,7]

Telarca precoce isolada

Representa o aumento unilateral ou bilateral das mamas nas meninas antes dos 8 anos, sem outros sinais de maturação sexual. É uma condição clínica benigna, podendo regredir espontaneamente ou permanecer até o desenvolvimento puberal na idade normal. O diagnóstico diferencial com lipomastia, nas meninas com sobrepeso ou obesidade, pode ser difícil. A maior incidência de telarca precoce isolada ocorre antes dos 2 anos de vida, reduzindo-se após essa idade e novamente se elevando após os 6 anos de idade.[8] A fisiopatologia da telarca precoce isolada não está completamente esclarecida, e alguns mecanismos têm sido propostos: ativação transitória do eixo gonadotrófico com secreção excessiva e predominante do hormônio folículo-estimulante (FSH), aumento da sensibilidade do tecido mamário às pequenas concentrações de estrógenos circulantes, secreção transitória de estrógenos por cistos ovarianos, ingesta de alimentos com substâncias que atuam como desreguladores endócrinos (bisfenol A, ftalatos), entre outros. Cerca de 13% das pacientes com telarca precoce isolada podem evoluir para a forma progressiva de puberdade precoce central, motivo pelo qual o seguimento clínico é mandatório.[8] A investigação inicial deve se basear apenas em dosagens hormonais (hormônio luteinizante – LH, FSH e estradiol basais), idade óssea e ultrassonografia pélvica.[6,7]

Pubarca precoce isolada

Consiste no aparecimento isolado dos pelos pubianos antes dos 8 anos nas meninas e dos 9 anos nos meninos, sem outros sinais de virilização ou maturação sexual. O termo adrenarca precoce é utilizado para definir a elevação precoce dos andrógenos adrenais que comumente se associa à pubarca precoce isolada.[6,7] Em metade dos casos, as concentrações de andrógenos – androstenediona, dehidroepiandrosterona (DHEA) e, sobretudo, o sulfato de DHEA – estão elevadas para a idade cronológica, mas compatíveis com os valores do estádio Tanner II de desenvolvimento puberal. A etiologia da adrenarca precoce não é conhecida e tem sido atribuída à maturação prematura da zona reticular do córtex adrenal, resultando em aumento dos andrógenos adrenais, que, por sua vez, provoca o aparecimento prematuro da pubarca. O aparecimento de odor e pelos axilares, acne, aumento da velocidade de crescimento e discreto avanço da idade óssea podem ser também observados, porém sem comprometimento da estatura final e da progressão da puberdade. As crianças com quadro clínico de adrenarca prematura devem ser investigadas para excluir outras condições patológicas, como a forma não clássica virilizante da hiperplasia adrenal congênita, tumores gonadais ou adrenais virilizantes, puberdade precoce ou causas raras, como a síndrome de Cushing na infância.[6,7] O uso de pomadas e cremes para assadura, assim como o contato não intencional com produtos de uso tópico contendo andrógenos usados pelos pais ou cuidadores, tem sido identificado como causa de pubarca precoce isolada.

Sangramento vaginal isolado precoce

O sangramento vaginal isolado, acíclico, pode ocorrer na fase pré-puberal, sem outros sinais puberais e sem anormalidades dos genitais. Nos casos não relacionados ao estímulo hormonal, não há avanço de idade óssea nem evidência de ativação do eixo gonadotrófico, estando os valores de gonadotrofinas e estradiol na faixa pré-puberal. A investigação clínica, incluindo história detalhada para afastar possíveis traumatismos ou manipulações, bem como exame da genitália externa, é recomendada. Hemangiomas e verrugas intravaginais, incisões vaginais, vaginites, doença inflamatória pélvica, corpo estranho intravaginal, prolapso e carúncula de uretra e líquen escleroso também podem ser causa de sangramento vaginal em meninas pré-púberes. As causas hormonais incluem a ingestão de estrógenos exógenos, cistos ovarianos autônomos, puberdade precoce central ou periférica e tumores ovarianos. O ultrassom pélvico pode auxiliar no diagnóstico diferencial entre causas hormonais e não hormonais.[6,7]

Epidemiologia

A incidência estimada da PPC é de 1:5.000 a 1:10.000. A ocorrência de PPC é mais frequente no sexo feminino (3 a 23 F:1 M), principalmente na forma idiopática, caracterizada por ausência de lesões orgânicas no sistema nervoso central (SNC). Na presença de lesões orgânicas congênitas ou adquiridas do SNC, a PPC é denominada orgânica. A prevalência de PPC orgânica é maior no sexo masculino (33% a 90%).[6,7] O mecanismo pelo qual uma lesão intracraniana provoca a ativação prematura do eixo gonadotrófico ainda é desconhecido, mas especula-se que um fator mecânico poderia alterar a regulação inibitória dos neurônios secretores do hormônio liberador de gonadotrofina (GnRH) ou alguns tipos de lesão poderiam secretar substâncias que estimulam a secreção de GnRH.

Etiologia da PPC

As causas de PPC estão listadas no Quadro 40.1.

Quadro 40.1
Causas de puberdade precoce central (PPC).

Sem anormalidades do SNC

- Idiopática (causa desconhecida)
- Genética
  - Mutação ativadora nos genes *KISS1* e *KISS1R*
  - Mutação inativadora no gene *MKRN3*
  - Mutação inativadora no gene *DLK1*
  - Anormalidades cromossômicas (síndrome de William-Beuren, Prader-Willi, Temple)
- Secundária a exposição crônica prévia a esteroides sexuais: após tratamento tardio das formas de hiperplasia adrenal congênita, pós-exérese de tumores secretores de esteroides sexuais, testotoxicose, puberdade precoce de origem ovariana (síndrome de McCune-Albright)
- Adoção internacional: exposição prévia a drogas interferentes do sistema endócrino (desreguladores endócrinos com efeito estrogênico ou antiandrogênico)

Com anormalidades do SNC

- Hamartomas hipotalâmicos
- Tumores: astrocitoma, craniofaringeoma, ependimoma, glioma óptico ou hipotalâmico, adenoma secretor de LH, pinealoma, neurofibromas, disgerminomas não secretores do hormônio gonadotrofina coriônica (hCG)
- Outras malformações congênitas: cisto aracnóideo suprasselar, hidrocefalia, espinha bífida, displasia septo-óptica, mielomeningocele, malformações vasculares
- Doenças adquiridas: infecções e processos inflamatórios do SNC (encefalites e meningites, granulomas de tuberculose e sarcoidose, abscessos, radiação, quimioterapia, trauma craniano, asfixia perinatal)

Fonte: Desenvolvido pela autoria do capítulo.

Causas genéticas de PPC

A ocorrência da forma familiar de PPC, caracterizada pela presença de mais de um indivíduo afetado na mesma família, reforça a influência de fatores genéticos modulando a idade de início da puberdade. Numa casuística de 443 crianças israelenses, 35,2% dos pacientes (147 meninas e 9 meninos) apresentavam PPC idiopática; e em 27,5% (42 meninas e 1 menino) dessa série foi identificada a forma familiar de PPC.[6,7,9] O estudo da segregação familiar sugeriu uma forma de herança autossômica dominante com penetrância incompleta, sexo-dependente.[9]

Raros defeitos gênicos na kisspeptina (*KISS1*) e seu receptor (*KISS1R* ou *GPR54*) foram identificados em pacientes brasileiros com PPC: uma menina adotada com PPC por uma mutação ativadora no *KISS1R* (p.R386P) e um menino com PPC em razão de mutação ativadora no *KISS1* (p.P47S).[9]

O gene *MKRN3*, que codifica uma proteína denominada *makorin ring finger protein 3*, é um gene que sofre *imprinting* materno, sendo de transmissão exclusivamente paterna. Está localizado no braço longo do cromossomo 15 e está envolvido na transcrição gênica e na ubiquitinação de proteínas. O *MKRN3* tem um potencial efeito inibitório na secreção de GnRH. Por meio de estudo de exoma, mutações inativadoras no *MKRN3* foram identificadas em 5 de 15 famílias com a forma familial de PPC, com modo de herança autossômica dominante com penetrância completa. Defeitos no *MKRN3* têm sido identificados em pacientes com PPC aparentemente esporádica. Em decorrência do padrão de *imprinting* (silenciamento do alelo materno) do *MKRN3*, o fenótipo pode ser herdado de um pai assintomático que é portador da mutação no *MKRN3*. Diversas mutações no *MKRN3* em pacientes com PPC familial têm sido descritas, e atualmente as mutações inativadoras no *MKRN3* representam a causa genética mais frequente de PPC familial, anteriormente classificada como idiopática.[9]

Um defeito genético complexo no gene *DLK1* (delta-like 1 homolog) foi identificado por meio de estudo do genoma, em uma família brasileira com cinco membros afetados com PPC.[10] Assim como o *MKRN3*, o *DLK1* é um gene imprintado de transmissão paterna, sugerindo um papel importante dos genes imprintados na regulação da puberdade humana.

Anormalidades cromossômicas têm sido associadas a fenótipos sindrômicos complexos que podem incluir PPC, tais como a síndrome de Williams-Beuren (microdeleção no cromossomo 7), síndrome de Temple (dissomia uniparental materna do cromossomo 14), síndrome de Prader-Willi (defeitos genéticos no cromossomo 15), síndrome de Silver-Russel (dissomia uniparental materna do cromossomo 7).[6,9]

Hamartoma hipotalâmico

O hamartoma hipotalâmico é uma malformação congênita, não neoplásica, constituída por uma massa ectópica de tecido hipotalâmico, localizada na base do cérebro, no assoalho do terceiro ventrículo, próximo ao *tuber cinereum* ou aos corpos mamilares. Alguns hamartomas são constituídos por neurônios secretores de GnRH, funcionando como um foco ectópico da secreção de GnRH, e/ou por neurônios secretores dos fatores de crescimento de fibroblastos (TGF) alfa que estimulam a secreção de GnRH via fatores gliais.[6,7,11]

Clinicamente, os hamartomas hipotalâmicos podem ser assintomáticos e, quando sintomáticos, a manifestação endócrina de PPC ocorre em aproximadamente 80% dos casos, caracterizada por início prematuro dos caracteres sexuais secundários, geralmente antes dos 4 anos de idade cronológica. Manifestações neurológicas podem estar associadas a esse tipo de PPC, sendo a mais comum a epilepsia gelástica, caracterizada por crises de riso imotivado. Podem ocorrer também crises convulsivas focais e até mesmo crises tônico-clônicas generalizadas de difícil controle. Além das crises convulsivas, são descritas alterações comportamentais, alterações cognitivas de grau variável e retardo mental. O diagnóstico de hamartoma hipotalâmico baseia-se nos achados obtidos na ressonância magnética (RM) do SNC. O hamartoma apresenta-se como uma massa de intensidade semelhante ao hipotálamo normal, sem realce pós-contraste (Figura 40.1).[6,7,11]

PPC secundária à puberdade precoce periférica

A exposição crônica aos esteroides sexuais resulta em aceleração do crescimento linear, da idade óssea e da maturação hipotalâmica. O tratamento eficiente da doença primária, com redução dos esteroides sexuais, pode ser seguido da ativação dos pulsos de GnRH, caracterizando a PPC secundária. Essa condição ocorre geralmente quando a idade óssea é de 10 a 13 anos. Os principais exemplos dessa condição são: a puberdade precoce central que se segue ao tratamento tardio da hiperplasia adrenal congênita virilizante e da puberdade precoce familial limitada ao sexo masculino (testotoxicose) e a síndrome de McCune-Albright.[6,7]

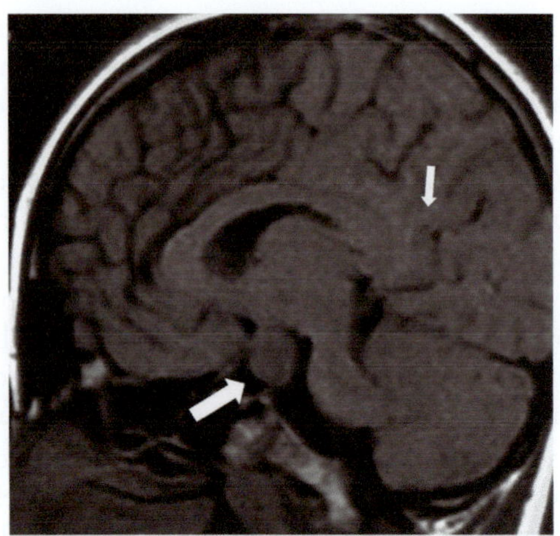

Figura 40.1 – RM: corte sagital em T1 evidenciando uma massa isointensa homogênea localizada em região do *tuber cinereum*, preenchendo a cisterna suprasselar, localizada entre os corpos mamilares e quiasma óptico, compatível com hamartoma hipotalâmico em uma paciente com PPC.
Fonte: Acervo da autoria do capítulo.

Desreguladores endócrinos

Diversos desreguladores endócrinos (DE), tais como fitoestrógenos, pesticidas (DDT), produtos químicos industriais (bisfenol A) e ftalatos, foram identificados como possíveis agentes afetadores do desenvolvimento puberal em humanos. Os efeitos dos desreguladores no sistema endócrino dependem da dose e da duração da exposição, do estágio do desenvolvimento no qual o indivíduo foi exposto e da suscetibilidade individual. Desreguladores com atividade estrogênica (dicloro-difenil-tricloroetano – DDT e seus metabólitos, dioxina, bisfenol A, endosulfan, fitoestrógenos, metoxicloro, metopreno, bifenilpoliclorinado – BCP) e antiandrogênica (dioxina, DDT, vinclozolin, ftalatos) podem potencialmente resultar em puberdade precoce, mas os estudos foram realizados principalmente em modelos animais.

Diagnóstico clínico

A história clínica da paciente e a história familiar são sempre o passo inicial do diagnóstico, devendo-se investigar as condições de nascimento, os antecedentes perinatais de traumatismos, infecções prévias, ingestão acidental de medicamentos, uso de pomadas ou cremes. Também são importantes os antecedentes de doença neurológica, bem como dados como cefaleia, mudanças psicológicas, alterações de apetite ou da visão. A idade de aparecimento e o ritmo de evolução dos caracteres sexuais secundários (mamas e pelos pubianos nas meninas), a ocorrência de sangramento vaginal esporádico ou cíclico, o uso de medicamentos que contenham esteroides, relatos de traumas, infecções do SNC, sintomas neuro-oftalmológicos, antecedentes pessoais (condições de parto, período neonatal, doenças crônicas), presença de aceleração do crescimento linear e história familiar de puberdade precoce são informações úteis. Dados clínicos prévios à consulta, como peso e altura do semestre ou do ano anterior, podem auxiliar na análise da velocidade de crescimento.[6,7]

O exame físico inclui os dados de peso e altura, que devem ser aferidos e avaliados, assim como a idade estatural, utilizando-se curvas de crescimento adequadas e o cálculo do desvio-padrão (DP) da altura e do peso para a idade cronológica, pelo uso de tabelas apropriadas. Deve ser realizada a descrição dos caracteres sexuais secundários, incluindo a medida dos testículos nos meninos e o desenvolvimento mamário nas meninas, classificando-os de acordo com os critérios de Marshall & Tanner (estágios de 1 a 5: vide Capítulo 8 – Fisiologia da puberdade feminina). Os pelos pubianos devem ser avaliados e classificados de acordo com os critérios de Tanner (estágios de 1 a 5). Outros sinais físicos, como a presença de acne, oleosidade excessiva da pele e do cabelo, pelos axilares, odor corporal, desenvolvimento muscular, presença de massas abdominais e pélvicas, também devem ser avaliados. A presença de lesões cutâneas, como manchas café com leite ou neurofibromas, pode contribuir no diagnóstico de condições específicas, como a síndrome de McCune-Albright ou neurofibromatose, respectivamente.[6,7]

Diagnóstico laboratorial

Avaliação hormonal

A dosagem das gonadotrofinas, principalmente do LH, em condição basal e/ou após estímulo com GnRH de ação curta ou prolongada, é recomendada para documentar a ativação do eixo gonadotrófico.[6,7,12] A sensibilidade do LH basal para diagnóstico de PPC no sexo feminino varia entre 60% e 100%, de acordo com o ponto de corte e a metodologia laboratorial utilizada. Vários métodos laboratoriais com alta sensibilidade para dosagem das gonadotrofinas, como o imunofluorométrico (IFMA), a quimioluminescência (ICMA) e a eletroquimioluminescência (ECLIA), estão disponíveis, sendo ICMA e ECLIA os mais utilizados. Os valores de LH em condição basal > 0,6 U/L (IFMA) ou > 0,3 U/L (ICMA; ECLIA), em ambos os sexos, são considerados puberais. No entanto, o valor de LH basal na faixa pré-puberal não exclui o diagnóstico de PPC e, nessa situação, está indicado o teste de estímulo com GnRH de ação curta (gonadorrelina, 100 µg, intravenoso). Quando o GnRH de ação curta não está disponível, nos casos clinicamente suspeitos, a dosagem de LH, 30 a 120 minutos após a primeira aplicação de análogo de GnRH de ação prolongada (aGnRH) de uso mensal (3,75 mg), pode ser uma opção.[13] Os pontos de corte do LH após estímulo com GnRH, que indicam ativação do eixo HHG, variam de acordo com os estudos. No teste do GnRH de ação curta, o pico de LH > 5 U/L indica ativação do eixo gonadotrófico, enquanto o valor de LH após a GnRH > 10 U/L (IFMA) ou > 8 U/L (ECLIA) é indicativo de PPC.[6,7,13,14]

A dosagem do estradiol (E_2) no sexo feminino não é utilizada para o diagnóstico de PPC, visto que apresenta baixa sensibilidade, com grande sobreposição entre crianças normais pré-púberes e púberes. A dosagem de FSH basal ou após estímulo com GnRH não é útil para o diagnóstico de PPC, porém, quando seus valores são baixos ou suprimidos, sugerem fortemente o diagnóstico de puberdade precoce periférica.[6,7] A interpretação dos valores de gonadotrofinas e esteroides sexuais em crianças abaixo de 2 anos deve ser cautelosa, pois nessa faixa etária são normalmente elevados, em razão da minipuberdade fisiológica.[6]

Imagem

O raio X de punho e mão não dominantes é utilizado para determinar a idade óssea (IO), que pode ser estimada por diferentes métodos, sendo o mais utilizado o de Greulich & Pyle. A IO geralmente está avançada nos pacientes com puberdade precoce. O avanço de IO superior a 1 ano ou 2 desvios-padrão (DP) é considerado significativo. A IO é utilizada para predição da estatura adulta pelo método de Bayley-Pinneau, embora com baixa acurácia. A ultrassonografia pélvica não é utilizada para diagnóstico de puberdade precoce, porém em meninas auxilia na avaliação dos volumes uterino e ovarianos, além de ser um método sensível para detecção de cistos e processos neoplásicos. Volume ovariano > 2 cm^3 e comprimento uterino > 3,4 cm ou volume > 5 cm^3 são indicativos de estímulo hormonal, podendo ser uma ferramenta adicional na avaliação laboratorial de meninas com puberdade precoce.[6,7] A presença de microcistos e folículos ovarianos é um achado normal em cerca de 40% das meninas pré-púberes. Após a confirmação laboratorial de PPC, está indicada a avaliação anatômica do SNC em todos os pacientes, sendo realizada preferencialmente pelo exame de ressonância magnética nuclear (RMN). Nos casos de PPC familial, principalmente nos casos com história de familiares paternos com PPC, o estudo molecular do gene *MKRN3* pode elucidar a base genética da PPC em cerca de 30% dos casos.[6]

Um fluxograma de investigação laboratorial da PPC está apresentado na Figura 40.2.

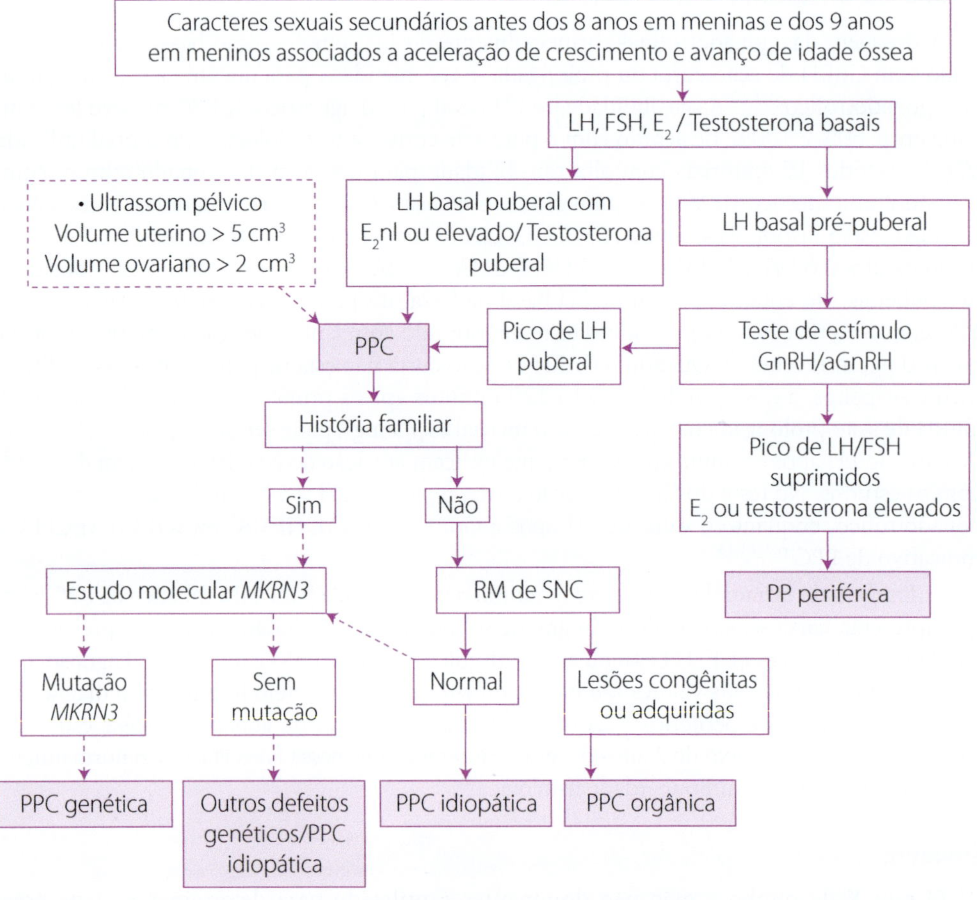

Figura 40.2 – Fluxograma – Investigação laboratorial da puberdade precoce. A presença de forte história familiar pode sugerir que o estudo genético preceda ressonância magnética.

Fonte: Desenvolvida pela autoria do capítulo.

Tratamento da PPC

O tratamento da puberdade precoce tem como objetivos: interromper a maturação sexual até a idade normal para o desenvolvimento puberal, promover a regressão ou a estabilização dos caracteres sexuais, desacelerar a maturação esquelética, preservar o potencial de estatura normal (dentro do intervalo da estatura-alvo), evitar desproporções corporais, promover o ajuste psicossocial do paciente e dos familiares.[6,7,15] Além disso, auxilia a reduzir o risco de abuso sexual e o início precoce da atividade sexual, prevenir a ocorrência de gestação em idade precoce, reduzir o risco de câncer estrógeno-dependente relacionado à ocorrência de menarca precoce, principalmente de câncer de mama.[6,7]

O bloqueio puberal é indicado em pacientes com quadro de puberdade precoce progressiva de qualquer etiologia, desenvolvimento puberal acelerado (progressão de um estádio puberal para o seguinte em um período de tempo mais curto que o normal), potencial de estatura final anormal [predição de altura final abaixo do percentil 2,5; predição de altura final abaixo da estatura-alvo (± 8,5 cm); DP da altura para a idade óssea abaixo de –2; perda de potencial de altura durante o seguimento].[6,7,15] Não há consenso sobre a indicação de bloqueio puberal exclusivamente por razões psicossociais (distúrbios comportamentais, imaturidade emocional, retardo mental, epilepsia).[16] Na puberdade acelerada (entre 8 e 9 anos nas meninas), o bloqueio puberal pode ser benéfico em alguns casos.[16] O diagnóstico diferencial entre formas progressivas e não progressivas de puberdade precoce está representado na Tabela 40.1.

Tabela 40.1 – Diagnóstico diferencial entre formas progressivas e não progressivas de puberdade precoce no sexo feminino.

Dados clínicos e laboratoriais	*Puberdade precoce progressiva*	*Puberdade precoce não progressiva*
Estádio puberal	Progressão rápida (3 a 6 meses)	Estabilização ou regressão
Velocidade de crescimento	Acelerada (> 6 cm/ano)	Normal para a idade
Idade óssea	Avanço > 1 ano	Normal ou avanço < 1 ano
Predição da estatura adulta	Abaixo da estatura-alvo	Dentro do intervalo da estatura-alvo
LH basal e/ou pico após estímulo com GnRH	Faixa puberal	Pré-puberal
Estradiol (sexo F)	Normal ou aumentado	Indetectável
Volume ovariano	$> 2\ cm^3$	$< 2\ cm^3$

Fonte: Carel e Leger, 2008.[15]

Os análogos agonistas de GnRH de ação prolongada (*depot*) representam o tratamento de escolha para PPC. O aGnRH é um decapeptídeo sintético que se liga de modo mais estável e duradouro ao receptor hipofisário de GnRH, sendo resistente à degradação pelas proteases, com consequente aumento da meia-vida. Atua na hipófise anterior ligando-se aos receptores de GnRH de maneira competitiva com o GnRH endógeno, promovendo endocitose e redução no número de receptores de GnRH (*down-regulation*).[15-17] O aGnRH provoca um estímulo inicial da síntese e secreção de LH e FSH, porém sua administração crônica resulta na supressão da produção de LH e FSH, com consequente supressão da produção dos esteroides sexuais pelas gônadas. Entre os aGnRH disponíveis, o acetato de leuprorrelina (AL) e a triptorrelina são os mais utilizados e diversos estudos demonstraram a eficácia e a segurança do tratamento da PPC.[15,16] A dose do aGnRH utilizada para tratamento da PPC é de 75 a 100 µg/kg, representando na prática uma ampola de 3,75 mg a cada 28 dias, via intramuscular ou subcutânea. Embora alguns grupos americanos recomendem doses mais elevadas de aGnRH (200 a 300 µg/kg), iniciando o bloqueio puberal com a dose de 7,5 mg mensalmente, não se demonstrou resultados clínicos superiores.[6,7] Nos últimos anos, posologias mais cômodas de aplicação trimestral, como o AL 11,25 mg, 22,5 mg ou 30 mg, tornaram-se disponíveis, e diversos estudos demonstram eficácia e segurança comparáveis às dos aGnRH de uso mensal, porém ainda sem resultados do seguimento de longo prazo. Com a aprovação no Brasil do uso de AL 11,25 mg de uso trimestral para o tratamento da PPC, essa opção trouxe mais comodidade posológica, melhor aderência e resultados terapêuticos satisfatórios.[7] O bloqueio puberal pode ser obtido utilizando-se inicialmente a posologia mensal (3,75 mg ou 7,5 mg) ou trimestral (11,25 mg), via intramuscular ou subcutânea.

Um fluxograma de tratamento da PPC está apresentado na Figura 40.3.

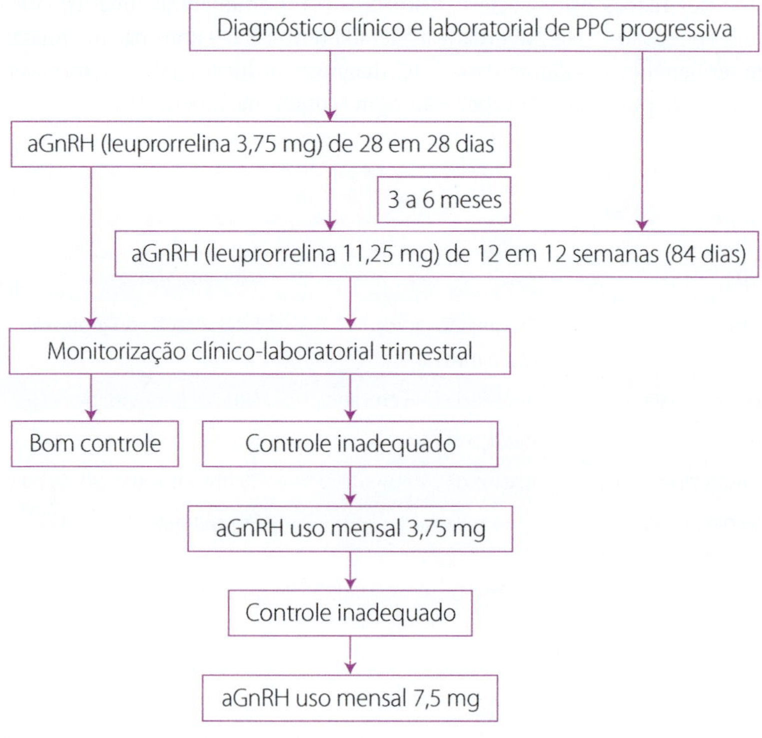

Figura 40.3 – Fluxograma – Protocolo de tratamento da PPC com análogos de GnRH.
Fonte: Brito et al., 2016.[7]

Os aGnRH são geralmente bem tolerados e seus efeitos colaterais são pouco frequentes, incluindo reação alérgica local (5% a 10% dos casos), cefaleia, dor abdominal, sangramento vaginal após a primeira dose do aGnRH, náuseas, sintomas vasomotores em decorrência do hipoestrogenismo e da hiperprolactinemia e, muito raramente, anafilaxia. Tais efeitos podem ser de intensidade leve a grave.[6,7,15-17] Atenção deve ser dada à reação alérgica local, caracterizada pela formação de um abscesso estéril, causando prejuízo na absorção do aGnRH e resultando em falha na supressão hormonal. Nesses casos, o acetato de medroxiprogesterona ou o acetato de ciproterona são opções terapêuticas.

O tratamento cirúrgico de lesões do SNC associadas à PPC é indicado em algumas malformações congênitas e processos expansivos. Outras modalidades de tratamento, como quimioterapia ou radioterapia, são reservadas para os tumores da linhagem germinativa. A abordagem cirúrgica não exclui a necessidade de bloqueio puberal com aGnRH. A abordagem cirúrgica do hamartoma hipotalâmico está reservada para a lesão volumosa associada a epilepsia refratária ao tratamento clínico, sinais de hipertensão intracraniana ou no raro caso de crescimento tumoral, sendo nesta última situação mandatório o diagnóstico diferencial com outras lesões, como astrocitoma e glioma.[6]

A monitorização do tratamento da PPC com o aGnRH é clínica e laboratorial. A estabilização ou regressão do desenvolvimento mamário, a diminuição da velocidade de crescimento, a melhora da previsão de estatura final são parâmetros de bom controle clínico. É importante ressaltar que o estadiamento dos pelos pubianos não é influenciado pelo bloqueio puberal e pode progredir durante o tratamento, visto que a pubarca resulta da adrenarca.[6,7] A idade óssea deve ser solicitada anualmente, nos casos com bom controle clínico e hormonal; ou semestralmente, nos casos que sugerem controle inadequado. Do ponto de vista laboratorial, o parâmetro laboratorial de escolha é a dosagem de LH após aGnRH (mensal ou trimestral) mantida em valores inferiores a 4 U/L (IFMA, ICMA ou ECLIA). As dosagens de E_2 realizadas antes do aGnRH devem estar suprimidas.[6,7] Quando a velocidade de crescimento reduz acentuadamente (abaixo de 4 cm/ano), uma alternativa é a associação do hormônio de crescimento recombinante humano (rGH). Essa conduta objetiva aumentar a velocidade de crescimento, promovendo ganho estatural. Nessa situação, a dose recomendada de rGH é 0,15 UI/kg/dia, aplicada via subcutânea.[6,7] Poucos trabalhos avaliam o impacto do uso de GH na estatura final desses pacientes com PPC. A suspensão do tratamento considera a idade cronológica do paciente (entre 10,5 e 11 anos), a adequação psicossocial e o desejo do paciente, sendo que a idade óssea em torno de 12,5 anos na menina e 13,5 anos no menino indica o melhor momento de suspensão, com o objetivo de alcançar uma estatura final normal, dentro do potencial genético.[6,7,15,16]

A estatura final, a composição corporal, a densidade mineral óssea, a função reprodutiva e os aspectos psicológicos são de interesse no seguimento de longo prazo de pacientes tratados com aGnRH.[18] As evidências indicam que o tratamento é benéfico na preservação do potencial genético de estatura. Podem ocorrer modificações transitórias na composição corporal e na massa óssea, porém sem repercussões na vida adulta. Com relação à função reprodutiva, os estudos indicam que a menstruação ocorre em média 16 meses após a suspensão do tratamento da PPC (variação de 2 a 61 meses).[6,18] Ciclos ovarianos regulares ocorreram em 60% a 96% das pacientes e nenhum prejuízo da fertilidade tem sido descrito. No sexo feminino, prevalência aumentada de síndrome de ovários policísticos tem sido relatada, embora os resultados sejam controversos. Poucos estudos que avaliaram o impacto psicossocial de pacientes que apresentaram PPC sugerem que a puberdade precoce é uma condição estressante e que comportamento antissocial é limitado ao período da adolescência, não havendo diferenças no ajuste psicossocial na vida adulta.[6,18]

REFERÊNCIAS BIBLIOGRÁFICAS

1. Partsch CJ, Heger S, Sippell WG. Management and outcome of central precocious puberty. Clin Endocrinol (Oxf). 2002 Feb;56(2):129-48.
2. Herman-Giddens ME, Slora EJ, Wasserman RC et al. Secondary sexual characteristics and menses in young girls seen in office practice: a study from the Pediatric Research in Office Settings network. Pediatrics. 1997;99:505-12.
3. Biro FM, Galvez MP, Greenspan LC, Succop PA, Vangeepuram N, Pinney SM, Teitelbaum S, Windham GC, Kushi LH, Wolff MS. Pubertal assessment method and baseline characteristics in a mixed longitudinal study of girls. Pediatrics. 2010;126(3):e583-90.
4. Kaplowitz P. Update on precocious puberty: girls are showing signs of puberty earlier, but most do not require treatment. Adv Pediatr. 2011;58(1):243-58.
5. Midyett LK, Moore WV, Jacobson JD. Are pubertal changes in girls before age 8 benign? Pediatrics. 2003; 111:47-51.
6. Latronico AC, Brito VN, Carel JC. Causes, diagnosis, and treatment of central precocious puberty. Lancet Diabetes Endocrinol. 2016 Mar;4(3):265-74.
7. Brito VN, Spinola-Castro AM, Kochi C, Kopacek C, Silva PC, Guerra-Júnior G. Central precocious puberty: revisiting the diagnosis and therapeutic management. Arch Endocrinol Metab. 2016 Apr;60(2):163-72.
8. De Vries L, Guz-Mark A, Lazar L, Reches A, Phillip M. Premature thelarche: age at presentation affects clinical course but not clinical characteristics or risk to progress to precocious puberty. J Pediatr. 2010;156:466-71.
9. Macedo DB, Silveira LF, Bessa DS, Brito VN, Latronico AC. Sexual precocity: genetic bases of central precocious puberty and autonomous gonadal activation. Endocr Dev. 2016;29:50-71.
10. Dauber A, Cunha-Silva M, Macedo DB, Brito VN, Abreu AP, Roberts SA, Montenegro LR, Andrew M, Kirby A, Weirauch MT, Labilloy G, Bessa DS, Carroll RS, Jacobs DC, Chappell PE, Mendonca BB, Haig D, Kaiser UB, Latronico AC. Paternally inherited DLK1: deletion associated with familial central precocious puberty. J Clin Endocrinol Metab. 2017 May 1;102(5):1557-1567.
11. Cukier P, Castro LH, Banaskiwitz N et al. The benign spectrum of hypothalamic hamartomas: infrequent epilepsy and normal cognition in patients presenting with central precocious puberty. Seizure. 2013;22:28-32.
12. Kumar M, Mukhopadhyay S, Dutta D. Challenges and controversies in diagnosis and management of gonadotropin dependent precocious puberty: an Indian perspective. Indian J Endocrinol Metab. 2015 Mar--Apr;19(2):228-35.
13. Brito VN, Latronico AC, Arnhold IJ, Mendonca BB. A single luteinizing hormone determination 2 hours after depot leuprolide is useful for therapy monitoring of gonadotropin-dependent precocious puberty in girls. J Clin Endocrinol Metab. 2004;89:4338-42.
14. Freire AV, Escobar ME, Gryngarten MG, Arcari AJ, Ballerini MG, Bergadá I, Ropelato MG. High diagnostic accuracy of subcutaneous Triptorelin test compared with GnRH test for diagnosing central precocious puberty in girls. Clin Endocrinol (Oxf). 2013 Mar;78(3):398-404.
15. Carel JC, Leger J. Clinical practice: precocious puberty. N Engl J Med. 2008;358:2366-77.
16. Carel JC, Eugster EA, Rogol A, Ghizzoni L, Palmert MR. Consensus statement on the use of gonadotropin--releasing hormone analogs in children. In: Antoniazzi F, Berenbaum S, Bourguignon JP, Chrousos GP, Coste J, Deal S, De Vries L, Foster C, Heger S, Holland J, Jahnukainen K, Juul A, Kaplowitz P, Lahlou N, Lee MM, Lee P, Merke DP, Neely EK, Oostdijk W, Phillip M, Rosenfield RL, Shulman D, Styne D, Tauber M, Wit JM (ed.). ESPE-LWPES GnRH Analogs Consensus Conference Group. Pediatrics. 2009 Apr;123(4):e752-62.
17. Fuqua JS. Treatment and outcomes of precocious puberty: an update. J Clin Endocrinol Metab. 2013 Jun;98(6):2198-207.
18. Guaraldi F, Beccuti G, Gori D, Ghizzoni L. Management of endocrine disease: long-term outcomes of the treatment of central precocious puberty. Eur J Endocrinol. 2016;174(3):R79-87.

41

Puberdade Precoce Periférica

- Cezar Noboru Matsuzaki
- Vinícius Nahime de Brito
- José Alcione Macedo Almeida

No capítulo sobre puberdade precoce central (Capítulo 40), estão a definição e a classificação da antecipação dos eventos puberais, incluindo duas situações clínicas que devem ser entendidas como entidades autônomas. São elas a telarca prematura isolada e a pubarca prematura isolada. Em ambas, não há estímulo para a produção de esteroides sexuais, mas clinicamente podem ser confundidas, em especial com a puberdade precoce periférica (PPP).[1-4] No acompanhamento clínico, não se constatam outras alterações, como ilustram as Figuras 41.1 e 41.2, de crianças com telarca prematura isolada, e a Figura 41.3, de paciente com pubarca precoce isolada.

Definição

A puberdade precoce periférica (PPP), também chamada de puberdade precoce independente de gonadotrofinas ou pseudopuberdade precoce, é causada pela secreção inapropriada de hormônios sexuais (estrogênios ou androgênios), que pode ser de origem ovariana, adrenal ou de fonte exógena. Na PPP, a produção dos esteroides sexuais é autônoma (não há estímulo hipofisário), e as altas concentrações dos esteroides sexuais inibem o eixo HHO, suprimindo sua função.[5]

A PPP pode se apresentar na forma isossexual, que tem as características sexuais femininas, e na forma denominada "heterossexual", que se manifesta com virilização de criança do sexo feminino, caracterizada por acne, hirsutismo, clitoromegalia, engrossamento da voz e desenvolvimento exagerado da musculatura, como ilustra a Figura 41.4, que corresponde a uma criança com carcinoma da glândula suprarrenal.

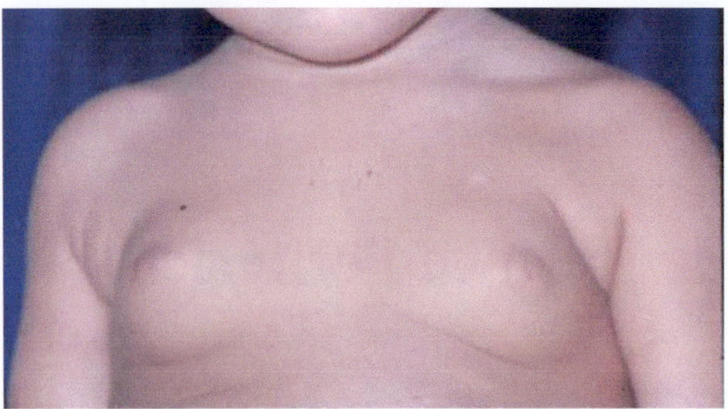

Figura 41.1 – Telarca prematura bilateral em criança de 2 anos, que evoluiu sem outra manifestação da puberdade e com idade óssea e dosagens hormonais normais.

Fonte: Acervo da Clínica Ginecológica do HC-FMUSP.

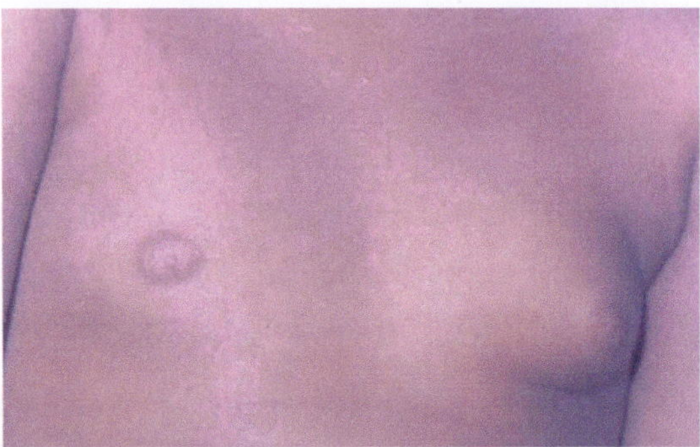

Figura 41.2 – Criança de 3 anos de idade com telarca unilateral (isolada) que evoluiu sem outra manifestação da puberdade e com idade óssea e dosagens hormonais normais.

Fonte: Acervo da Clínica Ginecológica do HC-FMUSP.

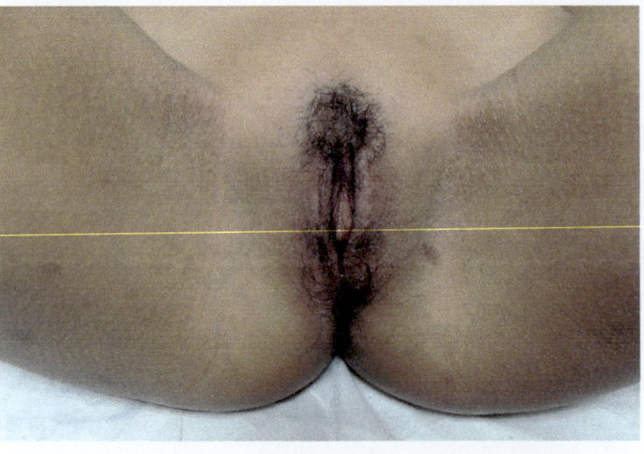

Figura 41.3 – Criança de 8 anos de idade, com pubarca (isolada) desde os 6 anos, sem outro evento da puberdade e com idade óssea e dosagens hormonais normais.

Fonte: Acervo da Clínica Ginecológica do HC-FMUSP.

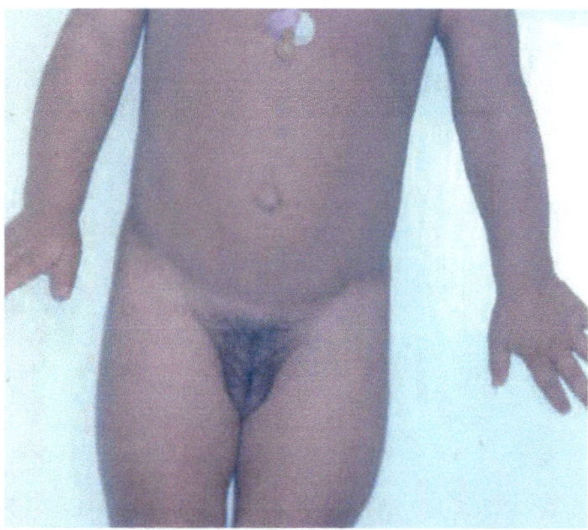

Figura 41.4 – Criança de 4 anos com carcinoma da suprarrenal. Notar pelos grossos em abundante quantidade e ocupando toda a área pudenda. Em especial, observa-se a hipertrofia da massa muscular das coxas, evidenciando virilização da criança.

Fonte: Acervo da Clínica Ginecológica do HC-FMUSP.

Nos casos de PPP, a sequência dos eventos puberais pode não ser a habitual, podendo haver, por exemplo, um sangramento vaginal precedendo o desenvolvimento das mamas, ao contrário do que ocorre na puberdade central, que mimetiza a puberdade normal.[6]

O intervalo entre os eventos puberais em sequência também pode ser diferente. Uma evolução com a menarca num período menor que um ano do início da telarca, por exemplo, também pode sugerir uma PPP.[7]

Causas de puberdade precoce periférica

1. **Cistos ovarianos funcionais:** são a principal causa de PPP.
2. **Neoplasias ovarianas (Figura 41.5):** são causas raras de PPP, destacando-se o tumor de células da granulosa.[8]
3. **Hipotiroidismo primário severo não tratado:** casos raros, sendo que os sinais puberais podem regredir com o tratamento (síndrome de Van Wyk-Grumbach).[9] Nessa condição, os níveis muito elevados de TSH podem exercer efeito nos receptores de FSH nos ovários, resultando na formação de cistos ovarianos e síntese de estrogênios.
4. **Hormônios exógenos:** por exemplo, exposição acidental de crianças a gel de estrogênio utilizados para terapia hormonal na pós-menopausa; alimentos contaminados com estrogênio; e até mesmo fitoestrogênios (soja).
5. **Tumores do córtex da adrenal ou hiperplasia adrenal congênita:** com aumento de androgênios que pode ocasionar casos de PPP heterossexual (Figura 41.4). A deficiência da 21-hidroxilase que resulta na conversão defeituosa de 17-hidroxiprogesterona em 11-desoxicortisol representa mais de 90% dos casos de hiperplasia adrenal congênita.[10] A enzima 21-hidroxilase é codificada pelo gene *CYP21A2*. Na forma "não clássica" da deficiência de 21-hidroxilase, a pubarca precoce isolada e a puberdade precoce periférica são manifestações comuns.[11] O estudo molecular dos genes envolvidos na esteroidogênese adrenal pode confirmar o diagnóstico clínico-laboratorial de hiperplasia adrenal congênita.

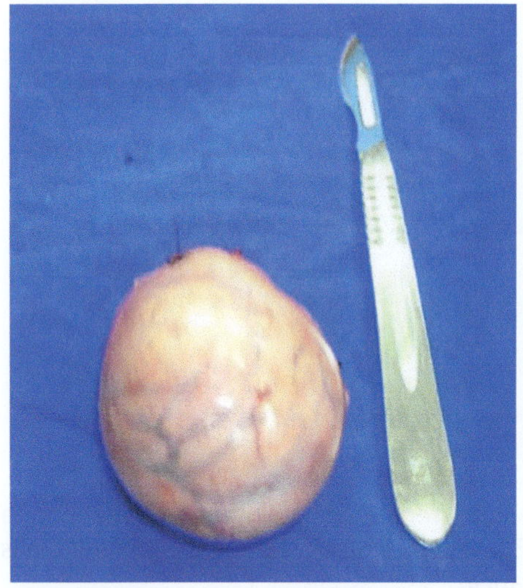

Figura 41.5 – Peça cirúrgica de tumor sólido e arredondado (neoplasia de células esteroídicas), retirado de criança de 4 anos de idade, diagnosticado por exame de imagem durante investigação de puberdade precoce.

Fonte: Acervo da Clínica Ginecológica do HC-FMUSP.

6. **Síndrome de McCune-Albright (SMA):** decorrente de uma mutação somática ativadora no gene da subunidade alfa da proteína Gs (*GNAS*), provoca uma ativação crônica da adenilciclase, com estímulo contínuo da função endócrina. A tríade clássica da SMA é composta por PPP, manchas café com leite na pele (Figura 41.6) e displasia fibrosa poliostótica. Cerca de 85% das meninas com SMA desenvolvem a puberdade precoce. Ocorre a formação de cistos ovarianos funcionantes, que ocasionam secreção de estradiol e sangramento vaginal intermitente. A doença óssea da SMA deve ser investigada pela realização de cintilografia óssea de corpo inteiro e radiografia dos ossos acometidos. A paciente com displasia óssea da SMA em geral chega ao ginecologista já com diagnóstico e em tratamento.[12]

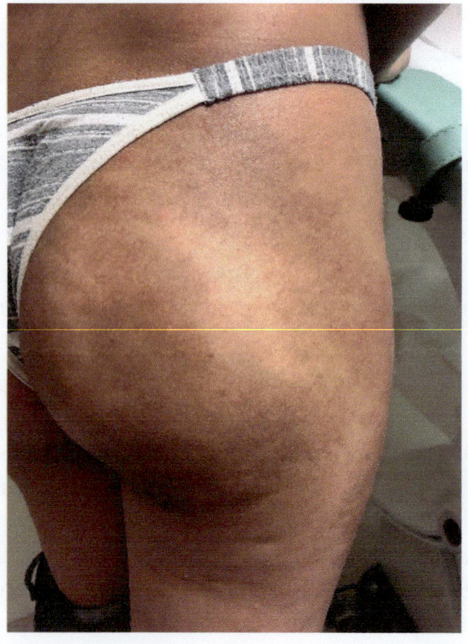

Figura 41.6 – Adolescente com diagnóstico de Síndrome de McCune-Albright que cursou com puberdade precoce. Notar nesta figura as manchas cor de café com leite na pele; são essas manchas grandes e espalhadas no lado direito da paciente.

Fonte: Acervo da Clínica Ginecológica do HC-FMUSP.

As principais causas de puberdade precoce periférica no sexo feminino são apresentadas no Quadro 41.1.

Quadro 41.1
Causas de puberdade precoce periférica no sexo feminino (PPP).

- **Uso exógeno de esteroides sexuais**
- **Cistos ovarianos autônomos**
- **Causas tumorais**
  - Tumores ovarianos
  - Tumores das células da granulosa e da teca
  - Tumores do córtex adrenal
- **Causas genéticas**
  - Mutações inativadoras no gene *CYP21*
  - Mutações inativadoras nos genes *CYP11* e *3 OHSD 2*
  - Mutações ativadoras no gene da aromatase *(CYP19)*
  - Mutações inativadoras no gene do receptor de glicocorticoides
  - Mutações ativadoras no gene da subunidade alfa da proteína Gs (*GNAS*) – síndrome de McCune-Albright
- **Outras**
  - Hipotireoidismo primário (síndrome de Van Wyk-Grumbach)

Fonte: Desenvolvido pela autoria do capítulo.

Diagnóstico

Todas as meninas com quadro de puberdade precoce devem ser avaliadas e acompanhadas, em consultas sequenciais, o que é importantíssimo tanto para o tratamento como para o seguimento de longo prazo das pacientes. Iniciamos com anamnese e exame físico, seguidos pela avaliação da idade óssea por meio do exame de raio X de mãos e punhos pelo método de Greulich-Pyle.[13]

A anamnese deve avaliar a evolução dos eventos puberais, como telarca, pubarca, menarca e o estirão do crescimento, definindo o início do quadro clínico, assim como sua progressão.

A avaliação de dor pélvica ou a possibilidade de exposição a hormônios exógenos devem ser consideradas. A presença de cefaleia, alteração visual, trauma ou doença prévia do sistema nervoso central (SNC) deve ser questionada e, se positiva, pode sugerir o diagnóstico de puberdade precoce central de causa orgânica.

No exame físico, devem ser avaliados o peso, a altura, o desvio-padrão da altura para a idade cronológica, o percentil do índice de massa corporal e o cálculo da velocidade de crescimento (cm/ano). Um dos indícios de puberdade precoce é o início do estirão de crescimento antes do de outras meninas da mesma idade. O exame dermatológico para avaliar manchas café com leite, sugestivas de SMA, é essencial; e o exame físico com palpação abdominal e pélvica também deve ser realizado.

A análise do desenvolvimento mamário e dos pelos pubianos por meio dos critérios de Marshall & Tanner é muito importante para a avaliação inicial e para o acompanhamento da eficácia do tratamento. No exame ginecológico, também devem ser observados os sinais de atividade estrogênica, como aumento do depósito de gordura no monte pubiano e grandes lábios, a coloração rósea do vestíbulo vulvar e o espessamento da membrana himenal e do trofismo vaginal. Muitas vezes, na PPP, em razão da rápida evolução do processo, esses sinais podem não ser tão evidentes. Nos casos de virilização, a clitoromegalia é um achado clínico relevante.

Por meio dos exames laboratoriais, podemos caracterizar a etiologia central ou periférica da puberdade precoce. A dosagem de LH basal avaliada pelo método imunofluorométrico (IFMA) apresenta valor de corte de 0,6 UI/L para indicar ativação do eixo HHO; portanto, níveis acima de 0,6 UI/L mostram ativação do eixo HHO, caracterizando a puberdade precoce como central. Quando a avaliação do nível sérico de LH é realizada pelo método de imunoquimioluminescência (ICMA) ou de eletroquimioluminescência (ECLIA), a sensibilidade é maior, e o valor de corte de 0,3 UI/L indica ativação do eixo HHO.[15]

No teste de estímulo com GnRH, o nível sérico de LH < 6,9 U/L (IFMA) ou < 5 U/L (ICMA) confirma que o eixo HHO não está ativo, caracterizando a puberdade precoce periférica.[16] Em geral, na puberdade precoce periférica, ao contrário do que ocorre na puberdade precoce central, os valores de LH e FSH estão suprimidos, tanto em condição basal quanto após o estímulo com GnRH exógeno, e o estradiol pode estar em valores normais ou aumentados.

Também se deve realizar a dosagem sérica de estradiol, perfil androgênico (testosterona total e livre, androstenediona, S-DHEA), TSH e T4 livre. As dosagens de 17-OH-pregnenolona, 17-OH-progesterona e 11-desoxicortisol, em condição basal ou após estímulo com ACTH, são importantes para o diagnóstico da hiperplasia adrenal congênita por deficiência de 3-beta-HSD, 21-hidroxilase ou 11-hidroxilase, respectivamente. Em crianças com suspeita de hiperplasia adrenal congênita por deficiência da 21-hidroxilase, a dosagem de 17-OH-progesterona no início da manhã com resultado entre 82 ng/dL e 200 ng/dL indica a necessidade da realização do teste de estímulo de ACTH. Um valor de 17-OH-progesterona > 200 ng/dL tem alta sensibilidade e especificidade para o diagnóstico de hiperplasia adrenal congênita.

O exame de ultrassonografia pélvica é importante para a avaliação do útero e dos ovários, afastando-se a presença de cistos ou tumores. Nos casos suspeitos de tumor da suprarrenal, a tomografia computadorizada ou a ressonância magnética são os exames de primeira linha para investigação.

Os fluxogramas a seguir (Figuras 41.7 e 41.8) apresentam a investigação da PPP.

Tratamento

Diferentemente da puberdade precoce central, a PPP não responde ao tratamento com análogo de GnRH, visto que o eixo HHO não está ativado. Deve-se tratar cada uma das alterações de base que provocam esse quadro, removendo a causa específica detectada, ou bloqueando a produção e/ou diminuindo a resposta ao excesso de esteroides sexuais.

Nos casos de exposição a hormônios exógenos, a fonte deve ser identificada e removida. Após a remoção da causa, os caracteres sexuais secundários podem regredir.

Os cistos ovarianos funcionais geralmente são apenas acompanhados clinicamente.[17]

Os tumores de ovário ou de adrenais necessitam de abordagem multidisciplinar, incluindo cirurgia, radioterapia e quimioterapia, dependendo do seu tipo histológico.[5]

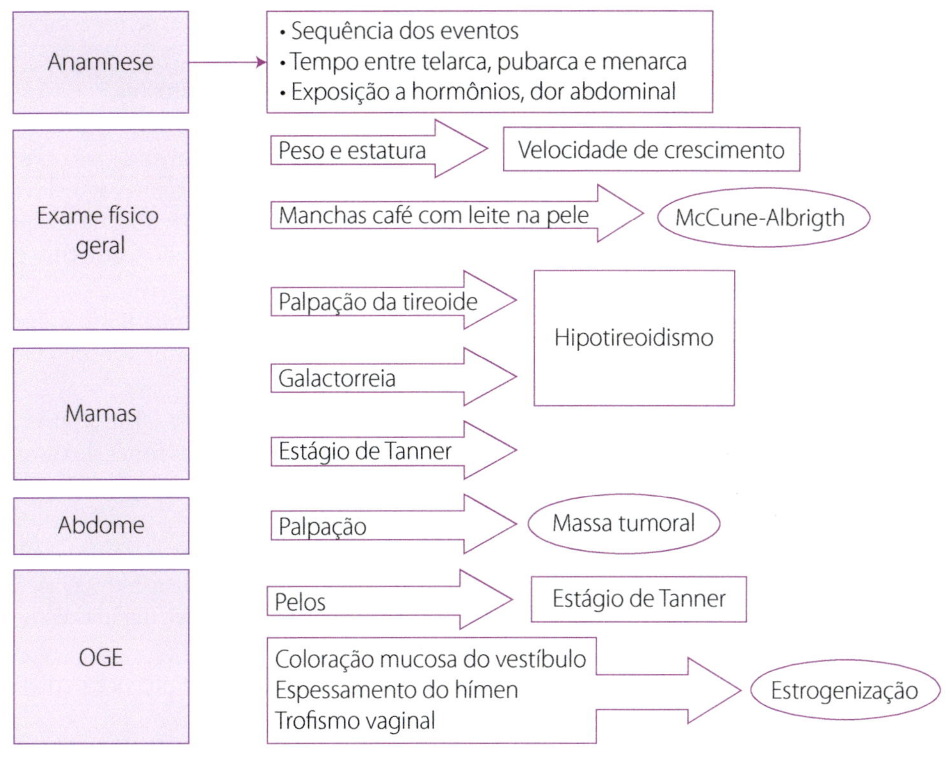

Figura 41.7 – Fluxograma – Puberdade precoce periférica: diagnóstico.

Fonte: Desenvolvida pela autoria do capítulo.

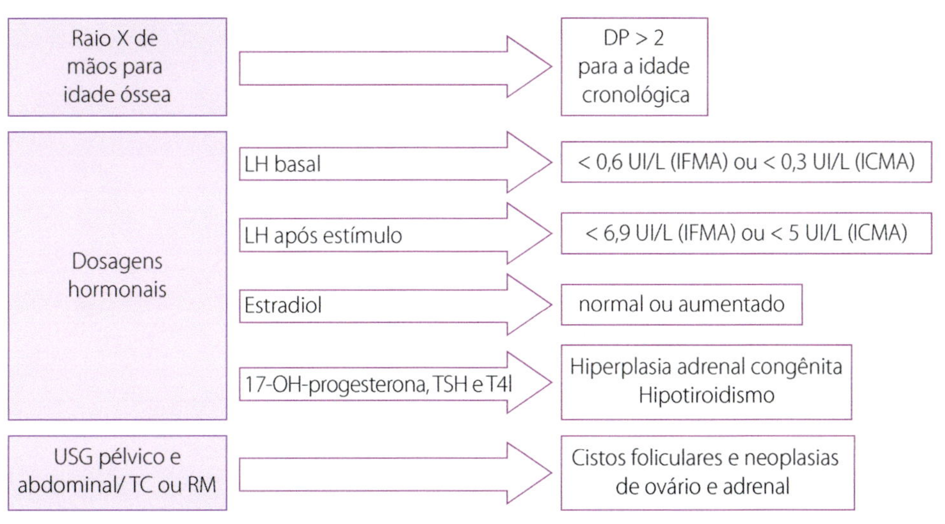

Figura 41.8 – Fluxograma – Puberdade precoce periférica: diagnóstico.

Fonte: Desenvolvida pela autoria do capítulo.

A hiperplasia adrenal congênita é tratada com o uso de glicocorticoides e, se necessário, de mineralocorticoides, por via oral.

O hipotireoidismo primário deve ser manejado com a reposição de levotiroxina.

Nas pacientes com síndrome de McCune-Albright (SMA), os objetivos do tratamento da PPP de origem ovariana são: a preservação da estatura final, que pode ser comprometida pela exposição sustentada ao estrogênio; e a redução do impacto psicológico do sangramento vaginal recorrente em meninas jovens. O tratamento para meninas com SMA inclui estratégias para bloquear a biossíntese de estrogênio com inibidores de aromatase ou bloquear a ação do estrogênio com moduladores seletivos dos receptores estrogênicos, como o tamoxifeno.

O tratamento com letrozol, inibidor da aromatase, tornou-se um tratamento muito utilizado para essas meninas. Um estudo acompanhou 28 pacientes tratadas com letrozol por uma média de 4,1 anos e foi demonstrada eficácia em relação à estatura final.[18]

As medicações que bloqueiam a ação do estrogênio parecem ter alguma eficácia, mas seu papel clínico permanece obscuro porque a evidência está limitada a pequenas séries de casos. O tratamento com tamoxifeno mostrou diminuir os episódios de sangramento vaginal e diminuir a velocidade de avanço da idade óssea em um estudo com 28 meninas.[19]

Há pacientes com SMA, ou qualquer outra causa de PPP, que poderão ter o quadro evolutivo para PPC denominada "secundária", decorrente da exposição prolongada a estrogênio e/ou androgênios e da ativação secundária do eixo HHO. Tais pacientes devem ser tratadas com um análogo agonista de GnRH.[6]

O fluxograma a seguir (Figura 41.9) sintetiza o tratamento da puberdade precoce periférica.

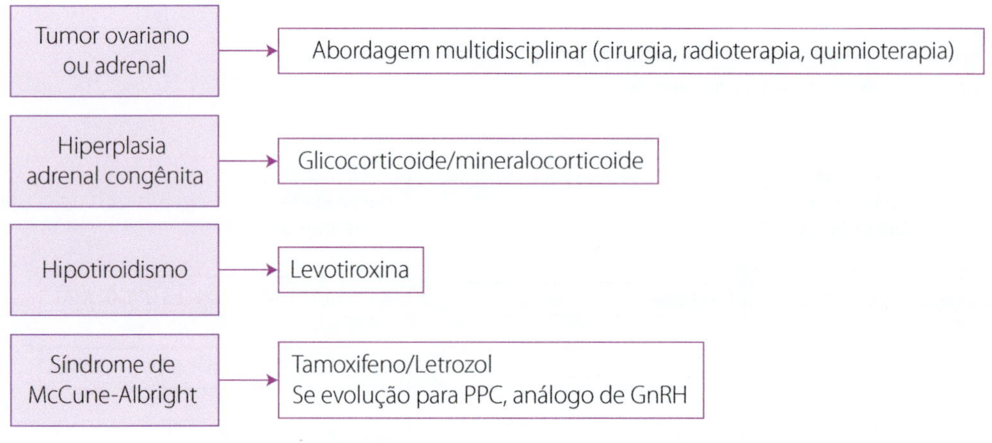

Figura 41.9 – Fluxograma – Puberdade precoce periférica: tratamento.

Fonte: Desenvolvida pela autoria do capítulo.

REFERÊNCIAS BIBLIOGRÁFICAS

1. Susman EJ, Houts RM, Steinberg L, Belsky J, Cauffman E, Dehart G, Friedman SL, Roisman GI, Halpern-Felsher BL. Eunice Kennedy Shriver NICHD Early Child Care Research Network: longitudinal development of secondary sexual characteristics in girls and boys between ages 91/2 and 151/2 years. Arch Pediatr Adolesc Med. 2010 Feb;164(2):166-73.

2. Marshall WA, Tanner JM. Variations in pattern of pubertal changes in girls. Arch Dis Child. 1969;44:291.
3. Biro FM, Huang B, Crawford PB et al. Pubertal correlates in black and white girls. J Pediatr. 2006;148:234.
4. Taranger J, Engström I, Lichtenstein H, Svennberg-Redegren I. VI: somatic pubertal development. Acta Paediatr Scand Suppl. 1976;121.
5. Brito VN, Latronico AC, Arnhold IJ, Mendonça BB. Update on the etiology, diagnosis and therapeutic management of sexual precocity. Arq Bras Endocrinol Metabol. 2008 Feb;52(1):18-31.
6. Haddad N, Eugster E. An update on the treatment of precocious puberty in McCune-Albright syndrome and testotoxicosis. J Pediatr Endocrinol Metab. 2007;20:653.
7. Hill NC, Oppenheimer LW, Morton KE. The aetiology of vaginal bleeding in children: a 20-year review. Br J Obstet Gynaecol. 1989 Apr;96(4):467-70.
8. Young RH, Dickersin GR, Scully RE. Juvenile granulosa cell tumor of the ovary. A clinicopathological analysis of 125 cases. Am J Surg Pathol. 1984 Aug;8(8):575-96.
9. Anasti JN, Flack MR, Froehlich J, Nelson LM, Nisula BC. A potential novel mechanism for precocious puberty in juvenile hypothyroidism. J Clin Endocrinol Metab. 1995 Jan;80(1):276-9.
10. White PC, Speiser PW. Congenital adrenal hyperplasia due to 21-hydroxylase deficiency. Endocr Rev. 2000 Jun;21(3):245-91.
11. Livadas S, Dracopoulou M, Dastamani A et al. The spectrum of clinical, hormonal and molecular findings in 280 individuals with nonclassical congenital adrenal hyperplasia caused by mutations of the CYP21A2 gene. Clin Endocrinol (Oxf). 2015;82:543.
12. Frisch LS, Copeland KC, Boepple PA. Recurrent ovarian cysts in childhood: diagnosis of McCune-Albright syndrome by bone scan. Pediatrics. 1992 Jul;90(1 pt 1):102-4.
13. Greulich WW, Pyle SI. Radiographic atlas of skeletal development of the hand and wrist. 2nd ed. Stanford, Calif: Stanford University Press; 1959.
14. Papadimitriou A, Beri D, Tsialla A, Fretzayas A, Psychou F, Nicolaidou P. Early growth acceleration in girls with idiopathic precocious puberty. J Pediatr. 2006.
15. Neely EK, Hintz RL, Wilson DM et al. Normal ranges for immunochemiluminometric gonadotropin assays. J Pediatr. 1995;127:40.
16. Macedo DB, Cukier P, Mendonca BB, Latronico AC, Brito VN. Advances in the etiology, diagnosis and treatment of central precocious puberty. Arq Bras Endocrinol Metabol. 2014 Mar;58(2):108-17.
17. Papanikolaou A, Michala L. Autonomous ovarian cysts in prepubertal girls: how aggressive should we be? A review of the literature. J Pediatr Adolesc Gynecol. 2015;28:292.
18. Estrada A, Boyce AM, Brillante BA et al. Long-term outcomes of letrozole treatment for precocious puberty in girls with McCune-Albright syndrome. Eur J Endocrinol. 2016;175:477.
19. Eugster EA, Rubin SD, Reiter EO et al. Tamoxifen treatment for precocious puberty in McCune-Albright syndrome: a multicenter trial. J Pediatr. 2003;143:60.

42

Puberdade Tardia

■ Durval Damiani
■ Leandra Steinmetz

A puberdade é um período de transição entre a infância e a adultícia e é movida por um grande número de eventos hormonais que promovem relevantes mudanças físicas e comportamentais. Se, por um lado, uma puberdade que ocorra precocemente causa enormes preocupações em termos de sexualidade e de crescimento físico, por outro, uma puberdade que atrase gera preocupações, já que passa a ocorrer um descompasso social entre o adolescente e seus pares, com interferências comportamentais importantes.

De certa maneira, podemos dizer que "as crianças nascem em puberdade", já que tanto meninos quanto meninas apresentam uma fase inicial de suas vidas em que as alterações dos hormônios sexuais e das gonadotrofinas são equivalentes às de um adolescente em puberdade. É a "minipuberdade". Em seguida, o sistema é frenado e fica como que "adormecido" até a eclosão puberal, que abrange a faixa dos 8 aos 13 anos nas meninas e dos 9 aos 14 anos nos meninos. Esse "freio" se deve tanto a um mecanismo de "*feedback*" negativo exercido por baixas concentrações de hormônios sexuais (há uma alta sensibilidade a esse "*feedback*" nessa fase) quanto a uma ação neuroinibitória da via gabaérgica e de alguns peptídeos opioides.

Em geral, as meninas iniciam a puberdade um ano antes dos meninos, e um dado curioso sobre o crescimento dos adolescentes é que, na menina, o estirão de crescimento vem junto ou até antecede o início da puberdade enquanto no menino ocorrerá cerca de dois anos após o início da puberdade.

Consideramos atrasada uma puberdade que não se inicia na menina até os 13 anos de idade e, no menino, até os 14 anos de idade.

Neste capítulo, abordaremos preferencialmente os atrasos puberais nas meninas.

Fisiologia da puberdade

Como a puberdade tende a ocorrer mais cedo nas meninas, é mais comum uma menina apresentar puberdade precoce do que um menino (10 a 20 meninas para 1 menino). Em contrapartida, a puberdade atrasada ocorre com mais frequência nos meninos (10 a 20 meninos para 1 menina).

A primeira manifestação endócrina na puberdade feminina é a amplificação dos pulsos de hormônio luteinizante (LH) durante o sono. Na pré-puberdade, já ocorre uma secreção pulsátil de LH, mas em concentrações muito baixas, incapazes de promover uma grande secreção hormonal gonadal. Em outras palavras, o sistema tem uma alta sensibilidade para os mecanismos de retroinibição.

Um complexo sistema de controle hipotalâmico e hipofisário permite a secreção pulsátil de GnRH, o hormônio liberador de gonadotrofinas, e a Figura 42.1 mostra as inter-relações de diferentes neurônios culminando com a secreção hipofisária de gonadotrofinas. Os neurônios GnRH são estimulados por kisspeptina (atuando no receptor *GPR54* ou *KISS1R*), neurocinina B (atuando em receptores *NK3R*), por aminoácidos estimulatórios, por prostaglandina E_2, por neurônios glutamatérgicos, por neurônios norepinefrina (NE) e neuropeptídeo Y (NPY) e por IGF-1; e são inibidos pelo *MKRN3* e CRH (hormônio liberador de ACTH). Essa inibição por CRH explica as interferências do estresse no desencadeamento e na manutenção de ciclos menstruais normais (Figura 42.1). A estimulação dos neurônios GnRH por NPY e pelos neurônios NE levanta um aspecto interessante quanto a determinada porcentagem de gordura necessária para o desencadeamento da puberdade. O tecido adiposo produz leptina proporcionalmente à sua quantidade, e essa leptina ativa neurônios NE e NPY que, por sua vez, ativam os neurônios GnRH, dando respaldo fisiológico à tese da necessidade de uma quantidade crítica de gordura (e, portanto, de leptina) para se ativar a puberdade.

No início da puberdade, ocorre uma amplificação desses pulsos de LH. Picos de LH podem ser detectados vários meses antes da primeira menstruação. Seguindo esses picos de LH, ocorre uma elevação da progesterona, mostrando que um corpo lúteo é formado, mas essa fase lútea ainda é muito curta.

O LH induz as células da teca ovariana a produzir precursores androgênicos que, pela ação da aromatase, induzida pelo hormônio folículo-estimulante (FSH), serão convertidos a estrógenos, especialmente estradiol.

A ação do estradiol promove o aumento progressivo do útero e provoca uma redistribuição de gordura em quadris e mamas. Um dado interessante é que o estrógeno é o responsável, tanto em meninos quanto em meninas, pela senescência da placa de crescimento, ou seja, pelo avanço da idade óssea, progressivamente encerrando o crescimento estatural.

Com a aproximação da puberdade, verificam-se amplas flutuações das concentrações séricas de estradiol, refletindo ondas sucessivas de desenvolvimento folicular, até que se atinge um ponto em que a retirada dos estrógenos resulta na menstruação (menarca). No início dos ciclos menstruais, as concentrações de progesterona estão baixas, denotando ciclos anovulatórios. Após 6 a 9 meses da menarca, os ciclos podem tornar-se ovulatórios e as concentrações de progesterona se elevam. A ovulação ocorre quando o mecanismo de "*feedback*" positivo para LH se desenvolve, ou seja, com a elevação de estradiol, estimula-se o pico ovulatório de LH.[1]

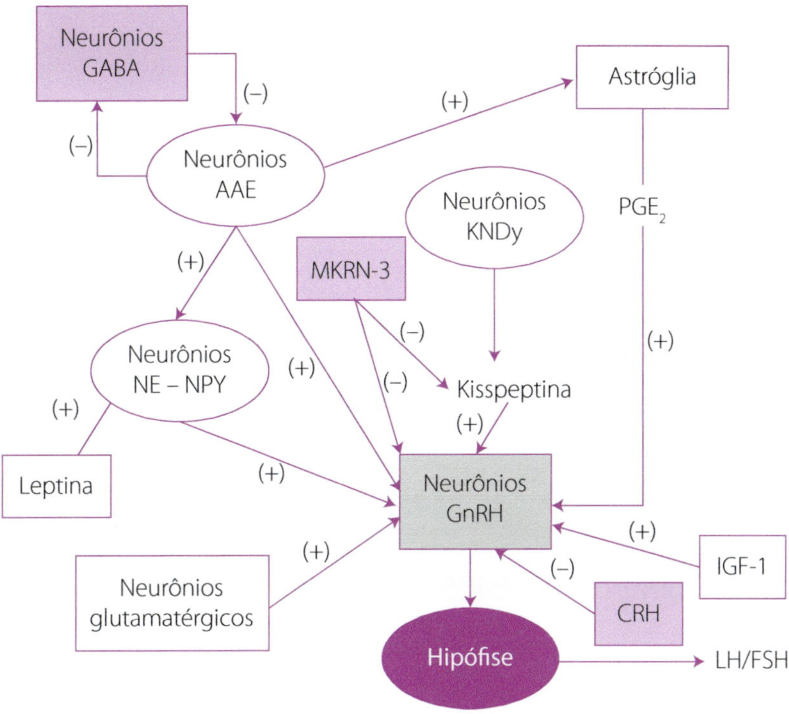

Figura 42.1 – **Esquema de regulação dos neurônios produtores de fatores de liberação de gonadotrofinas (GnRH).**

Legenda: GABA: ácido gama-aminobutírico; AAE: aminoácidos estimuladores; NE: norepinefrina; NPY: neuropeptídeo Y; *MKRN3*: *makorin ring 3*; KNDy: kisspeptina/neurocinina/dinorfina; PGE_2: prostaglandina E_2; IGF-1: fator de crescimento *insulin-simile* 1; CRH: hormônio liberador de ACTH.

Fonte: Damiani, 2016.[1]

Etiologia da puberdade atrasada em meninas

Compreendendo-se essa complexa rede de controle puberal, entende-se facilmente que várias interferências podem impedir o início ou a progressão de uma puberdade normal. Doenças crônicas, com sua interferência no estado nutricional, exercícios físicos excessivos e persistentes, disfunções endócrinas, distúrbios do sistema nervoso central (SNC) e quadros sindrômicos podem evitar o início normal da puberdade nas meninas.

O Quadro 42.1 apresenta as principais causas de atraso puberal em meninas.

Atraso constitucional do crescimento e puberdade (ACCP)

Essa é a principal causa de atraso puberal em meninos (65% das causas de atraso puberal) e em meninas (30% das causas de atraso puberal). Nessa condição, a velocidade de crescimento sofre uma desaceleração por volta do segundo ou do terceiro ano de vida, com idade óssea atrasada e, após esse período, a criança cresce em percentil inferior ao seu alvo estatural, mas com velocidade de crescimento normal para sua idade óssea. Trata-se, na verdade, de um hipogonadismo hipogonadotrófico funcional que faz a eclosão puberal se retardar, mas ela ocorre em idade posterior.[2] Em geral, há história familiar de atraso puberal, especialmente nos genitores.[3]

Quadro 42.1
Principais etiologias do atraso puberal em meninas.

Atraso constitucional do crescimento e puberdade

Atraso puberal secundário a doenças crônicas

- Anemia falciforme
- Fibrose cística
- Síndrome da imunodeficiência adquirida (Aids)
- Doença intestinal crônica
- Doença renal crônica
- Doença de Gaucher
- Anorexia nervosa/bulimia
- Psicogênica

Atraso puberal decorrente de exercícios físicos excessivos e persistentes

Atraso puberal decorrente de endocrinopatias e distúrbios nutricionais

- Hipotireoidismo
- Diabetes melito
- Síndrome de Cushing (hipercortisolismo)
- Hiperprolactinemia
- Desnutrição/drogas (maconha)

Hipogonadismo hipogonadotrófico

- Distúrbios do SNC
  - Tumores (craniofaringiomas, germinomas, gliomas, tumores hipofisários)
  - Histiocitose de células de Langerhans
  - Lesões pós-infecciosas ou granulomatosas
  - Anomalias vasculares
  - Radioterapia
  - Malformações, principalmente associadas a anomalias craniofaciais
  - Trauma encefálico
- Deficiência isolada de gonadotrofinas
  - Com e sem anosmia – síndrome de Kallmann
  - Mutação do *NR0B1(DAX1)* – hipoplasia adrenal congenital
  - Deficiência isolada de LH e FSH
- Deficiências hipofisárias múltiplas

Síndromes

- Prader-Willi
- Laurence-Moon e Bardet-Biedl

(*continua*)

Quadro 42.1 Principais etiologias do atraso puberal em meninas. (*Continuação*)
Hipogonadismo hipergonadotrófico
■ Síndrome de Turner
■ Disgenesia gonadal pura XX – familiar ou idiopática
■ Disgenesia gonadal XY
■ Resistência completa a andrógenos
■ Insuficiência ovariana primária
■ Radioterapia/quimioterapia
■ Ooforite autoimune
■ Hiperandrogenismo ovariano funcional
■ Mutações em receptores de LH e FSH
■ Síndrome de Noonan

Fonte: Adaptado de Steinmetz et al., 2016.[2]

Atraso puberal decorrente de doenças crônicas

Todas as doenças crônicas trazem um componente nutricional importante, desencadeiam processos inflamatórios crônicos e são, via de regra, tratadas com glicocorticoides. Em estudos com neurônios GnRH de fetos humanos, observou-se que o TNF-alfa altera a sinalização de *KISS1*, interferindo na atividade do receptor.[4] Todos esses fatores interferem tanto no crescimento estatural como na eclosão dos eventos puberais. Quando tais doenças se fazem presentes já na criança pré-púbere, em geral atrasam o início da puberdade; quando se iniciam com a adolescente já em puberdade, tendem a comprometer a evolução puberal, com parada ou lentificação da progressão puberal; e, nas crianças que já menstruam, provocam amenorreia secundária.

No mesmo grupo, podemos incluir meninas que pratiquem atividades esportivas de alto nível (síndrome da mulher atleta), nas quais o excesso de exercícios físicos acaba comprometendo a disponibilidade energética para eventos puberais, bem como meninas com anorexia nervosa/ bulimia, que comprometem o estado nutricional de maneira bastante intensa.

Hipogonadismo hipogonadotrófico

O hipogonadismo hipogonadotrófico isolado (IHH) caracteriza-se por falha da função gonadal secundária a defeitos de síntese, secreção ou ação no hormônio liberador de gonadotrofinas (GnRH). Trata-se de uma condição rara, 3 a 5 vezes mais frequente no menino que na menina (1/8.000 a 1/50.000 mulheres) e é um dos diagnósticos diferenciais mais difíceis em relação ao atraso constitucional de crescimento e puberdade. Em geral, o diagnóstico é feito na segunda ou na terceira década de vida, pelo atraso puberal, amenorreia primária ou infertilidade.

Algumas pacientes podem apresentar defeitos olfatórios (síndrome de Kallmann). Apesar de a mutação clássica do gene *KAL1* (*ANOS1*) estar no cromossomo X (Xp22.31) e, portanto, meninos serem preferencialmente acometidos, há formas autossômicas dominantes (KAL-2), geralmente associadas a fenda palatina e agenesia dentária, além de recessivas (KAL-3), com aplasia renal, nas quais não ocorre predileção por sexo. Mais de 30 genes estão envolvidos com essa forma de IHH.[5]

Dos indivíduos com anosmia, 50% a 60% apresentam a síndrome de Kallmann, que inclui características fenotípicas adicionais, como defeitos craniofaciais de linha média (palato arqueado, hipertelorismo ocular, agenesia dentária), surdez neurossensorial, anomalias digitais (clinodactilia, sindactilia, camptodactilia), agenesia renal e defeitos neurológicos.[6] Na síndrome de Kallmann, há um defeito de migração do placoide olfatório, comprometendo-se concomitantemente a produção gonadotrófica e a sensibilidade olfatória.

Outras causas genéticas de HH incluem mutações do receptor de GnRH (herança autossômica recessiva), do gene da subunidade beta do FSH e/ou do LH e do gene *DAX* (Xp21), associadas à regulação gonadotrófica e à hipoplasia suprarrenal.

Anormalidades do sistema nervoso central

Nesse grupo, os tumores de SNC são os grandes responsáveis pelo atraso puberal. Não só os gonadotrofos podem estar acometidos, mas todas as linhagens da adeno-hipófise, passando pelos somatotrofos (hormônio de crescimento), tireotrofos, corticotrofos, bem como a neuro-hipófise, com quadros de diabetes insípido.

Entre os tumores, o craniofaringioma é o mais frequente. São tumores suprasselares que se originam da bolsa de Rathke e podem invadir a hipófise, comprometendo várias de suas secreções. Cefaleia, perda visual, poliúria e polidipsia, associadas a baixa estatura, são características marcantes desse tipo de tumor. São tumores que ocorrem preferencialmente entre os 6 e os 14 anos, apresentam componente cístico e sólido, e calcificações podem ser detectadas no seu interior por meio de tomografia computadorizada.

Germinoma da pineal, astrocitoma e gliomas (associados à neurofibromatose) também são causa de HH. Adenomas intrasselares são mais raros.

Doenças infiltrativas, como histiocitose de células de Langerhans, granulomas por tuberculose, sarcoidose e hemocromatose, podem comprometer a produção gonadotrófica. Outras causas incluem hipofisite pós-infecciosa, lesões vasculares, traumas, cirurgia, hidrocefalia e displasia septo-óptica com agenesia do septo pelúcido e comprometimento das vias ópticas (mutação do gene *HESX-1*). Os tratamentos radioterápicos em doses superiores a 50 Gy podem causar HH.

Hipopituitarismo idiopático

Mutações em genes *homeobox* que codificam fatores de transcrição envolvidos no desenvolvimento hipofisário, em geral autossômicos recessivos, podem causar deficiências hipofisárias combinadas, implicando as gonadotróficas. *PROP1*, *HESX-1* e *LHX3* são alguns dos genes envolvidos com hipogonadismo hipogonadotrófico.

Quadros sindrômicos

A síndrome de Prader-Willi ocorre a partir da deleção ou translocação do cromossomo 15q11.3, microdeleções de origem paterna (70% dos casos) ou dissomia uniparental maternal (20% dos casos). O quadro clínico é bastante característico, com hipotonia importante no período neonatal, cursando com obesidade a partir dos 5 a 6 anos de idade, ao lado de retardo mental, baixa estatura e hipogonadismo. Em meninas, há hipoplasia genital, com clitóris pequeno e lábio menor pouco desenvolvido, amenorreia primária em 56% dos casos, e a menarca ocorre após os 15 anos de idade em 44% das pacientes.

A síndrome de Laurence-Moon e a síndrome de Bardet-Biedl cursam com atraso puberal, numa herança autossômica recessiva. Baixa estatura, retinite pigmentosa, atraso mental e ataxia fazem parte do quadro. A síndrome de Bardet-Biedl pode ser uma entidade distinta, decorrente de mutações em pelo menos 14 genes diferentes. Apresenta distrofia retiniana, polidactilia, obesidade, atraso mental e hipogenitalismo. A maioria dos pacientes apresenta hipogonadismo hipogonadotrófico.

Hipogonadismo hipergonadotrófico

Nesse caso, o comprometimento primário é da gônada, e o eixo hipotálamo-hipófise-gônada reage com produção excessiva de gonadotrofinas (hipergonadotrófico).

A forma mais comum é a síndrome de Turner, com incidência de 1/1.500 mulheres nascidas vivas. A causa é a perda ou anormalidade do cromossomo X, e a metade das pacientes apresenta cariótipo 45,X, enquanto 20% a 30% apresentam mosaicismos. O quadro se deve à perda do gene *SHOX*, no braço curto do cromossomo X, próximo à região pseudoautossômica. A perda desse gene está associada à baixa estatura, gônadas disgenéticas ("em fita") e deformidade de Madelung (alteração do rádio, que projeta a mão para o lado ulnar). O quadro clínico é variável, especialmente nas formas em mosaico, e muitas dessas meninas só têm seu diagnóstico estabelecido quando não entram em puberdade (atraso puberal) e não menstruam (amenorreia primária). Em toda menina com baixa estatura, é obrigatória a exclusão da síndrome de Turner, mesmo em ausência de outros estigmas.

Como as gônadas são disgenéticas, é preciso verificar se há algum fragmento de cromossomo Y, situação em que se indica a gonadectomia bilateral, já que o risco de malignização dessas gônadas é aumentado.[7]

A síndrome de Noonan pode ocorrer em meninos e em meninas, com frequência de 1/2.500 nascimentos e herança autossômica dominante. Os pacientes apresentam características muito semelhantes às da síndrome de Turner: baixa estatura, estenose pulmonar (na síndrome de Turner, os problemas cardíacos envolvem mais o lado esquerdo), miocardiopatia hipertrófica, baixa implantação dos cabelos, pescoço alado, deformidades de caixa torácica, cúbito valgo, linfedema, distúrbios da coagulação, alteração renal e retardo mental variável. A puberdade tende a ser atrasada em ambos os sexos. A fertilidade costuma ser normal no sexo feminino.

Várias outras formas de disgenesia gonadal, 46,XX ou 46,XY, podem se apresentar com um fenótipo feminino e hipogonadismo hipergonadotrófico.

Outras etiologias incluem: insuficiência ovariana autoimune em meninas portadoras das síndromes poliglandulares autoimunes tipos 1 e 2; e lesões gonadais decorrentes de radioterapia ou quimioterapia.

Avaliação clínica

Ao se avaliar uma menina com atraso puberal, vários dados de anamnese são importantes: como essa menina vem crescendo? Há doenças crônicas envolvidas? Que tipo de medicação essa criança/adolescente vem utilizando? Fez radioterapia ou quimioterapia? Há história de galactorreia? Há dificuldades escolares? Há atraso no desenvolvimento de linguagem e no desenvolvimento neuropsicomotor?

A curva de crescimento pode trazer informação importante. Por exemplo, uma menina que tenha nascido com peso e comprimento normais, cresce adequadamente e, a partir de 2 a 3 anos de idade, desacelera seu crescimento e passa a crescer com velocidade normal, mas num canal de crescimento abaixo de seu alvo familiar, chama a atenção para um atraso constitucional de crescimento e puberdade (ACCP). Esse dado é reforçado se houver história familiar de ACCP.

Em uma menina desnutrida, com história de doença crônica e uso expressivo de glicocorticoides, já se vê a razão para a puberdade não se iniciar ou não progredir adequadamente.

Galactorreia está presente em 50% das meninas com tumor hipofisário produtor de prolactina. Os atrasos de desenvolvimento neuropsicomotor estão presentes em vários quadros sindrômicos que cursam com atraso puberal. História de hipotonia nos primeiros dois anos de vida e um comer compulsivo, com obesidade, a partir de 5 a 6 anos de idade chamam a atenção para síndrome de Prader-Willi, que cursa com certo grau de retardo mental e puberdade atrasada.

Deve-se pesquisar anormalidades congênitas, como defeitos de linha média (fenda palatina, lábio leporino, incisivo único, úvula fendida, defeitos cardíacos), que podem sugerir deficiência de GnRH, bem como a presença de hipo/anosmia, que sugere síndrome de Kallmann.

A história familiar deve incluir a idade da menarca maternal, história de atraso de crescimento e de puberdade em pai e irmãos, estatura e consanguinidade dos pais.

Ao exame físico, peso, estatura, índice de massa corpórea (peso dividido pela altura ao quadrado), relação segmento superior/inferior, envergadura (dando ideia da proporcionalidade do corpo), estadiamento puberal (escala de Tanner) e presença de traços dismórficos que possam sugerir um quadro sindrômico devem ser obtidos. Em presença de obesidade, síndrome de Prader-Willi e de Bardet-Biedl devem ser lembradas.

Avaliação laboratorial e de imagem

Uma avaliação global da criança/adolescente é necessária para excluir doenças crônicas que possam estar impedindo a eclosão ou a progressão normal da puberdade: hemograma, ferritina, ureia, creatinina, perfil osteometabólico (cálcio, fósforo, fosfatase alcalina, calcidiol). Deve-se afastar doença celíaca (anticorpos antitransglutaminase, antiendomísio) e solicitar urina tipo 1 e urocultura.

Exames mais específicos devem incluir: DHEA-S (principal marcador da adrenarca), gonadotrofinas (LH basal acima de 0,6 UI/L por método imunofluorimétrico é considerado ativado para a puberdade), estradiol, prolactina, T4l/TSH, IGF-1.[8]

Ultrassonografia pélvica avalia o grau de estimulação estrogênica sobre o útero, além das condições ovarianas, e pode detectar alguma anormalidade anatômica.

A idade óssea é geralmente atrasada em mais de dois anos nos ACCPs. No entanto, um atraso maior que quatro anos está associado a uma previsão estatural final superestimada em 8 cm (porém, deve-se tomar cuidado ao dar previsão de altura nesses casos).

Cariótipo deve ser solicitado, especialmente em meninas com baixa estatura, já que os estigmas da síndrome de Turner podem não ser evidentes.

Em presença de hipogonadismo hipogonadotrófico, deve-se avaliar se há outras deficiências hipofisárias, como ACTH (dosar cortisol às 8 horas da manhã) e GH (dosar IGF-1), e analisar a função tireoidiana. O teste de estímulo com GnRH deve ser reservado a situações em que haja evidências de deficiências hipofisárias combinadas. Nesses casos, a ressonância nuclear magnética da região hipotálamo-hipofisária pode evidenciar malformações, tumores ou processos infiltrativos. Na suspeita de síndrome de Kallmann, deve-se fazer teste olfatório e avaliar, na ressonância nuclear magnética, bulbos e tratos olfatórios.

Avaliação de densitometria óssea de coluna lombar (L1 a L4) e corpo inteiro é recomendada no diagnóstico inicial de puberdade atrasada e, nos pacientes com osteopenia, 1 a 2 anos após o início da reposição hormonal.

Veja algoritmo de atraso puberal em meninas na Figura 42.2.

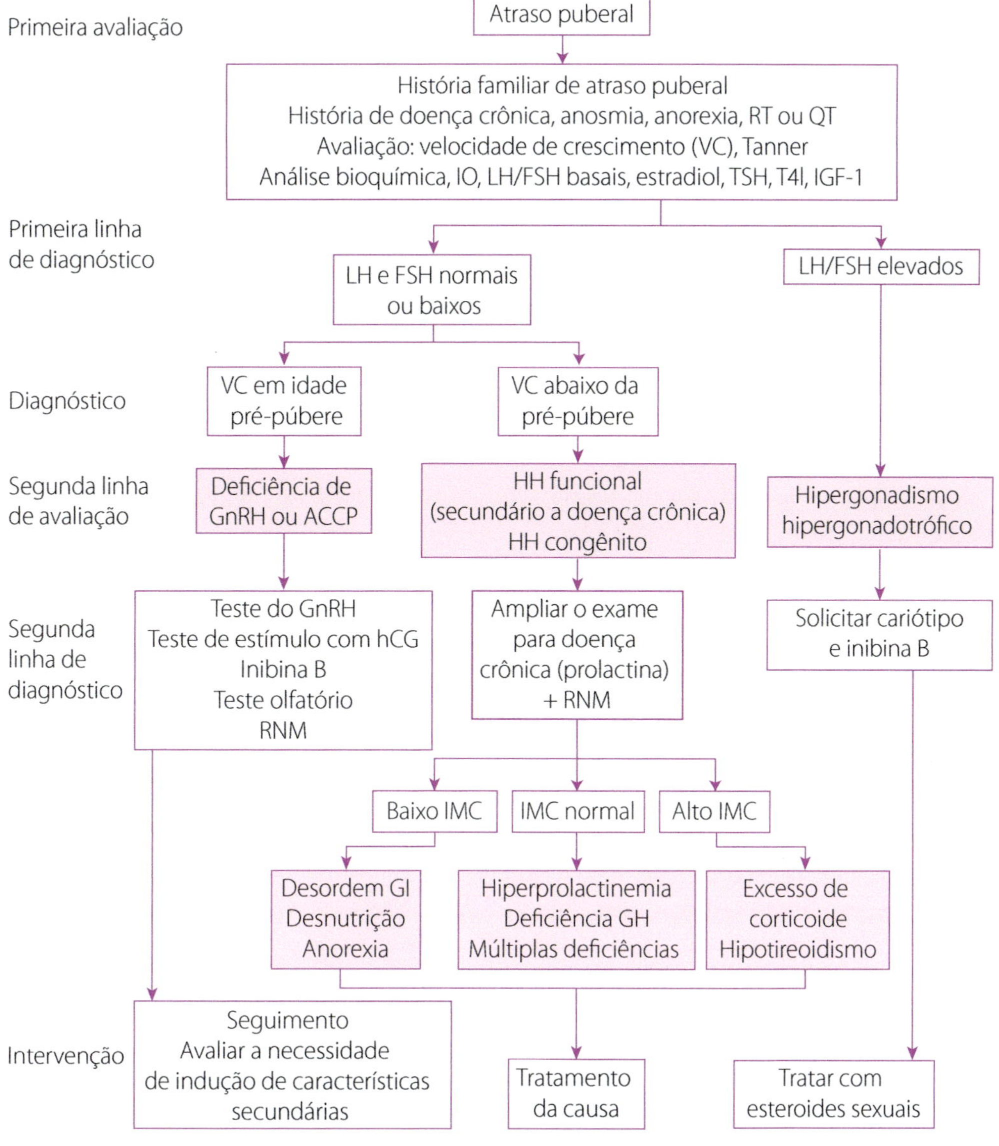

Figura 42.2 – Algoritmo de avaliação do atraso puberal em meninas.

Fonte: Desenvolvida pela autoria do capítulo.

Tratamento

O objetivo da reposição hormonal no atraso puberal em meninas é fazer a puberdade chegar o mais próximo possível do normal. As metas que a serem alcançadas são:

1. Permitir uma adequada aquisição dos caracteres sexuais secundários, especialmente um bom desenvolvimento mamário.
2. Permitir um bom crescimento uterino.
3. Propiciar um estirão puberal.
4. Atingir um pico de massa óssea adequado por volta dos 20 anos de idade (40% a 50% da massa óssea total é adquirida na puberdade).
5. Propiciar uma boa maturação e um bom ajuste psicológico.

Para tal, é importante que se comece com doses baixas de estrógenos, para permitir um adequado desenvolvimento mamário e uterino. Tal fase dura, em média, dois anos, iniciando-se por volta de 11 a 12 anos de idade e, a partir daí, a associação de progesterona, nas meninas com útero, vai mimetizar os ciclos menstruais normais.

Quanto a questões de fertilidade, tudo depende da etiologia do processo. Os problemas primariamente ovarianos têm uma probabilidade menor de proporcionar fertilidade, enquanto os hipogonadismos secundários (falta de estímulo ovariano por gonadotrofinas) ou terciários podem ser abordados no sentido de se induzir ovulação. Neste capítulo, abordaremos o tratamento de reposição estrogênica para indução e manutenção da puberdade e a associação a progesterona para permitir menstruações regulares.

Para a indução de puberdade, os estrógenos naturais (17-beta-estradiol) são os preferidos, e a via de administração mais recomendada é a transdérmica, por evitar uma primeira passagem hepática, o que minimiza efeitos colaterais, especialmente cardiovasculares, e evita a redução das concentrações de IGF-1, vistas com preparações orais.[9]

Os adesivos (*patches*) têm apresentações de 25, 50 e 100 mcg e podem ser cortados para que se dê uma fração dessas doses. Costuma-se iniciar com 1/8 do *patch* de 25 mcg (3,1 mcg), colocado às segundas-feiras e às quintas-feiras, por exemplo. A cada 3 a 6 meses, a dose é aumentada, para ¼, depois para ½, até se chegar à dose de 1 adesivo de 25 mcg, 2 vezes por semana; e eventuais ajustes podem ser feitos posteriormente. A progressão da dose é ditada pelo ritmo de evolução clínica da puberdade, especialmente pelo desenvolvimento mamário e uterino.

Se a aplicação transdérmica não puder ser realizada (p. ex., por dermatite no local da colocação ou desconforto com o uso transdérmico), a via oral também permite uma boa feminização. Existem preparações de 17-beta-estradiol de 1 e 2 mg. Inicia-se com ¼ de comprimido de 1 mg (0,25 mg) e faz-se a progressão de dose, de acordo com a evolução clínica.

Uma vez atingida uma boa feminização, para as meninas que apresentam útero, inicia-se a administração de progesterona. Temos utilizado acetato de medroxiprogesterona na dose de 5 a 10 mg/dia, por 7 a 10 dias, ao final do ciclo, imitando a fase progestacional de uma menina normal. Uma vez suspensa a progesterona, ocorrerá a menstruação. Atualmente, dispomos de progesterona natural, que pode ser utilizada no lugar da medroxiprogesterona.

O uso de etinil-estradiol também pode ser feito, iniciando-se com uma dose de 2 a 2,5 mcg/dia, por 6 meses a 1 ano, passando-se a 5 mcg/dia e chegando-se a 10 a 15 mcg/dia, para se atingir uma dose adulta de 20 mcg/dia.

Na Unidade de Endocrinologia Pediátrica, utilizamos por muito tempo os estrógenos conjugados, iniciando com uma dose de 0,3 mg em dias alternados e escalonando a dose até 0,625 a 2,5 mg/dia.

Comparando-se as doses das diferentes preparações estrogênicas, pode-se dizer que 50/100 mcg do *patch* de 17-beta-estradiol equivalem a 2 mg de 17-beta-estradiol oral, a 20 mcg de etinil-estradiol e a 1,25 mg de estrógenos conjugados.[10]

Considerações finais

No caso de uma menina com atraso puberal, pode haver apenas uma condição fisiológica de atraso constitucional do crescimento e puberdade, que se resolverá com o decurso do tempo, e essa menina fará sua puberdade em época posterior, mas com todas as características de uma mulher normal e fertilidade preservada. Em contrapartida, também pode se tratar de uma disgenesia gonadal, em que a puberdade não ocorrerá espontaneamente e haverá ausência de fertilidade. Entre esses extremos, um grande número de condições clínicas pode estar presente. Muitas vezes não é fácil fazer essas distinções e precisamos de uma boa anamnese, correta avaliação clínica, exames laboratoriais e de imagem e eventuais testes de estimulação para chegar a um diagnóstico definitivo e, consequentemente, dar o prognóstico e o tratamento adequados.

A reposição hormonal, quando indicada, devolve a essas meninas suas características sexuais secundárias, com bom desenvolvimento mamário, útero adequadamente desenvolvido e apto a uma eventual gestação. Há várias opções de reposição hormonal, com compostos e com vias de administração diferentes. Para cada paciente, a escolha conjunta do melhor método é sempre aconselhável.

REFERÊNCIAS BIBLIOGRÁFICAS

1. Damiani D. Fisiologia da Puberdade. In: Damiani D (ed.). Endocrinologia na prática pediátrica. 3. ed. São Paulo: Editora Manole; 2016. p. 37.
2. Steinmetz L, Passone CGB, Paulino MCR, Manna TD. Puberdade atrasada. In: Damiani D (ed.). Endocrinologia na prática pediátrica. 3. ed. São Paulo: Editora Manole; 2016. p. 228-230.
3. Palmert MR, Dunkel L. Delayed puberty. N Engl J Med. 2012;366:443-53.
4. Sarchielli E, Comeglio P, Squecco R, Ballerini L, Mello T, Guarnieri G, Idrizaj E, Mazzanti B, Vignozzi L, Gallina R, Maggi M, Vannelli GB, Morelli A. Tumor nesis factor alpha impairs kisspepetin signaling in human gonadotropin-releasing hormone primary neurons. J Clin Endocrinol Metab. 2017;102:46-56.
5. Amato LGL, Latronico AC, Silveira LFG. Molecular and genetic aspects of congenital isolated hypogonadotropic hypogonadism. Endocrinol Metab Clin N Am. 2017;46:283-303.
6. Argente J. Diagnosis of late puberty. Horm Res. 1999;51(suppl. 3):95-100.
7. Donaldson MD, Gault EJ, Tan KW, Dunger DB. Optimising management in Turner syndrome from infancy to adult transfer. Arch Dis Child. 2006;383:1250-63.
8. Traggiai C, Stanhope R. Delayed puberty. Best Pract Res Clin Endocrinol Metab. 2002;16(1):139-51.
9. Phelan N, Conway SH, Llahana S, Conway GS. Quantification of the adverse effect of ethinylestradiol containing oral contraceptive pills when used in conjunction with growth hormone replacement in routine practice. Clinical Endocrinology. 2012;76(5):729-33.
10. Ankarberg-Lindgren C, Dristom B, Norjavaara E. Physiological estrogen replacement – Therapy for puberty induction in girls: a clinical observational study. Horm Res Paediatr. 2014;81(4):239-44.

43

Amenorreia Hipergonadotrófica

- Edson Santos Ferreira Filho
- Vanessa Heinrich Barbosa de Oliveira
- José Alcione Macedo Almeida
- Edmund Chada Baracat

Etimologicamente, amenorreia é uma palavra de origem grega – A (negação) + MEN (mês) + RHEON (correr, fluir) –, ou seja, a ausência do "fluido mensal", ausência do fluxo menstrual. Por definição, é a ausência ou cessação anormal da menstruação. É um sintoma, não é um diagnóstico definitivo; portanto, impõe-se a necessidade de investigação minuciosa.

Definições e classificação

A classificação mais comum divide-a em amenorreia primária (ausência de menarca aos 15 anos de idade) ou secundária (ausência de menstruação por mais de três meses consecutivos em mulheres que anteriormente tinham ciclos menstruais regulares ou seis meses naquelas com menstruações irregulares).[1] No entanto, sob essa perspectiva, as etiologias de amenorreia primária e secundária se sobrepõem. Sendo a etiologia o fator de maior importância para tratamento e prognóstico, neste capítulo optamos por classificar as amenorreias por etiologia (Figura 43.1).

Assim, uma paciente pode apresentar amenorreia primária hipergonadotrófica – causada por disgenesia gonadal pura – ou amenorreia secundária hipergonadotrófica – causada por insuficiência ovariana prematura.

Nesse contexto, a anamnese e o exame físico são imprescindíveis na determinação da etiologia conforme a classificação. Além disso, é de fundamental importância afastar a possibilidade de gravidez.[1]

Para classificação das amenorreias, devem ser avaliados os níveis de gonadotrofinas apresentados pela paciente (Tabela 43.1).

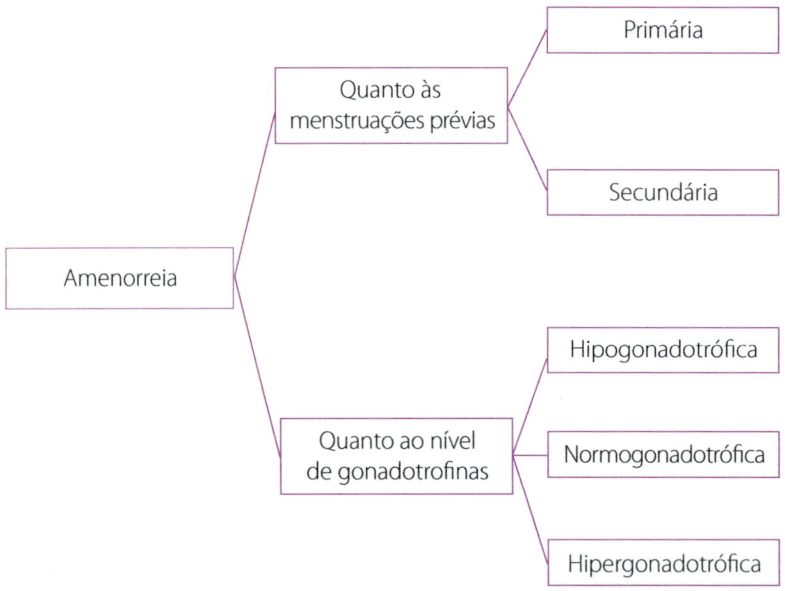

Figura 43.1 – Fluxograma – Classificação das amenorreias.

Fonte: Desenvolvida pela autoria do capítulo.

Tabela 43.1 – Níveis de gonadotrofinas para a classificação das amenorreias.

Situação clínica	***FSH sérico***	***LH sérico***
Normal	5 a 20 IU/L, com o pico do meio do ciclo cerca de 2 vezes o valor basal	5 a 20 IU/L, com o pico do meio do ciclo cerca de 3 vezes o valor basal
Status hipogonadotrófico	< 5 IU/L	< 5 IU/L
Status hipergonadotrófico	> 20 IU/L	> 40 IU/L

Fonte: Adaptada de Speroff e Fritz, 2005.[2]

As principais causas de amenorreia hipergonadotrófica estão organizadas no Quadro 43.1.

Quadro 43.1
Causas de hipogonadismo hipergonadotrófico.

Disgenesia gonadal

1. Cariótipo anormal
   - Síndrome de Turner
   - Mosaico
2. Cariótipo normal
   - Disgenesia gonadal pura
     - 46, XX
     - 46, XY

(*continua*)

Quadro 43.1 Causas de hipogonadismo hipergonadotrófico. (*Continuação*)
Agenesia gonadal
Defeito enzimático
3. Deficiência de 17-alfa-hidroxilase
4. Deficiência de 17,20-liase
5. Deficiência de aromatase
Insuficiência ovariana prematura
6. Idiopática
7. Injúria ▪ Quimioterapia ▪ Radiação ▪ Ooforite pelo vírus da caxumba
8. Ovários resistentes ▪ Idiopática ▪ Mutação do receptor de FSH ▪ Mutação do receptor de LH
9. Doenças autoimunes
Galactosemia

Fonte: Adaptado de Practice Committee of American Society for Reproductive Medicine, 2008.[1] Modificado por Baracat e Soares-Jr., 2016.[3]

Quadro clínico

A anamnese e o exame físico cuidadosos devem buscar caracterizar a idade atual da paciente e a idade de início do desenvolvimento dos caracteres sexuais secundários, se houve ou não menstruação previamente e, se houve, quais as características do ciclo menstrual previamente e quais modificações ocorreram; evidência de disfunção psicológica ou estresse emocional; história familiar de anomalias genéticas; caracterizar o estado nutricional, a carga de atividade física realizada e a ingesta alimentar; se o crescimento e o desenvolvimento são normais; presença de um trato reprodutivo normal; se há evidência de doença do sistema nervoso central (SNC).[2]

Na história clínica, antecedentes como irradiação pélvica ou cirurgia ginecológica sugerem etiologia iatrogênica. Os antecedentes clínicos (p. ex., cardiopatia) podem indicar fenótipos de síndrome de Turner.[4] Em paciente com insuficiência ovariana prematura, o antecedente de caxumba nos faz pensar em ooforite viral. Conhecer os antecedentes familiares pode ajudar na identificação de casos de atraso constitucional do desenvolvimento puberal. Antecedente familiar de retardo mental em meninos é um indicativo da síndrome do X frágil.[6,7] Catarata, danos neurológicos e acometimento hepático estão entre as manifestações da galactosemia, que muitas vezes não ocorrem, pois é feito o diagnóstico neonatal precoce por meio da triagem neonatal. Se tratada, as pacientes com galactosemia sobrevivem e chegam à adolescência, porém um terço delas só terá desenvolvimento puberal sob uso de terapia hormonal; mais de 80% delas precisará de terapia hormonal por insuficiência ovariana prematura.[8]

Com relação ao exame físico, a ectoscopia pode fornecer achados relevantes para o diagnóstico de síndrome de Turner. Baixa estatura, atraso do desenvolvimento puberal, insuficiência ovariana, anormalidades cardíacas e renais, perda auditiva neurossensorial, problemas oftalmológicos, anormalidades tireoidianas, síndrome metabólica, doença inflamatória intestinal e problemas neurocognitivos são reconhecidamente comuns na síndrome de Turner. Pescoço alado, linfedema ou coarctação da aorta na infância devem prontamente indicar a realização do cariótipo do sangue periférico. Os estigmas turnerianos ainda incluem implantação baixa de cabelos e orelhas, cúbito valgo, palato estreito e micrognatia.[4,9]

Elevação dos níveis de pressão arterial estão associados a algumas formas de defeitos de síntese da suprarrenal – sobretudo, a deficiência da 17-alfa-hidroxilase e 17,20-liase. No entanto, estas não são as formas mais comuns; a forma mais comum de hiperplasia adrenal congênita é causada por mutações no gene *CYP21A2*, que codifica a enzima 21-hidroxilase. Nesses casos, na ausência de tratamento, há precocidade sexual e perda importante de sal que pode evoluir a óbito. Se a deficiência enzimática for de leve a moderada, não haverá perda importante de sal, sendo o hiperandrogenismo a marca clínica.[10]

A ausência de desenvolvimento mamário indica a ausência de ação estrogênica; pode haver pubarca sem telarca em razão da produção androgênica da suprarrenal. A presença de massas abdominais ou pélvicas pode sugerir transformação neoplásica de gônadas disgenéticas; na síndrome de Swyer, por exemplo, há incidência relatada de 15% a 35% de transformação neoplásica de células germinativas nas gônadas disgenéticas, sendo os tumores mais frequentes o disgerminoma e o gonadoblastoma.[11] O exame físico deve avaliar também o estado geral e nutricional da paciente, bem como seu peso, sua estatura e a proporcionalidade de seus segmentos corpóreos. Nesse sentido, a medida da envergadura (distância entre as pontas dos dedos com os braços esticados) se aproxima muito da altura. Diferenças maiores que 5 cm para a envergadura sugerem proporção eunucoide, consequência do não fechamento das epífises, subsequente ao hipoestrogenismo.[12]

O Quadro 43.2 relaciona os principais aspectos a serem avaliados no exame clínico.

Quadro 43.2
Aspectos relevantes do exame clínico.

Anamnese

- Idade da paciente
- Idade dos marcos de desenvolvimento puberal: telarca, pubarca e menarca (se houver)
- Desordens psicológicas e estresse
- Antecedentes pessoais (irradiação, cirurgia, malformações, infecções, doenças crônicas)
- Antecedentes familiares (casos semelhantes, retardo mental e consanguinidade)

Exame físico

- Estatura, peso, IMC e envergadura
- Estadiamento puberal de Tanner
- Propedêutica cardíaca
- Estigmas turnerianos
- Pressão arterial
- Sinais clínicos de hiperandrogenismo (hirsutismo, mudança da voz, clitoromegalia)
- Massa abdominal ou pélvica

Fonte: Adaptado de Fonseca et al., 2004.[13]

Diagnóstico e etiologias

Na investigação de amenorreias, considerar em qual compartimento ocorre o defeito auxilia no raciocínio diagnóstico. Reconhecem-se quatro compartimentos, expostos no Quadro 43.3.

Quadro 43.3 Avaliação das amenorreias por compartimento.
1. Defeitos anatômicos (vias canaliculares)
2. Defeitos gonadais
3. Causas hipofisárias
4. Causas hipotalâmicas

Fonte: Desenvolvido pela autoria do capítulo.

Neste capítulo, abordaremos as afecções do compartimento ovariano. A falta de função gonadal é marcada por níveis elevados de FSH. Uma vez diagnosticada amenorreia hipergonadotrófica, segue-se a análise do cariótipo (Figura 43.2). As principais causas já estão listadas no Quadro 43.1; discutiremos com mais detalhes a síndrome de Turner, as outras disgenesias gonadais e a insuficiência ovariana prematura.

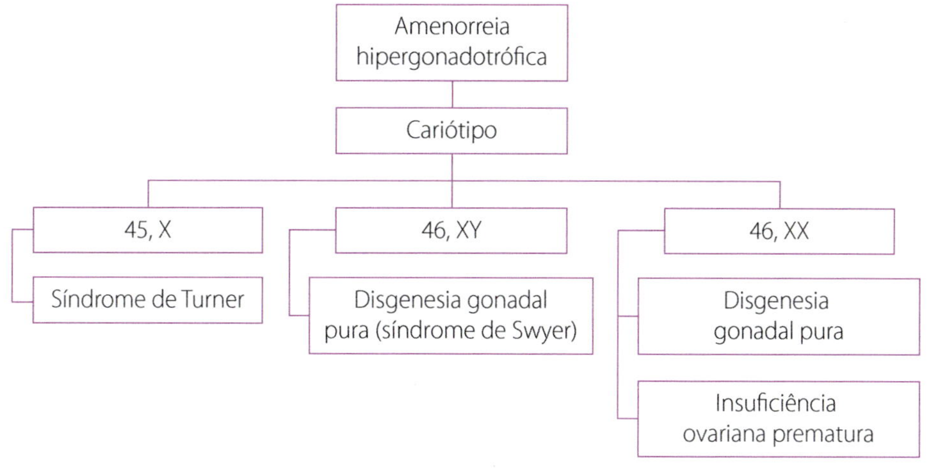

Figura 43.2 – Fluxograma – Cariótipo na investigação das amenorreias.
Fonte: Desenvolvida pela autoria do capítulo.

Síndrome de Turner

A síndrome de Turner resulta da perda parcial ou completa do segundo cromossomo X e tem uma prevalência de 1 em 2.000 a 2.500 crianças nascidas do sexo feminino.[4] A descrição inicial por Henry Turner em 1938 incluiu baixa estatura, infantilismo sexual, cúbito valgo e prega de pele redundante no pescoço (pterígio *coli*).[14] É geralmente diagnosticada na infância precoce, por conta dos achados fenotípicos clássicos. No entanto, há uma variabilidade significativa na sua apresentação clínica e, em especial, aqueles com menor grau de mosaicismo para monossomia X podem não apresentar o fenótipo clássico. Por definição, mosaicismo cromossômico é a existência de duas ou mais linhagens celulares com diferentes constituições cromossômicas no mesmo indivíduo; uma manifestação de mosaicismo é a assimetria corporal.[15] Essas mulheres jovens com hipogonadismo hipergonadotrófico apresentavam mais síndrome de Turner do que 46,XX e, mais raramente, 46,XY. Nas adolescentes, a linhagem celular 45,X foi observada em apenas 30% das pacientes. Muitas das demais pacientes apresentavam mosaicismo, sendo o cariótipo mais comum 45,X/46,XY. Outras formas de mosaicismo identificadas foram 45,X/46,XX e 45,X/47,XXX. Anormalidades estruturais do cromossomo X também foram relatadas em pacientes com linhagens celulares únicas ou mosaicismo, sendo a mais comum delas o isocromossomo para o braço longo de X (isocromossomo é um cromossomo que perdeu um de seus braços e o substituiu por uma cópia exata do seu outro braço).[9]

Embora a maioria curse com atraso de desenvolvimento puberal, 5% ou mais das mulheres com síndrome de Turner podem ter maturação sexual e função menstrual antes de desenvolver amenorreia secundária e hipogonadismo hipergonadotrófico e, inclusive, 1% a 2% delas podem engravidar espontaneamente. A análise citogenética deve ser sempre realizada em mulheres com amenorreia hipergonadotrófica de causa não identificada, mesmo na ausência de achados clínicos dismórficos sugestivos de anormalidade cromossômica, pois pacientes com deleções do braço longo do cromossomo X e portadoras de trissomia do X frequentemente podem apresentar amenorreia como único achado clínico. Entretanto, essa análise também é de extrema importância mesmo em pacientes sindrômicas, pois confirma o diagnóstico e identifica pacientes em risco, como naqueles casos que envolvem uma linhagem 46,XY.[9]

Outras disgenesias gonadais

A disgenesia gonadal (gônadas em fita) pode ocorrer com cariótipos normais (46,XX e 46,XY) e anormais (mais comumente, 45,X), em que a perda oocitária é acelerada a partir das 18 semanas de vida intrauterina. É caracterizada pela formação incompleta ou defeituosa das gônadas (ovário ou testículo) em decorrência de anomalias estruturais ou numéricas dos cromossomos sexuais ou mutações nos genes envolvidos no desenvolvimento da gônada. É um subconjunto único de distúrbios do desenvolvimento sexual (DDS) que engloba um amplo espectro de fenótipos, que variam entre masculino, ambíguo e feminino. Pode ser classificada como completa ou parcial, dependendo da morfologia gonadal.[16]

Na disgenesia gonadal com cariótipo 46,XX, o fenótipo é feminino, mas não há desenvolvimento espontâneo de características sexuais secundárias. As gonadotrofinas são elevadas e as gônadas, em fita. As gônadas em fita são semelhantes às encontradas em pacientes com síndrome de Turner; entretanto, pacientes com disgenesia gonadal não apresentam baixa estatura ou outros estigmas associados à síndrome de Turner. A condição é heterogênea, provavelmente compreendendo várias entidades etiológicas diferentes. Em muitos casos, é herdada como um traço autossômico recessivo, enquanto o restante dos casos parece esporádico. Em algumas formas, o defeito é restrito às gônadas, enquanto em outras as mulheres afetadas apresentam perda auditiva neurossensorial (síndrome de Perrault).[17] O diagnóstico da síndrome de Perrault baseia-se nos achados clínicos de perda auditiva neurossensorial em homens e mulheres e na disfunção ovariana em mulheres com cariótipo 46,XX. O diagnóstico é confirmado pela presença de variantes patogênicas bialélicas em um dos quatro genes (*HARS2*, *HSD17B4*, *LARS2* ou *CLPP*).[18]

Na disgenesia gonadal XY, há risco aumentado para o desenvolvimento de malignidade gonadal. Pacientes com disgenesia gonadal que têm um cromossomo Y ou material do cromossomo Y têm risco aumentado de desenvolver tumores de células germinativas, como gonadoblastoma ou carcinoma *in situ* (CIS), com potencial para transformação maligna em disgerminoma ou seminoma, respectivamente. O gonadoblastoma é uma neoplasia benigna de células germinativas do ovário, composta de células germinativas e células estromais do cordão sexual. Em 50% a 60% dos casos, os gonadoblastomas estão associados a tumores malignos de células germinativas, mais comumente a disgerminomas. O prognóstico é favorável quando o gonadoblastoma está associado ao disgerminoma, mas desfavorável quando associado a outros tumores de células germinativas, incluindo tumores do saco vitelino, seminomas, teratomas imaturos, carcinomas embrionários ou coriocarcinomas.[16]

Já na forma mista de disgenesia gonadal, algumas gônadas diferenciadas, bem como alguns rudimentos ovarianos ou testiculares, estão presentes. Também pode ser denominada assimétrica, atípica ou em mosaico. A disgenesia gonadal mista apresenta-se como testículo unilateral, geralmente intra-abdominal, também com uma gônada em fita no lado contralateral e estruturas müllerianas persistentes.[19] O cariótipo 45,X/45,XY é o mais frequente nesses casos, com predomínio de células 45,X nos linfócitos periféricos e nas gônadas. Clinicamente, evidencia-se com graus variáveis de ambiguidade genital.[19]

A disgenesia gonadal mista difere da disgenesia gonadal parcial. Também chamada de disgenesia gonadal incompleta, atípica ou pseudo-hermafroditismo masculino disgenético, a disgenesia gonadal parcial XY é caracterizada pela presença de cariótipo 46,XY, sem mosaicismo, em indivíduos com diferenciação testicular parcial, evidência de derivados dos ductos de Müller e ambiguidade genital sem sinais clínicos da síndrome de Turner. É uma variante da disgenesia gonadal pura 46,XY.[16]

Insuficiência ovariana prematura

Na insuficiência ovariana prematura (IOP), amenorreia, deficiência estrogênica persistente e elevação dos níveis de FSH ocorrem, por definição, antes dos 40 anos de idade; essa condição afeta 1% a 5% das mulheres. Pode ocorrer de maneira tão precoce a ponto de se manifestar como amenorreia primária ou secundária em adolescentes.[20,21] Embora a IOP em adolescentes esteja tradicionalmente associada à amenorreia primária e à puberdade tardia, uma proporção de meninas apresentará sangramento irregular que pode ser confundido com os distúrbios menstruais esperados da puberdade, retardando assim o diagnóstico.

Na maioria das vezes, a causa da IOP não é identificada, e essas mulheres são descritas como tendo etiologia idiopática.[22] Causas iatrogênicas (como quimioterapia e radioterapia) apresentam potencial de recuperação; há flutuação da função ovariana, com ciclos menstruais progressivamente mais irregulares, até a depleção oocitária completa. Nessa fase, a acurácia de uma dosagem isolada de FSH é insuficiente; por esse motivo, recomenda-se repetir após quatro semanas. Duas dosagens de FSH acima de 25 UI/L com pelo menos quatro semanas de intervalo são indicativas de insuficiência ovariana.[20]

Antes dos 30 anos de idade, a análise cromossômica é importante para identificar possíveis translocações do cromossomo sexual, deleção de braço curto ou a presença de um cromossomo Y (associado a maior risco de tumores gonadais). De 16% a 20% das mulheres carreadoras da pré-mutação para síndrome do X frágil experimentam insuficiência ovariana prematura.[21,23,24]

Os indivíduos afetados pela síndrome do X frágil têm uma fragilidade cromossômica característica em Xq27.3, daí seu nome. Verificou-se que a mutação é devida a uma sequência expandida de CGGs, que foi hipermetilada em indivíduos afetados. O gene foi denominado *fragile X mental retardation 1* (*FMR1*). Pacientes com retardo mental tinham mais de 200 repetições CGG localizadas na região 5' não traduzida do gene próximo à região promotora. A repetição CGG expandida hipermetilada que se estendeu para a região promotora foi denominada mutação completa. Uma vez que a mutação completa foi estabelecida como o mecanismo molecular da síndrome do X frágil, os alelos transportados por portadores obrigatórios não afetados, conforme determinado pela análise de linhagem de famílias com a síndrome do X frágil, foram caracterizados e demonstraram conter expansões menores de aproximadamente 55 a 200 repetições CGG (Figura 43.3). Essas expansões menores, denominadas pré-mutações, foram não metiladas. A prevalência de insuficiência ovariana prematura em mulheres que carreiam a pré-mutação do *FMR1* é estimada entre 13% e 26%. Portadoras de pré-mutação foram identificadas em 0,8% a 7,5% das mulheres com falência ovariana prematura esporádica e em até 13% das mulheres com insuficiência ovariana prematura familiar.[6]

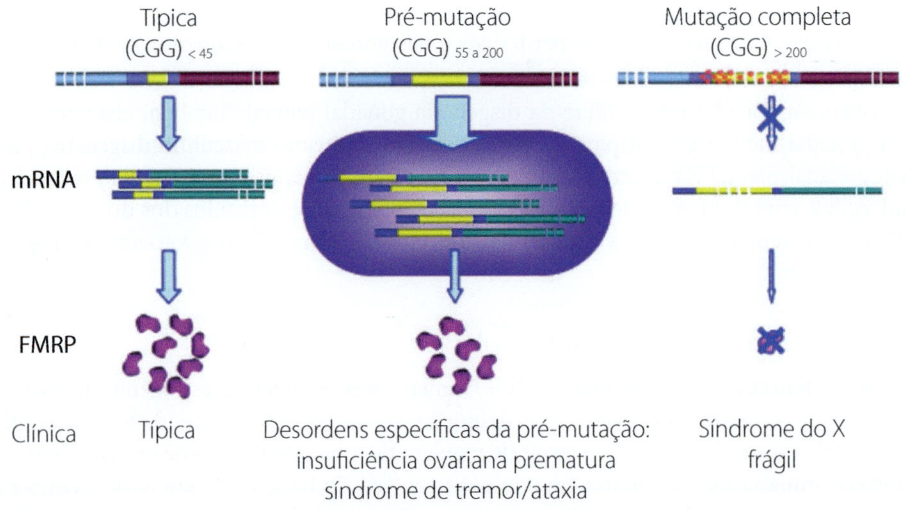

Figura 43.3 – Expressão de *FMR1* em mulheres normais, portadores de pré-mutação e portadores de mutação total.

Fonte: Adaptada de Wittenberger et al., 2007.[6]

Até 40% das mulheres com IOP podem ter anormalidades autoimunes, mais comumente tireoidite. IOP é um pouco mais comum em mulheres com diabetes melito tipo 1, miastenia *gravis* e doenças da paratireoide do que em mulheres hígidas. Embora extremamente rara, ooforite linfocítica autoimune pode ser identificada em pacientes com doença de Addison. Estes achados falam a favor de uma possível destruição ovariana imunomediada; no entanto, até o momento, não há marcadores séricos que possam confirmar uma IOP autoimune; tampouco há terapia efetiva para pacientes inférteis com IOP.[1]

A IOP é uma das complicações em longo prazo mais comuns, associada à galactosemia clássica, afetando a maioria das meninas e mulheres com galactosemia, apesar da detecção precoce e da restrição de galactose ao longo da vida. Apenas metade das pacientes que atinge a menarca espontaneamente cicla regularmente após 3 anos, cerca de 35% após 5 anos e menos de 15% após 10 anos. Como apenas 68% atingem a menarca espontaneamente, isso significa que, no final da adolescência, apenas um terço das mulheres jovens com galactosemia cicla regularmente sem terapia hormonal e, por volta dos 20 anos de idade, esse número cai para cerca de 10%.[8]

Tratamento, prognóstico e seguimento

Pacientes com amenorreia hipergonadotrófica, sobretudo no contexto da ginecologia da infância e adolescência, devem receber tratamento com estrogênio – associado ou não a progestagênio, dependendo da presença ou ausência de útero –, para promover e manter os caracteres sexuais secundários e reduzir o risco de desenvolverem osteoporose precocemente. Nas pacientes com amenorreia primária hipergonadotrófica sem desenvolvimento de caracteres sexuais secundários e com útero presente, o momento para a introdução do progestagênio é discutível, sendo certo que não é necessário desde o princípio. Deve-se esperar pelo menos dois anos após a introdução do estrogênio ou até que a mama tenha atingido estágio 3 de Tanner e Marshall. Quando a ultrassonografia estiver disponível, a avaliação uterina, pela proporção corpo-colo, também pode ser utilizada como referência. Nesse período, a avaliação deve ser mais frequente. A terapia hormonal é imprescindível, independentemente do diagnóstico etiológico; algumas considerações específicas, conforme o diagnóstico, no entanto, se fazem necessárias (Figuras 43.4 e 43.5).

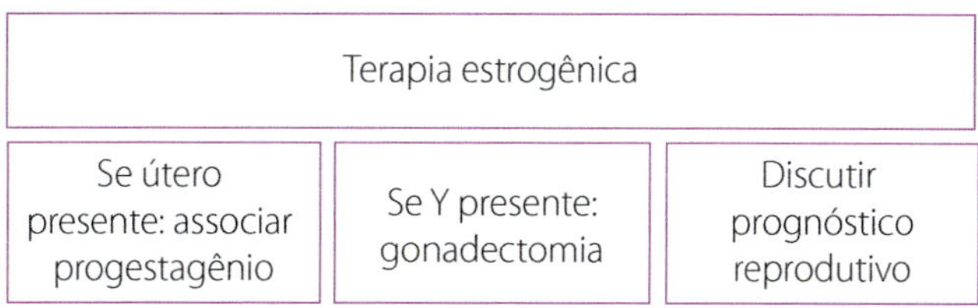

Figura 43.4 – **Bases do tratamento das pacientes com amenorreia hipergonadotrófica.**
Fonte: Desenvolvida pela autoria do capítulo.

Em razão da possibilidade de mediação imunológica, as pacientes com IOP supostamente idiopática devem ser testadas pelo menos uma vez para anticorpos anticórtex suprarrenal e/ou anti-21-hidroxilase (anti-21OH) e antitireoperoxidase (anti-TPO); se positivos, a avaliação da função suprarrenal ou tireoidiana deve ser criteriosamente realizada. O seguimento conjunto com a endocrinologia tem importante papel nesses casos, para avaliar a necessidade de reposição de corticosteroides, hormônios tireoidianos e hormônio do crescimento.[25]

Para prevenir o desenvolvimento de malignidade em pacientes com disgenesia gonadal XY, a gonadectomia geralmente é recomendada. Da mesma maneira, mosaicos de Turner que tenham um cromossomo Y ou material do cromossomo Y também devem ser submetidos a gonadectomia. Atualmente, a abordagem mais razoável é informar e envolver completamente a paciente no processo de tomada de decisão sobre o momento da gonadectomia, orientando-se que seja o mais precoce possível nos casos de maior risco de transformação maligna (genitália ambígua, gônadas intra-abdominais e síndrome de Turner com Y). A avaliação com métodos de imagem e marcadores tumorais (alfa-fetoproteína, beta-hCG e desidrogenase lática) não se mostra segura e não é indicada para seguimento das pacientes com fenótipo feminino e amenorreia hipergonadotrófica, mas pode ser realizada na avaliação pré-operatória para programação cirúrgica; a biópsia gonadal seriada também não é recomendada.[16]

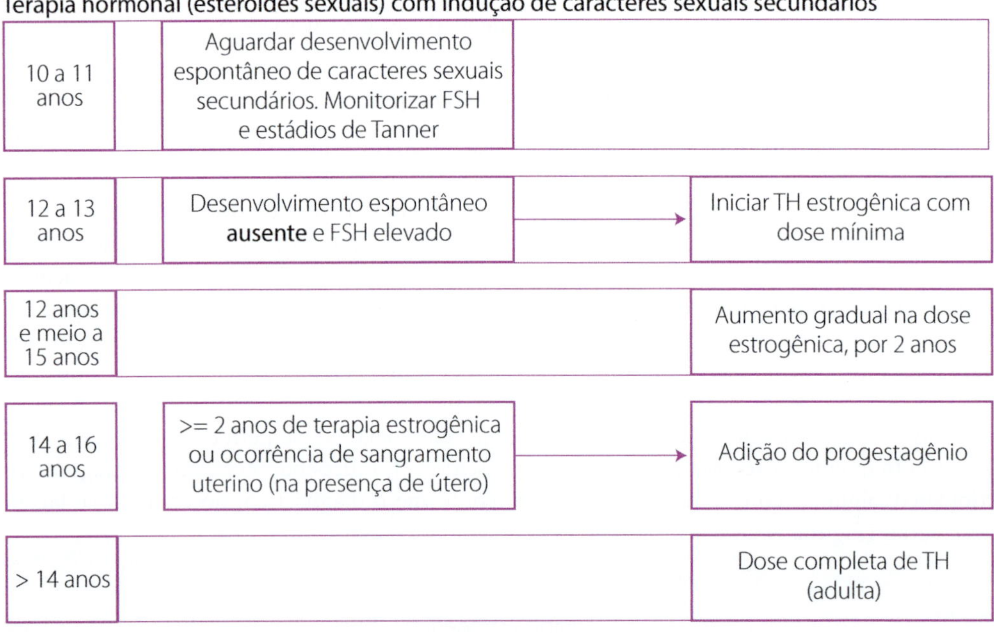

Figura 43.5 – Tratamento hormonal nas pacientes com amenorreia primária.
Fonte: Adaptada de Bondy, 2007.[25]

O prognóstico reprodutivo das pacientes com hipogonadismo hipergonadotrófico é reservado, principalmente na presença de insuficiência ovariana instalada. Na insuficiência ovariana instalada com útero presente e trófico, o tratamento possível é a gestação com ovodoação. Quando a função gonadal ainda é presente, a reserva ovariana não foi esgotada e a paciente tem menarca espontânea, é possível submetê-la a um estímulo ovariano com gonadotrofinas exógenas, captação e vitrificação de oócitos para uso posterior. Em pacientes pré-púberes, é possível o congelamento de tecido ovariano para posterior transplante autólogo e gestação natural, ou maturação oocitária *in vitro*, no entanto a criopreservação ovariana ainda é uma técnica de caráter experimental.[26]

Pacientes com síndrome de Turner que desejem gestar devem ser submetidas a avaliação pré-concepcional cardiológica e vascular criteriosas, na busca de coarctação e dilatação de aorta e demais defeitos cardíacos que trazem alta mortalidade na presença de gestação e podem ser, portanto, contraindicações absolutas.[27] Outro ponto importante é o aconselhamento genético do casal: quando há uso de gametas próprios ou perspectiva de gestação espontânea em portadoras de pré-mutação para *FMR1*, a avaliação genética é bem-vinda, com abordagem multidisciplinar.[6]

Nas pacientes com IOP, se a gravidez não é desejável, a contracepção deve ser considerada ao escolher opções de terapia hormonal, pois há chance de 5% a 10% de concepção espontânea, risco existente para pacientes com IOP não iatrogênica e sem disgenesia gonadal com amenorreia hipergonadotrófica instalada. O uso de contraceptivos combinados ou a combinação de estrogênio sistêmico com o dispositivo intrauterino liberador de levonorgestrel podem ser esquemas interessantes. Para as adolescentes, pode ser difícil utilizar terapia estrogênica no regime convencional de terapia hormonal pós-menopausa; para elas, a utilização de anticoncepcional hormonal combinado oral (AHCO) também pode funcionar como uma fonte de estrogênio, o que fornece para a paciente a sensação de estar mais próxima das meninas da mesma idade, porém apenas em fase posterior a indução e transição puberal.[20] No entanto, é importante lembrar que a terapia hormonal aparenta ser superior ao AHCO na aquisição e na preservação de massa óssea.[28]

Nas pacientes com Síndrome de Turner, o acompanhamento deve ser multidisciplinar, lembrando-se de realizar avaliações oftalmológicas, cardiológicas, otorrinolaringológicas e odontológicas periódicas.

REFERÊNCIAS BIBLIOGRÁFICAS

1. Practice Committee of American Society for Reproductive Medicine. Current evaluation of amenorrhea. Fertil Steril. 2008 Nov;90(suppl 5):s219-25.
2. Speroff L, Fritz MA. Clinical gynecologic endocrinology and infertility. 7th ed. Philadelphia: Lippincott Williams & Wilkins; 2005.
3. Baracat EC, Soares-Jr JM. Condutas em ginecologia baseada em evidências. São Paulo: Atheneu; 2016.
4. Shankar RK, Backeljauw PF. Current best practice in the management of Turner syndrome. Ther Adv Endocrinol Metab. 2018;9(1):33-40.
5. Morrison JC, Givens JR, Wiser WL, Fish SA. Mumps oophoritis: a cause of premature menopause. Fertil Steril. 1975;26(7):655-9.
6. Wittenberger MD, Hagerman RJ, Sherman SL, McConkie-Rosell A, Welt CK, Rebar RW, Corrigan EC, Simpson JL, Nelson LM. The FMR1 premutation and reproduction. Fertil Steril. 2007;87(3):456-65.
7. Tural S, Tekcan A, Kara N, Elbistan M, Güven D, Ali Tasdemir H. FMR1 gene mutation screening by TP-PCR in patients with premature ovarian failure and fragile-X. Gynecol Endocrinol. 2015;31(3):191-5.
8. Frederick AB, Zinsli AM, Carlock G, Conneely K, Fridovich-Keil JL. Presentation, progression, and predictors of ovarian insufficiency in classic galactosemia. J Inherit Metab Dis. 2018.
9. Reindollar RH. Turner syndrome: contemporary thoughts and reproductive issues. Semin Reprod Med. 2011;29(4):342-52.
10. Speiser PW, Azziz R, Baskin LS, Ghizzoni L, Hensle TW, Merke DP, Meyer-Bahlburg HF, Miller WL, Montori VM, Oberfield SE, Ritzen M, White PC. Congenital adrenal hyperplasia due to steroid 21-hydroxylase deficiency: an Endocrine Society clinical practice guideline. Endocrine Society. J Clin Endocrinol Metab. 2010;95(9):4133-60.
11. Moreira AI, Silva JC, Ferreira MS, Lanhoso A. Bilateral dysgerminoma in a patient with a previous diagnosis of Swyer syndrome. J Obstet Gynaecol Res. 2012;38(2):452-4.
12. Baykan EK, Erdoğan M, Özen S, Darcan Ş, Saygili LF. Aromatase deficiency, a rare syndrome: case report. J Clin Res Pediatr Endocrinol. 2013;5(2):129-32.
13. Fonseca AM, Bagnoli VR, Halbe HW, Pinotti JA. Ginecologia endócrina: manual de normas. São Paulo: Roca; 2004.
14. Turner HH. A syndrome of infantilism, congenital webbed neck, and cubitus valgus. Endocrinology. 1938;23:566-74.
15. Devriendt K, Fryns JP. Diagnostic evaluation for asymmetry: consider genetic mosaicism. Eur J Pediatr. 2004;163(10):634-5.
16. McCann-Crosby B, Mansouri R, Dietrich JE, McCullough LB, Sutton VR, Austin EG, Schlomer B, Roth DR, Karaviti L, Gunn S, Hicks MJ, Macias CG. State of the art review in gonadal dysgenesis: challenges in diagnosis and management. Int J Pediatr Endocrinol. 2014;2014(1):4.
17. Kousta E, Papathanasiou A, Skordis N. Sex determination and disorders of sex development according to the revised nomenclature and classification in 46, XX individuals. Hormones (Athens). 2010;9(3):218-131.
18. Newman WG, Friedman TB, Conway GS. Perrault Syndrome. In: Adam MP, Ardinger HH, Pagon RA, Wallace SE, Bean LJH, Stephens K, Amemiya A (ed.). GeneReviews® [Internet]. Seattle, WA: University of Washington, Seattle; 1993-2018.

19. Makhija D, Shah H, Tiwari C, Jayaswal S, Desale J. Mixed Gonadal Dysgenesis with an unusual "inverted" Y chromosome. Dev Period Med. 2016;20(3):178-180.
20. Webber L, Davies M, Anderson R, Bartlett J, Braat D, Cartwright B, Cifkova R, De Muinck Keizer-Schrama S, Hogervorst E, Janse F, Liao L, Vlaisavljevic V, Zillikens C, Vermeulen N. ESHRE Guideline: management of women with premature ovarian insufficiency. European Society for Human Reproduction and Embryology (ESHRE) Guideline Group on POI. Hum Reprod. 2016;31(5):926-37.
21. Maclaran K, Panay N. Current concepts in premature ovarian insufficiency. Womens Health (Lond). 2015;11(2):169-82.
22. Pouresmaeili F, Fazeli Z. Premature ovarian failure: a critical condition in the reproductive potential with various genetic causes. Int J Fertil Steril. 2014;8(1):1-12.
23. Allingham-Hawkins DJ, Babul-Hirji R, Chitayat D, Holden JJ, Yang KT, Lee C, Hudson R, Gorwill H, Nolin SL, Glicksman A, Jenkins EC, Brown WT, Howard-Peebles PN, Becchi C, Cummings E, Fallon L, Seitz S, Black SH, Vianna-Morgante AM, Costa SS, Otto PA, Mingroni-Netto RC, Murray A, Webb J, Vieri F et al. Fragile X premutation is a significant risk factor for premature ovarian failure: the International Collaborative POF in Fragile X study-preliminary data. Am J Med Genet. 1999;83(4):322-5.
24. Spath MA, Feuth TB, Smits AP, Yntema HG, Braat DD, Thomas CM, Van Kessel AG, Sherman SL, Allen EG. Predictors and risk model development for menopausal age in fragile X premutation carriers. Genet Med. 2011;13(7):643-50.
25. Bondy CA. Care of girls and women with Turner Syndrome: a guideline of the Turner Syndrome Study Group. Turner Syndrome Study Group. J Clin Endocrinol Metab. 2007;92:10-25.
26. Cordeiro CN, Christianson MS, Selter JH, Segars JH Jr. In vitro activation: a possible new frontier for treatment of primary ovarian insufficiency. Reprod Sci. 2016;23(4):429-38.
27. Gravholt CH, Andersen NH, Conway GS, Dekkers OM, Geffner ME, Klein KO, Lin AE, Mauras N, Quigley CA, Rubin K, Sandberg DE, Sas TCJ, Silberbach M, Söderström-Anttila V, Stochholm K, Van Alfen-van der Velden JA, Woelfle J, Backeljauw PF. Clinical practice guidelines for the care of girls and women with Turner syndrome: proceedings from the 2016 Cincinnati International Turner Syndrome Meeting. International Turner Syndrome Consensus Group. Eur J Endocrinol. 2017;177(3):1-70.
28. Cartwright B, Robinson J, Seed PT, Fogelman I, Rymer J. Hormone replacement therapy versus the combined oral contraceptive pill in premature ovarian failure: a randomized controlled trial of the effects on bone mineral density. J Clin Endocrinol Metab. 2016;101(9):3497-505.

44

Amenorreia Hipogonadotrófica

■ Ângela Maggio da Fonseca
■ Vicente Renato Bagnoli
■ José Maria Soares Júnior
■ José Alcione Macedo Almeida

Amenorreia hipogonadotrófica ou neural é a parada das menstruações decorrente de eventos gerados no sistema nervoso central. É chamada de amenorreia primária a ausência de menstruações até a idade de 16 anos, com desenvolvimento de caracteres sexuais secundários, ou até os 14 anos, sem a presença deles (pubarca, telarca); já amenorreia secundária é a cessação da menstruação por um período maior que três meses em mulher que já tenha menstruado.[1-3]

Mecanismo neuroendócrino do ciclo menstrual

Para ocorrer o sangramento menstrual em cada ciclo, todo o sistema neuroendócrino reprodutor deve funcionar de maneira precisa e harmônica. Os fenômenos neuroendócrinos que determinam o ciclo menstrual a partir da menarca iniciam-se durante a gestação e continuam ativos durante a infância e a puberdade. O sistema neuroendócrino é constituído pelo sistema nervoso central, pela hipófise e pelos ovários.

Hipotálamo e hipófise constituem uma unidade funcional inseparável, de tal maneira que a hipófise responde a estímulos diretos ou por intermédio de mediadores químicos do hipotálamo. No entanto, o organismo é um todo, de modo que outros órgãos e glândulas, como a tireoide, as suprarrenais, o pâncreas etc., também participam dessas modificações periódicas.[4]

O sistema nervoso central é complexo em razão das próprias características de suas estruturas. Dele participam áreas extra-hipotalâmicas e hipotalâmicas, como o sistema límbico, representado por neocórtex, amígdala, hipocampo e formação reticular do mesencéfalo, o qual tem a capacidade de captar estímulos ambientais internos e externos e transformá-los em estímulos neurais, controlando a liberação dos neuro-hormônios.

Há evidências de que o hipotálamo, por meio do fator de liberação hipotalâmico, regula a secreção dos hormônios adeno-hipofisários, constituindo o eixo neural da inter-relação neuroendócrina. É a via efetora motora comum de uma porção de estímulos integrados no sistema límbico. Do ponto de vista anatômico, está localizado na parte basal do diencéfalo e constitui o assoalho e as porções inferiores do terceiro ventrículo.[5]

O hipotálamo é constituído por núcleos cujas células secretam os neuro-hormônios, os quais são levados através dos cilindros-eixo para a eminência média, que é o lugar de depósito deles. Da eminência média, os neuro-hormônios são levados através do sistema porta-hipofisário para a hipófise anterior, onde, em contato com as células hipofisárias, fazem essas células secretarem as trofinas correspondentes.

O controle hipotalâmico sobre a hipófise se faz por meio dos centros tônico e cíclico. O centro tônico é o responsável pela descarga contínua, basal, do fator de liberação das gonadotrofinas; está localizado na área arqueada do núcleo ventromedial. Esse centro não é sensível a estímulos interoceptivos nem exteroceptivos. Já o centro cíclico está localizado na área pré-óptica supraquiasmática e é sensível a estímulos interoceptivos e exteroceptivos. Sabe-se que um mecanismo adrenérgico ou dopaminérgico está envolvido nessa função, em que atuam neurotransmissores: catecolaminas, serotonina, endorfinas e catecolestrogênios.[6]

Denomina-se mecanismo de *feedback* positivo quando, ao aumento do hormônio ovariano, ocorre aumento do hormônio gonadotrófico correspondente; e o mecanismo de *feedback* negativo se dá quando, na diminuição do hormônio ovariano, ocorre aumento do hormônio gonadotrófico correspondente.

A hipófise atua no mecanismo neuroendócrino por meio da adeno-hipófise, responsável pela secreção de hormônios que regulam especificamente as glândulas-alvo. Esses hormônios são chamados tropinas ou trofinas. As trofinas hipofisárias são constituídas de hormônios proteicos; e, em particular, as gonadotrofinas são glicoproteínas ou mucoproteínas. As gonadotrofinas hipofisárias são: hormônio folículo-estimulante (FSH), hormônio luteinizante (LH) e prolactina. É o sistema nervoso central que comanda o ciclo menstrual, atuando sobre os ovários, e o seu funcionamento harmônico é o que possibilita menstruações regulares.

Fatores etiopatogênicos

Alterações funcionais ou orgânicas no hipotálamo, na hipófise ou no sistema límbico podem causar a amenorreia hipogonadotrófica. Os principais fatores etiopatogênicos responsáveis por esse tipo de amenorreia estão expostos no Quadro 44.1.

Quadro 44.1
Fatores etiopatogênicos da amenorreia hipogonadotrófica.

Causas centrais
Hipotalâmicas
▪ Primária
▪ síndrome de Kallmann
▪ Iatrogênica
▪ Orgânica
▪ tumores
▪ traumatismos
▪ infecções/inflamações
▪ doenças crônicas debilitantes
▪ Das atletas

(*continua*)

Quadro 44.1 Fatores etiopatogênicos da amenorreia hipogonadotrófica. (*Continuação*)

Hipofisárias
▪ Tumores
▪ Infecções/inflamações
▪ Necroses
  ▪ síndrome de Sheehan
  ▪ pan-hipopituitarismo

Psicogênicas ▪ Desvios psicológicos ▪ Pseudociese ▪ Psicoses

Fonte: Adaptado de Hunter et al., 2006[7] e The Practice Committee of the American Society for Reproductive Medicine, 2008.[8]

Fisiopatologia

A alteração fundamental da amenorreia hipogonadotrófica é a disfunção do gerador hipotalâmico dos pulsos do hormônio liberador das gonadotrofinas (GnRH), o que causa insuficiência hipotalâmica, que pode ser primária, iatrogênica, orgânica ou das atletas.[9]

Insuficiência hipotalâmica

- **Primária:** essa forma, também considerada constitucional, acomete mulheres que, por insuficiência hipotalâmica, apresentam amenorreia primária, infantilismo sexual e baixos níveis de gonadotrofinas e esteroides sexuais.[10] Quando esse quadro está associado a anosmia, recebe a denominação de síndrome de Kallmann (Figuras 44.1A, 44.1B, 44.1C e 44.1D), entidade rara, determinada provavelmente por herança ligada ao X ou autossômica.[11-13]

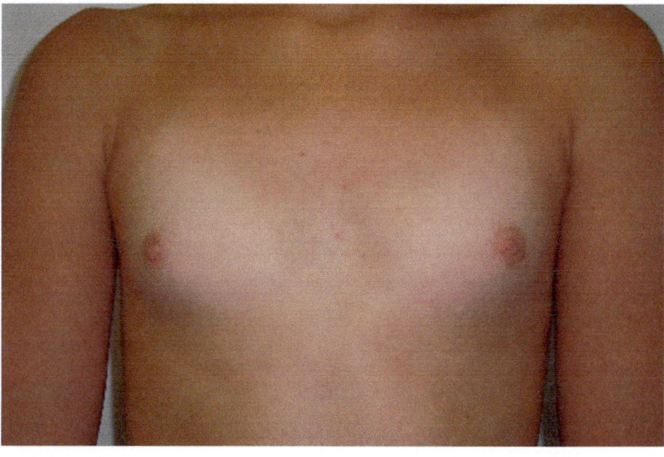

Figura 44.1A – Adolescente de 15 anos, sem desenvolvimento mamário, com amenorreia primária e anosmia: síndrome de Kallmann.

Fonte: Acervo da Clínica Ginecológica do HC-FMUSP.

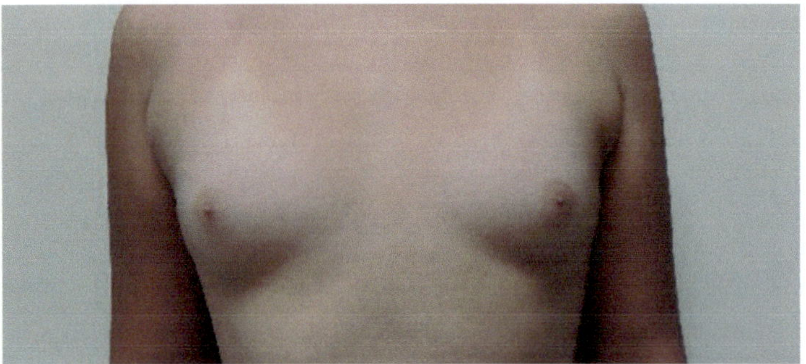

Figura 44.1B – Mesma paciente da Figura 44.1A, após 1 ano de hormonioterapia.
Fonte: Acervo da Clínica Ginecológica do HC-FMUSP.

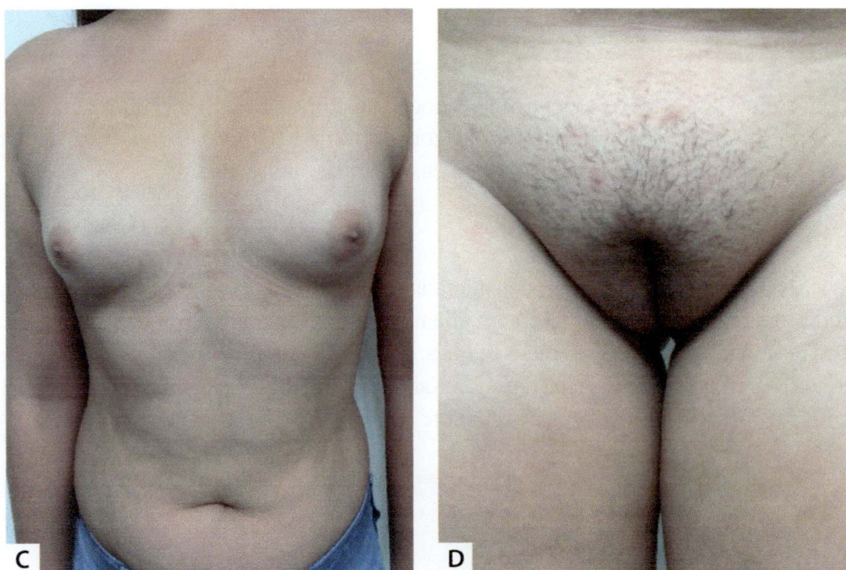

Figuras 44.1C e **44.1D** – Mesma paciente das Figuras 44.1A e 44.1B, após 2 anos de hormonioterapia.
Fonte: Acervo da Clínica Ginecológica do HC-FMUSP.

- Iatrogênica: essa forma de amenorreia é característica, podendo se apresentar isolada ou associada a galactorreia. Em geral, surge após irradiação ou uso de medicamentos como esteroides sexuais, fenotiazídicos, reserpina, sulpiride, imipramina e outros, ou ainda como complicação de hipofisectomia por tumor (Figuras 44.2A, 44.2B e 44.2C).

  Os níveis de gonadotrofinas em geral estão diminuídos, pois esses medicamentos interferem na função hipotalâmica, e muitos deles podem elevar os níveis de prolactina, o que caracteriza a amenorreia associada a galactorreia.[14]

- Orgânica: nas causas orgânicas do hipotálamo, as alterações de secreção, liberação ou transporte de GnRH determinam níveis baixos ou não cíclicos (padrão tônico) de FSH, LH e estradiol.[14,15]

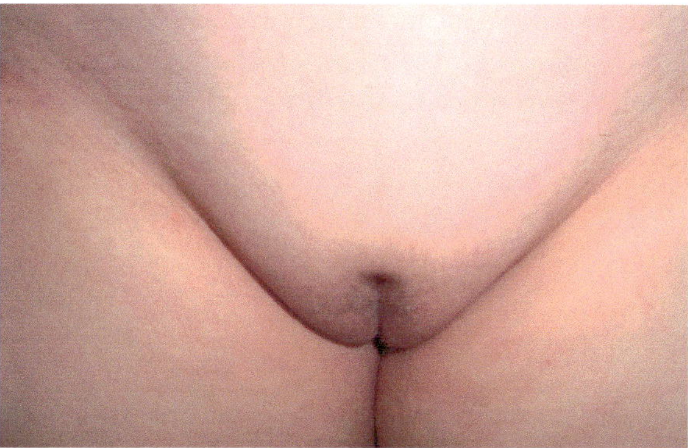

Figura 44.2A – Infantilismo genital em paciente de 13 anos, com hipofisectomia aos 10 anos.
Fonte: Acervo da Clínica Ginecológica do HC-FMUSP.

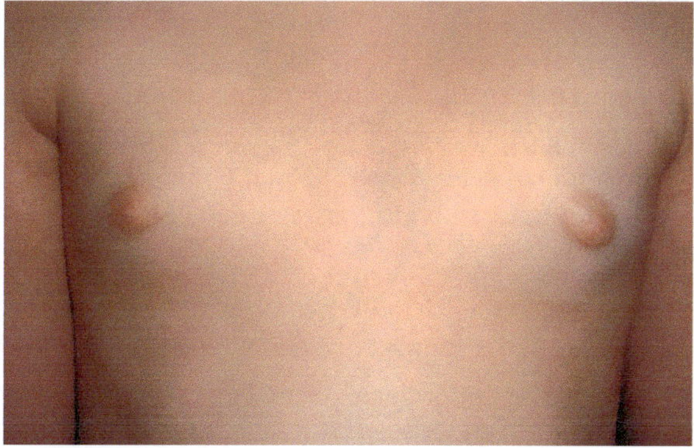

Figura 44.2B – Mesma paciente da Figura 44.2A: paciente de 13 anos, com ausência do desenvolvimento mamário.
Fonte: Acervo da Clínica Ginecológica do HC-FMUSP.

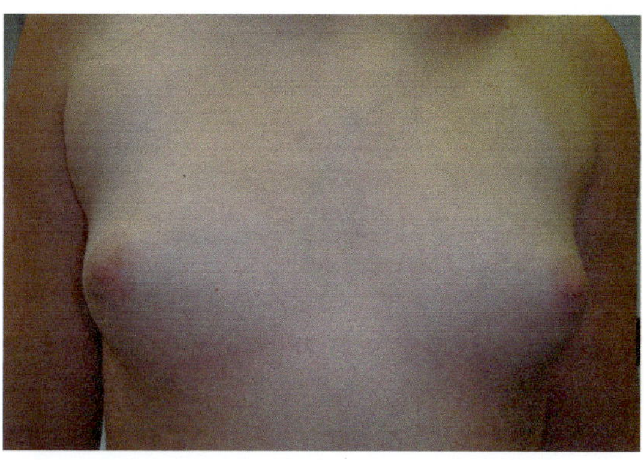

Figura 44.2C – Mesma paciente aos 16 anos, com reposição estrogênica.
Fonte: Acervo da Clínica Ginecológica do HC-FMUSP.

Várias são as causas cerebrais orgânicas que podem lesar o hipotálamo e comprometer a liberação das gonadotrofinas, bem como o seu transporte para a hipófise, tais como: tumores (craniofaringioma, disgerminoma, hamartoma, histiocitose de células de Langerhans, teratoma, tumor do seio endodérmico, carcinomas metastáticos); radiação; traumatismos; infecções/inflamações (tuberculose, sífilis, encefalite/meningite, sarcoidose); doenças crônicas debilitantes (insuficiência renal crônica, diabetes, doenças tireoidianas).[16]

- **Das atletas:** relacionada ao exercício físico, afeta corredoras de longa distância, ginastas, nadadoras ou dançarinas de balé, expressando o custo metabólico do gasto energético sem o adequado aporte energético. Está relacionada a alterações nos níveis de endorfinas que acarretam amenorreia de origem central.[17,18]

Amenorreia hipofisária

As alterações das trofinas hipofisárias decorrentes de tumores, infecções/inflamações e necroses podem causar a amenorreia hipogonadotrófica.

- **Tumores hipofisários:** o tumor mais frequente é o adenoma cromófobo, que, além da amenorreia, apresenta galactorreia, cefaleia e transtornos visuais. Outras neoplasias são o adenoma basófilo, que se manifesta clinicamente pela doença de Cushing, e o adenoma acidófilo, responsável pela acromegalia, sendo a amenorreia manifestação secundária. Essas neoplasias determinam sintomas de acordo com os hormônios por elas secretados, assim como por compressão de estruturas vizinhas, razão pela qual o quadro clínico, apesar de polimorfo, é sugestivo.[19,20]
- **Doenças inflamatórias/infecciosas:** doenças como a sarcoidose, hemocromatose e hipofisite linfocitária também são responsáveis pelas alterações nas trofinas hipofisárias.
- **Síndrome de Sheehan:** é de importância para o ginecologista e resulta da insuficiência da hipófise em graus variados, por necrose parcial ou total do seu lobo anterior, decorrente de complicações do ciclo grávido-puerperal de caráter hemorrágico. Durante a gravidez, a glândula pituitária aumenta em razão da estimulação pelo estrogênio dos lactotropos; esse tecido aumentado pode comprimir a artéria hipofisária superior – uma fonte importante de sangue para a hipófise anterior –, tornando a glândula vulnerável às mudanças no suprimento de sangue. Mulheres com perda significativa de sangue no parto podem desenvolver necrose isquêmica da glândula pituitária, resultando em hipopituitarismo.[16] Segundo Sheehan & Davis (1968),[21] a doença é tanto mais grave quanto maior o comprometimento da glândula. Nos casos mais graves, ocorre o pan-hipopituitarismo, com deficiência importante dos hormônios gonadotróficos (FSH e LH), adrenocorticotrófico (ACTH), tireotrófico (TSH) e hormônio do crescimento (GH), provocando deficiência das glândulas-alvo, baixos níveis de estradiol, progesterona, tri-iodotironina (T3), tetraiodotironina (T4) e cortisol.[22]

Amenorreia psicogênica

As alterações psicogênicas que mais comumente provocam amenorreia hipogonadotrófica são os desvios psicológicos, pseudociese e psicoses. Esses distúrbios estão relacionados às influências do sistema límbico que, pela produção irregular das aminas biogênicas, atuam de maneira atípica no hipotálamo e na hipófise, comprometendo a liberação das gonadotrofinas.

- **Desvios psicológicos:** são representados principalmente por: perfeccionismo exagerado; baixa autoestima; capacidade limitada de lidar com os estresses diários da vida; presença de sentimento geral de ineficiência ou falta de controle; menor grau de excitabilidade sexual subjetiva; e desvios nutricionais, como a anorexia nervosa, síndrome de etiologia desconhecida que está associada a anomalias endócrinas múltiplas.[1,23] Na anorexia nervosa, ocorrem várias alterações nos neurotransmissores (especialmente na serotonina), nos neuropeptídios (neuropeptídeo Y e colecistoquinina) e na leptina, envolvidos na regulação do apetite humano. Há dúvidas se a alteração do apetite é secundária ou etiológica (primária).[24] Caracteriza-se por inapetência e aversão por alimentos e caminha para inanição grave, acarretando letargia, apatia e amenorreia. Ocorrem alterações principalmente na secreção de GnRH, determinando modificações nos esteroides sexuais e alterações metabólicas.[25-28] As complicações compreendem: amenorreia; ossos frágeis durante a adolescência, seguidos de aumento da perda óssea, resultando em baixa densidade óssea, arquitetura de osso degradada e osteoporose com fraturas patológicas; distúrbios hidroeletrolíticos; desidratação; arritmia cardíaca; e até mesmo a morte.[29] Distúrbios da alimentação aumentam o risco de aborto, parto prematuro e de recém-nascido com baixo peso ao nascer.[30,31]
- **Pseudociese:** esse quadro se apresenta ou por acentuado desejo de gravidez ou por intensa aversão a estar grávida. Clinicamente, apresenta-se com amenorreia, galactorreia e aumento do abdome. A disfunção neuroendócrina predominante é a redução das catecolaminas, que determinam modificações no perfil hormonal, em geral com hiperprolactinemia, níveis elevados do hormônio luteinizante e reduzidos do hormônio folículo-estimulante. A hiperprolactinemia, que pode estar presente nessas mulheres, seria fator importante na gênese do quadro.[32]
- **Psicoses:** podem surgir de maneira aguda ou já apresentar antecedentes de alterações comportamentais. Muitas vezes há referência de um ou mais fatores desencadeantes.

O estudo do sistema límbico (centros nervosos extra-hipotalâmicos) contribui para o conhecimento dos distúrbios emocionais e suas influências na endocrinologia feminina.[33,34] O aprimoramento no estudo dos neurotransmissores cerebrais tem demonstrado que o estresse emocional provoca alterações nos neurotransmissores supra-hipotalâmicos com estímulos irregulares no hipotálamo, resultando em modificações neuroendócrinas que determinam a amenorreia hipogonadotrófica.[35,36]

Diagnóstico

O diagnóstico das amenorreias hipogonadotróficas é feito com o auxílio de anamnese, exame físico geral e ginecológico, exames laboratoriais e de imagens.

Na insuficiência hipotalâmica primária, a amenorreia é primária, a diferenciação morfológica é feminina, nos padrões infantis, a estatura é normal e as proporções eunucoides. O raio X de crânio é normal. As dosagens hormonais mostram baixos níveis de gonadotrofinas e estrogênios. Se as gonadotrofinas (FSH, LH) são anormalmente baixas, é preciso localizar entre causa hipofisária (insuficiência hipofisária primária) e causa hipotalâmica (insuficiência hipotalâmica primária) que explique a perturbação da secreção hormonal. Para o diagnóstico diferencial, administram-se 100 mg de citrato de clomifeno (Clomid®) durante 5 dias, e o controle é feito por dosagens plasmáticas de FSH e LH feitas antes da administração e no 3º e no 5º dia depois dela. Na ausência de distúrbio hipofisário e hipotalâmico, há elevação do FSH e LH, indicando apenas um problema funcional hipotálamo-hipofisário, ou seja, desde que convenientemente estimulado, o sistema funciona.[37]

Já na presença de distúrbio hipotalâmico ou hipofisário, não há resposta. Assim, se não há resposta ao teste do clomifeno, é necessário pesquisar se a alteração é hipofisária ou hipotalâmica. Administra-se GnRH (hormônio liberador das gonadotrofinas) após coletar amostra basal por via endovenosa, 100 ug (HRF/Gonadorelina). Deve-se coletar amostras de soro nos tempos 15, 30, 45 e 60 minutos e dosar FSH e LH em todos os tempos. Durante o teste, a paciente não deve fumar, andar, comer ou beber. Se o distúrbio é hipotalâmico, com a administração do GnRH as gonadotrofinas aumentam. A falta de resposta indica que a alteração é hipofisária.[38] Segundo Laxmi et al. (2012),[39] o teste estimula não só a liberação como também a formação de LH.

Na amenorreia iatrogênica, a anamnese é fundamental, com a detecção dos medicamentos utilizados e da irradiação, pois com eles as dosagens das gonadotrofinas FSH, LH e estradiol estão diminuídas. É importante também a dosagem da prolactina, principalmente quando no exame físico se detecta galactorreia.[14]

Na amenorreia das atletas e de causas orgânicas, como tumores, radiações, traumatismos, infecções/inflamações e doenças crônicas debilitantes do hipotálamo ou da hipófise, a história é importante. Deve-se investigar, inclusive, antecedentes de doenças que comprometam o sistema nervoso central, pois podem aparecer manifestações clínicas de comprometimento neurológico. Também é importante realizar a dosagem laboratorial das gonadotrofinas hipofisárias (FSH, LH e prolactina), assim como exames específicos de doenças associadas, sugeridas pelo quadro clínico. Na suspeita de tumores, os exames indicados para a avaliação hipotalâmica são: estudo morfológico por meio de raio X do crânio, tomografia computadorizada e ressonância magnética, nos quais podem aparecer lesões que indiquem a presença de focos irritativos.[40]

Na síndrome de Sheehan, os sintomas são característicos e variam de acordo com o grau de comprometimento da hipófise, tais como ausência de lactação, amenorreia, atrofia vaginal e uterina, perda de pelos axilares e pubianos, queda da pressão arterial, apatia, diminuição da libido e, em casos graves, caquexia e óbito. As dosagens hormonais de FSH, LH, prolactina, ACTH, TSH e GH são importantes para a avaliação do comprometimento da hipófise e para auxiliarem no tratamento.

Na amenorreia psicogênica, tanto nos desvios psicológicos como na pseudociese e nas psicoses, a anamnese, com observação da história da moléstia atual e dos antecedentes, é fundamental. Nos exames laboratoriais, observam-se os hormônios FSH, LH, estradiol, prolactina e, principalmente na anorexia nervosa, deve ser realizada avaliação metabólica: glicemia, hemoglobina glicada, colesterol total e frações, triglicérides, proteínas totais e frações.

Tratamento

O tratamento da amenorreia hipogonadotrófica depende do fator etiopatogênico.

Nas causas primárias, tanto hipotalâmicas como hipofisárias, estão indicados os esquemas de reposição hormonal para diferenciação morfológica e manutenção dos caracteres sexuais.

O tratamento hormonal deve ser feito, primeiramente, para diferenciação morfológica, com estrogênios (valerato de estradiol: Primogyna®) 2 mg, 1 cp/dia, ou estrogênios conjugados (Estrogênios conjugados®) 0,625 mg ou 1,25 mg, 1 cp/dia, nos primeiros 6 ou 12 meses. A seguir, administra-se o tratamento hormonal substitutivo nas seguintes opções:

- Opção 1: comprimidos de valerato de estradiol 2 mg e norgestrel 0,25 mg. Tomar o valerato de estradiol, por via oral, durante 21 dias/mês, associado ao levonorgestrel 0,25 mg/dia nos últimos 10 dias (Cicloprimogyna®).
- Opção 2: comprimidos de estrogênios conjugados 0,625 mg ou 1,25 mg e progesterona micronizada (Ultrogestan®) 100 mg. Tomar o estrogênio conjugado por 21 dias/mês, associado a progesterona micronizada nos últimos 10 dias.[38]

Quando houver desejo de gravidez, induzir a ovulação: com citrato de clomifeno, se a alteração for funcional; ou com as gonadotrofinas, se a alteração for constitucional hipotalâmica ou hipofisária.

Na causa iatrogênica, basta suspender o fármaco e, em prazo variável, os ciclos menstruais se restabelecem; havendo desejo de solução rápida, pode-se utilizar o citrato de clomifeno (50 mg, 1 cp/dia, 5 dias/mês). Na presença de amenorreia e galactorreia, indica-se a utilização de agonistas dopaminérgicos (bromoergocriptina ou cabergolina) em doses variáveis a cada caso.[41]

O tratamento da amenorreia das atletas compreende a normalização do balanço energético. A indução de ciclos menstruais pode ser feita com a administração de ciclos artificiais, com valerato de estradiol, associado nos últimos 10 dias ao norgestrel.[1]

Mulheres que se recuperam da anorexia nervosa podem ter baixa massa óssea na coluna lombar e no colo do fêmur e devem ser reabilitadas o mais precocemente possível para maximizar o conteúdo mineral ósseo. Os hormônios ajudam a restabelecer a massa óssea.[42,43]

Nas lesões orgânicas, sempre que possível, deve-se utilizar o tratamento etiológico. Se ele não restabelecer a endocrinologia menstrual, deve-se utilizar ciclos artificiais com estrogênios e progestagênios para manter a diferenciação e o trofismo genital. Nas amenorreias com galactorreia de origem tumoral, usam-se agonistas dopaminérgicos (bromoergocriptina ou cabergolina), à semelhança dos utilizados na amenorreia hipotalâmica. No momento em que houver desejo de gravidez, deve-se indicar o melhor esquema de indução da ovulação, individualizado a cada caso. Deve-se salientar que, nos casos resistentes ao tratamento clínico, pode-se optar pelo tratamento cirúrgico.[13,41]

O tratamento da síndrome de Sheehan consiste na reposição dos hormônios, iniciando-se sempre pelos corticoides (prednisona), hormônios tireoidianos (tri-iodotironina) e esteroides sexuais (ciclos de estrogênios e progestagênios). As dosagens devem ser ajustadas para casa caso.[41]

O tratamento da amenorreia psicogênica deve ser orientado por psicoterapia de apoio, com a colaboração de profissional especializado (psiquiatra). Emprega-se substituição hormonal, para restabelecimento dos ciclos menstruais. Na pseudociese, estimula-se a ovulação com citrato de clomifeno.[41]

REFERÊNCIAS BIBLIOGRÁFICAS

1. Halbe HW, Fonseca AM, Ramos LO. Amenorreia hipotalâmica funcional: fisiopatologia e tratamento. Sinopse de Ginecologia e Obstetrícia. 2001;2:29-34.
2. Souza MA, Fonseca AM, Massabki JOP, Soares Jr JM, Baracat EC. Amenorreia primária: diagnóstico e tratamento. In: Baracat EC (ed.), Soares Jr JM (co-ed.). Condutas em ginecologia baseadas em evidência. Protocolos Assistenciais: Clínica Ginecológica Hospital das Clínicas – FMSUP. São Paulo: Editora Atheneu; 2016. cap. 55, p. 325-330.
3. Speroff L, Fritz MA. Amenorrhea. In: Clinical gynecologic endocrinology and infertility. 7th ed. Philadelphia: Lippincott Williams and Wilkins; 2005. p. 401-464.
4. Yen SSC. Anovulação crônica por disfunção do SNC, hipotálamo e hipófise. In: Yen SSC (ed.). Endocrinologia Reprodutiva. São Paulo: Roca; 1990.

5. Fonseca AM, Bagnoli VR, Halbe HW, Pinotti JA. Fisiologia menstrual – Série pós-graduação em ginecologia. São Paulo: Atheneu Editora, 1994. p. 211.
6. Novak ER, Jones GS, Jones Jr HW. Amenorreia. In: Tratado de ginecologia interamericana. Madrid; 1971.
7. Hunter TM, Diana L, Heiman MD. Amenorrhea: evaluation and treatment. American Family Physician. 2006;73(8):1374-82.
8. The Practice Committee of the American Society for Reproductive Medicine. Current evaluation of amenorrhea. Fertil Steril. 2008;90:219-250.
9. Gordon CM, Ackerman KE, Berga SL, Kaplan JR, Mastorakos G. Functional hypothalamic amenorrhea: an Endocrine Society Clinical Practice Guideline. J Clin Endocrinol Metab. 2017;102(5):1413-1439.
10. Fonseca AM, Paixão JS, Bagnoli VR, Arie WMY, Soares Jr JM. Amenorreia. In: Martins MA, Carrilho FJ, Alves VAF, Castilho EA, Cerri GG (ed.). Clínica Médica – Seção Saúde da Mulher. 2. ed. São Paulo: Editora Manole Ltda; 2016. v. 1, cap. 3, p. 488-497.
11. Jones JR, Kemann E. Olfacti-genital dysplasia in the female. In: Wynn RM (ed.). Obstetics and gynecology annual. New York: Appleton-Century-Crofts; 1976.
12. Stamou MI, Georgopoulos NA. Kallmann syndrome: phenotype and genotype of hypogonadotropic hypogonadism. Metabolism. 2017;s0026-0495(17)30300-1.
13. Souza MA, Fonseca AM, Bagnoli VR, Soares Jr JM, Baracat EC. Amenorreia. In: Baracat EC, Soares Jr JM (ed.). Investigação clínica e molecular em ginecologia. São Paulo: Atheneu; 2014. cap. 16, p. 125-136.
14. Fonseca AM, Bagnoli VR. Amenorreia. In: Piato S (ed.). Tratado de ginecologia. 2. ed. São Paulo: Editora Artes Médicas; 2002. cap. 55, p. 581-590.
15. Heber D, Severdloff RS. Down-regulation of pituitary gonadotropin secretion in postmenopausal females by continuous gonadotropin-releasing hormone administration. J Clin Endocr Metab. 1981;52:171.
16. Fourman LT, Fazeli PK. Neuroendocrine causes of amenorrhea: an update. J Clin Endocrinol. 2015;100(3):812-824.
17. Laughlin GA, Loucks AB; Yen SCC. Marked argumentation of nocturnal melatonin secretion in amenorrheic athletes, but not in cycling athletes unaltered by ooiodergic or dopaminergic blockade. J Clin Endocr Metab. 1991;73:1321.
18. Ariê WMY. Melatonina em reprodução humana. In: Fonseca AM, Bagnoli VR, Halbe HW, Pinotti JA (ed.). Fisiologia menstrual. São Paulo: Editora Atheneu; 1994.
19. Hartog M. Pituitary tumores. In: O'Riordan JLH (ed.). Endocrinology and metabolism. Edinburgh: Churchill Livingstone; 1978.
20. Lima GR, Baracat EC, Haidar MA. Amenorreia. In: Lima GR, Baracat EC (ed.). Ginecologia endócrina. Rio de Janeiro: Athneu; 1995.
21. Sheehan HL, Davis JC. Pituitary necrosis. Br Med Bull. 1968;24:59.
22. Sheehan HL, Summers VK. The symptoms of hypopituitarism. J Med. 1949;42:319.
23. Tutten A, Laan E, Panhuysen G. Discrepancies between genital resposes and subjective sexual function during testosterone substitution in women with hypothalamic amenorrhea. Psychosom Med. 1996;58:234-41.
24. Stoving RK, Hangaard J, Hansen-Nord M, Hagen C. A review of endocrine changes in anorexia nervosa. J Psychiatr Res. 1999;33:139-52.
25. Fishman J, Boyar RM, Hellman L. Influence of body weight on estradiol metabolism in young women. J Clin Endocr Metab. 1975;41:989.
26. Vigersky RA, Loriaux DL, Andersen AE. Delayed pituitary hormone response to LRF and TRF in patients with anorexia nervosa and with secondary amenorrhea associated with simple weight loss. J Clin Endocr Metab. 1976;43:893.
27. Kreipe RE, Hicks DG, Rosier RN. Preliminary findings on the effects of sex hormones on bone metabolism in anorexia nervosa. J Adolesc Health. 1993;14:319.
28. Le-Grange D, Tibbs J, Noakes TD. Implications of a diagnosis of anorexia nervosa in a ballet school. Int J Eat Disord. 1994;15:369.
29. Chou SH; Mantzoros C. Bone metabolism in anorexia nervosa and hypothalamic amenorrhea. Metabolism. 2018;80:91-104.
30. Deering S. Eating disorders: recognition, evaluation and implications for obstetrician/gynecologists. Prim Care Update Ob Gyn. 2001;8:31-35.

31. Urbanetz AA, Urbanetz LANL, Urbanetz AAL. Anorexia nervosa e bulimia. In: Camargos AF, Pereira FAN, Cruzeiro IKDC, Machado RB (ed.). Anticoncepção, endocrinologia e infertilidade. Belo Horizonte: Coopmed; 2011:310-322.

32. Halbe HW, Freiras GC, Mantese JC. Amenorreia. In: Halbe HW (ed.). Tratado de ginecologia. São Paulo: Editora Roca Ltda; 1994.

33. Paula e Silva P. Influências das emoções sobre o sistema reprodutor. In: Halbe HW (ed.). Ginecologia endócrina. São Paulo: Berlimed; 1972.

34. Ellendorf F. Extra-hypothalamic centers involved in the control of ovulation. In: Grighton DB et al (ed.). Control of ovulation. London: Butterworths; 1977.

35. Gilles DE, Berga SL. Cognitive and psychiatric correlates of functional hypothalamic amenorrhea: a controlled comparison. Fertil Steril. 1993;60:486.

36. Bastos AC. Sistema límbico e reprodução. In: Fonseca AM, Bagnoli VR, Halbe HW, Pinotti JA (ed.). Fisiologia menstrual. São Paulo: Atheneu; 1994.

37. Neves EM, Fonseca AM, Bagnoli VR. Irregularidade menstrual da menarca ao climatério. In: Clapauch R (ed.). Endocrinologia feminina e andrologia – Manual prático para endocrinologistas, ginecologistas, urologistas e médicos interessados pela área. Rio de Janeiro: Guanabara Koogan; 2016. cap. 13, p. 159-169.

38. Fonseca AM, Bagnoli VR, Soares Jr JM, Baracat EC. Amenorreia primária. In: Baracat EC, Fonseca AM; Bagnoli VR (ed.); Bagnoli VR, Fonseca AM (Coordenadores da Seção 2 – Ginecologia Endócrina). Terapêutica clínica em ginecologia. São Paulo: Editora Manole; 2015. cap. 5, p. 29-34.

39. Laxmi KV, Babu SJ, Dayakar S, Mehrothra RN, Goud KI. Cytogenetic investigation of patients with primary amenorrhea. Indian J Hum Genet. 2012;18(1):112-6.

40. Rajiwade SR, Sagili H, Soundravally R, Subitha L. Endocrine abnormalities in adolescents with menstrual disorders. J Obstet Gynaecol India. 2018;68(1):58-64.

41. Fonseca AM, Bagnoli VR, Hayashida SAY, Pinotti JA. Amenorreia. In: Fonseca AM, Bagnoli VR, Halbe HW, Pinotti JÁ (ed.). Ginecologia endócrina – Manual de normas. São Paulo: Editora Roca; 2004. cap. 9, p. 149-159.

42. Jacot-Guillarmod M, Diserens C. Amenorrhea in athletic adolescents: the tip f the iceberg. Rev Med Suisse. 2017;13(580):1838-1842.

43. Shufelt CL, Torbati T, Dutra E. Hypothalamic amenorrhea and the long term health consequences. Semin Reprod Med. 2017;35(3):256-262.

45

Síndrome dos Ovários Policísticos na Adolescência

- Daniella De Grande Curi
- Giovana De Nardo Maffazioli
- Gustavo Arantes Rosa Maciel
- José Maria Soares Júnior

A síndrome dos ovários policísticos (SOP) é uma endocrinopatia complexa que acomete de 5% a 15%[1,2] da população de mulheres em idade reprodutiva e é caracterizada por hiperandrogenismo e anovulação crônica,[3] podendo surgir desde a adolescência.

A SOP é síndrome que, com frequência, está associada a infertilidade, resistência insulínica e síndrome metabólica. A obesidade pode estar presente em até 50% das pacientes com SOP, de acordo com a população estudada. Além disso, pode acarretar consequências de longo prazo, como aumento de risco para diabetes do tipo 2, doença cardiovascular, depressão, apneia do sono e câncer de endométrio.[4]

Etiopatogenia

A etiopatogenia da SOP é multifatorial e ainda não bem esclarecida. Fatores genéticos são implicados em sua fisiopatologia, particularmente genes que afetam a biossíntese e a função dos hormônios reprodutivos, bem como metabolismo celular, inflamação crônica e desenvolvimento dos folículos ovarianos.

A insulina também apresenta papel importante na SOP. O aumento da insulina causa a diminuição da proteína de ligação dos hormônios sexuais (SHBG), que por sua vez aumenta a concentração de androgênios livres na circulação.[5] Além disso, a insulina atua diretamente no hipotálamo (secreção de GnRH e LH) e nos ovários, aumentando a esteroidogênese ovariana e impedindo a maturação dos folículos.[5]

A Figura 45.1 resume a fisiopatologia da SOP.

A obesidade contribui para o agravamento da SOP: piora a resistência insulínica, diminui a produção de SHBG e aumenta a produção de androgênios, em razão da presença de enzimas esteroidogênicas que convertem a androstenediona em testosterona.[6]

Fatores ambientais também parecem contribuir com a fisiopatologia da SOP. Substâncias químicas desreguladoras, chamadas disruptores endócrinos, presentes no meio ambiente, em alimentos e outros produtos, são capazes de interferir na biossíntese, no metabolismo ou na ação hormonal, alterando sua atuação normal no organismo. Essas substâncias estão presentes no nosso dia a dia, nos plastificantes, como o bisfenol e os ftalatos das embalagens e os dispositivos utilizados em medicina.

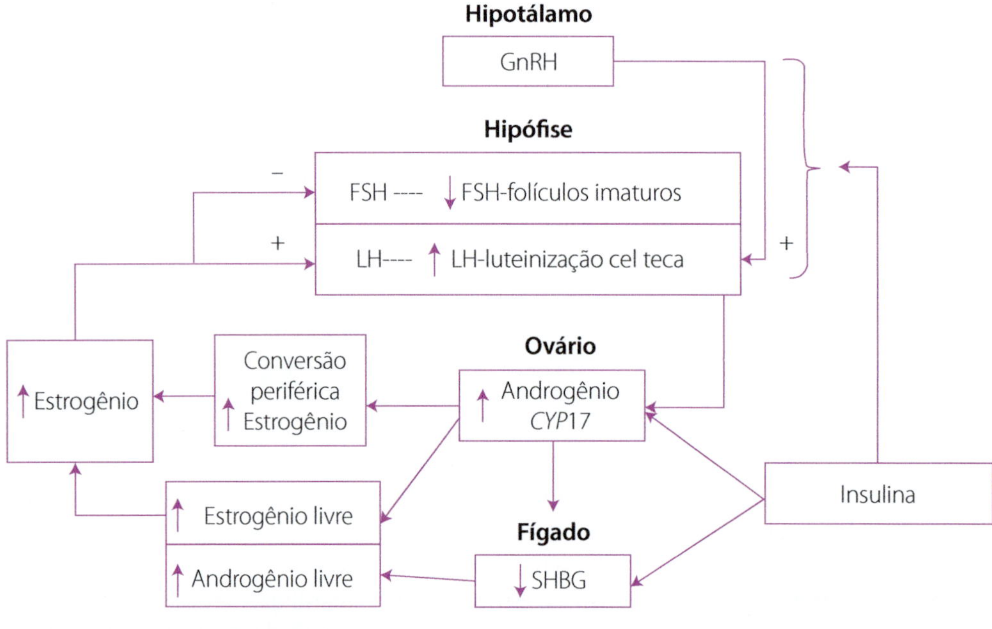

Figura 45.1 – Fisiopatologia da SOP.

Legenda: GnRH: hormônio liberador de gonadotrofinas; FSH: hormônio folículo-estimulante; LH: hormônio luteinizante; SHBG: globulina ligadora dos hormônios sexuais.

Fonte: Desenvolvida pela autoria do capítulo.

Diagnóstico

Por se tratar de uma síndrome heterogênea, não existe um teste clínico ou laboratorial que faça o diagnóstico isoladamente. Desse modo, trata-se de um diagnóstico de exclusão, com base no hiperandrogenismo clínico e laboratorial, na anovulação crônica e no padrão ultrassonográfico de ovário policístico.[3,4] Três critérios diagnósticos, listados no Quadro 45.1, são utilizados. É necessário excluir outras doenças que mimetizem os achados clínicos, como deficiência enzimática da suprarrenal, tumores produtores de androgênios, hipotireoidismo, hiperprolactinemia e síndrome de Cushing. O Quadro 45.2 relaciona os principais diagnósticos diferenciais e os exames que devem ser solicitados. A diferente combinação dos critérios diagnósticos da SOP confere à síndrome quatro fenótipos distintos, conforme demonstrados no Quadro 45.3.

O hiperandrogenismo clínico é caracterizado pela presença de acne e hirsutismo (às vezes, virilização) e, raramente, alopecia de padrão androgênico. Tanto a acne como o hirsutismo podem ser de grau leve, moderado ou acentuado. Entretanto, na adolescente, a acne só é considerada sinal de hiperandrogenismo se for na forma grave ou refratária ao tratamento cosmético (Figuras 45.2A e 45.2B).

Quadro 45.1 Critérios diagnósticos da SOP.
1990 – NIH[7] ▪ Anovulação crônica ▪ Sinais clínicos e/ou bioquímicos de hiperandrogenismo
2003 – Consenso de Rotterdam[3] ▪ Anovulação crônica ▪ Sinais clínicos e/ou bioquímicos de hiperandrogenismo ▪ Morfologia: ovários policísticos ao ultrassom Obs.: Pelo menos dois dos três critérios.
2006 – AES[8] ▪ Sinais clínicos e/ou bioquímicos de hiperandrogenismo ▪ Anovulação crônica e/ou Morfologia: ovários policísticos ao ultrassom
2018 – Consenso Australiano[4] ▪ Hiperandrogenismo (clínico e/ou bioquímico) ▪ Oligoamenorreia (> 2 a 3 anos após menarca/amenorreia primária) ▪ Morfologia: ovários policísticos ao ultrassom (não é necessário na adolescência) Obs.: Pelo menos dois dos três critérios.
A exclusão de outras causas de hiperandrogenismo se faz necessária.

Legenda: NIH: National Institute of Health; AES: Androgen Excess Society.

Fontes: Adaptado de K e Dunaif, 1992;[7] Rotterdam, 2004;[3] Azziz et al., 2009;[8] Teede et al., 2018.[4]

Quadro 45.2
Principais diagnósticos diferenciais da SOP.

Diagnósticos diferenciais	*Exames*
Hiperprolactinemia	Prolactina; se elevada, pesquisar macroprolactina
Hiperplasia adrenal congênita, forma não clássica (21-hidroxilase)	17-alfa-hidroxipregesterona
Disfunção tireoidiana	TSH e T4 livre
Tumores secretores de androgênios/uso exógeno	Testosterona total e livre, androstenediona e SDHEA

Fonte: Desenvolvido pela autoria do capítulo.

Quadro 45.3
Diferentes fenótipos de SOP, de acordo com os critérios de Rotterdam.

Fenótipo A	Hiperandrogenismo + distúrbio menstrual + ovário policístico
Fenótipo B	Hiperandrogenismo + distúrbio menstrual
Fenótipo C	Hiperandrogenismo + ovário policístico
Fenótipo D	Distúrbio menstrual + ovário policístico

Fonte: Desenvolvido pela autoria do capítulo.

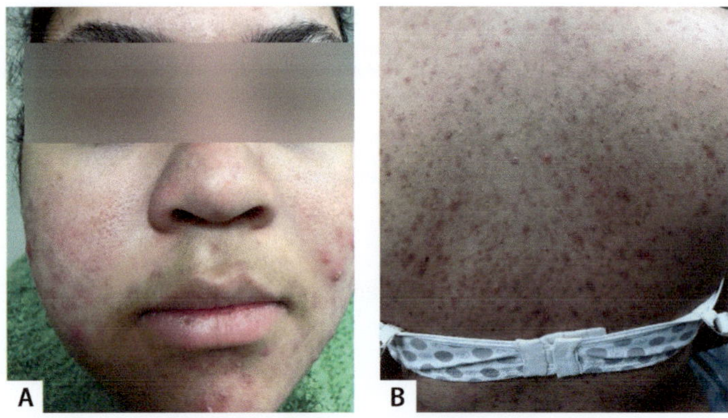

Figuras 45.2A e **45.2B** – Acne comedônica no dorso e na face, em paciente de 17 anos e 5 meses com SOP.

Fonte: Acervo da Clínica Ginecológica do HC-FMUSP.

O hirsutismo é avaliado por meio do índice de Ferriman e Gallwey, modificado por Hatch e colaboradores (Figura 45.3).[9] Nessa escala, são avaliadas nove áreas, pontuadas de 0 (sem pelos terminais) a 4 (toda a área recoberta por pelos terminais). Uma nota maior ou igual a oito caracteriza hirsutismo. Entretanto, diferenças étnicas devem ser consideradas.[4]

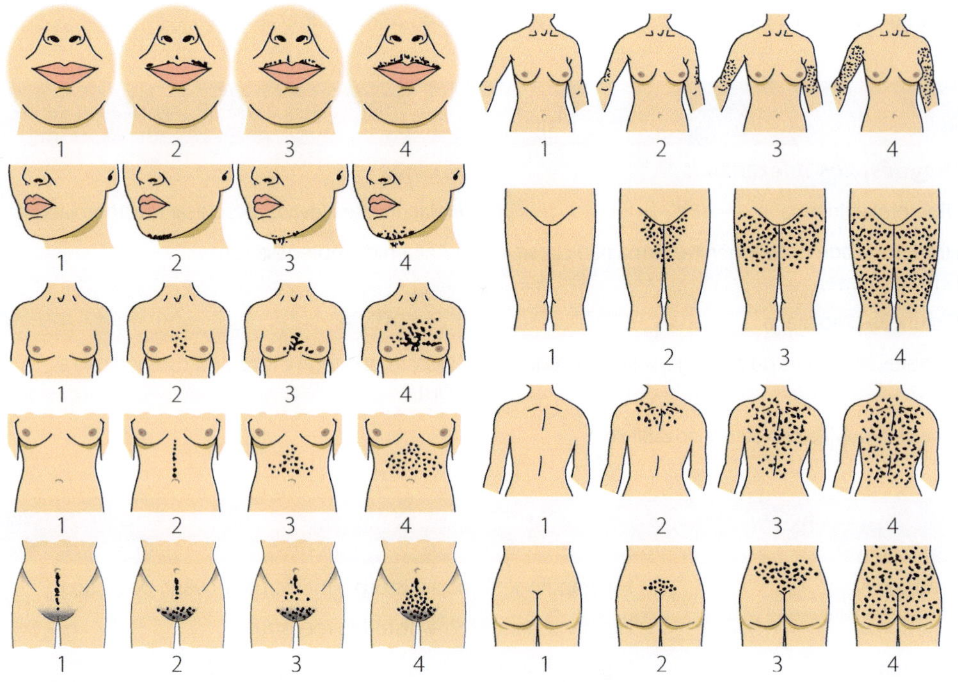

Figura 45.3 – Escala de avaliação do hirsutismo.

Fonte: Ferriman e Gallwey (1961), modificado por Hatch e colaboradores.[9]

Os marcadores de hiperandrogenismo laboratorial na SOP são a testosterona total e a livre. Se a paciente apresentar ciclos regulares, os exames devem ser realizados entre o primeiro e o terceiro dia do ciclo menstrual.

Na anovulação crônica, podemos encontrar ciclos espaniomenorreicos, amenorreia, polimenorreia e ciclos regulares anovulatórios. Nas pacientes com ciclos regulares, aconselha-se dosar a progesterona ovulatória no 21° dia do ciclo menstrual.

O padrão ultrassonográfico é caracterizado pela presença de um ou ambos os ovários com mais de 10 cm^3 e/ou presença de 12 ou mais folículos entre 2 e 9 mm.[3]

Existem algumas particularidades no diagnóstico da SOP em adolescentes.[10,11]

A presença isolada de hirsutismo ou acne não deve ser valorizada. Acne e o hirsutismo leve são comuns em adolescentes sem SOP. Esses sinais devem ser investigados quando presente acne moderada que não responde a tratamentos tópicos e/ou hirsutismo moderado ou severo.

Para o diagnóstico bioquímico do hiperandrogenismo, as dosagens de testosterona total e livre são as mais indicadas. Nas adolescentes, o padrão de corte é semelhante ao da mulher adulta.

Ciclos com irregularidade do intervalo menstrual são muito comuns após a menarca, em razão da imaturidade do eixo hipotálamo-hipófise-ovário, tornando difícil sua inclusão como critério diagnóstico nos dois primeiros anos após a menarca. Cerca de 85% dos ciclos são anovulatórios no primeiro ano após a menarca, e até 59% das adolescentes podem apresentar ciclos anovulatórios no terceiro ano pós-menarca.[12] Deve-se fazer investigação quando a paciente apresenta menstruações irregulares após os 16 anos de idade ou se a irregularidade persistir após 2 anos da menarca.

Na adolescência, alguns fatores dificultam a avaliação ultrassonográfica dos ovários: em pacientes virgens, o exame é por via transabdominal, o que dificulta a visualização dos ovários e, se a paciente é obesa, essa dificuldade é ainda maior. Além disso, ovários com múltiplos cistos são comuns em adolescentes logo após a menarca. Cerca de 26% das adolescentes sem SOP podem apresentar padrão multifolicular. Portanto, nessa população o diagnóstico por USG tem limitações, mas deve ser realizado como mais um dado para confirmação do diagnóstico. A ressonância magnética (RM) é o melhor recurso de imagem para o diagnóstico, sendo mais acurada que o ultrassom, porém difícil de ser usada rotineiramente em razão do custo elevado.

Em todas as pacientes com o diagnóstico de SOP estabelecido, a investigação de diabetes e perfil lipídico é necessária, pelo risco aumentado de síndrome metabólica nessas pacientes. A dosagem dos níveis glicêmicos duas horas após a ingesta de 75 g da glicose (TTGO75 g) é o mais sensível para a detecção de pacientes intolerantes à glicose, e é o indicado para o rastreamento de pacientes de risco.[4] O rastreamento para resistência à insulina não é recomendado na prática clínica de rotina. Recomenda-se que essas pacientes tenham esses níveis dosados a cada dois anos, se normais; ou, em caso de intolerância à glicose, este teste deve ser repetido anualmente.[4] Na adolescência, o seguimento deve ser realizado em pacientes obesas ou com sobrepeso. No exame físico, é importante que, além da pesquisa de sinais de hiperandrogenismo, sejam avaliados pressão arterial, circunferência abdominal, peso, índice de massa corporal (IMC) e sinais de virilização, como clitoromegalia, aumento de massa muscular e alteração da voz.

Tratamento

Como a SOP apresenta quadro clínico heterogêneo, seu manejo varia de acordo com as queixas e os desejos da paciente. De modo geral, o tratamento da adolescente deve, idealmente, iniciar precocemente e objetivar tanto o manejo do hiperandrogenismo como a prevenção e o tratamento das complicações metabólicas relacionadas à síndrome.[13]

Modificações no estilo de vida, como dieta e atividade física, estão associadas tanto à melhora do risco metabólico quanto à função ovulatória e aos níveis androgênicos.[14] Por essa razão, devem ser encorajadas, principalmente em pacientes obesas ou com sobrepeso. Em um estudo realizado em nosso serviço, comparando pacientes com SOP em uso de metformina ou perda de peso, os ciclos menstruais se tornaram mais regulares após redução do índice de massa corporal em ambos os grupos.[16]

O tratamento medicamentoso, entretanto, geralmente é necessário, tendo como principais focos o tratamento do hiperandrogenismo/hirsutismo, distúrbios menstruais e distúrbios metabólicos.

Tratamento do hirsutismo

O hirsutismo geralmente é a principal queixa relacionada ao hiperandrogenismo, seguido de acne e alopecia. Quando o hirsutismo é a principal preocupação, o foco é a redução dos níveis de androgênios, limitando a atuação destes nos folículos pilosos e sebáceos. Uma vez que o ciclo do pelo é lento, pelo menos seis meses de tratamento sistêmico são necessários para avaliação da resposta terapêutica. Caso não haja contraindicação para o uso, os anticoncepcionais combinados são considerados a primeira linha de tratamento.[4]

• Tratamento sistêmico do hirsutismo

• *Anticoncepcional oral combinado*

Embora todas as composições de pílulas sejam consideradas antiandrogênicas e possam ser utilizadas no tratamento do hirsutismo, as formulações contendo de 20 a 35 µg de etinilestradiol por dia são preferíveis e suficientes para suprimir a função ovariana e diminuir os sintomas de hiperandrogenismo.[17] Além disso, estimulam aumento nos níveis de SHBG, diminuindo os níveis de androgênios livres. O componente progestagênio parece influenciar na resposta terapêutica. Progestagênios como o acetato de ciproterona e a drosperinona apresentam maior ação antiandrogênica. O desogestrel é considerado um progestagênio com atividade androgênica fraca, podendo ser usado na formulação de anticoncepcional, quando houver contraindicação ao estrogênio.

Dependendo do grau de hirsutismo/hiperandrogenismo, o tratamento com anticoncepcional combinado isolado pode não ser suficiente. Nesses casos, outros agentes antiandrogênicos podem ser associados. Estes também podem ser considerados tratamentos de segunda linha caso haja contraindicações ao uso de estrogênio.[4]

• *Espironolactona*

A espironolactona, um antagonista da aldosterona, é o antiandrogênio mais utilizado. Sua afinidade pelo receptor de androgênio inibe a atividade da 5-alfa-redutase, que converte perifericamente a testosterona em di-hidrotestosterona, diminuindo o crescimento de pelos e a formação de sebo. A dose recomendada é de 50 a 100 mg por dia, podendo ser aumentada para 200 mg.[17] O uso da espironolactona deve ser sempre associado a um método contraceptivo eficaz, uma vez que pode ocasionar defeitos no desenvolvimento sexual de fetos masculinos.

• *Acetato de ciproterona*

Conforme anteriormente mencionado, é um progestagênio com efeito antiandrogênico e também pode ser utilizado para o tratamento do hirsutismo, com efeitos comparáveis ao da espironolactona. Geralmente, é utilizado na associação com o anticoncepcional, como também já mencionado. Em casos mais severos, porém, pode ser utilizado na dose de 50 a 100 mg/dia na primeira metade da cartela do anticoncepcional.[4] Entretanto, esse esquema é de uso limitado por causa da sua hepatotoxicidade. A flutamida e a finasterida, outros antiandrogênicos, não são recomendadas para uso em adolescentes.

A duração do tratamento do hirsutismo ainda não é bem estabelecida, principalmente em adolescentes. Em geral, recomenda-se um tratamento por cinco anos ou até que a paciente perca uma quantidade considerável de peso. Tratamentos cosméticos adicionais são também encorajados. Estes podem ser temporários (depilação, creme de eflornitina) ou permanentes (com laser/fotodepilação e eletrólise).

- Tratamento tópico do hirsutismo

Por ser o hirsutismo, em geral, grande queixa e preocupação, que incomoda muito a adolescente (Figuras 45.4A e 45.4B), necessita de atenção especial.

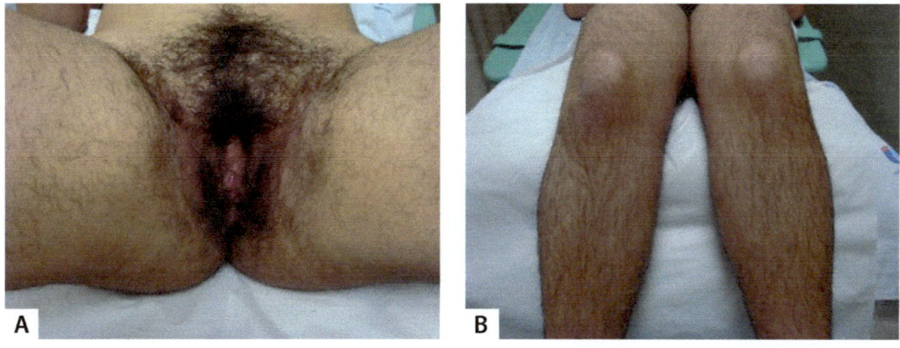

Figuras 45.4A e **Figura 45.4B** – Hirsutismo acentuado em paciente de 17 anos e 9 meses com SOP.
Fonte: Acervo da Clínica Ginecológica do HC-FMUSP.

Ao optar-se pela remoção direta, os métodos que extraem os pelos do bulbo (laser/fotodepilação, eletrólise, depilação com cera) são preferíveis aos que retiram os pelos da superfície da pele (lâminas, cremes depilatórios).

A eflornitina (preparação tópica de 1%) é um inibidor da enzima ornitina descarboxilase, importante para o crescimento e o desenvolvimento dos pelos. Resposta clínica é esperada após 4 a 8 semanas de uso, sendo recomendada principalmente para diminuição de pelos faciais. O laser/fotodepilação geralmente é bem efetivo, principalmente em mulheres de pele clara.

A Tabela 45.1 apresenta as principais opções terapêuticas no tratamento do hirsutismo.

Tabela 45.1 – Principais opções terapêuticas no tratamento do hirsutismo.

Terapia sistêmica		***Terapia tópica***	
Primeira linha	***Segunda linha***	***Temporária***	***Permanente***
ACO	Espironolactona*	Depilação	*Laser*/fotodepilação
ACO + espironolactona (50 a 100 mg/dia)	Acetato de ciproterona (50 a 100 mg na 1ª metade da cartela ACO)	Creme de eflornitina	Eletrólise

Legenda: ACO: anticoncepcional oral combinado.
*Associar sempre a método contraceptivo eficaz caso haja risco de gravidez.
Fonte: Desenvolvida pela autoria do capítulo.

Tratamento da acne

A acne é a segunda manifestação mais frequente nas síndromes hiperandrogênicas, além de muito comum na adolescência, mesmo sem associação com hiperandrogenismo. A terapia tópica é a mais frequentemente utilizada na forma comedogênica ou papulopustulosa, reservando-se o tratamento sistêmico para os casos resistentes ao tratamento tópico e/ou casos mais extensos e severos. A escolha e a associação dos agentes se baseiam na patogênese da acne, atribuída a quatro fatores: queratinização anormal, superprodução de sebo, colonização pelo *Propionibacterium acnes* e inflamação.

O papel da dieta ainda é controverso, sendo atribuída piora da acne ao consumo excessivo de carboidratos, leite e gorduras saturadas.[18]

• Tratamento tópico da acne

Pode ser utilizado em monoterapia ou associado a outros agentes tópicos ou sistêmicos.

- **Retinoides** (tretinoína/isotretinoína 0,025, 0,05 e 0,1%, em creme, gel ou micronizada; e adapaleno 0,1, ou 0,3% em creme)

  São bastante utilizados na prática clínica. Ajudam a normalizar a queratinização, impedindo a formação dos comedões. Devem ser utilizados à noite, associados a hidratante facial durante o dia para evitar ressecamento e hipersensibilidade da pele, fatores que contribuem para a descontinuidade do tratamento. Nesses casos, menor concentração ou maior intervalo entre as aplicações podem ser preconizados para amenizar os efeitos indesejados. Deve-se descontinuar o uso quando houver exposição excessiva ao sol, como em praias e piscinas. O uso de filtro solar é obrigatório para evitar discromias. Entretanto, os retinoides não podem ser utilizados na gestação. Existem inúmeras formulações no mercado, com posologias variadas. A associação de adapaleno e peróxido de benzoíla (Epiduo®) é bastante eficaz e pode ser utilizada em pacientes a partir dos 9 anos de idade. A tretinoína micronizada (Deriva Micro®) é permitida a partir dos 10 anos, enquanto os outros retinoides são autorizados a partir dos 12 anos, pela Food and Drug Administration (FDA).[19]

- **Peróxido de benzoíla** (2,5% a 10%, em gel, creme e sabonetes líquidos)

  Agente antibacteriano (não causa resistência bacteriana) e queratolítico. Dependendo da concentração utilizada, pode causar irritação na pele e, raramente, dermatite de contato. É utilizado de 1 a 2 vezes ao dia e, se pela manhã, deve sempre ser aplicado antes do filtro solar. Pode causar alteração da coloração de tecidos, principalmente roupas de cama, pelo contato prolongado.[20]

- **Ácido azelaico** (15% em gel e 20% em creme)

  Tem ação anti-inflamatória, comedolítica, antibacteriana e clareadora. Pode ser utilizado durante o dia, antes da aplicação do filtro solar, e à noite, quando monoterapia na acne leve e/ou fotótipos altos. Pertence à categoria B na gestação.[21]

- **Nicotinamida** (4% a 5%)

  Também conhecida como niacinamida, é uma forma da vitamina B3 (niacina). Apresenta propriedades anti-inflamatórias, auxilia no controle do sebo e na proteção da barreira natural da pele contra infecções, sem risco de resistência bacteriana por ser bacteriostática. Deve ser usada de 1 a 2 vezes ao dia na área acneica, ou pode ser aplicada diretamente sobre a acne, com efeito secativo. Apresenta poucos efeitos colaterais, incluindo dermatites, prurido e ardência. Pode ser utilizada na gestação.[22]

- *Antibióticos tópicos*

Apresentam efeitos antibacteriano e anti-inflamatório. A monoterapia tópica não é recomendada, pois aumenta a resistência bacteriana. A associação com o peróxido de benzoíla diminui a resistência bacteriana e aumenta a eficácia do tratamento. A clindamicina a 1%, em gel ou solução, é a mais recomendada, mas formulações com eritromicina a 2% também podem ser utilizadas. Aplicam-se nas áreas acometidas, 2 vezes ao dia.[23]

- Tratamento sistêmico da acne

- *Antibióticos sistêmicos*

Indicados no tratamento da acne moderada e severa, não devem ser usados como monoterapia e devem ser administrados por curtos períodos, para evitar resistência bacteriana. O tempo de administração pode variar entre 3 e 6 meses, não se devendo continuar se não houver melhora. As tetraciclinas são consideradas como primeira linha de tratamento; doxiciclina, minociclina e limeciclina são exemplos utilizados dessa classe. Existem algumas circunstâncias em que seu uso é contraindicado, como gestação, crianças menores de 8 anos ou hipersensibilidade ao medicamento. Nesses casos, eritromicina ou azitromicina podem ser utilizadas, mas seu uso é desencorajado em razão do aumento da resistência bacteriana a esses fármacos.[24]

Associação com retinoides tópicos e peróxido de benzoíla potencializam o tratamento. Deve-se evitar o uso de tetraciclinas quando prescrita isotretinoína oral, por haver risco de pseudotumor cerebral.

- *Isotretinoína oral*

Utilizada na acne severa, na acne moderada resistente a outros tratamentos, ou quando causa cicatrizes importantes. Atua nas glândulas sebáceas, diminuindo seu tamanho, quantidade e produção do sebo. A dose preconizada varia de 0,5 a 1 mg/kg/dia e a dose total acumulada varia entre 120 e 150 mg/kg. Por se lipofílica, deve ser ingerida com alimentos. Os efeitos adversos mais comuns envolvem os sistemas mucocutâneo, musculoesquelético e oftálmico, que em geral se resolvem espontaneamente após interrupção do medicamento. O ressecamento labial ocorre em 100% dos casos. Por ser teratogênica, é fundamental a associação de contraceptivos para mulheres na idade fértil. Pode provocar alteração do humor, depressão e, mais raramente, doença inflamatória intestinal, sendo necessário acompanhamento clínico para detecção precoce desses efeitos. O monitoramento da função hepática e do perfil lipídico também é realizado de rotina antes do tratamento e a cada 3 meses ao longo dele; e o beta-HCG deve ser solicitado mensalmente nas mulheres em idade fértil.[24]

- *Antiandrogênicos*

Inibem a produção ou a ação dos androgênios na unidade pilossebácea, controlando a produção de sebo.

- *Contraceptivos hormonais*

Utilizados de maneira semelhante ao tratamento do hirsutismo. No entanto, no caso da acne, a resposta terapêutica já pode ser evidenciada em um período de 3 meses após o início da terapia. Quando é necessária a introdução de isotretinoína, e mesmo da espironolactona, o uso do contraceptivo deve ser instituído.

- *Espironolactona*

Utilizada de maneira semelhante ao tratamento do hirsutismo.

- *Flutamida*

Seu uso não é permitido pela Agência Nacional de Vigilância Sanitária (ANVISA), em decorrência de casos de hepatite fulminante relatados.

O Quadro 45.4 mostra o algoritmo de tratamento da acne, de acordo com o *Guideline* para o manejo da acne vulgar de 2016.[21]

Quadro 45.4
***Guideline* para o tratamento da acne vulgar.**

Acne	*Leve*	*Moderada*	*Severa*
1ª linha de tratamento	Peróxido de benzoíla (PB) ou retinoide tópico ou Associação tópica de PB + antibiótico (ATB) ou retinoide + PB ou retinoide + PB + ATB	Associação tópica de PB + ATB ou retinoide + PB ou retinoide + PB + ATB ou ATB sistêmico + retinoide tópico + PB ou ATB sistêmico + retinoide tópico + PB + ATB tópico	ATB sistêmico + Associação tópica de BP + ATB ou retinoide + PB ou retinoide + PB + ATB ou Isotretinoína oral
Tratamentos alternativos	Adicionar retinoide tópico ou PB (se já não estiverem associados) ou Considerar retinoide alternado ou Considerar dapsona tópica	Considerar terapia combinada alternada ou Considerar alterar o ATB sistêmico ou Associar contraceptivo oral combinado ou espironolactona (mulheres) ou Considerar isotretinoína oral	Considerar mudar ATB sistêmico ou Associar contraceptivo oral combinado ou espironolactona (mulheres) ou Considerar isotretinoína oral

Fonte: Adaptado de Zaenglein et al., 2016.[21]

- *Outros tratamentos*

A limpeza de pele para remoção dos comedões é um recurso interessante para as pacientes que apresentam acne comedoniana, pois auxilia no tratamento, diminuindo a quantidade de comedões.

O *peeling* auxilia no controle da produção do sebo, da inflamação e da hipercromia pós-inflamatória. Os mais utilizados no tratamento da acne são o ácido retinoico e o ácido salicílico. O ácido salicílico também apresenta propriedade bacteriostática e fungicida. São aplicados semanalmente (salicílico) ou a cada 15 dias (ácido retinoico). Podem causar irritação na pele, principalmente o *peeling* de ácido retinoico. O ácido salicílico está contraindicado em pacientes com hipersensibilidade oral ao fármaco.

O emprego de *laser* e LED tem sido cada vez mais estudado. A luz azul (comprimento de onda aproximado de 475 nm) tem efeito bactericida contra o *P. acnes*, enquanto a luz vermelha (650 nm) auxilia no processo de cura e regeneração de feridas. O *laser* fracionado e o microagulhamento são utilizados para o tratamento das cicatrizes de acne, com resultados estéticos interessantes.[25]

Tratamento da irregularidade menstrual

Geralmente, o uso de anticoncepcionais hormonais combinados (orais, anel vaginal ou transdérmico) é a primeira escolha para o tratamento da irregularidade menstrual em adolescentes com SOP, uma vez que também são efetivos contra outros sintomas da síndrome e protegem contra gestações indesejadas. Entretanto, nas adolescentes não sexualmente ativas, sem sintomas de hiperandrogenismo ou que apresentam contraindicações ao uso de estrogênios, um progestagênio de segunda fase pode ser bom recurso. Os progestagênios mais utilizados são o acetato de medroxiprogesterona 5 a 10 mg ou a progesterona micronizada 100 a 200 mg (por 12 a 14 dias, a cada 4 a 8 semanas). Nas pacientes com contraindicação ao uso de estrogênios e que necessitam de contracepção, o desogestrel 75 mcg ou um dispositivo intrauterino de levonorgestrel podem ser utilizados.[26]

Tratamento medicamentoso dos distúrbios metabólicos

Além da modificação do estilo de vida, como perda de peso, algumas vezes o tratamento medicamentoso também é necessário no tratamento ou prevenção das anormalidades metabólicas relacionadas à síndrome.

Sabe-se que a hiperinsulinemia está presente em boa parte das pacientes com SOP e é associada a um aumento do risco para diabetes do tipo II, hipertensão, dislipidemia, bem como a alguns marcadores de aumento de risco cardiovascular. No entanto, é importante saber discernir qual paciente apresentará benefício com o uso de sensibilizadores da insulina. As candidatas seriam as pacientes intolerantes à glicose ou diabéticas, as com evidências óbvias de resistência à insulina severa (acantose *nigricans*), ou mulheres que apresentem outras características de síndrome metabólica.

A metformina, uma biguanida de segunda geração, é o fármaco mais utilizado. Suprime a neoglicogênese hepática, facilita a entrada de glicose na célula e aumenta a sensibilidade periférica à insulina. Como não aumenta os níveis de insulina, não causa hipoglicemia. Os efeitos colaterais mais comuns são gastrointestinais (flatulência, diarreia, náusea e vômitos) e são dose--dependentes. Por isso, recomenda-se o início gradual da medicação até que se atinja uma dose de 1.500 a 2.000 mg diários ou, em caso de efeitos colaterais, até a dose tolerada. A metformina auxilia no tratamento da irregularidade menstrual e do hirsutismo leve. Não existe consenso sobre quando o tratamento deve ser descontinuado.

O mio-inositol, um composto fisiológico do complexo vitamina D, vem sendo sugerido por alguns estudos como promissor no tratamento de pacientes obesas com SOP e intolerância à glicose.[15] Age como mediador nas vias de sinalização da insulina e do hormônio folículo-estimulante (FSH). Entretanto, evidências ainda são escassas para o uso dessa substância para esse fim. Além disso, não existem estudos que comprovem dose, eficácia e segurança em adolescentes com SOP.

■ REFERÊNCIAS BIBLIOGRÁFICAS

1. March WA, Moore VM, Willson KJ et al. The prevalence of polycystic ovary syndrome in a community sample assessed under contrasting diagnostic criteria. Hum Reprod. 2010;25(2):544-51.
2. Lauritsen MP, Bentzen JG, Pinborg A et al. The prevalence of polycystic ovary syndrome in a normal population according to the Rotterdam criteria versus revised criteria including anti-Mullerian hormone. Hum Reprod. 2014;29(4):791-801.

3. Rotterdam E.A. – S.P.C.W.G. Consensus on diagnostic criteria and long-term health risks related to polycystic ovary syndrome. Revised 2003. Fertil Steril. 2004;81(1):19-25.
4. Teede HJ, Misso ML, Costello MF et al. Recommendations from the international evidence-based guideline for the assessment and management of polycystic ovary syndrome. Hum Reprod. 2018.
5. Willis D, Mason H, Gilling-Smith C et al. Modulation by insulin of follicle-stimulating hormone and luteinizing hormone actions in human granulosa cells of normal and polycystic ovaries. J Clin Endocrinol Metab. 1996;81(1):302-9.
6. Dokras A, Jagasia DH, Maifeld M et al. Obesity and insulin resistance but not hyperandrogenism mediates vascular dysfunction in women with polycystic ovary syndrome. Fertil Steril. 2006;86(6):1702-9.
7. K ZJ, Dunaif A. Diagnostic criteria for Polycistic Ovary Syndrome: towards a rational approach. Blackwell and Scientific Publications; 1992. p. 377-84.
8. Azziz R, Carmina E, Dewailly D et al. The androgen excess and PCOS Society criteria for the Polycystic Ovary Syndrome: the complete task force report. Fertil Steril. 2009;91(2):456-88.
9. Ferriman D, Gallwey JD. Clinical assessment of body hair growth in women. J Clin Endocrinol Metab. 1961;21:1440-7.
10. Roe AH, Prochaska E, Smith M et al. Using the androgen excess-PCOS society criteria to diagnose Polycystic Ovary Syndrome and the risk of metabolic syndrome in adolescents. J Pediatr. 2013;162(5):937-41.
11. Rothenberg SS, Beverley R, Barnard E et al. Polycystic Ovary Syndrome in adolescents. Best Pract Res Clin Obstet Gynaecol. 2018;48:103-114.
12. Apter D. Endocrine and metabolic abnormalities in adolescents with a PCOS-like condition: consequences for adult reproduction. Trends Endocrinol Metab. 1998;9(2):58-61.
13. Legro RS, Arslanian SA, Ehrmann DA et al. Diagnosis and treatment of polycystic ovary syndrome: an Endocrine Society clinical practice guideline. J Clin Endocrinol Metab. 2013;98(12):4565-92.
14. Moran LJ, Pasquali R, Teede HJ et al. Treatment of obesity in polycystic ovary syndrome: a position statement of the androgen excess and Polycystic Ovary Syndrome Society. Fertil Steril. 2009;92(6):1966-82.
15. Genazzani AD, Lanzoni C, Ricchieri F et al. Myo-inositol administration positively affects hyperinsulinemia and hormonal parameters in overweight patients with Polycystic Ovary Syndrome. Gynecol Endocrinol. 2008;24(3):139-44.
16. Curi DD, Fonseca AM, Marcondes JA, Almeida JA, Bagnoli VR, Soares Jr JM, Baracat EC. Metformin versus lifestyle changes in treating women with Polycystic Ovary Syndrome. Gynecol Endocrinol. 2012 Mar;28(3):182-5.
17. Legro RS, Arslanian SA, Ehrmann DA, Hoeger KM, Murad MH, Pasquali R et al. Diagnosis and treatment of Polycystic Ovary Syndrome: an Endocrine Society clinical practice guideline. J Clin Endocrinol Metab. 2013 Dec;98(12):4565-92.
18. Cong TX, Hao D, Wen X, Li XH, He G, Jiang X. From pathogenesis of acne vulgaris to anti-acne agents. Arch Dermatol Res. 2019 Jul;311(5):337-349.
19. Gold MH, Goldberg DJ, Nestor MS. Current treatments of acne: medications, lights, lasers, and a novel 650-µs 1064-nm – Nd: YAG laser. J Cosmet Dermatol. 2017 Sep;16(3):303-318.
20. Huyler AH, Zaenglein AL. Adherence to over-the-counter benzoyl peroxide in patients with acne. J Am Acad Dermatol. 2017 Oct;77(4):763-764. doi: 10.1016/j.jaad.2017.04.1110.
21. Zaenglein AL, Pathy AL, Schlosser BJ, Alikhan A, Baldwin HE, Berson DS, Bowe WP, Graber EM, Harper JC, Kang S, Keri JE, Leyden JJ, Reynolds RV, Silverberg NB, Stein Gold LF, Tollefson MM, Weiss JS, Dolan NC, Sagan AA, Stern M, Boyer KM, Bhushan R. Guidelines of care for the management of acne vulgaris. J Am Acad Dermatol. 2016 May;74(5):945-73.e33.
22. Walocko FM, Eber AE, Keri JE, Al-Harbi MA, Nouri K. The role of nicotinamide in acne treatment. Dermatol Ther. 2017 Sep;30(5). doi: 10.1111/dth.12481. Epub 2017 Feb 21. Review.
23. Barbieri JS, Hoffstad O, Margolis DJ. Duration of oral tetracycline-class antibiotic therapy and use of topical retinoids for the treatment of acne among general practitioners (GP): a retrospective cohort study. J Am Acad Dermatol. 2016 Dec;75(6):1142-1150.e1. doi: 10.1016/j.jaad.2016.06.057.
24. Bettoli V, Guerra-Tapia A, Herane MI, Piquero-Martín J. Challenges and solutions in oral isotretinoin in acne: reflections on 35 years of experience. Clin Cosmet Investig Dermatol. 2019 Dec 30;12:943-951.
25. Alba MN, Gerenutti M, Yoshida VM, Grotto D. Clinical comparison of salicylic acid peel and LED-laser phototherapy for the treatment of Acne vulgaris in teenagers. J Cosmet Laser Ther. 2017.
26. Teede HJ, Misso ML, Costello MF, Dokras A, Laven J, Moran L et al. Recommendations from the international evidence-based guideline for the assessment and management of Polycystic Ovary Syndrome. Hum Reprod. 2018 Jul 19.

46

Síndrome Pré-Menstrual na Adolescência

- Ângela Maggio da Fonseca
- Vicente Renato Bagnoli
- Erika Mendonça das Neves
- José Maria Soares Júnior

Conceito

Conceitua-se como síndrome pré-menstrual (SPM) ou tensão pré-menstrual o conjunto de sinais e sintomas que aparecem repetidamente na maioria dos ciclos menstruais, surgem por ocasião da ovulação, melhoram e desaparecem com o início do fluxo menstrual. A síndrome pré-menstrual é classificada pela Organização Mundial da Saúde (OMS) como desordem ginecológica com sintomas de labilidade emocional – choro, irritabilidade, ansiedade/depressão, distensão abdominal –, dor, alterações intestinais e urinárias, edema, mastalgia, cefaleia e alterações do apetite, tendo prevalência de 75% a 80%.[1,2]

A forma mais severa da SPM, na qual predomina a disforia, é também classificada como doença psiquiátrica e descrita na quinta edição do *Diagnostic and statistical manual of mental disorders* (DSM-5) como transtorno disfórico pré-menstrual (TDPM), com prevalência de 3% a 8%, sendo os sintomas de humor os mais prevalentes e mais associados a déficit no relacionamento social, profissional, familiar e manifestações de ansiedade, irritabilidade e labilidade do humor.[3-6]

Histórico

A primeira menção à SPM apareceu no livro de Hipócrates *O Peri Parthenon* (*Doenças das Meninas Jovens*, do Corpo Hipocrático), representando talvez a primeira descrição dos sintomas menstruais dolorosos associado à SPM dos dias modernos.[7]

Em 1873, Sir Maudsley, famoso médico inglês, afirmou que: "a atividade dos ovários, que se inicia na puberdade, tem profunda influência sobre o corpo e a mente das mulheres". Suspeita-se que a Rainha Vitória, do Reino Unido, apresentasse SPM.[8]

O primeiro autor a enfatizar a importância dessa síndrome foi Robert Frank, em 1931, e desde então inúmeros trabalhos foram dedicados ao assunto, permitindo melhor caracterização dela.[9]

Frequência

As estatísticas são bastante variáveis. Inúmeros estudos relatam que 70% a 90% das mulheres apresentam sintomas na fase pré-menstrual de caráter recorrente. Contudo, em apenas 20% a 40% esses sintomas assumem gravidade significativa, que possa incapacitar a mulher para suas atividades.[4]

Diegoli et al. (1998)[4] entrevistaram 1.000 mulheres, com idades de 11 a 49 anos, que procuraram a Clínica Ginecológica do Hospital das Clínicas da Faculdade de Medicina da Universidade de São Paulo (HC-FMUSP), e verificaram que:

- 36,1% delas menstruavam sem apresentar nenhum sintoma.
- 28,9% referiram sintomas leves, que não interferiam nas atividades.
- 27,1% diziam perceber quando menstruariam, pois sentiam várias alterações, embora continuassem trabalhando normalmente.
- 7,9% afirmavam ser a intensidade dos sintomas tão forte que interferia seriamente no desempenho profissional e no relacionamento familiar e social.

A Tabela 46.1 apresenta os resultados obtidos segundo a idade e a intensidade dos sintomas.

Tabela 46.1 – Distribuição de 1.000 mulheres segundo a idade e a intensidade dos sintomas (em %).

Idade (anos)	*Intensidade dos sintomas*			
	Ausentes	*Leves*	*Moderados*	*Intensos*
10 a 19	48,3	26,3	22,4	2,9
20 a 29	39,3	33,8	22,3	4,4
30 a 39	29,4	32,8	28,4	9,1
40 a 49	28,7	18,5	36,6	16
Total	36,1	28,9	27,1	7,9

Fonte: Diegoli et al., 1998.[4]

Incidência

A SPM, embora possa incidir em qualquer faixa etária, é mais frequente entre 30 e 45 anos; e apresenta manifestações mais severas na fase da adolescência e perimenopausa.[10,11]

Etiopatogenia/fisiopatologia

Embora a SPM tenha sido descrita há mais de 50 anos, sua fisiopatologia permanece ainda obscura em muitos pontos. Isso se deve principalmente à impossibilidade de relacionar-se um único agente causal como responsável pela extensa gama de sintomas.[12]

A etiopatogenia da síndrome é multifatorial. Várias teorias tentam explicar a sua fisiopatologia, e a maioria dos autores acredita que haja nessa síndrome relação múltipla de causas e efeitos, que ocorreria em consequência de vários fatores.[13]

Várias teorias são propostas, e a mais aceita nos dias atuais é a **disfunção hormonal**, que ocorre a partir da ovulação, com intensificação na quarta semana do ciclo, em padrões variáveis. Quando ocorre alteração da relação estrogênio/progesterona na segunda fase do ciclo, observa-se a redução da produção de endorfinas, que são responsáveis pela sensação de bem-estar. Nessa fase, surgem os sintomas decorrentes da deficiência de endorfinas, como ansiedade, tensão, cólicas abdominais, cefaleia e outros.[14]

Diversas evidências apontam as alterações dos níveis de serotonina como importante fator na etiopatogênese. Sabidamente, o estrogênio é um estimulador da produção de serotonina no sistema nervoso central e as oscilações dos níveis de estrogênio e progesterona atuam sobre a função serotoninérgica. Os efeitos dos estrogênios são variados e incluem modulação da síntese, taxa de renovação, captação, sítios de ligação e regulação de respostas a agonistas serotoninérgicos, geralmente as amplificando.[15-17]

Os **níveis elevados de prolactina** podem ser observados na SPM, principalmente quando há manifestação mamária importante.[18]

A deficiência de qualquer vitamina pode participar da gênese da SPM, mas a **piridoxina (vitamina B6)**, por sua condição de precursora da serotonina, é a que mais se relaciona a essa síndrome.[19]

Alterações dos níveis dos ácidos graxos essenciais podem participar da SPM, principalmente por atuarem por meio das prostaglandinas, alterando a sensibilidade hormonal.[20]

A **hipoglicemia** é responsável por uma das formas da SPM, na qual pode ocorrer aumento da tolerância aos hidratos de carbono.[21]

A **alergia hormonal** endógena não está comprovada; postula-se a existência de processo alérgico autoimune relacionado aos esteroides sexuais.[20]

Fatores emocionais são comuns; contudo, apenas em algumas mulheres são intensos, merecendo o nome de transtorno disfórico pré-menstrual.[22,23]

Retenção hídrica é observada na maioria das portadoras de SPM e, embora o mecanismo exato seja desconhecido, há correlações com as modificações dos níveis de estrogênio e progesterona, do sistema renina-angiotensina-aldosterona e da vasopressina. Alguns consideram a retenção hídrica como o fator mais importante. O edema pode ser responsável pelas dores nas mamas, dores e edema nas pernas e cefaleia.[24]

Com relação a **alterações dos peptídeos do lobo intermediário da hipófise**, o hormônio alfa-melanócito e as endorfinas são substâncias importantes nos fenômenos neuroendócrinos, motivo pelo qual disfunções do lobo intermediário da hipófise podem participar da gênese da SPM.[10,25]

Quanto aos **neurotransmissores**, os estrogênios estimulam a produção de serotonina no sistema nervoso central e, em decorrência da redução desses neuro-hormônios, ocorrem sintomas como depressão e alterações alimentares (p. ex., bulimia e apetite por doces).

Outros fatores, como excesso de androgênios, alterações de endorfinas/encefalinas, insulina, melatonina, prostaglandinas, alterações psicológicas e sociais, bem como fatores genéticos e nutricionais, também interferem.[20,21]

Diagnóstico

O diagnóstico da SPM é essencialmente clínico, orientado pela anamnese e pelo exame físico. Apenas em condições excepcionais torna-se necessária a realização de exames complementares.

Considera-se a SPM quando as manifestações são cíclicas e repetitivas, assumindo caráter crônico. Na anamnese, é importante observar: ausência de sintomas na fase folicular e intensidade dos sintomas na fase lútea tardia, verificando-se se as queixas não são sugestivas de doenças orgânicas. As manifestações clínicas são várias e devem ser agrupadas de acordo com suas características.[26]

A tabela de Abraham (1983)[27] (Tabela 46.2), modificada por Diegoli et al. (1998)[4], ajuda no diagnóstico e deve ser preenchida antes da menstruação, quando se iniciam os sintomas, e durante o tratamento, possibilitando avaliar as principais queixas e observar se o tratamento está sendo eficiente. Pede-se para a paciente que, ao lado de cada sintoma, nas colunas à direita, coloque um número entre 0 e 3, que representa a sua intensidade:

0 – sem sintomas;

1 – sintoma leve (nesse caso, não há necessidade de tratamento);

2 – sintoma moderado, isto é, incomoda, mas não prejudica as atividades diárias (nesse caso, o tratamento poderá ser benéfico);

3 – o sintoma interfere nas atividades diárias (neste caso, o tratamento é obrigatório).

Tabela 46.2 – Tabela de Abraham modificada.

Sintomas	*Data*	*Data*	*Data*	*Data*
Tensão				
Irritabilidade				
Ansiedade				
Labilidade emocional				
Agressividade				
Aumento de peso				
Dor nas pernas				
Dor nas mamas				
Inchaço no abdome				
Depressão				
Choro fácil				
Falta de iniciativa				
Falta de concentração				
Confusão				
Esquecimento				
Cefaleia				
Tontura				
Taquicardia				

(*continua*)

Tabela 46.2 – Tabela de Abraham modificada. (*Continuação*)				
Sintomas	***Data***	***Data***	***Data***	***Data***
Aumento de apetite				
Compulsão por doce				
Enjoo				
Cólica				
Dor lombar				
Acne				
Outros				
Total				

Fonte: Abraham, 1983,[27] modificada por Diegoli et al., 1998.[4]

O exame físico é muito importante e tem como objetivo afastar doenças orgânicas que sejam responsáveis pelas manifestações clínicas.

Outros fatores que interferem na SPM devem ser pesquisados: doenças na família, dificuldades econômicas, pressão no trabalho, desemprego, atritos conjugais etc.

Diagnóstico diferencial: distúrbios psiquiátricos, neurológicos e endócrinos, iatrogenia, doenças da mama e ginecológicas, distúrbios gastrointestinais, fadiga crônica.

Os exames complementares são eventuais e devem ser pedidos de acordo com a anamnese, exame físico e ginecológico; e, em casos especiais, os principais são: ultrassom pélvico, hemograma, dosagens hormonais (prolactina, T4 livre, hormônio estimulante da tireoide – TSH), glicemia, ultrassom das mamas, provas de função renal etc., sempre individualizados.

Tratamento

Medidas gerais

O tratamento da SPM não é tarefa fácil, principalmente por se tratar de síndrome de etiopatogenia multifatorial, devendo-se inicialmente excluir as fobias, ou seja, medos, expectativas e crenças a respeito da menstruação.[28]

As medidas gerais são recomendadas para todas as pacientes, independentemente da intensidade dos sintomas, destacando-se a terapia de apoio, que deve ser feita explicando-se o que é o ciclo menstrual e a sua relação com a síndrome em questão; atividade física regular, que auxilia no controle do peso, na liberação das endorfinas e na redução da ansiedade; e orientação dietética para consumo reduzido de cafeína, álcool, gorduras animais, açúcar refinado, líquidos e sódio.[1,29]

Tratamento medicamentoso

Inúmeros medicamentos são utilizados no tratamento da SPM. A escolha e as dosagens desses medicamentos são orientadas pelo predomínio e pela intensidade das manifestações clínicas.[1]

- Hormônios

O tratamento hormonal, ainda nos dias atuais, é o mais usado, pois a sua base está na principal hipótese fisiopatológica, que é o desequilíbrio e a oscilação dos esteroides sexuais na fase pré-menstrual e suas repercussões nos diversos sistemas metabólicos da mulher.[29]

Os esquemas propostos são: hormônios, em tratamento contínuo, os quais inibem o ciclo menstrual, utilizando-se: pílulas contendo etinilestradiol, associado ao progestagênio, de forma contínua; ou acetato de medroxiprogesterona 150 mg, intramuscular, a cada 3 meses; ou desogestrel 75 mcg/dia. Outras opções são os implantes subcutâneos de etonogestrel (68 mg) ou o dispositivo intrauterino com levonorgestrel.[29]

Outras alternativas ainda são os contraceptivos orais, utilizando-se o etinilestradiol associado ao progestagênio, 21 ou 24 dias/mês. Essa combinação hormonal promove a estabilidade hormonal por todo o ciclo, permitindo o sangramento de privação.[30,31]

Os análogos do GnRH são utilizados em casos excepcionais, pois, embora sejam bastante efetivos, apresentam indesejáveis efeitos colaterais.[2]

- Diuréticos

Estão indicados para as pacientes que apresentam retenção hidrossalina. Entre os mais utilizados, estão os tiazídicos (hidroclorotiazida, na dose de 12,5 a 25 mg/dia), espironolactona (50 a 100 mg/dia) e clortalidona (12,5 a 50 mg/dia), empregados do 15º dia do ciclo até a menstruação.[32]

- Antidepressivos

Moduladores dos mecanismos relacionados à serotonina são os mais recomendados na literatura: fluoxetina (10 a 40 mg/dia), sertralina (50 a 150 mg/dia), venlafaxina (75 a 150 mg/dia), paroxetina (20 a 40 mg/dia) e cetalopran (10 a 30 mg/dia).[33-36]

- Drogas psicoativas

Indicadas para mulheres com distúrbios comportamentais (em grande parte dos casos, trata-se de TDPM, e não de SPM, devendo ser orientado o tratamento pelo psiquiatra).[29]

- Ansiolíticos

Têm como princípio de ação a inibição do sistema nervoso central: cloridrato de flufenazina (0,5 a 1 mg/dia), alprazolam (0,25 a 0,5 mg/dia), lorazepan (1 a 2 mg/dia), bromazepan (3 a 6 mg/dia), diazepínicos (5 a 10 mg/dia) e cloxazolan (1 a 4 mg/dia).[37-39]

Os ansiolíticos provocam diminuição dos reflexos, principalmente motores, e em longo prazo podem causar dependência quando administrados diariamente, sem interrupção; por isso, devem ser utilizados somente nos períodos pré-menstrual e menstrual.[2]

- Vitaminas e minerais

A vitamina B6 ou piridoxina, por seus efeitos centrais e na esteroidogênese, costuma oferecer bons resultados, em doses variáveis de até 600 mg/dia, principalmente na cefaleia pré-menstrual. A vitamina A 50 mil unidades tem utilização empírica, mas auxilia principalmente nos casos de mastalgia e acne pré-menstrual. A vitamina E, na dose de 400 mg/dia, tem indicação nos casos de manifestação mamária acentuada.[39-41]

- Anti-inflamatórios não hormonais

São utilizados principalmente quando se observam cólicas no período pré-menstrual: piroxicam, diclofenaco e aceclofenaco, todos em doses individualizadas.[37]

- Fitoterápicos

Alguns fitoterápicos são referidos na literatura, mas necessitam ainda de confirmação científica: passiflora, *Hypericum*, extrato de *Agnus cactus* e ácido gama-linoleico.[40,42,43]

- Associações medicamentosas

A associação de ansiolíticos, diuréticos e vitaminas tem revelado excelentes resultados na SPM (p. ex., cloridrato de flufenazina 1 mg, associado a bendroflumetiazida 2,5 mg e vitamina B6 300 mg, a partir do 15° dia do ciclo).[1]

Considerações finais

É importante estudar cada paciente, para que o diagnóstico seja correto. As medidas gerais devem ser recomendadas para todas as mulheres portadoras de SPM; e o tratamento medicamentoso deve ser sempre individualizado.

REFERÊNCIAS BIBLIOGRÁFICAS

1. Bagnoli VR, Fonseca AM. Síndrome pré-menstrual. Atualidades Feldene em Ginecologia, Pfizer; 1990.
2. Diegoli MSC, Fonseca AM, Soares Jr JM, Baracat EC. Síndrome pré-menstrual. In: Baracat EC (ed.), Soares Jr JM (co-ed.). Condutas em ginecologia baseadas em evidência. Protocolos Assistenciais: Clínica Ginecológica Hospital das Clínicas – FMSUP. São Paulo: Editora Atheneu; 2016. cap. 63, p. 401-408.
3. American Psychiatry Association. Diagnostic and statistical manual of mental disorders – DMS-5. 5th ed. Washington: American Psychiatric Association; 2013.
4. Diegoli MSC, Fonseca AM, Diegoli CA. Vencendo a tensão pré-menstrual. São Paulo: Editora Pioneira; 1998. p. 94.
5. Freeman EW. Premenstrual syndrome and premenstrual dysphoric disorder: definitions and diagnosis. Psychoneuroendocrinology 2003;28:25-37.
6. Kleinstauber M, Schmelzer K, Ditzen B, Andersson G. Psychosocial profile of women with premenstrual syndrome and healthy controls: a comparative study. Int J Behav Med. 2016;23(6):752-763.
7. Mayol R. Hipócrates e a síndrome pré-menstrual. Centaurus. 1998;1(2):14.
8. Maudsley H. Body and mind. Macmillan, London 87, 1873 apud Watson N, Studd JWW. The premenstrual syndrome. Br J Hosp Med. 1990;44:286-292.
9. Frank RT. The hormonal causes of premenstrual tension. Arch Neurol Psychiatry. 1931;26:1053.
10. Petracco A. Síndrome da tensão pré-menstrual (síndrome pré-menstrual). In: Halbe HW (ed.). Tratado de ginecologia. São Paulo: Editora Roca Ltda; 1994.
11. Diegoli MSC, Fonseca AM, Diegoli CA, Halbe HW, Bagnoli VR, Pinotti JA. Síndrome pré-menstrual: estudo da incidência e das variações sintomatológicas. Rev. Ginecol. Obstet. 1994;5(5):238-242.
12. Imai A, Ichigo S, Matsunami K, Takagi H. Premenstrual syndrome: management and pathophysiology. Clin Exp Obstet Gynecol. 2015;42(2):123-8.
13. Diegoli MS, Fonseca AM. Tensão pré-menstrual. In: Ramos JG, Urbanetz AA (ed.). PROAGO – Programa de Atualização em Ginecologia e Obstetrícia. Ciclo 1, Módulo 1, Sistema de Educação Médica Continuada a Distância. Febrasgo. Porto Alegre: Artmed/Panamericana Editora Ltda; 2004. p. 33-56.
14. Ballone GJ. Tensão pré-menstrual – TPM. In: Ps/Web [Internet]. [Acesso em 2005]. Disponível em: www.psiweb.med.br.

15. Halbreich U, Tworek H. Altered serotonergic activity in women with dysphoric premenstrual syndromes. Int J Psych Med. 1993;23:1-27.
16. Severino SK. A focus on 5-hydroxytryptamine (serotonin) and psychopatology. In: Gold JH, Severino SK (ed.). Premenstrual disphorias: myths and realities. American Psychiatric Press. 1994:67-98.
17. Summer BEH, Fink G. Estrogen increases the density of 5-hydroxytryptamine (2 alfa) receptors in cerebral cortex and nucleus accumbens in the female rat. J Ster Biochem & Molec Biol. 1995;54:15-20.
18. Andersch B, Abrahamsson L, Wendestam C, Ohman R, Hahn L. Hormone profile in premenstrual tension: effects of bromocriptine and diuretics. Clin Endocrinol. 1979;11:657.
19. Fonseca AM, Parellada CI, Bagnoli VR, Diêgoli MSC, Pinotti JA. Vitamina B6 – Revisão atualizada sobre suas aplicações clínicas. Revista Brasileira de Medicina. 2000;57(9):12-16.
20. Hegg R, Fonseca AM, Melo NR, Maluf M, Perin P, Souza AZ. Síndrome da tensão pré-menstrual: aspectos atuais. Arq Bras Med. 1989;63:1989.
21. Halbe HW. Dismenorreia. In: Halbe HW (ed.). Ginecologia endócrina 3. ed. São Paulo: Livraria Roca Ltda; 1983.
22. Febrasgo. [Acesso em 13 ago. 2018]. Disponível em: https://www.febrasgo.org.br.
23. Del Mar Fernandez M, Requeira-Mendez C, Takkouche B. Psychological factors and premenstrual syndrome: a Spanish case-control study. Plos One 2019;14(3):0212557.
24. Pinkerton JV. [Acesso em 31 jul. 2018]. Disponível em: www.msdmanuals.com/pt-br/profissional/ginecologia-e-obstet.
25. Chuong CJ, Coulam CB, Kao PC, Bergstralh EJ, Go VLW. Neuropeptide levels in the premenstrual syndrome. Fertil & Steril. 1985;44:760.
26. Smith S, Schiff I. The premenstrual syndrome: diagnosis and management. Fertil & Steril. 1989;62:527.
27. Abraham GE. Nutritional factors in the etiology of premenstrual tension syndromes. The J. Reprod. Med. 1983;28(7):446-464.
28. Watson NR, Studd JW. The premenstrual syndrome. British J Med. 1990;44:286-292.
29. Bagnoli VR, Fonseca AM. Entendendo a síndrome pré-menstrual. Folhetos Organon. Junho 2007.
30. Akin M. An open-label, multicenter, noncomparative safety and efficacy study of Mircette: a low-dose estrogen-progestin oral contraceptive. The Mircette Study Group. Am J Obstet Gynecol. 1998;179(1):s2-8.
31. Hendrix SL, Alexander NJ. Primary dysmenorrhea treatment with a desogestrel-containing low-dose oral contraceptive. Contraception. 2002;66(6):393-9.
32. Cunningham J, Yonkers KA, O'Brien S, Eriksson E. Update on research and treatment of premenstrual dysphoric disorder. Harv Rev Psychiatry. 2009;17(2):120-37.
33. Steinberg EM, Cardoso GM, Martinez PE, Rubinow DR, Schmidt PJ. Rapid response to fluoxetine in women with premenstrual dysphoric disorder. Depress Anxiety. 2012;29(6):531-40.
34. Halbreich U. Selective serotonin reuptake inhibitors and initial oral contraceptives for the treatment of PMDD: effective but not enough. CNS Spectr. 2008;13(7):566-72.
35. Freeman EW. Treatment of depression associated with the menstrual cycle: premenstrual dysphoria, postpartum depression, and the perimenopause. Clin Neurosci. 2002;4(2):177-91.
36. Yonkers KA, Halbreich U, Freeman E, Brown C, Endicott J, Frank E, Parry B, Pearlstein T, Severino S, Stout A, Stone A, Harrison W. Symptomatic improvement of premenstrual dysphoric disorder with sertraline treatment: a randomized controlled trial. Sertraline Premenstrual Dysphoric Collaborative Study Group. JAMA. 1997 Sep 24;278(12):983-8.
37. Reid RL, Soares CN. Premenstrual dysphoric disorder: contemporary diagnosis and management. J Obstet Gynaecol Can. 2018;40(2):215-223.
38. Diegoli MSC, Diegoli CA, Fonseca AM. Síndrome pré-menstrual. In: Lopes AC (ed); Fonseca AM, Bagnoli VR (Coordenadores da Seção 15 – Ginecologia e Saúde da Mulher). Tratado de Clínica Médica. 3. ed. São Paulo: Editora Roca Ltda; 2016. v. 2, cap. 251, p. 2221-2225.
39. Pearlstein T. Psychotropic medications and other non-hormonal treatments for premenstrual disorders. Menopause Int. 2012;18(2):60-4.
40. Whelan AM, Jurgens TM, Naylor H. Herbs, vitamins and minerals in the treatment of premenstrual syndrome: a systematic review. Can J Clin Pharmacol. 2009;16(3):e407-29.
41. Bendich A. The potential for dietary supplements to reduce premenstrual syndrome (PMS) symptoms. J Am Coll Nutr. 2000;19(1):3-12.
42. Behboodi Moghadam Z, Rezaei E, Shirood Gholami R, Kheirkhah M, Haghani H. The effect of Valerian root extract on the severity of pre-menstrual syndrome symptoms. J Tradit Complement Med. 2016;6(3):309-15.
43. Schellenberg R. Treatment for the premenstrual syndrome with agnus castus fruit extract: prospective, randomised, placebo controlled study. BMJ. 2001;322(7279):134-7.

47

Dismenorreia na Adolescência

- José Alcione Macedo Almeida
- Mariana Soares Pereira Schaefer
- Giovana De Nardo Maffazioli

Conceito

Dismenorreia significa "menstruação difícil" e tem como sinonímia algomenorreia, menalgia, menstruação dolorosa e, popularmente, cólica menstrual.

Muitas mulheres a consideram uma ocorrência normal, acreditando que a "cólica menstrual" faz parte do ciclo menstrual normal. Essa crença popular contribui para o seu subdiagnóstico, com consequente prejuízo na qualidade de vida das pacientes, além de retardar a detecção de possíveis causas secundárias tratáveis.[1,2]

Importância

A elucidação e o tratamento dessa ginecopatia têm grande importância, principalmente porque a cólica menstrual está presente, com muita frequência, entre as mulheres adolescentes e as adultas jovens que procuram consulta ginecológica. Constitui-se na causa predominante de ausência na escola e no trabalho,[3-6] além de ter efeitos negativos no humor, como fator desencadeador de ansiedade e depressão, sendo responsável pelo menor desempenho acadêmico das adolescentes.[7,8]

Classificação

A dismenorreia é classificada quanto ao grau de intensidade da dor e quanto à sua etiologia.

Classificação quanto à intensidade

1. **Dismenorreia leve:** nessa forma, algumas vezes a paciente resiste sem analgésicos ou responde bem ao uso de analgésicos antiespasmódicos comuns.

2. **Dismenorreia moderada:** a paciente não necessita de medicação de horário.
3. **Dismenorreia severa:** nessa forma, a paciente sempre necessita de analgesia mais potente, por via intravenosa ou intramuscular. A forma severa é também chamada de dismenorreia incapacitante, quando impede o exercício das funções habituais, o que ocorre em cerca de 20% das pacientes.[9] Em aproximadamente 10% das mulheres com dismenorreia severa, encontra-se anormalidade pélvica, como endometriose ou anormalidade uterina.[10]

Classificação quanto à etiologia

Quando relacionada à causa, a dismenorreia é classificada como primária ou secundária.

É considerada dismenorreia primária, essencial ou idiopática, quando não há lesão dos órgãos genitais.[9,11]

Ao contrário da forma primária, na dismenorreia secundária há uma condição estrutural detectável (Quadro 47.1).

Quadro 47.1
Causas da dismenorreia secundária na adolescência.

1. **Malformações müllerianas obstrutivas**
   - Hímen imperfurado
   - Septo vaginal transverso imperfurado
   - Septo vaginal oblíquo em útero didelfo
   - Agenesia de vagina com útero funcionante
   - Agenesia de colo uterino
   - Útero bicorno com um corno não comunicante
2. **Doença inflamatória pélvica**
3. **Uso do DIU**
4. **Outras causas mais raras**
   - Endometriose
   - Adenomiose
   - Mioma uterino
   - Síndrome de congestão pélvica
   - Estenose cervical adquirida

Fonte: Desenvolvido pela autoria do capítulo.

Neste capítulo, abordaremos especificamente a amenorreia primária ou essencial, que é a forma mais diagnosticada na adolescência. Mas é diagnóstico só confirmado após se afastar uma causa secundária. As causas que provocam dismenorreia secundária serão abordadas em capítulos específicos deste livro.

Prevalência

Estabelecer a prevalência da dismenorreia esbarra em alguns vieses que resultam em números muito diversos, variando de 25% a 90% entre as adolescentes.[9,12,13]

Na adolescência, prevalece a dismenorreia primária, que diminui com o avanço da idade, sendo que esse decréscimo progressivo se acentua a partir dos 20 anos de idade. Essa forma primária pode ocorrer desde a menarca, ou surgir após alguns meses, quando os ciclos menstruais se tornam ovulatórios.[9]

Etiopatogenia

Etiopatogenia da dismenorreia secundária

A própria classificação explicita que a dismenorreia secundária é de origem estrutural, tem uma causa anatômica, em decorrência de obstáculo que impede o escoamento normal da menstruação ou de alterações diversas, como exemplifica o Quadro 47.1.

Etiopatogenia da dismenorreia primária

As publicações, em especial as mais antigas, referem-se à participação da vasopressina e dos leucotrienos na etiopatogenia da dismenorreia primária. Mas a participação das prostaglandinas (PGs) na fisiopatologia da dismenorreia primária encontra maior sustentação e é a mais citada nas publicações sobre o tema.

• Vasopressina

A participação da vasopressina na fisiopatologia da dismenorreia primária é aventada, porém ainda controversa.[14,15] A vasopressina em níveis circulantes elevados durante a menstruação de mulheres com dismenorreia primária pode induzir contrações uterinas arrítmicas, diminuindo o fluxo sanguíneo e provocando hipóxia no útero.[16]

• Leucotrienos

Há relatos de que estudos prévios mostraram que o endométrio humano tem a capacidade de sintetizar e metabolizar os leucotrienos.[17] Também foram detectados receptores dos leucotrienos no tecido uterino.[18]

• Prostaglandinas

A prostaglandina não é um hormônio, pois não é secretada por glândula. Seu nome se deve ao fato de ter sido identificada pela primeira vez no sêmen do homem, sendo atribuída como secreção prostática. Na fisiopatologia da dismenorreia primária, as prostaglandinas são as mais citadas. Os resultados das pesquisas são mais convincentes de que as prostaglandinas são as causas da dismenorreia primária, principalmente as prostaglandinas PGF2 e PGE2. Essas substâncias são produzidas pelo endométrio e, quando liberadas em excesso, aumentam o tônus muscular uterino, produzindo contrações de alta amplitude[19] e desencadeando contrações miometriais arrítmicas. Produzem importante constrição dos vasos sanguíneos do miométrio, provocando menor aporte sanguíneo para o útero, com consequente isquemia miometrial, responsável pela dor na dismenorreia primária.[20] Mulheres com dismenorreia têm maior produção de prostaglandinas nos dois primeiros dias de menstruação.[9] Os níveis da progesterona caem imediatamente antes da menstruação e logo há aumento da produção das prostaglandinas, demonstrando que a progesterona tem efeito controlador da síntese das prostaglandinas.[19,21]

A atividade da PG foi duas vezes mais alta nas mulheres com dismenorreia do que nas eumenorreicas, em experimento utilizando o sangue menstrual de tampões vaginais.[17,22] Amostras do endométrio obtidos de mulheres no primeiro dia menstrual constataram que as dismenorreicas sem medicação tinham níveis de PGF2a quatro vezes mais elevados do que as eumenorreicas.[23]

- Fatores associados

Um estudo da Turquia constatou que a dismenorreia foi mais prevalente entre as estudantes que consumiam mais cafeína,[24] mas outras pesquisas não confirmaram esses dados.[25] Também o tabagismo foi associado à dismenorreia por Burnett et al. (2005), que encontraram aumento da prevalência da dismenorreia proporcional ao hábito de fumar.[26] Presumivelmente, isso acontece porque a nicotina produz vasoconstrição no útero, o que resulta em hipóxia e dor.[27]

A participação das prostaglandinas é, portanto, determinante na fisiopatologia da dismenorreia primária (Figura 47.1).

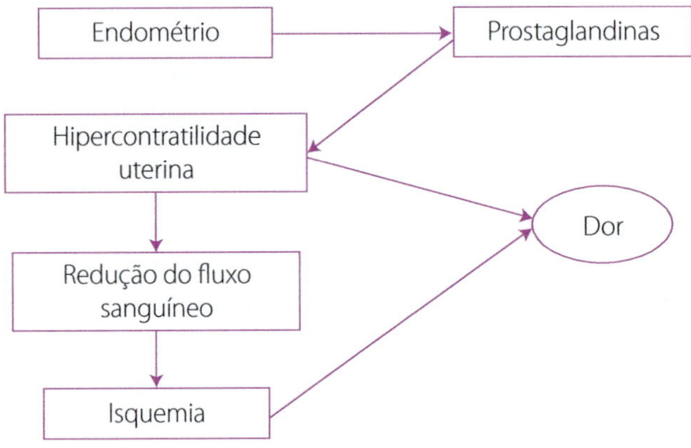

Figura 47.1 – Esquema da fisiopatologia da dismenorreia primária.
Fonte: Desenvolvida pela autoria do capítulo.

Quadro clínico

A dismenorreia é caracterizada por dor do tipo cólica, de intensidade variável, na região do hipogástrio, durante a menstruação, em geral mais intensa nos dois primeiros dias de sangramento. Não raro é referida a irradiação para a região lombar, além de sintomas sistêmicos, como lipotimias, náuseas, vômitos, tenesmo, aumento da frequência das evacuações e perturbação do sono.[28] Nem sempre todos esses sintomas são relatados, mas a dor em cólica é característica obrigatória.

Os sintomas típicos podem coincidir com o início do fluxo menstrual ou ocorrer dentro de poucas horas, antes ou depois, e em geral persistem nas primeiras 24 ou 48 horas.[29,30]

Diagnóstico

O diagnóstico da dismenorreia primária é eminentemente clínico, com base no quadro clínico e no exame físico.

A anamnese deve ser minuciosa, detalhada, deixando a paciente à vontade para expor suas queixas. Pode ser necessário que o médico pergunte sobre a influência das queixas nas atividades normais da paciente, caracterizando a dor em cólica quanto à sua intensidade, quanto ao seu caráter cíclico, se coincide ou não com o período menstrual, se há referência aos sintomas sistêmicos. Isso é de relevância para o diagnóstico e para a caracterização do quadro em dismenorreia leve, moderada ou severa.[28] É importante lembrar que a dismenorreia primária pode ocorrer desde a menarca ou surgir em curto tempo, após a instalação dos primeiros ciclos menstruais.

O exame físico tem importância para o diagnóstico diferencial, à procura de causa orgânica. O exame físico normal da adolescente, com história clara, pode ser suficiente para o diagnóstico de dismenorreia primária.

Exame auxiliar depende da idade da paciente, da história clínica e do exame físico. A ultrassonografia pélvica é exame acessível, devendo ser realizado, sempre que possível, pois pode ser determinante para o diagnóstico de eventual anormalidade estrutural dos órgãos genitais internos, caracterizando assim a dismenorreia secundária.

Embora se reconheça que a produção anômala de prostaglandinas **é a provável causa da dismenorreia primária,** a sua dosagem laboratorial não é disponibilizada.

Diagnóstico diferencial

O diagnóstico correto da dismenorreia é fundamental para o êxito do seu tratamento. Além de estabelecer o diagnóstico de dismenorreia primária ou secundária, é importante que se faça o diagnóstico diferencial, em especial quanto à dor pélvica crônica.

Geralmente, a dor pélvica crônica não é bem definida, principalmente por algumas adolescentes, o que dificulta a interpretação do sintoma. Trata-se de dor que pode se apresentar de forma subaguda persistente, com piora no período menstrual. Pode ser localizada no abdome inferior, bem como se irradiar para outro sítio, como em casos de endometriose ou de doença inflamatória pélvica crônica,[31] ou em algumas vezes sua origem é gastrointestinal (colites) ou das vias urinárias.[32,33] Em nossa experiência, com anamnese minuciosa, quando se interroga com mais atenção, percebe-se que muitas pacientes não informam a localização com clareza e, com frequência, conclui-se que a dor é de origem gastrointestinal (colites em graus variáveis) ou, mais raramente, das vias urinárias.

Dismenorreia membranácea

Há uma forma de dismenorreia pouco conhecida, pouco estudada, descrita como uma subclassificação da dismenorreia, mas não definida se é uma variante da dismenorreia primária. Trata-se da dismenorreia membranácea ou membranosa.

De acordo com relatos, a dismenorreia membranosa caracteriza-se por dor menstrual de forte intensidade e de curta duração, associada à eliminação pela vagina de um produto elástico ou membranoso, com a **forma da cavidade uterina**.[34,35]

A etiologia não é definida, sendo que alguns a relacionaram à administração de progesterona intramuscular em altas doses, como acetato de medroxiprogesterona de depósito.[36,37]

As publicações na literatura sobre o tema são poucas e se resumem a relatos de casos. É necessário que se pense nesse diagnóstico, que se faça anamnese dirigida em casos suspeitos e que se oriente as pacientes sobre a necessidade de examinar o produto expelido.

Todas as nossas pacientes foram atendidas fora do nosso serviço, em Pronto-Socorro, onde não foram realizados exames anatomopatológicos do produto expelido, embora a Equipe do Pronto-Socorro tenha aventado a hipótese de abortamento, segundo relato das duas últimas pacientes atendidas nos últimos três anos, que trouxeram fotos do produto, feitas em casa logo após o episódio clínico (Figuras 47.2 e 47.3).

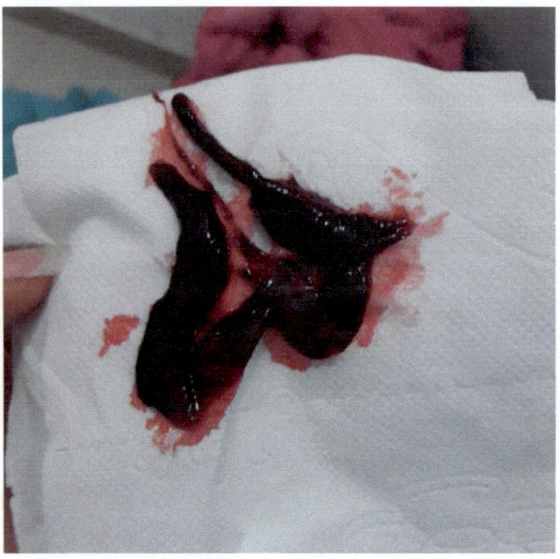

Figura 47.2 – Foto do produto expelido.
Fonte: Acervo da Clínica Ginecológica do HC-FMUSP.

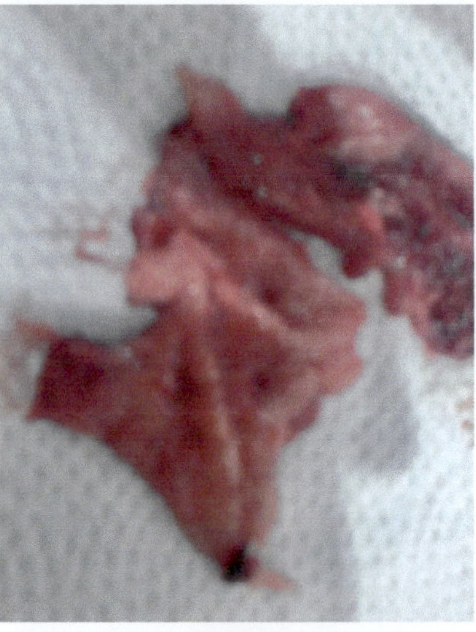

Figura 47.3 – Foto do produto expelido. Notar a forma semelhante à cavidade uterina.
Fonte: Acervo da Clínica Ginecológica do HC-FMUSP.

Tratamento

Ao longo dos anos, têm sido utilizadas algumas alternativas para o tratamento da dismenorreia primária.

É fato que a medicina não tradicional tem se popularizado em vários países, através dos tempos, inclusive no tratamento da dismenorreia.[33,38]

A acupuntura, método tradicional da medicina chinesa, tem sido bastante difundido em nosso meio nos últimos anos. É bem tolerada e livre de efeitos colaterais. Nos Estados Unidos, o método tem sido utilizado para tratamento de doenças severas, inclusive da dismenorreia.[39,40]

Há publicações que associam a dieta vegetariana sem gorduras à melhora da dor em mulheres adultas jovens[41] e também a diminuição dos sintomas em adolescentes à suplementação dietética com ômega-3 e ácidos graxos.[42]

O emprego do magnésio e o de substância agonista do cálcio no tratamento da dismenorreia são citados, mas com base em pequenas experiências.[43-45]

O emprego de pilates como método alternativo proporciona melhora dos sintomas de pacientes com dismenorreia primária, reduzindo a dor e sintomas associados.[46]

Tratamento medicamentoso

Devemos considerar que, na fase aguda da dismenorreia severa, o repouso é recomendado nas primeiras horas, enquanto a analgesia começa a surtir seus efeitos. Em algumas situações, pode-se associar dois dos regimes terapêuticos citados a seguir.

• Anti-inflamatórios não hormonais (AINHs)

Universalmente, os AINHs são os fármacos mais empregados no tratamento da dismenorreia primária, porque interferem diretamente no mecanismo da dor menstrual. São medicamentos que inibem a síntese das prostaglandinas no endométrio.[47,48] Os AINHs exercem sua ação inibindo as enzimas ciclo-oxigenases (COX), que convertem o ácido aracdônico liberado das membranas fosfolipídicas em prostaglandinas.[49]

O tratamento com AINHs é mais efetivo quando iniciado 1 a 2 dias antes da menstruação. Adolescentes que não têm previsão do início de sua menstruação devem iniciar o uso da medicação no momento do primeiro sinal de sangramento ou quando surgir qualquer sintoma que, frequentemente, se associa à dismenorreia.[50]

Uma revisão do grupo Cochrane[51] ressalta o fato de que nenhum anti-inflamatório não esteroide (AINE) tem resposta superior a outro, no tratamento da dismenorreia, devendo-se avaliar os efeitos colaterais e a comodidade posológica para uma escolha mais efetiva.

Ao inibir a produção de PG endometrial, os inibidores de COX também podem reduzir a perda sanguínea menstrual.[49]

• Anticoncepcionais hormonais

São também empregados no combate à dismenorreia os anticoncepcionais hormonais combinados. Esses preparados, além de suprimirem a ovulação, inibem a produção de prostaglandinas e, consequentemente, diminuem a contratilidade uterina.[52] Entretanto, as restrições ao método por razões clínicas devem ser observadas, assim como, para as adolescentes que não necessitam de anticoncepção, devem ser discutidos outros modos de tratamento. Também podem ser usados os preparados hormonais orais contendo somente progestagênios.

Pode-se adotar o regime de anticoncepcionais hormonais orais com pausa entre as cartelas ou o regime estendido, ou seja, contínuo, sem nenhum dia de pausa, com o intuito de induzir amenorreia.

Quando a opção for por pílula com apenas progestagênio, o regime é contínuo, devendo-se orientar a paciente a ingerir o comprimido de preferência sempre no mesmo horário.

Quando a paciente com dismenorreia primária não responde ao tratamento inicial com AINH por três ciclos menstruais consecutivos, recomenda-se prescrever anticoncepcional hormonal combinado, de preferência com o regime estendido, também por três ciclos consecutivos. Se após esse tratamento os sintomas persistirem, é recomendável que se volte a investigar causa estrutural (Quadro 47.1).

- Sistema intrauterino liberador de levonorgestrel (SIU-LNG)

Os estudos sobre o uso de progestagênio contínuo refere-se ao uso de um tipo de dispositivo intrauterino (DIU) com levonorgestrel, o SIU-LNG. Esse DIU libera 20 mcg de levonorgestrel diariamente, resultando em atrofia endometrial e consequente diminuição das prostaglandinas, sendo efetivo como tratamento prolongado, com baixa incidência de efeitos adversos. O efeito adverso mais frequente, em nossa experiência, é *spotting*, que, como relatam as publicações, em geral ocorre nos três primeiros meses que se seguem à inserção.[53]

- Analgésico e antiespasmódico associados

Em hospital terciário, como o nosso, muitas pacientes têm comorbidades que limitam a utilização de AINH. No Setor de Ginecologia na Infância e Adolescência da Clínica Ginecológica do Hospital das Clínicas da Universidade de São Paulo (HC-FMUSP), temos boa experiência com analgesia via oral utilizando a associação de escopolamina 10 mg e dipirona 500 mg a 1.000 mg, em intervalos variáveis, de 6, 8 ou 12 horas, de acordo com o peso da paciente e a resposta terapêutica.

Tratamento coadjuvante

Acupuntura e atividade física regular, como pilates, natação, corrida, esportes em geral, em especial as modalidades coletivas, que ajudam a socialização, são consideradas tratamento coadjuvante importante, associado ao tratamento com um dos esquemas citados anteriormente. Essas medidas devem ser sempre estimuladas para nossas pacientes.

Fatores psicossomáticos contribuem para o agravamento da dismenorreia primária incapacitante. Assim, o ginecologista deve saber detectar a necessidade e o momento de solicitar o auxílio, com abordagem psicológica, pelo profissional capacitado.

Considerações finais

Se após o tratamento para dismenorreia primária, incluindo-se anticoncepcionais em regime estendido por mais de três meses e apoio psicológico especializado, não se obtiver resposta satisfatória, com a paciente continuando com dismenorreia severa, inclusive com sintomas intestinais ou urinários mais intensos, deve-se investigar a endometriose, embora essa condição seja rara na adolescência. Esse tema é abordado no Capítulo 50 deste livro (Endometriose na adolescência).

■ REFERÊNCIAS BIBLIOGRÁFICAS

1. Wong LP, Khoo. Dysmenorrhea in a multiethnic population of adolescent Asian girls. International Journal of Gynecology and Obstetrics. 2010;108:139-142.
2. Subasinghe AK, Happo L, Jayasinghe YL et al. Prevalence and severity of dysmenorrhoea, and management options reported by young Australian women. Aust Fam Physician. 2016;45(11):829-34.
3. Andersch B, Milson I. An epidemiologic study of young woman with dysmenorrhea. Am J Obstet Gynecol. 1982;144:655-60.
4. Widholm O. Dysmenorrhea during adolescence. Acta Obstet Gynecol Scand Suppl. 1979;87:61-6.
5. Slap GB. Menstrual disorders in adolescence. Best Pract Res Clin Obstet Gynecol. 2003;17:75-92.
6. Söderman L, Edlund M, Lena M. Prevalence and impact of dysmenorrhea in Swedish adolescentes. Acta Obstet Gynecol Scand. 2019;98:215-221.
7. Dorn LD, Negriff S, Huang B et al. Menstrual symptoms in adolescent girls: association with smoking, depressive symptoms, and anxiety. J Adolesc Health. 2009;44(3):237-43.
8. Hailemeskel S, Demissie A, Assefa N. Primary dysmenorrhea magnitude, associated risk factors, and its effect on academic performance: evidence from female university students in Ethiopia. Int J Womens Health. 2016;8:489-96.
9. Dawood MY. Primary dysmenorrhea: advances in pathogenesis and management. Obstet Gynecol. 2006;108:428-41.
10. Harel Z. Dysmenorrhea in adolescents and young adults: from pathophysiology to pharmacological treatments and management strategies. Expert Opin Pharmacother. 2008 Oct;9(15):2661-72.
11. Adeyemi AS, Adekanle DA. Management of dysmenorrhoea among medical students. Int J Gynecol Obstet. 2007;7:1528-39.
12. Latthe P, Latthe M, Say L, Gulmezoglu M, Khan KS. WHO systematic review of prevalence of chronic pelvic pain: a neglected reproductive health morbidity. BMC Public Health. 2006;6:177.
13. Proctor M, Farquhar C. Diagnosis and managem ent of dysmenorrhoea. BMJ. 2006;332:1134e8.
14. Akerlund M, Stromberg P, Forsling ML. Primary dysmenorrhea and vasopressin. Br J Obstet Gynaecol. 1979;86:484-7.
15. Valentin L, Sladkevicius P, Kindahl H, Broeders A, Marsal K, Melin P. Effects of a vasopressin antagonist in women with dysmenorrhea. Gynecol Obstet Invest. 2000;50:170-7.
16. Akerlund M. Pathophysiology of dysmenorrhea. Acta Obstet Gynecol Scand. 1979;87(suppl: 27-32).
17. Rees MCP, Di Marzo V, Tippins JR et al. Leukotriene release by endometrium and myometrium throughout the menstrual cycle in dysmenorrhea and menorrhagia. J Endocrinol. 1987;113:291.
18. Levinson SL. Peptidoleukotriene binding in guinea pig uterine membrane preparations. Prostaglandins 1984;28:229.
19. Iacovides S, Avidon I, Baker FC. What we know about primary dysmenorrhea today: a critical review. Hum Reprod Update. 2015;21(6):762-78.
20. Harel Z. Cyclooxygenase-2 specific inhibitors in the treatment of dysmenorrhea. J Pediatr Adolesc Gynecol. 2004;17:75-9.
21. Wong CL, Farquhar C, Roberts H et al. Oral contraceptive pill for primary dysmenorrhoea. Cochrane Database Syst Rev. 2009;(4):CD002120.
22. Chan WY, Hill JC. Determination of menstrual prostaglandin levels in nondysmenorrheic and dysmenorrheic subjects. Prostaglandins. 1978;15:365.
23. Lundstrom V, Green K. Endogenous levels of prostaglandin F2a and its main metabolites in plasma and endometrium of normal and dysmenorrheic women. Am J Obstet Gynecol. 1978;130:640.
24. Unsal A, Ayranci U, Tozun M, Arslan G, Calik E. Prevalence of dysmenorrhea and its effect on quality of life among a group of female university students. Upslala Journal of Medical Sciences. 2010;115(2):138-45. doi: 10.3109/03009730903457218.
25. Ozerdogan N, Sayiner D, Ayranci U, Unsal A, Giray S. Prevalence and predictors of dysmenorrhea among students at a university in Turkey. Int J gynaecol Obstet. 2009;107(1):39-43.
26. Burnett MA, Antao V, Black A, Feldman K, Grenville A, Lea R et al. Prevalence of primary dysmenorrhea in Canada. J Obstet Gynaecol Can. 2005;27:765-70).

27. Hornsby PP, Wilcox AJ, Weinber CR. Cigarette smoking and disturbance of menstrual function. Epidemiology. 1998;9:193.
28. Ruoff G, Lema M. Strategies in pain management: new and potential indications for COX-2 specific inhibitors. J Pain Symptom Manage. 2003;25:s21-31.
29. Andersch B, Milsom I. An epidemiologic study of young women with dysmenorrhea. Am J Obstet Gynecol. 1982;144:655.
30. Balbi C, Musone R, Menditto A et al. Influence of menstrual factors and dietary habits on menstrual pain in adolescence age. Eur J Obstet Gynecol Reprod Biol. 2000;91:143.
31. Ness RB, Soper DE, Holley RL, Peipert J, Randall H, Sweet RL et al. Effectiveness of inpatient and outpatient treatment strategies for women with pelvic inflammatory disease: results from the Pelvic Inflammatory Disease Evaluation and Clinical Health (PEACH) Randomized Trial. Am J Obstet Gynecol. 2002;186:929-37.
32. Thompson WG, Longstreth GF, Drossman DA, Heaton KW, Irvine EJ, Muller-Lissner SA. Functional bowel disorders and functional abdominal pain. Gut. 1999;45(suppl. 2):II43-7.
33. Corney RH, Stanton R. A survey of 658 women who report symptoms of premenstrual syndrome. J Psychosom Res. 1991;35:471-82.
34. Rabinerson D, Kaplan B, Fisch B, Braslavski D, Neri A. Membranous dysmenorrhea: the forgotten entity. Obstet Gynecol. 1995;85(5 pt 2):891-892.
35. Maciel R, Rodrigues S, Inocêncio G, Saraiva J, Montalvão M. Dismenorreia membranosa: uma rara e desconhecida entidade. Acta Obstet Ginecol Port. 2014;8(4):402-404.
36. Greenblatt RB, Hammond DO, Clark SL. Membranous dysmenorrhea: studies in etiology and treatment. Am J Obstet Gynecol. 1954;68(3):835-44.
37. Scott SM, Parrish A, Schlaff W, Stevens-Simons C. Decidual casts associated with DEPO medroxyprogesterone acetate treatment in adolescents. J Pediatr Adolesc Gynecol. 2005;18(3):217-8.
38. Fugh-Berman A, Kronenberg F. Complementary and alternative medicine (CAM) in reproductive-age women: a review of randomized controlled trials. Reprod Toxicol. 2003;17:137-52.
39. Adams K, Assefi N. Applications of acupuncture to women's health. Prim Care Update Ob/Gyns. 2001;8:218-25.
40. Iorno V, Burani B, Bianchini E, Minelli F at al. Acupuncture treatment of dysmenorrhea resistant to conventional medical treatment. Evid Based Complement Alternat Med. 2008 June;5(2):227-230.
41. Barnard ND, Scialli AR, Hurlock D et al. Diet and sexhormone binding globulin, dysmenorrhea, and premenstrual symptoms. Obstet Gynecol. 2000;95:245.
42. Harel Z, Biro FM, Kotenhahn RK et al. Supplementation with omega-3 fatty acids in the management of dysmenorrhea in adolescents. Am J Obstet Gynecol. 1996;174:1335.
43. Ulmsten U. Calcium blockade as a rapid pharmacological test to evaluate primary dysmenorrhea. Gynecol Obstet Invest. 1985;20:78-83.
44. Seifert B, Wagler P, Dartsch S, Schmidt U, Nieder J. Magnesium: a new therapeutic alternative in primary dysmenorrhea. Zentralbl Gynakol. 1989;111:755-60.
45. Benassi L, Barletta FP, Baroncini L, Bertani D, Filippini F, Beski L et al. Effectiveness of magnesium pidolate in the prophylactic treatment of primary dysmenorrhea. Clin Exp Obstet Gynecol. 1992;19:176-9.
46. Araújo LM, Silva JM, Bastos WT, Ventura PL. Diminuição da dor em mulheres com dismenorreia primária, tratadas pelo método Pilates. Rev Dor. São Paulo. 2012 Abr-Jun;13(2):119-23.
47. Bianchi M. Are all NSAIDs other than "coxibs" really equal? Trends Pharmacol Sci. 2004;25:6-7.
48. Chantler I, Mitchell D, Fuller A. The effects of three cyclo-oxygenase inhibitors with different cyclo-oxygenase-2 specificity on intensity of primary dysmenorrhoeic pain. Clin J Pain. 2008;24:39-44.
49. Lethaby A, Duckitt K, Farquhar C. Non-steroidal anti-inflammatory drugs for heavy menstrual bleeding. Cochrane Database Syst Rev. 2013;1:CD000400.
50. Harel Z. Dysmenorrhea in adolescents and young adults: etiology and management. J Pediatr Adolesc Gynecol. 2006;19:363, 371.
51. Marjoribanks J, Proctor ML, Farquhar C. Nonsteroidal anti-25 inflammatory drugs for primary dysmenorrhoea. Cochrane Database Syst Rev. 2003;(4):CD001751.
52. Proctor ML, Roberts H, Farquhar CM. Combined oral contraceptive pill (OCP) as treatment for primary dysmenorrhoea (Cochrane Review). In: The Cochrane Library; 2003. Issue 4. Chichester, UK: John Wiley & Son Ltd.
53. Lethaby A, Hussain M, Rishworth JR, Rees MC. Progesterone or progestogen-releasing intrauterine systems for heavy menstrual bleeding. Cochrane Database Syst Rev. 2015 Apr 30;(4):CD002126.

48

Hiperprolactinemia em Adolescente

- Sylvia Asaka Yamashita Hayashida
- Ângela Maggio da Fonseca
- Vicente Renato Bagnoli
- Gustavo Arantes Rosa Maciel

Conceito

Hiperprolactinemia é condição clínica caracterizada pela elevação dos níveis de prolactina (PRL). Após a descoberta da prolactina humana, em 1970, pelo radioimunoensaio, foi possível identificar a hiperprolactinemia como entidade clínica que resulta em alterações menstruais, galactorreia e infertilidade.[1,2]

A prevalência varia de 0,4% (em população adulta no Japão) a 5% (em clínicas de planejamento familiar). A incidência é maior em mulheres com amenorreia (9%), galactorreia (25%), infertilidade (até 30%) e quadros de amenorreia e galactorreia (até 70%).[3]

Prolactina e sua regulação

A síntese e a secreção da PRL pelas células lactotróficas hipofisárias são suprimidas de maneira tônica pela dopamina hipotalâmica que chega à hipófise através do sistema porta-hipofisário e atua nos receptores D2 nessas células. Os fatores que estimulam a secreção da PRL são: o estradiol, o hormônio tireotrófico (TRH), o fator de crescimento epidermal e os antagonistas dos receptores de dopamina.[1]

A prolactina circulante é heterogênea na sua composição. A forma predominante é a PRL monomérica de peso molecular 23 kDa. A *big-big* PRL ou macroprolactina (150 a 170 kDa) é constituída por um complexo formado pelo anticorpo IgG e a PRL monomérica. Por se tratar de molécula grande, não consegue atravessar os capilares, é biologicamente pouco ativa e, uma vez formada, persiste, circulando no sangue periférico por muito tempo.[4]

A expressão da molécula de PRL é descrita em células da granulosa, em células intersticiais e lúteas dos ovários, no endométrio, no miométrio e na decídua uterina.[5] O estradiol é o principal hormônio ovariano que estimula a secreção da PRL. Atua no nível hipofisário para modular a expressão gênica da PRL; e no nível hipotalâmico modula a atividade dos neurônios que respondem à PRL. Nos ovários, a PRL atua com as gonadotrofinas para estimular a produção da progesterona pelas células lúteas e induz também a expressão do receptor da progesterona no endométrio para a implantação do ovo fecundado.[2] Estudos recentes apontam que a ação inibitória da PRL sobre a secreção das gonadotrofinas é mediada pelas alterações na secreção da kisspeptina.[6] A deficiência do hormônio liberador das gonadotrofinas (GnRH) na hiperprolactinemia pode ser revertida pela administração de kisspeptina.[7]

A principal função da PRL em humanos é induzir o desenvolvimento e a maturação das mamas durante a gestação e a produção do leite durante a lactação.[3] No entanto, há evidências de que a PRL possa estar em outras funções, como a diferenciação das células beta-pancreáticas durante a gestação, tendo possível papel na diabetes gestacional, na obesidade e na autoimunidade.[8]

Etiologia

De modo geral, as causas da hiperprolactinemia podem ser fisiológicas, farmacológicas ou patológicas, conforme mostradas no Quadro 48.1.

Quadro 48.1
Causas de hiperprolactinemia.

1. **Fisiológicas**

Gravidez, lactação, estresse, sono, coito, atividade física

2. **Farmacológicas**
   - **Antipsicóticos:** típicos: fenotiazinas, butirofenonas, tioxantinas; e atípicos: risperidona, sulpiride, quetiapina, olanzapina
   - **Antidepressivos:** tricíclicos: amitriptilina, clomipramina; inibidores da MAO: pargilina, clorgilina; inibidor seletivo da recaptação da serotonina: fluoxetina, citalopram, paroxetina
   - **Anti-hipertensivos:** verapamil, alfa-metildopa, reserpina
   - **Anticonvulsivantes:** fenantoínas
   - **Agentes procinéticos:** metoclopramida, domperidona
   - **Outros:** estrogênios, cimetidina, ranitidina, opiáceos, metadona, morfina, cocaína, heroína, álcool, sibutramina etc.
3. **Patológicas**
   - **Doenças sistêmicas:** hipotireoidismo primário, insuficiência renal crônica, cirrose hepática, pseudociese, ataques epilépticos
   - **Doenças hipotalâmicas:** tumores (craniofaringiomas, germinomas, meningiomas); doenças de infiltração (histiocitose, sarcoidose); metástases; cisto da bolsa de Rathke
   - **Doenças hipofisárias:** prolactinomas, acromegalia, doença de Cushing, tireotropinomas, metástases, hipofisite linfocítica, síndrome da sela vazia, doenças de depósito
   - **Disrupção da haste:** secção, injúria traumática
   - **Neurogênicas:** lesões torácicas (cicatriz de queimaduras, cirurgia de mama, toracotomia, anel mamilar, estimulação mamária)
   - **Idiopáticas**
   - **Produção ectópica de PRL**

Fonte: Adaptado de Melmed et al., 2011.[1]

Entretanto, quando se trata de crianças e adolescentes, observam-se particularidades. Em crianças, deve-se atentar para a presença de doenças hipotalâmicas, como craniofaringiomas, meningiomas e germinomas; já em adolescentes, as causas mais frequentes podem ser os tumores hipofisários, como os prolactinomas (microadenomas e macroadenomas) e a hiperprolactinemia iatrogênica pelo uso de medicamentos antipsicóticos para o tratamento da esquizofrenia.[9] Macroprolactinomas são mais encontrados em adolescentes e nos homens.[10]

Patogenia

A PRL é o único hormônio hipofisário sob controle do fator inibidor da secreção (PIF), sendo a dopamina hipotalâmica o principal PIF. Assim, qualquer alteração na haste hipofisária que interrompa a chegada da dopamina para a hipófise pode causar aumento na secreção da PRL. De outro modo, medicamentos que bloqueiam os receptores da dopamina podem elevar os níveis séricos de PRL e há também substâncias que estimulam a síntese e a liberação da PRL, tais como os estrogênios, o TRH (que é o hormônio liberador do hormônio estimulante da tireoide, o TSH), o polipeptídeo vasoativo intestinal (VIP) e a ocitocina.

A PRL regula várias funções biológicas e também realiza sua autorregulação (por meio do *feedback* negativo), a modulação do balanço energético e de todo o eixo reprodutivo. São os neurônios tuberoinfundibulares (TIDA) que atuam sincronicamente para a liberação da dopamina e o controle da secreção da PRL.

A PRL é conhecida como importante fator mediador da resposta adaptativa relacionada ao comportamento materno. Pode também regular a ingestão de alimentos e outros aspectos metabólicos. A hiperprolactinemia está frequentemente associada a desbalanço metabólico, como obesidade e diabetes melito.[2]

Altos níveis de PRL circulante causam a inibição da produção de GnRH, pelo aumento da dopamina hipotalâmica em resposta ao aumento da PRL hipofisária, pelo mecanismo de alça curta do controle da secreção da PRL. A dopamina hipotalâmica inibe a liberação do GnRH.[11] Consequentemente, há inibição da liberação pulsátil do hormônio folículo-estimulante (FSH) e do hormônio luteinizante (LH). Quanto maior o nível de PRL, maior a probabilidade de deficiência estrogênica, que pode ocasionar osteopenia e osteoporose.

A PRL pode atuar na modulação do crescimento folicular, na maturação folicular e esteroidogênese e na seleção folicular para a ovulação em sinergismo com as gonadotrofinas. Em níveis elevados, pode bloquear a ação do FSH nas células da granulosa, impedindo a atividade da aromatase. A PRL pode ser necessária ainda para a indução dos receptores de LH para a completa luteinização, resultando em anovulação crônica e infertilidade.

Propedêutica

A recomendação dos *guidelines* da Endocrine Society (2011)[1] para se estabelecer o diagnóstico de hiperprolactinemia é a feitura de uma simples medida da PRL sérica. Se estiver acima dos padrões da normalidade, confirma-se o diagnóstico, desde que não tenha havido estresse excessivo na coleta do sangue.[1] Caso isso aconteça, para remover o fator estresse como uma variável confundidora, recomenda-se, em pessoas muito ansiosas, deixá-las em repouso com a veia pega, para depois efetuar a coleta do sangue para análise.[12] Quando houver dúvidas, deve-se sempre repetir a dosagem da PRL.[1]

Para a correta identificação da etiologia da hiperprolactinemia, são necessários: anamnese, exame físico, dosagens de PRL, TSH e T4 livre, avaliação da função renal e estudo da imagem da hipófise. Na presença de macroadenomas, deve ser investigada a acromegalia pela medida do fator de crescimento insulina-1 (IGF-1), o efetor periférico do hormônio do crescimento (GH), mesmo sem as manifestações da doença. Em adolescentes com vida sexual ativa e em amenorreia, excluir gestação pelo beta-hCG (gonadotrofina coriônica humana, subunidade beta).[13]

A anamnese deve ser adequada, excluindo-se as causas fisiológicas, como gravidez, atividade física intensa, manipulação dos mamilos, presença de cicatrizes de queimaduras na área torácica, *piercings* nos mamilos etc., bem como o uso de medicamentos antipsicóticos, para tratamento de esquizofrenias e depressões.

A causa mais comum de hiperprolactinemia não fisiológica é o uso de medicamentos que, segundo Vilar et al. (2018), podem atuar por mecanismos diversos: 1. aumento da transcrição do gene PRL na hipófise (estrogênio); 2. antagonismo ao receptor da dopamina (risperidona, haloperidol, metoclopramida, domperidona, sulpiride etc.); 3. depleção da dopamina (metildopa e reserpina); 4. inibição da produção da dopamina hipotalâmica (verapamil, heroína, morfina, análogos da encefalina); 5. inibição da recaptação da dopamina (antidepressivos tricíclicos, cocaína, anfetamina, inibidores da monoaminoxidase); 6. inibição da recaptação da serotonina (opiáceos, fluoxetina, sibutramina, fenfluramina).[13]

No exame físico, deve-se observar a presença da galactorreia e de outros sinais clínicos, como hirsutismo.

Quadro clínico

As queixas mais comuns em jovens com hiperprolactinemia são alterações menstruais, galactorreia, cefaleia, distúrbios visuais e amenorreia primária.[14]

Os sinais clínicos na presença de prolactinomas diferem de acordo com o tamanho do tumor e a produção da prolactina. Níveis de PRL entre 30 e 50 ng/mL alteram as menstruações, em razão da insuficiência do corpo lúteo, com fase lútea curta ou sangramento uterino anormal, diminuição da libido e infertilidade; níveis entre 51 e 75 ng/mL estão associados à espaniomenorreia; níveis mais elevados, acima de 100 ng/mL, bloqueiam a secreção do GnRH, com queda nos níveis de FSH e LH e, consequentemente, hipoestrogenismo e amenorreia/galactorreia[15] (Figura 48.1). A galactorreia pode não estar presente em 30% das pacientes com amenorreia associada a níveis muito elevados de PRL, por falta de receptores mamários à ação da PRL, decorrente do hipoestrogenismo causado pelo próprio distúrbio.[11]

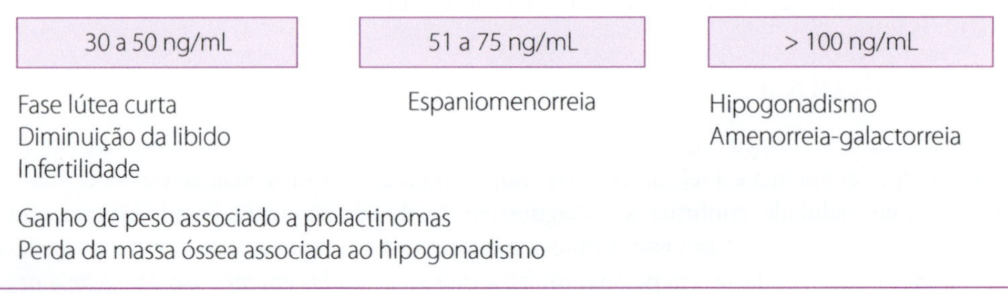

Figura 48.1 – Apresentação clínica da hiperprolactinemia.
Fonte: Shibli-Rahhal e Schlechte, 2011.[15]

Na presença de macroadenomas em crianças menores, os sinais neurológicos, tais como cefaleia, hemianopsia bitemporal e escotomas, são mais evidentes do que os distúrbios endócrinos. Em microadenomas nas adolescentes, são mais frequentes os distúrbios menstruais.[9] Nos estudos de Fideleff et al., 2000,[16] o quadro clínico foi de puberdade tardia (48%), amenorreia secundária (45%), galactorreia (34%), cefaleia (17%), amenorreia primária (14%), defeito no campo visual (7%) e baixa estatura (1%).

Hiperprolactinemia crônica pode causar baixa formação da massa óssea em decorrência do hipoestrogenismo, predispondo a paciente a desenvolver osteoporose no futuro.[17]

Diagnóstico

A identificação da causa correta de hiperprolactinemia é importante para o tratamento. Geralmente, em prolactinomas, os níveis de PRL produzida são proporcionais ao tamanho do tumor, isto é, quanto maior o tumor, maior a produção da PRL. Pode haver desproporção em prolactinomas císticos, ou na presença de outros tumores da região selar, os pseudoprolactinomas, que cursam com hiperprolactinemia em decorrência da desconexão da haste hipofisária, o que provoca a perda do efeito inibitório da dopamina sobre as células lactotróficas.[10] Há também a possibilidade da presença de prolactinomas gigantes (raros nas mulheres), nos quais a produção de PRL é demasiadamente elevada e a dosagem pelo método imunométrico subestima seu valor real. É o chamado "efeito *hook*", havendo necessidade de se repetir a dosagem com diluição do soro. Felizmente, isso ocorre em tumores com mais de 3 cm e níveis de PRL acima de 5.000 ng/mL.[13]

Outra causa de dissociação é a macroprolactinemia. Trata-se de uma condição em que a maior parte da PRL circulante é um isômero da PRL de alto peso molecular, um complexo Ag-Ac de PRL, biologicamente pouco ativo, que pode estar presente concomitantemente em outras condições, como na síndrome dos ovários policísticos[18] e na galactorreia idiopática[3]. A pesquisa da macroprolactina é indicada em pacientes com hiperprolactinemia, porém assintomáticas, e naquelas com aparente hiperprolactinemia idiopática[13]. A pesquisa é efetuada pela precipitação das macromoléculas com polietilenoglicol (PEG) e dosa-se em seguida o sobrenadante. O valor obtido é o da PRL monomérica, a forma ativa.

Os níveis médios de PRL em diferentes etiologias hiperprolactinêmicas, material de pesquisa da Clínica Ginecológica do Hospital das Clínicas da Faculdade de Medicina da Universidade de São Paulo (HC-FMUSP), são bem concordantes com a literatura (Tabela 48.1). O uso de medicamentos não aumenta muito a PRL, mas pode haver variação importante, até níveis tumorais. Os adenomas não funcionantes normalmente são macroadenomas, porém com níveis de PRL baixos (Hayashida et al. Clínica Ginecológica, dados não publicados).

Tabela 48.1 – Níveis médios de prolactina em diferentes etiologias hiperprolactinêmicas.

Etiologia	*PRL (ng/mL)*	*Variação (ng/mL)*
Macroprolactinoma (n = 10)	308,7	67,4 a 1.060
Microprolactinoma (n = 26)	104,7	45,4 a 275
Hipotireoidismo (n = 2)	58,5	28 a 89
Medicamentos (n = 16)	58,4	17,1 a 250

(*continua*)

Tabela 48.1 – Níveis médios de prolactina em diferentes etiologias hiperprolactinêmicas. (*Continuação*)

Etiologia	*PRL (ng/mL)*	*Variação (ng/mL)*
Idiopática (n = 7)	58,2	26,5 a 88
Macroprolactinemia (n = 8)	46,5	27 a 78,8
Adenomas não funcionantes (n = 2)	43,2	32 a 54,5

Legenda: n: número de casos.

Fonte: Hayashida et al., 2013.[18]

A ressonância magnética (RM) é o melhor método de diagnóstico por imagem para a hiperprolactinemia. Na impossibilidade da sua feitura, opta-se pela tomografia computadorizada (TC).

A Figura 48.2 apresenta o fluxograma de abordagem das hiperprolactinemias. Deve-se primeiramente excluir gravidez pelo beta-hCG, medicamentos, problemas tireoidianos pelo TSH e T4 livre e função renal com ureia e creatinina. Excluídas outras causas, avaliar os sintomas clínicos. Se o quadro for compatível com a hiperprolactinemia, fazer RM e tratar com agonistas dopaminérgicos. Caso não se apresente quadro clínico compatível, fazer a pesquisa da macroprolactina pela precipitação com PEG. Se houver presença da macroprolactina, não haverá necessidade de imagens ou de tratamento. Se negativo, repetir a dosagem da PRL.[19,20]

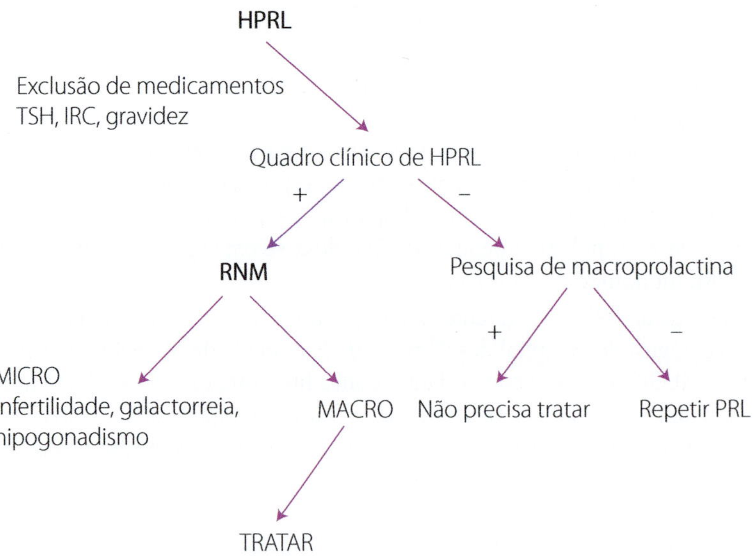

Figura 48.2 – Fluxograma – Hiperprolactinemia.

Fonte: Casanueva et al., 2006;[19] Glezer e Bronstein, 2012.[20]

Os principais objetivos do tratamento são: restauração da função ovariana, normalização da fertilidade, prevenção da osteoporose pelo hipogonadismo, redução do tumor pela redução das anormalidades neurológicas, preservação da função hipofisária e prevenção da expansão do tumor.[15] O tratamento pode ser clínico, cirúrgico ou radioterápico.[14]

Para tratamento clínico, usam-se os agonistas dopaminérgicos bromocriptina ou cabergolina.

A bromocriptina apresenta efeitos colaterais mais evidentes, por atuar nos receptores dopaminérgicos D1 e D2. Pela ação sobre a mucosa gastrointestinal, pode ocasionar náuseas, vômitos, cólica abdominal. Pela inibição da ação simpática e pelo relaxamento do leito esplâncnico, pode ocasionar tonturas, hipotensão postural, cefaleia, obstrução nasal. Como antagonista da serotonina, pode causar depressão.[15] Deve-se iniciar o tratamento com doses baixas, aumentando-as gradativamente, e a tomada deve ser feita junto a refeições, para se evitar os efeitos colaterais.

A cabergolina tem ação mais específica nos receptores D2, com meia-vida longa (de até 72 horas), podendo ser tomada 1 a 2 vezes por semana, com tolerabilidade muito melhor e ação mais potente.

Na Tabela 48.2, tem-se o comparativo entre os dois medicamentos.

Tabela 48.2 – Comparação entre bromocriptina e cabergolina.

	Bromocriptina	*Cabergolina*
Meia-vida (h)	6 a 20	63 a 69
Duração da ação	24 horas	7 a 14 dias
Uso	2 vezes ao dia	1 a 2 vezes por semana
Dose recomendada (mg)	5 a 7,5 por dia	0,5 a 1
% normalização da PRL	48 a 59	83 a 93
% restauração da fertilidade	48 a 52	72

Fonte: Shibli-Rahhal e Schlechte, 2011.[15]

O tratamento da hiperprolactinemia medicamentosa é sempre desafiador. O uso de medicamentos não exclui necessariamente outras causas do aumento da PRL. Na incerteza, é prudente a realização da RM para afastar tumores hipofisários. A recomendação nos *guidelines* da Endo-Society (2011)[1] é não intervir na hiperprolactinemia se não houver manifestação clínica incomodativa, como a galactorreia. O hipogonadismo pode ser resolvido pela reposição hormonal ou pelo uso de contraceptivos hormonais. Não se deve usar os agonistas dopaminérgicos para não exacerbar quadros psicóticos. A recomendação é de diálogo com o psiquiatra para a troca do medicamento antipsicótico em uso ou acrescentar um novo produto no mercado, como a aripiprazole, um antipsicótico com certa ação agonista dopaminérgica.[21]

No tratamento dos prolactinomas, tanto micros como macros, a primeira opção é o uso dos agonistas dopaminérgicos. Atualmente, a cabergolina é a de primeira escolha pela melhor tolerabilidade e pela maior eficácia em normalizar a PRL e reduzir o tamanho do tumor. Faz-se o seguimento com dosagem periódica de PRL. A RM é repetida em um ano ou antes, se não houver melhora ou surgirem novos sintomas. O exame neuroftalmológico deve ser efetuado em macroadenomas, como também deve ser realizada a avaliação da reserva hipofisária pelo megateste.[1]

Microprolactinomas e macroprolactinomas apresentam comportamentos biológicos diferentes. Os microprolactinomas não tendem a crescer, ao contrário do que ocorre com os macroprolactinomas. Em microprolactinomas, caso a paciente seja assintomática, não há necessidade de tratamento. E em casos de intolerância aos agonistas dopaminérgicos, pode-se optar pelo uso de anticoncepcionais hormonais para o controle menstrual.

Há consenso na literatura de que o uso prolongado de agonistas dopaminérgicos pode estar associado a doença valvular cardíaca. No estudo de Drake et al., 2014,[22] de prevalência de anormalidades valvulares cardíacas em pacientes hiperprolactinêmicas em uso dos agonistas dopaminérgicos, englobando 28 centros no Reino Unido, em 747 pacientes, não foi observada nenhuma associação da dose cumulativa com anormalidades. Por excesso de cuidado, há quem recomende a feitura de ecocardiograma anual em usuárias de doses altas de cabergolina (3,5 mg/semana ou mais).

A dúvida que surge é por quanto tempo tratar e quando suspender o tratamento. Os trabalhos de Colao et al. (2007)[23] mostram que é alta a taxa de remissão pós-suspensão do medicamento (em torno de 66,1% em microprolactinomas e de 46,9% em macroprolactinomas), sendo fatores preditivos níveis de PRL baixos (em torno de 5,4 ng/mL) e tamanho do tumor ≤ 3,1 mm. Uma metanálise envolvendo 1.106 pacientes de 24 estudos mostra uma taxa de remissão menor, sendo de 36,6%, e em uso de baixa dose de cabergolina (≤ 0,5 mg/semana) por pelo menos dois anos, níveis de PRL ≤ 10 ng/mL por um ano e significante redução no tamanho do tumor (mais de 50%).[24] Os *guidelines* da Endo-Society (2011)[1] recomendam a retirada do medicamento após dois anos de controle normal da PRL e nenhum tumor visível à RM.

O algoritmo do tratamento dos prolactinomas está na Figura 48.3.

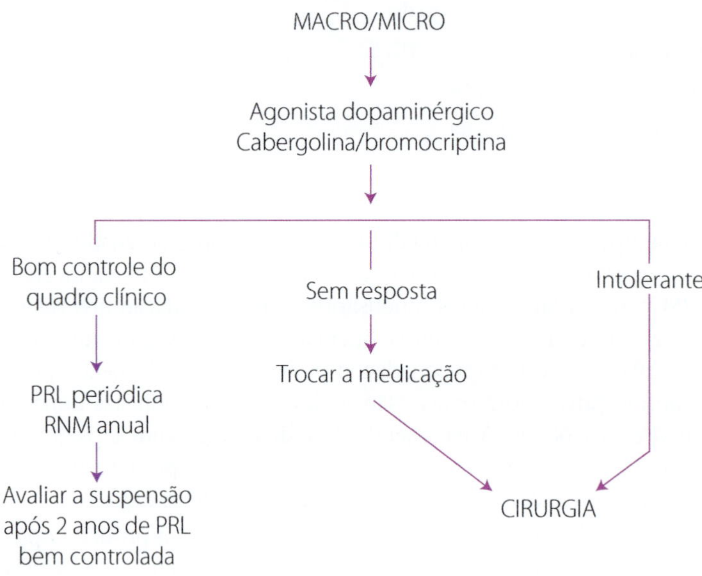

Figura 48.3 – Fluxograma – Tratamento de prolactinomas.
Fonte: Melmed et al., 2011.[1]

Há casos de prolactinomas em que há necessidade de tratamento cirúrgico, o qual é efetuado pela cirurgia transesfenoidal via endoscópica. São indicações: expansão do tumor, que pode ser um tumor misto produtor de PRL e outro hormônio hipofisário (p. ex., GH); casos de intolerância, com desejo reprodutivo; casos de resistência a agonistas dopaminérgicos; casos de apoplexia; e também quando há formação de fístula liquórica.[13]

Com relação a prolactinomas e gestação, os *guidelines* recomendam que os agonistas dopaminérgicos sejam suspensos, com exceção de macroadenoma com expansão suprasselar, sem conhecimento de sua redução prévia à gestação. Sempre é aconselhável permitir a gravidez com melhor controle do tumor. A prolactina não deve ser dosada durante a gestação. O controle do tumor será clínico. Caso se apresentem sintomas de crescimento tumoral com queixas de cefaleia ou comprometimento visual, recomenda-se a feitura da RM (sem o gadolínio) e da campimetria. A bromocriptina poderá ser usada se houver necessidade de um agonista dopaminérgico.[1,13]

Prognóstico

De modo geral, o prognóstico de hiperprolactinemias e prolactinomas é muito bom com o uso de agonistas dopaminérgicos. A taxa de redução tumoral é alta. Poucos casos necessitam de cirurgias e, quando há desejo reprodutivo, a taxa de gestação é em torno de 95%. Caso a paciente não consiga engravidar, será necessário investigar outras causas de infertilidade.

REFERÊNCIAS BIBLIOGRÁFICAS

1. Melmed S, Casanueva FF, Hoffman AR et al. Diagnosis and treatment of hyperprolactinemia: an Endocrine Society Clinical Practice Guideline. J Clin Endocrinol Metab. 2011;96:273-288.
2. Donato J, Frazão R. Interactions between prolactin and kisspeptin to control reproduction. Arch Endocrinol Metab. 2016;60:587-595.
3. Vilar L, Fleseriu M, Bronstein MD. Challenges and pitfalls in the diagnosis of hyperprolactinemia. Arq Bras Endocrinol Metab. 2014;58:9-22.
4. Shimatsu A, Hattori N. Macroprolactinemia: diagnostic, clinical and pathogenic significance. Clin Dev Immunol. 2012;2012:1-7.
5. Nagano M, Kelly PA. Tissue distribution and regulation of rat prolactin receptor gene expression. Quantitative analysis by polymerase chain reaction. J Biol Chem. 1994;269:13337-45.
6. Sonigo C, Bouilly J, Carré N et al. Hyperprolactinemia-induced ovarian acyclicity is reversed by kisspeptin administration. J. Clin. Invest. 2012;122:3791-5.
7. Millar RP, Sonigo C, Anderson RA et al. Hypothalamic-pituitary-ovarian axix reactivation by kisspeptin-10 in hyperprolactinemic women with chronic amenorrhea. J. of Endocrine Society. 2017;1:1362-1371. doi: 10,1210/js.2017-00328.
8. Gorvin CM. The prolactin receptor: diverse and emerging roles in pathophysiology. J Clin Trans Endocrinol. 2015;2:85-91.
9. Catli G, Abaci A, Bober E et al. Clinical and diagnostic characteristics of hyperprolactinemia in childhood and adolescence. J Pediatr Endocr Met. 2013;26:1-11.
10. Glezer A, Bronstein MD. Prolactinomas. Endocrinol Metab Clin N Am. 2015;44:71-78.
11. Hayashida SAY, Halbe H, Lopes CMC, Bagnoli VR. Galactorréia: hiperprolactinemia. In: Fonseca AM, Bagnoli VR, Halbe H, Pinotti JA (ed.). Ginecologia endócrina. São Paulo: Roca; 2004. p. 179-196.
12. Whyte MB, Pramodh S, Srikugan L et al. Importance of cannulated prolactin test in the definition of hyperprolactinemia. Pituitary. 2015;18:319-325.
13. Vilar L, Abucham J, Bronstein MD et al. Controversial issues in the management of hyperprolactinemia and prolactinomas: an overview by the Neuroendocrinology Department of the Brazilian Society of Endocrinology and Metabolism. Arch Endocrinol Metab. 2018;62:236-263.
14. Catli G, Abaci A, Altincik A et al. Hyperprolactinemia in children: clinical features and long-term results. J Pediatr Met. 2012;25:1123-8.
15. Shibli-Rahhal A, Schlechte JA. Hyperprolactinemia and infertility. Endocrinol Metab Clin N Am. 2011;40:837-846.
16. Fideleff HL, Boquete HR, Sequera A et al. Peripubertal prolactinomas: clinical presentation and long-term outcome with different therapeutic approaches. J Pediatr Endocr Met. 2000;13:261-7.

17. Colao A, Di SC, Loche S et al. Prolactinomas in adolescents: persistent bone loss after 2 years of prolactin normalization. Clin Endocrinol. 2000;52:319-27.
18. Hayashida SA, Marcondes JA, Soares Jr JM et al. Evaluation of macroprolactinemia in 259 women under investigation for polycystic ovary syndrome. 2013;80:616-8.
19. Casanueva FF, Molitch ME, Schlechte JA et al. Guidelines of Pituitary Society for the diagnosis and management of prolactinomas. Clin Endocrinol. 2006;65:265-273.
20. Glezer A, Bronstein MD. Approach to the patient with persistent hyperprolactinemia and negative sellar imaging. J Clin Endocrinol Metab. 2012;97:2211-2216.
21. Montejo AL, Arango C, Bernardo M et al. Multidisciplinary consensus on the therapeutic recommendations for iatrogenic hyperprolactinemia secondary to antipsychotics. Frontiers in Neuroendocrinology. 2017;45:25-34.
22. Drake WM, Stiles CE, Howlett TA et al. A cross-sectional study of the prevalence of cardiac valvular abnormalities in hyperprolactinemic patients treated with ergot-derived dopamine agonists. J Clin Endocrinol Metab. 2014;99:90-96.
23. Colao A, Di Sarno A, Guerra E et al. Predictors of remission of hyperprolactinaemia after long-term withdrawal of cabergoline therapy. Clin Endocrinol. 2007;67:426-433.
24. Xia MY, Lou XH, Lin SJ et al. Optimal timing of dopamine agonist withdrawal in patients with hyperprolactinemia: a systematic review and meta-analysis. Endocrine. 2018;59:50-61.

49

Deficiência Enzimática da Suprarrenal

- Sylvia Asaka Yamashita Hayashida
- José Maria Soares Júnior
- Gustavo Arantes Rosa Maciel
- Edmund Chada Baracat

Conceito

As células do córtex das suprarrenais originam-se do mesoderma intermediário. Na vida embrionária e até 1 ano de vida, são evidentes a zona central, fetal e a periférica, a zona definitiva. Após o nascimento, a zona fetal, cuja maior produção é a do sulfato de dehidroepiandrosterona (SDHEA), sofre regressão, e a zona definitiva, que contém a camada fasciculada mais central e a externa glomerulosa, diferencia-se para formar a glândula suprarrenal do adulto. A camada mais interna da suprarrenal adulta, a zona reticular, torna-se evidente somente após 2 anos de vida.[1]

Desse modo, são identificadas três áreas funcionalmente distintas no córtex suprarrenal, onde ocorre a esteroidogênese: zonas glomerulosa, fasciculada e reticular. Na zona glomerulosa, são produzidos os mineralocorticoides; na fasciculada, os glicocorticoides; e na reticular, os hormônios sexuais (Figura 49.1).[2]

A esteroidogênese suprarrenal ocorre a partir do colesterol. O produto final depende da integridade das diversas enzimas envolvidas. O comprometimento da esteroidogênese decorrente de defeitos genéticos associados à hiperplasia congênita das suprarrenais (HCSR) estão no Quadro 49.1.[1,3]

A deficiência enzimática mais comum é a da 21-hidroxilase, que representa de 90% a 95% de todos os casos. A HCSR lipoide e a HCSR por deficiência do P450 oxidorredutase são entidades muito mais raras.

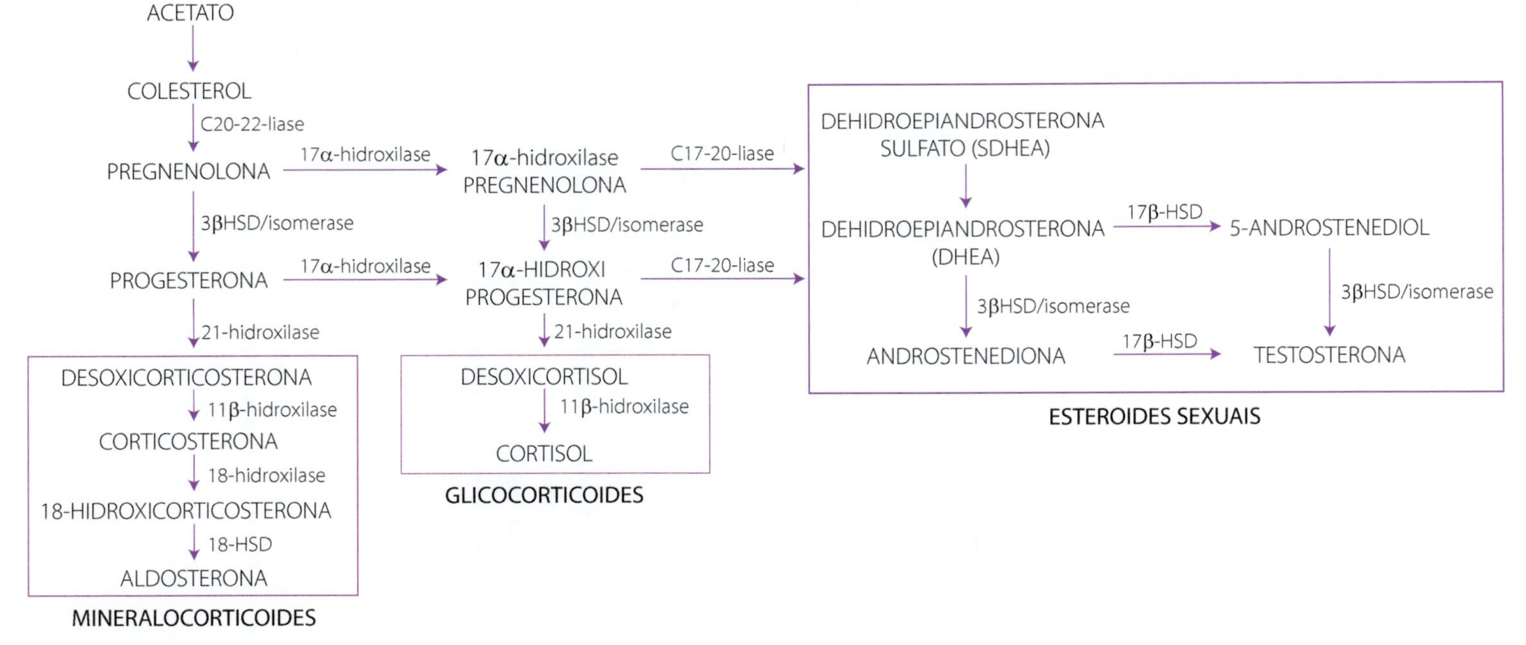

Figura 49.1 – Esteroidogênese suprarrenal.*

Legenda: 3βHSD/isomerase: 3β-hidroxiesteroide desidrogenaseΔ5,4-isomerase; 17β-HSD: 17β-hidroxiesteroide desidrogenase; 18-HSD: 18-hidroxiesteroide desidrogenase.

*Esteroidogênese suprarrenal. Na zona glomerulosa, a pregnenolona é convertida em progesterona pela enzima 3β-hidroxiesterol desidrogenase tipo 2 (também conhecida como 3β-ol-desidrogenase) (3β-HSD2), a qual, subsequentemente, origina o desoxicorticosterona sob a ação da enzima 21-hidroxilase, codificada pelo gene *CYP21A2*, e o produto final é a aldosterona sob a ação da aldosterona sintetase. Na zona fasciculada, a pregnenolona é hidrolisada pela enzima 17α-hidroxilase/17,20-liase, codificada pelo gene *CYP17A1*, originando a 17-OH-pregnenolona, que é convertida em 17-OH-hidroxiprogesterona (17-OHP) pela enzima 3β-HSD2. Subsequentemente, a 17OHP é transformada em 11-deoxicortisol pela enzima 21-hidroxilase e é, por fim, convertida pela 11β-hidroxilase, codificada pelo gene *CYP11B1*, a cortisol. Na zona reticular, a esteroidogênese ocorre por 2 vias: Δ4 e Δ5. Pela via Δ4, a progesterona sob a ação da *CYP17A1* é convertida em 17OHP e depois em androstenediona; pela via Δ5, a pregnenolona é convertida pela *CYP17A1* em 17-hidroxipregnenolona e depois em dehidroepiandrosterona (DHEA), que dá origem à androstenediona pela ação da 3β-HSD2. A DHEA pode sofrer sulfatação pela sulfotransferase A21 para formar o sulfato de DHEA (SDHEA).

Fonte: Adaptada de Witchel, 2017.[2]

Quadro 49.1 Principais defeitos enzimáticos da suprarrenal causadores de hiperplasia congênita das suprarrenais.*		
Defeitos enzimáticos	***Gene***	***Sinais clínicos e sintomas***
Comprometimento da proteína reguladora da esteroidogênese Hiperplasia suprarrenal congênita lipoide	*StAR*	DDS 46,XY; insuficiência gonadal
3β-HSD	*3β-HSD2*	DDS 46,XX ou 46,XY; insuficiência gonadal
21-hidroxilase	*CYP21A2*	DDS 46,XX, hiperandrogenismo
11β-hidroxilase	*CYP11B1*	DDS 46XX, hipertensão arterial
17α-hidroxilase/17,20 liase	*CYP17A1*	DDS 46,XY, hipertensão arterial, insuficiência gonadal
P450 oxidorredutase	*POR*	46,XX e DDS 46,XY, insuficiência gonadal, malformação óssea

*Principais defeitos enzimáticos da suprarrenal causadores de hiperplasia congênita das suprarrenais: 1. Gene *StAR* (codifica a proteína reguladora da esteroidogênese), responsável pelo transporte do colesterol do citoplasma da célula para dentro da mitocôndria. A sua deficiência ocasiona a HCSR lipoide associada clinicamente à insuficiência gonadal e ao distúrbio do desenvolvimento sexual (DDS) 46,XY. 2. 3β-ol-desidrogenase (gene *3β-HSD2*) em 46,XX e em 46,XY causa a insuficiência gonadal e distúrbio do desenvolvimento sexual; 3. 21-hidroxilase (*CYP21A2*) é causador do DDS 46,XX, com hiperandrogenismo e hipertensão arterial dependendo da mutação genética; 4. 11β-hidroxilase (*CYP11B1*) causa o DDS 46,XX e hipertensão arterial; 5. 17α-hidroxilase/17,20 liase (*CYP17A1*) com insuficiência gonadal e hipertensão arterial em indivíduos 46,XX e o DDS 46,XY com hipertensão arterial; 6. P450 oxidorredutase (*POR*) é caracterizada pela deficiência combinada de 21-hidroxilase e 17α-hidroxilase e clinicamente pode resultar em DDS 46,XX e DDS 46,XY em associação a malformação óssea e insuficiência gonadal.
Fonte: Adaptado de Webb e Krone, 2015;[1] Gomes e Bachega, 2015.[3]

Etiologia

A HCSR constitui um grupo de doenças hereditárias com herança autossômica recessiva que compromete a esteroidogênese suprarrenal.[4]

As três deficiências enzimáticas mais comuns associadas à virilização de mulheres afetadas são a deficiência da 21-hidroxilase decorrente da mutação do *CYP21A2*, a deficiência da 3β-HSD2 e a da 11β-hidroxilase, associadas às mutações dos genes 3β-*HSD2* e *CYP11B1*, respectivamente.

A HCSR por deficiência da 21-hidroxilase é causada pela mutação do gene ativo *CYP21A2*, codificador da atividade da enzima 21-hidroxilase, responsável pela conversão da progesterona em desoxicortisterona e da 17OHP em 11-deoxicortisol, que dá origem ao cortisol.[5,6]

O gene *CYP21A2* está localizado na região genética complexa do braço curto do cromossomo 6p21.3. A deficiência da 21-hidroxilase é a forma mais comum de deficiência enzimática da suprarrenal, constituindo de 90% a 95% dos casos de HCSR. Pode se apresentar como a forma clássica conhecida desde o século XIX, na qual a criança do sexo feminino já nasce com a genitália ambígua; e como a forma não clássica ou forma tardia, descrita pela primeira vez em 1957 pelos médicos Jacques Decourt, Max-Fernand Jayle e Ettiene Baulieu.[2] Até o momento, já foram descritas mais de 100 mutações, desde formas simples, como pequenas deleções, pequenas inserções e mutações de ponto, até complexos rearranjos do gene. A forma clássica é esperada quando o indivíduo é portador de duas mutações severas. Clinicamente, pode se manifestar como forma perdedora de sal, em que há comprometimento da zona glomerulosa e da fasciculada, ou como apenas virilizante, com comprometimento somente da camada fasciculada. A forma não clássica é causada pelo genótipo mutação leve/leve ou mutação leve/severa.[7] Embora haja uma boa correlação entre o genótipo e o fenótipo,[8,9] não é possível predizer com exatidão o fenótipo na base do genótipo, principalmente na HCSR virilizante simples.[8]

A prevalência da forma clássica é de 1:14.000 nascidos vivos, enquanto a da forma tardia é de 1:100 caucasianas ou 1:27 judias Ashkenazi.[10] A incidência da forma não clássica é variável, de acordo com a população estudada, ocorrendo em 0,1% da população geral, 1% a 2% de hispânicos e 3% a 4% de judeus Ashkenazi, constituindo-se na doença autossômica recessiva mais frequente na população.[4] Em mulheres com hiperandrogenismo, a incidência oscila entre 1% e 10%.[11] Na casuística da Clínica Ginecológica do Hospital das Clínicas da Faculdade de Medicina da Universidade de São Paulo (HC-FMUSP) é de 2,8% (dados não publicados).

A comparação entre a forma clássica e a forma tardia da hiperplasia congênita da suprarrenal por deficiência da 21-hidroxilase está na Tabela 49.1.[10]

Tabela 49.1 – Comparação entre as formas clássica e não clássica ou tardia da deficiência da 21-hidroxilase.

Características	*Forma clássica*	*Forma tardia*
Prevalência	1:14.000	1:100 caucasianas 1:27 judias Ashkenazi
Virilização pré-natal	Sim	Não
Virilização pós-natal	Sim	Pouco provável
Perdedora de sal	60% a 75%	Não
Níveis de 17-OHP pós-estímulo	Aumento exagerado (> 100 ng/mL)	Elevação moderada (10 a 100 ng/mL)
Genótipo do *CYP21*	Alelo muito afetado/alelo muito afetado	Alelo pouco afetado/alelo pouco afetado; ou alelo pouco afetado/alelo muito afetado
Mutações comuns		
Virilizante	I172N Intron 2, A→G	V281L P30L P453S
Perdedora de sal	Deleções	

Fonte: Adaptada de New, 2004.[10]

Fisiopatologia

O eixo hipotálamo-hipófise-suprarrenal regula a secreção do cortisol no córtex da suprarrenal. O hipotálamo produz a corticotrofina (*corticotrophin releasing hormone* – CRH), que regula a liberação do ACTH hipofisário. O ACTH estimula o córtex da suprarrenal para a produção do cortisol. Entretanto, o cortisol exerce retrocontrole ao hipotálamo para regular a produção de CRH e ACTH.

Na suprarrenal, sob o estímulo do ACTH, a esteroidogênese se inicia com a clássica conversão do colesterol (Figura 49.1). O produto final da zona glomerulosa é a aldosterona, e a sua secreção é regulada pelo sistema renina-angiotensina e concentrações séricas de potássio. Na zona fasciculada, o produto final é o cortisol. A síntese inadequada do cortisol causa a perda do controle negativo do eixo, com aumento de CRH e ACTH. O estímulo excessivo do ACTH sobre a suprarrenal resulta no acúmulo dos precursores da enzima deficitária, causando hiperplasia da zona fasciculada e da zona reticular.

Na deficiência da 21-hidroxilase (*CYP21A2*), há aumento das concentrações da 17-OHP e da progesterona. O 17-OHP em excesso é convertido a androstenediona e testosterona, provocando o hiperandrogenismo.[2]

Desde 2016, novos conhecimentos têm surgido com relação à existência de uma passagem alternativa na esteroidogênese suprarrenal que poderá mudar o entendimento dos problemas das suprarrenais. Há a possibilidade de uma via alternativa em que a 17-hidroxiprogesterona (17OHP) pode sofrer redução, resultando em androsterona, que então se converte em di-hidrotestosterona (DHT) (*back door*). Acredita-se que esse fato contribua para o excesso androgênico que resulta em virilização de feto feminino na deficiência da 21-hidroxilase.[12]

Outra classe de androgênios das suprarrenais em estudo é a dos 11OH-C19 esteroides. Tanto a androstenediona (A4) como a testosterona (T) podem sofrer 11-hidroxilação e depois redução, resultando em keto-androstenediona e keto-testosterona, potentes androgênios com ação semelhante à da DHT. Altas concentrações desses hormônios já foram encontradas em mulheres com deficiência da 21-hidroxilase em comparação com grupo controle, mostrando que pode ser a principal contribuição do excesso androgênico em crianças com HCSR.[12]

Na deficiência da 3β-HSD2, há acúmulos de pregnenolona e de 17-OH-pregnenolona, que são desviados para a produção aumentada de DHEA, que posteriormente é convertida em SDHEA. Na deficiência da 11β-hidroxilase, há acúmulo de deoxicorticosterona e deoxicortisol, ou composto S, que ocasiona a hipertensão, além do hiperandrogenismo.[2]

A deficiência do cortisol causa danos à função cardíaca, afeta a resposta vascular às catecolaminas e aumenta a secreção do hormônio antidiurético. A falta de aldosterona causa a hiponatremia, em razão da má reabsorção urinária de sódio. A hiponatremia provoca hipovolemia, aumento da renina plasmática e, eventualmente, choque. Na ausência de aldosterona, pode haver aumento do potássio por falta de excreção renal. Os elevados níveis de 17-OHP e progesterona exacerbam a deficiência mineralocorticoide, pois ambos apresentam efeitos antimineralocorticoides.[2]

A fisiopatologia da HCSR por deficiência da 21-hidroxilase forma não clássica pode ser mais complexa. Na maioria dos casos, a produção de ACTH é normal,[13] e a resposta do cortisol ao estímulo do ACTH sintético pode ser normal ou muito pouco diminuída.[11,13] No entanto, há aumento dos precursores em resposta ao ACTH sintético, com aumento da secreção dos androgênios. Nessas pacientes, os níveis séricos de SDHEA são geralmente normais, e a androstenediona e a testosterona estão elevadas em níveis semelhantes aos encontrados na síndrome dos ovários policísticos (SOP).[11] Foi sugerido que, na forma não clássica, a excessiva produção androgênica suprarrenal poderia resultar da cinética enzimática alterada, em decorrência da mutação errada do *CYP21A2*. A enzima é sintetizada, mas é menos eficiente, resultando no aumento do precursor independente do estímulo do ACTH.[14]

Propedêutica

Na anamnese, no caso de uma criança com genitália ambígua, por tratar-se de doença genética autossômica recessiva, deve-se pesquisar com os pais a consanguinidade, casos semelhantes na família, relatos de irmãos que faleceram no período neonatal. A ausência de alterações da genitália externa do sexo masculino ao nascimento contribui para a falta de diagnóstico e morte pela crise de perda de sal em meninos.[3]

No exame físico, na avaliação da criança com a genitália ambígua, é importante observar: a simetria das estruturas da genitália externa, a presença e a localização de gônadas palpáveis, a aparência do falo com as medidas do comprimento e do diâmetro, a pigmentação da pele vulvar, a extensão da fusão labioescrotal, a localização e o número de orifícios perineais e a presença de anomalias adicionais[2] (Quadro 49.2).

Quadro 49.2
Propedêutica.

Anamnese

- Pesquisar consanguinidade, casos semelhantes na família, relato de irmãos com morte no período pós-natal

Exame físico

- Estatura, crescimento estatural, pubarca precoce, observar sinais de hiperandrogenismo, como acne e hirsutismo

Exame ginecológico

- Avaliação da genitália ambígua: simetria das estruturas da genitália externa, pigmentação da genitália, presença e localização das gônadas palpáveis, aparência do falo com comprimento e diâmetro, localização e número de orifícios perineais, presença de malformações adicionais

Exames subsidiários

- Cariótipo
- Teste do pezinho (detecção do 17-OHP)
- Dosagens hormonais, 17-OHP, androstenediona e progesterona, renina e eletrólitos (sódio e potássio)
- USG pélvica (presença do útero)
- Raio X de mãos e punhos (idade óssea)
- Teste do ACTH sintético (casos de dúvidas)

Fonte: Desenvolvido pela autoria do capítulo.

Na infância, observar a presença de pelos pubianos, sendo definida a pubarca prematura se ocorrer antes dos 8 anos de idade. Acompanhar sempre o desenvolvimento dessas meninas, com ênfase no crescimento acelerado e no avanço da idade óssea.

Na adolescência e na idade adulta, pode haver a manifestação da forma tardia da HCSR, com quadro clínico muito semelhante ao fenótipo SOP, com acne, hirsutismo, alterações menstruais, anovulação crônica e infertilidade.

Quadro clínico

Na forma clássica da HCSR, a criança nasce com a genitália ambígua. Nesses casos, o diagnóstico da forma perdedora de sal, que representa cerca de 75% dos casos da forma clássica, é uma emergência médica, pelo risco de hiponatremia, hipercalemia, hipotensão e potencial risco de morte dentro de 2 a 3 semanas de vida, caso não seja diagnosticada precocemente.[3,15]

A virilização da genitália externa de criança do sexo feminino tem início após 6 a 7 semanas da concepção, podendo manifestar-se com graus diversos de virilização, desde clitoromegalia isolada, podendo ocorrer a fusão em graus variáveis dos canais uretral e vaginal que formam o seio urogenital, até casos de genitália com aspecto masculino. Esses diferentes graus de virilização são quantificados pela escala de Prader, que vai de I a V (Quadro 49.3).[5]

Quadro 49.3 Escala de Prader, de I a V, com diferentes graus de virilização da genitália externa feminina.
I. Genitália feminina normal com clitoromegalia
II. Fusão parcial dos pequenos lábios e clitoromegalia
III. Fusão labioescrotal com única abertura do seio urogenital e clitoromegalia
IV. Fusão das dobras labioescrotais e hipospádia pene-escrotal
V. Virilização masculina completa, com uretra peniana; ausência de gônadas nas bolsas escrotais

Fonte: Bachega, 2009.[5]

A genitália interna de crianças afetadas é feminina, com a presença de ovários. As estruturas müllerianas persistem; as tubas, útero e parte superior da vagina se desenvolvem normalmente; e os ductos de Wolff regridem. Em meninas virilizadas, pode haver separação incompleta da uretra e da vagina, resultando no seio urogenital e um único orifício perineal.

Na adolescência e na idade adulta, as características clínicas de hiperandrogenismo apresentadas são a acne e o hirsutismo. Pode haver desregulação do eixo hipotálamo-hipófise-ovariano, provocando alterações menstruais, anovulação crônica e infertilidade, quadro clínico semelhante ao da síndrome dos ovários policísticos.

A forma não clássica da HCSR (NCHCSR) por deficiência da 21-hidroxilase responde por mais de 90% dos casos e o início do quadro pode ocorrer na infância, na adolescência ou na idade adulta.[4] A criança nasce com a genitália normal. A primeira manifestação na infância é a pubarca precoce em 5% a 20% dos casos.[16] Na pubarca precoce, a incidência da forma não clássica por deficiência da 21-hidroxilase é de 4% a 7%. Na hiperplasia suprarrenal, há um comportamento evolutivo com piora dos parâmetros clínicos e laboratoriais. Crianças com a doença podem apresentar crescimento rápido, com avanço na idade óssea, prejudicando a estatura final.[16]

Com relação à apresentação clínica da NCHCSR, aproximadamente 50% dos casos podem mostrar quadro clínico e laboratorial semelhante ao da SOP; e os outros 50%, semelhante ao do hirsutismo idiopático. Há ainda a forma assintomática ou críptica, sem manifestações clínicas, sendo geralmente diagnosticada na investigação dos familiares da paciente.[4]

A infertilidade na HCSR é consequência de múltiplos fatores, como a virilização da genitália externa (que mesmo com a correção pode resultar em estenose da vagina, dificultando o ato sexual, com dispareunia), o desenvolvimento psicossocial alterado e o excesso de androgênios e da progesterona interferindo no eixo neuroendócrino, com inibição da ovulação.[17] Além disso, a progesterona em excesso altera também a receptividade endometrial, torna o muco mais hostil e interfere na motilidade tubárea, dificultando a gestação.[11] Outro mecanismo postulado para a disfunção do eixo hipotálamo-hipófise-ovariano é a excessiva exposição aos androgênios intraútero, o que altera a resposta dos neurônios que regulam a kisspeptina e o GnRH.[18] Concentrações excessivas de androgênios em mulheres com a forma não clássica podem mostrar concentrações elevadas de LH, com aumento da amplitude do LH.[2]

A taxa de gravidez espontânea em perdedoras de sal é em torno de 6,7% e da virilizante simples está entre 33% e 60%. Em pacientes com a forma não clássica, a taxa de concepção é muito maior, sendo de 57,2% sem nenhum tratamento. Poucas pacientes necessitam de intervenção para concepção.[18]

Diagnóstico

O diagnóstico é feito pelo acúmulo de precursores. Na HCSR forma clássica por deficiência da 21-hidroxilase, pode ser confirmado pela avaliação dos níveis de 17-OHP. Em caso de crianças com genitália ambígua, há a possibilidade de se tratar do diagnóstico da HCSR perdedora de sal.

Em recém-nascidas do sexo feminino com genitália ambígua e sem gônadas palpáveis bilateralmente, bem como em meninos, é importante o teste do pezinho (teste de rastreamento do recém-nascido) para a detecção de níveis de 17-OHP, realizado 48 horas após o nascimento ou até o 5º dia de vida. Se o teste for positivo, na condição anteriormente referida, deve-se dosar os eletrólitos, a renina, 17-OHP, androstenediona e progesterona, com urgência, pelo risco letal. A maioria dos recém-nascidos com a doença apresenta valores de 17-OHP maiores do que 50 ng/mL.[2] Nesses casos, deve-se solicitar cariótipo para meninas virilizadas e ultrassonografia para avaliar a presença de útero.

Para crianças com pubarca precoce, uma dosagem basal de 17-OHP deve fazer parte do rastreamento. Armengaud et al. (2009)[19] mostraram 100% de sensibilidade e 99% de especificidade, com valores de 2 ng/mL (6 nmol/L), para o diagnóstico da forma não clássica da HCSR.

Em mulheres na fase reprodutiva, Escobar-Morreale et al. (2008)[20] recomendaram o uso de 17-OHP basal, coletado na fase folicular, nos valores de 1,7 ng/mL (5,1 nmol/L) como um ponto de corte. Azziz et al. (1999)[21] observaram um valor preditivo negativo para uma concentração de 17-OHP < 2 ng/mL próxima a 100%. Dessa maneira, Carmina et al. (2017)[11] recomendam o valor de corte de 2 ng/mL para valores basais de 17-OHP. Para valores entre 2 e 10 ng/mL, indica-se o teste da cortrosina. Acima de 10 ng/mL, confirma-se o diagnóstico. Entretanto, a experiência do serviço de Endocrinologia do HC-FMUSP mostra que, entre 10 e 15 ng/mL, há necessidade da confirmação diagnóstica pelo sequenciamento do gene *CYP21A2*[22] (Figura 49.2).

O teste de estímulo da suprarrenal com o ACTH (teste da cortrosina) consiste na administração de 250 mcg de ACTH sintético em *bolus*, na fase folicular do ciclo menstrual. Com a veia puncionada, a paciente permanece em repouso por 60', para evitar o efeito estresse da venopunção sobre as suprarrenais, e no tempo 0 injeta-se o produto e coleta-se amostra basal para dosar 17-OHP, cortisol e progesterona (em pacientes em amenorreia). Após 60', realiza-se nova coleta do cortisol e 17-OHP.[4] O cortisol deve ser dosado para estabelecer a eficácia do produto, a hipersensibilidade ao cortisol com hiper-resposta e também, em casos da forma não clássica, para determinar se há produção adequada de cortisol.[2]

Durante a infância, deve-se solicitar raio X de mãos e punhos para detectar a aceleração da idade óssea (Quadro 49.2).

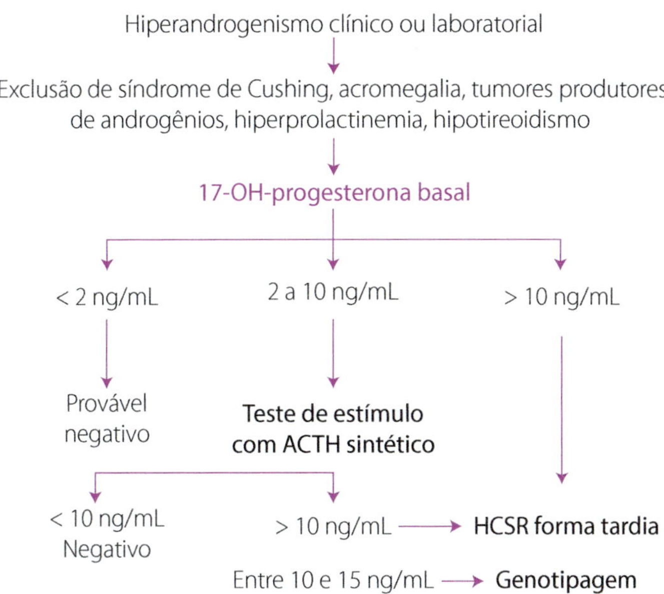

Figura 49.2 – **Algoritmo para o diagnóstico de HCSR forma tardia.**
Fonte: Adaptada de Bachega et al., 1998;[22] e Carmina et al., 2017.[11]

Tratamento

Os objetivos do tratamento em crianças e adolescentes constituem-se em: a) implementar velocidade normal de crescimento estatural; b) manter a taxa normal da maturação óssea; c) monitorar a idade do desenvolvimento puberal; d) melhorar a autoestima. Na menacme, visa-se manter a regularidade menstrual, a fertilidade e prevenir piora do hirsutismo e da acne.

A reposição hormonal com glicocorticoides objetiva a normalização dos níveis de androstenediona e da testosterona. Não se deve usar doses para a normalização dos níveis de 17-OHP e de progesterona, porque isso indica reposição excessiva de glicocorticoides, com consequências de hipercortisolismo. No controle clínico da HCSR, torna-se difícil o balanço entre o hipercortisolismo e o descontrole clínico, com risco de crise suprarrenal.[23]

Em recém-nascidos, crianças e adolescentes jovens, o glicocorticoide de escolha é a hidrocortisona, na dose de 6 a 15 mg/m^2/dia, em 3 tomadas. A prednisona e a dexametasona, por terem vida média mais prolongada e efeito supressivo mais potente (prednisona 15 vezes e dexametasona de 70 a 80 vezes), devem ser usadas apenas em adultos com maturação completa dos ossos.[23] A reposição mineralocorticoide é realizada com o acetato de 9 -fludrocortisona, em doses variáveis para as diferentes faixas etárias: de 150 a 200 mcg/dia no primeiro ano de vida; de 100 a 150 mcg/dia após os 2 anos; e 50 mcg/dia depois dos 4 anos. É necessária a suplementação de sal de 1 mmol/kg/dia no período neonatal e na primeira infância.[5] A terapêutica deve ser muito bem monitorizada para se alcançar os objetivos.[23]

Todos os portadores da doença em tratamento com glicocorticoides devem levar consigo o alerta médico para o aumento da dose em casos de estresse, como doença febril, gastroenterites com desidratação, cirurgias com anestesia e traumas e acidentes automobilísticos.[23]

Nos casos de NCHCSR em crianças, o tratamento com glicocorticoides deve ser considerado somente com progressão rápida da pubarca precoce e aceleração da idade óssea.[2,11]

Em adolescentes e adultas, para o tratamento do hiperandrogenismo, o uso de contraceptivos hormonais orais com supressão dos androgênios de origem ovariana e redução da testosterona livre pelo aumento de SHBG pelo etinilestradiol é mais efetivo do que o bloqueio das suprarrenais com glicocorticoides. Evitam-se, assim, os efeitos colaterais do uso de glicocorticoides. Haverá necessidade do bloqueio de 17-OHP e da progesterona em casos de infertilidade, quando poderá haver também a necessidade do uso de indutores da ovulação e até mesmo da fertilização assistida.[11]

O tratamento pré-natal com dexametasona foi usado no passado para se evitar a virilização de crianças do sexo feminino com a forma clássica da HCSR. O feto é protegido dos glicocorticoides maternos pela expressão placentária da 11β-hidroxiesteroide desidrogenase tipo 2, que inativa o cortisol materno, convertendo-o em cortisona. A placenta expressa também a aromatase que converte os androgênios em estradiol para minimizar a exposição fetal aos androgênios da mãe.[24] A dexametasona não é metabolizada e atravessa a barreira placentária causando danos ao feto. Em humanos, a dexametasona, usada no primeiro trimestre, está associada a palato fendido, baixo peso ao nascer, pobre memória verbal. Em razão de o risco ser maior que o benefício, a Endo-Society considera o tratamento pré-natal ainda experimental e não o recomenda.[23,25]

Com relação à cirurgia feminilizante, quando há severa virilização (Prader ≥ 3), a reconstrução perineal com abertura do seio urogenital e plástica do clitóris é recomendada já na infância e deve ser efetuada por cirurgiões com experiência na área. A época da vaginoplastia é controvertida.

Alguns profissionais consideram que tudo deve ser efetuado na infância, porém a vantagem da reconstrução postergada é o menor risco da estenose vaginal e redução da necessidade da dilatação.[23] Com o avanço das técnicas cirúrgicas, a clitoroplastia é efetuada com a preservação da função sensitiva e capacidade erétil do clitóris, preservando-se o feixe vasculovenoso dorsal, essencial para a função sexual feminina.[26,27] O resultado de uma genitoplastia é mostrado na Figura 49.3.

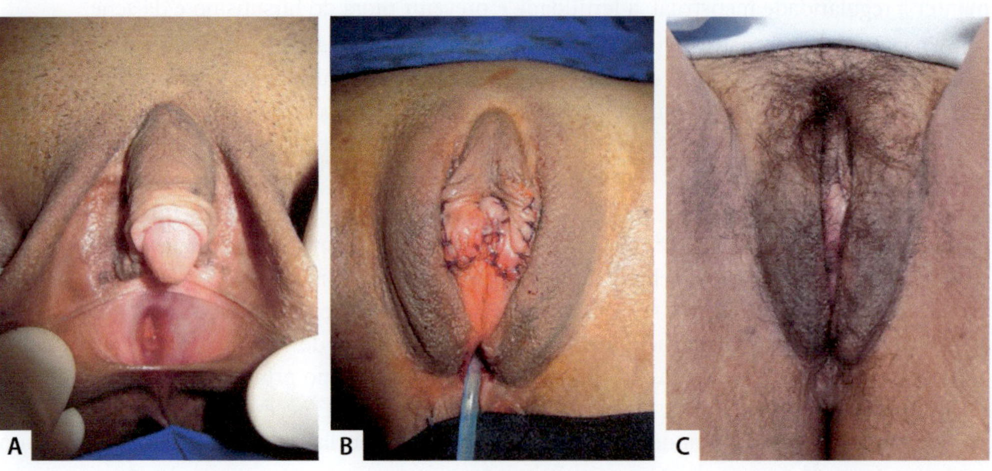

Figura 49.3 – Genitoplastia feminilizante.

Legenda: A: genitália ambígua; B: pós-operatório imediato; C: resultado após 3 meses.

Fonte: Acervo da Clínica Ginecológica do HC-FMUSP.

Outros defeitos da esteroidogênese com hiperplasia congênita das suprarrenais

HCSR lipoide

É a forma mais grave de hiperplasia associada à mutação do gene *StAR*, que codifica a enzima da proteína regulatória da esteroidogênese com dano à síntese de glicocorticoides e mineralocorticoides, ocasionando um quadro grave de insuficiência suprarrenal e risco de óbito nos recém-nascidos.[2]

HCSR por deficiência da 3β-HSD

Há duas enzimas 3β-HSD, a tipo 1 e a tipo 2, codificadas por dois genes diferentes. A isoenzima tipo 1 tem ação na placenta e nos tecidos periféricos, enquanto a tipo 2 é expressa nas suprarrenais, nos ovários e nos testículos. A deficiência da 3β-HSD apresenta um espectro de manifestações clínicas, desde formas leves até formas mais graves, com ambiguidade genital e perda de sal. O diagnóstico se faz pelo acúmulo da 17-OH-pregnenolona.[3]

HCSR por deficiência da 11-hidroxilase

Ocorre em 5% a 8% dos casos de HCSR, com frequência de 1:100.000 a 1:200.000 nascimentos. Há virilização da genitália externa de fetos femininos e pode ocorrer hipertensão arterial pelo acúmulo de 11-deoxicorticosterona. O diagnóstico é efetuado pelo acúmulo de 11-desoxicortisol (composto S) muito elevado, em geral acima de 100 ng/mL.[2,5]

HCSR por deficiência da 17α-hidroxilase

O citocromo P450c17 é uma única enzima que exerce duas atividades enzimáticas, a 17α-hidroxilase e a 17,20 liase. É uma doença rara, que acomete as suprarrenais e as gônadas, resultando em hipogonadismo em ambos os sexos e em DDS 46,XY. O fenótipo mais comum é o feminino, que apresenta amenorreia primária, hipogonadismo hipergonadotrófico associado a hipertensão arterial, hipocalemia e insuficiência suprarrenal. O diagnóstico pode ser suspeitado na presença de níveis elevados de 11-deoxicorticosterona, de corticosterona e da progesterona na maioria dos casos.[28]

HCSR por deficiência da P450 oxidorredutase

Podem ser encontradas as mutações do *CYP17A1*, *CYP21A2* e P450 aromatase, bloqueio combinado da 21-hidroxilase e 17α-hidroxilase. Manifesta-se clinicamente por genitália ambígua, insuficiência suprarrenal e anomalias esqueléticas. Mulheres podem desenvolver grandes cistos ovarianos propensos à ruptura espontânea. Não ocorre virilização pós-natal. A secreção de mineralocorticoides é normal. O diagnóstico pode ser feito pelo teste do ACTH sintético, dosando-se progesterona, 17-OH-pregnenolona, 17-OHP, cortisol, DHEA e androstenediona.[2]

Prognóstico

A detecção precoce e o tratamento adequado da hiperplasia congênita da suprarrenal previnem o risco de morte de recém-nascidos afetados e crises de insuficiência suprarrenal, além de otimizar o crescimento e o desenvolvimento durante a infância. Adolescentes com hiperandrogenismo devem ser avaliadas para a possível forma não clássica da deficiência da 21-hidroxilase, que cursa com fenótipo semelhante ao da síndrome dos ovários policísticos. A reposição com glicocorticoides e a correção adequada da genitália ambígua podem melhorar a fertilidade. O uso da dexametasona intraútero na prevenção da masculinização de fetos femininos ainda é assunto em discussão, pelo fato de o risco ser maior do que o benefício. Novas modalidades terapêuticas devem surgir para melhorar a qualidade de vida das pacientes com HCSR, evitando-se os efeitos indesejáveis do uso prolongado de corticoides.

Seguimento

O seguimento das portadoras das deficiências enzimáticas das suprarrenais deve ser efetuado pelo endocrinologista, em conjunto com o ginecologista, principalmente na forma clássica das deficiências enzimáticas, por serem de risco de vida. Deve ser realizado acompanhamento psicológico por todo o período de tratamento. O aconselhamento genético é importante pelo risco de serem geradas crianças com genitália ambígua em portadoras da forma não clássica. Após estabelecido o diagnóstico e o tratamento adequado, o retorno das pacientes poderá ser anual.

REFERÊNCIAS BIBLIOGRÁFICAS

1. Webb EA, Krone N. Current and novel approaches to children and young people with congenital adrenal hyperplasia and adrenal insufficiency. Best Practice and Res Clin Endocrinol Metab. 2015,29:449-468.
2. Witchel SF. Congenital adrenal hyperplasia. J Pediatr Adolesc Gynecol. 2017,30:520-534.
3. Gomes LG, Bachega TASS. Hiperplasia adrenal congênita. In: Martins MA, Carrilho FJ, Alves VAF, Castilho EA, Cerri GG (ed.). Clínica Médica. São Paulo: Manole; 2015. p. 270-281.
4. Marcondes JAM, Hayashida SAY, Bachega TASS. Hirsutismo e síndrome dos ovários policísticos. In: Saad MJA, Maciel RMB, Mendonça BB (ed.). Endocrinologia. São Paulo: Atheneu; 2007. p. 635-682.
5. Bachega TASS. Hiperplasia supra-renal congênita. In: Martins MA, Carrilho FJ, Alves VAF, Castilho EA, Cerri GG, Wen CL (ed.). Clínica Médica. São Paulo: Manole; 2009. p. 270-281.
6. Merke DP, Poppas DP. Management of adolescents with congenital adrenal hyperplasia. Lancet Diabetes Endocrinol. 2013;1:341-352.
7. Lin-Su K, Nimkarn S, New MI. Congenital adrenal hyperplasia in adolescents: diagnosis and management. Ann. N. Y. Acad Sci. 2008;1135:95-98.
8. New MI, Abraham M, Gonzalez B, Dumic M, Razzaghy-Azaf M, Chitayat D, Sun L, Zaidi M, Wilson RC, Yuen T. PNAS. 2013;110:2611-2616.
9. Carvalho DF, Miranda MC, Gomes LG, Madureira G, Marcondes JAM, Billerbeck AEC, Rodrigues AS, Presti PF, Kuperman H, Damiani D, Mendonça BB, Bachega TASS. Molecular CYP21A2 diagnosis in 480 Brazilian patients with congenital adrenal hyperplasia before newborn screening introduction. Eur J Endocrinol. 2016;175:107-116.
10. New MI. An update of congenital adrenal hyperplasia. Ann N Y Acad Sci. 2004;1038:14-43.
11. Carmina E, Dewailly D, Escobar-Morreale HF, Kelestimur F, Moran C, Oberfield S, Witchel SF, Azziz R. Non--classic congenital adrenal hyperplasia due to 21-hydroxilase deficiency revisited: an update with a special focus on adolescent and adult women. Hum Reprod Update. 2017;23:580-599.
12. Bacila I-A, Elder C, Krone N. Update on adrenal steroid hormone biosynthesis and clinical implications. Arch Dis Child. 2019;0:1-6. doi: 10.1136.
13. Azziz R, Dewailly D, Owerbach D. Clinical review 56 – Nonclassic adrenal hyperplasia: current concepts. J. Clin. Endocrinol Metab. 1994;78:810-815.
14. Witchel SF, Azziz R. Nonclassic congenital adrenal hyperplasia. Int J Pediatr Endocrinol. 2010;2010:625105, 11 pages.
15. Bagnoli VR, Hayashida SAY, Fonseca AM, Halbe HW. Pseudohermafroditism feminine. In: Pinotti JA, Fonseca AM, Bagnoli VR (ed.). Tratado de ginecologia. Rio de Janeiro: Revinter; 2005. p. 119-123.

16. Dacou-Voutetakis C, Dracopoulou M. High incidence of molecular defects of the CYP 21 gene in patients with premature adrenarche. J Clin Endocrinol Metab. 1999;1570-1574.
17. Reichman DE, White PC, New MI, Rosenwaks Z. Fertility in patients with congenital adrenal hyperplasia. Fertil Steril. 2014;101:301-9.
18. Barnes RB, Rosenfield RL, Ehrmann DA, Cara JF, Cuttler L, Levitsky LL, Rosenthal IM. Ovarian hyperandrogenism as a result of congenital adrenal virilizing disorders: evidence for perinatal masculinization of neuroendocrine function in women. J Clin Endocrinol Metab. 1994;79:1328-33.
19. Armengaud JB, Charkaluk ML, Trivin C, Tardy V, Bréart G, Brauner R, Chalumeau M. Precocious pubarche: distinguishing late-onset congenital adrenal hyperplasia from premature adrenarche. J Clin Endocrinol Metab. 2009;94:2835-40.
20. Escobar-Morreale HF, Sanchón R, San Millán JL. A prospective study of the prevalence of nonclassical congenital adrenal hyperplasia among women presenting with hyperandrogenic symtoms and signs. J Clin Endocrinol Metab. 2008;93:527-33.
21. Azziz R, Hincapie LA, Knochenhauer ES, Dewailly D, Fox L, Boots LR. Screening for 21-hydroxilase deficient nonclassical adrenal hyperplasia among hyperandrogenic women: a prospective study. Fertil Steril. 1999;72:915-925.
22. Bachega TA, Billerbeck AE, Madureira G, Marcondes JA, Longui CA, Leite MV, Arnhold IJ, Mendonca BB. J Clin Endocrinol Metab. 1998;83:4416-9.
23. Speiser PW, Azziz R, Baskin LS, Ghizzoni L, Hensle TW, Merke DP, Meyer-Bahiburg HFL, Miller WL, Monton VM, Oberfield SE, Ritzen M, White PC. Congenital adrenal hyperplasia due to steroid 21-hydroxilase deficiency: an Endocrine Society Practice Guideline. J Clin Endocrinol Metab. 2010;95:4133-4160.
24. Rainey WE, Rehman KS, Carr BR. The human fetal adrenal making adrenal androgens for placental estrogens. Semin Reprod Med. 2004;22:327-36.
25. Miller WL, Witchel SF. Prenatal treatment of congenital adrenal hyperplasia: risks outweigh benefits. Am J Obstet Gynecol. 2013;208:354-359.
26. Baskin LS, Erol A, Li YW, Liu WH, Kurzrock E, Cunha GR. Anatomical studies of the human clitoris. J. Urol. 1999;162 (3 pt 2):1015-20.
27. Poppas DP, Hochsztein AA, Baergen RN, Loyd E, Chen J, Felsen D. Nerve sparing ventral clitoroplasty preserves dorsal nerves in congenital adrenal hyperplasia. J. Urol. 2007;178:1802-1806.
28. Carvalho LC, Brito VN, Martin RM, Zamboni AM, Gomes LG, Inacio M, Mendonça BB et al. Clinical, hormonal, ovarian, and genetic aspects of 46, XX patients with congenital adrenal hyperplasia due to CYP17A1 defects. Fertil Steril. 2016;105:1612-1618.

50

Endometriose na Adolescência

- Cristina Moreira Leite Carneiro
- Marina de Paula Andres
- Sérgio Podgaec

A endometriose é uma doença crônica, estrogênio-dependente, definida pela presença de tecido endometrial, glândula e/ou estroma, fora da cavidade uterina. As regiões mais afetadas são peritônio, tubas, ovário, bexiga, ureter e intestino.[1] Foi originalmente classificada por Nisolle e Donnez (1997), segundo a região afetada, em endometriose superficial, ovariana e profunda.[2]

A prevalência de endometriose na população geral é de cerca de 15% e sobe para 80% no caso de mulheres com sintomas de dor pélvica crônica.[3,4] Acreditava-se que a endometriose fosse uma doença rara na adolescência, característica das mulheres acima dos 30 anos. A partir dos anos 1980, com a introdução da laparoscopia, pôde-se constatar que não era uma patologia tão incomum em jovens abaixo dos 20 anos,[5] variando de 19% a 73% a prevalência da endometriose em adolescentes diagnosticadas por laparoscopia. Em estudos mais recentes, a endometriose foi confirmada visualmente em 62% das adolescentes investigadas por dor. Nos casos de dismenorreia em adolescentes, observou-se a prevalência de 70% de endometriose, chegando a 75% na dor pélvica crônica resistente ao tratamento clínico.[3] Na realidade, a verdadeira prevalência em adolescentes não é conhecida, uma vez que o diagnóstico definitivo é histopatológico.[6]

Apesar de cerca de 44% das pacientes diagnosticadas com endometriose apresentarem os primeiros sintomas antes dos 20 anos de idade, somente 3,5% delas recebem o diagnóstico nessa fase da vida.[7] As adolescentes demoram cerca de três vezes mais tempo para iniciar uma investigação ou tratamento para os sinais sugestivos de endometriose do que as mulheres cujos sintomas surgiram na fase adulta.[8] O atraso no diagnóstico não permite um tratamento adequado, que poderia minorar os sintomas de uma doença causadora de grande sofrimento e responsável por um alto índice de absenteísmo na escola e em outras atividades esportivas ou sociais.[9] Além disso, o tratamento adequado poderia resolver a dor, prevenir a progressão da doença, a lesão dos diversos órgãos e preservar a fertilidade.[10]

Fisiopatologia

São conhecidas várias teorias sobre o aparecimento da endometriose, mas nenhuma explica todos os casos, em especial quando relacionados a adolescentes. Trata-se de uma doença multifatorial e todos os mecanismos descritos podem contribuir para a sua etiologia.[11]

Teoria de Sampson

Entre as principais teorias, está a de Sampson, segundo a qual a menstruação retrógrada através das trompas de falópio durante os ciclos menstruais carrega fragmentos de endométrio viáveis, que se implantam na pelve.[12] Esse sangue se acumula nas porções mais baixas da cavidade pélvica, como a fossa ovariana, fundo de saco de Douglas, ligamentos uterossacros e folhetos posteriores dos ligamentos largos, de modo que a endometriose peritoneal ocorre mais comumente nessas porções da pelve.[11]

As pacientes que apresentam útero bicorno, atresia vaginal, imperfuração ou microperfuração himenal, septo vaginal transverso e outras malformações genitais obstrutivas têm risco aumentado de sofrerem refluxo menstrual e podem evoluir com endometriose. Apesar de essas pacientes representarem de 5% a 6% das adolescentes com endometriose e geralmente haver regressão das lesões quando o defeito é corrigido,[13] este é um dos maiores fatores em severidade da endometriose em adolescentes, associado ao início mais precoce da doença, e sua incidência varia de 6,5% a 40,2%.[5] Silveira e Laufer (2013)[14] descreveram cinco casos de meninas, entre 12 e 13 anos, cujos defeitos obstrutivos foram corrigidos; foram submetidas a laparoscopia por dor pélvica crônica ou dismenorreia, resistentes ao tratamento clínico após um período de 6 meses a 5 anos da cirurgia de correção, e diagnosticou-se endometriose com estágios variando de I a IV, o que contraria a premissa de que, ao ser corrigido o defeito, há regressão da doença.

Exposição prolongada ao estrogênio endógeno

Condições que sabidamente aumentem a exposição da menina ao estrogênio endógeno, tais como menarca precoce (antes dos 12 anos), ciclos menstruais prolongados (provavelmente anovulatórios) e obesidade, aumentam o risco para endometriose.[6] Em contrapartida, meninas que menstruaram após os 14 anos estão fortemente não associadas à história de endometriose.[9]

Fator genético

Observa-se uma importante predisposição genética ao desenvolvimento da endometriose, já que se encontraram 6,9% de mulheres parentes de primeiro grau acometidas por endometriose, enquanto no grupo controle somente 1% ou menos.[11] Audebert et al.,[15] em um estudo retrospectivo em 2015, mostraram em 34,5% dos casos uma história familiar positiva de endometriose, sendo que em 25,5% das vezes se tratava de uma parente de primeiro grau acometida pela doença.

Teoria da metaplasia

O peritônio, o epitélio germinativo do ovário e o canal de Müller (de onde se origina o endométrio) têm a mesma origem embriológica. Assim, todas as suas células podem vir a se transformar em células endometriais por metaplasia, causando a endometriose peritoneal, fenômeno relacionado a fatores irritativos que podem ser o próprio sangue menstrual.[13] De maneira inversa, essa teoria também explica o desaparecimento das lesões endometriais após a correção das malformações obstrutivas em adolescentes, pela transformação das lesões endometriais em peritônio normal.[13]

Fator imunológico

Fazendo parte da complexa e multifatorial etiologia da endometriose, o sistema imunológico tem sido muito estudado ultimamente. Já foi demonstrado um aumento da concentração de macrófagos ativados, citoquininas, além de células T e B no fluído peritoneal de mulheres com endometriose.[16] Não há muitos estudos específicos referentes a adolescentes, mas Drosdzol-Cop et al.,[17] em 2012, conseguiram demonstrar que meninas com endometriose apresentam níveis significativamente mais altos no soro e no líquido peritoneal de IL-4 e mais baixos no líquido peritoneal de IL-2 do que as controle; entretanto, não conseguiram demonstrar a relação da MCP-1 com endometriose em adolescentes.

Teoria das células precursoras

Restos de tecidos embrionários müllerianos, ou seja, de origem genital, persistentes no peritônio podem ser estimulados por hormônios ovarianos endógenos e transformados em tecido endometrial. Essa teoria explica não somente as lesões peritoneais, mas também as lesões infiltrativas em pacientes jovens sem lesões peritoneais associadas.[13]

Fatores perinatais

O endométrio apresenta diferentes graus de resposta celular de resistência à progesterona ao nascimento, variando de total resistência à progesterona a atividade secretória no compartimento glandular e, em cerca de 3% a 5% dos casos, chega a apresentar alterações que provocam a menstruação. Nesses casos, o endométrio neonatal responde ao estímulo da progesterona produzida pela placenta, desencadeando o sangramento, que é denominado "menstruação neonatal". Quando isso ocorre, pode haver a menstruação retrógrada e a implantação de células endometriais ou precursoras endometriais na cavidade pélvica, dando origem à endometriose pré-menarca e em adolescentes.[18]

Há teorias de que o efeito estrogênico dos esteroides maternos ou mesmo a secreção de estrogênios pré-puberais podem ser suficientes para ativar o processo de angiogênese nos implantes neonatais bem antes da menarca, causando a endometriose precoce.[19] Apesar de o sangramento visível menstrual ocorrer em 3% a 5% dos casos, a incidência do sangramento oculto varia entre 25% e 60%.[20] Os fatores perinatais relacionados a maior risco de menstruação neonatal são: recém-nascidas pós-termo (54%), nascidas de mães com pré-eclâmpsia moderada (32%) e grave (47,5%).[18]

Diagnóstico

História clínica

Uma das maiores dificuldades em relação à adolescente com endometriose é que ela própria, a família ou mesmo os médicos que a estão assistindo percebam que os sintomas que ela apresenta não são normais, uma vez que a cólica menstrual primária é comum em adolescentes. A determinação de normalidade dependerá também da tradição familiar e da experiência pessoal da mãe.

A menstruação típica de uma adolescente apresenta dor em 93%, cólicas em 71%, sintomas pré-menstruais em 96% e alterações de humor em 73%.[21,22] Desse modo, é fundamental uma cuidadosa avaliação das características da dor da adolescente e a realização de um diário da dor para melhor avaliação do quadro. Geralmente, a dor não primária caracteriza-se como não cíclica, não relacionada ao ciclo menstrual. Os sinais de alerta devem ser:

- Dismenorreia severa, acompanhada de absenteísmo da escola ou atividades sociais durante os períodos menstruais.
- Dor resistente ao tratamento de anti-inflamatórios não hormonais e uso de anticoncepcionais orais para o tratamento da dor.
- Presença de sintomas intestinais ou urinários que aparecem ou pioram durante a menstruação.[21,23]

Exame físico

Muitas vezes, pode não haver qualquer alteração no exame clínico das pacientes de Tanner para uma melhor avaliação do desenvolvimento hormonal da adolescente.[13] O exame ginecológico só poderá ser realizado nas meninas sexualmente ativas; assim, nas adolescentes virgens, a alternativa é a realização do toque retal, que poderá mostrar um útero retrovertido, com mobilidade reduzida, ou espessamento do ligamento uterossacro.[9] Um cotonete pode ser inserido na vagina e movido gentilmente de um lado para outro para avaliar se a vagina, aparentemente normal, não apresenta uma obstrução ou uma obstrução parcial, como um septo vaginal transverso, um hímen imperfurado ou microperfurado, ou uma hemivagina obstruída.[11]

Exames de imagem

Vários estudos reportam a importância da ultrassonografia transvaginal no diagnóstico da endometriose ao permitir a avaliação de volume, forma, localização e presença de lesões de doença, com grande acurácia, em ovários e bexiga, além de adenomiose, lesões em assoalho pélvico e retovaginais.[24,25] O transdutor abdominal permite uma avaliação mais inespecífica da pelve, tendo pouca utilidade nos casos suspeitos de endometriose. Desse modo, quando a adolescente ainda não iniciou sua atividade sexual, o método mais indicado é a ultrassonografia transretal, que é atraumática se realizada com cuidado.[1]

A ressonância magnética de pelve tem acurácia muito boa na detecção de endometriomas acima de 1 cm e de lesões profundas intestinais, permitindo também a avaliação da distância da borda anal. É uma boa alternativa nas pacientes virgens ou com suspeita de malformações müllerianas.[26]

Como nas adolescentes geralmente a doença se encontra nos estágios I e II, segundo a classificação da Sociedade Americana de Reprodução Humana (ASRM), as lesões são superficiais e podem não aparecer no exame de imagem (Figura 50.1).[27]

Diagnóstico laparoscópico

A laparoscopia com avaliação histopatológica de biópsias é o padrão-ouro para o diagnóstico ou a exclusão da endometriose pélvica.[6] O diagnóstico é realizado pela visualização de lesões, em geral claras ou vermelhas, podendo também ser encontradas lesões semelhantes às típicas das mulheres adultas, que são pretas, azuladas ou em "queimado de pólvora" (Figura 50.2). O fundo de saco é região onde se encontram, com frequência, lesões de endometriose (Figura 50.3). Podem ser observados ainda defeitos de peritônio ou vesículas peritoneais claras e brilhantes.[10] Estas últimas, muitas vezes, são difíceis de visualizar pelo colabamento secundário ao pneumoperitônio, de modo que a distensão da cavidade com soro fisiológico pode facilitar sua identificação.[28] Quando nenhum indício de doença é encontrado na laparoscopia, tem sido indicada uma biópsia no fundo de saco de Douglas, a fim de diagnosticar endometriose microscópica, já que um recente estudo encontrou cerca de 3% de endometriose microscópica em adolescentes com pelve normal à laparoscopia.[11] Roman (2010) descreveu em seu estudo a presença de 65% de lesões vasculares vermelhas atípicas em adolescentes e só 20% dessas lesões em mulheres adultas.[29]

Nome da paciente: ____________________

Estádio I (1 a 5 pontos)
Estádio II (6 a 15 pontos)
Estádio III (13 a 40 pontos)
Estádio IV (> 40 pontos)
Total de pontos: ____________________

Endometriose			< 1 cm	1 a 3 cm	> 3 cm
Peritônio	**Superficial**		1	2	4
	Profunda		2	4	6
Ovário	**D**	**Superficial**	1	2	4
		Profunda	4	16	20
	E	**Superficial**	1	2	4
		Profunda	4	16	20
Obliteração do fundo de saco posterior			**Parcial**	**Completa**	
			4	40	
Aderências			< 1/3 envolvido	1/3 a 2/3 envolvidos	> 2/3 envolvidos
Ovário	**D**	Membranosa	1	2	4
		Densa	4	8	16
	E	Membranosa	1	2	4
		Densa	4	8	16
Trompa	**D**	Membranosa	1	2	4
		Densa	4*	8*	16
	E	Membranosa	1	2	4
		Densa	4*	8*	16

*Se as fímbrias tubárias estiverem totalmente envolvidas por aderências, mude o escore para 16.

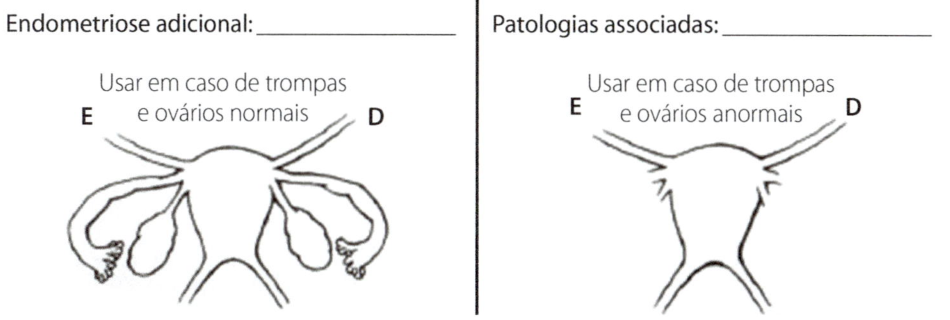

Figura 50.1 – Classificação da endometriose segundo a ASRM (1996).
Fonte: Adaptada de ASRM, 1996.[27]

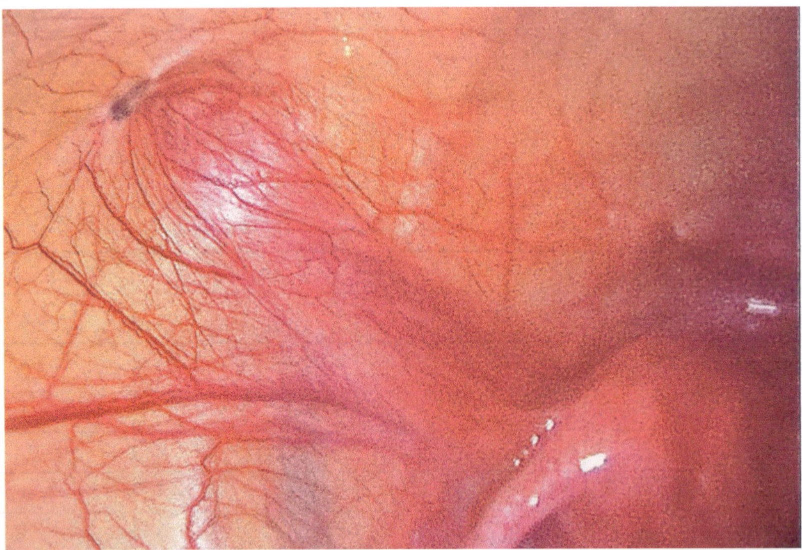

Figura 50.2 – Lesão peritoneal em adolescente de 18 anos.
Fonte: Acervo da autoria do capítulo.

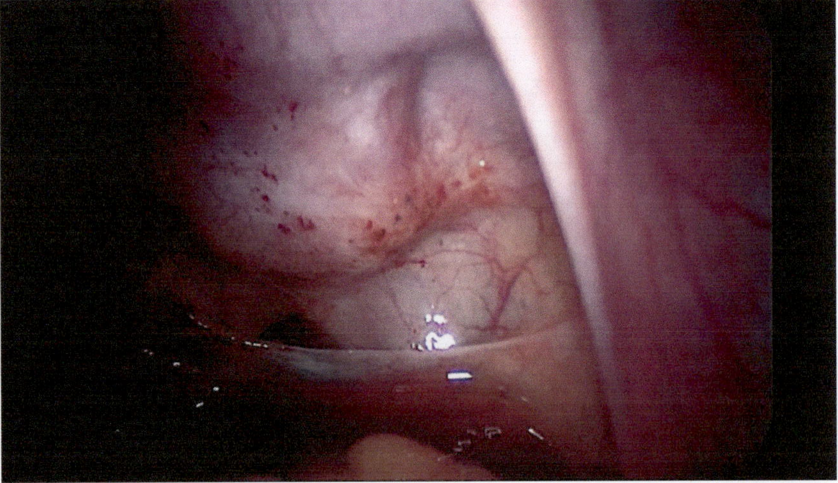

Figura 50.3 – Lesões endometrióticas em fundo de saco.
Fonte: Acervo da autoria do capítulo.

Estudos demonstraram mais de 90% de prevalência de endometriose mínima e leve (estádio I a II) em adolescentes.[6] Já Audebert et al. (2015)[15] encontraram em seu estudo, com adolescentes apresentando dor pélvica, cerca de 60% com endometriose mínima/leve e 40% com severa, sendo 11% do tipo profunda e 16% a 33% do tipo ovariana. Além disso, diversos estudos têm demonstrado que não há correlação entre o estádio da doença e a sintomatologia da dor.[30]

Tratamento

Tratamento medicamentoso hormonal

Como há alta prevalência de dismenorreia entre as adolescentes, propõe-se inicialmente o tratamento com anti-inflamatórios não hormonais e/ou anticoncepcionais orais, caso não haja contraindicações. No caso dos anticoncepcionais orais, inicia-se de modo cíclico por 3 meses, solicita-se que a paciente faça um diário de dor e reavalia-se. Caso não apresente melhora, altera-se do modo cíclico para o contínuo, a fim de mantê-la em amenorreia, e reavalia-se em 3 meses novamente. Nos casos que não apresentarem melhora, ou seja, falharem no tratamento empírico, deve-se pensar em endometriose e prosseguir com a investigação, inclusive programando uma laparoscopia, pois em cerca de 35% a 73% dessas meninas confirma-se o diagnóstico de endometriose na cirurgia[6] (Figura 50.4).

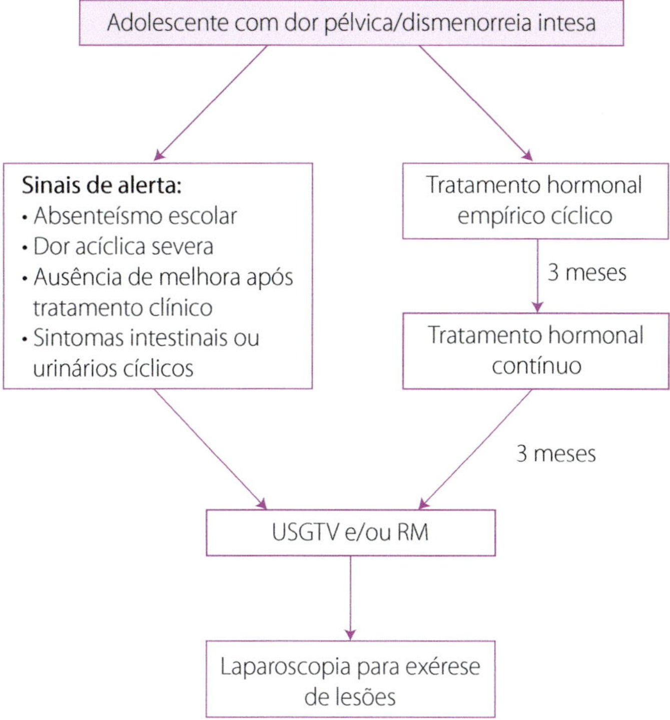

Figura 50.4 – Fluxograma de tratamento de adolescentes com dismenorreia/dor pélvica crônica.
Fonte: Desenvolvida pela autoria do capítulo.

O tratamento medicamentoso hormonal visa induzir amenorreia e/ou fazer uma supressão hormonal, já que o crescimento e a manutenção dos implantes endometrióticos são dependentes dos hormônios ovarianos. É importante ressaltar que esse tratamento apenas controla os sintomas, não impedindo a progressão da doença.[6,30] Há diferentes maneiras de suprimir a menstruação, a ovulação e a endometriose, cada qual com seus riscos, benefícios e efeitos colaterais. Os principais esquemas terapêuticos utilizados estão descritos a seguir.

- Estrogênio e progestagênio combinados

Anticoncepcionais orais, adesivos e anéis vaginais contendo estrógeno e progesterona em baixa dose, administrados de modo cíclico ou contínuo, criam uma supressão hormonal, mantendo os implantes endometriais relativamente inativos e assim diminuindo a dor.[31] Têm a vantagem de serem contraceptivos, de baixo custo e de fácil acesso.

- Progestagênios

O uso de progestagênios de forma contínua é uma opção para o tratamento da endometriose, pois promove a deciduação e posterior pseudonecrose e atrofia das lesões, além de inibir a liberação de gonadotrofinas e a função ovariana.[32] Pode-se utilizar a medroxiprogesterona (oral ou intramuscular), o acetato de noretisterona via oral e o sistema intrauterino de levonorgestrel. Como o uso de medroxiprogesterona de depósito pode causar uma perda de densidade óssea, deve ser adotado para adolescentes somente se não houver outro método mais indicado.[6]

- Análogos do GnRH

O uso de análogos de GnRH provê um estado hipoestrogênico que controla a dor e a progressão da doença. No entanto, promove uma ação deletéria na densidade óssea, o que restringe seu uso a 6 meses e o contraindica em adolescentes com menos de 16 anos.[13] Apesar da melhora dos sintomas, não há evidências de que os análogos sejam mais efetivos do que os anticoncepcionais orais ou a progesterona, além de apresentarem uma série de efeitos colaterais relacionados ao hipoestrogenismo.[32]

- Danazol

O danazol é um derivado da 17-α-etiniltestosterona e sua eficácia no tratamento da endometriose é semelhante à dos agonistas do GnRH. No entanto, apresenta uma série de efeitos colaterais androgênicos importantes, como aumento de peso, depressão, diminuição do tamanho das mamas, pele e cabelos oleosos, acne, hirsutismo e engrossamento irreversível da voz, o que torna contraindicado seu uso pelas adolescentes.[11]

- Dienogeste

O dienogeste é uma progesterona com alta seletividade para o receptor da progesterona, com fortes efeitos progestacionais, moderados efeitos antigonadotrópicos e limitada atividade androgênica, glicocorticoide ou mineralocorticoide. É indicado como monoterapia para o tratamento de endometriose. Sua eficácia no tratamento de endometriose em adolescente é comparável à que ocorre na população adulta, mas há uma diminuição na densidade óssea da coluna lombar, que é parcialmente revertida após a suspensão do tratamento. Assim, deve-se sempre pesar riscos e benefícios antes de iniciar a medicação.[33]

Tratamento cirúrgico

Al-Jefout et al. (2017)[34] afirmam que jovens com dor pélvica crônica resistente ao tratamento convencional devem ser submetidas à laparoscopia para confirmação diagnóstica de endometriose, a fim de realizar-se ao mesmo tempo, se necessário, o tratamento cirúrgico e assim prevenir complicações futuras, protegendo sua fertilidade e, principalmente, diminuindo sua dor, o que em curto prazo melhora muito sua qualidade de vida.

A laparoscopia é a técnica de primeira escolha para diagnóstico de certeza, ablação e ressecção da endometriose. Apesar de os endometriomas serem raros em adolescentes, sempre que houver grandes cistos ovarianos, devem ser removidos com o cuidado de se preservar o tecido ovariano.[11]

Segundo Yeung et al. (2011),[35] com a completa ressecção das lesões de endometriose, incluindo-se as típicas e as atípicas, há grande chance de erradicar a doença e assim prevenir sua progressão, a formação de endometriomas e distorções na anatomia, preservando-se a fertilidade.

É muito importante ressaltar que muitas adolescentes são menores e mais magras que as mulheres adultas, o que diminui a distância entre o umbigo e os grandes vasos, facilitando as lesões. O pneumoperitônio deve ser controlado pela pressão máxima, e não pelo volume de gás (geralmente, de 10 a 15 mmHg de pressão).[6]

Tratamento medicamentoso pós-operatório

Segundo o Comitê de Opinião sobre Endometriose em Adolescentes (ACOG), depois da cirurgia todas as adolescentes com endometriose devem ser tratadas com medicação até decidirem engravidar. Isto porque os objetivos do tratamento da endometriose na adolescente são o controle da dor, a supressão da progressão da doença e a preservação da fertilidade. A medicação nesse caso age como um adjuvante à cirurgia, tratando as lesões que não puderam ser removidas cirurgicamente e os focos microscópicos que não foram diagnosticados; desse modo, procura-se prevenir a disseminação da doença e proteger a fertilidade da paciente.[30,36]

O tratamento pós-operatório pode ser realizado com anticoncepcional oral de maneira contínua, podendo ser substituído pelo adesivo ou pelo anel vaginal. O acetato de noretisterona via oral tem sido efetivo em diminuir a dor e o sangramento; e o sistema intrauterino de levonorgestrel nas adolescentes com vida sexual ativa pode ser introduzido já no fim da cirurgia, aproveitando-se a anestesia.[9,21]

Doyle et al. (2009),[30] em estudo com pacientes tratadas com hormônio após a cirurgia, demonstraram que, em uma segunda laparoscopia, 70% não apresentaram alteração no estágio da doença, 19% melhoraram 1 estágio, 1% melhorou 2 estágios e somente 10% pioraram 1 estágio, confirmando-se a importância do tratamento hormonal pós-operatório no controle da doença.

Medidas gerais

É muito importante valorizar o bem-estar das adolescentes e, com esse objetivo, disponibilizar materiais educativos que expliquem a endometriose e as ajudem a lidar melhor com a doença crônica. Deve-se enfatizar a importância de manter atividade física regular, dieta saudável e ingesta moderada de álcool. O suporte emocional deve ser estimulado, até mesmo por meio do contato com outras adolescentes para a troca de experiências.[37]

Endometriose recorrente

Apesar da pesquisa não ser extensa, acredita-se que a endometriose em adolescentes apresenta um grande índice de recorrência após a cirurgia.[6] Audebert et al. (2015),[15] em um estudo observacional, encontraram sintomas de dor recorrente ou persistente, após ablação ou excisão de endometriose, em 74% das pacientes, em um seguimento de 97,5 meses. Yang et al. (2012)[38] apresentaram em seu estudo um índice de recorrência de sintomas em 55,6% das pacientes, após excisão da endometriose, em 33,4 meses, apesar de essas pacientes terem sido tratadas com terapia hormonal pós-cirúrgica.

Efeito na fertilidade

Os índices de fertilidade estão diretamente relacionados ao estágio inicial da doença, ou seja, 75% para o estágio I, 55% para o estágio II, 25% para o estágio III e 0% para o estágio IV. Como dois terços das adolescentes são diagnosticadas nos estágios I e II, o prognóstico é bom, apesar da progressão da doença em alguns casos.[15]

Considerações finais

A endometriose é uma doença crônica, que afeta a qualidade de vida das mulheres e, muitas vezes, chega a ser incapacitante. Antigamente, pensava-se que essa patologia fosse rara em adolescentes e que a dor que apresentavam fosse decorrente principalmente de dismenorreia primária. Com o advento da laparoscopia na década de 1980, comprovou-se que a endometriose em adolescentes existe e é bem frequente em meninas com dor pélvica crônica. Contudo, o problema que ainda persiste é o de convencer pacientes, mães e médicos de que aquela dor que a adolescente está sentindo não é mais normal, já é doença e merece tratamento ou pelo menos uma investigação mais aprofundada.

Quando as adolescentes apresentam dor resistente ao tratamento com anti-inflamatórios não hormonais ou anticoncepcionais, história de endometriose na família, absenteísmo na escola ou em atividades sociais durante a menstruação e uso de anticoncepcionais para tratamento de dismenorreia severa antes dos 18 anos, deve-se pensar em endometriose e iniciar a investigação.

Muito tem sido discutido a respeito de qual tratamento instituir. O único consenso é o da necessidade de diagnosticar e tratar a endometriose o mais precocemente possível, para minimizar o sofrimento dessas meninas e procurar evitar a progressão da doença e o desenvolvimento de sequelas em longo prazo, como a infertilidade. Mais estudos são necessários nessa faixa etária, pois muitas teorias são extrapoladas das mulheres adultas para as adolescentes.

REFERÊNCIAS BIBLIOGRÁFICAS

1. Zannoni L et al. Endometriosis in adolescence: pratical rules for an earlier diagnosis. 2016;45(9):332-335.
2. Nisolle M, Donnez J. Peritoneal endometriosis, ovarian endometriosis, and adenomyotic nodules of the rectovaginal septum are three different entities. Fertil Steril. 1997;68(4):585-96.
3. Dowlut-McElroy T, Strickland JL. Endometriosis in adolescents. 2017 Out;67(6):306-309.
4. Janssen EB et al. Prevalence of endometriosis diagnosed by laparoscopy in adolescents with dysmenorrhea or chronic pelvic pain: systematic review. 2013 Out;19(5):570-82.
5. Brosens I, Gordts S, Benadiano G. Endometriosis in adolescents is a hidden, progressive and severe disease that deserves attention, not just compassion. 2013;28(8):2026-2031.
6. Stuparich MA, Donnellan NM, Sanfilippo JS. Endometriosis in the adolescent patient. 2017 Jan;35(1):102-109.
7. De Sanctis V et al. Primary dysmenorrhea in adolescents: prevalence, impact and recent knowledge. 2015 Dez;13(2):512-20. Review.
8. Suvitie PA et al. Prevalence of pain symptoms suggestive of endometriosis among finnish adolescent girls (TEENMAPS Study). 2013 Ago;29(5):491-5.
9. Saridogan E. Endometriosis in teenagers. 2015;11(5):705-709.
10. Dun EC et al. Endometriosis in adolescents. 2015;19(2):1-8.

11. Laufer MR, Sanfilippo J, Rose G. Adolescent endometriosis: diagnosis and treatment approaches. 2003 Jun;16(3):s3-11. Review.
12. Sampson JA. Peritoneal endometriosis due to menstrual dissemination of endometrial tissue into the peritoneal cavity. Am J Obstet Gynecol. 1927;14:422-69.
13. Bourdel N et al. Endométriose et adolescente. 2006;34:724-734.
14. Silveira SA, Laufer MR. Persistence of endometriosis after correction of an obstructed reproductive tract anormaly. 2013 Ago;92(5):e93-4.
15. Audebert A et al. Adolecent endometriosis: report of a series of 55 cases with a focus on clinical presentation an long-term issues. 2015 Ago;22(5):705-706.
16. Podgaec S, Dias Junior JA, Chapron C, Oliveira RM, Baracat EC, Abrão MS. Th1 and Th2 immune responses related to pelvic endometriosis. Rev Assoc Med Bras. 2010;56(1):92-8.
17. Drosdzol-Cop A, Skrzypulec-Plinta V, Stojko R. Serum and peritoneal fluis immunological markers in adolescent girls with chronic pelvic pain. 2012 Jun;67(6):374-81.
18. Brosens I et al. Neonatal menstruation explains epidemiological links fetomaternal conditions and adolescent endometriosis. 2015;7(2):51-55.
19. Brosens I, Puttermans P, Benagiano G. Endometriosis: a life cycle approach? 2013 Out;209(4):307-16.
20. Brosens I, Brosens J, Benagiano G. Neonatal uterine bleeding as antecedent of pelvic endometriosis. 2013 Nov;28(11):2893-7.
21. Youngster M, Laufer MR, Divasta AD. Endometriosis for the primary care physician. 2013 Ago;25(issue 4):454-462.
22. Greene R et al. Diagnostic experience among 4,334 women reporting surgically diagnosed endometriosis. 2009 Jan;91(1):32-9.
23. Chapron C et al. Questioning patients about their adolescent history can identify markers associated with deep infiltrating endometriosis. 2011 Mar;95(3):877-81.
24. Gonçalves MO, Dias Jr JA, Podgaec S, Averbach M, Abrão MS. Transvaginal ultrasound for diagnosis of deeply infiltrating endometriosis. Int J Gynaecol Obstet. 2009;104(2):156-60.
25. Gonçalves MO, Podgaec S, Dias Jr JA, Gonzalez M, Abrão MS. Transvaginal ultrasonography with bowel preparation is able to predict the number of lesions and rectosigmoid layers affected in cases of deep endometriosis, defining surgical strategy. Hum Reprod. 2010;25(3):665-71.
26. Manual de Orientação de Endometriose. Federação Brasileira das Associações de Ginecologia e Obstetrícia. Febrasgo. São Paulo: [s.n.]; 2015.
27. Revised American Society for Reproductive Medicine classification of endometriosis: 1996. Fertil Steril. 1997 May;67(5):817-21.
28. Templeman C. Adolescent endometriosis. 2012 Out;24(5):288-292.
29. Roman JD. Adolescent endometriosis in the Waikato Region of New Zeland: a comparative cohort study with a mean follow-up time of 2.6 years. 2010 Abr;50(2):179-83.
30. Doyle JO, Missmer SA, Laufer MR. The effect of combined surgical-medical intervention on the progression of endometriosis in an adolescent and young adult population. 2009 Ago;22(4):257-63.
31. Nasir L, Bope ET. Management of pelvic pain from dysmenorrhea or endometriosis. 2004 Dez;17(suppl.):s43-7.
32. Mounsey AL, Wilgus A, Slawson DC. Diagnosis and management of endometriosis. 2006 Ago;74(4):594-600.
33. Ebert AD et al. Dienogest 2mg daily in the tratment of adolescents with clinically suspected endometriosis: the VISanne Study to Assess Safety in Adolescents. 2017 Out;30(5):560-567.
34. Al-Jefout M et al. Prevalence of endometriosis and its symptpms among young Jordanian women with chronic pelvic pain refractory to conventional therapy. 2017.
35. Yeung Jr P et al. Complete laparoscopic excision of endometriosis in teenagers: is postperative hormonal suppression necessary? 2011 Mai;95(6):1909-12, 1912.e1.
36. Unger CA, Laufer MR. Progression of endometriosis in non-nedically nanaged adolescents: a case series. 2016 Abr;24(2):21-3.
37. Steenberg CK, Tanbo TG, Qvigstad E. Endometriosis in adolescence: predictive markers and management. 2013 Mai;92 (5):491-5.
38. Yang Y et al. Adolescent endometriosis in China: a retrospective analysis of 63 cases. 2012 Out;25(5):295-299.

Malformações Genitais Congênitas

PARTE

VIII

Coordenadores

- José Alcione Macedo Almeida
- Vicente Renato Bagnoli

51

Classificação das Diferenças do Desenvolvimento Sexual e Caracterização das DDS 46,Xy Disgenéticas

■ Sorahia Domenice
■ Berenice Bilharinho de Mendonça

As diferenças do desenvolvimento sexual (DDS) são condições nas quais o desenvolvimento do sexo cromossômico, gonadal ou da genitália interna e/ou externa é atípico. Durante a vida fetal ou ao nascimento, a genitália externa pode ser normal ou atípica nos portadores de DDS e, na puberdade, pode se apresentar com quadro de retardo puberal, amenorreia primária, com ou sem desenvolvimento de mamas, ou com quadro de virilização. A atipia genital deve ser tratada como uma emergência médica, tanto para atribuição do sexo social quanto pelo potencial risco de morte associado a insuficiência suprarrenal ou falência renal se não identificada nos primeiros dias de vida.

O conhecimento da fisiologia e da genética do desenvolvimento sexual auxilia na investigação diagnóstica e no adequado tratamento desses pacientes, que devem ser sempre tratados por equipe multidisciplinar em hospital terciário.

Desenvolvimento sexual normal e atípico

As estruturas gonadais e genitais do feto são bipotenciais e se desenvolvem como masculina, feminina ou atípica, de acordo com o processo habitual de determinação (desenvolvimento da gônada) e diferenciação dos genitais externos e internos. O desenvolvimento sexual nos mamíferos inicia-se com o sexo cromossômico do zigoto no momento da fertilização. Esse processo, denominado determinação sexual, é desenvolvido com uma sequência de eventos tecido-específicos e tempo-específicos, com a participação de inúmeros genes, fatores transcricionais, hormônios e seus receptores, cuja interação determinará a transformação do tecido gonadal embrionário indiferenciado no tecido gonadal feminino ou masculino, ou em ambos (ovário-testicular). Genes localizados nos cromossomos sexuais e autossomos são responsáveis por determinar e regular a diferenciação da gônada primordial em ovário ou testículo.

Os eventos subsequentes, secundários à secreção hormonal da gônada masculina ou feminina, resultam no desenvolvimento da genitália interna e externa (diferenciação sexual).

Esse processo prossegue durante a puberdade, quando ocorre o desenvolvimento dos caracteres sexuais secundários, o estirão de crescimento e o início da fertilidade, secundariamente à ação dos esteroides sexuais gonadais.

Embriologia do desenvolvimento gonadal

Desenvolvimento da gônada masculina

O início do desenvolvimento testicular é caracterizado pelo aparecimento das células precursoras das células de Sertoli, originadas a partir da diferenciação das células somáticas do epitélio celômico na gônada primitiva. As células de Sertoli são responsáveis pelo processo organizacional que ocorre durante o desenvolvimento da gônada masculina. A diferenciação das células de Leydig a partir das células intersticiais presentes entre os cordões sexuais ocorre cerca de uma semana após o aparecimento das células de Sertoli. A proteína DHH, secretada pelas das células de Sertoli por ação parácrina, induz a diferenciação das células precursoras mesenquimais nas células de Leydig. A secreção de testosterona pelas células de Leydig inicia-se a partir da 8ª semana de vida intrauterina.

Ao final do processo de diferenciação celular, as células precursoras das células de Sertoli proliferam e se agregam ao redor das células germinativas primitivas (gonócitos), em estruturas semelhantes a cordões. Na puberdade, esses túbulos adquirem luz, dando origem aos túbulos seminíferos. As células germinativas permanecem dentro dos cordões sexuais até o início da puberdade, quando entram em processo de meiose, iniciando-se a espermatogênese.

Desenvolvimento da gônada feminina

A presença das células germinativas é fundamental para o processo de desenvolvimento do ovário, o que não ocorre no desenvolvimento do testículo. A ausência dessas células no primórdio gonadal impede a formação ovariana, resultando em um tecido fibroso e não funcional, como o encontrado na síndrome de Turner.

A partir da 12ª semana de gestação, a estrutura ovariana começa a ser reconhecida. Os cordões sexuais corticais secundários constituem as estruturas de suporte para as células germinativas. Por volta da 16ª semana, esses cordões circundam as células germinativas primordiais. As células germinativas, então, diferenciam-se em ovogônias, e as células dos cordões sexuais, em células foliculares, formando os folículos ovarianos primordiais. Os folículos primordiais, contendo os oócitos diploides, permanecem quiescentes até a puberdade.

A utilização dos novos métodos de análise gênica, como o sequenciamento em larga escala, resultou em aumento do número de genes envolvidos no desenvolvimento gonadal conhecidos, embora o papel que cada um desses genes desempenha no desenvolvimento gonadal habitual e na etiologia das patologias gonadais ainda não esteja completamente esclarecido.

Desenvolvimento da genitália interna

O trato genital interno primordial até a 8ª semana de gestação é comum a ambos os sexos. Os ductos paramesonéfricos (ductos de Müller) e os ductos mesonéfricos (ductos de Wolff) constituem os dois sistemas de ductos internos presentes no feto (Figura 51.1).

A secreção de testosterona pelos testículos fetais se inicia a partir da 7ª semana de gestação e induz à masculinização das estruturas da genitália interna por uma ação predominantemente local da testosterona nos ductos de Wolff. A diferenciação da genitália interna masculina a partir dos ductos de Wolff ocorre entre a 8ª e a 13ª semana e se completa com a formação do epidídimo, dos ductos deferentes e das vesículas seminais. O tecido prostático se origina do seio urogenital a partir de evaginações da uretra prostática que penetram no mesênquima circundante. A regressão dos ductos de Müller ocorre da 8ª à 10ª semana, determinada pela ação local do hormônio antimülleriano (AMH) secretado pelas células de Sertoli, inibindo a diferenciação do útero e das trompas.

A ausência dos hormônios testiculares (testosterona e hormônio antimülleriano) determina a involução dos ductos de Wolff e permite o desenvolvimento dos ductos de Müller. O desenvolvimento da genitália interna feminina em útero, trompas uterinas e porção superior da vagina ocorre a partir da diferenciação dos ductos de Müller, enquanto a porção inferior da vagina se forma a partir do seio urogenital.

Essa diferente origem embrionária justifica a presença de vagina em fundo cego em mulheres 46,XY com produção normal do hormônio antimülleriano.

Desenvolvimento da genitália externa

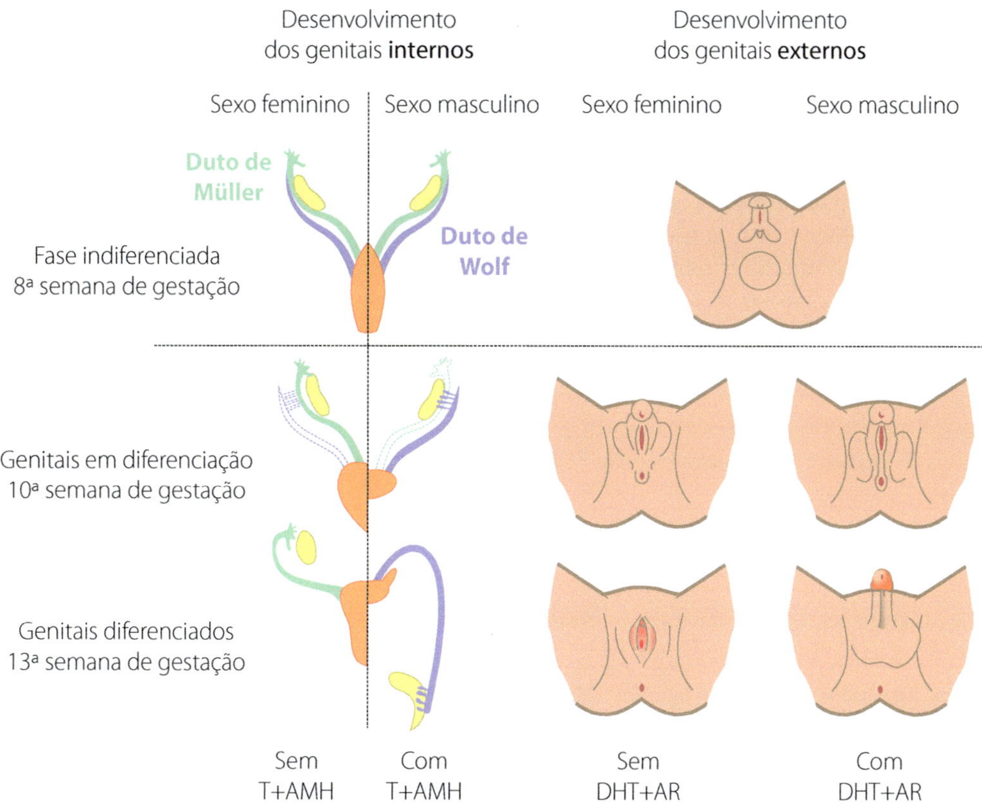

Figura 51.1 – **Diferenciação sexual habitual em ambos os sexos.**
Legenda: T: testosterona; AMH: hormônio antimülleriano; DHT: di-hidrotestosterona; AR: receptor androgênico.
Fonte: Desenvolvida pela autoria do capítulo.

A genitália externa também se desenvolve a partir de estruturas precursoras comuns a ambos os sexos. Essa estrutura comum é constituída pelo tubérculo genital, por duas pregas medianas, pregas uretrais que flanqueiam o seio urogenital, e por duas pregas maiores, pregas labioescrotais que estão dispostas lateralmente às pregas uretrais na 4ª semana de gestação.

A testosterona secretada pelo testículo fetal a partir da 8ª semana de gestação é convertida em di-hidrotestosterona (DHT) por ação da enzima 5-α-redutase tipo 2, que age nos tecidos precursores da genitália externa. Sob a ação da DHT, o tubérculo genital origina a glande peniana e as pregas uretrais fundem-se ventralmente, formando o corpo peniano. As pregas labioescrotais crescem, unindo-se na linha mediana, formando a bolsa escrotal, enquanto a uretra prostática se origina a partir do seio urogenital. O processo de formação da genitália externa masculina se completa por volta da 12ª semana de gestação, enquanto o crescimento peniano ocorre, principalmente, nos dois últimos trimestres da gestação.

O desenvolvimento da genitália externa feminina ocorre no intervalo entre a 7ª e a 12ª semana de gestação na ausência de ação androgênica (Figura 51.1). O tubérculo genital alonga-se levemente, formando o clitóris. O seio urogenital permanece aberto e um septo vesicovaginal é formado entre as porções genital e uretral do seio urogenital, isolando o introito vaginal (posterior) da uretra (anterior). As pregas uretrais desenvolvem-se, constituindo os pequenos lábios; e as pregas labioescrotais aumentam, dando origem aos grandes lábios.

Princípios gerais de manejo de um paciente com DDS disgenética

O papel do médico é mostrar serenidade e confiança. Deve explicar à paciente que o cariótipo não define a identidade de gênero, informando que a maioria dos homens tem cariótipo 46,XY e a maioria das mulheres têm cariótipo 46,XX, porém 1/25.000 indivíduos 46,XX é homem e 1/16.000 indivíduos 46,XY é mulher. É importante falar com a paciente e a família em ambiente privado, com tempo, explicando que houve uma alteração na formação dos genitais na vida intrauterina. É muito importante perguntar à paciente o que ela sabe de seu quadro clínico e se tem alguma dúvida sobre o tratamento e sua condição clínica. Responda a todas as dúvidas e estimule a paciente a fazer perguntas e esclarecer as informações muitas vezes adquiridas na internet e avaliadas de maneira inadequada por ela. Evite usar termos próprios do sexo masculino que possam causar constrangimentos a pacientes do sexo feminino com cariótipo 46,XY, como testículos ou testículo feminizante; utilize termos como gônada primitiva ou incompletamente diferenciada.

Classificação das diferenças do desenvolvimento sexual

A classificação das diferenças do desenvolvimento sexual atual utiliza a nomenclatura proposta no Consenso de Chicago, em 2006, dividindo os diagnósticos em três grandes grupos: DDS por alterações cromossômicas, DDS 46,XX e DDS 46,XY (Quadro 51.1).

Muitas causas de DDS não ocasionam genitália externa atípica e só serão reconhecidas na idade adulta ou em situações em que o cariótipo realizado no pré-natal é contraditório à genitália do recém-nascido. Atualmente, é comum a realização de sexagem pré-natal e vários casos de cariótipo incompatível com a genitália externa têm sido diagnosticados intrauterinamente. Nesses casos, a conduta é expectante, porém os pais devem ser esclarecidos sobre a possibilidade de se tratar de um bebê com DDS e o endocrinologista deve acompanhar o parto para orientar a família.

Quadro 51.1
Classificação das diferenças do desenvolvimento sexual.

1. Diferenças do desenvolvimento sexual associado a anormalidades cromossômicas

- Disgenesia dos túbulos seminíferos (síndrome de Klinefelter)
- Disgenesia gonadal 45,X e suas variantes (síndrome de Turner)
- DDS associada a mosaicismos e quimerismos cromossômicos
- Disgenesia gonadal mista (45,X/46,XY)
- DDS ovário-testicular 46,XX/46,XY

2. Diferenças do desenvolvimento sexual 46,XY (DDS 46,XY)

DDS 46,XY por alterações do desenvolvimento gonadal

- Disgenesia gonadal 46,XY – formas completa e parcial
- Agenesia testicular, síndrome de regressão testicular embrionária
- Hipoplasia das células de Leydig (defeito no receptor *LHCGR*)
- *DDS 46,XY associada a defeito na síntese de colesterol*
  - Síndrome de Smith-Lemli-Opitz

DDS 46,XY por defeito na síntese de testosterona

- Defeito afetando a esteroidogênese adrenal e/ou testicular
  - Deficiência da proteína reguladora da esteroidogênese (*StAR*)
  - Deficiência da P450 scc (*CYP11A*)
  - Deficiência da 3-β-hidroxiesteroide desidrogenase tipo II (*HSD3B2*)
  - Deficiência da 17-α-hidroxilase (*CYP17A1*)
- Defeito afetando a síntese de testosterona no testículo
  - Deficiência da 17-20 liase (*CYP17A1*)
  - Deficiência da 17-β-hidroxiesteroide desidrogenase III (*17-β-HSD3*)
- Defeitos em proteínas doadoras de elétrons
  - Deficiência da P450 oxidorredutase (*POR*)
  - Defeito no citocromo b5 (*CYB5*)

DDS 46,XY por defeito na metabolização da testosterona

- Deficiência da 5-α-redutase 2 (*SRD5A2*)

DDS 46,XY por defeito na ação da testosterona

- Defeito no receptor androgênico – formas completa e parcial

DDS 46,XY por defeito na síntese ou ação do hormônio antimülleriano

DDS 46,XY associada ao baixo peso ao nascer

DDS 46,XY por ingestão materna de estrógenos e progestágenos

DDS 46,XY indeterminada

3. Diferenças do desenvolvimento sexual 46,XX (DDS 46,XX)

DDS 46,XY por alterações do desenvolvimento gonadal

- Falência ovariana primária (disgenesia gonadal 46,XX) – formas completa e parcial
- DDS ovário-testicular
- DDS 46, XX testicular

(*continua*)

Quadro 51.1 Classificação das diferenças do desenvolvimento sexual. (*Continuação*)
Induzida por andrógenos produzidos pelo feto
■ Hiperplasia suprarrenal congênita virilizante
■ Deficiência da 21-hidroxilase (*CYP21A2*)
■ Deficiência da 11-β-hidroxilase (*CYP11B1*)
■ Deficiência da 3-β-hidroxiesteroide desidrogenase tipo II (*HSD3B2*)
■ Deficiência da P450 oxidorredutase (*POR*)
■ Deficiência da aromatase (*CYP19*)
■ Resistência aos glicocorticoides
Induzida por andrógenos de origem materna
■ Luteoma da gravidez
■ DDS 46,XX indeterminada

Fonte: Desenvolvido pela autoria do capítulo.

Descrevemos neste capítulo os aspectos mais importantes da DDS 46,XY disgenética, que afeta indivíduos com sexo social feminino.

DDS associadas a anormalidades do sexo cromossômico

Síndrome de Turner e suas variantes

A síndrome de Turner (ST) é uma das anormalidades cromossômicas mais frequentes na população e é a principal causa de falência ovariana primária (FOP). Apresenta uma incidência de 1/2.500 meninas nascidas vivas. Trata-se da causa mais comum de falência gonadal primária no sexo feminino.

A constituição genética da síndrome de Turner é altamente variável e está associada a anomalias dos cromossomos sexuais (X ou Y), com perda parcial ou total do segundo cromossomo sexual, ou com a presença de mosaicismos com duas ou mais linhagens celulares. Os cariótipos mais frequentes na síndrome de Turner são: 45,X (monossomia completa do X), 46,Xi(Xq) (isocromossomo do braço longo do X), 46,Xi(Xp) (isocromossomo do braço curto do X), 46,X del(X) (deleção parcial do X), 46,X,r (X) (cromossomo X em anel), 45,X/46,XX (mosaicos) e cariótipos contendo um cromossomo Y inteiro ou parte dele.

A causa da constituição 45,X pode ser atribuída a erros mitóticos, como a não disjunção cromossômica ou a perda parcial ou total do segundo cromossomo sexual durante a gametogênese materna ou paterna. Há ainda mosaicismos de duas ou mais linhagens com constituições cromossômicas diferentes e anormalidades estruturais dos cromossomos sexuais.

A presença de material do cromossomo Y em pacientes com síndrome de Turner detectada por técnicas moleculares varia de 10% a 15%. Gônadas disgenéticas com presença de material do cromossomo Y apresentam um risco aumentado para o desenvolvimento de tumores gonadais, especialmente o gonadoblastoma (detalhes apresentados no item "Tumores gonadais em gônadas disgenéticas").

- **Aspectos clínicos e diagnósticos:** a síndrome de Turner clássica caracteriza-se por micrognatia, epicanto, ptose palpebral e estrabismo, orelhas com defeitos de rotação ou deformidades e com implantação baixa, palato ogival. Pode apresentar pescoço curto e alado, implantação baixa de cabelos e em formato de tridente. O tórax em escudo com mamilos afastados também é observado. Anormalidades esqueléticas, como cúbito valgo, deformidade de Madelung no punho, quarto metacarpo curto, geno valgo e escoliose, podem estar presentes. Frequentemente essas pacientes apresentam alterações renais, como anormalidades de rotação renal, rim em ferradura, duplicação da pelve ou ureteral com hidronefrose secundária à obstrução do sistema ureteral, além de malformações cardiovasculares, incluindo valva aórtica bicúspide e coartação da aorta. A coartação da aorta está presente em 10% a 20% das pacientes, e em quase todos os casos se observa concomitantemente a presença de pescoço alado. A dilatação da aorta pode ser progressiva e provocar aneurisma dissecante. Outra alteração comumente encontrada na síndrome é a otite de repetição, que pode evoluir com perda auditiva.

A baixa estatura é encontrada na quase totalidade das meninas com síndrome de Turner, podendo manifestar-se já ao nascimento, em decorrência de um discreto retardo de crescimento intrauterino. A causa da baixa estatura e das deformidades ósseas encontradas na síndrome de Turner está relacionada a haploinsuficiência do gene *SHOX* (*short stature homeobox-containing gene*; localizado em Xp22 e Yp11.3), em decorrência da perda de um dos cromossomos sexuais.

A intolerância a carboidratos com resistência insulínica e doenças autoimunes, como tireoidite e artrite reumatoide, também são mais frequentes na síndrome de Turner.

As pacientes apresentam genitália interna e externa feminina e infantil. Desenvolvimento mamário espontâneo em graus variados ocorre em 20% a 30% das meninas com síndrome de Turner, e a menarca espontânea ocorre em 2% a 5% dos casos. Essas variações fenotípicas estão geralmente associadas a mosaicismos, como 45,X/46,XX, 45,X/47,XXX ou 45,X/46,XX/47,XXX, porém mesmo em mulheres com cariótipo 45,X pode haver puberdade espontânea e até gravidez.

Por volta dos 8 aos 9 anos de idade, as pacientes apresentam elevação das concentrações das gonadotrofinas, com predomínio do hormônio folículo-estimulante (FSH), padrão semelhante ao das mulheres menopausadas.

O diagnóstico da síndrome de Turner deve ser considerado em todas as meninas com fenótipo feminino, baixa estatura e atraso puberal. O cariótipo alterado associado ao nível elevado de gonadotrofinas confirma o diagnóstico.

As gônadas são disgenéticas, apresentando-se macroscopicamente como uma estrutura fibrosa (*streak*) de tecido conjuntivo. Essas gônadas consistem em um estroma fibroso com um arranjo celular semelhante ao do estroma ovariano normal, porém com ausência de folículos primordiais. Ao nascimento, há folículos nas gônadas disgenéticas de pacientes com síndrome de Turner, porém eles tendem a desaparecer durante os dois primeiros anos de vida.

O tratamento na síndrome de Turner visa aumentar a estatura final, induzir os caracteres sexuais secundários e menstruações.

Na Divisão de Endocrinologia do Hospital das Clínicas da Faculdade de Medicina da Universidade de São Paulo (HC-FMUSP), a abordagem terapêutica com hormônio de crescimento recombinante humano é indicada para obtenção de incremento na estatura final das pacientes com síndrome de Turner; e a indução do desenvolvimento puberal é feita pela introdução de estrogênios naturais em baixas doses (1/4 da dose recomendada a mulheres adultas) por volta dos 12 anos de idade óssea.

A morbimortalidade na síndrome de Turner é aumentada em razão das malformações e das doenças endócrinas associadas. O acompanhamento das pacientes com essa síndrome deve incluir a avaliação de malformações cardíacas, renais e auditivas. As alterações metabólicas são frequentes e, muitas vezes, manifestam-se já na adolescência, o que requer a investigação periódica dos níveis glicêmicos, de insulinemia e lipidograma. O acompanhamento laboratorial da função tireoidiana e da presença de anticorpos antitireoidianos é obrigatória, considerando-se a maior incidência de tireoidite e hipotireoidismo.

Disgenesia gonadal associada a mosaicismos 45,X/46,XY (disgenesia gonadal mista)

A presença de mosaicismo dos cromossomos sexuais, com conteúdo do Y em algumas linhagens celulares, determina modificações na apresentação feminina típica da síndrome de Turner, causando grau variável de atipia genital. Baixa estatura e estigmas somáticos semelhantes aos encontrados na síndrome de Turner podem ocorrer e devem ser pesquisados nesses pacientes.

A secreção de andrógenos na puberdade, com consequente virilização, pode ocorrer em pacientes com fenótipo feminino. Essa secreção androgênica é atribuída às células de Leydig presentes na gônada disgenética ou a tumores gonadais virilizantes. O desenvolvimento mamário espontâneo, na puberdade ou mais tardiamente, pode estar associado à presença de neoplasias gonadais, especialmente gonadoblastoma. No período pós-puberal, os pacientes apresentam níveis elevados das gonadotrofinas, com predomínio de FSH em relação ao hormônio luteinizante (LH) e níveis baixos ou normais de testosterona, conforme o grau de preservação gonadal e a capacidade de produção hormonal.[11]

O desenvolvimento de gônadas assimétricas é característico desse grupo, muitas vezes com um testículo disgenético de um lado e uma gônada fibrótica, em fita, do outro lado. O desenvolvimento gonadal assimétrico geralmente está associado a uma assimetria no desenvolvimento dos ductos müllerianos e wolffianos. O risco de os pacientes com mosaicismos 45,X/46,XY desenvolverem neoplasias gonadais é bem conhecido (20%), e a remoção profilática da gônada em fita ou do testículo criptorquídico está indicada.

Nas pacientes do sexo feminino, as gônadas devem ser removidas e a genitália externa, se atípica, corrigida. A reposição estrogênica deve ser iniciada na idade puberal normal para a indução do desenvolvimento dos caracteres sexuais secundários femininos.

DDS ovário-testicular por anormalidade cromossômica – quimerismo ou mosaicismo 46,XX/46,XY

A DDS ovário-testicular 46,XX/46,XY é uma condição clínica muito rara e pode ter sua origem na presença de mosaicismo cromossômico ou de quimerismo. Os mosaicismos dos cromossomos sexuais se originam de erros mitóticos ou meióticos, enquanto os quimerismos são decorrentes da dupla fertilização ou de uma possível fusão de dois óvulos fertilizados normalmente. Os indivíduos com quimerismos possuem duas populações celulares distintas com origens genéticas diferentes.

Diferenças do desenvolvimento sexual 46,XY disgenético (DDS 46,XY)

Disgenesia gonadal (DG) 46,XY

A disgenesia gonadal inclui diferentes condições clínicas relacionadas a anormalidades da determinação testicular, a saber: a forma completa (disgenesia gonadal completa – DGC), também denominada forma pura; a forma parcial (disgenesia gonadal parcial – DGP); a síndrome da regressão testicular embrionária (SRTE); e a agenesia gonadal XY ou síndrome dos testículos rudimentares.

- **Fenótipo:** a disgenesia gonadal completa 46,XY é definida pela presença de ambas as gônadas em fita, estruturas müllerianas bilaterais e um fenótipo feminino normal. As pacientes se apresentam com infantilismo sexual e hábito eunucoide, porém com ausência de estigmas corpóreos. Esse fenótipo pode ser também encontrado nos defeitos graves da 17-α-hidroxilase, impedindo totalmente a produção de testosterona nas pacientes 46,XY e de estrógeno nas pacientes com cariótipo 46,XX. Essas pacientes apresentam pelos pubianos pouco desenvolvidos e podem ter hipertensão arterial por excesso de mineralocorticoides.

A disgenesia gonadal parcial é caracterizada por diferenciação testicular parcial, com presença de gônadas disgenéticas, um misto de derivados müllerianos e wolffianos e genitália externa atípica.

Laboratorialmente, os pacientes com disgenesia gonadal apresentam níveis elevados de LH e principalmente de FSH, além de níveis baixos de testosterona sérica basal.

O diagnóstico diferencial deve ser realizado com as alterações estruturais do cromossomo Y ou com a deficiência da 17-α-hidroxilase. A dosagem de progesterona, marcadora da deficiência da 17-α-hidroxilase, é obrigatória para o diagnóstico diferencial do hipogonadismo hipergonadotrófico.

A disgenesia gonadal XY é decorrente de distúrbios da organogênese testicular. Inúmeros genes participam das diferentes etapas da formação da gônada masculina, e alterações nesses genes causam a malformação gonadal. Mutações nos genes *NR5A1/SF1*, *SRY* e *MAP3K1* constituem as alterações gênicas mais frequentemente identificadas em pacientes com disgenesia gonadal 46,XY não sindrômica. As novas estratégias de sequenciamento de DNA em larga escala, que permitem avaliar todo o genoma ou todo o material exômico, possibilitarão o reconhecimento de maior número de anormalidades em genes conhecidos e a identificação de novos genes candidatos.

As pacientes portadoras de DGC apresentam sexo social feminino, por causa do aspecto feminino da genitália externa. A gonadectomia está indicada pelo risco aumentado de desenvolvimento tumoral no tecido disgenético com presença do cromossomo Y. Nas pacientes com DGP e identidade feminina, a atipia da genitália externa deve ser corrigida ao mesmo tempo que a gonadectomia.

Agenesia testicular

A agenesia testicular caracteriza-se pela ausência total de tecido gonadal, confirmada pela laparoscopia, em indivíduos 46,XY com genitálias externa e interna femininas. A etiologia dessa patologia permanece desconhecida, no entanto a hipótese mais provável é um defeito em um dos genes essenciais para a determinação gonadal e a descrição de casos familiais sugere uma herança autossômica.

Disgenesia gonadal 46,XY associada a quadros sindrômicos

Diferentes formas de disgenesia gonadal 46,XY descritas são associadas a quadros sindrômicos. As alterações gênicas relacionadas ao processo de desenvolvimento de gônadas disgenéticas nas diferentes síndromes incluem: as duplicações gênicas, como a do lócus *dosage sensitive sex reversal* (*DSS*) e do gene *wingless type mouse mammary tumor virus integration site member 4*

(*WNT4*); e a haploinsuficiência gênica como a do gene do fator esteroidogênico 1 (*nuclear receptor subfamily 5 group A member 1-NR5A1/SF1*), do gene supressor do tumor de Wilms (*WT1*), associado à displasia campomélica (*sex determining region Y-box9, SOX9*), do gene DNA *binding motif domain* (*DMRT1* e *DMRT2*), do gene da α-talassemia ligada ao X (*ATRX*) e do gene *desert hedgehog* (*DHH*).

Tratamento hormonal das disgenesias gonadais no sexo social feminino

O tratamento deve simular à puberdade normal com a introdução de baixas doses de estrogênio (1/4 da dose de adulto), entre as idades de 11 e 12 anos, para evitar a maturação óssea excessiva e a baixa estatura na vida adulta. As doses devem ser ajustadas de acordo com a resposta (desenvolvimento mamário e idade óssea, altura), com o objetivo de completar a feminização gradualmente durante um período de 2 a 3 anos. Nas mulheres 46,XY, doses mais elevadas de estrogênio são indicadas para evitar a estatura final elevada.

Após o desenvolvimento completo das mamas, mantemos a dose de 17-β-estradiol oral, 1 a 2 mg/dia, continuamente, e associamos o progestagênio (progesterona micronizada, 100 a 200 mg/dia, do 1º ao 12º dia do mês) para induzir a menstruação. Esse esquema facilita a compreensão da paciente para o uso adequado dos hormônios. Geralmente, a menstruação ocorre a partir do 10º dia do uso de progesterona.

A utilização de estrogênios naturais transdérmicos é considerada também uma boa opção terapêutica de reposição estrogênica (dose de 1 a 2 mg/dia, uso tópico). Nas pacientes que não têm útero, apenas a reposição estrogênica é necessária.

Quando o diagnóstico é feito mais tardiamente e a paciente não apresenta retardo de crescimento, iniciamos a terapêutica com dose plena de 17-β-estradiol por 6 meses e, em seguida, associamos a progesterona ao mesmo esquema descrito anteriormente. Durante o tratamento de reposição hormonal, todas as pacientes devem ser acompanhadas anualmente, com exame ginecológico de rotina. As pacientes apresentam geralmente osteopenia ou osteoporose, em decorrência do atraso do ganho do pico de massa óssea. Geralmente, a reposição hormonal restitui a massa óssea, embora diversas pacientes mantenham quadro de osteopenia mesmo em tratamento adequado. Correção do aporte de cálcio e vitamina D, exposição ao sol e atividade física são essenciais para adquirir massa óssea adequada.

Tumores gonadais em gônadas disgenéticas

Os pacientes portadores de disgenesia gonadal que apresentam material de Y no seu cariótipo apresentam incidência aumentada de tumores gonadais, especialmente gonadoblastoma e disgerminoma.

O tumor gonadal mais frequente nos pacientes com DDS 46,XY é o gonadoblastoma, variando de 9% a 30% dos casos. Os gonadoblastomas podem estar associados a outros tumores, como disgerminomas (50%), e a outros elementos malignos de células germinativas (carcinomas embrionários, tumores endodérmicos, coriocarcinomas e teratomas malignos). Os gonadoblastomas não apresentam comportamento metastático, porém os outros tumores de células germinativas apresentam esse potencial de malignidade. Os disgerminomas apresentam alta incidência de bilateralidade (15% dos casos). O desenvolvimento desses tumores geralmente ocorre após a idade puberal. Os gonadoblastomas podem sintetizar estrógeno ou testosterona, podendo resultar no desenvolvimento de ginecomastia ou determinar virilização desses pacientes.

O maior risco para o desenvolvimento de tumores de células germinativas em pacientes com gônadas disgenéticas está provavelmente relacionado à presença e à expressão anormal do gene *testis-specific protein on Y* (*TSPY*), localizado na região Yp.

Tratamento psicológico

O acompanhamento psicológico deve ser iniciado no momento do diagnóstico. A paciente afetada e seus pais devem ser acompanhados do ponto de vista psicológico para melhor adaptação e compreensão do seu problema, principalmente para lidar com a infertilidade.

Testes genéticos no diagnóstico dos pacientes com DDS 46,XY

Os avanços nas metodologias moleculares têm ajudado a estabelecer a etiologia da DDS, bem como identificar novas causas de DDS. Os testes moleculares têm sido adotados na prática clínica com a finalidade de diagnóstico e aconselhamento genético, porém sua realização deve ter uma indicação precisa.

Dos testes genéticos disponíveis, a abordagem gene-candidato por sequenciamento automático pelo método de Sanger é o mais popular e permite confirmar o diagnóstico na maioria dos casos das DDS por anormalidades da diferenciação sexual. No entanto, o diagnóstico molecular só é possível em cerca de 30% das pacientes com diferenças da determinação gonadal. A utilização de técnicas mais robustas, como *array*-CGH e sequenciamento em larga escala, ainda restrita a poucos centros, expande as possibilidades de um diagnóstico genético no grupo das DDS de causa indeterminada e nas DDS disgenéticas. Entretanto, mesmo usando novas abordagens moleculares, o diagnóstico pode não ser estabelecido, o que não impede a orientação dos pais e o tratamento adequado do paciente. A seleção cuidadosa do teste genético indicado para cada condição continua a ser importante para a boa prática clínica.

REFERÊNCIAS BIBLIOGRÁFICAS

1. Eggers S, Ohnesorg T, Sinclair A. Genetic regulation of mammalian gonad development. Nat Rev Endocrinol. 2014.
2. Hughes IA, Houk C, Ahmed SF, Lee PA. Consensus statement on management of intersex disorders. Arch Dis Child. 2006;91:554-563.
3. Gravholt CH. Epidemiological, endocrine and metabolic features in Turner syndrome. Arquivos Brasileiros de Endocrinologia e Metabologia. 2005;49:145-156.
4. Mendonça BB, Arnhold IJP, Domenice S, Costa EMF. 46,XY disorders of sexual development. In: De Groot LJ B-PP, Chrousos G, Dungan K, Grossman A, Hershman JM, Koch C, McLachlan R, New M, Rebar R, Singer F, Vinik A, Weickert MO (ed.). Endotext [Internet]. South Dartmouth (MA): MDText.com; 2000-2013.
5. Mendonça BB, Domenice S, Arnhold IJ, Costa EM. 46,XY disorders of sex development. Clinical Endocrinology. 2008.
6. Mendonça BB. Gender assignment in patients with disorder of sex development. Current Opinion in Endocrinology, Diabetes, and Obesity. 2014;21:511-514.
7. Cools M, Looijenga L. Update on the pathophysiology and risk factors for the development of malignant testicular germ cell tumors in complete androgen insensitivity syndrome. Sex Dev. 2017.

8. Gomes NL, Lerário AM, Machado AZ, Moraes DR, Silva TED, Arnhold IJP, Batista RL, Faria Júnior JAD, Costa EF, Nishi MY, Inácio M, Domenice S, Mendonça BB. Long-term outcomes and molecular analysis of a large cohort of patients with 46,XY disorder of sex development due to partial gonadal dysgenesis. Clin Endocrinol (Oxf). 2018.
9. Cássia Amaral R, Inácio M, Brito VN, Bachega TA, Oliveira Jr AA, Domenice S, Denes FT, Sircili MH, Arnhold IJ, Madureira G, Gomes L, Costa EM, Mendonça BB. Quality of life in a large cohort of adult Brazilian patients with 46,XX and 46,XY disorders of sex development from a single tertiary centre. Clinical Endocrinology. 2015;82:274-279.
10. Achermann JC, Domenice S, Bachega TA, Nishi MY, Mendonça BB. Disorders of sex development: effect of molecular diagnostics. Nature Reviews Endocrinology. 2015.
11. Wisniewski AB, Batista RL, Costa EMF, Finlayson C, Sircili MHP, Dénes FT, Domenice S, Mendonca BB. Management of 46,XY Differences/Disorders of Sex Development (DSD) Throughout Life. Endocr Rev. 2019 Jul 31. pii: er.2019-00049. doi: 10.1210/er.2019-00049.

52

Classificação, Diagnóstico e Tratamento dos Distúrbios do Desenvolvimento Sexual por Anomalias na Diferenciação dos Ductos de Müller em Indivíduos XX

- Vicente Renato Bagnoli
- Ângela Maggio da Fonseca
- José Alcione Macedo Almeida

Em encontro internacional multidisciplinar sobre malformações genitais congênitas realizado em Chicago em 2005, foi estabelecido o consenso com nova nomenclatura para as malformações genitais, pois os termos até então empregados, como intersexo, hermafrodita, pseudo-hermafrodita, sexo reverso e outros, foram considerados pejorativos e com interferência negativa no comportamento de seus portadores, dificultando seu atendimento. Referido **consenso** considerou que seria mais adequado o termo **distúrbios do desenvolvimento sexual** (DDS) para definir todas as condições congênitas em que haja desenvolvimento atípico dos cromossomos ou da anatomia dos órgãos genitais.[1-3]

Os distúrbios do desenvolvimento sexual (DDS) por defeito da diferenciação mülleriana são representados por indivíduos com cariótipo XX que apresentam anomalias congênitas das estruturas originárias dos ductos de Müller (tubas, útero, parte cranial da vagina), que podem não se diferenciar, diferenciar-se incompletamente, ou em duplicidade, entre outras possibilidades, observando-se extensa gama de situações clínicas.

Essas malformações congênitas constituem um dos grupos pertencentes à classificação geral, que se fundamenta nos fatores determinantes do sexo, assim elencados: 1) erros na determinação do sexo genético; 2) erros na diferenciação gonadal; 3) erros na diferenciação do sexo fenotípico; 4) erros na diferenciação dos ductos de Müller, sendo este último com frequência analisado como tópico à parte.

Após o Consenso de Chicago, todas essas malformações passaram a ser denominadas DDS e, neste capítulo, é abordado apenas o grupo de **DDS XX por anomalias dos ductos de Müller**.[3-5]

A incidência dos DDS por anomalias dos ductos de Müller é relativamente rara, variando com as diferentes características populacionais, como apontado na literatura. A frequência dessas malformações oscila na população feminina: varia de 0,01% a 6% para as mulheres em geral; e aumenta para as mulheres com antecedentes de aborto de repetição, principalmente no terceiro trimestre, ficando entre 8% e 10%.[6,7]

É importante salientar que os indivíduos portadores de DDS XX por anomalias dos ductos de Müller merecem atenção, mesmo sendo de baixa incidência, pois em geral só apresentam manifestações clínicas relevantes no período da puberdade. São pacientes com fenótipo feminino, que desenvolvem normalmente seus caracteres sexuais secundários, mas costumam não menstruar na época prevista (amenorreia primária) por ausência de útero, ou então por não exteriorizarem o fluxo menstrual (criptomenorreia) em decorrência de um obstáculo, como agenesia da vagina, septo ou hímen imperfurado ou, mais raramente, agenesia cervical. Os ovários em geral são bem desenvolvidos e com função endócrina e gametogênica normais, e muitas vezes essas pacientes referem dificuldade ou impossibilidade para o coito. Outro grupo mais específico tem como queixa mais relevante abortos de repetição em mulheres até então sem qualquer problema suspeitado.[6,7,9-11]

Classificação

Existem várias classificações para os DDS por anomalias dos ductos de Müller. Dentre elas, destacam-se a de Oppelt et al. (2005)[12] e a proposta pela Sociedade Americana de Fertilidade (The American Fertility Society, 1988),[13] sintetizada no Quadro 52.1 e na Figura 52.1. Deve-se ressaltar que a classificação desses distúrbios é fundamental para que os indivíduos portadores dessas malformações possam receber a assistência adequada.

Quadro 52.1
DDS XX por anomalias dos ductos de Müller – Classificação da Sociedade Americana de Fertilidade.

Classe I – Hipoplasia-agenesia a) vaginal b) cervical c) fúndica d) tubal (ou tubária) e) combinada
Classe II – Útero unicorno a) corno rudimentar, com endométrio b) corno rudimentar, com endométrio não comunicante com a cavidade uterina c) corno rudimentar sem endométrio d) sem corno rudimentar
Classe III – Útero didelfo
Classe IV – Útero bicorno a) parcial b) completo
Classe V – Útero septado a) parcial b) completo
Classe VI – Útero arqueado
Classe VII – Malformações associadas ao uso de dietilestilbestrol

Fonte: The American Fertility Society, 1988.[13]

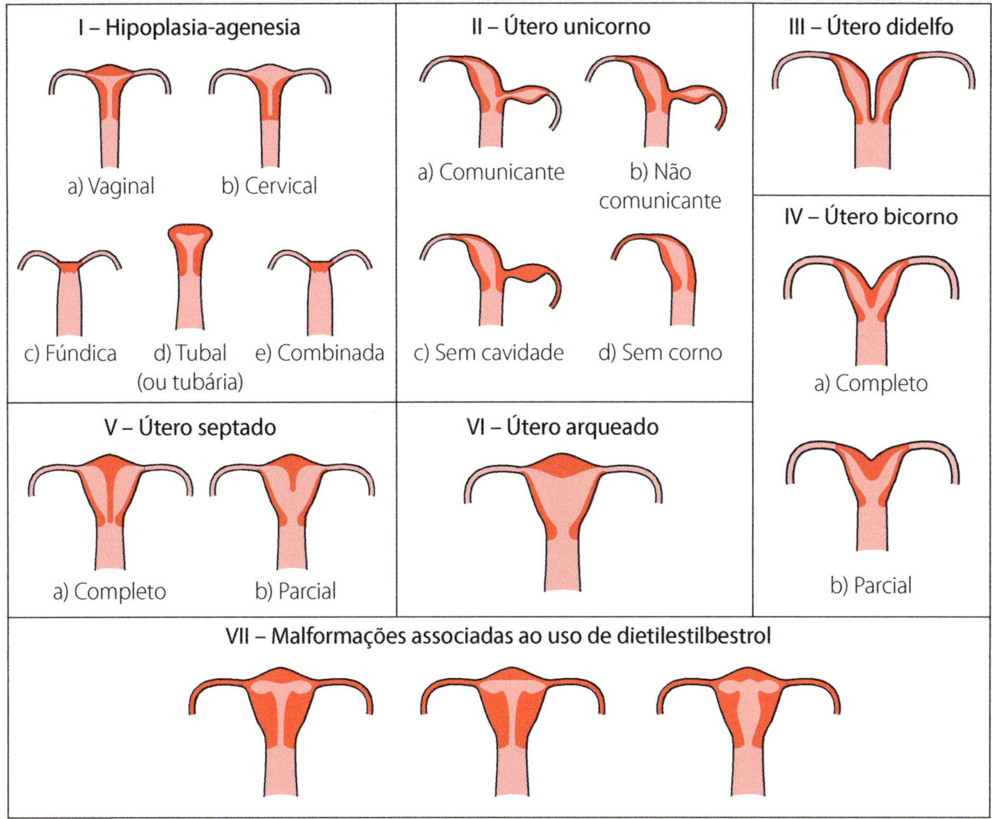

Figura 52.1 – DDS XX por anomalias dos ductos de Müller – Classificação da Sociedade Americana de Fertilidade.

Fonte: Adaptada de The American Fertility Society, 1988.[13]

Em alguns serviços, nos quais se incluem o Setor de Ginecologia Endócrina e o Setor de Ginecologia na Infância e Adolescência da Disciplina de Ginecologia do Hospital das Clínicas da Faculdade de Medicina da Universidade de São Paulo (HC-FMUSP), emprega-se com mais frequência a classificação simples e objetiva proposta por Jeffcoate (1979)[14] e modificada por Bagnoli et al. (2009),[9] de maior praticidade para essas especialidades, como demonstram as Figuras 52.2 e 52.3.

A avaliação clínica e o diagnóstico adequados dos diferentes grupos de DDS necessitam, em geral, de equipe multidisciplinar, pois, em razão das diferentes apresentações clínicas e de suas consequentes necessidades, merecem cuidados específicos.

As manifestações clínicas, embora variadas, permitem que essas mulheres sejam agrupadas de acordo com o quadro clínico dominante, concordante com os grupos descritos, o que facilita a avaliação e a assistência a elas.[7,10,11]

Assim, vamos considerar o grupo com ciclos menstruais espontâneos (às vezes regulares) e infertilidade e outro grupo com amenorreia primária e diferenciação feminina,[10,15] os quais serão analisados a seguir.

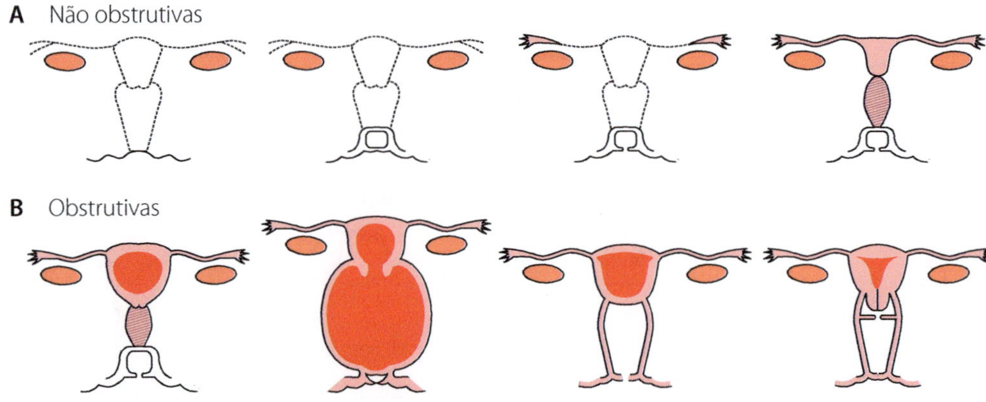

Figura 52.2 – Classificação DDS XX – Anomalias dos ductos de Müller (ginatresias).
Fonte: Bagnoli et al., 2009.[9]

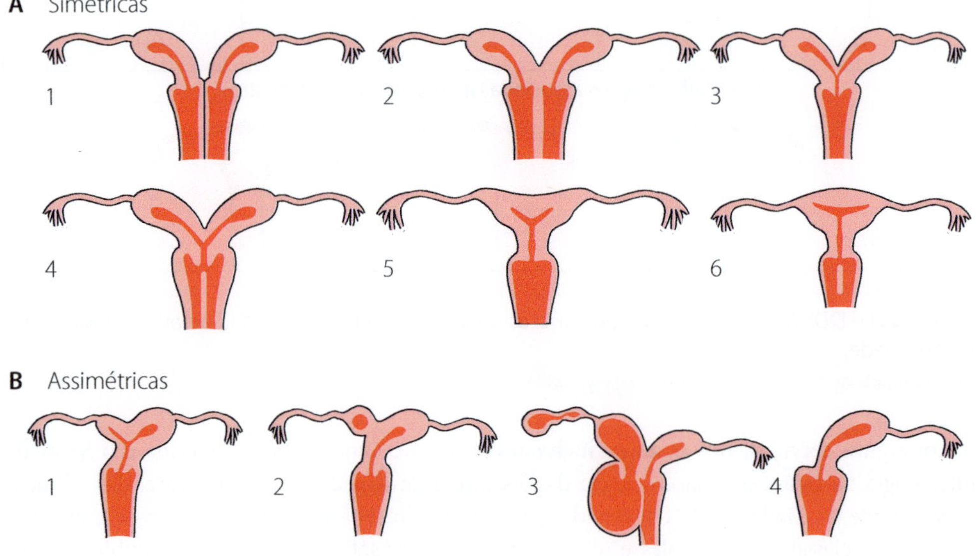

Figura 52.3 – Classificação DDS XX – Anomalias dos ductos de Müller (anomalias de fusão).
Fonte: Bagnoli et al., 2009.[9]

Pacientes com ciclos menstruais espontâneos e infertilidade

São denominadas malformações simétricas e assimétricas.

Grande parte das pacientes desse grupo procura atendimento médico por causa da infertilidade, após terem sido assistidas por outros profissionais, e em geral o fazem em fase mais tardia, pois na puberdade apresentaram diferenciação sexual adequada e menstruações espontâneas, bem como porque a atividade sexual na maior parte das portadoras dessas malformações é realizada sem dificuldades e, quando presentes, trata-se de desconforto na penetração.

A história clínica, embora não conclusiva, é sugestiva, pois costuma revelar abortos de repetição, na maioria das vezes no terceiro trimestre, e cada gestação costuma avançar mais que a anterior. O exame físico geral não apresenta características especiais. Entretanto, ao exame ginecológico, pode-se observar variantes, como duplicidade total ou parcial de vagina (Figura 52.4) ou duplicidade cervical, e com frequência essas estruturas estão normais e apenas podem causar dúvidas durante o toque vaginal, quando a palpação uterina apresentar características diversas e assim se suspeitar de malformações.[1,4,16]

É, portanto, situação rara na adolescência e, quando for o caso, deve ser conduzida em conjunto com equipe de reprodução humana.

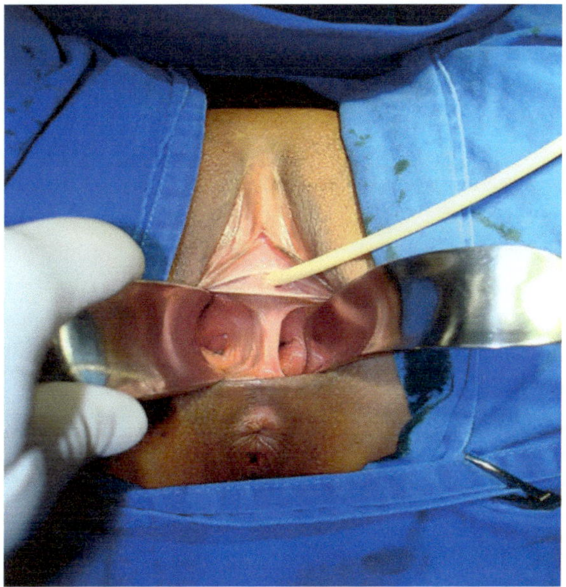

Figura 52.4 – DDS XX anomalia mülleriana – anomalia de fusão simétrica – vagina dupla.
Fonte: Acervo da Clínica Ginecológica do HC-FMUSP.

A ultrassonografia (USG) pélvica transvaginal em geral é o primeiro exame a ser solicitado, por ser simples, não invasiva e de baixo custo.[1,6,16]

Amenorreia primária e diferenciação feminina

- Ginatresias ou malformações müllerianas não obstrutivas.
- Ginatresias ou malformações müllerianas obstrutivas.

Ambas as situações serão aqui analisadas individualizando-se cada compartimento anatômico comprometido.

O útero é órgão central na cavidade pélvica, com 6 a 9 cm de comprimento e 50 a 90 cm³ de volume, que pode variar de acordo com a idade, havendo uma relação de 3/1 entre corpo e colo após seu completo desenvolvimento. Está situado entre a bexiga e o reto, tem formato de pera, cavidade única e triangular, com o fundo voltado para cima e o colo direcionado para o eixo da vagina. Assim como ovários e tubas, é móvel e pode se deslocar para a frente ou para trás, dependendo do estado de repleção da bexiga e/ou do reto.

A vagina normal da mulher é órgão único e virtualmente tubular, de constituição músculo-membranáceo. Mede entre 8 e 10 centímetros de comprimento e é revestida por epitélio pluriestratificado. É considerada cavidade virtual pelo fato de ter suas paredes coladas entre si em parte do seu segmento, principalmente na mulher virgem. Esse órgão tubular se insere superiormente em volta do colo uterino e forma a cúpula e os fórnices vaginais. Seu terço distal, de origem do seio urogenital, termina com a membrana himenal. Essa membrana normalmente tem um orifício circular e central, mas pode exibir variantes da normalidade, tais como as formas anular, septado, cribiforme e semilunar.[17]

Resumidamente, lembremos a embriologia, para compreendermos o que se passa nessas malformações a seguir comentadas. Por volta da 6ª semana da vida intrauterina, ao lado dos ductos de Wolff (mesonefro), surgem outros dois cordões sólidos (paramesonéfricos), chamados ductos de Müller. Com a ausência do fator inibidor mülleriano (MIF) e da testosterona, esses cordões se canalizam progressivamente no sentido craniocaudal, fundindo-se entre si nas porções média e inferior, dando origem a uma estrutura septada absorvida mais tarde para formar cavidade única, correspondente a útero e vagina. Seus segmentos superiores, ao não se fundirem, resultam nas tubas uterinas.[18]

Qualquer anormalidade no desenvolvimento dos ductos de Müller pode resultar em várias formas de anomalias (Figuras 52.1, 52.2 e 52.3). As causas ainda não são bem esclarecidas. Em 92% dessas pacientes, o cariótipo é 46,XX; e em 8%, encontra-se mosaicismo do cromossomo sexual. A maioria dessas anomalias são atribuídas a causas poligênicas e multifactoriais.[19] Infecções virais, radiação ionizante e hipóxia da gestante, assim como o uso de medicamentos sabidamente teratogênicos (metotrexato, talidomida e dietilestilbestrol), podem também contribuir para essa ocorrência.[20]

A origem embriológica do sistema reprodutivo feminino e do sistema urinário está intimamente relacionada e explica a associação de malformações em ambos os sistemas, que atinge até 25% das pacientes.[18]

Ginatresias não obstrutivas

São malformações müllerianas que não apresentam obstáculo ao escoamento menstrual ou mesmo ao do muco cervical. Há variadas formas de apresentação clínica.

• Síndrome de Mayer-Rokitansky-Küster-Hauser

Essa síndrome é a principal *ginatresia* **não obstrutiva** e assume mais importância pelo grande impacto negativo que o diagnóstico provoca na paciente e em seus familiares. Resulta do não desenvolvimento dos ductos de Müller. Assim, anatomicamente se encontram nesses casos útero rudimentar sólido e vagina não canalizada, ou até mesmo ausente, em pacientes com cariótipo 46XX e com ovários normais. A causa não é bem definida, mas se relaciona a alguns genes.[21]

Há a classificação que a divide em três tipos:[22]

- **Tipo 1 ou forma típica:** caracterizada por aplasia do útero e dos dois terços superiores da vagina, presença de trompas normais e do terço inferior da vagina. Essa é a mais frequentemente encontrada na prática clínica.
- **Tipo 2 ou forma atípica:** hipoplasia assimétrica dos remanescentes müllerianos, com displasia das trompas, e/ou outras malformações associadas, sendo as renais as mais

frequentes, com 40% a 60% dos casos. Mais raramente, outras malformações de diversos sistemas podem ocorrer.[23]

- **Tipo 3:** é a forma mais grave dessas alterações, na qual ocorre a associação de aplasia do ducto de Müller, aplasia renal unilateral e displasia do somito cervicotorácico (*Müllerian duct aplasia, unilateral renal aplasia and cervicothoracic somite dysplasia* – MURCS).

Já Guerrier et al. (2006) a classificam em apenas dois grupos: tipo 1 (forma típica) e tipo 2 (forma atípica). É forma típica, quando apenas a parte caudal dos ductos müllerianos são afetados, ou seja, há aplasia do útero e dos dois terços superiores da vagina; e a forma atípica, se caracteriza por hipoplasia assimétrica dos remanescentes müllerianos, com displasia das trompas e/ou outras malformações, em especial as renais (agenesia, hipoplasia ou ectopia renal, ou rim em ferradura).[24]

• *Quadro clínico*

A principal queixa é a ausência de menstruação em meninas com caracteres sexuais secundários normalmente desenvolvidos em idade esperada. É amenorreia primária em paciente com fenótipo tipicamente feminino, ou seja, com desenvolvimento mamário e dos pelos pubianos, estatura normal, mas sem menstruação. Algumas dessas pacientes podem ter o terço inferior vaginal desenvolvido, ou apenas o esboço do introito vaginal, fato que favorece a indicação do tratamento proposto.

O endométrio pode ser funcionante e provocar dor pélvica cíclica ou crônica em 2% a 7% dos casos.[25]

• *Diagnóstico*

Com essa queixa altamente sugestiva, o exame físico tem o objetivo de confirmar o estágio de desenvolvimento normal para sexo e idade. A vulva tem estruturas normais e constata-se ausência da vagina, que pode ser total ou parcial. Para pacientes com o terço inferior vaginal desenvolvido, ou mesmo para aquelas com apenas o esboço do introito vaginal, a indicação do tratamento proposto é facilitada.

A determinação do cariótipo é 46XX e os exames de imagem da pelve são suficientes para confirmar o diagnóstico.

A presença de ovários normais e aplasia do útero são as informações essenciais para a conclusão do diagnóstico. A USG, mesmo por via abdominal suprapúbica, pode ser suficiente em muitos casos. Se houver dúvida, a ressonância magnética (RM) deve ser realizada (ver Capítulo 53 – Diagnóstico por imagem das malformações müllerianas).

• *Tratamento*

O método de dilatação progressiva e a neovaginoplastia cirúrgica são as opções mais frequentemente citadas na literatura para o tratamento da síndrome de Rokitansky, sendo o método de Frank considerado o tratamento de primeira linha, pela alta taxa de sucesso e por sua reduzida morbilidade.[25]

Na Divisão de Clínica Ginecológica do Departamento de Obstetrícia e Ginecologia do Hospital das Clínicas da Faculdade de Medicina da Universidade de São Paulo (HC-FMUSP), a primeira escolha de tratamento dessa síndrome é o método de Frank, que é incruento e consiste em dilatação progressiva do canal vaginal com molde rígido de acrílico, fabricado pelo próprio hospital (Figuras 52.5A e 52.5B). Quando a paciente adere bem ao método e o faz corretamente, pode-se ter uma vagina capaz para o coito em 6 meses, em média. É de 93% a taxa de sucesso em nosso serviço.

Edmonds et al. (2012), em revisão de 245 casos, concluíram que o método de dilatação progressiva (método de Frank) é o tratamento de primeira linha pela alta taxa de sucesso e por sua reduzida morbidade. A taxa de sucesso desse estudo foi de 94,9%, e os autores afirmam ainda que esse resultado sugere que a cirurgia raramente, ou nunca, é necessária.[26]

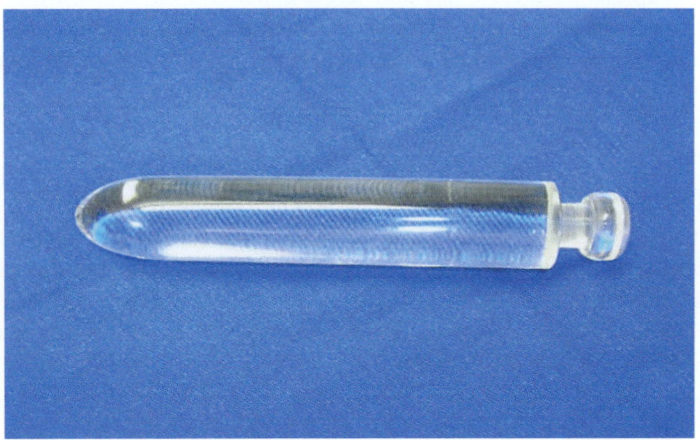

Figura 52.5A – Molde dilatador de acrílico.
Fonte: Acervo da Clínica Ginecológica do HC-FMUSP.

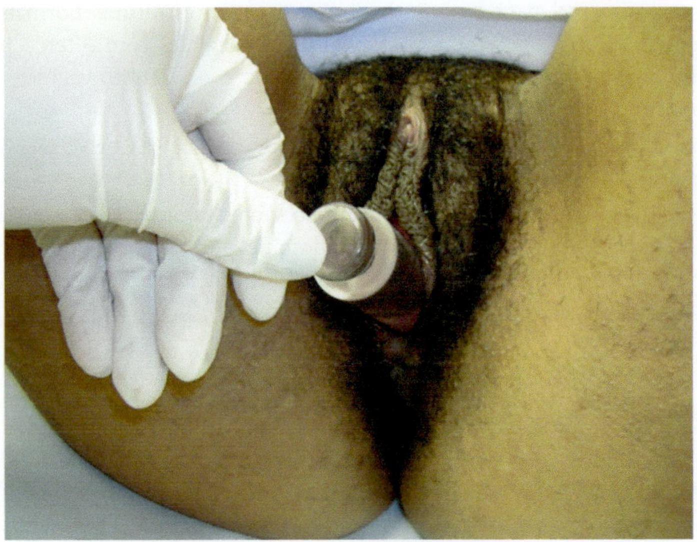

Figura 52.5B – Construção de vagina pelo Método de Frank.
Fonte: Acervo da Clínica Ginecológica do HC-FMUSP.

O potencial reprodutivo das pacientes deve ser discutido com elas e com seus familiares, pois uma boa alternativa é o útero de substituição (principalmente em se tratando de pacientes jovens, com mães também jovens), além da adoção.

Para essas pacientes, o apoio psicológico e, às vezes, o psiquiátrico são de importância fundamental, pois fatalmente há comprometimento da sua autoestima.[27]

• Útero unicorno

Da falha no desenvolvimento de um dos ductos paramesonéfricos (canais de Müller), resulta essa malformação congênita (Figura 52.1-II-d). As pacientes em geral não apresentam sintomas específicos, o que retarda ou dificulta o diagnóstico. Em princípio, não há necessidade de intervenção cirúrgica. Havendo alteração do ciclo menstrual, recorre-se ao tratamento hormonal indicado para cada caso, de acordo com a disfunção diagnosticada. O potencial reprodutivo nesses casos será abordado em capítulo específico desse compêndio (Capítulo 57 – Prognóstico reprodutivo de adolescente com malformações müllerianas).

• Útero duplo

A duplicidade do útero é representada pelo útero didelfo e pelo útero bicorno. Isso acontece quando a fusão dos ductos de Müller não se faz corretamente.

Quando o útero didelfo não está associado a outra anomalia anatômica (Figura 52.3-A-1), é quase sempre assintomático, fazendo com que não seja percebido, até eventual exame de imagem. Nesses casos, sem intercorrências, não há necessidade de intervenção cirúrgica. As pacientes costumam engravidar naturalmente.

O útero bicorno (Figura 52.1-IV) está associado ao abortamento de repetição e eventualmente a dificuldades de fertilidade, quando então deve ter avaliação da equipe de reprodução humana (ver Capítulo 57 deste livro – Prognóstico reprodutivo de adolescentes com malformações müllerianas).

• Septo uterino

A septação uterina pode ser incompleta (parcial) ou completa (total). Acontece quando a absorção do septo da fusão dos ductos de Müller se faz de forma imperfeita. Chama-se forma completa quando o septo divide o útero longitudinalmente em duas cavidades (Figura 52.1-V).

Em geral, o útero septado é assintomático, ou apresenta sintomas inespecíficos, sendo algumas vezes achado radiológico de investigação de outra situação em que se o faz exame de imagem, como a USG.

- **Como e quando tratar:** ainda não há consenso quanto ao procedimento cirúrgico, principalmente em casos de septo incompleto. Para alguns, a cirurgia deve ser reservada para os casos de insucesso gestacional. Essa não é a opinião de Homer et al. (2000)[20] que, em revisão, concluíram que a ressecção do septo por histeroscopia tem indicação já ao se fazer o diagnóstico, principalmente por ser um procedimento minimamente invasivo e que melhora muito o prognóstico reprodutivo dessas pacientes.

• Útero arqueado

É considerado uma variante anatômica do útero normal, em geral assintomática e sem necessidade de intervenção. Caracteriza-se por uma curvatura da parte fúndica, levemente côncava

(Figura 52.1-VI), que modifica discretamente a cavidade uterina. Geralmente, é uma descoberta ao exame de imagem.

- Septo vaginal

O septo vaginal pode ser transverso ou longitudinal. O transverso pode ser perfurado ou imperfurado. O longitudinal completo divide a vagina em dois canais, o que confere o aspecto de duas vaginas (Figura 52.4). O septo vaginal longitudinal completo pode coexistir com o septo uterino completo.

Nesses casos, geralmente a paciente é assintomática, sem nem mesmo relatar dificuldade para o coito. Isso corrobora com a ideia de não se indicar procedimento cirúrgico, pelo menos de imediato.

Já o septo vaginal transverso perfurado é assintomático na mulher virgem, mas no momento da iniciação sexual surge dispareunia severa, que impede o coito. O diagnóstico pode ser suspeitado pelo exame vaginal (Figura 52.6). O tratamento consiste na ressecção cirúrgica. Pode ser feita apenas quatro incisões, às 2, 4, 8 e 10 horas, como na figura de relógio, chegando-se próximo à parede vaginal e fazendo-se a hemostasia com bisturi elétrico. A paciente deve usar molde dilatador enquanto não tiver atividade sexual regular.

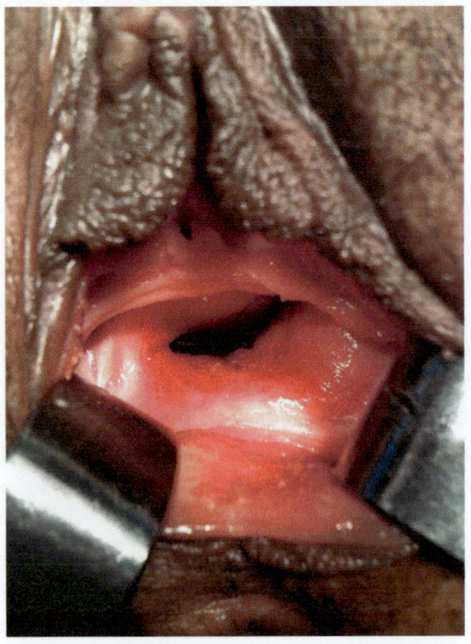

Figura 52.6 – Septo vaginal transverso perfurado.
Fonte: Acervo da Clínica Ginecológica do HC-FMUSP.

Ginatresias obstrutivas

Representadas por um conjunto de anomalias que apresentam algum impedimento da exteriorização do sangue menstrual em adolescente, ou do muco cervical em crianças.

• Quadro clínico e diagnóstico

A dor em abdome inferior, cíclica e de intensidade progressiva, é comum a todas as pacientes que têm alguma obstrução dos canais de Müller. A dor cíclica pode se tornar contínua, com agudização e aumento da intensidade progressivamente, enquanto não se faz intervenção clínica e/ou cirúrgica. Se a adolescente *não* teve a menarca e tem caracteres sexuais secundários desenvolvidos, devemos de imediato pensar na hipótese de algum fator estar obstruindo o fluxo menstrual. Também se deve pensar nessa hipótese mesmo que a paciente refira ciclo menstrual já instalado, mas com dismenorreia severa e progressiva. Isso pode ter como causa desde *hímen imperfurado* até obstrução em vários níveis do sistema canalicular (vagina, cérvice e corpo uterino).

Ao exame físico, não é incomum que se palpe o útero aumentado em decorrência de hematométrio. A inspeção dos genitais externos pode revelar eventual hímen imperfurado ou mesmo ausência da vagina. Se o hímen é normal e o canal vaginal é identificado, com um histerômetro ou cotonete, ou até mesmo a escovinha de coleta para colpocitologia, pode-se identificar vagina livre ou com alguma barreira obstrutiva.

Os exames de imagem são obrigatórios, pois o que mais importa ao cirurgião é saber qual segmento das vias canaliculares está comprometido, se a vagina, o corpo ou o colo do útero. A USG pélvica, mesmo por via abdominal, principalmente em 3D, pode ser suficiente em caso de útero unicorno com um corno rudimentar funcionante e não comunicante. Mas, para analisar o colo e a vagina, a imagem por RM é o padrão-ouro e deve fazer parte do planejamento cirúrgico.

A resolução cirúrgica deve ser em primeiro tempo, não sendo aconselhado que se faça drenagem, principalmente fora do centro cirúrgico, sem as condições assépticas ideais, pelo risco de infecção.[28]

As principais consequências relacionadas a essas anomalias obstrutivas são aderências pélvicas, infertilidade e aumento do potencial para endometriose futura.

A seguir analisaremos as principais formas de obstrução do fluxo uterino.

• Causas uterinas

A **agenesia** ou a **atresia do colo**, assim como o **útero unicorno com um corno e com cavidade não comunicante**, mas com endométrio funcionante, são as causas relacionadas ao útero.

• *Corno uterino não comunicante*

As Figuras 52.7A e 52.7B são elucidativas do quadro clínico resultante mais comumente encontrado. Entretanto, pode haver casos aberrantes, como ilustra a Figura 52.7C, que corresponde a uma paciente de 20 anos de idade que sofreu por 7 anos com dismenorreia incapacitante. Útero unicorno com um corno acessório rudimentar não comunicante e com endométrio funcionante apresentará a sintomatologia típica do quadro obstrutivo. Nesses casos, o diagnóstico costuma ser tardio, em função de a paciente menstruar regularmente, recebendo, em geral, o diagnóstico inicial de dismenorreia primária, muito comum em adolescentes. Só com a piora progressiva do quadro de dismenorreia, com resposta insatisfatória ao tratamento, é realizado exame de imagem e, assim, elucidada a causa.

- Tratamento: consiste na extirpação desse corno anormal, preferencialmente por videolaparoscopia, obtendo-se ótimos resultados, com satisfação plena da paciente. As Figuras 52.7B e 52.7C são de cornos acessórios extirpados, cheios de sangue espesso.

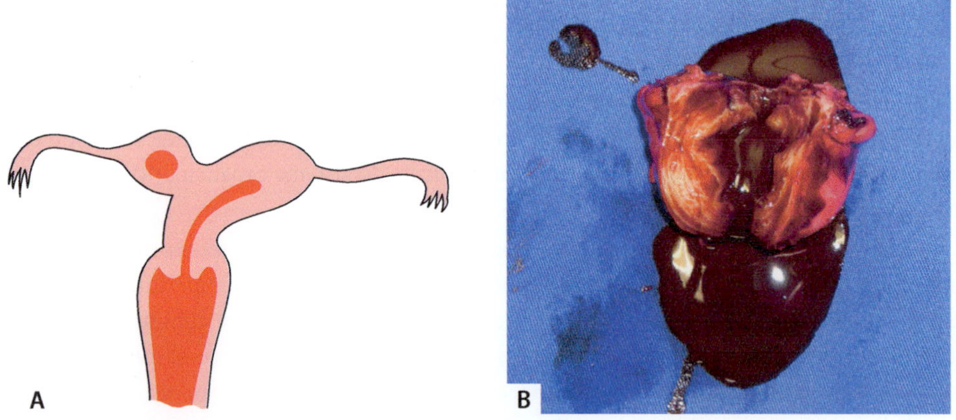

Figuras 52.7A e B – Útero unicorno com corno acessório não comunicante.
Fonte: Acervo da Clínica Ginecológica do HC-FMUSP.

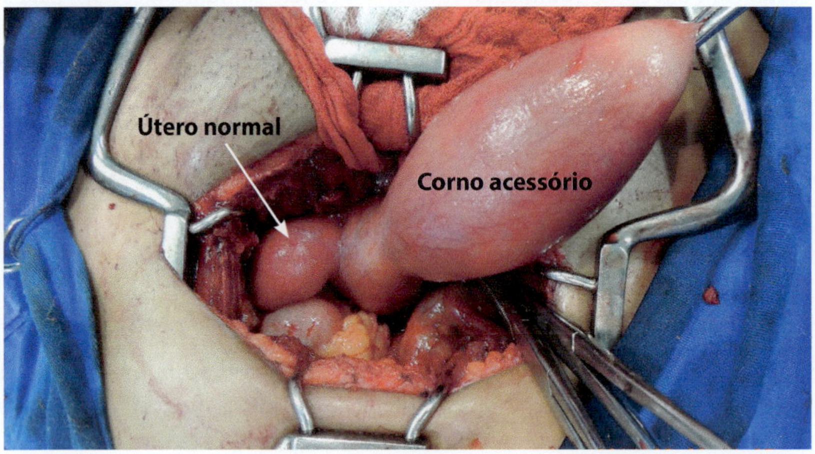

Figura 52.7C – Útero unicorno com corno acessório aberrante e não comunicante.
Fonte: Acervo da Clínica Ginecológica do HC-FMUSP.

- *Agenesia do colo uterino*

A atresia ou agenesia do colo do útero (Figura 52.8) isoladamente é situação muito rara. Mais frequentemente está associada a outras anomalias müllerianas, como agenesia vaginal e útero de didelfo, onde um dos colos é atrésico. Na casuística de Kapczuk et al. (2018),[29] este defeito mülleriano representou 4,5% em pacientes com útero didelfo. Arnold et al. (2018)[30] publicaram o caso de uma paciente de 15 anos de idade com útero didelfo e agenesia de ambos os colos. Os autores afirmam não haver relato semelhante na literatura médica até então.

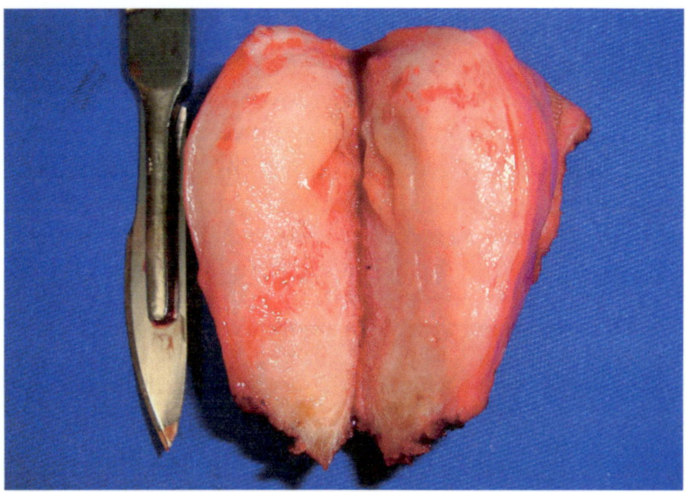

Figura 52.8 – Agenesia do colo do útero e uso prolongado de aGnRH.
Fonte: Acervo da Clínica Ginecológica do HC-FMUSP.

- Diagnóstico: a confirmação diagnóstica se consegue pelo exame de imagem por meio da RM, em pacientes com o quadro clínico descrito anteriormente.
- Tratamento: a raríssima situação de atresia ou agenesia da cérvice uterina é, entre todas as malformações müllerianas, a mais frustrante para o cirurgião que lida nessa área, pois os resultados pelas técnicas cirúrgicas conservadoras propostas ainda são pouco convincentes, continuando a histerectomia como a cirurgia mais empregada.

Fedele et al.[31] publicaram artigo na Fertil Steril, em 2008, relatando 12 casos de anastomose de útero e vagina. Nessa publicação, eles demonstram uma técnica por meio da qual abrem o útero e o fixam na vagina, sem prótese. Os resultados, entretanto, não nos pareceram muito animadores, considerando-se que o canal vagina/útero fica muito exposto à ascendência de germes patógenos, favorecendo as infecções genitais altas.

Rezaei et al. (2015)[32] publicaram sua experiência, com casuística de oito casos, com anastomose útero-vaginal, usando um *stent de polytetrafluoroethylene*, com três anos de seguimento, o que é ainda insuficiente para análise dos resultados e prognóstico.

A esperança e a expectativa são para o surgimento de uma prótese de colo definitiva, substituindo a histerectomia em pacientes tão jovens.

- Causas vaginais

1. **Septos vaginais**
   - Transverso imperfurado
   - Oblíquo imperfurado
2. **Agenesia**
   - Total
   - Parcial
3. **Hímen imperfurado**

- *Septo vaginal transverso imperfurado*

Essa malformação (Figura 52.9) pode ser suspeitada pela exploração da cavidade vaginal, em paciente que apresente o quadro clínico de criptomenorreia. Algumas vezes, principalmente em pacientes virgens, será necessário realizar RM para confirmação do diagnóstico.

- Tratamento: pode ser feita ressecção cirúrgica do septo por via vaginal ou a mesma técnica indicada para o septo perfurado (Figura 52.6). Com ambas as técnicas, a paciente deve usar o dilatador vaginal até que tenha atividade sexual regularmente. Do contrário, pode se formar um "anel" constritor, dificultando o coito.

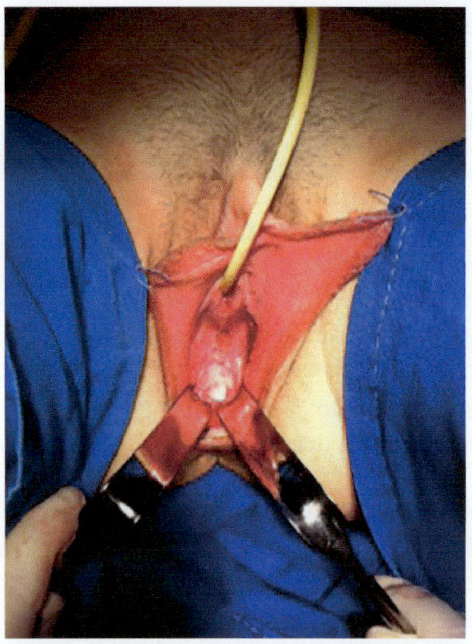

Figura 52.9 – Septo vaginal transverso imperfurado.
Fonte: Acervo da Clínica Ginecológica do HC-FMUSP.

- *Septo vaginal oblíquo*

Com relativa frequência, o útero didelfo está associado a um septo vaginal que parte de entre os dois colos e se insere na parede lateral da vagina, constituindo-se em obstáculo que impede a saída da menstruação do corno uterino do lado do septo, provocando nessas pacientes o quadro comum à criptomenorreia (Figura 52.3-B-3). A particularidade aqui é que a paciente menstrua regularmente pelo hemiútero não bloqueado. O diagnóstico é retardado, pois a dismenorreia primária é atribuída em primeiro lugar. Como o quadro se agrava, a "dismenorreia" se tornará cada vez mais intensa até se tornar incapacitante, será investigada com exame de imagem e, assim, será elucidada a verdadeira causa da dor. Em muitos casos, o útero é palpável, em decorrência do aumento do seu volume pelo hematométrio.

Em 74% desses casos, ocorre também agenesia renal ipsilateral (Figura 52.10), quando então recebe o nome de **síndrome de Herlyn-Werner-Wunderlich**.[33]

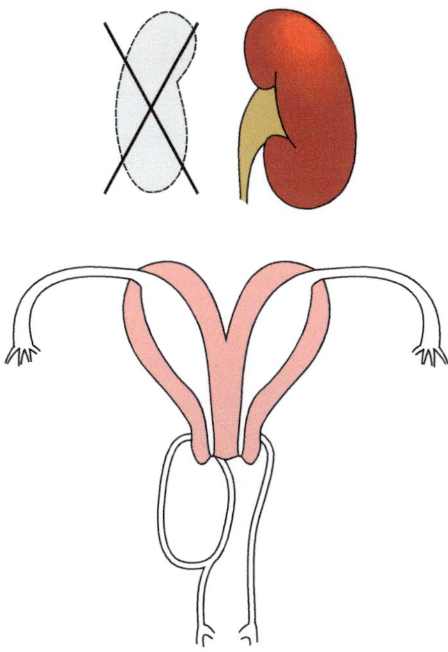

Figura 52.10 – Septo vaginal oblíquo em útero didelfo e agenesia renal ipsilateral.
Fonte: Modificada pela autoria do capítulo.

Para elucidar o diagnóstico com segurança, o exame de RM é o que define a topografia da barreira que provoca a retenção do sangue menstrual.

O tratamento de escolha deve ser a remoção cirúrgica do septo por via vaginal, se não há atrésia do colo uterino, quando então está indicada a hemi-histerectomia.

- *Imperfuração himenal*

A membrana himenal é localizada no extremo distal da vagina, na porção de origem do seio urogenital, constituindo-se no limite entre a vagina e a vulva. A imperfuração himenal não consta na classificação da Sociedade Americana de Fertilidade, mas, por fazer parte das vias canaliculares do aparelho genital feminino, é sempre estudada em conjunto com os defeitos müllerianos e é a causa mais prevalente de criptomenorreia.

- **Diagnóstico:** já na infância, é possível se fazer o diagnóstico da imperfuração himenal, mesmo em recém-nascidas, pela simples inspeção dos órgãos genitais externos. Por isso, é necessário o exame dos genitais externos da recém-nascida.[34] Entretanto, na criança recém-nascida, o hímen se encontra edemaciado, o que dificulta muitas vezes a visualização do seu orifício. É boa conduta a observação nos dias seguintes, para melhor se concluir. Mesmo se confirmando a imperfuração da membrana, se não estiver abaulado, não há necessidade de cirurgia (Figura 52.11), mas, obviamente, exames periódicos da genitália da criança são necessários, pois pode ocorrer o mucocolpo mesmo em recém-nascida.

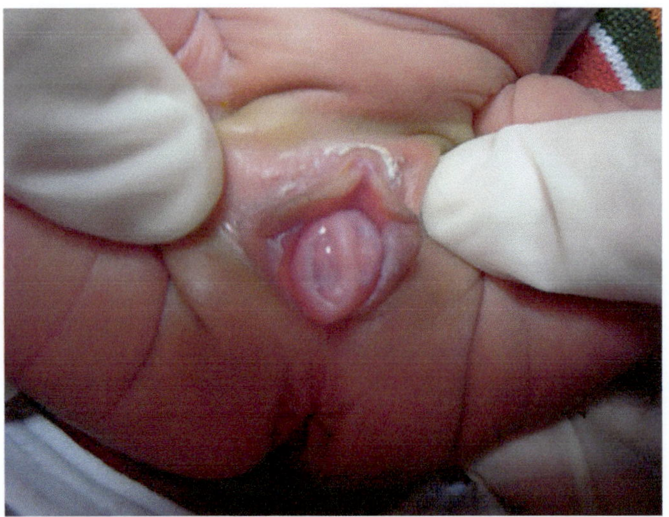

Figura 52.11 – Hímen imperfurado em criança de 28 dias, sem mucocolpo.
Fonte: Acervo da Clínica Ginecológica do HC-FMUSP.

À inspeção dos genitais externos, quando há criptomenorreia ou mucocolpo, geralmente é nítido o abaulamento do hímen. Em casos de mucocolpo em crianças, a membrana himenal se apresenta abaulada e com cor branca leitosa (Figura 52.12A e 52.12B). Em adolescentes, quando abaulado e de cor arroxeada, indica a presença de hematocolpo.

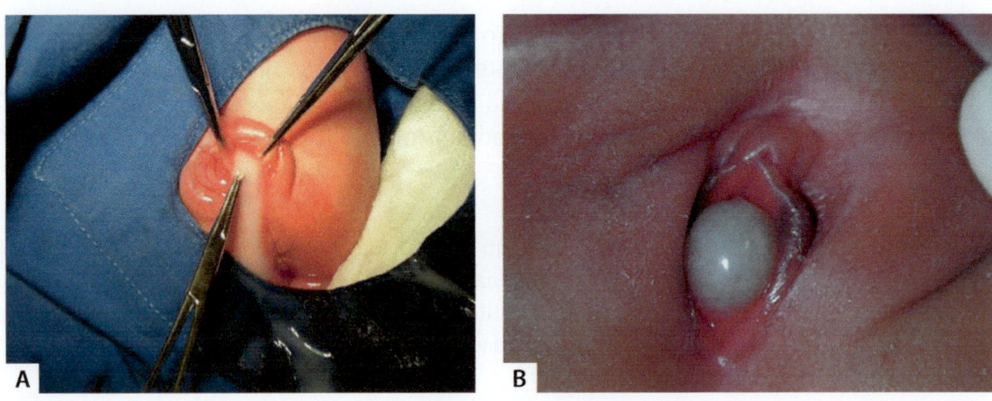

Figuras 52.12A e **52.12B** – Hímen imperfurado com mucocolpo. (A) RN com 2 dias de vida. (B) Criança com 3 meses de idade.
Fonte: Acervo da Clínica Ginecológica do HC-FMUSP.

- **Tratamento cirúrgico:** a cirurgia deve ser em caráter definitivo, mesmo em caso de criança com mucocolpo (Figura 52.12), evitando-se a punção/drenagem, pelo risco de infecção. A técnica mais conhecida é com incisão em cruz, retirando-se os "triângulos" (Figura 52.13), com o objetivo de criar-se um orifício circular.

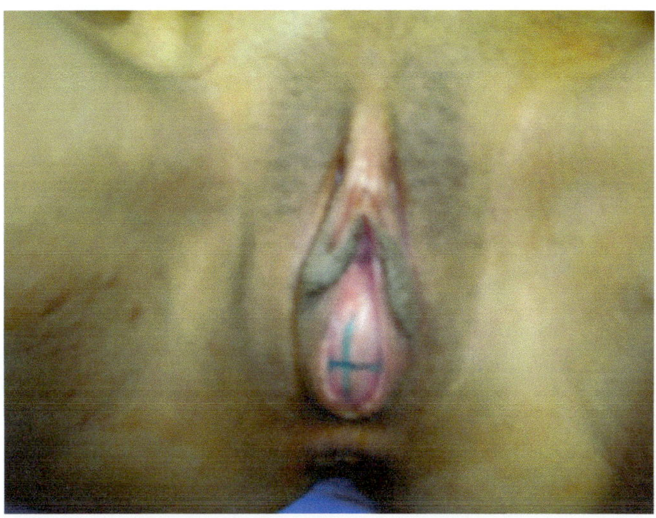

Figura 52.13 – Cirurgia para hímen imperfurado: incisão em cruz.
Fonte: Acervo da Clínica Ginecológica do HC-FMUSP.

Para criar o orifício semelhante à forma prevalente do hímen natural, faz-se uma marcação em círculo sobre a membrana himenal, para então incisar com bisturi (Figura 52.14). A hemostasia é feita por eletrocoagulação.

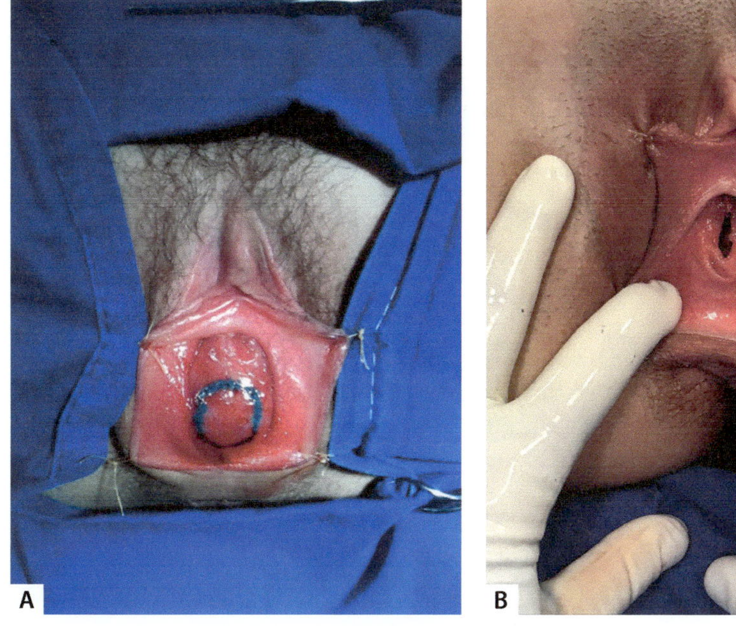

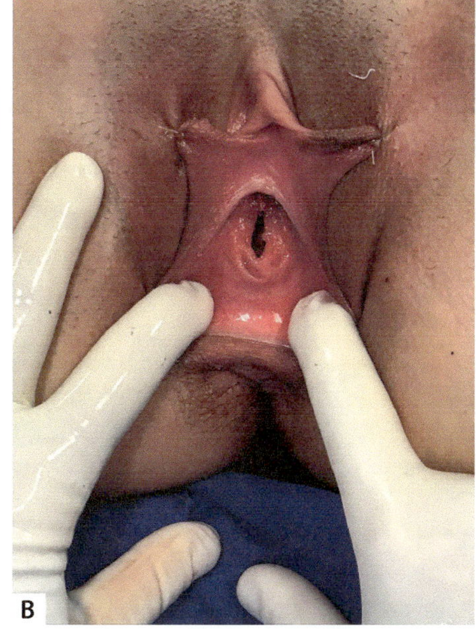

Figuras 52.14A e 52.14B – Cirurgia para hímen imperfurado. (A) Incisão circular. (B) Resultado final.
Fonte: Acervo da Clínica Ginecológica do HC-FMUSP.

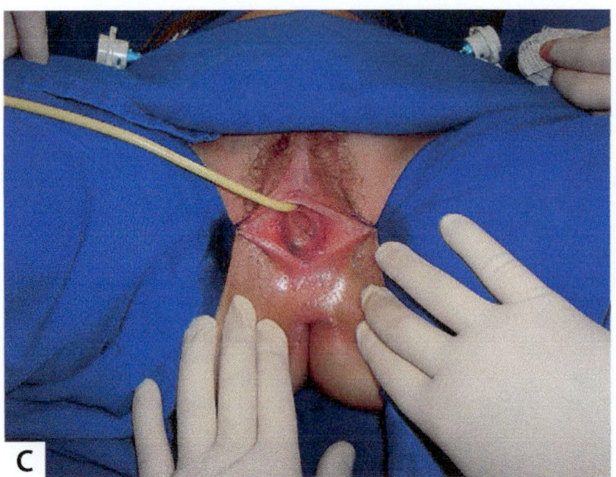

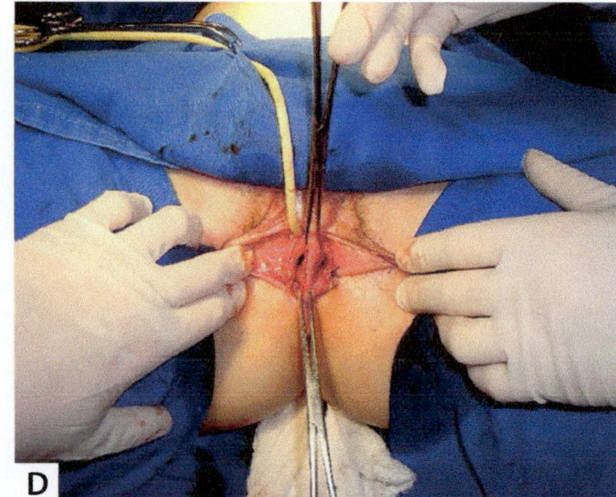

Figuras 52.14C e 52.14D – Hímen imperfurado e septo vaginal longitudinal.
Fonte: Acervo da Clínica Ginecológica do HC-FMUSP.

- *Agenesia vaginal*

Como vimos anteriormente, qualquer distúrbio na progressão dos ductos de Müller, até a formação da vagina, pode resultar na agenesia desta, na forma total ou parcial. Na forma parcial, a ausência do seu terço inferior é a mais frequente.

A ausência total do canal vaginal pode estar associada a útero funcionante, às vezes com agenesia do colo ou outras anomalias mais complexas. Nessa situação, haverá a sintomatologia típica da criptomenorreia. Na síndrome de Mayer-Rokitansky-Kuster-Hauser, já abordada neste capítulo, há também aplasia uterina.

O diagnóstico da agenesia vaginal se confirma com a imagem. A USG pélvica pode sugerir; e a RM confirma.

O tratamento é individualizado, de acordo com cada diagnóstico.

- *Agenesia do terço inferior da vagina*

A atrésia ou agenesia do terço inferior da vagina é atribuída à união imperfeita das porções inferiores dos canais de Müller com o seio urogenital, pois essa parte distal da vagina, de acordo com as teorias embriológicas, origina-se do seio urogenital.

O quadro clínico é o comum a todas as anomalias canaliculares obstrutivas; e os recursos para o diagnóstico são os mesmos, com uma particularidade: o toque retal, situação constrangedora para a paciente, é pouco realizado atualmente, no entanto fornece informação importante em casos de agenesia da vagina, principalmente quando o recurso de imagem não estiver disponível. Com o toque, sente-se o abaulamento do septo retovaginal e a flutuação da coleção na vagina.

- **Tratamento cirúrgico:** a cirurgia praticada em nosso Serviço consiste no abaixamento da vagina. Com a paciente em posição ginecológica, sob anestesia e após os procedimentos gerais de antissepsia e colocação dos campos cirúrgicos, afasta-se os pequenos lábios com fios cirúrgicos. Faz-se incisão transversal de 2 cm e por dissecção romba com dedo indicador, auxiliada por tesoura de Mayo curva, até se alcançar a parte inferior da vagina, onde se incisa com bisturi. Após a drenagem do conteúdo retido, procede-se ao descolamento, por 3 a 4 centímetros, do tubo vaginal, que é tracionado e fixado no vestíbulo (Figuras 52.15A e 52.15B).

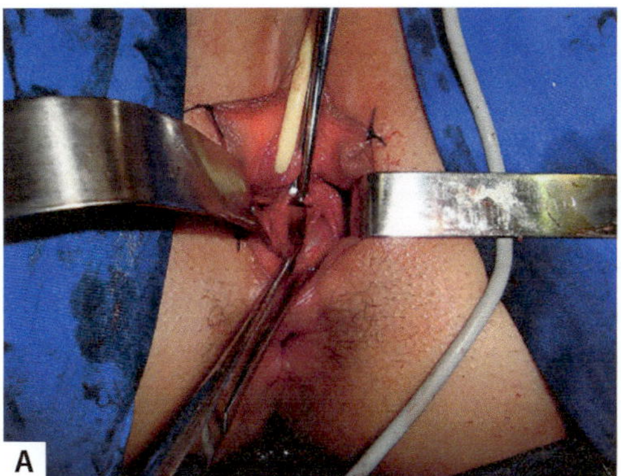

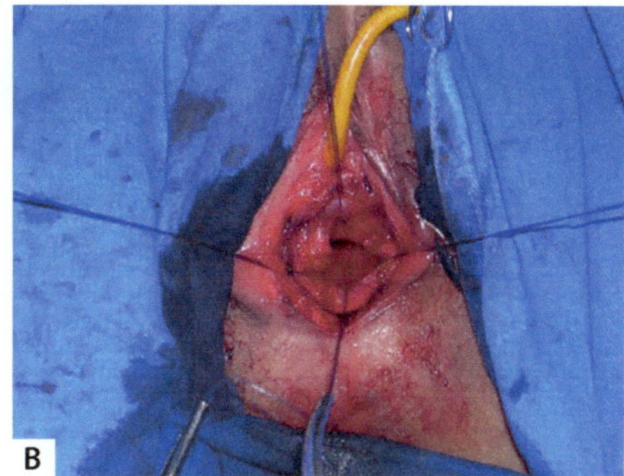

Figura 52.15A e **52.15B** – Abaixamento da vagina em casos de agenesia do terço distal.
Fonte: Acervo da Clínica Ginecológica do HC-FMUSP.

- *Ausência total de vagina com útero funcionante*

Nessa condição, deve-se construir a vagina, fazendo-se sua anastomose ao útero. Várias técnicas são conhecidas e serão abordadas no Capítulo 55 deste livro – Análise crítica das técnicas de neovaginoplastia e do manejo de anomalias da uretra e bexiga. A nossa opção é pela técnica de McIndoe modificada.

Conduzimos os casos sempre com equipe multidisciplinar, composta por ginecologista, videolaparoscopista e cirurgião plástico, todos com funções específicas e de igual importância.

- Videolaparoscopista: inicia-se a cirurgia com a videolaparoscopia, que faz a inspeção geral da cavidade pélvica, quando se tem então a visão direta dos órgãos genitais internos. Nesse tempo, é de suma importância a confirmação da anatomia do colo uterino, se presente ou não. Função também muito importante da videolaparoscopia é a orientação ao ginecologista no momento da construção do túnel vaginal, quanto ao trajeto da dissecção dos tecidos, fugindo da bexiga e do reto e diminuindo consideravelmente os riscos de acidentes desses órgãos.
- Ginecologista: é geralmente quem faz o diagnóstico e indica o procedimento, sempre discutindo o caso previamente com as outras equipes. No ato cirúrgico, tem a função de construir o túnel. Para a construção do túnel, seguimos as orientações de Salvatore.[35] Essa cavidade se faz no espaço entre a uretra/bexiga e o reto. Inicialmente, faz-se uma incisão com bisturi, transversal no vestíbulo, entre o meato externo da uretra e o ânus; aprofunda-se um pouco mais e, com o bisturi, procura-se seccionar os feixes do "núcleo fibroso perineal" ali existente. Com os dedos indicadores (um de cada lado), aprofunda-se a incisão um pouco mais lateralmente, como sendo dois canais. Sentindo-se entre esses dois túneis uma linha mais resistente, realiza-se nela incisão com tesoura de ponta romba. Aprofundando-se essa cavidade, chega-se ao colo do útero, deixando-o exposto para facilitar a fixação do enxerto de pele, que será feita pelo cirurgião plástico. A hemostasia deve ser rigorosa.
- Cirurgião plástico: responsável pela enxertia com tecido da própria paciente, retirada do abdome inferior, de preferência, preparada enquanto o ginecologista trabalha na construção do túnel (Figura 52.16). Mais detalhes sobre neovaginoplastia constam do Capítulo 55 deste livro – Análise crítica das técnicas de neovaginoplastia e do manejo de anomalias da uretra e bexiga.

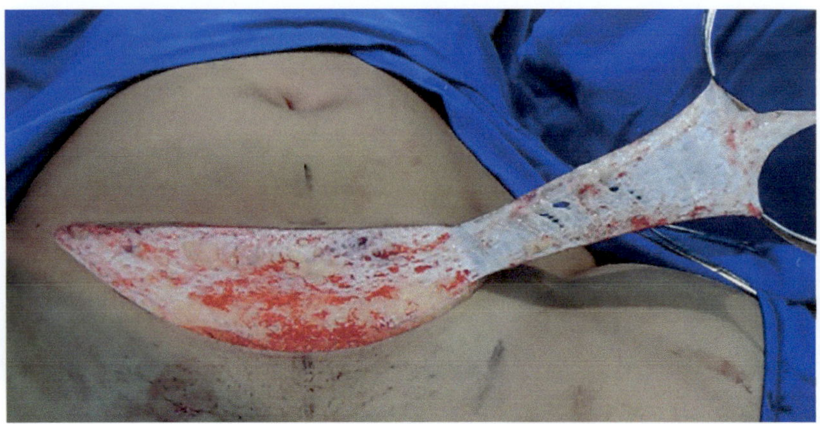

Figura 52.16 – Retirada de pele para enxerto vaginal.
Fonte: Acervo da Clínica Ginecológica do HC-FMUSP.

A paciente deve ser informada pela equipe cirúrgica sobre os procedimentos programados, os resultados esperados, seus riscos (de eventuais acidentes a possíveis complicações), mas sempre com otimismo. Assim, apenas cirurgiões com experiência e com treinamento específico para o tratamento devem realizar esses tipos de procedimentos.

REFERÊNCIAS BIBLIOGRÁFICAS

1. Lee PA, Houk SF, Ahmed SF et al. Consensus statement on management of intersex disorders. Pediatrics. 2006;118(2):487-500.
2. Hughes IA, Houk C, Ahmed SF et al. Consensus statement on management of intersex disorders. Arch Dis Child. 2006;91:554-563.
3. Hughes IA. Disorders of sex development: a new definition and classification. Best Pract Res Clin Endocrinol Metab. 2008;22(1):119-34.
4. Fonseca AM, Bagnoli VR, Hayashida SAY, Pinotti JA. Amenorreia. In: Fonseca AM, Bagnoli VR, Halbe HW, Pinotti JA (ed.). Ginecologia endócrina – Manual de normas. São Paulo: Editora Roca Ltda.; 2004. p. 149-159.
5. Bagnoli VR, Fonseca AM, Arie MHA et al. Distúrbios do desenvolvimento sexual. In: Baracat EC, Fonseca AM, Bagnoli VR (ed.). Terapêutica clínica em ginecologia. São Paulo: Editora Manole; 2015. p. 75-81.
6. Propst AM, Hill JA. Anatomic factors associated with recurrent pregnancy loss. 3rd ed. Semin. Reprod Med. 2000;18(4):341-350.
7. Ribeiro SC, Tormena RA, Peterson TW et al. Mullerian duct anomalies: review of current management. São Paulo Med J. 2009;127(2):92-96.
8. Bagnoli VR, Fonseca AM, Massabki JOP, Arie MHA. Reprodução nas anomalias da diferenciação sexual. In: Pinotti JA, Fonseca AM, Bagnoli VR (ed.). Tratado de ginecologia – Condutas e rotinas da disciplina de ginecologia da Faculdade de Medicina da Universidade de São Paulo. Rio de Janeiro: Revinter; 2005. p. 105.
9. Bagnoli VR, Fonseca AM, Ariê WMY et al. Malformações genitais congênitas na adolescência: potencial reprodutor e assistência pré-natal. In: Monteiro DLM, Trajano AJB, Bastos AC (ed.). Gravidez e adolescência. Rio de Janeiro: Revinter; 2009. p. 246.
10. Bagnoli VR, Fonseca AM, Fassolas G, Ariê MHA, Ariê WMY, Baracat EC. Conduta frente às malformações genitais uterinas: revisão baseada em evidências. Femina. 2010;38(4):217-228.
11. Fonseca AM, Bagnoli VR, Soares Jr JM et al. Amenorreia primária. In: Baracat EC, Fonseca AM, Bagnoli VR (ed.). Terapêutica clínica em ginecologia. São Paulo: Editora Manole; 2015. p. 29.

12. Oppelt P, Renner SP, Brucker S et al. The VCUAM (Vagina Cervix Uterus Adnex – Associated malformation) classification: a new classification for genital malformations. Fertil Steril. 2005;84(5):1493-1497.
13. The American Fertility Society. Classifications of adnexal adhesions, distal tubal occlusion, tubal occlusion secondary to tube ligation, tube pregnancy, mullerian anomalies and intrauterine adhesions. Fertil Steril 1988;49(6):944-55.
14. Jeffcoate N. Concepção. In: Jeffcoate N (ed.). Princípios de ginecologia. São Paulo: Manole; 1979. p. 15.
15. Raveenthiran V. Neonatal sex assignment in disorders of sex development: a philosophical introspection. J Neonatal Sur. 2017;6(3):58.
16. Indyk JA. Disorders/Differences of sex development (DSDs) for primary care: the approach to the infant with ambiguous genital. Transl Pediatr. 2017;6(4):323-334.
17. Acien P. Embryological observations on the female genital tract. Hum Reprod. 1992;7:437.
18. Golan A, Langer R, Bukovsky I, Caspi E. Congenital anomalies of the müllerian system. Fertil Steril. 1989:51(5):747-55.
19. Rackow BW, Arici A. Reproductive performance of women with müllerian anomalies. Curr Opin Obstet Gynecol. 2007;19(3):229-37.
20. Homer HA, Li TC, Cooke ID. The septate uterus: a review of management and reproductive outcome. Fertil Steril. 2000;73(1):1-14.
21. Burel A, Mouchel T, Odent S et al. Role of HOXA7 to HOXA13 and PBX1 genes in various forms of MRKH syndrome (congenital absence of uterus and vagina). J Negat Results Biomed. 2006;5:4.
22. Guerrier D, Mouchel T, Pasquier L, Pellerin I. Mini-review – The Mayer-Rokitansky-Küster-Hauser syndrome (congenital absence of uterus and vagina): phenotypic manifestations and genetic approaches. Journal of Negative Results in BioMedicine. 2006;5(1):1-8.
23. Morcel K, Camborieux L. Programme de Recherches sur les Aplasies Müllériennes (PRAM). In: Guerrier D (ed.). Review: Mayer-kitansky-Küster-Hauser (MRKH) syndrome. Orphanet Journal of Rare Diseases. 2007;2:13.
24. Guerrier D, Mouchel T, Pasquier L, Pellerin I. Mini-review – The Mayer-Rokitansky-Küster-Hauser syndrome (congenital absence of uterus and vagina): phenotypic manifestations and genetic approaches. Journal of Negative Results in BioMedicine. 2006;5:1.
25. ACOG Committee on Adolescent Health Care. ACOG Committee Opinion N. 355 – Vaginal agenesis: diagnosis, management, and routine care. Obstet Gynecol. 2006 Dec;108(6):1605-1609.
26. Edmonds DK et al. Mayer-Rokitansky-Küster-Hauser syndrome: a review of 245 consecutive cases managed by a multidisciplinary approach with vaginal dilators. Fertil Steril. 2012 Mar;97(3):686-690.
27. Liao LM, Conway GS, Ismail-Pratt I, Bikoo M, Creighton SM. Emotional and sexual wellness and quality of life in women with Rokitansky syndrome. Am J Obstet Gynecol. 2011 Aug;205(2):117.
28. Cortés-Contreras DK, Juárez-Cruz PM, Vázquez-Flores J, Vázquez-Flores AD. Obstructed hemivagina and ipsilateral renal anomaly: unusual cause of piocolpos – Report a case and review of literature. Ginecol Obstet Mex. 2014 Oct;82(10):711-5.
29. Kapczuk K, Friebe Z, Iwaniec K, K dzia. W. Obstructive müllerian anomalies in menstruating adolescent girls: a report of 22 cases. J Pediatr Adolesc Gynecol. 2018 Jun;31(3):252-257. doi: 10.1016/j.jpag.2017.09.013.
30. Arnold KC, Thai TC, Craig LB. Uterine didelphys with bilateral cervical agenesis in a 15-year-old girl. J Pediatr Adolesc Gynecol. 2018 Feb;31(1):64-66. doi: 10.1016/j.jpag.2017.08.001. Epub 2017 Aug 12.
31. Fedele L, Bianchi S, Frontino G, Berlanda N, Montefusco S, Borruto F. Laparoscopically assisted uterovestibular anastomosis in patients with uterine cervix atresia and vaginal aplasia. Fertil Steril. 2008;89:212-6.
32. Rezaei Z, Omidvar A, Niroumanesh S, Omidvar A. Cervicovaginal anastomosis by Gore-Tex in Mullerian agenesis. Arch Gynecol Obstet. 2015 Feb;291(2):467-72. doi: 10.1007/s00404-014-3442-y.
33. Smith NA, Laufer MR. Obstructed hemivagina and ipsilateral renal anomaly (OHVIRA) syndrome: management and follow up. Fertil Steril. 2007; 87:918-22.
34. Elyan A, Saeed M. Müllerian duct anomalies: clinical concepts. ASJOG; 2004 Jan. v. 1.
35. Salvator CA. Neovaginoplastia (operação de McIndoe) in Salvatore, CA – Ginecologia operatória. Rio de Janeiro: Guanabara Koogan; 1974. p. 62-65.

53

Diagnóstico por Imagem das Malformações Müllerianas

- Roberto Blasbalg
- Andrea de Souza Aranha

A investigação diagnóstica das anomalias müllerianas inclui métodos de imagem, como a histerossalpingografia (HSG), a ultrassonografia (US) e a ressonância magnética (RM).

Existem alguns parâmetros importantes a serem avaliados para o diagnóstico e a classificação dessas malformações, entre eles a morfologia uterina, o contorno externo do fundo uterino, a característica da cavidade endometrial e possível associação com anomalias urinárias.

Histerossalpingografia

A histerossalpingografia (HSG) é um exame rotineiramente utilizado na avaliação de pacientes com infertilidade, porém possui algumas limitações para a análise das anomalias müllerianas. É um método invasivo, desconfortável para a paciente, e utiliza radiação ionizante. É realizada sob orientação fluoroscópica, e as imagens são obtidas no local durante a injeção de contraste iodado na cavidade endometrial, por meio de um cateter endocervical.

HSG avalia a anatomia da cavidade uterina e a permeabilidade tubária, porém o contorno externo do fundo uterino não é avaliado (Figura 53.1). Além disso, não pode ser realizada em pacientes virgens; e outras estruturas pélvicas, como os ovários, bem como eventuais anomalias renais associadas, não são caracterizadas por esse estudo.

A HSG também pode falhar na avaliação de anomalias obstrutivas em que um septo transverso impede a canalização do colo do útero, ou no caso de um septo vaginal longitudinal que obstrua um lado da vagina, em um útero didelfo, bicorno bicolo ou útero septado completo. Se apenas um lado do útero didelfo, bicorno bicolo ou septado for contrastado, essas entidades serão identificadas erroneamente como úteros unicornos (Figura 53.2).

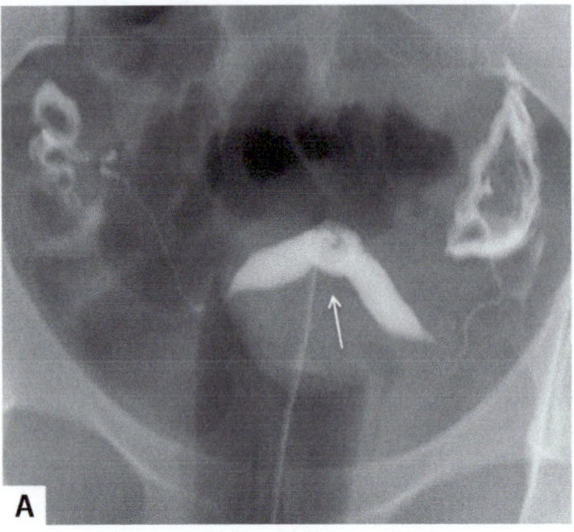

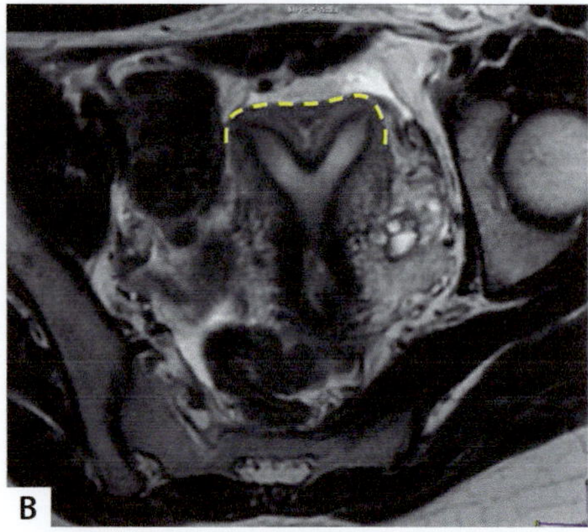

Figura 53.1 – Histerossalpingografia (A) mostrando opacificação da cavidade uterina que apresenta indentação no seu contorno fúndico (seta branca). O contorno externo do fundo uterino não é avaliado por esse exame, não sendo possível diferenciar anomalia de fusão e anomalia de reabsorção. RM T2 axial oblíquo (B), da mesma paciente, mostrando o contorno externo do fundo uterino normal (linha tracejada amarela), compatível com anomalia de reabsorção (útero septado).

Fonte: Acervo da autoria do capítulo.

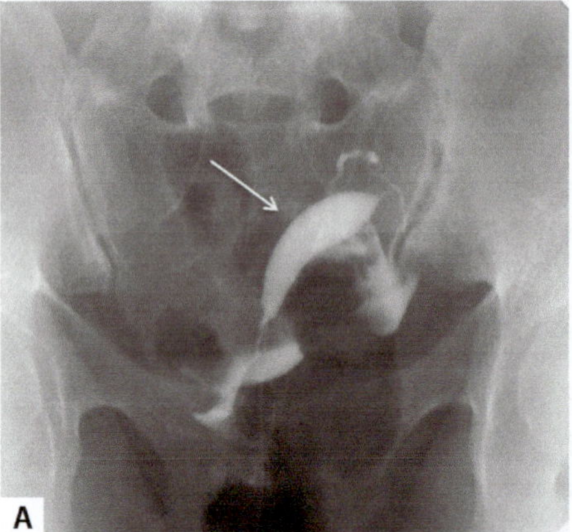

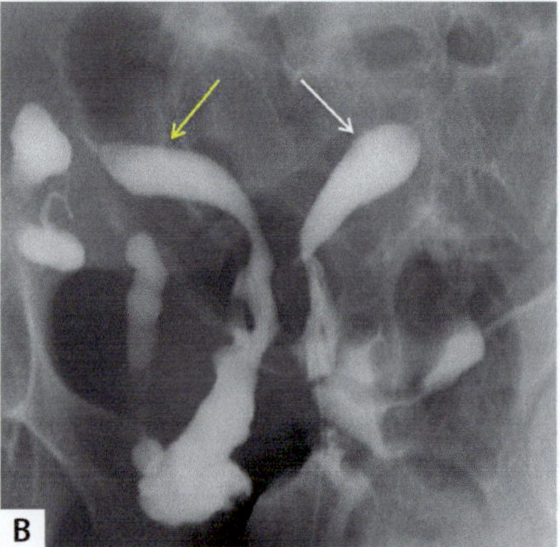

Figura 53.2 – Histerossalpingografia mostrando (A) opacificação somente de uma cavidade uterina à esquerda (seta branca), sugerindo útero unicorno. Após maior injeção de contraste (B), houve passagem dele para outra cavidade uterina à direita (seta amarela), por meio de pequena comunicação cervical. Esse caso pode corresponder a anomalia de fusão (útero bicorno bicolo/didelfo) ou reabsorção (útero septado).

Fonte: Acervo da autoria do capítulo.

Ultrassonografia

A ultrassonografia (US) tornou-se comumente utilizada na caracterização de anomalias müllerianas, em razão de sua capacidade de avaliar a cavidade endometrial, o contorno externo do fundo uterino, bem como os ovários e a anatomia pélvica.

Sugere-se dar preferência à via transvaginal, em vez da abdominal, sempre que possível.

É um método pouco invasivo, muito disponível, e permite a pesquisa de anomalias urinárias, complementando-se o estudo com um ultrassom do abdome superior/vias urinárias.

Deve-se realizar o exame na fase secretora do ciclo para melhor caracterização da cavidade endometrial.

Pode haver dificuldade na demonstração do contorno externo do fundo uterino, devendo-se sempre tentar avaliar o plano coronal verdadeiro do útero. Além disso, o método é limitado na avaliação da vagina e do colo, assim como na detecção de corno rudimentar em um contexto de útero unicorno (Figuras 53.3, 53.4 e 53.5).

O USTV, com a tecnologia 3D, reconstrói as imagens adquiridas do ultrassom transvaginal normal, em imagens tridimensionais. Estudos recentes mostraram que o USTV 3D é muito mais acurado na detecção e na classificação das anomalias müllerianas, uma vez que permite melhor caracterização da superfície externa do fundo uterino. Ashraf et al. (2013)[12] demonstraram uma sensibilidade para o diagnóstico de 55% com o ultrassom transvaginal habitual e de 86,6% com o USTV 3D.

A US pode ser o único método utilizado para o diagnóstico das malformações müllerianas em algumas práticas, porém, se uma avaliação mais aprofundada for necessária, a ressonância magnética deve ser utilizada, principalmente em casos difíceis ou inconclusivos, ou mesmo em casos com suspeita de anomalias cervicais/vaginais. Importante lembrar que o ultrassom é um método operador-dependente e que a experiência do radiologista pode influenciar na acurácia do diagnóstico e classificação.

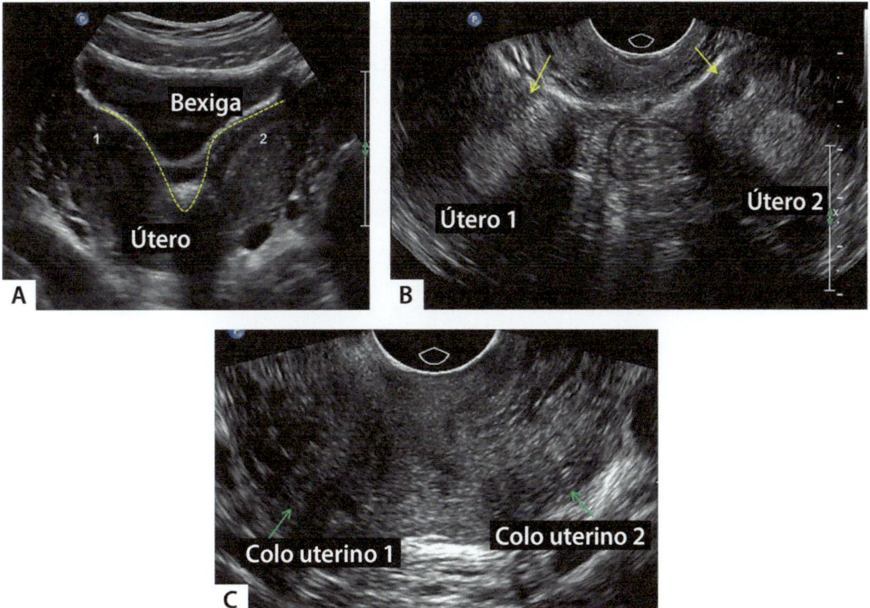

Figura 53.3 – Imagens de ultrassom via abdominal (A) e transvaginal (B, C), mostrando indentação no contorno externo fúndico uterino (linha tracejada amarela), com dois cornos separados (setas amarelas) e dois colos (setas verdes), indicando falha de fusão. Útero didelfo.

Fonte: Caso gentilmente cedido por Dra. Glaucy Lane Neme.

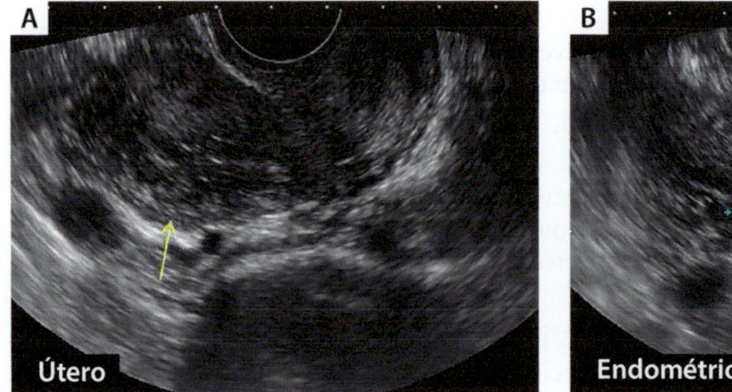

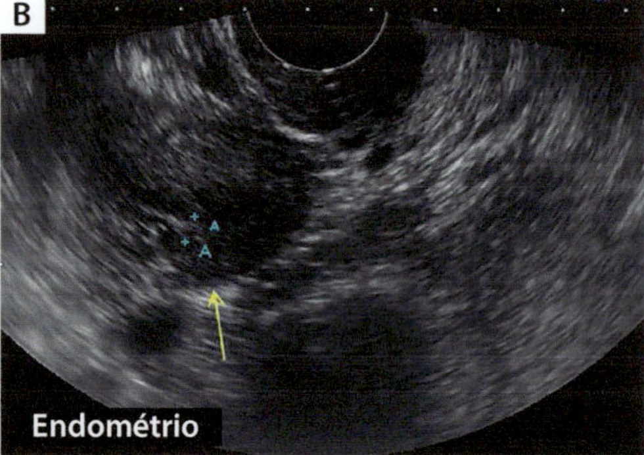

Figura 53.4 – Imagens de ultrassom transvaginal nos cortes longitudinal (A) e axial (B), mostrando útero com forma elíptica, lateralizado à direita e dimensões um pouco reduzidas, sugerindo útero unicorno. Não foi caracterizado corno rudimentar.

Fonte: Acervo da autoria do capítulo.

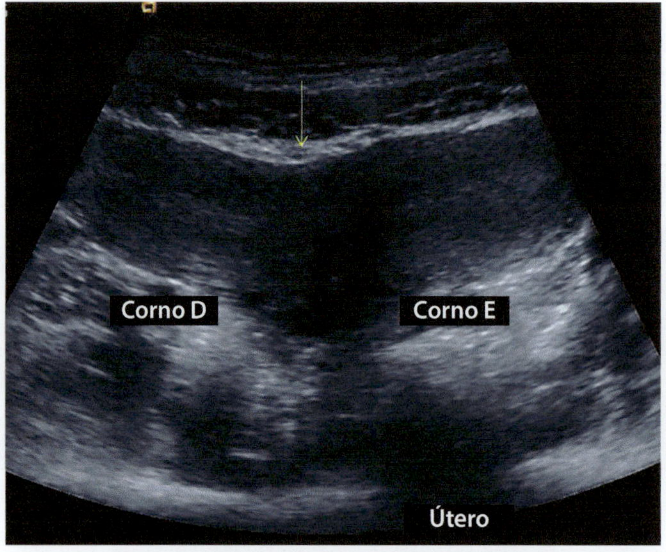

Figura 53.5 – Imagem de ultrassom transvaginal, mostrando indentação no contorno externo fúndico uterino (seta amarela) com dois cornos separados, indicando falha de fusão. Neste caso, havia um colo, sugerindo útero bicorno.

Fonte: Acervo da autoria do capítulo.

Ressonância magnética

A ressonância magnética (RM) é um método não invasivo, que não utiliza radiação ionizante. Tem maior contraste para avaliar a anatomia zonal uterina, o contorno externo do fundo do útero, o colo, a vagina e os ovários, além de permitir a avaliação complementar das vias urinárias. Entretanto, é um método menos disponível e de maior custo.

É necessário um protocolo específico, realizando-se sequências de alta resolução, ponderadas em T2, oblíquas, nos planos axial e longitudinal do eixo uterino, para a adequada avaliação. O contraste endovenoso geralmente não é necessário nesses casos. A introdução de gel vaginal é útil na avaliação de septos vaginais e do colo ou colos, dependendo do subtipo da anomalia. Sequências volumétricas podem ser reconstruídas em qualquer plano e anguladas conforme o eixo uterino, auxiliando na avaliação do contorno externo do fundo do útero.

A avaliação do contorno externo uterino por RM tem sensibilidade e especificidade próximas a 100% para diferenciar as anomalias de fusão (didelfo e bicorno) das anomalias de reabsorção (septado e arqueado).

Avaliação por imagem

Para avaliar os exames de imagem, deve-se realizar algumas medidas e angulações do contorno externo uterino e da profundidade da indentação do miométrio/septo, para adequada classificação da anomalia mülleriana. Essas mensurações variam um pouco na literatura e vêm sendo atualizadas ao longo dos anos, pois possuem falhas.

De maneira simplificada e focando no estudo de RM, podemos adotar o seguinte raciocínio:

1. Avaliar se o útero está presente ou ausente e as suas dimensões, a fim de pesquisar anomalias como agenesia, hipoplasia ou unicorno (Figuras 53.6 e 53.7).
2. Avaliar o contorno externo do fundo uterino: (Figura 53.8) desenhar uma linha entre o topo dos cornos direito e esquerdo (contorno externo). Medir a distância entre essa linha e o contorno da indentação do fundo uterino, perpendicular à linha intercornual. Se a profundidade for maior do que 1 cm, temos uma anomalia de fusão (útero didelfo ou bicorno) (Figura 53.9, 53.10 e 53.11).

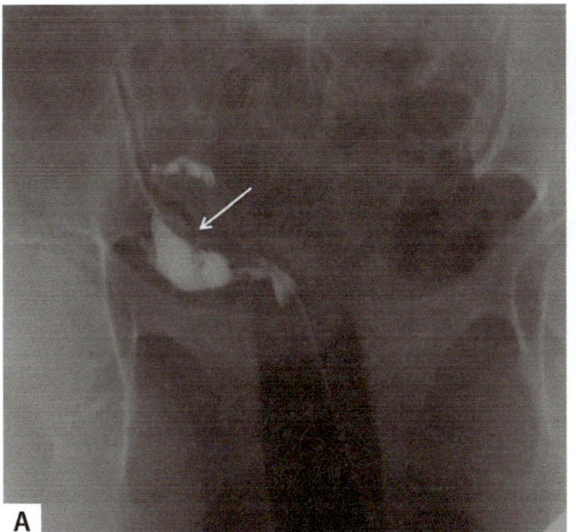

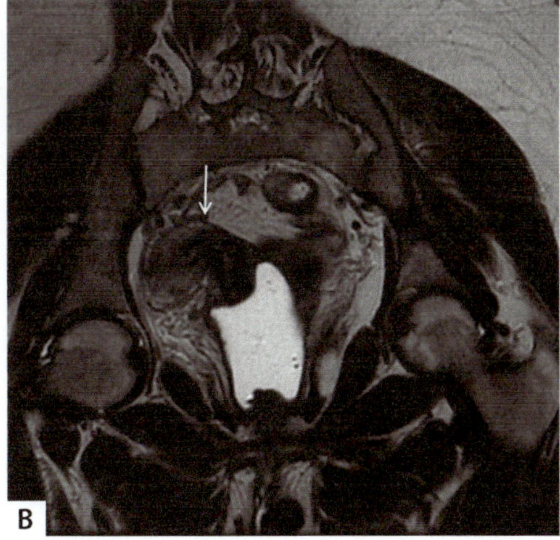

Figura 53.6 – (A) Histerossalpingografia mostrando opacificação da cavidade uterina lateralizada à direita e de apenas uma tuba uterina. Não é possível avaliar se há ou não um corno rudimentar associado. (B) RM T2 oblíqua mostrando somente um corno uterino bem desenvolvido à direita, caracterizando útero unicorno. Não foi observado corno rudimentar.

Fonte: Acervo da autoria do capítulo.

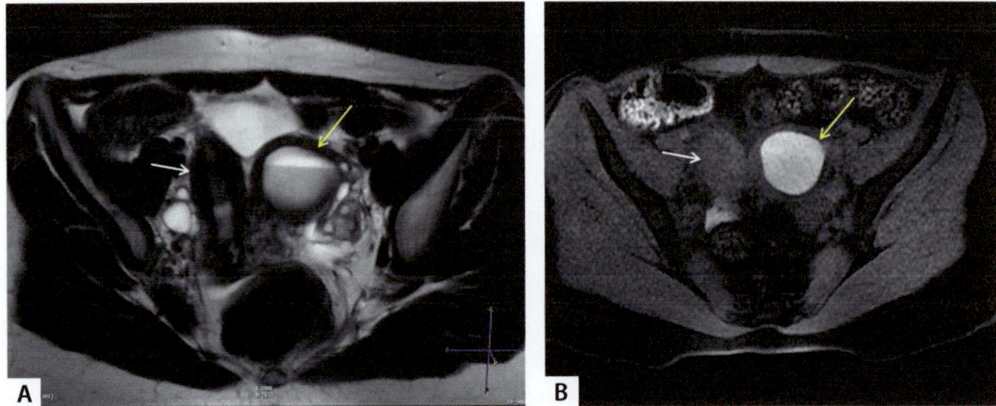

Figura 53.7 – RM ponderada em T2 (A) e T1 com saturação de gordura (B) mostrando útero unicorno à direita (setas brancas) com corno rudimentar não comunicante à esquerda (setas amarelas). Observa-se distensão do corno rudimentar por conteúdo hemático (com alto sinal em T1), indicando hematométrio.

Fonte: Acervo da autoria do capítulo.

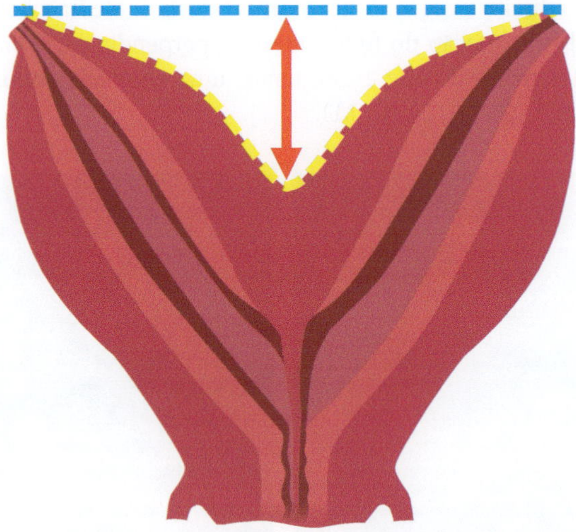

Figura 53.8 – Desenho mostrando anomalia de fusão. Desenhar uma linha entre o topo dos cornos uterinos direito e esquerdo (linha tracejada azul). Medir a distância entre essa linha e o contorno da indentação do fundo uterino (linha tracejada amarela), perpendicular à linha intercornual (seta vermelha). Se essa distância for maior do que 1 cm (setas vermelhas) caracteriza-se uma anomalia de fusão.

Fonte: Acervo da autoria do capítulo.

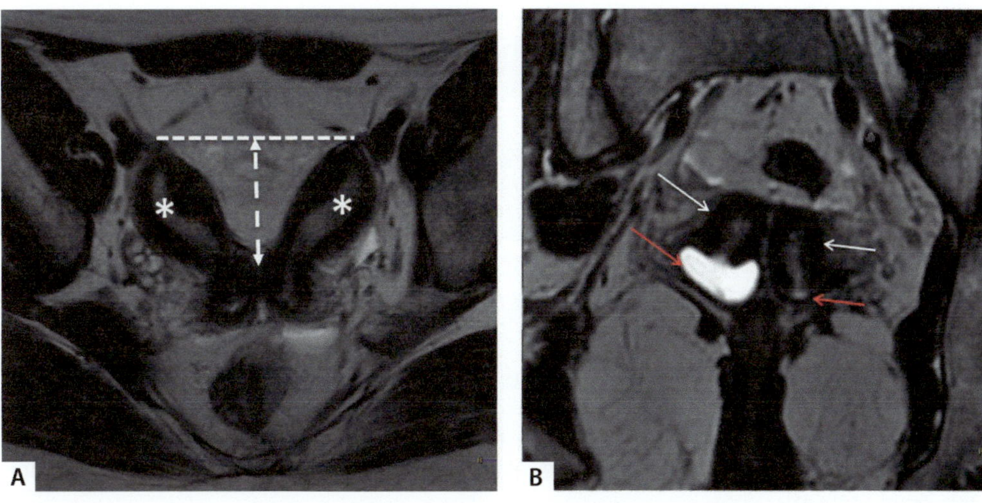

Figura 53.9 – RM T2 axial (A) e coronal oblíquo (B) mostrando anomalia de fusão com indentação do contorno externo do fundo uterino maior do que 1 cm (linhas tracejadas brancas). Observam-se dois cornos (*) e dois colos separados (setas brancas) caracterizando útero didelfo. Há também duas vaginas (setas vermelhas), somente a da direita distendida por gel.

Fonte: Acervo da autoria do capítulo.

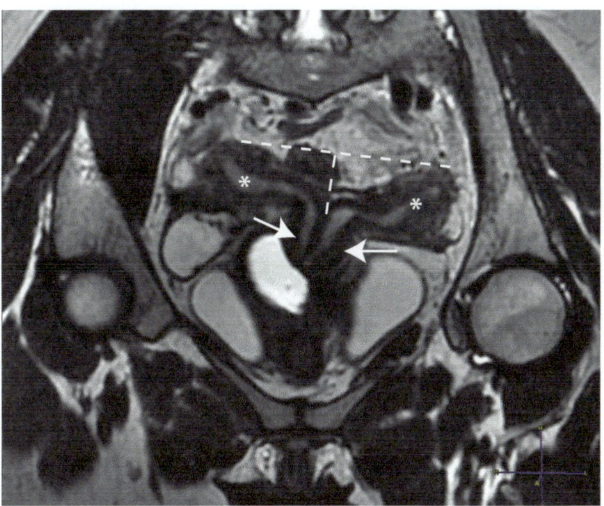

Figura 53.10 – RM T2 coronal oblíquo mostrando falha de fusão na porção cranial uterina, com a indentação do contorno externo do útero maior do que 1 cm (linhas tracejadas brancas). Observam-se dois cornos separados (*) e dois colos fundidos (setas brancas), caracterizando útero bicorno bicolo.

Fonte: Acervo da autoria do capítulo.

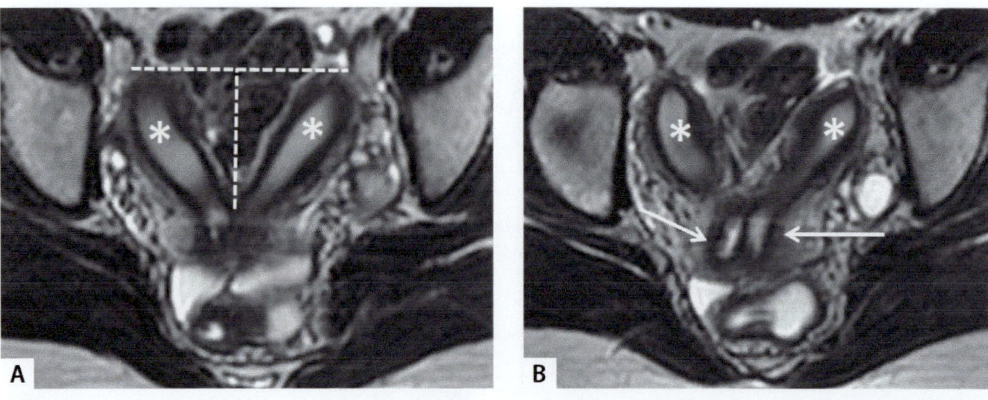

Figura 53.11 – RM T2 axial mostrando falha de fusão uterina, com a indentação do contorno externo do útero maior do que 1 cm (linhas tracejadas brancas). Observam-se dois cornos (*) e dois colos (setas brancas).

Fonte: Acervo da autoria do capítulo.

3. Se o contorno externo uterino for normal, isto é, com profundidade menor que 1 cm ou convexo, deve-se diferenciar útero septado de arqueado (Figura 53.12). Desenhar uma linha entre a região dos óstios das tubas uterinas nos cornos e uma linha perpendicular ao longo da profundidade do miométrio/septo. Se a medida da indentação for menor do que 1 cm, temos um útero arqueado; se for maior do que 1 cm, temos um útero septado (Figuras 53.13 e 53.14).

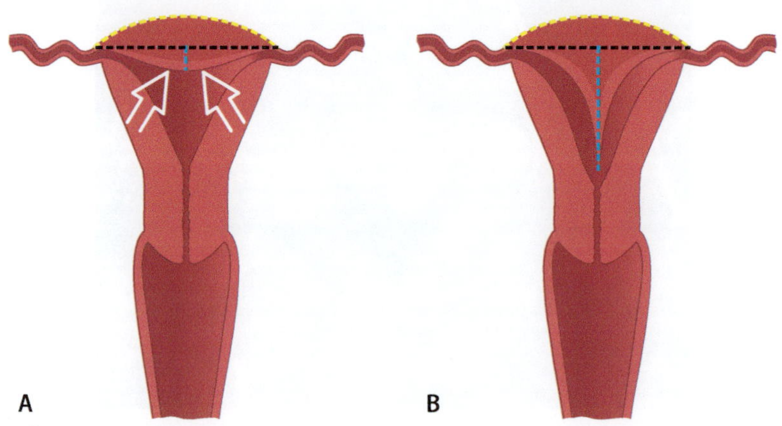

Figura 53.12 – Desenho mostrando contorno uterino externo normal (linha tracejada amarela). Desenhar uma linha entre a região dos óstios das tubas (linha tracejada vermelha) e uma linha perpendicular ao longo da indentação do miométrio/septo (linha tracejada azul). Se a medida da indentação (linha tracejada azul) for menor do que 1 cm, temos um útero arqueado; se for maior do que 1 cm, temos um útero septado. (A) Indentação miometrial menor do que 1 cm compatível com útero arqueado. (B) Indentação miometrial maior do que 1 cm compatível com útero septado.

Fonte: Acervo da autoria do capítulo.

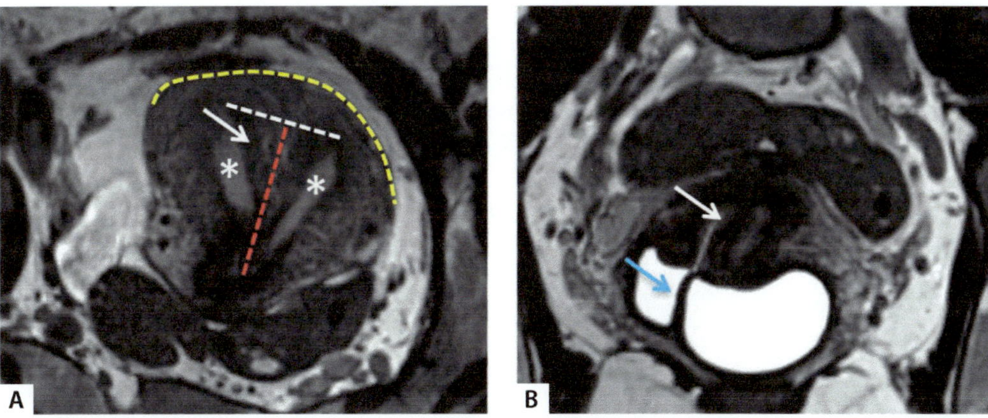

Figura 53.13 – RM T2 axial oblíquo (A) e coronal oblíquo (B), mostrando duas cavidades endometriais (*) e o contorno externo fúndico normal (linha tracejada amarela), compatível com anomalia de reabsorção. Nesse caso, a indentação do miométrio é > 1 cm (linha vermelha), caracterizando útero septado completo (setas brancas) com septo vaginal (seta azul).

Fonte: Acervo da autoria do capítulo.

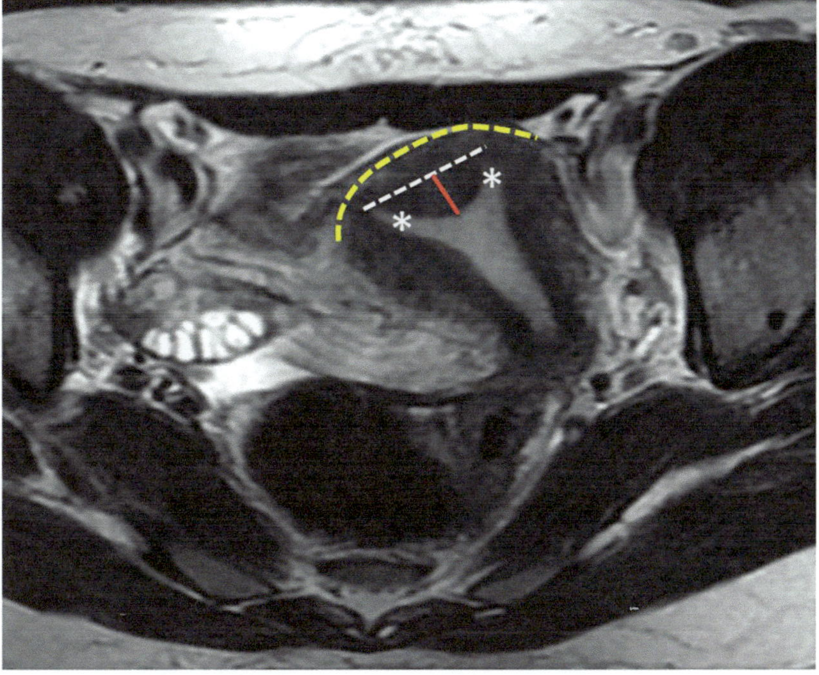

Figura 53.14 – RM T2 axial oblíquo mostrando duas cavidades endometriais (*) e o contorno externo do fundo uterino normal (linha tracejada amarela), compatível com anomalia de reabsorção. Nesse caso, a indentação do miométrio é < 1 cm (linha vermelha), caracterizando útero arqueado.

Fonte: Acervo da autoria do capítulo.

Um resumo da avaliação da morfologia uterina por RM pode ser observado no esquema da Figura 53.15.

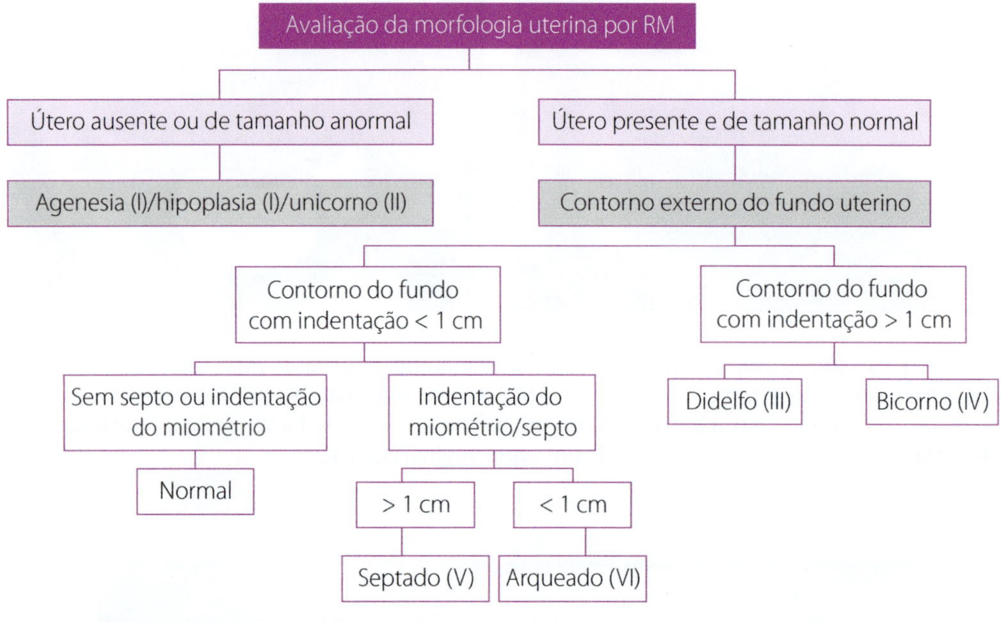

Figura 53.15 – **Como deve ser feita a avaliação por imagem da morfologia uterina.**
Fonte: Acervo da autoria do capítulo.

O principal desafio é a capacidade de distinguir um útero bicorno de um útero septado, pois a conduta e o prognóstico obstétrico são diferentes. O útero septado apresenta alto risco de aborto (65%) e pode ser tratado com ressecção do septo. A RM pode fornecer de maneira acurada a informação da profundidade, espessura e composição do septo (fibroso ou miometrial), auxiliando no tratamento.

Existem algumas limitações e dificuldades na distinção entre agenesia vaginal e cervical e na distinção entre anomalias que envolvem obstruções da vagina ou do colo. Essas anomalias obstrutivas são difíceis de analisar, em razão da distorção anatômica que pode ocorrer com a distensão uterina, cervical e/ou vaginal pelo fluido menstrual acumulado. Há também dificuldade na classificação de anomalias complexas que não se encaixam em uma única categoria. Portanto, em casos complexos ou obstrutivos, é muito importante descrever detalhadamente a anatomia visualizada do útero, do colo e da vagina, a fim de auxiliar o médico solicitante na programação da terapia ideal para cada paciente.

REFERÊNCIAS BIBLIOGRÁFICAS

1. Buttram Jr VC. Mullerian anomalies and their management. Fertil Steril. 1983;40:159-163. Crossref, Medline.
2. Berek JS. Berek & Novak: Tratado de ginecologia. 14. ed. 2008.
3. Togashi K, Nakai A, Sugimura K. Anatomy and physiology of the female pelvis: MR imaging revisited. J Magn Reson Imaging. 2001;13:842-849.

4. Novellas S, Chassang M, Delotte J, Toullalan O, Chevallier A, Bouaziz J et al. MRI characteristics of the uterine junctional zone: from normal to the diagnosis of adenomyosis. AJR. 2011;196:1206-1213.
5. Kido A, Togashi K, Koyama T, Yamaoka T, Fujiwara T, Fujii S. Diffusely enlarged uterus: evaluation with MR imaging. RadioGraphics. 2003;23:1423-1439.
6. Behr SC, Courtier JL, Qayyum A. Imaging of Mullerian duct anomalies. Radiographics. 2012;32:e233-250.
7. Olpin JD, Heilbrun M. Imaging of Mullerian duct anomalies. Top Magn Reson Imaging. 2010;21:225-235.
8. Troiano RN, McCarthy SM. Mullerian duct anomalies: imaging and clinical issues. Radiology. 2004;233:19-34.
9. Robbins JB, Broadwell C, Cho LC, Parry JP, Sadowski EA. Mullerian duct anomalies: embryological development, classification, and MRI assessment. Journal of Magnetic Resonance Imaging. 2015;41:1-12.
10. Saleem SN et al. MR imaging diagnosis of uterovaginal anomalies: current state of the art. RadioGraphics. 2003;23(5):e13.
11. Spencer C, Behr MD, Jesse L, Courtier MD, Aliya Qayyum MBBS. Imaging of Müllerian duct anomalies. RadioGraphics. 2012;32:233-250. Published online 10.1148/rg.326125515.
12. Ashraf M, Sedigheh M, Reihaneh H, Bita E, Firoozeh A. Accuracy of 3-dimensional sonography for diagnosis and classification of congenital uterine anomalies. Journal of Ultrasound in Medicine. 2013;32(issue 6):923-927.
13. Ribeiro SC, Tormenta RA, Peterson TV, Gonzales MO, Serrano PG, Almeida JAM, Baracat EC. Müllerian duct anomalies: review of current management. *São Paulo Med J*. 2009;127(2):92-6.

54

Definição do Sexo e Feminização de Indivíduos com DDS e Ambiguidade dos Órgãos Genitais Externos

- Vicente Renato Bagnoli
- Ângela Maggio da Fonseca
- Persio Yvon Adri Cezarino
- José Alcione Macedo Almeida

As malformações genitais congênitas, atualmente denominadas distúrbios da diferenciação sexual (DDS), agrupam indivíduos com discordância de um ou mais dos fatores determinantes do sexo e, por causa dessas influências etiopatogênicas, apresentam diferentes formas clínicas, muitas com ambiguidade dos órgãos genitais externos e, por vezes, também dos órgãos genitais internos.

Embora seja baixa a frequência desses DDS na população geral, os indivíduos acometidos são especiais, pois devem ser assistidos por profissionais com experiência e que possam atuar de maneira efetiva, o mais precocemente possível, para que os resultados do tratamento tenham melhor prognóstico.

O objetivo deste capítulo é apresentar e discutir tópicos de relevância para a assistência a esses indivíduos, como a escolha do sexo de identificação mais adequado a cada caso de ambiguidade dos genitais, considerando o fator etiopatogênico dos DDS, a possibilidade ou não de manutenção do sexo genético e procedimentos terapêuticos (clínicos e cirúrgicos) para a feminização, para os indivíduos que serão registrados e criados no sexo feminino.[1-3]

Definição do sexo

Alguns portadores de DDS apresentam distúrbios no seu desenvolvimento sexual, que lhes conferem ambiguidade dos órgãos genitais e do fenótipo em intensidade variável, causando, em grande parte dos casos, características que não permitem determinar qual o seu sexo apenas pelo sexo genético e aspectos dos órgãos genitais.

É relevante ressaltar que o atendimento multidisciplinar é fundamental para os portadores de DDS e deve obrigatoriamente ser realizado por equipe composta por pediatra, geneticista, endocrinologista, ginecologista, urologista, psicólogo e psiquiatra, entre outros especialistas que se fizerem necessários, e com prévio treinamento de capacitação para atender esses pacientes. Essas equipes devem atuar conjuntamente no processo, antes e depois da definição do sexo, bem como durante todo o tratamento, que poderá iniciar-se já na fase de recém-nascido, na infância ou eventualmente mais tarde, na puberdade. Essas recomendações são indispensáveis, para se oferecer as melhores condições de diagnóstico, tratamento e acompanhamento desses indivíduos e seus familiares, que assim, sem dúvida, terão melhor prognóstico e qualidade de vida.[2-5]

A definição ou escolha do sexo para esses pacientes necessita de avaliação completa para determinar o sexo no qual cada indivíduo terá melhores chances de serem criados, melhor identificação sexual, melhores possibilidades de recursos terapêuticos e, consequentemente, melhor qualidade de vida. Essa tarefa não é simples, e é fundamental considerar os fatores etiopatogênicos causadores do distúrbio, assim classificados: 1) erros na determinação do sexo genético; 2) erros na diferenciação gonadal; 3) erros na diferenciação do sexo fenotípico; 4) erros na diferenciação dos ductos de Müller, este último com frequência sendo analisado como tópico à parte. Esse posicionamento da equipe é fundamental, pois em cada grupo ocorre processos fisiopatológicos que orientam as possibilidades da escolha do sexo.[1,2,6]

Na sequência de abordagem, é indispensável a análise cuidadosa das características e potenciais de correção dos órgãos genitais, tanto para as correções cirúrgicas como para tratamentos hormonais, como sintetizado na Figura 54.1.

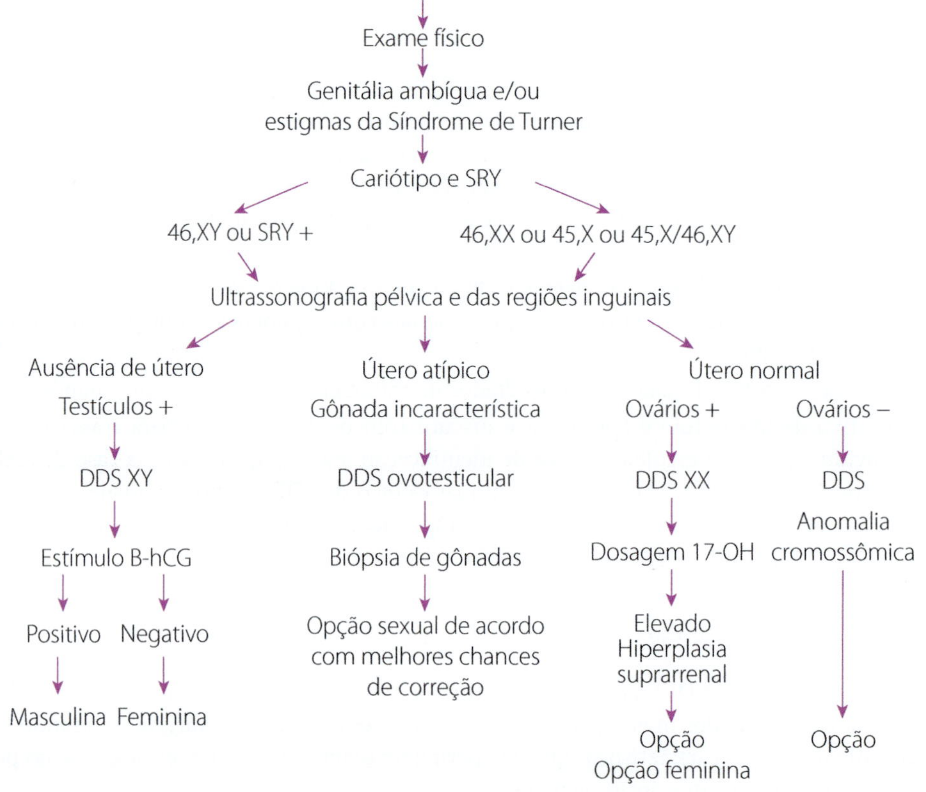

Figura 54.1 – Fluxograma para diagnóstico e definição do sexo de DDS – portadores de ambiguidade genital ou estigmas turnerianos.

Fonte: Bagnoli et al., 2015.[2]

A opção por determinado sexo não pode ser aleatória. Deve ser orientada por critérios científicos, analisados por equipe multidisciplinar, que concluirá pelas melhores condições apresentadas para cada indivíduo. Os principais aspectos a serem considerados são: sempre que possível, optar pelo sexo genético; contudo, esse determinante poderá ser desconsiderado quando os órgãos sexuais forem rudimentares, tornando difícil manter o sexo genético, principalmente em se tratando de indivíduos XY, situação que por vezes orienta para a opção de sexo feminino.

Essa tarefa não é simples e, mais uma vez, ressalte-se que, além do diagnóstico etiológico correto, são relevantes as possibilidades (ou a impossibilidade) de se oferecer ao indivíduo em questão órgãos genitais compatíveis com a opção escolhida, assim como complementações clínicas e endócrinas necessárias para o seu bem-estar. Por esses motivos, o sexo genético nem sempre determinará o sexo a ser adotado, em decorrência das inúmeras limitações para se configurar genitais externos funcionais para o sexo escolhido, presença ou ausência de potencial reprodutor, identidade sexual já adquirida, entre outros fatores, que no conjunto orientarão para a melhor escolha do sexo.

A idade para determinação do sexo de cada paciente ainda é discutível. Muitos estudiosos dos DDS consideram que a idade oportuna para essa definição é até os 24 meses de idade, quando a identidade sexual provavelmente já se estabeleceu. Entretanto, mais recentemente, outros grupos discutem se essa idade está correta, existindo defensores da idade oportuna em torno dos 5 anos, quando o indivíduo já poderia apontar para sua identidade de sexo e optar por ela. A literatura demonstra que até o momento não há consenso, devendo-se procurar fazer o melhor possível até os 2 anos, de maneira individualizada a cada caso, pois em idade mais avançada as mudanças do sexo nem sempre são bem-sucedidas.[2,7,8] O planejamento da escolha do sexo pode ser sintetizado e orientado pela classificação etiopatogênica dos DDS, entre os quais muitos, apesar de não apresentar ambiguidade dos órgãos genitais externos, apresentam discordância de um ou mais fatores determinantes do sexo, devendo assim ser analisados.[2,9,10]

1. **DDS por cromossomo sexual anormal:** opção feminina para síndrome de Turner e variantes ou DDS 45,X e disgenesia gonadal mista DDS disgenético 45,X/46,XY; opção **masculina** para **síndrome de Klinefelter** e variantes ou DDS 47,XXY; e opção variável **individualizada** no **DDS ovotesticular** 47,XXY.
2. **DDS 46,XY:** apontados na primeira coluna da Figura 54.1, são especiais, pois, para manutenção ou não do sexo genético XY, deve ser considerado o potencial de cirurgia e tratamento clínico para a virilização, sendo assim apresentados: a) distúrbio no desenvolvimento gonadal: sexo feminino em DDS disgenético XY; opção variável individualizada no DDS ovotesticular XY; b) DDS endócrino por distúrbio na síntese ou ação de androgênio (defeitos na síntese e/ou na ação dos androgênios): opção variável individualizada, de acordo com o grau de virilização dos genitais e resposta ao estímulo com androgênios exógenos, assim como com o grau de deficiência do hormônio antimülleriano (nesse grupo, o sexo genético somente deverá ser escolhido nos casos favoráveis); c) hipospádias e extrofia cloacal em geral: opção masculina e, na iatrogenia, deve-se considerar a deficiente virilização e definir a melhor opção de sexo.

3. DDS 46,XX: nesse grupo de pacientes, a opção feminina é a mais adequada em: a) DDS disgenético por distúrbio do desenvolvimento gonadal; b) DDS testicular SRY+; c) DDS endócrino, pois, com correções adequadas, a feminização é bem-sucedida; opção individualizada no DDS XX ovotesticular, orientada pela função gonadal dominante e dos genitais externos; opção sempre feminina nos DDS por anomalias dos ductos de Müller, que não apresentam ambiguidade dos órgãos genitais, não havendo dúvidas quanto ao sexo da paciente, e por isso são tratadas em capítulo específico (Capítulo 52 – Classificação, diagnóstico e tratamento dos distúrbios do desenvolvimento sexual por anomalias na diferenciação dos ductos de Müller em indivíduos XX).

Tratamento

O tratamento de portadores de DDS consta obrigatoriamente de apoio e orientação psicológica, tratamento hormonal e procedimentos cirúrgicos, que, realizados em conjunto por equipe multidisciplinar, oferecem chances concretas de resultados satisfatórios.

Neste capítulo, serão discutidos os aspectos mais relevantes para os indivíduos cuja opção de sexo foi a feminina, considerando-se os melhores recursos para oferecer a essas pacientes condições emocionais, físicas e sexuais de sentirem-se e realizarem-se no sexo feminino, inclusive, em várias situações, mantendo-se o potencial de reprodução.[2,10]

É importante salientar que, para oferecer o melhor tratamento às pacientes portadoras de DDS, os cuidados devem ser iniciados, sempre que possível, logo após o nascimento, estando bem definido até os 24 meses de idade e prolongando-se por toda a vida. A equipe multidisciplinar será sempre da maior relevância, pois a assistência emocional permanente ao indivíduo e seus familiares ajuda na superação das limitações e na melhora da qualidade de vida, quando aplicada junto aos demais procedimentos.[2,3,8,9,11]

Assistência emocional

O recomendado e adequado acompanhamento do paciente e dos familiares requer equipe multidisciplinar, com a presença de psicólogos e psiquiatras, fundamentais para dar suporte e tratar eventuais problemas decorrentes das limitações e insatisfações dos distúrbios na diferenciação sexual de cada paciente, os quais, sem dúvida, repercutem também em seus familiares. A assistência multidisciplinar oferece mais chances de melhores resultados e, consequentemente, melhor qualidade de vida. Esses profissionais devem iniciar seus trabalhos desde o nascimento e mantê-los por toda a vida, com reavaliação permanente de novas necessidades e intervenções.

Tratamento hormonal para feminização

A feminização do fenótipo e dos órgãos genitais de portadores de DDS com opção para o sexo feminino geralmente inclui tratamento hormonal, que é muito importante, devendo ser individualizado em cada caso, de acordo com os fatores etiopatogênicos, cada qual com suas necessidades. O principal objetivo é solucionar, do melhor modo possível, as deficiências hormonais inerentes a cada grupo de DDS.

- Supressão das adrenais

Trata-se de recurso obrigatório, indicado para *DDS endócrino XX*, nas formas clássicas e não clássicas das disfunções adrenais, secretoras de androgênios em excesso. A melhor opção é a reposição com glicocorticoides desde o diagnóstico e, sem dúvida, quanto mais precoce melhor, pois bloqueia o processo de virilização e restabelece fisiologicamente a endocrinologia da menina. Essa conduta deve ser mantida por toda a vida.[10,14]

Para recém-nascidas e crianças, a melhor opção é a hidrocortisona, na dose de 10 a 20 mg/m^2, em 2 tomadas diárias.

Na segunda infância, na puberdade e na vida adulta, fármaco bastante efetivo e bem tolerado é a prednisona, 5 a 10 mg/dia, de preferência à noite.

A dose adequada e sua manutenção devem ser realizadas pela dosagem da 17-OH-progesterona, até serem atingidos os níveis ideais e sem causar efeitos colaterais. Ressalte-se que essa reposição deve ser permanente e conduz ao desenvolvimento normal, com puberdade isossexual e manutenção da fertilidade, devendo ser mantido o tratamento mesmo durante a gestação. Atualmente, o diagnóstico de *DDS XX endócrino* pode ser feito durante o pré-natal, quando a mãe apresentar o distúrbio, ou se dúvidas surgirem durante a ultrassonografia; uma vez diagnosticado o distúrbio, já iniciar a supressão por meio do bloqueio com glicocorticoide, administrado através da gestante.[2,14-16] Deve-se salientar que, além desse bloqueio, muitas mulheres precisam utilizar esteroides sexuais e hormônios antiandrogênicos para melhores resultados na diferenciação do fenótipo e, havendo dificuldade para engravidar, pode-se indicar estimulação da ovulação com indutores (citrato de clomifeno ou gonadotrofinas), de maneira individualizada a cada caso.[2,10]

- Tratamento de reposição hormonal

A reposição hormonal está indicada para indivíduos que, já feminizados na infância, não apresentam diferenciação dos caracteres sexuais no período da puberdade (infantilismo sexual) e, nesta condição, necessitam de feminização, para conferir caracteres sexuais femininos. Esse processo deve ser realizado com estrogênio isolado para indivíduos que não possuem útero, ou associado a progestagênio quando o útero estiver presente. Essa complementação hormonal é fundamental para o tratamento e apresenta resultados muito bons, junto ao acompanhamento da paciente e de seus familiares por psicólogo e psiquiatra, oferecendo suporte e tratando eventuais transtornos decorrentes de limitações e insatisfações ocasionadas pelas expectativas do tratamento, nem sempre atendidas.[1,2,13]

Os esquemas mais utilizados são a seguir apresentados.

- *Pacientes sem útero*
  - **Estrogênio**:
    - *valerato de estradiol*, via oral, 1 a 2 mg/dia, de modo contínuo;
    - *estradiol gel*, via transdérmica, 0,5 a 1 g/dia, de modo contínuo.

- *Pacientes com útero*
  - Adicionar **progestagênio**:
    - *acetato de noretisterona*, via oral, 5 a 10 mg/dia/10 dias/mês; ou
    - *acetato de medroxiprogesterona*, via oral, 5 a 10 mg/10 dias/mês.

- *Indivíduos criados no sexo feminino e que apresentem pelos aumentados*
  - Adicionar **antiandrogênio**:
    - *espironolactona*, via oral, 50 a 100 mg/dia, de modo contínuo; ou
    - *acetato de ciproterona*, via oral, 50 a 100 mg/dia, de modo contínuo.

Tratamento cirúrgico

A feminização dos genitais ambíguos por meio de procedimentos cirúrgicos ou mecânicos consiste de configuração feminina dos órgãos genitais externos, confecção de neovagina para pacientes com agenesia ou atresia parcial da vagina, tratamento das gônadas e outras cirurgias plásticas que se fizerem necessárias.[2,18]

• Cirurgia de feminização da genitália ambígua

O tratamento consiste de procedimentos cirúrgicos para feminização: clitoroplastia, abertura do seio urogenital, neovaginoplastia (nas condições anteriormente comentadas), inserção de prótese de mamas (quando não houver desenvolvimento adequado com tratamento hormonal); outras cirurgias plásticas individualizadas a cada caso, com a participação de cirurgiões plásticos.

• Clitoroplastia e abertura do seio urogenital

Esses procedimentos são indicados para portadores de DDS e ambiguidade genital, com opção de sexo feminino, independentemente do fator etiopatogênico. Nos dias atuais, o diagnóstico e a conduta ocorrem até os 24 meses de idade e os procedimentos mais importantes devem ser feitos nesse momento.[9,18]

A plástica corretiva do clitóris tem como objetivo reduzir o seu tamanho e conferir aspecto feminino à vulva. Na presença de seio urogenital (frequente no **DDS XX endócrino**), a sua abertura e a reconfiguração da vagina são realizadas sempre que possível no mesmo procedimento, assim como em outras etiologias (**DDD XY e genitais ambíguos**); sendo a opção feminina, deve-se retirar a gônada em desacordo.[2,3]

A técnica cirúrgica é delicada; porém, com experiência e cuidados, resulta na maioria das vezes em aspecto e funcionalidade bastante satisfatórios.

Inicialmente, é feita a marcação de incisões na pele do períneo para delimitar retalho cutâneo em V com pedículo posterior e ápice na direção do orifício do seio urogenital; depois, a confecção desse retalho, descolando-se o tecido subcutâneo; a seguir, a abertura do seio urogenital e secção parcial dos músculos perineais para dar amplitude ao recém-formado introito vaginal. Na mesma figura, o clitóris é marcado com uma incisão dorsal e duas lateroventrais, delimitando três retalhos, que são descolados até o púbis; continua-se com a amputação do corpo cavernoso até o púbis, mas preservando-se parte do corpo cavernoso e da glande com o retalho ventral. O retalho ventral, com parte do clitóris, é suturado na base do clitóris amputado. Os outros dois retalhos são migrados para baixo e suturados para constituírem os pequenos lábios e o retalho em V revestirá a parte posterior do introito ainda cruento.

As Figuras 54.2, 54.3, 54.4, 54.5 e 54.6 são fotos ilustrativas de cirurgia na Disciplina de Ginecologia da Faculdade de Medicina da Universidade de São Paulo (FMUSP).[18]

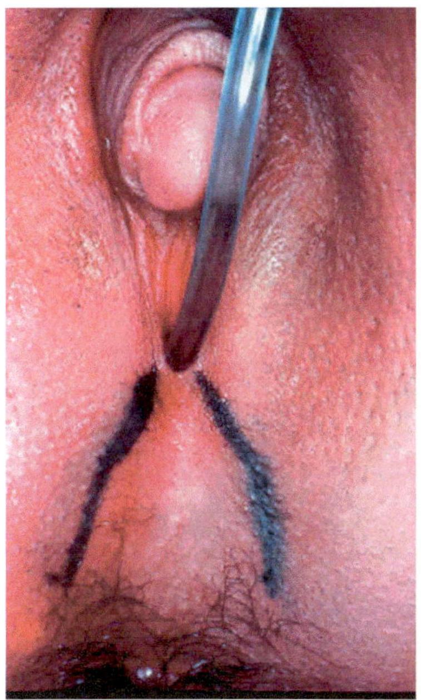
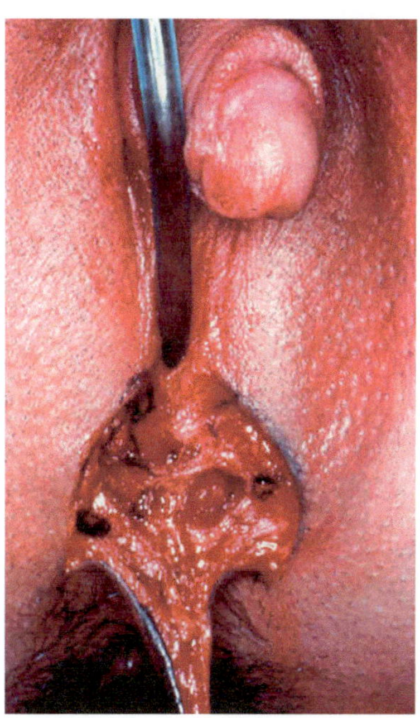

Figura 54.2 – Abertura seio urogenital.
Fonte: Acervo da Clínica Ginecológica do HC-FMUSP.

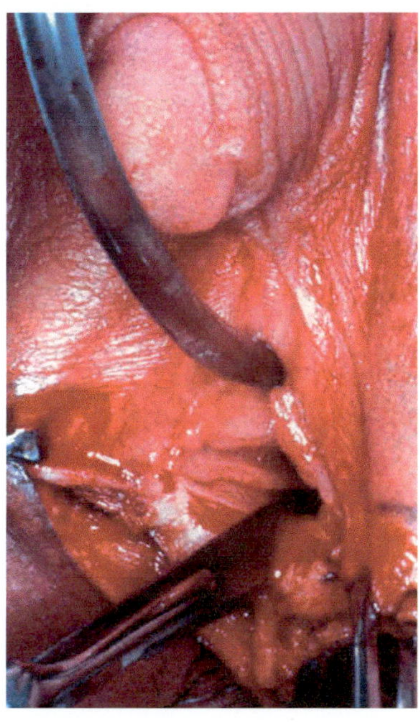
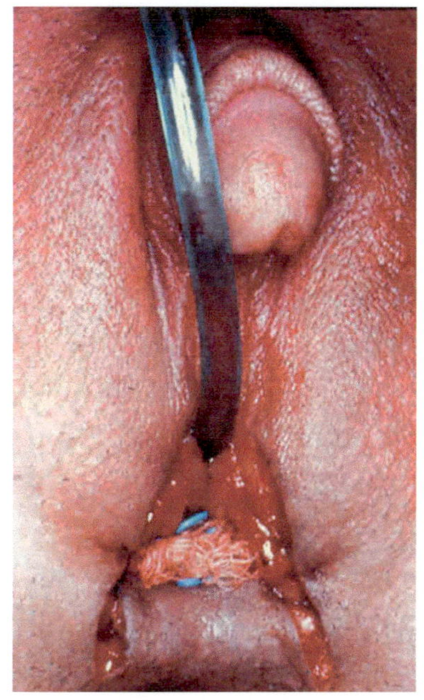

Figura 54.3 – Abertura seio urogenital.
Fonte: Acervo da Clínica Ginecológica do HC-FMUSP.

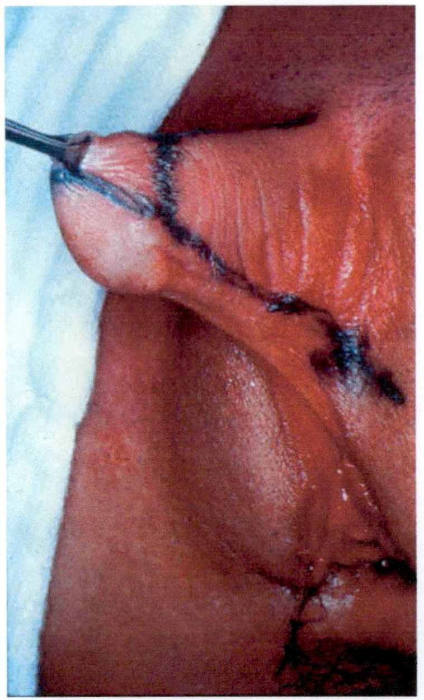
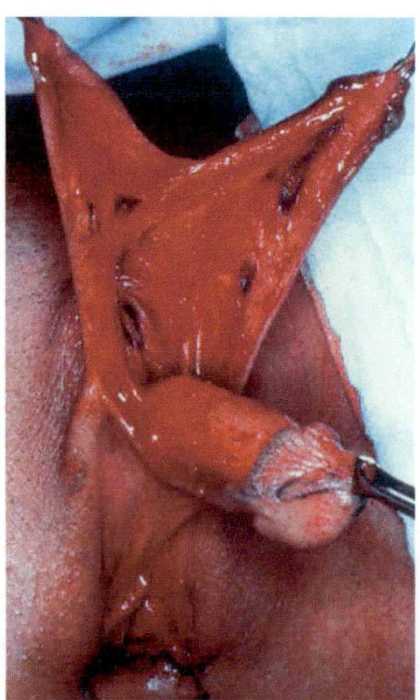

Figura 54.4 – Clitoroplastia.
Fonte: Acervo da Clínica Ginecológica do HC-FMUSP.

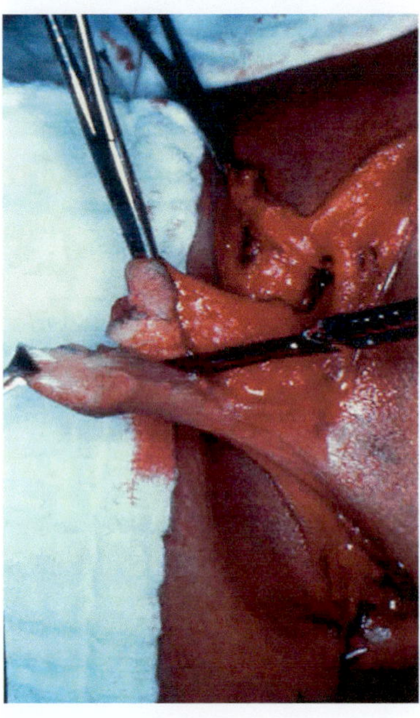
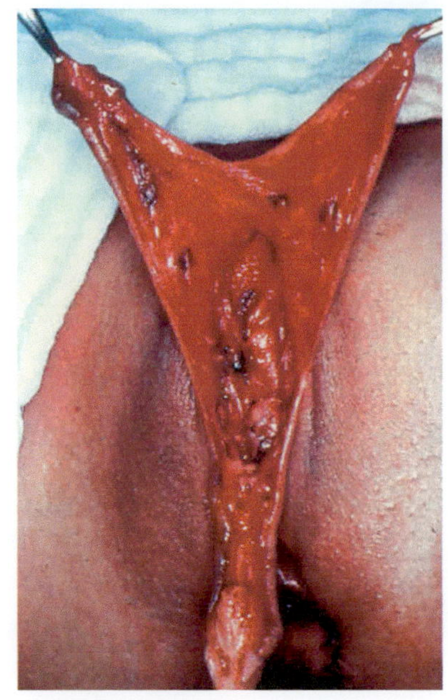

Figura 54.5 – Clitoroplastia.
Fonte: Acervo da Clínica Ginecológica do HC-FMUSP.

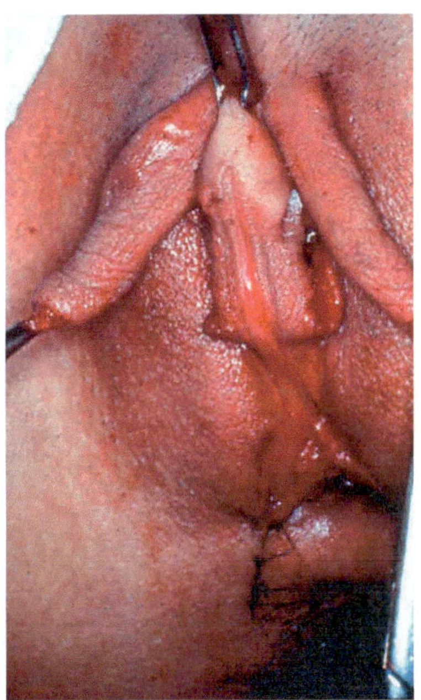
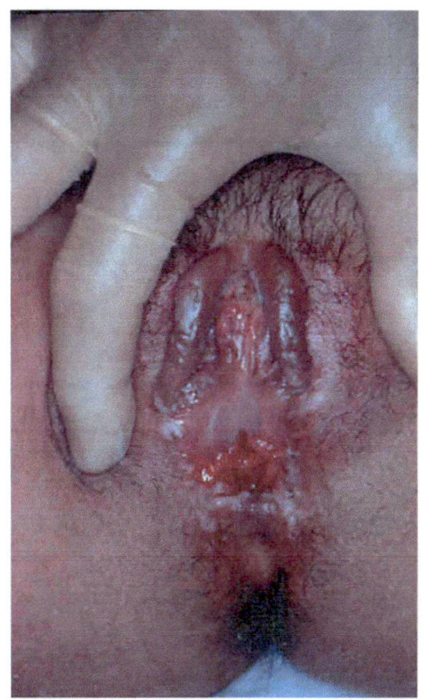

Figura 54.6 – Clitoroplastia.
Fonte: Acervo da Clínica Ginecológica do HC-FMUSP.

Deve-se destacar que a primeira cirurgia deve ser considerada como se fosse a última, devendo ser sempre realizada por equipe especializada, pois assim os resultados tendem a ser melhores. Outras técnicas de clitoroplastia são abordadas no Capítulo 58 – Anomalias das formações labiais e do clitóris.

- Neovaginoplastia

As neovaginas, cruentas ou não, devem ser realizadas mais tardiamente, na puberdade, pois antes essas pacientes não apresentam condições, principalmente para as técnicas cruentas. Atualmente, dá-se preferência pela técnica de dilatação, que é incruenta e pode ser iniciada mais precocemente. As cirurgias mais invasivas, como a proposta por McIndoe e ainda hoje utilizada, estão indicadas quando houver agenesia vaginal completa ou impossibilidade de dilatação.[19] A técnica e os resultados das neovaginas são descritos em capítulo específico (Capítulo 55 – Análise crítica das técnicas de neovaginoplastia e do manejo de anomalias da uretra e bexiga).

Tratamento das gônadas

Trabalhos apresentam evidências de que as gônadas de indivíduos portadores de DDS devem ser preservadas sempre que possível. Entretanto, se for necessário removê-las, deve-se analisar o caso de forma objetiva, com base em revisão sistemática realizada por Hughes et al. (2006),9 que estabeleceram o risco de transformação neoplásica e a melhor conduta em relação às gônadas de portadores de DDS, que é assim recomendada e está em prática nos serviços referenciados:[6,8,9]

- Risco elevado: deve-se indicar gonadectomia em **DDS XY disgenético** e **DDS XY ovotesticular**, se a gônada for ectópica.
- Risco intermediário: em **DDS anomalia cromossômica Y+** e **DDS XY testículo tópico** e **DDS XY ovotesticular**, que necessitam acompanhamento rigoroso das gônadas e eventual gonadectomia parcial ou total.
- Risco baixo: em **DDS ovotesticular**, com gônadas bem definidas e tópicas, e **DDS disgenético Y–**, que merecem apenas acompanhamento.
- Risco ausente: em **DDS XX endócrino**, o acompanhamento dos ovários é o rotineiro.

Potencial reprodutor dos portadores de DDS

A fertilidade pode estar preservada em grande parte das portadoras de DDS. Para determinar as chances, deve-se considerar: diagnóstico, avaliação individualizada de cada paciente nos diferentes grupos de DDS, considerando-se as características dos seus órgãos genitais e respectivo patrimônio de gametas. Os portadores de DDS XY até o momento são considerados incapazes de reprodução.[11,20]

A maioria dos DDS XX por anomalia mülleriana tem seu potencial reprodutor preservado. Nas ginatresias com útero funcionante e criptomenorreia obstrutiva, em geral, após removido o obstáculo, a gestação torna-se possível. Nas agenesias do útero, essas pacientes poderão fornecer óvulos para fertilização assistida e gestação em útero solidário; e nas anomalias de fusão, embora haja maior taxa de abortos, a gestação em geral é viável, com cuidados adicionais. Apenas algumas condições necessitam de tratamento cirúrgico, como o útero septado.[19,20]

Nas portadoras de **DDS XX endócrino**, quando adequadamente compensadas com glicocorticoides, a fertilidade é preservada, a diferenciação sexual é mantida, assim como a endocrinologia; e, em geral, essas pacientes ovulam e engravidam espontaneamente, mas é obrigatório manter o tratamento durante a gestação.[10,14]

Os **DDS disgenéticos**, quando recebem tratamento hormonal, poderão ser submetidos a fertilização assistida com ovodoação no momento em que desejarem, com boas taxas de sucesso, apenas não sendo recomendada para **DDS disgenético por anomalia cromossômica**, por haver riscos, sobretudo para a mãe.[11]

Os **DDS ovotesticulares XX ou XY** ainda não apresentam resultados seguramente satisfatórios em relação à reprodução, com relatos apenas esporádicos.[20]

REFERÊNCIAS BIBLIOGRÁFICAS

1. Hughes IA. Disorders of sex development: a new definition and classification. Best Practice & Research Clinical Endocrinology & Metabolism. 2008;22(1):119-134.
2. Bagnoli VR, Fonseca AM, Arie MHA et al. Distúrbios do desenvolvimento sexual. In: Baracat EC, Fonseca AM, Bagnoli VR (ed.). Terapêutica clínica em ginecologia. São Paulo: Editora Manole; 2015. p. 75-81.
3. Indyk JA. Disorders/Differences of sex development (DSDs) for primary care: the approach to the infant with ambiguous genital. Trans Pediatr. 2017;6(4):323-334.
4. Cashman S, Reidy P, Cody K et al. Developing and measuring progress toward collaborative, integrated, interdisciplinary health teams. J Interprof Care. 2004;18:183-196.
5. Close S, Talbot A, Fennoy I. Complexities of care in Klinefelter Syndrome: an perspective. Pediatr Endocrinol Rev. 2017;14(suppl. 2):462-477.
6. Bagnoli VR, Fonseca AM, Junqueira PAA. Estados intersexuais. In: Pinotti JA, Barrosb ACSD (ed.). Ginecologia moderna – Condutas da clínica ginecológica da Faculdade de Medicina da USP. Rio de Janeiro: Editora Revinter; 2004. p. 109-114.

7. Ogilvy-Stuart AL, Bain CE. Early assessment of ambiguous genitalia. Arch Dis Child. 2004;89:401-407.
8. Lee PA, Houk SF, Ahmed SF et al. Consensus statement on management of intersex disorders. Pediatrics. 2006;118(2):487-500.
9. Hughes IA, Houk C, Ahmed SF et al. Consensus statement on management of intersex disorders. Arch Dis Child. 2006;91:554-563.
10. Carmina E, Dewailly D, Escobar-Morreale F et al. Non-classic congenital adrenal hyperplasia due to 21-hydroxylase deficiency revisited: an update with a special focus on adolescent and adult women. Hum Reprod Update. 2017;23(5):580-599.
11. Bagnoli VR, Fonseca AM, Ariê WMY et al. Malformações genitais congênitas na adolescência: potencial reprodutor e assistência pré-natal. In: Monteiro DLM, Trajano AJB, Bastos AC (ed.). Gravidez e adolescência. Rio de Janeiro: Revinter; 2009. p. 246-254.
12. Bittencourt W. Assistência psicológica aos portadores de malformações congênitas. In: Bagnoli VR, Fonseca AM, Halbe HW et al (ed.). Malformações genitais congênitas. São Paulo: Editora Roca; 1993. p. 197-204.
13. Fonseca AM, Bagnoli VR, Soares Jr JM et al. Amenorreia primária. In: Baracat EC, Fonseca AM, Bagnoli VR (ed.). Terapêutica clínica em ginecologia. São Paulo: Editora Manole; 2015. p. 24-34.
14. Hayashida SAY, Bagnoli VR, Fonseca AM et al. Pseudo-hermafroditismo feminino. In: Fonseca AM, Bagnoli VR, Halbe HW et al (ed.). Ginecologia endócrina – Manual de normas. São Paulo: Editora Roca; 2004. p. 335-352.
15. Bagnoli VR, Fonseca AM, Halbe HW et al. Pseudo-hermafroditismo feminino: estudo clínico, laboratorial e tratamento de 8 casos. J Bras Ginecol. 1985;95:519-524.
16. El Maouche A, Arit W, Merke DP. Congenital adrenal hyperplasia. Lancet. 2017;390(10108):2194-2210.
17. Fonseca AM, Bagnoli VR, Hayashida SAY et al. Amenorreia. In: Fonseca AM, Bagnoli VR, Halbe HW et al (ed.). Ginecologia endócrina – Manual de normas. São Paulo: Editora Roca; 2004. p. 149-159.
18. Lodovici O, Bagnoli VR, Fonseca AM. Princípios básicos do tratamento cirúrgico de malformações genitais feminina. In: Pinotti JA, Fonseca AM, Bagnoli VR (ed.). Tratado de ginecologia – Condutas e rotinas da disciplina de ginecologia da FMUSP. Rio de Janeiro: Revinter; 2005. p. 148-152.
19. Bagnoli VR, Fonseca AM, Fassolas G et al. Conduta frente às malformações genitais uterinas: revisão baseada em evidências. Femina, 2010;38(4):217-228.
20. Bagnoli VR, Fonseca AM, Massabki JOP et al. Reprodução nas anomalias da diferenciação sexual. In: Pinotti JA, Fonseca AM, Bagnoli VR (ed.). Tratado de ginecologia – Condutas e rotinas da disciplina de ginecologia da Faculdade de Medicina da Universidade de São Paulo. Rio de Janeiro: Revinter; 2005. p. 105-107.

55

Análise Crítica das Técnicas de Neovaginoplastia e do Manejo de Anomalias da Uretra e Bexiga

- Rodrigo Itocazo Rocha
- José Alcione Macedo Almeida
- Rolf Gemperli

Classicamente, entende-se que neovaginoplastia é a construção de vagina em pacientes que não a têm. No entanto, o termo vem sendo empregado invariavelmente para qualquer intervenção que torne o canal vaginal pérvio, seja a causa da anormalidade congênita ou adquirida, ou mesmo se o defeito é apenas porção distal da vagina angustiada, como em pacientes com hiperplasia adrenal.

O termo neovaginoplastia é mais adequado quando utilizado para se referir à construção do conduto vaginal em pacientes com agenesia congênita desse órgão, pois o prefixo *neo* significa novo. O termo reconstrução vaginal ou vaginoplastia deve ser utilizado quando, por algum motivo, houver atresia, com perda da luz vaginal, resultante de processo fibrótico na vagina, como radioterapia.

Este capítulo tem como objetivo principal analisar criticamente as diversas técnicas de neovaginoplastia, além de abordar sumariamente a extrofia vesical e a hipospádia, os dois principais defeitos urológicos que, com frequência, requisitam a intervenção do ginecologista.

Neovaginoplastia

Agenesia vaginal e vagina hipoplásica são encontradas em pacientes com desordens do desenvolvimento sexual (DDS).

As alterações extremas são divididas em três diferentes grupos de pacientes:

1. pacientes que apresentam seio urogenital com confluência da vagina e da uretra, com a formação de um canal único;
2. pacientes com ausência de estruturas müllerianas e diferentes graus de virilização;
3. malformações complexas.

Os objetivos da neovaginoplastia incluem: confeccionar um canal bem-posicionado em relação à vulva, contribuindo para a aparência normal da genitália externa, com dimensões adequadas para o intercurso sexual; e, quando possível, oferecer condições de fertilidade.

As opções de tratamento consistem em métodos não cirúrgicos de dilatação vaginal ou em procedimentos operatórios para a confecção do canal vaginal. Em relação ao diagnóstico etiológico das malformações encontradas, devem ser observados os seguintes cenários:

1. **DDS 46XX:** indivíduos com secreção inadequada de testosterona durante a vida intrauterina, causando a formação de um seio urogenital, onde a uretra e a vagina se fundem para formar um canal comum. A esse grupo, pertence uma das condições mais comuns que resultam em DDS, que é a hiperplasia adrenal congênita (HAC). Os órgãos genitais externos estão mais ou menos virilizados, correlacionando-se a uma confluência mais ou menos alta da vagina no seio urogenital.
2. **DDS 46XY:** indivíduos com estruturas müllerianas ausentes e diferentes graus de virilização externa. O defeito mais frequente é a síndrome de insensibilidade androgênica completa (CAIS). Nessa condição, o útero e a vagina proximal estão ausentes, enquanto uma porção variável da vagina distal existe, juntamente com os genitais femininos externos normais.
3. **Síndrome de Mayer-Rokitansky-Kuster-Hauser (MRKH):** indivíduos com cariótipo 46XX e falha no desenvolvimento dos ductos müllerianos. Há ausência completa ou parcial de útero e vagina, associada a ovários normais e padrão hormonal normal, com desenvolvimento completo das mamas e dos genitais femininos externos.
4. **Anomalias cloacais e extrofia da bexiga:** grupo de pacientes extremamente heterogêneo. A gravidade das anomalias vaginais pode variar consideravelmente, em algum momento, como resultado de procedimentos cirúrgicos necessários para corrigir as malformações primárias, que podem causar estenose, cicatrizes ou rompimento tecidual grave.

Tratamentos

Entre os tratamentos existentes para a hipoplasia vaginal, é possível observar diferentes critérios para determinar o sucesso terapêutico. Podem ser estipulados critérios anatômicos, como um canal vaginal com 7 cm ou mais de profundidade e a possibilidade de intercurso sexual. Nesse tipo de critério, os tratamentos cirúrgicos apresentam taxas de sucesso maiores quando comparados com as técnicas não cirúrgicas de dilatação do canal. Quando os critérios de sucesso são definidos como "satisfação sexual", incluindo atividade sexual não genital, essas diferenças desaparecem.[1,2]

Há quem prefira corrigir a genitália externa em tempo único, na primeira infância e até mesmo no período neonatal, em razão da manipulação de tecidos livres de cicatrizes.[3] Outros defendem a construção do canal vaginal após a puberdade, quando é menor a possibilidade de estenose.[4]

A vagina é órgão interno, e sua função só é requisitada a partir da puberdade. Não encontramos argumentos que justifiquem a realização de neovagina antes do desenvolvimento puberal. Com relativa frequência, recebemos em nosso serviço, para reparo da genitália, adolescentes que foram operadas na infância. As dificuldades nessas situações são indiscutíveis e relacionadas a fibroses, que determinam enrijecimento do períneo e encurtamento da vagina. Entendemos que o ideal é monitorar a paciente, atentando-se para a evolução da puberdade, até chegar o momento adequado e oportuno.

Método não cirúrgico

Método de Frank

O método de dilatação progressivo da vagina, proposto por Frank em *1938*, consiste em pressão no canal vaginal, com a utilização de dilatadores aplicados por períodos de alguns meses, promovendo um remodelamento dos tecidos vaginais. Há taxas de sucesso anatômico e funcional animadoras em pacientes com idade maior ou igual a 18 anos.[2]

Em decorrência de ser um método não invasivo, de não necessitar de internação, de preservar o tecido vaginal, com taxas de complicações e morbidade mínimas, e de não impossibilitar a indicação de tratamento cirúrgico em caso de insucesso da dilatação, o método de Frank é considerado como primeira opção para ampliação do canal vaginal hipoplásico. Apesar dessas vantagens, apresenta pouca eficácia em pacientes com baixo nível cognitivo, que apresentam baixa taxa de adesão ao método.

Para mais informações sobre o método de Frank, ver Capítulo 52 – Classificação, diagnóstico e tratamento dos distúrbios do desenvolvimento sexual por anomalias na diferenciação dos ductos de Müller em indivíduos XX.

Procedimentos cirúrgicos

As técnicas mais frequentemente descritas para neovaginoplastia são: criação de cavidade no espaço retovesical e revestimento com tecido que dê estabilidade cicatricial ao novo canal, como utilização de retalhos teciduais ou enxertos; ou procedimentos cirúrgicos de tração do revestimento vaginal hipoplásico através do espaço retovesical, como a técnica de balão retropúbico; ou ainda o método de Vecchietti.[2]

Utilização de segmento intestinal

Consiste na utilização de segmento de intestino delgado ou de sigmoide no revestimento do canal dissecado no espaço retovesical. Apresenta as seguintes vantagens: bom suprimento sanguíneo e lubrificação; crescimento estrutural em conjunto com o desenvolvimento da paciente; dilatações não são necessárias; baixas taxas de estenoses da neovagina. Apresenta as seguintes desvantagens: taxas de complicações que variam de 16% a 26%, como íleo paralítico, obstrução intestinal, colite ulcerativa e adenocarcinoma; necessidade de laparotomia e anastomose entérica; taxas de prolapso da neovagina, que variam de 3% a 8%; e possibilidade de determinar um quadro de produção excessiva de muco.[5,6] Essa técnica não é utilizada em nosso Serviço como primeira opção cirúrgica.

Uso de retalhos locais ou transplantados por microcirurgia

São descritos vários tipos de retalhos contendo pele, desde retalhos de pele da região próxima à região genital até retalhos distantes, os quais são levados à região da neovagina e necessitam da aplicação de técnicas de microcirurgia para anastomose de vasos do retalho com o leito receptor. Apresentam, de maneira genérica, como vantagens, bom suprimento sanguíneo e baixas taxas de infecção, além de serem alternativas para o insucesso de outras técnicas de neovaginoplastia. As desvantagens são: presença de anexos cutâneos, o que causará o crescimento de pelos dentro do canal vaginal; ausência de lubrificação; ocorrência de sequelas da área doadora do retalho; taxas consideradas altas de perda do retalho e prolapso vaginal.[7-10]

Balão retropúbico

Consiste na inserção de uma sonda de Foley no espaço retropúbico, desde a região suprapúbica até o canal vaginal hipoplásico. Necessita de cistoscopia para garantir a manutenção da integridade vesical e uretral decorrente do procedimento. Faz-se a insuflação progressiva do balão da sonda com 6 mL, em dias alternados, até se atingir o volume total de 30 mL, com tração controlada concomitante de 1 a 2 cm por dia, com retirada do cateter no 7º dia pós-operatório. As vantagens são: procedimento relativamente simples; não envolvimento de dissecção perineal; obtenção de retalhos/enxertos ou de segmentos intestinais. Como desvantagens, riscos de infecções, de lesões da bexiga e uretra e de ulcerações na vagina estão associados a esse método.[11]

Método de Vecchietti

Procedimento que preserva o tecido vaginal e pode ser realizado por via laparoscópica, por meio de dissecção do espaço retovesical e inserção de dispositivo de tração do tecido vaginal em direção ao espaço potencial para a neovagina. O dispositivo é acionado diariamente, num período de internação contínuo, e culmina com a retirada cirúrgica do equipamento. Esse tipo de método apresenta altas taxas de sucesso anatômico, mas está relacionado a dor e necessidade de analgesia potente durante a dilatação, necessita de dilatações pós-operatórias realizadas pela própria paciente, além de apresentar risco aumentado de prolapso vaginal.[12,13]

Técnica de McIndoe modificada

A operação de McIndoe, em 1938, deixou para a história todas as outras técnicas de construção de vagina até então existentes. É o procedimento mais adotado em nosso Serviço, sendo a indicação principal para pacientes com agenesia de vagina com útero funcionante ou em raros casos de falha da dilatação (ver Capítulo 52 – Classificação, diagnóstico e tratamento dos distúrbios do desenvolvimento sexual por anomalias na diferenciação dos ductos de Müller em indivíduos XX).

Em nosso serviço, já há duas décadas, realizamos o procedimento de neovaginoplastia em conjunto com a equipes de videolaparoscopia e a equipe de cirurgia plástica. O videolaparoscopista nos orienta quanto ao posicionamento das estruturas pélvicas, da bexiga e do reto, durante o tempo da dissecção e construção do túnel. Com a videolaparoscopia em campo, minimizam-se os riscos de lesão desses órgãos.

• Construção do túnel

Com a paciente em posição ginecológica, após sondagem vesical, afastam-se os pequenos lábios, fixando-os lateralmente na pele dos grandes lábios, com quatro pontos, às 2, 4, 8 e 10 horas (Figura 55.1). A sonda vesical de Folley servirá de guia no momento da dissecção do canal vaginal, permitindo ao cirurgião se manter próximo ao sistema urinário, evitando aproximação inadvertida da dissecção em direção ao reto. A videolaparoscopia nos orienta no momento da confecção do túnel por divulsão no espaço entre bexiga e reto.

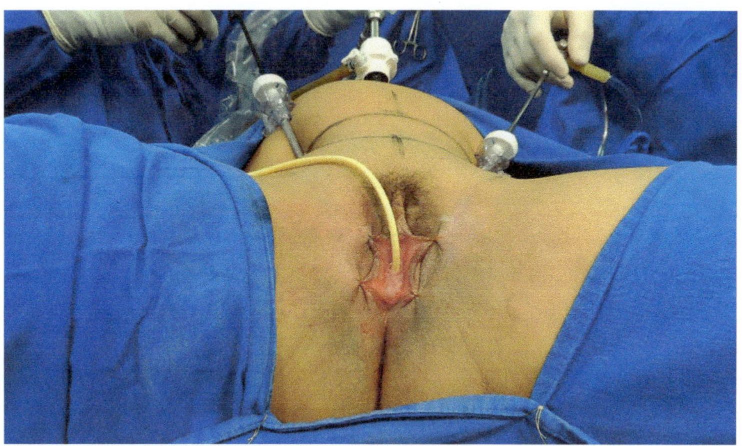

Figura 55.1 – Pontos afastando pequenos lábios e sonda de Folley uretrovesical.
Fonte: Acervo da Clínica Ginecológica do HC-FMUSP.

Com lâmina de bisturi, pratica-se incisão transversal sobre a mucosa do vestíbulo vaginal, entre meato uretral e ânus. A incisão pode ser em U invertido, que forma pequeno retalho de pele junto ao introito vaginal, o que permitirá uma sutura em linha quebrada ao término da cirurgia (Figura 55.2). Prossegue-se com a dissecção romba do canal, no espaço entre bexiga e reto, no sentido da pelve, aproveitando-se o plano de clivagem proporcionado pelo tecido areolar entre as fáscias subvesical e perirretal (Figura 55.3). É nesse tempo de movimentação do dedo do cirurgião que a videolaparoscopia tem sua importância maior, contribuindo para minimizar a possibilidade de lesão de reto ou bexiga. Nas pacientes com útero, o limite do túnel é o colo (e os fórnices), para que o cirurgião plástico o circunde com o enxerto tubuliforme. A hemostasia deve ser criteriosa.

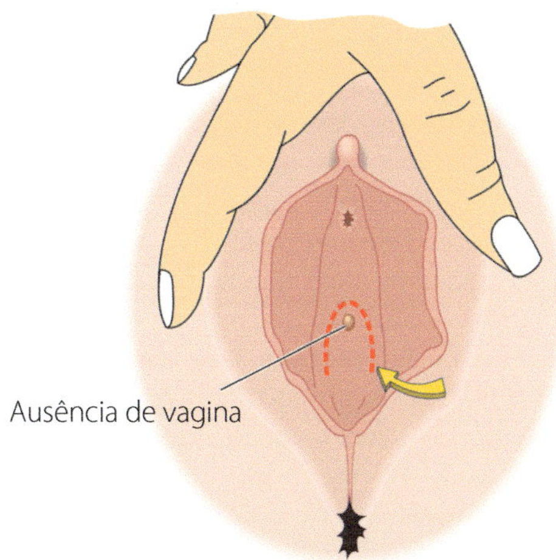

Figura 55.2 – Marcação para guiar a incisão em U invertido sobre a mucosa do vestíbulo vaginal.
Fonte: Modificada pela autoria do capítulo.

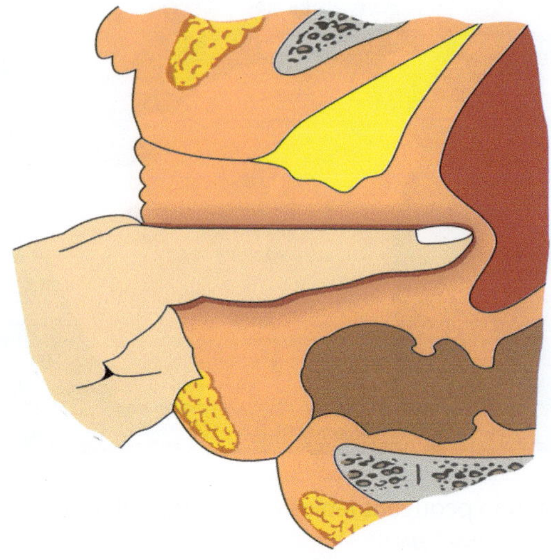

Figura 55.3 – Dissecção romba do canal vaginal entre reto e bexiga.
Fonte: Modificada pela autoria do capítulo.

- Revestimento do túnel vaginal

O enxerto de pele total a ser aplicado pelo cirurgião plástico sobre o leito do túnel recém-construído geralmente é retirado da região inferior do abdome, em fuso transversal, de maneira a permitir o fechamento primário da área doadora (Figura 55.4). Isso resulta em uma cicatriz abdominal transversa suprapúbica. Antes de ser inserido esse enxerto no canal dissecado no espaço criado, faz-se a retirada minuciosa dos folículos pilosos, sob visão direta, procedimento que evita o crescimento de pelos na neovagina. O enxerto é sobreposto em um molde cilíndrico, com o epitélio voltado para a parte interna, em forma de espiral e suturado com fio absorvível monofilamentado, para que possa formar um tubo cilíndrico (Figura 55.5).

São aplicados pontos no fundo do canal vaginal para servir de guia de posicionamento do enxerto e para contribuir com a manutenção desse posicionamento no período cicatricial. O enxerto tubulizado é, então, fixado profundamente nos ligamentos sacroespinhosos (Figura 55.6) e, externamente, suturado nas bordas do introito vaginal. A técnica tem grande sucesso de integração do enxerto, em decorrência principalmente da utilização de um tampão vaginal confeccionado com espuma, que é envolvida juntamente com uma sonda uretral em preservativo masculino, com retirada do ar do interior do conjunto por meio de aspiração (Figura 55.7). Dessa maneira, o modelador é introduzido na neovagina, permitindo-se posteriormente a entrada de ar para que exerça contato com o enxerto de pele. Assim, ocorre o retorno da espuma à sua conformação original, o que fará uma leve pressão sobre o enxerto que está revestindo o canal vaginal. Isso permite que haja total integração do enxerto ao leito receptor, minimizando as perdas de áreas enxertadas. Após o posicionamento do enxerto no canal, são realizadas suturas entre o enxerto e o introito vaginal, interpondo-se aquele retalho inicialmente descrito, de maneira a criar uma quebra na linha cicatricial circunferencial do introito vaginal. Isso permite reduzir a possibilidade de contração cicatricial, diminuindo as chances de estenose do introito vaginal, que pode ocorrer em razão da forma circunferencial dessa estrutura.

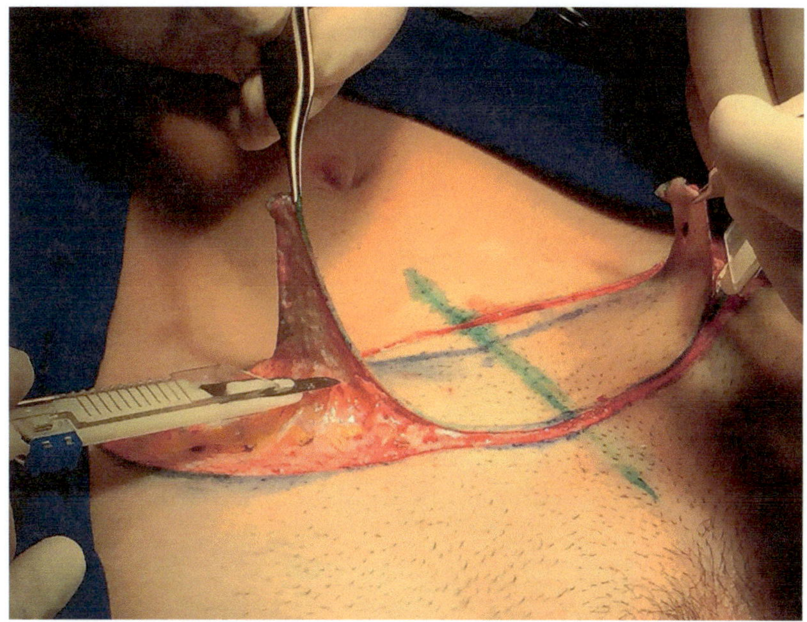

Figura 55.4 – Retirada de pele, em fuso, da região inferior do abdome, para enxerto.
Fonte: Acervo da Clínica Ginecológica do HC-FMUSP.

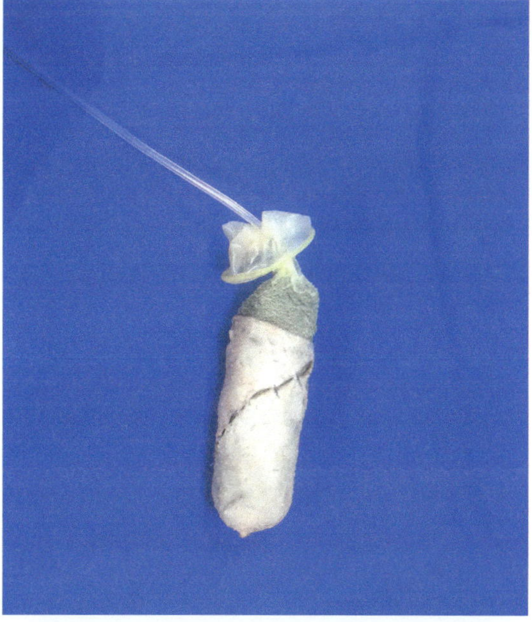

Figura 55.5 – Enxerto sobreposto em molde cilíndrico. Notar o epitélio voltado para a face do cilindro e suturado com fio absorvível monofilamentado, para que possa formar um tubo cilíndrico.
Fonte: Acervo da autoria do capítulo.

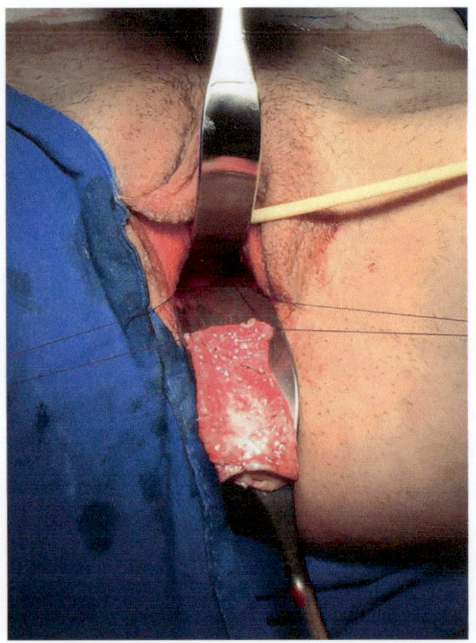

Figura 55.6 – Introdução do enxerto tubular que será fixado em torno do colo uterino.
Fonte: Acervo da Clínica Ginecológica do HC-FMUSP.

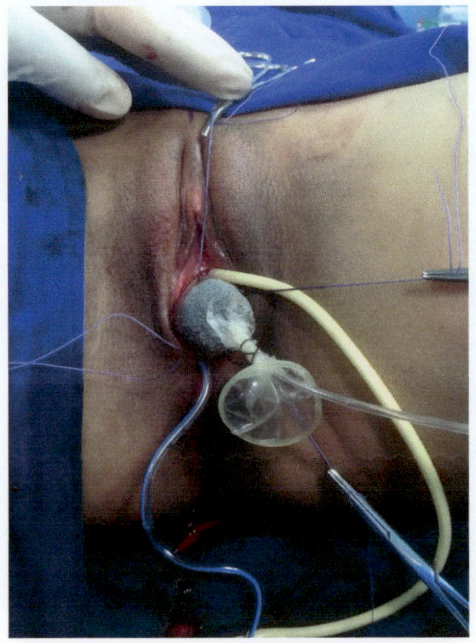

Figura 55.7 – Introdução do tampão vaginal com sistema de drenagem e expansor.
Fonte: Acervo da Clínica Ginecológica do HC-FMUSP.

Finaliza-se o ato cirúrgico com pontos de contenção nos grandes lábios, fechando o introito vaginal, com fio inabsorvível, retirados após 7 dias (Figura 55.8).

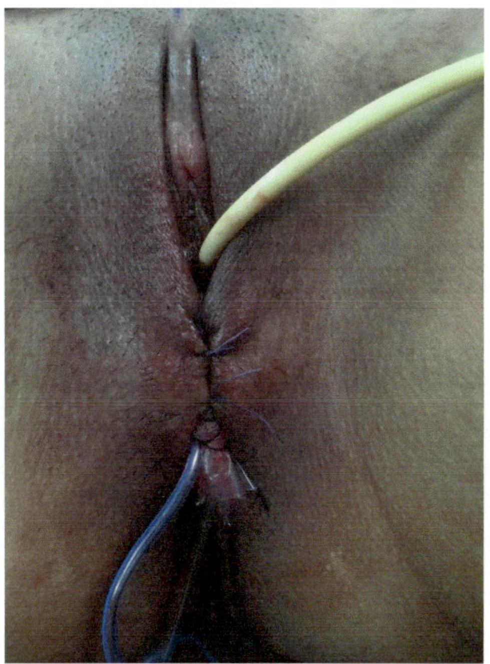

Figura 55.8 – Pontos de contenção fechando a fenda vulvar e aspecto final da neovaginoplastia.
Fonte: Acervo da Clínica Ginecológica do HC-FMUSP.

Em contraposição à técnica original descrita por McIndoe, de utilização de enxerto de espessura parcial, a vantagem do enxerto de pele de espessura total é que esta determina melhor qualidade do revestimento, pois envolve maior quantidade de derme. Com esse método, faz-se necessário o uso de molde de acrílico na neovagina durante 4 a 6 meses, para controle sobre o remodelamento cicatricial e, consequentemente, para evitar redução das dimensões da neovagina.[2,14,15]

Extrofia vesical

Extrofia de bexiga é malformação congênita complexa, que se caracteriza pelo não fechamento da parede abdominal inferior e da bexiga, envolvendo o trato geniturinário e o sistema musculoesquelético, com separação anormal da sínfise pubiana e alterações da genitália externa.[16] Apresenta-se com a bexiga aberta e sua mucosa exposta, visualizando-se os orifícios ureterais, com saída de urina.

As dificuldades na condução desses casos são variáveis, caso a caso. Um exemplo é quando, nos casos de cloaca, há indefinição do sexo, o que pode até provocar dificuldade na aceitação da família e, algumas vezes, dificulta a integração social do paciente.[17]

Extrofia vesical é condição rara e grave e se apresenta sob a forma clássica ou a forma com extrofia cloacal, extremamente rara. Ambas acometem mais o sexo masculino, na proporção de 2,3:1.[18]

Como essas pacientes apresentam múltiplas malformações, devem ser atendidas por equipes multidisciplinares. A urologia é a especialidade que primeiro tem contato com essas pacientes, sendo responsável pelo diagnóstico e pela condução do caso, fazendo interface com as especialidades afins. O objetivo maior da reconstrução é o restabelecimento funcional do sistema urinário e da genitália e, dentro do possível, propiciar à paciente aspecto esteticamente aceitável.

A reconstrução do sistema urinário é de responsabilidade do urologista, sendo muito importante a intervenção do ortopedista que, com o procedimento de osteotomia, diminui a tensão da parede abdominal e contribui positivamente com o processo de reconstrução do sistema urinário. O cirurgião plástico participa da reconstrução estética, inclusive no reparo das cicatrizes cirúrgicas. O ginecologista, em geral, recebe essas pacientes mais tardiamente, após a puberdade, às vezes até na segunda adolescência, ou até mesmo a paciente já adulta.

Participação do ginecologista

Essas pacientes têm órgãos genitais internos normais, embora com maior tendência para útero bicorno,[19] menstruam regularmente, mas são insatisfeitas, em especial com o aspecto da genitália externa, que, em geral, é distorcido. O clitóris é bífido, a comissura vulvar anterior está alterada, os pequenos lábios encontram-se afastados entre si, e o introito vaginal está em posição mais anteriorizada que a habitual, o que torna o períneo mais longo (Figuras 55.9 e 55.10).

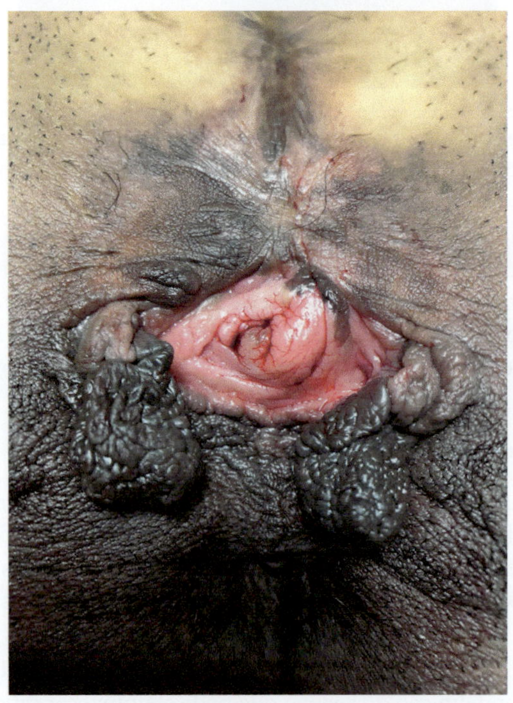

Figura 55.9 – Aspecto da vulva após correção da extrofia vesical. Notar ausência do clitóris, afastamento dos pequenos lábios e paredes vaginais prolapsadas.
Fonte: Acervo da Clínica Ginecológica do HC-FMUSP.

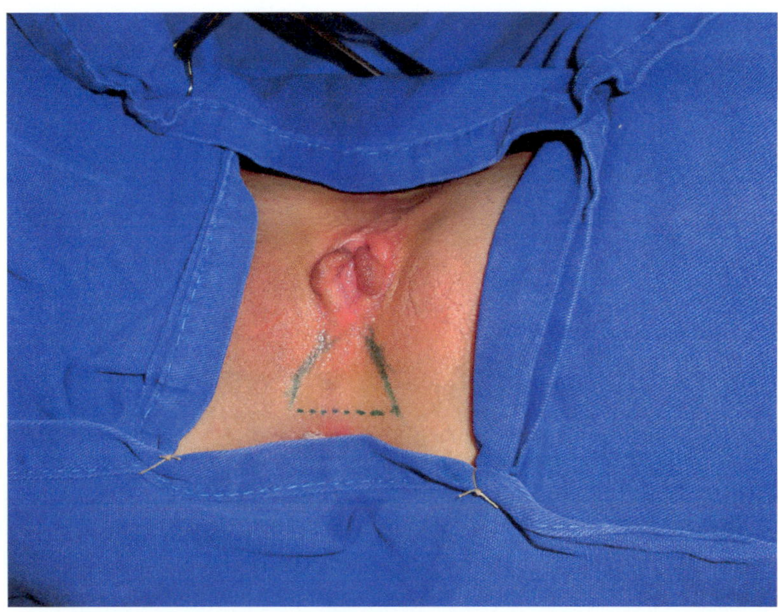

Figura 55.10 – Marcação para incisão de abertura do "seio urogenital". Aspecto da vulva de adolescente após a correção da extrofia vesical. Notar afastamento dos pequenos lábios, ausência do clitóris e do introito vaginal.

Fonte: Acervo da Clínica Ginecológica do HC-FMUSP.

O ginecologista, em conjunto com o cirurgião plástico, tem a missão de reparar cirurgicamente esses defeitos, com objetivo de tornar os órgãos genitais esteticamente e funcionalmente aceitáveis. Nossa proposta é realizar o reposicionamento das formações labiais e do clitóris, além da abertura da vagina. No entanto, como o assoalho pélvico está comprometido pela malformação, com frequência o prolapso uterino se evidencia após a abertura da vagina, como vivenciamos com a paciente das Figuras 55.10 e 55.11, situação em que o prolapso se apresentou logo que a paciente saiu do leito. Em outra paciente, o prolapso se evidenciou já no momento da abertura da vagina (Figura 55.12). A correção do prolapso uterino se faz necessária para deixar a vagina (que em geral é curta) apta para o intercurso sexual. Assim, algumas vezes a correção do prolapso se faz em segundo tempo.

Portanto, a reabilitação total dessas pacientes se constitui em um desafio complexo, uma vez que, pelas próprias malformações, as estruturas de sustentação do útero são débeis e frouxas e, por isso, os resultados com as cirurgias habituais não são bons.[20]

Pela raridade dessa malformação, há uma escassez na literatura quanto ao manejo dessas pacientes, sendo que os relatos de casos constituem a maioria das publicações. A maior série publicada é de Stein et al. (1995), com 41 pacientes do sexo feminino.[21]

As cirurgias habitualmente propostas para esses casos incluem a histerectomia vaginal e as que tentam reparar o prolapso genital, conservando o útero.[22] Como se tratam de mulheres jovens, que desejam ter filhos, independentemente dos riscos da eventual gestação, a histerectomia é descartada e uma alternativa conservadora deve ser tentada.

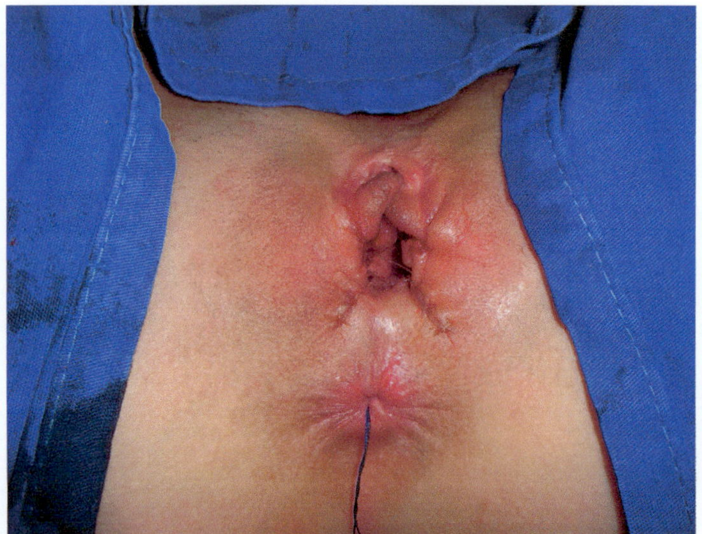

Figura 55.11 – Aspecto após abertura vaginal da mesma paciente da Figura 55.10.
Fonte: Acervo da Clínica Ginecológica do HC-FMUSP.

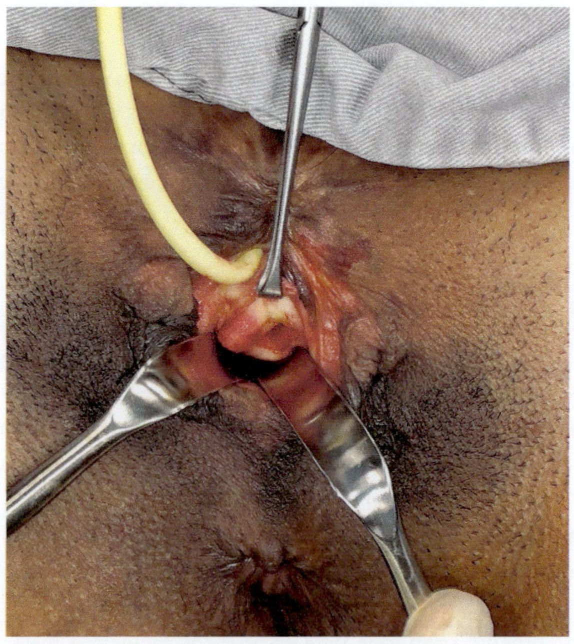

Figura 55.12 – Colo do útero evidenciando o prolapso já no momento da abertura da vagina em paciente adulta que corrigiu a extrofia vesical há cerca de 1 ano.
Fonte: Acervo da Clínica Ginecológica do HC-FMUSP.

- Correção do prolapso do útero

A conhecida operação de Manchester, que recebeu esse nome por ter sido realizada pela primeira vez naquela cidade, na Inglaterra, modificada por Donald Fothergill, tem indicação como tratamento do prolapso do útero em jovens. Mas não oferece os mesmos resultados em pacientes com extrofia vesical, pelas condições do assoalho pélvico citadas anteriormente. Na paciente da Figura 55.11, houve prolapso após abertura vaginal e fizemos então a operação de Donald Fothergill modificada, mas, mesmo assim, o prolapso recidivou. A mesma paciente foi submetida posteriormente à amputação total do colo uterino, associada ao encurtamento dos ligamentos uterossacros. Entretanto, após 60 dias, houve recidiva do prolapso (Figura 55.13).

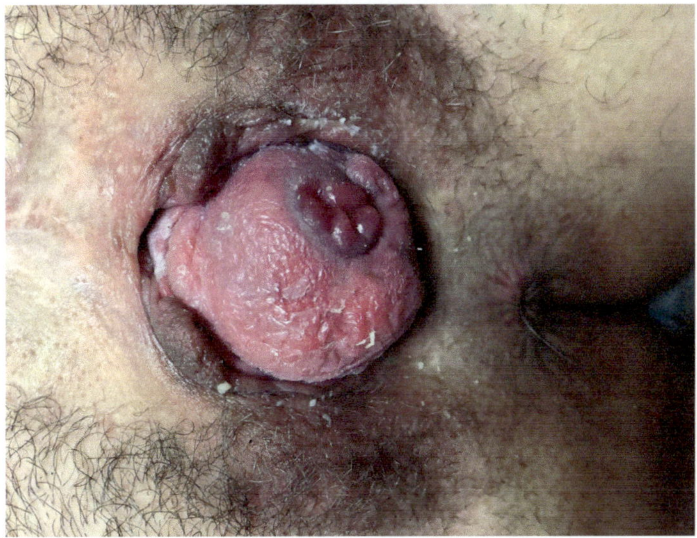

Figura 55.13 – Mesma paciente da Figura 55.11. Notar aspecto do prolapso recidivado, mesmo após a segunda intervenção cirúrgica.
Fonte: Acervo da Clínica Ginecológica do HC-FMUSP.

Histerocolpossacropexia

É a intervenção cirúrgica mais utilizada e com maior sucesso para o prolapso genital em pacientes com extrofia de bexiga. Deve ser a escolhida, sempre que possível.

Na casuística de Stein et al. (1995),[21] de 41 pacientes femininas com extrofia vesical, 13 foram submetidas à fixação de útero e vagina na região sacra, para corrigir ou prevenir o prolapso. Esses resultados foram considerados promissores, e outras publicações com essa técnica surgiram.

Nas últimas décadas, observa-se na literatura ênfase nos resultados da correção do prolapso apical com a utilização de telas sintéticas.[23]

Nakhal et al. (2012)[20] relatam os resultados de 23 pacientes submetidas a cirurgias corretivas do prolapso uterino, sendo que em 70% delas foi utilizada a tela sintética Gore-Tex, com 75% de bons resultados na primeira intervenção.

Entretanto, há preocupação quanto a maior morbidade com os riscos de erosão ou extrusão (entre 6% e 25%) quando da utilização da tela.[24]

Com relação ao prognóstico reprodutivo, há relato de paciente tratada com fixação sacral do útero que engravidou e teve parto cesariano, sem recidiva do prolapso.[25]

Deve-se considerar que a maioria das pacientes têm derivação urinária, com extensão da bexiga, ou até mesmo neobexiga ocupando o espaço sacral, funcionando como fator impeditivo para a histerocolpossacropexia.

Hipospádia

A hipospádia feminina é considerada um dos sinais das desordens do desenvolvimento sexual. Caracteriza-se por uma uretra curta e de diâmetro alargado que se abre proximamente à região vulvar. Do ponto de vista embriológico e de maneira análoga ao desenvolvimento do seio urogenital deficitário caudalmente (que resulta em diferentes graus de hipospádia nos homens), no sexo feminino resultaria em um vestíbulo vaginal não totalmente desenvolvido distalmente e à hipospádia, já que sua ocorrência vem da agenesia, parcial ou total, do septo uretrovaginal, causando exteriorização de urina no trato genital. Pode ser classificada, de acordo com Solov'ev (1996),[26] em vestibular (parcial), vestíbulo-vaginal (subtotal) e vaginal (total). Há, portanto, predisposição às infecções urinárias de repetição e à saída de urina pela vagina. Assim, é uma condição que traz maior complexidade ao tratamento das pacientes em estados intersexuais.

A técnica utilizada tem por objetivo prolongar a uretra, levando seu meato desde sua abertura ectópica dentro do canal vaginal até região próxima ao clitóris. Inicialmente, faz-se a sondagem vesical e, por meio da tubulização da parede anterior da vagina desde o meato hipospádico da uretra até a região mais anterior, recobre-se a sonda. Esse prolongamento uretral é recoberto com retalhos laterais, tanto da parede vaginal quanto dos tecidos da região vulvar. Além disso, a manutenção da sonda vesical, em posição cranial e por período mínimo de três semanas, é fator importante para permitir a cicatrização do prolongamento uretral, reduzindo os riscos de fístulas urinárias. Importante observar que essa técnica não interfere na função esfincteriana uretral, havendo limitação de sua indicação quando há anormalidade de controle miccional.

REFERÊNCIAS BIBLIOGRÁFICAS

1. Guarino N, Scommegna S, Majore S et al. Vaginoplasty for disorders of sex development. Frontiers in Endocrinol. 2013;4:1-6.
2. Callens N, Cuypere G, Sutter P et al. An update on surgical and non-surgical treatments for vaginal hypoplasia. Human Reproduction Update. 2014;20(5):775-801.
3. Hughes IA, Houk C, Ahmed SF et al. Consensus statement on management of intersex disorders. Arch Dis Child. 2006;91:554-563.
4. Ogilvy-Stuart AL, Bain CE. Early assessment of ambiguous genitalia. Arch Dis Child. 2004;89:401-407.
5. Imparato E, Alfei A, Aspesi G et al. Long-term results of sigmoid vaginoplasty in a consecutive series of 62 patients. Int Urogynecol J. 2007;18:1465-1469.
6. Nowier A, Esmat M, Hamza RT. Surgical and functional outcomes of sigmoid vaginoplasty among patients with variants of disorders of sex development. IBJU. 2012;38(3):380-388.
7. Wee JTK, Joseph VT. A new technique of vaginal reconstruction using neurovascular pudendal thigh flap: a preliminary report. Plast Reconstr Surg. 1989;83:701-709.
8. Johnson N, Lilford R, Batchelor A. The free-flap vaginoplasty: a new surgical procedure for the treatment of vaginal agenesis. Br J Obstet Gynaecol. 1991;98:184-188.

9. Giraldo F, Solano A, Mora M, Abehsera M, Gonzalez C, Rus J. The malaga flap for vaginoplasty in the Mayer-Rokitansky-Kuster-Hauser syndrome experience and early term results. Plast Reconstr Surg. 1996;98:305-312.
10. McCraw J, Massey F, Shanklin K, Horton C. Vaginal reconstruction with gracilis myocutaneous flaps. Plast Reconstr Surg. 1976;58:176-183.
11. El Saman AM, Fathalla MMF, Nasr AM, Youssef A. Laparoscopically assisted balloon vaginoplasty for management of vaginal aplasia. Int J Gynecol Obstet. 2007;98:134-7.
12. Vecchietti G. Neovagina nella syndrome di in Rokitanski-Kuster-Hauser. Attualita Obstet Ginecol. 1965;11:131-47.
13. Brun JL, Belleannee G, Grafeille N et al. Long-term results after neovagina creation in Mayer-Rokitanski-Kuster-Hauser syndrome by Vecchietti's operation. Eur J Obstetr Gyn Reprod Biol. 2002;103:167-172.
14. McIndoe A. The treatment of congenital absence and obliterative condition of the vagina. Br J Plast Surg. 1950;2:254-267.
15. Klingele CJ, Gebhart JB, Croak AJ et al. McIndoe procedure for vaginal agenesis: long-term outcome and effect on quality of life. Am J Obstet Gynecol. 2003;180(6):1569-1572.
16. Gearhart JP. Exstrophy, epispadias, and other bladder anomalies. In: Walsh PC, Retik AB, Vaughan Jr ED, Wein AJ. Campbell's urology. 8th ed. Philadelphia: W. B. Saunders Co.; 2002. v. 3, sect. IX, chap. 61, p. 2138.
17. Sanders C, Carter B, Goodcre L et al. Parents need to protect: influences risks and tension for parents of prepubertal children born with ambiguos genitalia. J Clin Nurs [Internet]. 2012. Disponível em: http://www.ncbi.nlm.gov/pubmed/22672683.
18. Shapiro E, Lepor H, Jeffs RD. The inheritance of classical bladder exstrophy. J Urol. 1984;132:309.
19. Vanderbrink BA, Stock JA, Hanna MK. Aesthetic aspects of bladder exstrophy: results of puboplasty. J Urol. 2006;176:1810-1815.
20. Nakhal RSW, Deans R, Creighton SM et al. Genital prolapse in adult women with classical bladder exstrophy. Int Urogynecol J. 2012;23:1201-1205. Disponível: https://doi.org/10.1007/s00192-012-1717-z.
21. Stein R, Fisch M, Friedberg V, Hohenfellner R. Operative reconstruction of the external and internal genitalia in female patients with bladder exstrophy or incontinent epispadias. J Urol. 1995 Sep;154(3):1002-7.
22. Guideline optimal surgical treatment for women with symptomatic prolapse. Disponível em: https://richtlijnendatabase.nl/richtlijn/prolaps/chirurgische_behandeling_vaginale_prolaps.html.
23. Haddad Jorge Milhem. In: Haddad Milhem Jorge (ed.). Manual de uroginecologia e cirurgia vaginal. São Paulo: Federação Brasileira das Associações de Ginecologia e Obstetrícia (Febrasgo); 2015.
24. Brubaker L. Fourth International Consultation on Incontinence (ICI) – Surgery for Pelvic Organ Prolapse Committee. Main category: urology/nephrology. [Data do artigo: 26 jul. 2008 – 0:00 PDT Highlights]. Disponível em: www.medicalnewstoday.com/articles/116186.php.
25. Rose CH[1], Rowe TF, Cox SM, Malinak LR. Uterine prolapse associated with bladder exstrophy: surgical management and subsequent pregnancy. J Matern Fetal Med. 2000 Mar-Apr;9(2):150-2.
26. Solov'ev AE. The diagnosis and treatment of hypospadias in girls. Urol Nefrol (Mosk). 1993;6:11-3. [Article in Russian].

56

Malformações Anogenitais

- Carlos Walter Sobrado
- José Alcione Macedo Almeida
- Lucas Faraco Sobrado
- Vanessa Heinrich Barbosa de Oliveira

As malformações anorretais (MAR) são defeitos anatômicos congênitos, com um amplo espectro de fenótipos, que compreende desde uma estenose anal isolada a uma complexa malformação cloacal.[1] O quadro clínico, a complexidade do tratamento e o prognóstico da paciente variam conforme a malformação encontrada, a idade no diagnóstico e também a associação de anomalias genitourinárias, no trato reprodutivo alto, vertebrais, cardíacas e traqueoesofágicas.[2-4]

Apresentam prevalência de 1 em cada 5 mil nascidos-vivos e ocorrência discretamente maior nos meninos.[5] Nas meninas, a malformação anorretal mais frequente é o ânus imperfurado com fístula retovestibular, seguido pelo ânus imperfurado com fístula retoperineal e pela formação cloacal.[1]

A etiologia não está bem definida, mas aparenta ser multifatorial, com componente genético e fatores ambientais.[6] O componente genético parece ser expressivo. São indícios importantes da etiologia genética: o aumento da incidência da malformação anorretal para 1% quando existe um caso anterior na mesma prole; a maior prevalência da anomalia em pacientes com trissomia do cromossomo 21 (síndrome de Down), sendo que, nesses pacientes acometidos, a alteração mais frequente é o ânus imperfurado sem fístula, que ocorre raramente na população não sindrômica acometida (apenas 5% de todas as MAR).[2,7]

A malformação anorretal pode ocorrer isoladamente, ou pode ser parte de um fenótipo complexo, compondo os achados de diversas síndromes, além da síndrome de Down, como síndrome de Currarino, Townes-Brocks e VACTERL (associação de anomalia vertebral, anorretal, cardíaca, traqueoesofágica, renal e de membros).[7] Pode ocorrer de maneira esporádica ou em mais de um indivíduo familiar, com formas diferentes de hereditariedade. A herança pode ser autossômica dominante, autossômica recessiva ou autossômica recessiva ligada ao cromossomo X. Essa variedade de hereditariedade reflete o envolvimento multigênico da doença, que teve anomalias identificadas em 17 cromossomos diferentes.[8]

O evento-chave na embriogênese que resulta em MAR é a parada do desenvolvimento do septo urorretal em direção à membrana cloacal, que ocorre entre a 4ª e a 8ª semana gestacional.[9]

Genes relacionados à expressão de receptores de superfície de células epiteliais, intestinais, no mesoderma e endoderma, que regulam o destino celular na embriogênese, atuam na padronização de compartimentos intestinais e no desenvolvimento cloacal.[6]

Estudos epidemiológicos sugerem que fatores ambientais podem estar relacionados à etiologia da doença. Foi vista uma associação positiva na presença de condições maternas como: diabetes, obesidade, febre materna no primeiro trimestre de gestação, asma, epilepsia, deficiência de vitamina A, deficiência de ácido fólico e doenças da tireoide, além de tabagismo paterno.[7] Entretanto, mais estudos são necessários para estabelecer tais fatores ambientais como fatores causais.

Ao final, ilustraremos o capítulo com cinco casos de MAR conduzidos em nosso Serviço, em conjunto com a coloproctologia.

Classificação

Algumas classificações diferentes de MAR já foram propostas ao longo do tempo.

A primeira foi descrita por Stephens, em 1953, com base na posição do segmento distal do intestino com relação à alça do puborretal.[10]

Em 1984, a classificação de Wingspread, de acordo com o posicionamento do reto em relação ao músculo elevador do ânus e com o sexo do neonato, dividia as MAR em altas, intermediárias e baixas.[11] Fundamentada em estudos embriológicos e anatômicos e com grande utilidade didática, essa classificação foi utilizada por um longo período.

Em 1995, com base na experiência adquirida com a técnica de anorretoplastia sagital posterior (ARPSP) e percebendo que a localização da fístula tem grande influência no resultado em longo prazo, Peña propôs uma classificação fundamentada em critérios terapêuticos e prognósticos, que tem sido muito utilizada (Quadro 56.1).[12] Peña utiliza a posição da fístula para determinar o acesso cirúrgico.

Mais recentemente (2005), foi proposta nova classificação, descrita para uso clínico e aprovada pelo consenso europeu sobre MAR na conferência de Krickenberg.[8,13] A classificação de Krickenbeck é composta por três elementos: o primeiro se relaciona ao diagnóstico; o segundo, ao procedimento cirúrgico; e o terceiro documenta o resultado funcional da cirurgia (constipação e incontinência) (Quadro 56.2).

Quadro 56.1
Classificação de Peña para as malformações anorretais (1995).

Masculino	***Feminino***
Fístula perineal	Fístula perineal
Fístula retouretral ▪ Bulbar ▪ Prostática	Fístula vestibular
Fístula retovesical	Cloaca persistente
	< 3 cm canal comum > 3 cm canal comum
Ânus imperfurado sem fístula	Ânus imperfurado sem fístula
Atresia retal	Atresia retal

Fonte: Peña, 1995.[12]

Quadro 56.2 Classificação de Krickenbeck para malformações anorretais (2005).	
Grupos clínicos maiores	***Raras (variantes regionais)***
Fístula perineal (cutânea)	Bolsa cólica
Fístula retouretral	Atresia/estenose retal
Bulbar	Fístula retovaginal
Prostática	Fístula tipo-H
Fístula retovesical	Outras
Fístula vestibular	
Ausência de fístula	
Estenose anal	

Fontes: Holschneider et al., 2005;[8] Van der Steeg et al., 2015.[13]

Tipos de malformações e malformações associadas

No sexo feminino, os defeitos mais comuns, por ordem de frequência, são fístula retovestibular (ou vestibular), fístula perineal (retoperineal ou cutânea) e persistência da cloaca.[12,14] Neste capítulo, vamos nos ater a esses três defeitos mais frequentes.

Ânus imperfurado com fístula

Tradicionalmente, são chamados de defeitos baixos, nos quais o reto se exterioriza num orifício diminuto, usualmente estenótico e localizado anteriormente ao esfíncter anal. A maioria das pacientes tem um esfíncter anal funcionalmente preservado e normalmente localizado.[2]

No ânus imperfurado com fístula retovestibular (ou vestibular), o reto se abre na parede posterior do vestíbulo vaginal, pouco acima do introito vaginal. A parede vaginal posterior e a porção inferior do reto se fundem, compartilhando uma parede comum (Figura 56.1). Já na fístula perineal (ou cutânea), a abertura do orifício retal está localizada entre o introito vaginal e o centro do esfíncter anal.

Cloaca

Na persistência cloacal, a vagina, a uretra e o reto estão unidos na pelve em um único canal, que se exterioriza na topografia uretral (Figura 56.2).[15]

Esse canal único é classificado como curto (quando inferior a 3 cm) ou longo (quando maior). E quanto maior a sua extensão, maior a complexidade da correção.[1,15]

É comum a ocorrência de malformações associadas às MAR, principalmente quando o defeito é a permanência cloacal. Até 90% das cloacas cursam com alterações urinárias, como rim único, refluxo vesicoureteral, rim em ferradura, ureteres ectópicos ou duplicados.[2,15] Também existe associação importante com alterações ósseas graves, sendo o sacro a estrutura mais acometida. O sacro hipodesenvolvido pode apresentar alterações espinhais graves, que determinam pior prognóstico e resultados cirúrgicos.[2]

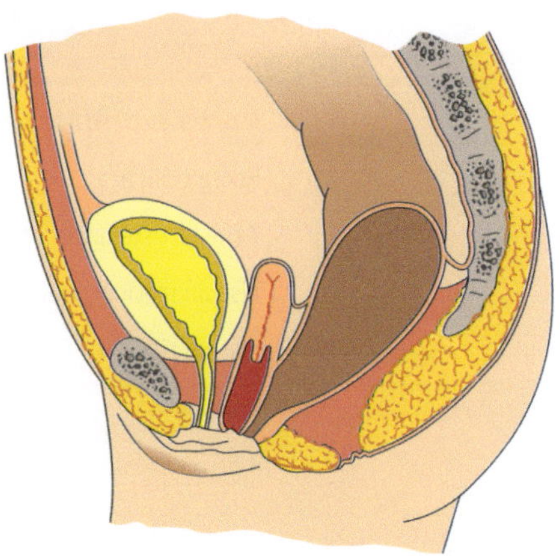

Figura 56.1 – Fístula vestibular.
Fonte: Adaptada de Maksoud JG.[23]

Até 50% das malformações cloacais apresentam vagina dilatada por uma coleção de urina ou muco, chamada de hidrocolpo (Figura 56.2). Não se sabe a razão da dilatação, pois o canal comum normalmente é pérvio. Essa dilatação pode obstruir as vias urinárias, cursando com megaureter, hidronefrose e perda de função renal. Pode também infectar-se, gerando piocolpo e sepse.[2,15]

Além do hidrocolpo, outras malformações uterovaginais podem estar presentes também em pacientes com MAR menos complexas que a cloaca. Septo e agenesia vaginal acometem, respectivamente, 5% e 9% das pacientes com fístula vestibular.[16] Alterações müllerianas são encontradas em 40% a 67% das pacientes com cloaca persistente, sendo a mais frequente a duplicação de útero (útero didelfo) e vagina dividida por septo vaginal longitudinal.[15,16]

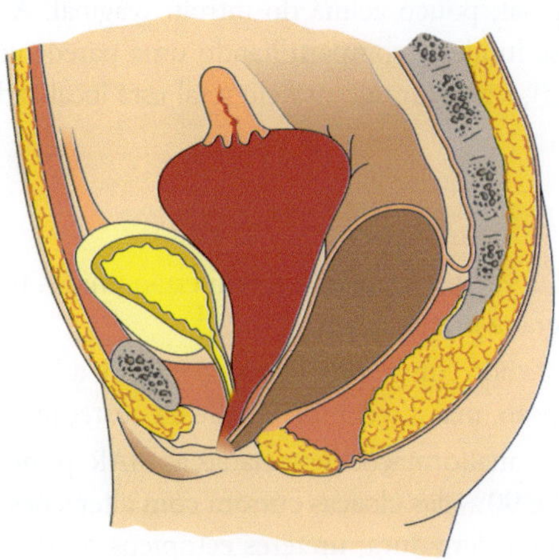

Figura 56.2 – Cloaca com hidrocolpo.
Fonte: Levitt e Peña, 2007.[2]

≡ Quadro clínico

O quadro clínico inicial é a alteração anatômica que é percebida no momento do nascimento, durante a avaliação neonatal, e que também permite o diagnóstico inicial. O ânus imperfurado com fístula vestibular pode apresentar-se com a eliminação de mecônio pela vagina ou, em caso de fístula estenótica ou ausência de fístula, pela não eliminação de mecônio nos primeiros dias de vida.[1]

Casos com fístulas não estenóticas podem ter sintomatologia apenas com o treinamento intestinal da criança, com constipação ou incontinência fecal, sendo esta última a mais frequente. Com a fístula vestibular ou perineal não corrigidas, a proximidade entre ânus e vagina ocasiona queixas de corrimento vaginal e odor vaginal frequentes. Essa mesma proximidade anatômica, se não corrigida, na adolescência e na vida adulta pode resultar em dificuldade na relação sexual, com dispareunia e com coito retal inadvertido.

≡ Diagnóstico

A ultrassonografia, ainda no período intrauterino, com a presença de cisto abdominal, cisto pélvico ou hidronefrose, no feto feminino, deve gerar a suspeita de malformação cloacal.[17]

Após o nascimento, o diagnóstico é inicialmente clínico, com a identificação das alterações anatômicas descritas nos primeiros momentos de vida ou com o surgimento de sintomas com o avançar do tempo sem o tratamento. Exames adicionais são importantes na pesquisa de malformações associadas e para esclarecer a anatomia e possibilitar o planejamento cirúrgico.

A inspeção física deve ser cuidadosa, com a identificação imediata da presença ou ausência de fístula, da sua posição e se há estenose do orifício, presença de complexo esfincteriano e o posicionamento deste. A identificação da fístula pode ser mais fácil após o primeiro dia de vida, quando a pressão intraluminal exercida pelo mecônio no trajeto fistuloso o torna mais evidente.[1]

Exames radiológicos contrastados são importantes em defeitos altos ou quando não se visualiza a fístula retal. Devem ser realizados após 24 horas de vida, em incidência lateral, com a criança em posição prona e com a pelve elevada. No caso de ânus imperfurado sem fístula, esses exames ajudam na determinação da distância entre o fundo cego retal e a pele anal.[1]

As ultrassonografias pélvica e abdominal são mandatórias para o rastreio de anomalias renais associadas e investigação de hidrocolpo no defeito cloacal.[18]

Aproveitando-se a sedação anestésica da abordagem cirúrgica, deve ser realizada vaginoscopia. A exploração permite identificar septo vaginal e sua extensão, duplicação de vagina e visualização do colo uterino. Quadros mais complexos podem ser investigados, adicionalmente, com exame de imagem, como a ressonância magnética. O conhecimento acurado da anatomia reprodutiva prepara a paciente, os pais e a equipe médica para alterações esperadas na puberdade e na vida adulta.[16]

A investigação de malformação sacral pode ser realizada com radiografia simples ou ultrassonografia de coluna lombossacra.[19] Ecocardiografia é indicada para avaliação de defeitos cardíacos e não deve ser adiada em pacientes que serão submetidos à cirurgia corretiva precoce.

Tratamento

Os objetivos finais do tratamento são: reestabelecer a anatomia; manter a função e o controle intestinal e urinário; preservar a função sexual e reprodutiva. Para tanto, uma equipe multidisciplinar e um seguimento em longo prazo são necessários.

O tratamento definitivo da MAR propriamente dito é sempre cirúrgico, com o reposicionamento do reto e a individualização do trato urinário, genital, bem como correção de malformações genitais, quando associadas. Questões importantes são: o momento ideal da correção definitiva; e se existe necessidade de procedimentos de urgência para evitar complicações.

No primeiro dia de vida, deve ser realizada reposição de fluidos, descompressão nasogástrica, administração de antibióticos, se indicado, e avaliação da presença de atresia esofágica, defeitos cardíacos ou anomalias renais.[20]

Nas primeiras 48 horas de vida, devem ser tomadas decisões sobre a necessidade de medidas de urgência, como colostomia descompressiva, drenagem ou derivação urinária, drenagem de hidrocolpo, e sobre o momento ideal para a correção cirúrgica definitiva, inclusive. Outras cirurgias, como correção de malformações cardíacas, urinárias ou esofágicas, podem se impor antes da correção da MAR (Figura 56.3).

Ânus imperfurado com fístula

A conduta clássica na fístula vestibular é a realização precoce de colostomia e, após 6 a 8 meses, a realização da cirurgia definitiva, com reversão da colostomia em um terceiro tempo cirúrgico. Entretanto, algumas crianças apresentam orifício da fístula amplo (> 5 mm, ou pérvio para vela de Hegar número 12), com drenagem eficiente de mecônio e, nessa situação, o tratamento cirúrgico pode ser postergado, sem necessidade de colostomia num primeiro momento.[1]

Atualmente, a cirurgia indicada para correção de ânus imperfurado com fístula vestibular é a transposição anal posterior (PAT, do inglês *posterior anorectal transposition*), a qual tem apresentado satisfação estética e recuperação da continência fecal, na maioria dos casos.

Na fístula perineal (cutânea), o tratamento indicado é a PAT, sem necessidade de colostomia, e em casos selecionados apenas a dilatação do orifício e, posteriormente, o reposicionamento do reto.

Cloaca

Na malformação cloacal, a colostomia precoce permite melhor avaliação da anatomia e programação cirúrgica definitiva.[1]

Se houver obstrução urinária pelo hidrocolpo, deve ser realizada tubo-vaginostomia externa para drenagem do hidrocolpo e derivação urinária para proteção renal e colostomia.

Cloaca com canal comum inferior a 3 cm pode ser corrigida com PAT.[1,15] Na presença de canal comum mais longo, o reposicionamento uretral, vaginal e retal requer cirurgias reconstrutivas mais complexas, como anorretovaginouretroplastia sagital posterior (ARVUPSP), realizada após 3 a 6 meses da abordagem inicial.

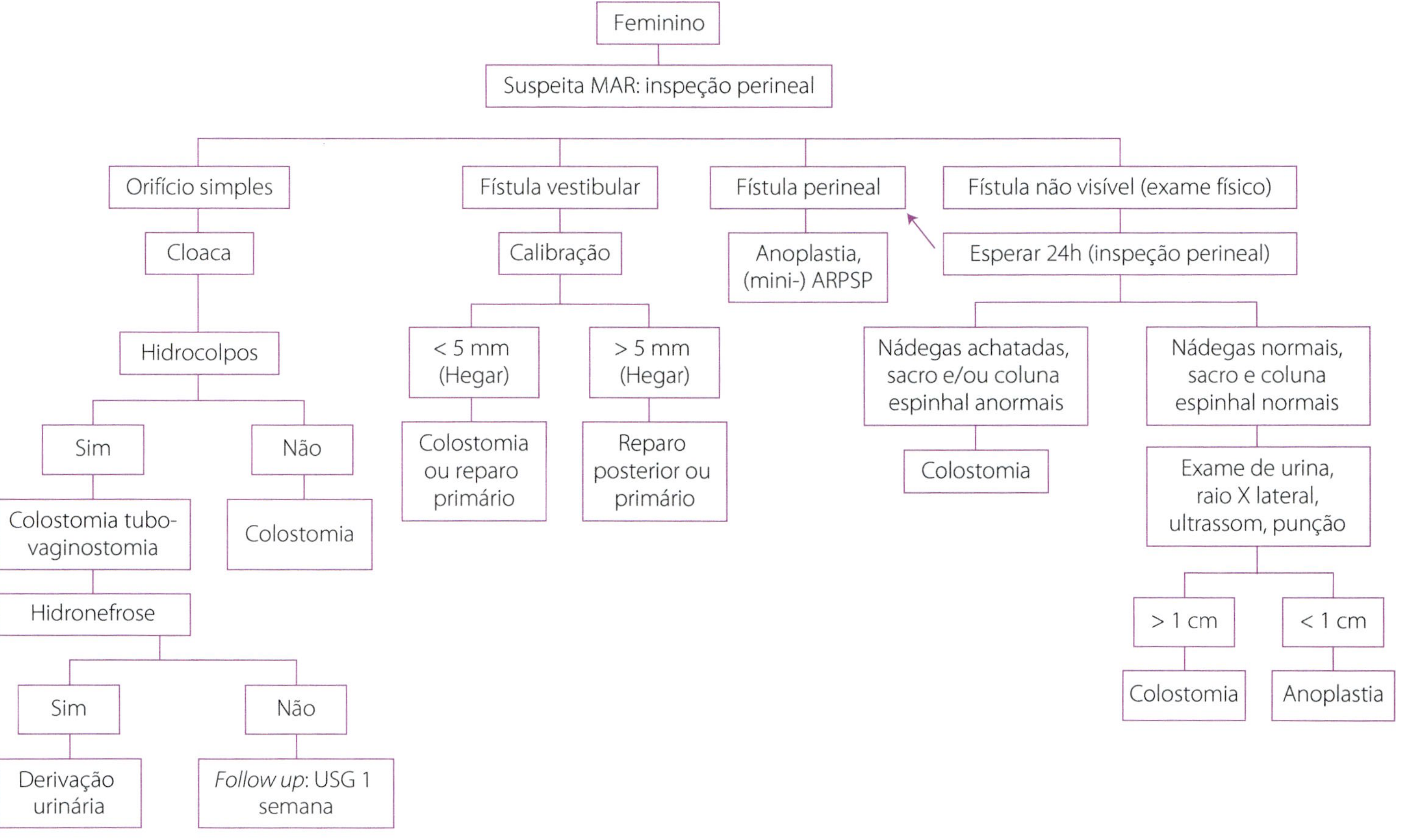

Figura 56.3 – Algoritmo dos procedimentos iniciais a serem realizados em recém-nascidos do sexo feminino.

Legenda: ARPSP: anorretoplastia sagital posterior.

Fonte: Adaptada de Vander Steeg et al., 2015.[13]

Acompanhamento e condutas ginecológicas

O ginecologista é uma peça importante na equipe multidisciplinar, pode auxiliar no diagnóstico e melhor avaliação do trato reprodutivo e tem papel também no seguimento em longo prazo. Em diferentes fases da vida da paciente, diferentes questões devem ser abordadas, e o ginecologista deve se antecipar a elas.[16]

No período neonatal, é importante a identificação de hidrocolpo e malformações müllerianas associadas. Nesse momento, os responsáveis pela criança e a equipe médica devem discutir questões futuras, como prognóstico reprodutivo e necessidade de intervenções cirúrgicas em momento oportuno.

Para pacientes com defeitos obstrutivos, como agenesia de vagina e septo, deve-se retomar o acompanhamento ginecológico com o início da puberdade. Essa é a janela de oportunidade para evitar o acúmulo de fluido menstrual nas vias canaliculares superiores e suas consequências, como dismenorreia, endometriose, defeitos tubários e infertilidade. Deve-se iniciar acompanhamento ultrassonográfico após 6 meses da telarca. Presença de hematotraquelo e/ou hematométrio sugere o momento para correção cirúrgica.

Ainda na adolescência ou na vida adulta, ocorre a iniciação da atividade sexual. Grande parte das pacientes tem atividade sexual saudável. Nessa faixa etária, avalia-se a presença de estenose de introito vaginal por cicatriz cirúrgica e adequação do corpo perineal. Pode ser necessária a introitoplastia quando há queixa de dispareunia ou introito sem perviedade para vela de Hegar número 24.[16]

Gestação natural é possível mesmo em casos complexos de cloaca. Riscos obstétricos são existentes se houver malformações müllerianas associadas e variam com a alteração específica (vide o Capítulo 52 – Classificação, diagnóstico e tratamento dos distúrbios do desenvolvimento sexual por anomalias na diferenciação dos ductos de Müller em indivíduos XX; e o Capítulo 57 – Prognóstico reprodutivo de adolescente com malformações Müllerianas). A via de parto nas fístulas vestibular e perineal corrigidas e vagina normal pode ser vaginal, mas deve ser avaliada a complacência do períneo. Já a história de cloaca impõe um parto cesariano.[16,21]

Série de casos

A seguir, são descritas experiências do tratamento cirúrgico em cinco pacientes, adolescentes e adultas, portadoras de ânus vestibular, submetidas a tratamento cirúrgico no Hospital das Clínicas da Faculdade de Medicina da Universidade de São Paulo (HC-FMUSP), pelas equipes de Ginecologia e Coloproctologia.

• Caso 1

Paciente com 20 anos. Queixava-se de incontinência fecal e diagnóstico de cloaca ao nascimento. Relatou desenvolvimento de caracteres sexuais secundários sem anormalidades, menarca aos 14 anos, ciclos regulares. Nega atividade sexual.

Ao exame, constatou-se ânus a cerca de 1 cm abaixo do introito vaginal, sem outras anormalidades (Figura 56.4).

Diagnóstico: ânus imperfurado com fístula vestibular.

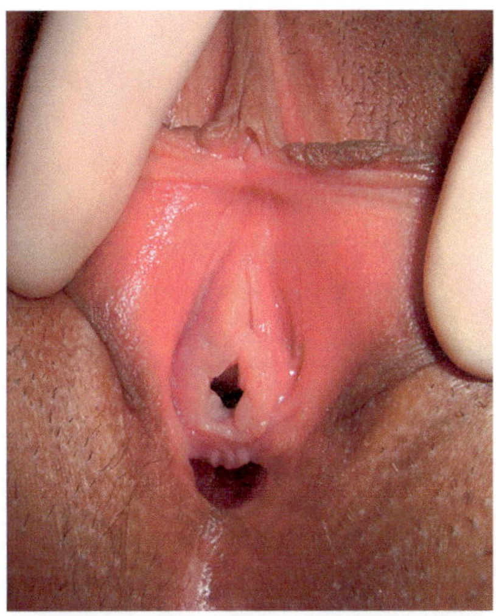

Figura 56.4 – Caso 1: ânus vestibular.
Fonte: Acervo da Clínica Ginecológica do HC-FMUSP.

- Caso 2

Adolescente com 18 anos de idade. Referia malformação vaginal e anal e incontinência fecal. Nascida com estenose de esôfago e ânus imperfurado, foi submetida a correção cirúrgica no 1º dia de vida. Desenvolvimento dos caracteres sexuais sem anormalidades, menarca aos 13 anos, com ciclos regulares. Nega atividade sexual.

Ao exame físico: visualizado hímen septado e ânus distando 5 mm do introito vaginal (Figura 56.5).

Diagnóstico: ânus vestibular e septo himenal.

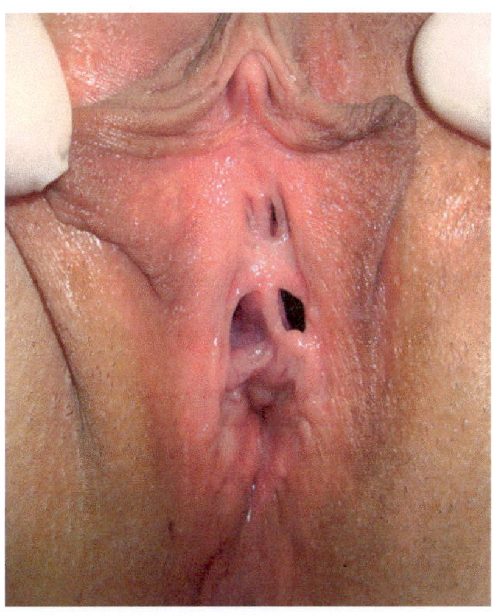

Figura 56.5 – Caso 2: ânus vestibular e septo himenal.
Fonte: Acervo da Clínica Ginecológica do HC-FMUSP.

- Caso 3

Adolescente com 19 anos de idade. Paciente com queixa de proximidade do ânus com a vagina e com amenorreia primária. Nascida com ânus imperfurado, foi submetida a correção cirúrgica aos 8 meses de idade. Submetida também a nefrectomia, por atrofia renal, aos 12 anos. Apresenta rim único e síndrome de Rokitansky.

Ao exame físico: apenas esboço do canal vaginal, abertura de reto no vestíbulo vaginal (Figura 56.6).

Diagnóstico: ânus imperfurado com fístula vestibular.

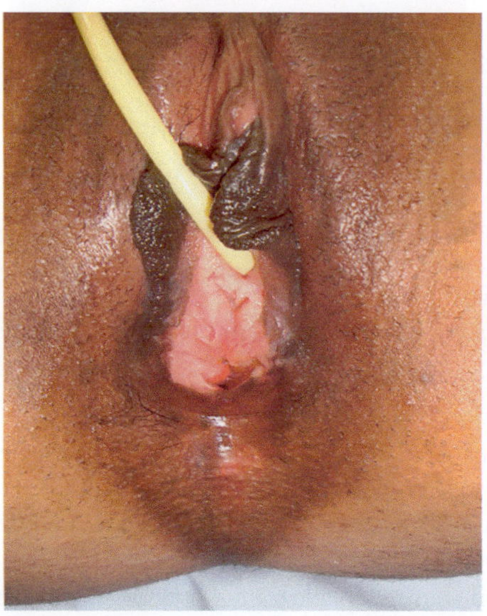

Figura 56.6 – Caso 3: ânus vestibular com cirurgia prévia e agenesia de vagina.
Fonte: Acervo da Clínica Ginecológica do HC-FMUSP.

- Caso 4

Paciente com 20 anos de idade. Referiu ausência de ânus e incontinência fecal. Referia também infecção urinária e corrimento vaginal recorrentes. Desenvolvimento dos caracteres sexuais sem anormalidades, menarca aos 12 anos, com ciclos regulares. Nega atividade sexual.

Ao exame: abertura do reto logo abaixo do introito vaginal. Presença bem marcada da impressão anal no períneo (Figura 56.7).

Diagnóstico: ânus vestibular.

- Caso 5

Adolescente com 17 anos de idade. Referia ausência de ânus e que as fezes eram eliminadas pela vagina. Queixava-se de dificuldade para urinar e realizava cateterismos frequentes orientados pelo urologista, uma vez que tinha bexiga neurogênica. Teve puberdade normal. Tem diagnóstico de útero bicorno.

Ao exame físico: fístula retal adjacente ao introito vaginal e ânus imperfurado (Figura 56.8).

Diagnóstico: ânus vestibular.

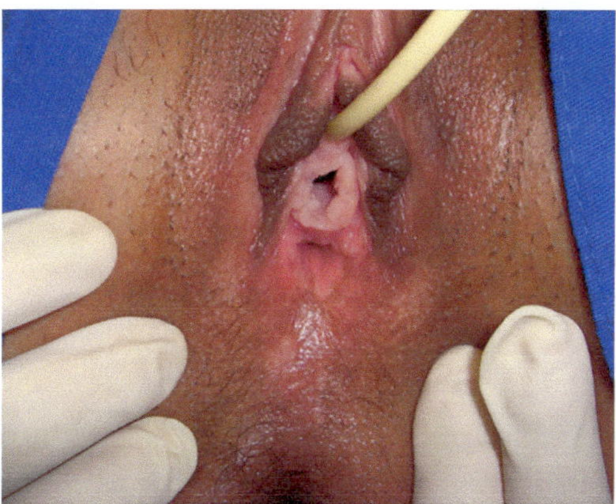

Figura 56.7 – Caso 4: ânus vestibular.
Fonte: Acervo da Clínica Ginecológica do HC-FMUSP.

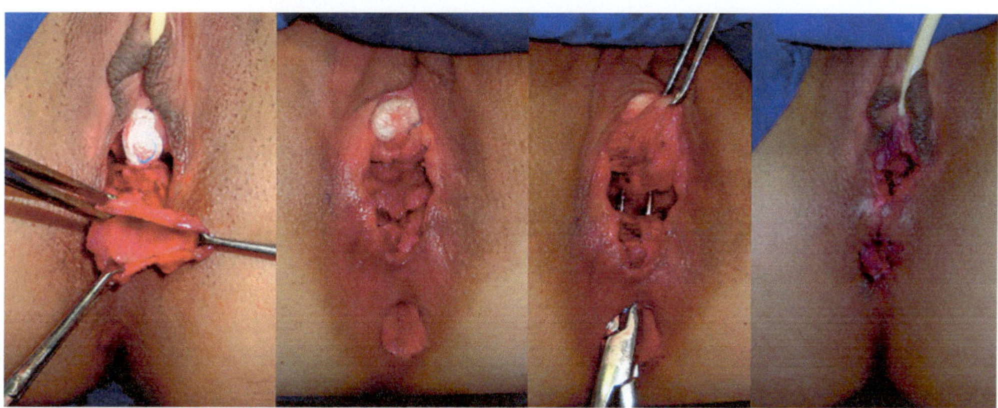

Figura 56.8 – Intraoperatório com a sequência dos tempos cirúrgicos: liberação do reto; preparo do leito anal; transposição do reto para o complexo esfincteriano e leito anal; sutura do reto na borda anal e sutura de períneo (aspecto final).
Fonte: Acervo da Clínica Ginecológica do HC-FMUSP.

Todas as cinco pacientes foram submetidas a avaliação do trato genitourinário e intestinal por exame físico e de imagens (radiografia contrastada, tomografia de abdome e pelve) e eletroneuromiografia para identificação da presença e do funcionamento do complexo esfincteriano anal.

A Figura 56.8, referente à paciente do caso 5, apresenta a sequência dos tempos cirúrgicos empregados para a correção definitiva, com *transposição anal posterior*, em todos os cinco casos aqui apresentados. Optou-se pela cirurgia sem colostomia preventiva, apenas com preparo intestinal adequado.

Todas as pacientes evoluíram favoravelmente no pós-operatório, sem infecção perineal, e recuperaram a continência para fezes sólidas. O escore de incontinência da Cleveland Clinic Florida no pré-operatório era de 17 e na avaliação realizada 12 semanas após o procedimento foi de 11, mostrando uma melhora funcional.[22]

As quatro pacientes que apresentavam vaginas normais relataram atividade sexual sem dificuldades. A paciente que apresentava síndrome de Rokitansky iniciou dilatação vaginal (método de Frank) após recuperação cirúrgica.

REFERÊNCIAS BIBLIOGRÁFICAS

1. Wood RJ, Levitt MA. Anorectal malformations. Clin Colon Rectal Surg. 2018;31:61-70.
2. Levitt MA, Peña A. Anorectal malformations. Orphanet J Rare Dis. 2007;2:33.
3. Peña A, Hong A. Advances in the management of anorectal malformations. Am J Surg. 2000;180:370-6.
4. Ladd WE. Congenital malformations of the anus and rectum. Am J Surg. 1934;23:167-75.
5. Falcone Jr RA, Levitt MA, Peña A, Bates M. Increased heritability of certain types of anorectal malformations. J Pediatr Surg. 2007;42 (01):124-127 [discussion 127-128].
6. Khanna K, Sharma S, Pabalan N, Singh N, Gupta DK. A review of genetic factors contributing to the etiopathogenesis of anorectal malformations. Pediatr Surg Int. 2018;34(1):9-20.
7. Wang C, Li L, Cheng W. Anorectal malformation: the etiological factors. Pediatr Surg Int. 2015;31:795-804.
8. Holschneider A, Hutson J, Pena A et al. Preliminary report on the International Conference for the Development of Standards for the Treatment of Anorectal Malformations. J Pediatr Surg. 2005;40:1521-1526.
9. Fitzgerald MJT, Fitzgerald M. Human embryology. Bailliere Tindall. Philadelphia; 1994. p. 1-251.
10. Stephens FD. Imperforate rectum: a new surgical technique. Med J Aust. 1953;1:202-3.
11. Stephens FD, Durham-Smith E. Classification, identification, and assessment of surgical treatment of anorectal anomalies. Pediatr Surg Int. 1986;1:200-5.
12. Peña A. Anorectal malformations. Sem Ped Surg. 1995;4:105-9.
13. Van Der Steeg HJJ, Schmiedeke E, Bagolan P et al. European Consensus Meeting of ARM: net members concerning diagnosis and early management of newborns with anorectal malformations. Tech Coloproctol. 2015;19:181-185.
14. Peña A. Results in the management of 322 cases of anorrectal malformations. Pediatr Surg Int. 1988;3:105-11.
15. Levitt MA, Peña A. Cloacal malformations: lessons learned from 490 cases. Semin Pediatr Surg. 2010;19(02):128-138.
16. Breech L. Gynecologic concerns in patients with anorectal malformations. Seminars in Pediatr Surg. 2010; 19:139-145.
17. Livingston J, Elicevik M, Crombleholme T, Peña A, Levitt M. Prenatal diagnosis of persistent cloaca: a 10 year review. Am J Obstet Gynecol. 2006;195(06):s63.
18. Levitt MA, Peña A. Pitfalls in the management of newborn cloacas. Pediatr Surg Int. 2005;21(04):264-269.
19. Bui CJ, Tubbs RS, Oakes WJ. Tethered cord syndrome in children: a review. Neurosurg Focus. 2007;23(02):e2.
20. Shaul DB, Harrison EA. Classification of anorectal malformations: initial approach, diagnostic tests, and colostomy. Semin Pediatr Surg. 1997;6(04):187-195.
21. Breech L. Gynecologic concerns in patients with cloacal anomaly. Seminars in Pediatr Surg. 2016;25:90-95.
22. Jorge JMN, Wexner SD. Etiology and management of fecal incontinence. Dis Colon Rectum. 1993;36:77-97.
23. Maksoud JG, editor. Cirurgia pediátrica. Vol. 2. 2. ed. Rio de Janeiro: Revinter; 2003. Capítulo 73; p. 841-867.

57

Prognóstico Reprodutivo de Adolescentes com Malformações Müllerianas

- Pedro Augusto Araújo Monteleone
- Vanessa Heinrich Barbosa de Oliveira
- Paulo Cesar Serafini
- Edmund Chada Baracat

O prognóstico reprodutivo da paciente com malformação mülleriana é uma questão importante e deve ser abordado precocemente, pois as condutas indicadas após o diagnóstico de uma anomalia anatômica no trato genital visam, além do alívio sintomático, a preservação do potencial reprodutivo. Mesmo que muitas vezes não exista a indicação de tratamento cirúrgico, a paciente e os responsáveis devem ser esclarecidos quanto a possíveis complicações numa gestação futura e devem ser informados sobre a necessidade de um acompanhamento obstétrico cuidadoso.

As malformações müllerianas são reconhecidamente um fator de risco importante para complicações obstétricas.[1,2] Falaremos delas separadamente, pois possuem implicações e tratamentos distintos.

Útero arqueado

O útero arqueado é classicamente considerado uma variante normal da anatomia uterina.[3] Atendo-se aos estudos que utilizaram a classificação publicada pela Sociedade Americana de Medicina Reprodutiva (ASRM),[4,5] foi realizada uma revisão sistemática com metanálise que avaliou as implicações clínicas relacionadas às diversas malformações müllerianas, na qual a presença de arqueamento do fundo uterino não mostrou diferença significativa na chance de gestação natural, taxa de gestação com uso de reprodução assistida, nem complicações obstétricas como baixo peso ao nascer, parto prematuro ou abortamento de primeiro trimestre. No entanto, a taxa de abortamento no segundo trimestre foi significativamente elevada.[6]

Em 2013, a Sociedade Europeia de Reprodução Humana (ESHRE) publicou nova proposta de classificação das malformações müllerianas, excluindo a entidade útero arqueado das demais malformações.[7] Essa nova classificação também propõe uma alteração no critério diagnóstico de septo uterino, que acaba por reduzir a proporção de arqueamento tolerado para a classificação como septo. Estudo realizado, comparando as duas classificações no diagnóstico de septo uterino e útero arqueado, mostrou que parte significativa das projeções antes consideradas apenas arqueamento seria então considerada septos pela nova classificação.[8] Essa observação será importante caso a classificação sugerida pela sociedade europeia e a nova definição de septo sejam aceitas e utilizadas em novos estudos.

Como consenso atual, o diagnóstico de útero arqueado em pacientes assintomáticas não acarreta prognóstico reprodutivo desfavorável, pois não aumenta a taxa de infertilidade ou a taxa de falha de tratamento de reprodução assistida. Casos de abortamento tardio devem ser avaliados individualmente quanto ao critério de classificação utilizado, o que pode resultar na reclassificação do arqueamento como septo e então alterar a conduta. Mas o diagnóstico de arqueamento não deve incitar uma conduta cirúrgica, dada a falta de benefício obtido com a abordagem.

Útero septado

O septo uterino é a malformação mülleriana mais prevalente e a de maior relevância clínica, em razão dos desfechos obstétricos negativos associados, e também pelo impacto positivo da ressecção histeroscópica na melhora dos resultados reprodutivos.[9]

A definição do septo uterino como causa de infertilidade é controversa.[2] Venetis et al., em metanálise publicada em 2014, encontraram diminuição significativa nas chances de gestação natural nas pacientes com septo uterino, quando comparadas às pacientes sem o septo (risco relativo – RR: 0,86; intervalo de confiança – IC de 95%: 0,77 a 0,96).[6]

Embora a associação entre septo uterino e infertilidade esteja presente e seja positiva, os estudos avaliados eram retrospectivos e com heterogeneidade relevante entre eles. E, dada a falta de ensaios clínicos randomizados avaliando melhora na taxa de gestação espontânea com a ressecção cirúrgica, assume-se que as evidências são insuficientes para apontar o septo como causa de infertilidade.[3]

Quando avaliamos as complicações obstétricas, a presença do septo tem uma correlação importante com complicações gestacionais: 44% das pacientes com septo apresentam perda gestacional recorrente; e 22,4%, parto prematuro.[10] Também há maior chance de restrição do crescimento intrauterino, apresentações anômalas, descolamento prematuro de placenta e maior mortalidade perinatal.[2,3,6] Em ensaios clínicos randomizados, a ressecção histeroscópica do septo resultou em maiores taxas de nascidos-vivos no grupo de pacientes com perda gestacional prévia, bem como redução significativa nas complicações citadas.[3]

Classicamente, o tratamento cirúrgico é indicado em: pacientes com mau passado obstétrico, infertilidade sem causa aparente, idade superior a 35 anos, realização de histeroscopia ou videolaparoscopia por outra indicação e paciente com indicação de tratamento de reprodução assistida.[2]

A Sociedade Americana de Medicina Reprodutiva (ASRM), em *guideline* publicado em 2016, recomenda que, dados os benefícios evidentes da remoção do septo no desfecho obstétrico, mesmo as pacientes assintomáticas e sem as indicações descritas anteriormente devem considerar a ressecção antes da gestação.[3]

Assim, aconselhamos as pacientes adolescentes diagnosticadas com o septo sobre o impacto positivo do tratamento cirúrgico no curso da gestação; porém, quando a paciente está assintomática, postergamos a ressecção até a época oportuna.

Útero unicorno, bicorno e didelfo

As malformações müllerianas por defeitos de fusão estão associadas a desfechos gestacionais ruins, mas não à infertilidade.[6,11] O prejuízo reprodutivo e a conduta indicada variam conforme a malformação, se é uma forma obstrutiva ou não; se a capacidade uterina for reduzida, como pode acontecer no útero unicorno, no útero bicorno e no útero didelfo, pode haver restrição de crescimento fetal intraútero e incompetência cervical, com abortamentos de repetição e partos prematuros.[10,12]

Em caso de útero unicorno com corno acessório rudimentar, em geral o corno principal, mesmo com dimensões menores, e a tuba correspondente costumam ter funções normais, e no lado contralateral pode haver assimetrias, desde hipoplasias a agenesias.

No caso de hipoplasia contralateral, o corno acessório pode ter endométrio funcionante ou não funcionante. Quando funcionante, deve-se fazer a remoção cirúrgica, uma vez que ambas as formas apresentam complicações: o funcionante não comunicante, que representa 90% dos casos, causa dor incapacitante típica de todas as malformações obstrutivas, além de propiciar o desenvolvimento futura de endometriose, pelo refluxo menstrual para a cavidade peritoneal. O comunicante, se não causa a dismenorreia intensa, pode ser sede de gestação, com possibilidades de rotura uterina.[13,14]

Por permitirem a passagem normal do fluxo menstrual, as anomalias não obstrutivas costumam ser achados acidentais em pacientes assintomáticas. Já as pacientes com obstruções a esse fluxo tendem a receber o diagnóstico de forma mais precoce, e a intervenção cirúrgica pode prevenir o prejuízo do tecido ovariano e preservar a função tubária do corno funcionante.[10]

As abordagens cirúrgicas não melhoram as complicações gestacionais, que são: maior risco de abortamento no útero bicorno e unicorno; maior chance de parto prematuro, especialmente parto inferior a 28 semanas de gestação no útero bicorno; maiores taxas de apresentações anômalas e partos cesáreos; e restrição de crescimento intrauterino significativa no útero bicorno e didelfo.[6]

Assim, salvo pela retirada do corno rudimentar funcionante e do septo vaginal oblíquo quando presente com o útero didelfo, as abordagens cirúrgicas não melhoram os desfechos gestacionais, portanto não estão indicadas.

Malformações müllerianas complexas

Nas malformações müllerianas com obstrução (septo vaginal ou agenesia vaginal), a recanalização precoce interrompe a progressão do hematocolpo para hematometra e hematossalpinge, prevenindo a perda da função tubária e restaurando o potencial reprodutivo da paciente.[15]

Situação delicada ocorre na presença de agenesia ou atresia cervical, associadas ou não a agenesia de vagina. Quando o canal cervical está presente (atresia), a desobstrução cirúrgica do colo é uma possibilidade; e se a função menstrual for recuperada, o prognóstico reprodutivo pode melhorar. Na agenesia de colo, com ausência do canal endocervical, os resultados das cirurgias de recanalização são ruins, tanto na literatura mundial[16,17] quanto na experiência do nosso serviço. Nesses casos, a histerectomia é a intervenção universalmente indicada, o que restringe a fertilidade futura da paciente.

À semelhança dos casos de agenesia uterina pela Síndrome de Mayer-Rokitansky-Kuster-Hauser (SMRKH), essas pacientes têm a possibilidade de alcançar a maternidade com o próprio material genético por meio de técnica de reprodução assistida, com estimulação ovariana controlada, aspiração folicular, manipulação de gametas em laboratório e transferência embrionária para um útero de substituição, tratamento regulamentado pela resolução do Conselho Federal de Medicina n. 2.168, de 21/09/2017, que exige que a doadora temporária do útero e a paciente sejam parentes de até quarto grau e determina que a doação não pode ter caráter financeiro.

Em 2013, na Suécia, foi realizada uma série de nove transplantes uterinos, com úteros de doadoras vivas, que resultou no primeiro nascido-vivo de útero transplantado em 2014.[18] Em 2017, no Brasil, nasceu o primeiro bebê de mãe com útero transplantado com doadora cadáver, realizado no Hospital das Clínicas da Faculdade de Medicina da Universidade de São Paulo (HC-FMUSP).[19]

Em alguns países, como na Suécia, o útero de substituição não é legalmente aceito, o que faz do transplante a única possibilidade de gestação com material genético próprio do casal. A técnica tem sido mundialmente difundida e parece ter uma boa aceitação, até mesmo pelas pacientes que têm a possibilidade do *útero* de substituição.

O tratamento com transplante uterino é promissor, no entanto, até o presente momento, tem caráter experimental; e a primeira opção para as pacientes com agenesia uterina ou cervical que desejam a maternidade genética é o *útero de substituição*.

REFERÊNCIAS BIBLIOGRÁFICAS

1. Acien P. Reproductive performance of women with uterine malformations. Hum Reprod. 1993;8:122-6.
2. Homer HA, Li T, Cooke ID. The septate uterus: a review of management and reproductive outcome. Fertil Steril. 2000;73:1-14.
3. Practice Committee of the American Society for Reproductive Medicine. Uterine septum: a guideline. Fertil Steril. 2016;106;530-40.
4. Buttram Jr VC, Gibbons WE. Müllerian anomalies: a proposed classification – An analysis of 144 cases. Fertil Steril. 1979;32:40.
5. American Fertility Society. Classification of adnexal adhesions, distal tubal occlusion, tubal occlusion secondary to tubal ligation, tubal pregnancies, Müllerian anomalies, and intrauterine adhesions. Fertil Steril. 1988;49:944-55.
6. Venetis CA, Papadopoulos SP, Campo R, Gordts S, Tarlatzis BC, Grimbizis GF. Clinical implications of congenital uterine anomalies: a meta-analysis of comparative studies. Reprod Biomed Online. 2014;29:665-83.
7. Grimbizis GF, Gordts S, Sardo AD, Brucker S, DeAngelis C, Gergolet M et al. The ESHRE/ESGE consensus on the classification of female genital tract congenital anomalies. Hum Reprod. 2013;28:2032-44.
8. Ludwin A, Ludwin I. Comparison of the ESHRE-ESGE and ASRM classifications of Müllerian duct anomalies in everyday practice. Hum Reprod. 2015;30:569-80.
9. Fedele L, Bianchi S, Frontino G. Septums ans synechiae: approches to surgical correction. Clin Obstet Gynecol. 2006;49:767-788.
10. Rackow BW, Arici A. Reproductive performance of women with Müllerian anomalies. Curr Opin Obstet Gynecol. 2007;19:229-237.
11. Hua M, Odibo AO, Longman RE et al. Congenital uterine anomalies and adverse pregnancy outcomes. Am J Obstet Gynecol. 2011;205:558.e1.
12. Dietrich JE, Millar DM, Quint EH. Non-obstructive reproductive tract anomalies. J Pediatr Adolesc Gynecol. 2014;27:386-395.
13. Jayasinghe Y, Rane A, Stalewski H, Grover S. The presentation and early diagnosis of the rudimentary uterine horn. Obstet Gynecol. 2005;105:1456-1467.
14. Sanfilippo JS, Wakim NG, Schikler KN, Yussman MA. Endometriosis in association with uterine anomaly. Am J Obstet Gynecol. 1986;154:39-43.

15. Dietrich JE, Millar DM, Quint EH. Obstructive Reproductive Tract Anomalies. J Pediatr Adolesc Gynecol. 2014;27:396-402.
16. Miller RJ, Breech L. Surgical correction of vaginal anomalies. Clin Obstet Gynecol. 2008;51:223.
17. Rock JA, Roberts AP, Jones Jr HW. Congenital anomalies of the uterine cervix: lessons from 30 cases managed clinically by a common protocol. Fertil Steril. 2010;94:1858-63.
18. Brännström M, Johannesson L, Bokström H et al. Livebirth after uterus transplantation. Lancet. 2015;385:607.
19. Brännström M, Dahm Kähler P, Greiter R, Mölne J, Díaz-García C, Tullius SG. Uterus transplantation: a rapidly expanding field. Transplantation. 2017 [Epub ahead of print]. doi: 10.1097/TP.0000000000002035.

58

Anomalias das Formações Labiais e do Clitóris

- Rodrigo Itocazo Rocha
- Fernanda Rodrigues Hurtado
- José Alcione Macedo Almeida

Observa-se um aumento recente da procura por procedimentos cirúrgicos na região genital externa, em especial por cirurgias sobre os pequenos e grandes lábios e sobre o clitóris.

Entre as motivações para esse aumento da demanda, o maior acesso às imagens da região genital por meio de mídias eletrônicas parece ter um papel importante, tanto pelo fácil acesso para a visualização genital pelas pacientes quanto pela possibilidade de exposição a que a própria paciente se submete pela obtenção de imagens da própria intimidade e divulgação por mídias sociais.

Outros fatores, como a difusão da depilação genital denominada *brazilian wax*, determinou a possibilidade de visualização de detalhes anatômicos e estruturais genitais, contribuindo para a internalização de um formato idealizado da região vulvar. Isso provoca a preocupação das pacientes em melhorar a aparência genital e aumentar a autoestima.[1]

Apesar desse aumento recente na procura por procedimentos para alterações genitais externas, Honore e O'hara, em 1978, foram os primeiros a discutir sobre cirurgias com finalidades estritamente estéticas sobre os genitais de pacientes adultas.[1]

Se por um lado houve grande aumento da procura por procedimentos sobre os pequenos lábios, clitóris e grandes lábios, representando uma demanda da sociedade, por outro lado esse movimento não foi acompanhado por sociedades médicas ou mesmo centros universitários, tendo ocorrido tanto disposições contrárias à realização de procedimentos quanto falta de posicionamento sobre o assunto por parte das entidades de classe, demonstrando claramente as diferenças de interesses entre esses grupos e a comunidade.[1] Os conceitos e as técnicas cirúrgicas utilizados não são novos, mas sim o conceito de que uma paciente possa desejar se submeter a procedimentos cirúrgicos genitais em decorrência da aparência ou por motivos funcionais, ou mesmo para melhora da sensibilidade erógena e do prazer sexual.

Hipertrofia dos pequenos lábios

A anomalia dos pequenos lábios (também denominados ninfas) mais frequente na prática clínica é a hipertrofia. Atualmente, a mulher, em especial a adolescente, analisa seus órgãos genitais com mais frequência. Cada dia mais a estética é valorizada, inclusive a da região genital.

A hipertrofia dos pequenos lábios não apresenta etiologia definida e, em casos raros, pode decorrer de uma drenagem linfática insuficiente,[1] de traumas genitais, como a queda à cavaleiro, e das alterações hormonais. A hipertrofia de pequenos lábios, mais frequentemente, ocorre ou se acentua com a avançar da idade ou com as gestações.[1]

Em nosso Serviço, no Hospital das Clínicas da Faculdade de Medicina da Universidade de São Paulo (HC-FMUSP), a demanda é significativamente maior de adolescentes, que referem o surgimento da anomalia na ocasião da puberdade, o que pode sugerir sua correlação com o incremento hormonal maior nessa fase evolutiva.

Diagnóstico

A paciente com hipertrofia de pequenos lábios pode apresentar desconforto durante as relações sexuais e na prática de atividade física, como o ciclismo e a equitação. Pode também se sentir incomodada ao utilizar roupas justas e roupas de banho, praia e piscina, pelo volume na região genital.[1]

Além dessas queixas, quando são questionadas sobre o que chamam de desconforto com o uso de maiôs e biquínis, as adolescentes alegam que as ninfas parecem muito volumosas e, por isso, sentem vergonha. Com relação à estética, elas usam termos como "feio, diferente, estranho e esquisito", entre outros. Também são referidas dificuldades na higienização vulvar durante a menstruação.

Ao exame físico, há pacientes que fazem questão de mostrar, em posição ortostática, como os pequenos lábios protusos se apresentam de forma estranha (Figura 58.1)

Ao exame ginecológico, pode-se constatar a hipertrofia bilateral ou unilateral, com dimensões e formas variadas. Aliás, o que percebemos algumas vezes são ninfas com dimensões não exageradamente grandes, mas com alteração da forma, com aparência diferente do padrão que é imaginado pelas pacientes. Uma situação que justifica a apreensão da adolescente é a diferença de tamanho e forma entre as duas ninfas, o que acarreta assimetria (Figura 58.2), dando aspecto disfórmico para a vulva, que é real e não deve ser confundido com o conceito de "dismorfofobia", conhecido desde 1886, quando foi descrito por Enrico Morselli, citado por Conrado (2009).[2] Além disso, às vezes, há hipertrofia apenas do prepúcio do clitóris.

Algumas vezes, podem ser observados sinais de inflamação local, em decorrência do atrito causado sobre os pequenos lábios. Esse quadro pode desencadear processos infecciosos locais.

Quanto ao que é normal ou anormal, não existe definição de tamanho mínimo ou máximo para determinar que haja alteração dos pequenos lábios.[1] Um padrão da normalidade considerado é quando os grandes lábios encobrem os pequenos lábios, e estes recobrem parcialmente o clitóris.

Tratamento

As queixas decorrentes de hipertrofia dos pequenos lábios são divididas em: causas ditas funcionais, ou seja, desconforto na atividade física, sexual, ou no uso das vestimentas; causas estéticas, quando a procura pelo tratamento é especificamente pela melhora do aspecto dos pequenos lábios; ou ainda causas estético-funcionais, quando há associação dessas duas situações.

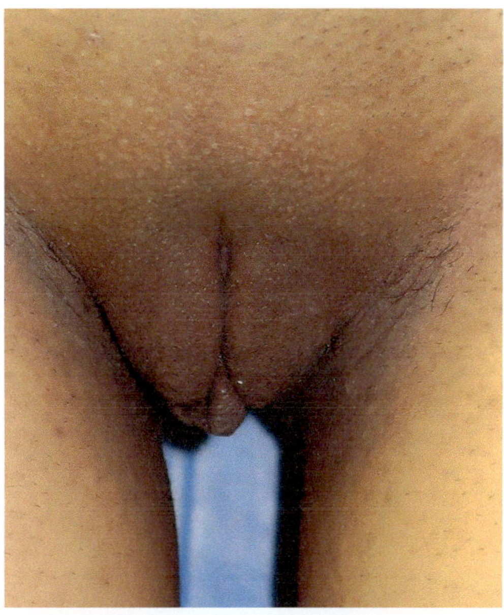

Figura 58.1 – Hipertrofia de pequenos lábios, evidenciando a extensão para além dos limites dos grandes lábios, em posição ortostática.

Fonte: Acervo da Clínica Ginecológica do HC-FMUSP.

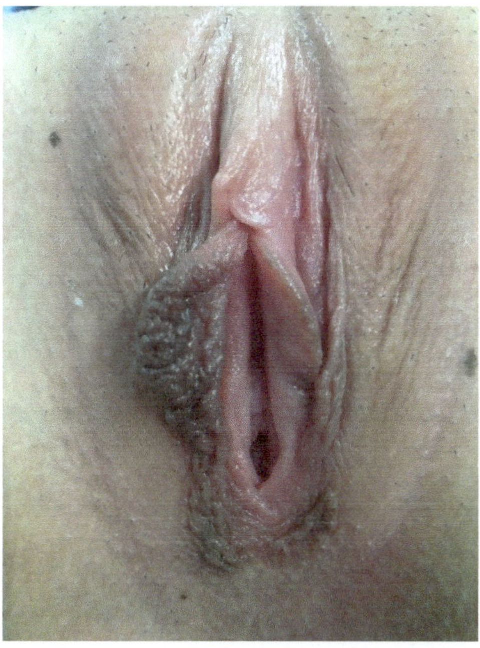

Figura 58.2 – Ninfas assimétricas em adolescente de 15 anos de idade. Notar D > E.

Fonte: Acervo da Clínica Ginecológica do HC-FMUSP.

Algumas séries de casos mostraram que aproximadamente um terço das pacientes procura essa cirurgia por queixas funcionais; outro terço, por queixas estritamente estéticas; e o último terço, pela associação de queixas estéticas e funcionais,[1] como a adolescente da Figura 58.3.

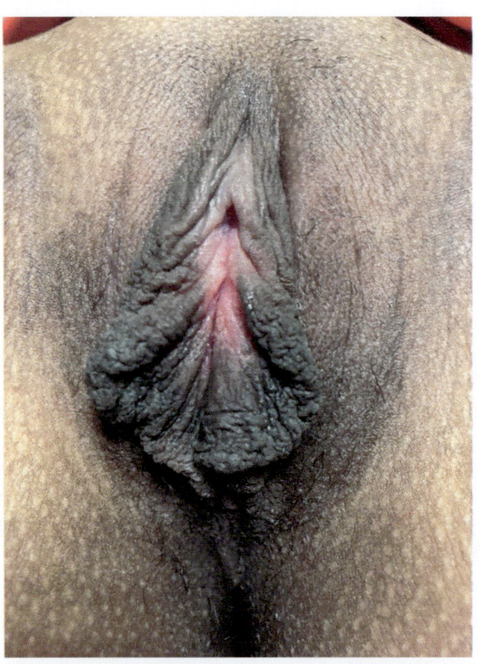

Figura 58.3 – Aspecto da vulva de adolescente com hipertrofia dos pequenos lábios e alteração da estética vulvar.
Fonte: Acervo da Clínica Ginecológica do HC-FMUSP.

Se a alteração não for tão exuberante, há recomendações para que, antes de indicar o procedimento cirúrgico, se observe a possibilidade da abordagem não cirúrgica, para orientação e conscientização das pacientes quanto aos fatores envolvidos. Essa abordagem se baseia na orientação sobre a anatomia genital, sugestão para o uso de assentos adequados para a anatomia feminina, orientações quanto ao uso de roupas menos justas, uso de lubrificantes e hidratantes e aconselhamento psicológico.

Além disso, a paciente precisa receber orientações sobre os riscos, as complicações associadas e as limitações dos resultados antes de decidir realizar a cirurgia nos pequenos lábios.[3]

A avaliação para a indicação cirúrgica (labioplastia) deve ser criteriosa. Os pequenos lábios são estruturas altamente inervadas ao longo das suas bordas, o que deve ser considerado pelo cirurgião, uma vez que a excisão do excesso de tecido pode afetar a função sexual.[4]

Deve-se considerar, além das queixas, o estágio do desenvolvimento genital, o exame ginecológico e a avaliação psicológica da paciente. É o caso das pacientes das Figuras 58.4 e 58.5: ambas com diagnóstico aos 14 anos de idade, tiveram a cirurgia protelada, com seguimento médico em intervalos semestrais; foram orientadas, receberam apoio psicológico e se portaram bem, aguardando o momento da cirurgia.

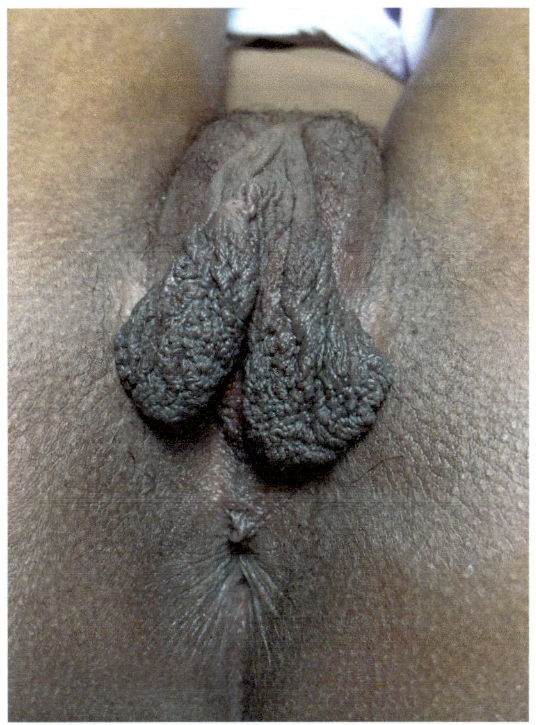

Figura 58.4 – Paciente de 14 anos de idade e menarca há 1 ano e 11 meses.
Fonte: Acervo da Clínica Ginecológica do HC-FMUSP.

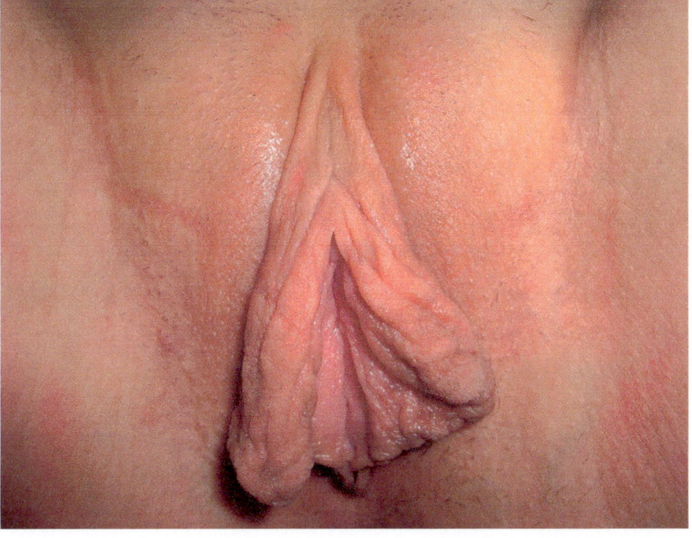

Figura 58.5 – Paciente de 14 anos de idade e menarca há 1 ano e 8 meses.
Fonte: Acervo da Clínica Ginecológica do HC-FMUSP.

Os procedimentos devem ser adiados até que o desenvolvimento se complete, especialmente em casos de assimetria,[5] como ilustrada na Figura 58.6.

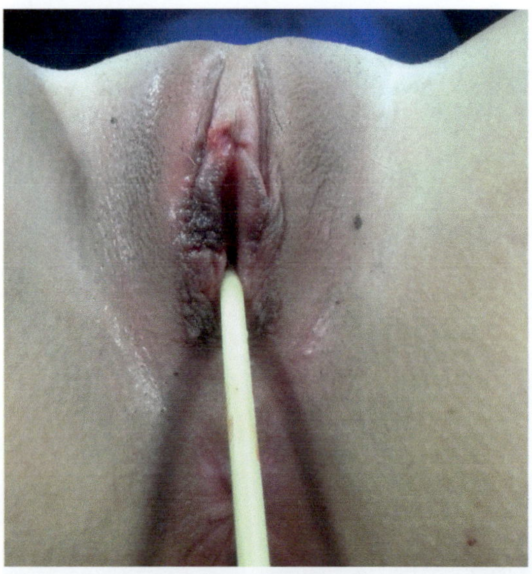

Figura 58.6 – Foto no momento do término da cirurgia. Mesma paciente da Figura 58.2. Operada aos 17 anos de idade.

Fonte: Acervo da Clínica Ginecológica do HC-FMUSP.

No nosso Serviço do HC-FMUSP, realizamos esse procedimento, seguindo rigorosamente os critérios estabelecidos (Quadro 58.1). Essas estruturas, além de apresentar a inervação citada por Schober et al. (2010)[4], são também muito vascularizadas. Por isso, preferimos técnica que preserve as bordas das ninfas, contraindicando qualquer tipo de amputação, que comprometa tanto a vascularização como especialmente a inervação.

Quadro 58.1 Critérios para cirurgia em hipertrofia dos pequenos lábios em adolescentes.	
1.	Ocorrência da menarca há pelo menos 2 anos
2.	Desenvolvimento mamário no estágio IV de Tanner
3.	Grau da hipertrofia dos pequenos lábios
4.	Confirmação de que houve parada do crescimento das ninfas
5.	Monitoramento por 1 ano do desenvolvimento das ninfas se a menina tem menos de 14 anos ou 2 anos de menarca
6.	Avaliação psicológica da paciente
7.	Envolvimento dos pais/responsáveis pela menor, explicando-lhes os riscos cirúrgicos
8.	Obtenção do termo de consentimento assinado pelos responsáveis

Fonte: Desenvolvido pela autoria do capítulo.

A labioplastia (ninfoplastia) tem como objetivo principal corrigir as distorções, deixando uma protrusão mínima ou ausente dos pequenos lábios para além do contorno dos grandes lábios. A imagem pós-cirurgia deve corresponder à expectativa da paciente (Figuras 58.7 e 58.8).

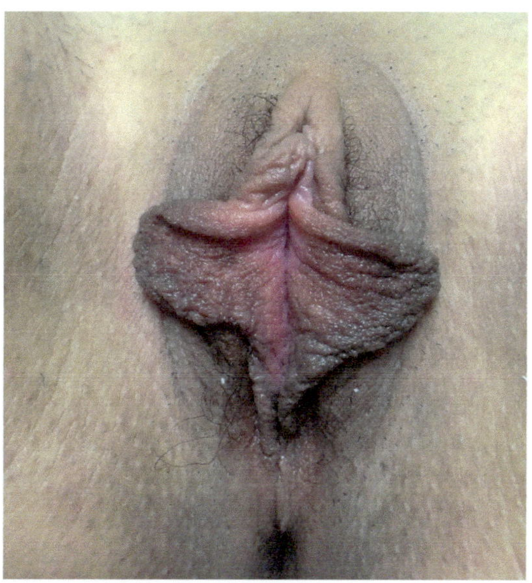

Figura 58.7 – Protusão das ninfas além dos grandes lábios.
Fonte: Acervo da Clínica Ginecológica do HC-FMUSP.

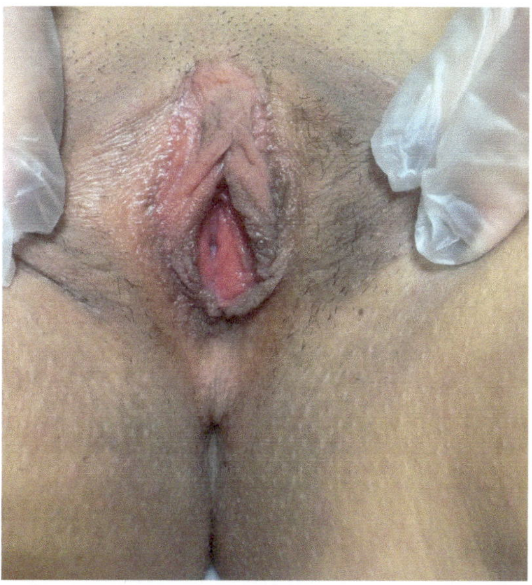

Figura 58.8 – Mesma paciente da Figura 58.7, no 16º dia pós-cirurgia.
Fonte: Acervo da Clínica Ginecológica do HC-FMUSP.

Quando há assimetria, deve ser então analisada em conjunto com a paciente e familiares, sendo realizada a simetrização dos pequenos lábios em época oportuna, de acordo com os critérios do Quadro 58.1.

A classificação da hipertrofia de pequenos lábios descrita por Felicio[1] divide as alterações em quatro tipos, com base na medida em centímetros desde a base dos pequenos lábios até sua margem (Figura 58.9).

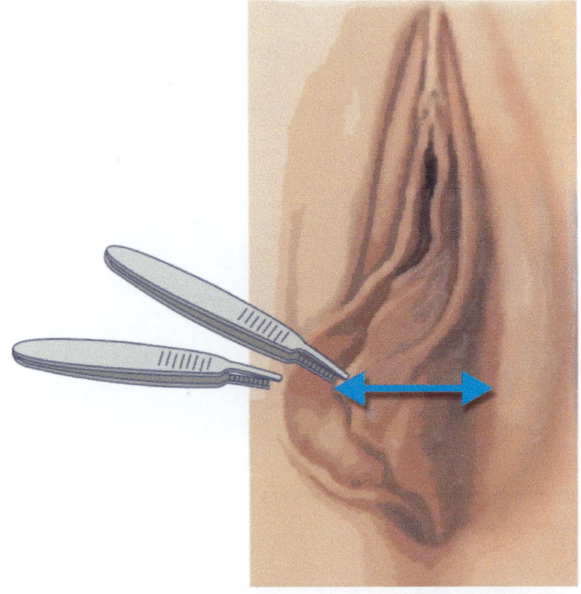

Figura 58.9 – Esquema demonstrando a medida da largura dos pequenos lábios – seta.

Classificação descrita por Felicio:[1] Tipo I: menor do que 2 cm; Tipo II: entre 2 e 4 cm; Tipo III: entre 4 e 6 cm; Tipo IV: maior do que 6 cm.

Fontes: Acervo da autoria do capítulo; Therrell, 2001.[1]

Outra classificação, de Chang, leva em consideração a protrusão dos pequenos lábios para além dos grandes lábios, dividindo as alterações em quatro tipos.[1]

Já a classificação de Ostrzenski, também segundo Therrell (2001),[1] inclui três tipos e leva em consideração anormalidades do capuchão clitoriano.

Com relação à anatomia vascular, dois sistemas arteriais suprem os pequenos lábios e devem ser de conhecimento do cirurgião, já que estão relacionados ao posicionamento das incisões e à manutenção dos tecidos remanescentes: mais anteriormente, está o sistema que provém das artérias pudendas externas, artérias obturatórias e artérias funiculares; a perfusão posterior dos pequenos lábios é dominada pelas artérias pudendas internas. Ocorre uma confluência perpendicular aos maiores eixos dos pequenos lábios, com a confluência das irrigações anteriores e posteriores, junto às bordas labiais (Figura 58.10).

Com relação às técnicas cirúrgicas descritas para ninfoplastia, a mais difundida é a ressecção direta (Figura 58.11). Foi a primeira técnica descrita para redução dos pequenos lábios e é a mais simples, pois é feita a retirada dos excessos de tecidos nas margens dos pequenos lábios, por todo o seu comprimento.[1] Realiza-se, então, a sutura das margens. Apesar de ser uma técnica de fácil domínio, a desvantagem atribuída a ela é a perda do delicado contorno natural marginal dos pequenos lábios, pois é a parte ressecada totalmente.[1]

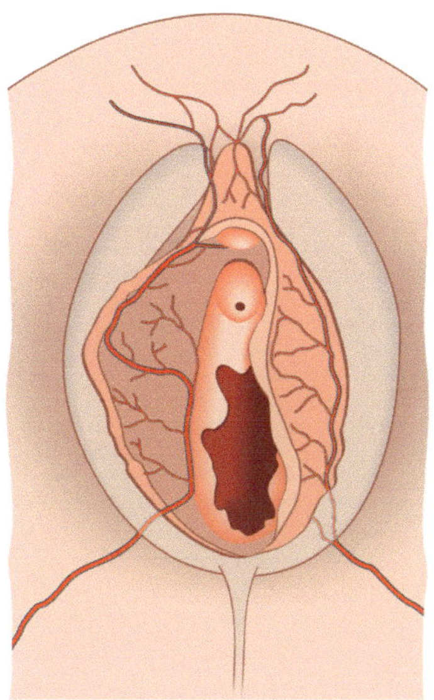

Figura 58.10 – Irrigação arterial dos pequenos lábios.
Fonte: Acervo da autoria do capítulo.

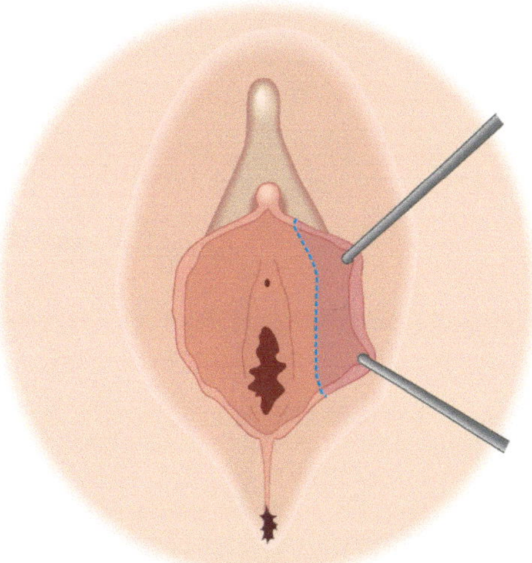

Figura 58.11 – Técnica de ressecção direta dos pequenos lábios.
Fonte: Acervo da autoria do capítulo.

Outra técnica bastante utilizada é a ressecção em cunha, que consiste na retirada de uma cunha centralizada[1] ou posterior[1,3] dos pequenos lábios e na sutura das bordas cirúrgicas remanescentes entre si[1] (Figuras 58.12 e 58.13). A vantagem dessa técnica é a preservação do contorno dos pequenos lábios. Traz ainda a vantagem de não expor a região interna proximal roseada dos pequenos lábios, como pode ocorrer na técnica de ressecção direta.

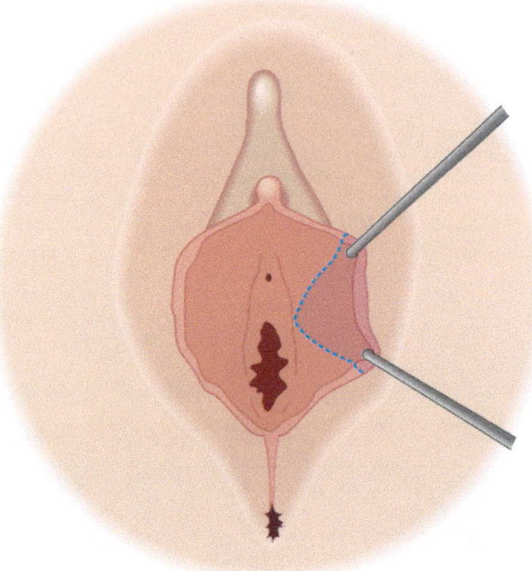

Figura 58.12 – Técnica de ressecção em cunha central dos pequenos lábios.
Fonte: Acervo da autoria do capítulo.

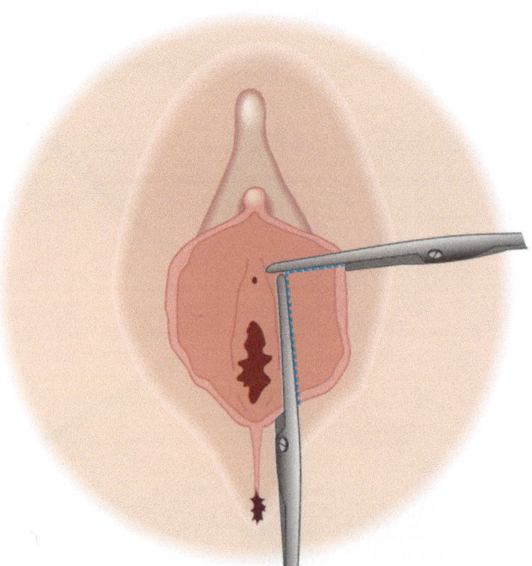

Figura 58.13 – Técnica de ressecção em cunha posterior dos pequenos lábios.
Fonte: Acervo da autoria do capítulo.

Outras ainda menos utilizadas são as técnicas de desepitelização[1] (Figura 58.14), de W-plastia[2] (Figura 58.15) e de redução composta dos pequenos lábios com a manipulação concomitante do clitóris e do seu capuchão[3] (Figura 58.16).

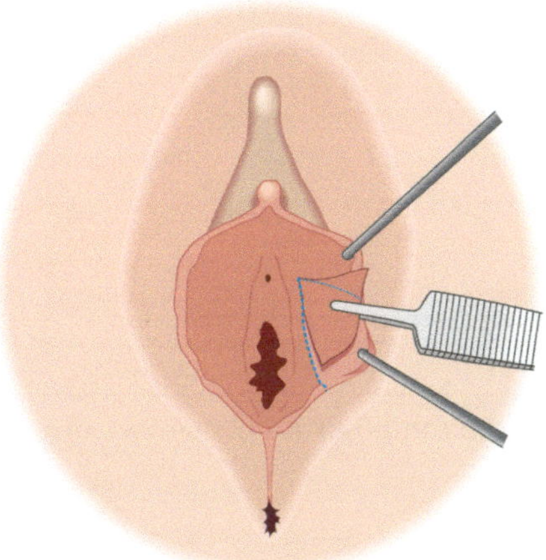

Figura 58.14 – Técnica de desepitelização.
Fonte: Acervo da autoria do capítulo.

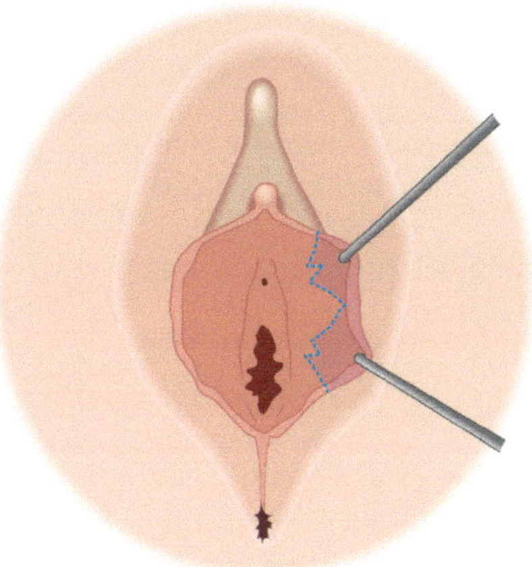

Figura 58.15 – Técnica de W-plastia.
Fonte: Acervo da autoria do capítulo.

Entre as complicações de ninfoplastias descritas, a mais frequente é a ressecção exagerada dos pequenos lábios. Há ainda descrição de deiscências, hematomas, sangramentos, retenção urinária, estenose do introito vaginal e desconforto, totalizando 6,76% de complicações em uma série. A necessidade de revisão cirúrgica é baixa, com níveis próximos a 4%. Os índices de satisfação superam os 90%,[1] com descrição de melhora da autoestima e da satisfação sexual, bem como redução de dor, desconforto ou irritação local.[1]

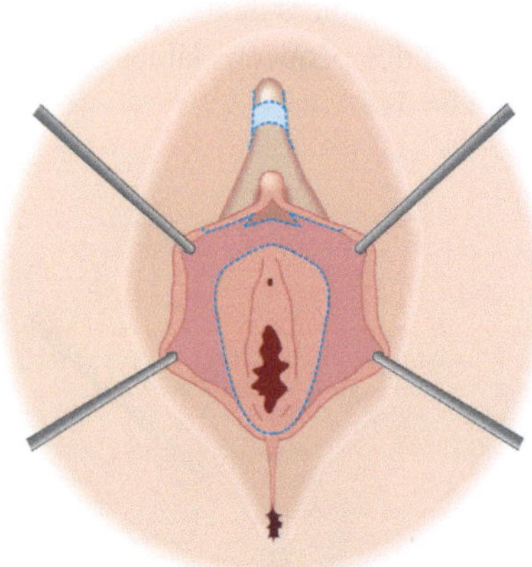

Figura 58.16 – Técnica de redução composta dos pequenos lábios e do capuchão clitoriano.
Fonte: Acervo da autoria do capítulo.

Grandes lábios

Atribui-se uma redução na elasticidade dos tecidos conectivos dos grandes lábios com os efeitos do envelhecimento. Há ainda uma diminuição do tecido subcutâneo. Ocorre, então, uma redução do volume e da tonicidade dos grandes lábios.[1] Essas condições evoluem para quadros sintomáticos de dor, ressecamento e dispareunia; caracterizando um tecido propenso às inflamações.

Diagnóstico

O diagnóstico de hipotrofia dos grandes lábios é clínico e, segundo Fasola e Gazzola,[1] leva em consideração as características da pele, do tecido subcutâneo e os sintomas da paciente (Quadro 58.2).

Quadro 58.2
Classificação de Fasola e Gazzola de atrofia de grandes lábios.

	Subcutâneo	*Pele*	*Sintomas*
Estágio I – Leve	▪ Atrofia discreta ▪ Distribuição simétrica do tecido adiposo	▪ Nenhuma ou discreta atrofia cutânea ▪ Pequenas rugas podem ser visíveis	▪ Geralmente assintomática ▪ Frequentemente decorrente de perda acentuada de peso
Estágio II – Moderada	▪ Atrofia moderada ▪ Possível distribuição assimétrica do tecido gorduroso	▪ Flacidez cutânea moderada, dermatocalásia ▪ Rugas são visíveis	▪ Ressecamento, dispareunia ▪ Dor pode estar presente
Estágio III – Severa	▪ Atrofia severa ▪ Distribuição frequentemente assimétrica do tecido gorduroso	▪ Dermatocalásio severo e rugas profundas	▪ Geralmente associada a sintomas de ressecamento, dispareunia e dor

Fonte: Therrell, 2001.[1]

Tratamento

Os tratamentos descritos para atrofia dos grandes lábios têm por base principalmente o preenchimento da perda de volume gorduroso com a utilização de gordura autógena, conhecida como lipoenxertia,[1] ou com a aplicação de ácido hialurônico.[3] Em ambas as situações, é preciso observar a possibilidade de injeção inadvertida em vasos da região, o que pode causar complicações graves, devido à obstrução vascular e aos quadros de embolia. Portanto, a anatomia das artérias labiais anteriores e posteriores deve ser dominada para reduzir os riscos dessas complicações.

A injeção deve ser realizada em pequenos volumes e em mais de uma camada tecidual. Em termos gerais, 2 mL em cada lábio são suficientes para atingir resultados satisfatórios. Se forem necessários maiores volumes, recomenda-se que sejam realizadas outras sessões, com pelo menos quatro meses de intervalo.

A grande vantagem para o uso de ácido hialurônico em comparação à lipoenxertia é que o ácido hialurônico é absorvível, o que permite realizar um teste terapêutico para verificar se há satisfação por parte da paciente. Isso permite, inclusive, optar posteriormente pela lipoenxertia, pois o resultado dela tem características de mais durabilidade. Nesse sentido, a vantagem da lipoenxertia é que permite que seja realizada em uma ou poucas aplicações, obtendo-se a perpetuação do resultado, enquanto o uso do ácido hialurônico será sempre de efeito temporário, dada a reação do corpo de reabsorção da substância.

Outros tipos de tratamentos são: retirada de excesso de pele dos grandes lábios; e suspensão pubiana através de acesso suprapúbico. Essas técnicas têm apresentado grande aplicabilidade em pacientes submetidas a perda acentuada de peso, com consequente formação de dobras dermogordurosas, atingindo também sua região genital externa.

Clitóris

A anomalia clitoriana mais frequente é a clitoromegalia, sendo congênita ou adquirida. Pode estar presente em até 25% das mulheres na fase adulta.

A forma congênita está relacionada ao aumento dos níveis séricos maternos dos hormônios androgênicos durante a gestação; tumores virilizantes (células de Leydig etc.); hiperplasia adrenal congênita; carcinoma adrenal; e estados intersexuais.

Na infância, os casos sem relação com a exposição androgênica na gestação são raros e relacionados a tumores benignos, como hemangioma e neurofibroma. São, portanto, considerados casos de pseudoclitoromegalia. Há casos em que não se detectam a causas, sendo rotulados como idiopáticos.

As causas adquiridas são decorrentes do uso exógeno de hormônios androgênicos, tumores virilizantes, síndrome dos ovários policísticos e uso de alguns tipos de anticonvulsivantes.

O clitóris duplicado é uma condição rara, geralmente acompanhada de outras malformações genitais, como a duplicação de vagina, útero didelfo e outras anomalias genitourinárias.

A questão mais importante envolvida nas cirurgias sobre o clitóris é que pode ocorrer a redução da sensibilidade clitoriana, risco inerente aos procedimentos envolvendo a manipulação cirúrgica do clitóris. Portanto, sua anatomia vascular e nervosa deve ser de conhecimento do cirurgião (Figura 58.10).

Clitoromegalia

Além do desconforto estético, a clitoromegalia pode incomodar a paciente durante as relações sexuais e na prática do ciclismo, pelo atrito excessivo associado à sensibilidade local.

Diagnóstico

O clitóris normal da mulher adulta mede de 10 a 15 mm de comprimento e até 5 mm de largura em estado não ereto.

Já a classificação de Prader[1] é usada em casos de hiperplasia adrenal congênita:

- **Prader I:** aumento isolado do clitóris, indicando que a virilização tenha ocorrido após 20 semanas de vida intrauterina (VIU).
- **Prader II:** aumento do clitóris associado a um introito vaginal em forma de funil, podendo visualizar-se aberturas uretral e vaginal distintas, indicando virilização iniciada com 19 semanas de VIU.
- **Prader III:** aumento de clitóris associado a um introito profundo, em forma de funil, com a uretra esvaziando-se na vagina, como um pseudosseio urogenital. Há vários graus de fusão labioescrotal, indicando uma virilização ocorrida com 14 a 15 semanas de VIU.
- **Prader IV:** clitóris fálico, com abertura urogenital em forma de fenda na base do falo, indicando virilização ocorrida com 12 a 13 semanas de VIU.
- **Prader V:** fusão labioescrotal completa e uretra peniana, indicando virilização ocorrida com 11 semanas de VIU.

Tratamento

A clitoroplastia pode ser indicada para redução do capuchão clitoriano, visando promover maior exposição do clitóris e, consequentemente, permitir maior estimulação sexual; ou pode ser para redução e reposicionamento do clitóris.

A redução do capuchão clitoriano consiste na excisão do excesso do prepúcio do clitóris, que pode ser associada à redução dos pequenos lábios.[7]

As cicatrizes resultantes devem evitar o posicionamento junto à borda clitoriana para que não haja interferência na sensibilidade erógena (Figura 58.17).

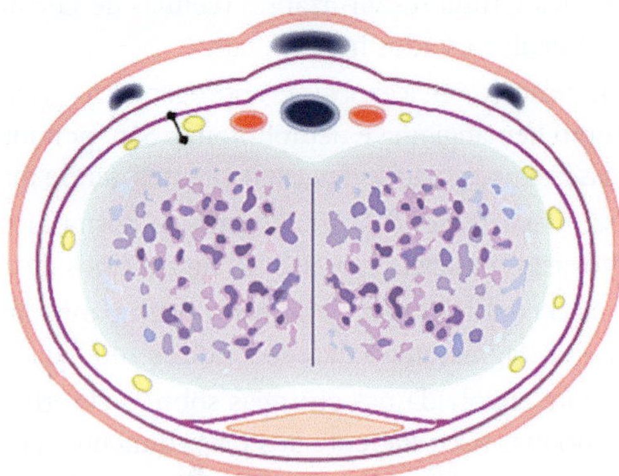

Figura 58.17 – Esquema de corte seccional do clitóris.

Fonte: Acervo da autoria do capítulo.

A infiltração de ácido hialurônico na região profunda do clitóris permite também aumento da sua projeção para proporcionar maior exposição e, consequentemente, a possibilidade de estimulação sexual.[6] A vantagem desse método é que a substância é absorvível em períodos de 9 a 18 meses, permitindo realizar um teste terapêutico para verificar se a paciente se adaptará a esse aumento da projeção da estrutura.

O posicionamento do clitóris em região mais anterior e superior é denominada clitoropexia e consiste no avanço do tipo V-Y do clitóris e pequenos lábios, com a fixação do ligamento suspensor do clitóris em tecidos fibrosos profundos ou sobre o periósteo da pube.[7]

Deve-se observar a presença do feixe vasculonervoso no dorso do clitóris e junto à túnica albugínea para a realização de ressecção ventral e preservação da albugínea, evitando-se lesão vascular e nervosa. Essa técnica permite a manutenção dos feixes vascular e nervoso do clitóris, com o objetivo de permitir sua redução, seu reposicionamento e a preservação da perfusão sanguínea e da sensibilidade tátil e erógena (Figuras 58.18, 58.19 e 58.20).

Recentemente, tem aumentado a procura para redução do clitóris hipertrofiado em decorrência do uso de hormônios para a prática de exercícios. Em alguns casos, há crescimento importante do clitóris, causando constrangimento para essas pacientes, não apenas pela projeção exagerada, mas também pelo aumento do atrito. Nesses casos, pode-se realizar sua redução, devendo novamente ser observada a posição do feixe vasculonervoso no dorso do clitóris para evitar a lesão dessas estruturas.[8] A preservação do segmento exposto do clitóris, com ressecção do excesso de tecido na porção intermediária e encoberta do corpo clitoriano, permite a manutenção do aspecto natural da região externa e, juntamente com a preservação do feixe nervoso, a continuidade da sensibilidade erógena daqueles tecidos.

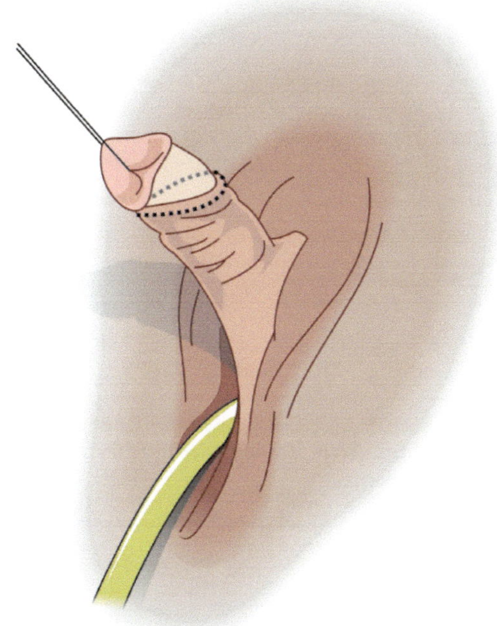

Figura 58.18 – Técnica de preservação nervosa de clitoroplastia – linha de incisão.
Fonte: Acervo da autoria do capítulo.

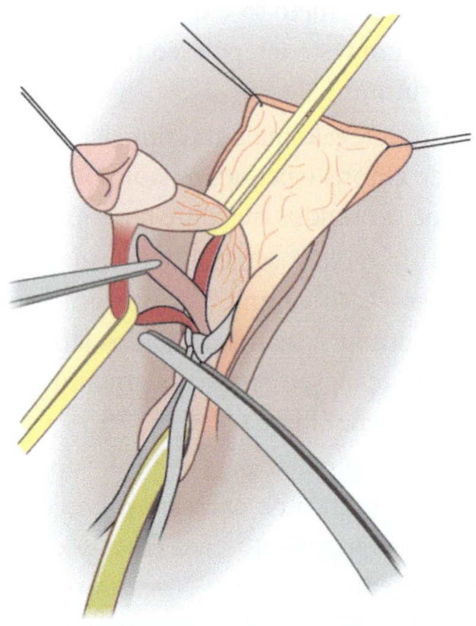

Figura 58.19 – Técnica de clitoroplastia com preservação da inervação, com ressecção do tecido cavernoso e preservação da túnica albugínea para manutenção dos ramos nervosos.

Fonte: Acervo da autoria do capítulo.

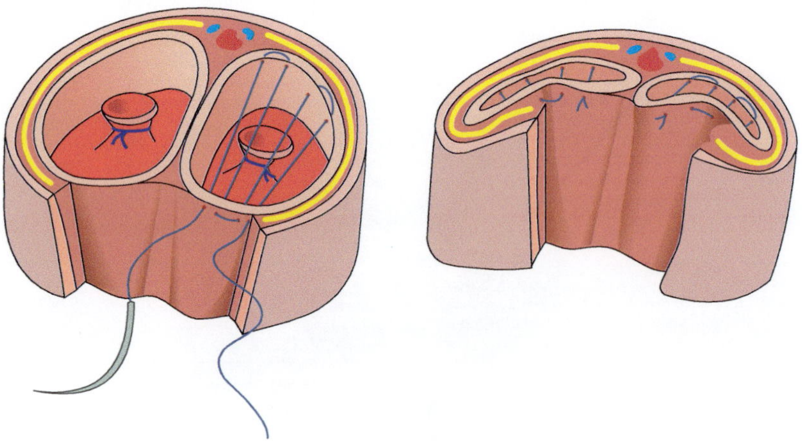

Figura 58.20 – Clitoroplastia com preservação de inervação com os corpos cavernosos ligados e com sutura da albugínea sobre si mesma.

Fonte: Acervo da autoria do capítulo.

■ REFERÊNCIAS BIBLIOGRÁFICAS

1. Therrell BL. Newborn screening for congenital adrenal hyperplasia. Endocrinol Metab Clin North Am. 2001;30:15. doi: 10.1016/S0889-8529(08)70017-3.
2. Conrado LA. Transtorno dismórfico corporal em dermatologia: diagnóstico, epidemiologia e aspectos clínicos. An Bras Dermatol. 2009;84(6):569-81.

3. Rees MA, O'Connell HE, Plenter RJ, Hutson JM. The suspensory ligament of the clitoris: connective tissue supports of the erectile tissues of the female urogenital region. Clin Anat. 2000;13:397. doi: 10.1002/1098-2353(2000)13:6<397:AID-CA1>3.0.CO;2-2.
4. Schober J, Cooney T, Pfaff D, Mayoglou L, MartinAlguacil N. Innervation of the labia minora of prepubertal girls. J Pediatr Adolesc Gynecol. 2010;23(6):352-7.
5. American College of Obstetricians and Gynecologists. Committee Opinion N. 686 – Breast and labial surgery in adolescents. Obstet Gynecol. 2017;129:e17-9.
6. Allen LE, Hardy BE, Churchill BM. The surgical management of the enlarged clitoris. J Urol. 1982;128:351.
7. Rajfer J, Ehrlich RM, Goodwin WE. Reduction clitoroplasty via ventral approach. J Urol. 1982;128:341.
8. Lattimer JK. Relocation and recession of the enlarged clitoris with preservation of the glans: an alternative to amputation. J Urol. 1961;86:113.

Anticoncepção para Adolescentes

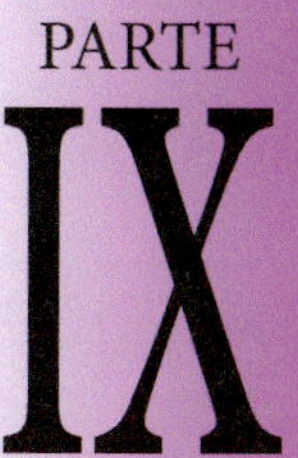

Coordenadores

- José Maria Soares Júnior
- José Alcione Macedo Almeida

59

Aconselhamento em Anticoncepção para Adolescentes

■ José Alcione Macedo Almeida

Ao pesquisar a história da anticoncepção, percebe-se que ela é rica e contraditória, porém se constata claramente que a preocupação e as ideias sobre contracepção existem desde os primórdios da humanidade.

Hipócrates, que nasceu em Cós (Grécia), no ano 460 a.C., e que viveu, presumivelmente, por mais de 100 anos, usava tubos de chumbo para introduzir "objetos" no interior do útero, com a finalidade de evitar gravidez, fato que pode ser associado aos princípios do DIU. Além disso, recomendava também a interrupção do ato sexual, com a mesma intenção de impedir a gestação. Aristóteles, também antes de Cristo, recomendava o uso de pomada com óleo de cedro e chumbo, como método contraceptivo.[1]

No Egito Antigo (ainda antes de Cristo), era usado tampão vaginal com esterco de elefante e mel, método semelhante ao praticado no mundo greco-romano, onde esse tampão era de lã e continha, além do mel, a goma de cedro.[1]

Em 1564 (século XVI), Gabriel Falópio criou um invólucro de linho que envolvia o pênis como proteção contra a "sífilis". Em 1720 (século XVIII), o higienista Condom utilizou intestino e bexiga de ovelha como "proteção" durante o coito, o que corresponderia ao preservativo masculino (*condom* ou camisinha) atual.

A partir do início do século XIX, a "revolução industrial", iniciada no fim do século XVIII, expandiu-se, com a mecanização da indústria e consequente substituição da mão de obra do homem pelas máquinas, induzindo uma onda de desemprego e pobreza e forçando os povos do campo a migrar em maior escala para centros urbanos. A nova realidade despertou a conscientização de que não havia mais necessidade de famílias numerosas para trabalharem na lavoura, surgindo então ideias para diminuir a prole.

O progresso científico e tecnológico evoluía, e a eletricidade, descoberta ainda na era antes de Cristo, evoluiu mais rapidamente no século XIX, contribuindo com o surgimento de várias invenções, como a lâmpada, o telégrafo, o rádio e a máquina a vapor. Essa evolução da ciência, em especial a da eletricidade, foi fundamental para que houvesse a industrialização e o avanço da ciência como um todo. Em contrapartida, a industrialização resultou na criação da classe proletária, provocando o aumento das desigualdades sociais.[2]

Há registros de que, paralelamente, o médico húngaro Semmelweis, em 1847, teve a percepção de que poderia diminuir a infecção puerperal com o simples ato de lavar as mãos, diminuindo então a mortalidade, o que contribuiu assim para o aumento da população.

Paralelamente a essa evolução, também no século XIX, em decorrência da Revolução Francesa (1789-1799), aumentou a pressão social, com a intensificação dos movimentos femininos, que se tornaram cada vez mais fortes pelo mundo, exigindo liberdade sexual, com direito a atividade sexual sem vínculo obrigatório com gravidez.

O Pastor Malthus defendia simplesmente o retardo do casamento, o que significava postergar a iniciação sexual e que essa abstinência sexual contribuiria para diminuir a taxa de fertilidade. Mais objetivo, o médico Charles Knowton defendia a irrigação vaginal como meio de anticoncepção.

A ciência evoluía e, já no século XX, a partir da década de 1930, descobriu-se a ação da progesterona na inibição da ovulação. A partir do domínio para sintetizá-la (diosgenina), seguiram-se os estudos e, em 1960, foi lançada no mercado a primeira pílula anticoncepcional com o etinilestradiol e a noretidrona sintéticos, o enovid.[1]

Direitos à anticoncepção

A Conferência Internacional de Alma Ata, em setembro de 1978, com a presença do Brasil, incluiu a educação no tocante aos cuidados com a saúde materno-infantil, abrangendo o planejamento familiar e a imunização contra as principais doenças infectocontagiosas, além de enfatizar a necessidade de fornecimento de medicamentos essenciais.

A IV Conferência da Organização das Nações Unidas (ONU), sobre População e Desenvolvimento, em 1994, no Cairo, foi um marco para a saúde sexual e reprodutiva. Nela foi firmado o pacto com objetivos do acesso universal à saúde e à informação sobre saúde sexual e reprodutiva. O Brasil esteve entre os 179 países signatários do conhecido Documento do Cairo.

Em 1999, a ONU realizou no Egito uma reunião de revisão das decisões de 1994, da qual resultou o documento Cairo 5, que deu ao adolescente direito a privacidade, sigilo, consentimento informado, educação sexual, informação e assistência à saúde reprodutiva, sem a obrigatoriedade da presença dos pais, inserindo os adolescentes como indivíduos com direitos a serem alcançados pelas normas, programas e políticas públicas.[3]

O controle da fertilidade, com métodos aceitos pela comunidade científica, situa-se no contexto do respeito aos direitos humanos e à ética.

Os direitos humanos incluem o direito à saúde sexual e reprodutiva; direito à informação e educação sexual; direito à privacidade e confidencialidade; direito aos benefícios do progresso científico; e direito à equidade social, econômica, religiosa etc.

A ética profissional é um conjunto de normas que estruturam a consciência do profissional e regem sua conduta. A formação do médico é voltada essencialmente para o bem-estar do seu semelhante. Portanto, o médico deve considerar ético tudo aquilo que for para beneficiar o seu paciente.

A Constituição Federal e a Lei n. 9.263/96, que regulamenta o planejamento familiar, asseguram o direito de todos ao acesso às informações, aos métodos e técnicas cientificamente aceitos e que não coloquem em risco a vida e a saúde das pessoas, às informações para a concepção e a anticoncepção.

O Código de Ética Médica (CEM), no seu artigo 74, garante o sigilo médico para o adolescente. Esse direito do adolescente não deve alijar a família do processo. O diálogo entre pais e filhos deve sempre ser estimulado por quem tenha essa oportunidade.

O Estatuto da Criança e do Adolescente (ECA, Lei n. 8.069/90) considera o adolescente como sujeito, e não mais como objeto de direito. Portanto, inseriu o adolescente na sociedade como cidadão autônomo.

Adolescência

Apesar de a OMS ter definido que adolescentes são as pessoas com idade entre 10 e 19 anos completos, ainda vemos na literatura diferentes definições, conflitantes entre si, para a população dessa faixa etária, como ocorre no Brasil com o ECA, que conceitua como adolescentes os indivíduos com idade entre 12 e 18 anos. Essa discrepância cria dificuldades, inclusive para a avaliação das publicações científicas sobre o tema. Em nosso serviço, adotamos a definição da OMS, que também é adotada pelo Ministério da Saúde do Brasil, assim como por todos os Serviços Especializados que cuidam da saúde do adolescente e também por entidades como a Associação Brasileira de Obstetrícia e Ginecologia da Infância e Adolescência, a Associação Latino-Americana de Obstetrícia e Ginecologia da Infância e Adolescência (ALOGIA) e todas as outras entidades da América Latina.

A importância da anticoncepção na adolescência

A gravidez na adolescência é um fator dificultador no projeto de vida da mulher da sociedade contemporânea, que agora tem outras perspectivas de vida com sua inserção no mercado de trabalho, o que a faz protelar a maternidade para após sua estabilização profissional. Assim, uma gestação pode ser inoportuna para essa jovem, com interrupção dos estudos, perda de emprego e do elo com seu grupo etário, desestruturando, portanto, seu projeto de vida.

No Brasil, no período de 2014 a 2018, tivemos 2.548.604 nascidos vivos de mães de 10 a 19 anos de idade, sendo 122.397 mães na faixa de 10 a 14 anos (MS/SVS/DASIS – Sistema de Informações sobre Nascidos Vivos – SINASC). Os dados do estudo brasileiro PeNSE (2014)[4] indicam que um terço dos adolescentes brasileiros iniciam a atividade sexual antes dos 15 anos de idade e muitos sem usar qualquer método contraceptivo.

Uma pesquisa brasileira entre estudantes de escolas públicas, incluindo 133 mulheres de 15 a 19 anos, constatou que a primeira relação sexual ocorreu, em média, aos 14,4 anos de idade em 63,4% das meninas de 12 a 17 anos, sendo que 70 delas (82,4%) não usaram qualquer método de proteção.[5]

Nos Estados Unidos, a gravidez na adolescência é da ordem de 574 mil por ano e 75% delas não são intencionais.[6] Mesmo tendo havido um declínio recente, a ocorrência de gestação entre adolescentes americanas ainda é mais alta do que em muitas outras nações desenvolvidas.[7,8] A gravidez não intencional em adolescentes e jovens vivendo na pobreza teve aumento, enquanto as taxas entre mulheres mais ricas diminuíram. Outra constatação é que as taxas de gravidez entre adolescentes negras e latinas representam mais do que o dobro do que ocorre entre as brancas.[9] Esses dados são relacionados ao não uso ou ao uso inconsistente de métodos contraceptivos eficazes.[10]

Em pesquisa sobre atitudes de parceiros sexuais na América do Norte, os dados de 2014 mostraram que 53% das mulheres e 45% dos homens revelaram ter conversado com seus parceiros, antes da primeira relação sexual, sobre contracepção. Entretanto, 22% das mulheres adolescentes e 14% dos adolescentes masculinos relataram que não usaram nenhum tipo de contraceptivo no primeiro coito.[11]

Dados relevantes de pesquisa indicam que cerca de 50% das gestações de adolescentes ocorrem nos seis primeiros meses após a primeira relação sexual e 20% no primeiro mês. Os adolescentes podem demorar até 12 meses ou mais para procurar a contracepção após se iniciarem sexualmente. As razões principais alegadas são a preocupação pela possibilidade de seus pais saberem e por dúvidas desses adolescentes sobre os métodos.[12,13]

O diálogo e o processo educativo em torno da contracepção devem, portanto, fazer parte da rotina do atendimento de saúde do adolescente, mesmo antes do início da atividade sexual, sempre que possível.[12]

Educação sexual e contraceptiva

O conhecimento propicia a responsabilidade de cada indivíduo. Uma sociedade democrática deve oferecer condições de acesso livre à educação sexual e reprodutiva para seu povo. A simples distribuição de contraceptivos aos adolescentes, sem educação sexual, sem orientação sobre seu uso, tem se mostrado insuficiente para melhorar o objetivo final, que é a prevenção da gravidez nessa faixa etária.[14] O adolescente necessita ter consciência de que a atividade sexual, embora prazerosa e um direito de todos, é uma atividade de riscos. Riscos para gravidez não planejada e riscos para infecções sexualmente transmissíveis (IST).

A ideia de que educação sexual estimula adolescentes a ter relações sexuais precocemente é mito e não tem embasamento científico. Para Polaneczky (1998), a discussão sobre a atividade sexual é importante na educação e não se constitui fator de aumento da taxa de atividade sexual entre adolescentes. Os programas mais abrangentes, que fornecem também informações e aconselhamentos sobre planos de vida, com planejamento de carreira, melhoram a autoestima e são bem-sucedidos na redução das taxas de gravidez de adolescentes.[14] Pesquisas constataram que mais de 50% das mulheres foram influenciadas pelo aconselhamento na sua decisão sobre o método contraceptivo.[15]

O entendimento da adolescente sobre contracepção deve ser explorado para dissipar qualquer equívoco.[13] O médico, após explanação objetiva e com linguagem clara sobre os tipos de anticoncepção, deve analisar os métodos em conjunto com a adolescente, para encontrarem o mais adequado para cada situação e que assim possa ser bem-sucedido. Idealmente, o profissional médico deve ser capacitado nas interações com a faixa etária de adolescentes.[13] A discussão para a escolha do método deve ser interativa e, nesse diálogo, o médico deve avaliar as qualidades cognitivas da adolescente para a seleção de seu contraceptivo.[16] Em caso de adolescente que apresente qualquer dificuldade de discernimento, deficiência na cognição, ou se a contracepção oferecer algum risco de agravo de doença preexistente, seus pais ou responsáveis legais devem participar da discussão, para a decisão final, sendo sempre informados pelo médico que as adolescentes têm a sua sexualidade a ser explorada.

Para o profissional de saúde atingir a meta de um bom aconselhamento à adolescente, é necessário ter aptidão e consciência da importância da educação sexual. Além da capacitação técnica, são importantes suas atitudes, entendendo que o bom acolhimento é fundamental para o êxito das suas ações; deve saber motivar a adolescente para a prática da dupla proteção; tentar conscientizar e motivar o diálogo entre a adolescente e seus pais; aceitar e estimular a participação do parceiro; não emitir conceito de moral ou de religião; não assumir a postura de censura, evitando confrontar ideias; informar de maneira clara e objetiva; não culpabilizar, não repreender o adolescente pelo seu comportamento. O adolescente quer a nossa ajuda, e NÃO ser julgado por nós. É essencial se desprender de conceitos previamente adquiridos, pois o conceito conduz à prática. Se achamos que a adolescente é irresponsável, vamos tratá-la como tal.

Momento para o aconselhamento

A anticoncepção deve ser abordada sempre que atendermos uma adolescente, independentemente do motivo da consulta. É comum que a paciente adolescente não fale de eventuais dúvidas relacionadas a sua sexualidade, só o fazendo após o médico interrogá-la sobre o tema. Nessa oportunidade, o médico deve perguntar o que ela sabe sobre os riscos de engravidar, bem como sobre os métodos contraceptivos que ela conhece e quais seus conceitos sobre eles. É a oportunidade que temos para orientar e desconstruir mitos, muitos deles arraigados no seio familiar ou nos grupos sociais. Esses esclarecimentos devem ser em linguagem adequada e compreensível para os adolescentes. Há constatação de que, em geral, os adolescentes se sentem seguros com a confidencialidade da sua consulta quando recebem um bom acolhimento e explicações claras, com palavras amigas.

Prescrição para menores de 14 anos

Todas as adolescentes, pela definição da OMS, estariam protegidas pelas leis e normas citadas anteriormente, quando falamos dos direitos humanos. No entanto, em 2009, foi inserido no Código Penal Brasileiro (CPB) o artigo 217A, que define como "estupro de vulnerável" ter conjunção carnal ou praticar outro ato libidinoso com menor de 14 anos de idade. Além dessa definição, acrescenta a exigência da notificação pelo médico ao Conselho Tutelar ou Ministério Público, o que criou um conflito ético e dificuldades para os médicos, no atendimento a essas pacientes.

O entendimento desse artigo do CPB é que, se o profissional atender uma adolescente menor de 14 anos já sexualmente ativa, há obrigatoriedade da notificação. Aí é que se estabelece o conflito, principalmente com relação aos princípios éticos do sigilo e da confidencialidade no atendimento médico, aos quais os pacientes têm direito.

A formação médica é essencialmente voltada para cuidar da saúde e do bem-estar do seu semelhante, fazer o possível para minimizar ou eliminar o sofrimento de quem necessita. Todos os nossos atos devem ser no sentido de beneficiar nosso paciente, nunca o prejudicar.

Aqui invocamos o Juramento de Hipócrates:

> "Eu prometo solenemente consagrar minha vida ao serviço da humanidade; a saúde e o bem-estar de meu paciente serão as minhas primeiras preocupações; não permitirei que considerações sobre idade (...) ou qualquer outro fator se interponham entre o

> meu dever e meu paciente; respeitarei os segredos que me forem confiados, mesmo após a morte do paciente; partilharei os meus conhecimentos médicos em benefício dos pacientes e da melhoria dos cuidados da saúde; não usarei os meus conhecimentos médicos para violar direitos humanos e liberdades civis, mesmo sob ameaça".[17]

Ao longo de décadas, o mudo inteiro alerta para o grave problema da gravidez de adolescente, mesmo em países desenvolvidos, como os Estados Unidos, com destaque para seus números alarmantes e a necessidade da contracepção segura para essa população. Sabemos que as adolescentes não procuram contracepção antes de 12 meses após a primeira relação sexual, e a razão principal alegada é a possibilidade de seus pais descobrirem que ela não é mais virgem.

Tem-se discutido exaustivamente o tema em cursos e congressos médicos, com a participação de médicos, juízes de direito e promotores. Associações médicas têm se posicionado sobre o tema. Todos os esforços são no sentido de deixar que o médico exerça suas atividades profissionais sem desvios, com atitudes de "delação", de denunciante. Não fomos preparados na Universidade para essa função.

De acordo com manifesto da Federação Brasileira das Associações de Ginecologia e Obstetrícia (Febrasgo) (CNE de Ginecologia Infanto-Puberal) e da Sociedade Brasileira de Pediatria (SBP),

> "ao incluir atos libidinosos no crime de estupro, a lei dissociou-se da realidade atual, uma vez que, cada vez mais, jovens com menos de 14 anos experimentam atos diversos da conjunção carnal em seus relacionamentos, sendo, portanto, também considerados criminosos mesmo nas relações consentidas ou quando ambos têm idades próximas ou semelhantes".[18]

Como mencionado anteriormente, os dados oficiais indicam que no Brasil, no período de 2014 a 2018, tivemos 122.397 mães na faixa de 10 a 14 anos de idade. O estudo brasileiro PeNSE (2014)[4] indica que um terço dos adolescentes brasileiros iniciam a atividade sexual antes dos 15 anos de idade e muitos sem usar qualquer método contraceptivo.

Entendemos que, ao tomarem conhecimento da possibilidade de o médico fazer tal notificação, as adolescentes perdem a confiança nos médicos, abalando assim a tão importante relação médico-paciente, o que acarretará o afastamento dos serviços de saúde, por parte dos adolescentes, aumentando a possibilidade de abortos clandestinos, diminuindo as chances de detecção e tratamento adequado das IST, com todos os riscos inerentes. Não podemos nos afastar dos princípios de que é de suma importância a proteção integral à saúde dos adolescentes, como consta no próprio Estatuto da Criança e do Adolescente.

O Código de Ética Médica já determina e orienta quando o médico pode quebrar o sigilo da consulta. Portanto, para o impasse criado pelo CPB, entendemos que o caminho é a modificação de seu artigo 217A, retirando-se a exigência de notificação médica.

Aguardando que se resolva o impasse entre a ética médica e a lei penal, nossa recomendação é que o médico aplique seu juízo crítico, caso a caso, registrando com clareza e minúcias em prontuário médico todos os fatos e informações apurados durante a consulta.

O 2º Fórum sobre aspectos éticos e legais no atendimento de adolescentes[18] recomenda que o médico, ao aconselhar anticoncepção para menores de 14 anos, considere a preservação do sigilo, tendo em vista o princípio da proteção à adolescente, segundo o artigo 3º da Lei do Planejamento Familiar (Lei n. 9.263), de 12 de janeiro de 1996. Para a adolescente ativa sexualmente que procura atendimento, o profissional deve avaliar o contexto no qual está inserida a relação sexual, para formular um juízo crítico da situação e decidir sobre a notificação. Se o profissional, após avaliar a situação, optar por não notificar, deve registrar que não o fez em respeito ao artigo 74 do Código de Ética Médica, para evitar a quebra de sigilo e prejuízo na relação médico-paciente; anotar que a adolescente demonstrou durante a consulta ser capaz de entender todas as orientações, assim como tomar as decisões com lucidez; registrar se a adolescente procurou o serviço por iniciativa própria ou acompanhada (mãe, pai, responsável, namorado); identificar o grau de afetividade na relação e se a relação sexual foi consentida. Deve ainda fazer todos os esforços para envolver os pais da adolescente na discussão dos fatos.

Na realização de procedimentos de maior complexidade em pacientes menores de 18 anos, como inserção de DIU, implantes e outros procedimentos invasivos, recomenda-se a autorização dos pais e/ou responsáveis.

Escolha do método

Independentemente do método a ser escolhido para anticoncepção regular da mulher adolescente, é mandatório que se oriente os adolescentes, com muita clareza e didática, para o uso correto da contracepção de emergência, incluindo a advertência de que o método é realmente só de emergência e não deve substituir nenhum outro método. Deve-se ainda reforçar sempre a prática da dupla proteção.

O conhecimento das características próprias dos adolescentes é de grande importância para o médico que vai aconselhar sobre anticoncepção. Essas características compõem o que denominamos "perfil do adolescente". A adolescência é um período no qual a pessoa já está inserida na sociedade e procurando se firmar como indivíduo, o que a torna contestadora, principalmente em relação a dogmas, regras, hábitos e costumes das gerações anteriores. Os adolescentes têm tendência de seguir mais as orientações do seu próprio grupo social, inclusive quanto ao início da atividade sexual. É comum uma menina decidir ter relação sexual simplesmente porque as amigas já têm, ou ainda por pressão do parceiro. Em consequência desse comportamento típico, a abstinência sexual não ecoa no seio desses grupos.[19] Os adolescentes, a partir dos seus impulsos límbicos, constroem o seu mundo mágico no qual inexistem os riscos atribuídos pelos adultos, o que favorece os comportamentos de risco, entre os quais a iniciação sexual precoce, sem os devidos cuidados.[19]

Para o aconselhamento na escolha do método contraceptivo para mulher de qualquer idade, recomenda-se seguir os Critérios Médicos de Elegibilidade para Contracepção (CMEC) da Organização Mundial da Saúde (OMS) e da Federação Internacional de Ginecologia e Obstetrícia (FIGO),[20] conforme exposto no Quadro 59.1.

Quadro 59.1 Critérios médicos de elegibilidade.
Categoria 1: uma condição para a qual não há restrição para o uso do método
Categoria 2: uma condição em que as vantagens do uso do método geralmente superam os riscos teóricos ou comprovados
Categoria 3: uma condição em que os riscos teóricos ou comprovados superam as vantagens de usar o método
Categoria 4: uma condição que representa um risco inaceitável para a saúde se o método for usado

Obs.: Geralmente as observações para indicação de anéis vaginais ou adesivos transdérmicos são as mesmas dos anticoncepcionais orais.
Fonte: OMS/FIGO, 2015.[20]

Por esses critérios, do ponto de vista médico, a idade por si só não impõe nenhuma restrição a qualquer método para adolescentes hígidas. Algumas situações especiais, nas quais a contracepção se faz de acordo com as condições clínicas de cada diagnóstico, são abordadas em capítulos específicos deste livro.

Mesmo se considerando pacientes clinicamente hígidas, além dos CMEC, quando se trata de adolescente é de fundamental importância que se avaliem variáveis com relação ao próprio método, além de atentar-se para as particularidades do comportamento dessa paciente especial.

Quanto ao método, obviamente a escolha deve considerar sua eficácia e sua segurança quanto aos possíveis efeitos colaterais, além de seus custos e sua disponibilização pelo sistema público de saúde, ou seja, a real possibilidade de acesso ao método pela paciente.

Quanto à paciente, é importante que se avalie a aceitação e a motivação (autodisciplina) da adolescente para determinado método e, se possível, envolver o parceiro na discussão para a escolha; o número de parceiros sexuais da paciente permite avaliar o aumento dos riscos para IST, momento em que deve ser enfatizada a necessidade do uso de preservativo associado ao método mais efetivo (dupla proteção); deve-se avaliar a frequência da atividade sexual, considerando-se o coito não planejado, muito comum entre adolescentes; conscientizar e motivar os pais; respeitar as orientações pessoais e/ou familiares, quanto a religião, e conceitos éticos e filosóficos.

É comum o uso pelos adolescentes de métodos como coito interrompido e *condom* que, sabidamente, quando usados como método isolado de anticoncepção, resultam em altas taxas de falha. Esses fatos se refletem em taxas de gravidez mais altas em adolescentes nos Estados Unidos.[21] Entretanto, isso não deve ser motivo para descartar-se o uso dos preservativos, que são disponibilizados em unidades básicas de saúde. Pelo contrário, o profissional que aconselha deve ser enfático na explicação para os adolescentes do porquê da necessidade do uso do preservativo associado a outro método contraceptivo de maior eficácia.

Os espermicidas, associados ou não ao preservativo, aumentam o risco de fissura no epitélio vaginal, e mesmo as microfissuras elevam o risco de transmissão de HIV e outras IST.[12] Por isso, não são recomendados para a população adolescente.

Contraceptivos hormonais

Os anticoncepcionais hormonais orais são os métodos mais conhecidos e mais usados nos Estados Unidos,[22] assim como em todo o mundo. Outros contraceptivos hormonais combinados, como injetáveis mensais, anel vaginal ou adesivos transdérmicos, assim como os de progestagênios isolados orais ou os injetáveis trimestrais, são opções oferecidas para adolescentes. Entretanto, todos esses contraceptivos são de curta ação e têm taxas de continuidade mais baixas e taxas de gravidez mais altas, quando comparados aos contraceptivos reversíveis de longa ação (LARC).[23,24]

Eficácia e segurança dos contraceptivos hormonais

Tanto a eficácia como a segurança dos contraceptivos hormonais em pacientes hígidas, como é o caso da maioria das adolescentes, já foram bem estabelecidas. A discussão é quanto à sua eficácia nessa faixa etária, pelas características inerentes ao adolescente, em especial quanto ao seu comportamento, já comentado aqui, em parágrafos anteriores. Como exemplo, temos o fato de que o principal motivo de falha da pílula anticoncepcional é o uso inconsistente, como o esquecimento da tomada.

Discute-se também o efeito sobre o ganho de massa óssea e possível interferência sobre a libido da mulher.

Efeito sobre a massa óssea

Quanto ao efeito sobre a massa óssea, há correlação com o uso do progestagênio injetável trimestral por tempo prolongado e, mais recentemente, também com as pílulas combinadas contendo 15 mcg de estradiol.

• Progestagênio isolado injetável

Método muito difundido, barato, com boa eficácia contraceptiva e disponibilizado pelo SUS. O produto é apresentado na forma de ampolas com 150 mg de acetato de medroxiprogesterona de depósito (AMPD), para uso intramuscular profundo trimestral. As injeções repetidas dependem da motivação da usuária, o que pode diminuir sua eficácia, quando usados por longos períodos.[25] É citada a probabilidade de gravidez em 6% para uso típico e 0,2% para uso perfeito, no período de um ano, e entre seus efeitos colaterais estão menstruações irregulares que, quase sempre, se transformam em amenorreia. O ganho de peso excessivo, com até 8 kg já no primeiro ano, é o principal motivo de abandono do método pelas pacientes. Também é citada a demora ao retorno à fertilidade. Sob o ponto de vista médico, em médio e longo prazo, o que mais preocupa é o prejuízo no ganho de massa óssea.[26]

• Contraceptivo hormonal combinado oral

Há argumentos desfavoráveis às pílulas com 15 mcg por tempo longo, que poderá interferir no ganho de massa óssea, uma vez que o estrogênio tem papel fundamental nesse processo, participando da formação e da atividade de osteoclastos e diminuindo a reabsorção óssea, além de influírem positivamente na formação, proliferação e atividade dos osteoblastos, influindo assim na aquisição de massa óssea.[27,28] Independentemente dessa discussão, temos a preferência de iniciar sempre com os anticoncepcionais com 30 mcg, em função de propiciarem menos escapes do que os de mais baixa dosagem, em especial aqueles com 15 mcg. Em nossa experiência, esses *spottings* se constituem em frequente alegação para a descontinuidade do método, inclusive muitas adolescentes suspendem o uso ou trocam de pílula por conta própria.

Relação da sexualidade com o contraceptivo hormonal

As informações que se encontram na literatura sobre essa relação ainda são conflitantes. Há publicações que relacionam a diminuição do desejo sexual aos anticoncepcionais hormonais orais (AHO).[29,30] Em contraste, outros procuraram demonstrar a neutralidade nessa relação e alguns até mesmo insinuam a influência positiva dos AHO na libido feminina.[31,32] Nesse contexto, podemos correlacionar o fato de os contraceptivos considerados antiandrogênicos melhorarem os aspectos do hiperandrogenismo da síndrome dos ovários policísticos (SOP), principalmente no tocante à acne, e assim beneficiarem a autoestima da adolescente, o que pode contribuir para seu desempenho sexual.

A relação entre dose do etinilestradiol (EE) e desejo sexual tem sido discutida, mas, em nosso entendimento, os estudos carecem ainda de dados mais consistentes. Wiege et al. (2005)[32] relataram que contraceptivos com 30 µg de EE e 150 mg de levonorgestrel (LNG) não tiveram qualquer impacto na libido; quando do uso daqueles com 20 µg de EE e 100 mg de LNG, o interesse sexual foi maior; e aqueles com 15 μg de EE provocaram secura vaginal, com consequente baixa da libido.[32]

Duas revisões da literatura trazem dados para nossa reflexão: a revisão feita por Lopes et al. (2008)[33] e a de Pastor et al. (2013).[34] Os resultados de ambas se assemelham, mostrando que os AHO com 30 μg obtiveram resultados favoráveis, com melhora em todos os itens de satisfação sexual. Ao contrário, com a dosagem de 15 μg de EE, esses quesitos tiveram pior desempenho, quando aplicado o questionário Female Sexual Function Index (FSFI). Quanto ao progestagênio, esses estudos mostraram melhora com a drospirenona. Entretanto, mais estudos consistentes, com atenção aos possíveis vieses, são necessários para embasar a orientação para a prática clínica.

Devemos lembrar que a libido e o orgasmo fazem parte da **expressão sexual**, no contexto da sexualidade humana. É necessário prudência para atribuir qualquer dificuldade dessa **expressão sexual** ao contraceptivo, em particular em adolescente, uma vez que nessa faixa etária há maior influência dos múltiplos fatores que interferem na sexualidade humana. A disfunção sexual é relatada em 20% a 50% das mulheres, sendo de 49% no Brasil, segundo Abdo et al. (2004).[35]

Contraceptivos reversíveis de longa ação

No mundo mágico das adolescentes, os riscos da gravidez inesperada aumentam em função desse comportamento de "onipotência", que resulta em negligência com os cuidados com a anticoncepção, como o esquecimento no uso da pílula ou de outro contraceptivo. Isso justifica nossa escolha para que os contraceptivos reversíveis de longa ação (LARC) sejam os métodos de primeira linha para a população adolescente sexualmente ativa.

Essa nossa escolha, tomamos como base as várias pesquisas publicadas na literatura consultada, que recomendam os LARC, considerando-os como métodos de primeira linha para a prevenção de gestação não planejada na população de adolescentes. A OMS reforça os benefícios dos LARC, assim como a importância de acompanhamento médico regular, para qualquer necessidade ou dúvida das pacientes.

O estudo CHOICE (2010),[36] em avaliação de quase 10 mil mulheres americanas que receberam aconselhamento para anticoncepção, constatou que a preferência das adolescentes com até 17 anos foi pelo implante subdérmico, enquanto as com 18 anos ou mais preferiram o DIU.

Tipos e disponibilidade dos LARC

Enquadram-se no conceito de LARC o implante subdérmico de etonogestrel e o dispositivo intrauterino (DIU), com seus vários tipos e modelos. Todos os LARC apresentam alta eficácia (+ de 99%) quando o uso é perfeito.[37]

O implante de etonorgestrel é um bastão radiopaco de 4 cm de comprimento e 2 mm de diâmetro, que é implantado sob a pele do braço. Tem duração máxima de três anos e necessita treinamento específico para sua inserção e retirada. Ainda não é disponibilizado regularmente pelo nosso Sistema Único de Saúde (SUS). Na rede de planos de saúde, é possível ser liberado para suas usuárias. Entre as usuárias, a queixa de sangramento genital irregular (*spotting*) é frequente, mas tende a se normalizar após alguns meses.

No Brasil, encontram-se disponíveis no mercado o DIU de cobre, o DIU de cobre com núcleo de prata e o DIU liberador de levonorgestrel (LNG).

O DIU de cobre é o mais usado entre os métodos LARC, inclusive com muitas publicações disponíveis. Tem alta eficácia; é de fácil inserção e pode ser usado por até dez anos consecutivos, com pouquíssimas complicações; é de baixo custo e disponibilizado pelo SUS, inclusive na rede básica de saúde.

O DIU de cobre é apresentado em formatos e tamanhos diferentes. Os mais comuns são em forma de T e de âncora, semelhante ao conhecido Multiload. Tamanhos diferentes oferecem a possibilidade de escolha conforme a histerometria e a decisão do médico que for inseri-lo.

O DIU com levonorgestrel é disponibilizado comercialmente no Brasil em duas apresentações. O com 52 mg de ENG (Mirena), já bem difundido, tem se mostrado excelente método contraceptivo e apresenta algumas outras indicações, além da função contraceptiva, em especial pela sua propriedade de reduzir o volume do fluxo menstrual com um bom percentual de amenorreia. Em 2020, foi lançado o DIU com 19,5 mg de ENG (Kyleena), com dimensões menores e com a eficácia equivalente ao já existente. Os dois modelos ainda não são distribuídos pelo SUS, mas alguns planos de saúde já os oferecem para suas usuárias. Ainda não há pesquisas sobre o modelo de menor dosagem, além das oferecidas pela fabricante, incluindo comparações sobre as principais diferenças ou semelhanças entre eles.

1. **Quanto ao comprimento**
   - **Mirena:** 32 mm de haste e de braços.
   - **Kyleena:** 30 mm de haste e 28 mm de braços.
2. **Quanto ao diâmetro do tubo de inserção**
   - **Mirena:** 4,4 mm.
   - **Kyleena:** 3,8 mm.
3. **Quanto ao tempo de uso máximo**
   - **Ambos:** até 5 anos.
4. **Quanto aos dados clínicos**

O padrão menstrual e escape se equivalem, sendo que o modelo com 52 mg tem melhor controle quando as pacientes têm sangramento aumentado previamente ao uso. O modelo com 19,5 mg induz menos amenorreia e ocorrência menor de cistos ovarianos e, quando ocorrem, são bem menores.

A taxa de amenorreia no 12º mês de uso é de 65% com o Mirena e de 59% com o Kyleena.

A formação de cistos ovarianos é menor com o Kyleena em comparação ao Mirena, tanto em número quanto em volume dos cistos.

Adolescente com acne deve avaliar se inicia a contracepção com levonorgestrel.

Ambos os modelos com levonorgestrel, como acontece com o DIU de cobre, não inibem a ovulação.

Se houver sangramento abundante com cólicas, pode ser relacionado à expulsão do DIU.

Gravidez ectópica, embora possível, tem taxas inferiores ao que ocorre em mulheres que não usam qualquer método de anticoncepção (1/1.000 mulheres/ano contra 3 a 5/1.000 mulheres/ano).

Quanto ao uso no puerpério, embora não haja evidências de modificação na quantidade ou qualidade do leite materno, aconselha-se a inserção do DIU com levonorgestrel a partir do 6º mês pós-parto.

Pela dificuldade de aceitação das participantes na randomização, é limitada a experiência com randomização para DIU hormonal *versus* não hormonal quanto à avaliação de satisfação da usuária por um ou outro tipo. Godfrey et al. (2010)[37] fizeram um estudo randomizado com 23 adolescentes com DIU de levonorgestrel e DIU de cobre e concluíram que as taxas de continuação e satisfação foram maiores entre aquelas com o DIU-LNG (75% e 90%, respectivamente) do que com o DIU de cobre (45% e 67%, respectivamente). Outros estudos[38] em que as mulheres escolheram previamente o tipo de DIU encontraram preferência de aproximadamente 80% pelo DIU com LNG.

Continuidade do uso dos LARC

No estudo CHOICE,[36] as taxas de continuidade com os LARC foram de 87% em 12 meses e 77% em 24 meses, enquanto para os outros métodos essas taxas foram de 38% a 43% em 24 meses.

Peipert et al. (2011)[38] avaliaram, durante um ano, 4.167 mulheres com idade entre 14 e 45 anos e constataram taxa de continuidade de 86% nas usuárias de LARC, contra 55% das mulheres que usavam métodos de curta duração. A taxa de continuidade com o DIU de cobre foi ligeiramente mais baixa entre adolescentes, em comparação com as mais velhas. Mesmo assim, ainda foram 72% em 1 ano. O alto custo e as dificuldades de acesso das usuárias ao método, somados à falta de familiaridade ou a dúvidas dos médicos quanto à segurança dos métodos para adolescentes, são as principais barreiras para a ampliação do uso dos LARC.[40,41]

Mestad et al. (2011),[42] em um grande estudo no qual incluíram o aconselhamento em todos os tipos de controle de nascimento e retiraram os custos, encontraram que mais de dois terços das adolescentes de 14 a 20 anos escolheram um método LARC.

A eficácia, a segurança e a ótima aceitação pelas pacientes, comprovada pelas taxas de continuidade, confirmam assim os LARC como o método de escolha para a contracepção de adolescentes, contribuindo fortemente para os esforços no combate da gestação inoportuna das adolescentes. É importante que a remoção do dispositivo esteja sempre disponível, sem restrições, para as pacientes.

Uma recomendação especial atualmente, com relação às adolescentes que engravidam, é a inserção do LARC (mais comumente o DIU de cobre) imediatamente após o parto (vaginal ou cesariano), com a finalidade de evitar uma segunda gravidez.

É função do governo garantir o acesso dos adolescentes aos serviços de saúde, com equipe dotada de capacitação técnica específica, para receberem aconselhamento, orientações quanto aos riscos e cuidados com a atividade sexual, além de garantir o acesso desses adolescentes aos vários métodos contraceptivos. O país que quiser desenvolver-se tem que investir na educação e na saúde de seu povo, desde a infância.

Seguindo orientação do Conselho Federal de Medicina (Recomendação CFM n. 1/2016), recomendamos que, nas decisões sobre assistência à saúde dos pacientes, os médicos levem em consideração o documento Consentimento Livre e Esclarecido.

REFERÊNCIAS BIBLIOGRÁFICAS

1. Arie WMY, Fonseca AM, Bagnoli VR, Baracat EC. História da anticoncepção. São Paulo: Leitura Mádica; 2009.
2. Bezerra J. Primeira Revolução Industrial. Disponível em: https://www.todamateria.com.br/primeira-revolucao-industria.

3. Ventura M, Ikawa D, Piovesan F, Barsted LL. Direitos sexuais e direitos reprodutivos na perspectiva dos direitos humanos: síntese para gestores, legisladores e operadores do Direito. Rio de Janeiro: Advocaci; 2003.
4. Oliveira-Campos M, Nunes ML, Madeira FC, Santos MG, Bregmann SR, Malta DC et al. Sexual behavior among Brazilian adolescents – National Adolescent School-based Health Survey (PeNSE 2012). Rev Bras Epidemiol. 2014;17(suppl. 1):116-30. doi: 10.1590/1809-4503201400050010.
5. Lara LAS. A expressão marcante da sexualidade nas adolescentes e o início da vida sexual cada vez mais precocemente. Femina. 2019;47(4):194-212.
6. Finer LB, Zolna MR. Declines in unintended pregnancy in the United States – 2008-2011. N Engl J Med. 2016;374:843-52.
7. Hamilton BE, Mathews TJ. Continued declines in teen births in the United States – 2015. NCHS Data Brief. 2016;(259):1-8.
8. United Nations. Demographic yearbook 2013 (sixty-four). New York; 2014. [Acesso em 2 mar. 2015]. Disponível em: http://unstats.un.org/unsd/demographic/products/dyb/dyb2009-2010.htm.
9. Martinez G, Copen CE, Abma JC. Teenagers in the United States: sexual activity, contraceptive use, and childbearing – 2006-2010. National Survey of Family Growth. Vital Health Stat. 2011;23:1-35.
10. Finer LB, Zolna MR. Declines in unintended pregnancy in the United States – 2008-2011. N Engl J Med. 2016;374:843-52.
11. Kaiser HJ. Sexual health of adolescents and young adults in the United States. Family Foundation. 2014.
12. Rimsza ME. Counseling the adolescent about contraception. Pediatr Rev. 2003;24:162-70.
13. Brill SR, Rosenfeld WD. Contraception. Med Clin North Am. 2000;84:907-25.
14. Polaneczky M. Adolescent contraception. Curr Opin Obstet Gynecol. 1998;10:213-9.
15. Harper CC, Brown BA, Foster-Rosales A, Raine TR. Hormonal contraceptive method choice among young, low-income women: how important is the provider? Patient Education and Counseling. 2010;81(3):349-54.
16. Davis AJ. Adolescent contraception and the clinician: an emphasis on counseling and communication. Clin Obstet Gynecol.
17. Juramento de Hipócrates. Versão de outubro de 2017, da Associação Médica Mundial. [Acesso em 25 set. 2020]. Disponível em: www.crmpr.org.br/Juramento-de-Hipocrates-1-53.shtml.
18. Rehme MFB, Cabral ZAF, Monteiro DLM, Herter LD, Araujo ESP, Cunha A, Fernandes MS, Azambuja MRF. 2º Fórum sobre Aspectos Éticos e Legais no Atendimento de Adolescentes. Femina. 2020;48(2):70:81.
19. Ellis BJ, Schlomer GL, Tilley EH, Butler EA. Impact of fathers on risky sexual behavior in daughters: a genetically and environmentally controlled sibling study. Dev Psychopathol. 2012;24(1):317-32.
20. World Health Organization. Medical eligibility criteria for contraceptive use. 5th ed. Geneva: World Health Organization; 2015.
21. Finer LB, Zolna MR. Unintended pregnancy in the United States: incidence and disparities – 2006. Contraception. 2011;84:478-85.
22. Daniels K, Daugherty J, Jones J. Current contraceptive status among women aged 15-44: United States – 2011-2013. NCHS Data Brief. 2014;(173):1-8.
23. Zibners A, Cromer BA, Hayes J. Comparison of continuation rates for hormonal contraception among adolescents. J Pediatr Adolesc Gynecol. 1999;12:90-4.
24. Raine TR, Foster-Rosales A, Upadhyay UD, Boyer CB, Brown BA, Sokoloft A et al. One-year contraceptive continuation and pregnancy in adolescent girls and women initiating hormonal contraceptives. Obstet Gynecol. 2011;117:363-71.
25. Patel RC, Onono M et al. Pregnancy rates in HIV-positive women using contraceptives and efavirenz-based or nevirapine-based antiretroviral therapy in Kenya: a retrospective cohort study. Lancet HIV. 2015;2:474-482.
26. Ott MA, Sucato GS; Committee on Adolescence. Contraception for adolescents. Pediatrics. 2014;134(4).
27. Hartard M, Keinmond C, Luppa P et al. Comparison of the skeletal effects of the progestogens desogestyrel and levonorgestrel in oral contraceptive preparations in young women: controlled, open, partly randomized investigation over 13 cycles. Contraception. 2006;74(5):367-75.
28. Blason TP, Goldberg TBL, Kurokawa CS et al. Low-dose combined oral contraceptive use is associated with lower boné mineral contente variation in adolescentes over a 1-year period. BMC Endocrine Disorders. 2015;15:15.

29. Bitzer J. Contraception and sexuality. Ther Umsch. 1994;51(2):110-4.
30. Caruso S, Agnello C, Intelisano G, Farina M, Di Mari L, Cianci A. Sexual behavior of women taking low-dose contraceptive containing 15microg ethinylestradiol/60 microg gestodene. Contraception. 2004;69(3):237-40.
31. Bitzer J, Simon NA. Current issues and available options in combined hormonal contraception. Contraception. 2011;84(4):342-56.
32. Wiegel M, Meston C, Rosen R. The female sexual function index (FSFI): cross-validation and development of clinical cutoff scores. J Sex Marital Ther. 2005;31(1):1-20.
33. Lopes GP, Ambrogini CC, Megale A. Contracepção hormonal e sexualidade. RBM. 2008;65(suppl. 2):2-11.
34. Pastor Z, Holla K, Chmel R. The influence of combined oral contraceptives on female sexual desire: a systematic review. The European Journal of Contraception and Reproductive Health Care. 2013;18(1): 27-43.
35. Abdo CH, Oliveira WN, Moreira ED, Fittipaldi JA. Prevalence of sexual dysfunction and correlated conditions in a sample of Brazilian women: resultes of the Brazilian study on sexual behavior (BSSB). Int J Impot Res. 2004;16(2):160-6.
36. Secura GM, Allsworth JE, Mdden T, Mullersman JL, Peipert JF. The Contraceptive CHOICE Project: reducing barriers to long acting reversible contraception. Am J Obstet Gynecol. 2010;203(2):115.e1-7. doi: 10.1016/j.ajog.2010.10.017.
37. Godfrey EM, Memmel LM, Neustadt A, Shah M, Nicosia A, Moorthie M et al. Intrauterine contraception for adolescents aged 14-18 years: a multicenter randomized pilot study of levonorgestrel-releasing intrauterine system compared to the Copper T 380A. Contraception. 2010;81:123-7. [PubMed: 20103449].
38. Peipert JF, Zhao Q, Allsworth JE, Petrosky E, Madden T, Eisenberg D et al. Continuation and satisfaction of reversible contraception. Obstet Gynecol. 2011;117:1105-13. [PubMed: 21508749].
39. Bednarek PH, Creinin MD, Reeves MF, Cwiak C, Espey E, Jensen JT. Immediate versus Delayed IUD – Insertion after Uterine Aspiration. New Engl J Med. 2011;364:2208-17. [PubMed: 21651392].
40. Fleming KL, Socoloff A, Raine TR. Attitudes and beliefs about the intrauterine device among teenagers and young women. Contraception. 2010;82:178-82.
41. Harper CC, Blum M, De Bocanegra HT, Darney PD, Speidel JJ, Policar M et al. Challanger in translating evidence to practice: the provision of intrauterine contraception. Obstet Gynecol. 2008;111:1359-69.
42. Mestad R, Secura G, Allsworth, Madden T, Zhao Q, Peipert JF. Acceptance of long-acting reversible contraceptive methods by adolescente participants in the Contraceptive CHOICE Project. Contraception. 2011;84:493-8.

60

Anticoncepção para Adolescente com Transtornos Neuropsíquicos

- Andrea Sclowitz Moraes
- Mariana Soares Pereira Schaefer
- José Alcione Macedo Almeida

A epilepsia afeta cerca de 25 milhões de mulheres de todas as idades no mundo, e cerca de 100 milhões de mulheres em idade reprodutiva usam contraceptivos hormonais.[1] Estudos indicam que as falhas dos contraceptivos orais são responsáveis por 1 em cada 4 gravidezes não planejadas, em mulheres com epilepsia.[2]

A cefaleia é uma afecção quase universal, acometendo cerca de 50% da população geral.[3] Na classificação das cefaleias, temos a enxaqueca, que acomete mais as mulheres, sendo muito frequente sua relação com o ciclo menstrual. É frequente também a cefaleia tensional, que deve ter seu diagnóstico diferencial com a enxaqueca.

Há um grupo de desordens mentais, caracterizado por sentimentos de ansiedade e medo, definido como transtornos de ansiedade, entre os quais se encontram os distúrbios alimentares, representados pela anorexia nervosa e pela bulimia nervosa, que se caracterizam por comportamento alimentar nocivo ao organismo. Esses transtornos alimentares com frequência se associam à depressão e à ansiedade e são possíveis precursores de várias intercorrências perinatais e pós-parto.[4]

Neste capítulo, abordaremos os distúrbios neurológicos e psíquicos cujas portadoras, com maior frequência, procuram orientação contraceptiva em nosso ambulatório de Ginecologia na Infância e na Adolescência do Hospital das Clínicas da Faculdade de Medicina da Universidade de São Paulo (HC-FMUSP).

Epilepsia e contracepção

Os contraceptivos hormonais e a maioria dos medicamentos antiepiléticos usados entre nós interagem bidirecionalmente, resultando em possível falha terapêutica dos dois tratamentos, podendo resultar em gravidez não planejada ou em piora das crises convulsivas, sendo, por isso, tema de grande relevância na prática diária do ginecologista.[5]

A falha no planejamento familiar de mulheres com epilepsia é comum, muito provavelmente pela falta de conhecimento sobre a interação entre esses fármacos. O índice de falha contraceptiva entre mulheres saudáveis é de 1%, enquanto entre as mulheres com epilepsia é de 3% a 6%.[5]

Interação entre anticonvulsivantes e contraceptivos hormonais

- ### Ação dos anticonvulsivantes sobre os contraceptivos hormonais

O estrogênio usado na maioria dos contraceptivos hormonais combinados é o 17-alfa-etinilestradiol (EE), que é submetido a um significante metabolismo de primeira passagem hepática. Mais de 30% da dose ingerida é metabolizada (conjugada) ao passar pela parede intestinal, principalmente pela ação da sultransferase (SULT). Sua biotransformação seguinte ocorre no fígado pela ação da enzima citocromo P450 (CYP), a mesma que metaboliza os medicamentos antiepilépticos. A indução do citocromo P450 aumenta o metabolismo dos componentes dos contraceptivos, reduzindo os níveis circulantes em até 50%, e por consequência reduz seu efeito contraceptivo.[6,7]

Os medicamentos antiepiléticos são classificados em indutores ou não indutores da enzima. Os principais fármacos indutores da enzima são: fenobarbital, carbamazepina, fenitoína, felbamato, topiramato, primidona e oxicarbamazepina (Quadro 60.1).[1,5]

Quadro 60.1
Interação entre medicamentos antiepilépticos e sistema de enzimas CYP.

1. Medicamentos antiepiléticos que podem interagir com contraceptivos hormonais (indutores da enzima CYP)

- Carbamazepina
- Felbamato
- Lamotrigina
- Oxcarbazepina
- Phenobarbital
- Fenitoína
- Primidona
- Topiramato

2. Medicamentos antiepiléticos que não interagem com contraceptivos hormonais (não indutores da enzima CYP)

- Clonazepan
- Etossuximide
- Gabapentina
- Levetiracetam
- Pregabalina
- Tiagabine
- Valproate
- Vigabatrin
- Zonisamide

Fontes: Reddy, 2010;[1] Reimers et al., 2015.[5]

• Ação dos contraceptivos hormonais sobre os medicamentos antiepiléticos

Os estudos até o momento não chegaram à unanimidade quanto à ação dos contraceptivos orais hormonais reduzir ou não os níveis circulantes de medicamentos antiepiléticos, com exceção da lamotrigina, que, quando usada isoladamente, tem seus níveis plasmáticos reduzidos nas usuárias de contraceptivos hormonais orais combinados, o que aumenta as crises convulsivas das pacientes. Há um grupo de especialistas que entendem que, para usuárias de lamotrigina como monoterapia, anticoncepcionais combinados não são recomendados, não havendo, porém, restrição para o uso de anticoncepcional que contenha apenas progestagênio na sua fórmula.[8]

O anel vaginal, o adesivo e a pílula de progestagênio não são indicadas para usuárias de medicamentos antiepiléticos indutores da enzima CYP, pois há diminuição do efeito do contraceptivo. Entretanto, os implantes subcutâneos de etonogestrel e injetáveis combinados podem ser utilizados circunstancialmente, embora com a ressalva de que não são métodos de primeira linha.[8]

Há quem recomende os anticoncepcionais hormonais combinados orais, desde que a dose de EE seja no mínimo de 50 mcg.[9,10]

Nossas recomendações atuais de contracepção para mulheres em uso de medicamentos antiepiléticos indutores da enzima CYP estão no Quadro 60.2, com as ressalvas mais adiante.

Quadro 60.2
Métodos contraceptivos recomendados para mulheres em uso de medicamentos antiepiléticos indutores da enzima CYP.

Primeira opção
- DIU com levonorgestrel, somente de cobre ou cobre e prata

Segunda opção
- Injetável combinado mensal ou
- Injetável trimestral (ac. de medroxiprogesterona)

Terceira opção
- Implante com etonorgestrel

Fonte: Desenvolvido pela autoria do capítulo.

O DIU de cobre não tem contraindicação para adolescentes, com ou sem epilepsia, é disponibilizado pelo SUS, é o método de mais longa duração (10 anos), de fácil inserção e com raríssimas complicações.

O DIU com levonorgestrel não sofre ação dos anticonvulsivantes e o padrão de sangramento não difere do que ocorre com as não usuárias dos anticonvulsivantes.[11] Além disso, reduz o volume do fluxo menstrual e apresenta bom percentual de amenorreia.

O acetato de medroxiprogesterona injetável trimestral tem como inconvenientes, em especial para adolescentes, a redução no ganho de massa óssea, principalmente após dois anos de uso, e o ganho excessivo de peso, principalmente nas adolescentes obesas já no momento de iniciar a contracepção. Há referência de ganho de 4 kg, em média, já no primeiro ano.[12] Outra pesquisa demonstrou que as pacientes que eram obesas no início do estudo, ganharam três vezes mais peso do que o grupo controle de não obesas.[13] Quando prescrito esse método, a paciente deve ser monitorada quanto ao ganho de peso excessivo e quanto à massa óssea, em especial quando utilizado por mais de dois anos.

Os implantes subcutâneos têm a ressalva de que não são métodos de primeira linha[8] e apresentam o inconveniente de frequentes *spottings*, que se constituem nas principais queixas das pacientes. Mas são opções quando não for possível o uso de um dos tipos de DIU.

Destacamos que o *condom*, masculino ou feminino, deve sempre ser associado a qualquer outro método escolhido, com a finalidade de proteção contra as infecções sexualmente transmissíveis.

Cefaleia e contracepção

Cefaleia é dor localizada em qualquer parte da cabeça. É uma afecção quase universal, acometendo cerca de 50% da população geral **em um ano** e mais de 90% ao longo da vida.[3,13]

A International Classification of Headaches Disorders (ICHD-III)[14] classifica a cefaleia em:

- Cefaleia primária: quando não se encontra nenhuma causa de base. É o caso da enxaqueca, da cefaleia tensional e da cefaleia em salvas.
- Cefaleia secundária: quando resulta de uma doença de base conhecida, como tumores, por desordens vasculares, pós-trauma cerebral, além das neuropatias craniais, como a neuralgia do trigêmeo.

Enxaqueca é o tipo de cefaleia mais frequente, acomete cerca de 18% da população geral e afeta mais as mulheres, com a relação de 2 a 3 mulheres para cada homem. Cerca de 50% delas apresentam enxaqueca no período perimenstrual e transmenstrual, fato relacionado à queda abrupta dos esteroides sexuais. O ciclo menstrual é, portanto, um gatilho para a crise enxaquecosa.

Para ser definida como enxaqueca, é necessário haver dois ou mais sintomas maiores (dor de cabeça moderada a intensa, unilateral, pulsátil ou latejante e que piora com atividade física) e um sintoma menor (p. ex., náuseas, vômitos, fonofobia e fotofobia).

Já está bem estabelecido que os esteroides sexuais exógenos também podem mudar o curso da enxaqueca, seja induzindo à crise, à aura, à piora dos sintomas, mas também proporcionando em algumas pacientes a melhora nas crises durante as menstruações. Na escolha do método anticoncepcional para essas pacientes, deve-se considerar as peculiaridades da enxaqueca, com a finalidade de minimizar o potencial do método escolhido, para menor risco de eventos adversos.[15]

Contraceptivos hormonais combinados

Protocolos atuais, como o do American College of Obstetrics and Gynecology,[16,17] restringem o uso de contraceptivos combinados apenas para pacientes com enxaqueca com aura. Para outras cefaleias, é preconizado o esquema estendido (sem pausa) com contraceptivo hormonal combinado, o que, inclusive, pode aliviar os sintomas, uma vez que não há a queda brusca dos esteroides sexuais. Entretanto, é necessário cautela no seu uso, em razão do risco aumentado de acidente vascular cerebral isquêmico (AVCi), em especial nas pacientes com enxaqueca e aura, nas quais esse risco aumenta em seis vezes quando comparado ao da população sem enxaqueca e sem o uso de contraceptivo hormonal combinado (2,5 *versus* 14,5/100.000 mulheres).[18]

Mais recentemente, esse risco de AVC tem sido questionado, porque os estudos que o relacionaram aos anticoncepcionais são das décadas de 1960 e 1970, quando os contraceptivos tinham altas doses de EE (50 mcg ou mais), e hoje predominam os preparados com doses de 15, 20 e 30 mcg.

Diversos estudos foram realizados com doses menores de etinilestradiol e o risco para AVCi nas mulheres com enxaqueca com aura não mostrou aumento significativo.[19,20]

Com esses argumentos, defendem uma revisão dos critérios atuais, considerando as doses mais baixas dos contraceptivos combinados, mesmo em pacientes com sintomas de aura, uma vez que algumas dessas pacientes apresentam melhora dos sintomas com o uso de contraceptivos com dosagens de estrogênios de 15 mcg de EE. Com contraceptivos de ultrabaixa dosagem, garantem-se concentrações estrogênicas mais baixas do que nos picos do ciclo natural e sem a queda abrupta no período pré-menstrual e, com isso, ocorre melhora dos sintomas resultantes da oscilação hormonal do ciclo menstrual.[15]

Como o AVCi, apesar de raro, caracteriza um quadro clínico grave, que deixa sequelas importantes, recomendamos outros métodos, que não contenham estrogênios, quando se trata de mulheres enxaquecosas com aura, assim como nas tabagistas, mesmo que sejam jovens adolescentes.

Transtornos de ansiedade

Transtornos de ansiedade compreendem um grupo de desordens mentais, caracterizado por sentimentos de ansiedade e medo, incluindo transtorno de ansiedade generalizada, ataques de pânico, fobias, transtorno de ansiedade social, transtorno obsessivo-compulsivo e estresse pós-traumático. Estima-se que 264 milhões de pessoas no mundo vivem com algum transtorno de ansiedade, o que significa 3,6% da população mundial, com prevalência entre as mulheres. Registra a OMS que nas Américas 7,7% da população feminina sofre de ansiedade, o dobro do índice no homem, que é de 3,6%. O Brasil é líder mundial na prevalência de transtornos de ansiedade, tendo 9,3% de sua população diagnosticada com o transtorno.[21]

Os transtornos de ansiedade e a depressão são possíveis precursores de várias intercorrências perinatais e pós-parto. Entre elas, incluem-se morbidade materna e infantil, complicações obstétricas, risco de parto prematuro ou nascimento natimorto, baixo peso ao nascer e depressão pré-parto e pós-parto. Além disso, mulheres com ansiedade e depressão têm maior risco de gravidez indesejada, e a chance de interrupção dessa gravidez com aborto induzido também é maior.[22-24]

Ação dos contraceptivos hormonais sobre os transtornos psíquicos

Uso de contraceptivos hormonais é possível, pois, com a diminuição da dose dos hormônios dos contraceptivos orais, manteve-se sua eficácia e diminuíram-se os efeitos colaterais, como mudanças de humor.[25-27] É aceito, portanto, que mulheres com sinais de ansiedade e depressão podem, na maioria das vezes, utilizar qualquer tipo de método anticoncepcional. É importante, porém, que a escolha do método seja feita em comum acordo entre médico e paciente, levando-se em consideração as condições de saúde da paciente no momento.[23] Em revisão sistemática de trabalhos específicos sobre a relação entre propriedades farmacológicas de contraceptivos orais combinados e humor das pacientes, não foi encontrada associação entre os mecanismos bioquímicos intrínsecos dos contraceptivos em questão e efeitos colaterais de humor relatados pelas usuárias.[28]

Estudos com adolescentes e jovens demonstraram melhor saúde física e menores índices de depressão em jovens que usavam algum tipo de anticoncepcional hormonal em comparação aos de jovens que não usavam tais métodos. Também foi verificado que as jovens que usaram contraceptivo hormonal combinado continuamente e por mais tempo tiveram melhoras positivas no humor e menos variação deste ao longo do ciclo.[25-27]

Não há evidências de efeitos negativos sobre o humor de usuárias de acetato de medroxiprogesterona injetável, adesivo transdérmico, anel vaginal, implante subdérmico e DIU de levonorgestrel.[29] São necessários novos estudos, com *design* longitudinal, prospectivos e randomizados, para obterem-se opiniões definitivas sobre o assunto.[23]

Um número pequeno de mulheres pode desenvolver sensibilidade aumentada a certos contraceptivos à base somente de progestagênio, embora existam evidências limitadas de quais mulheres podem ter esse risco aumentado. É importante o aconselhamento médico caso a caso, com acompanhamento de alterações significativas de humor e indicação às que apresentarem maior risco de alteração humoral a partir da história clínica.[30]

Efeitos dos transtornos psíquicos sobre a contracepção

Mulheres com ansiedade, depressão e sintomas de estresse e distresse (estresse excessivo) tendem a maior uso indevido, à interrupção ou à não utilização do método anticoncepcional, principalmente os contraceptivos orais combinados, DIU, os preservativos e implantes, quando comparadas com mulheres sem sintomas.[23,29,31]

Com relação à possível influência dos transtornos psíquicos sobre o comportamento de usuárias de métodos contraceptivos, existem poucos estudos. Algumas pesquisas com foco psicológico sugerem que a alteração em processos cognitivos pode contribuir para "percepções" aumentadas de sintomas físicos nas mulheres com saúde mental debilitada.[32] Além disso, mulheres ansiosas ou depressivas podem internalizar informações incorretas ou negativas sobre contracepção e formar conceitos exagerados com relação aos riscos e aos efeitos colaterais, alterando a utilização de tais métodos. Ainda são necessários estudos para testar essas teorias de maneira experimental.[31,32]

Com antidepressivos mais modernos, como os inibidores de recaptação de serotonina (fluoxetina, citalopram, escitalopram e sertralina) e inibidores da receptação de serotonina e norepinefrina (venlafaxina e duloxetina), não há interação com o metabolismo hepático dos contraceptivos. Mas os antidepressivos inibidores da monoamina oxidase (fenelzina e tranilcipromina) e os tricíclicos (amitriptilina e nortriptilina) podem interagir com o metabolismo de contraceptivos esteroides no fígado, diminuindo a eficácia do contraceptivo ou aumentando os efeitos colaterais do antidepressivo ou a sua toxicidade. Para essas pacientes, são mais indicados DIU, de levonorgestrel ou de cobre.[31,33,34]

Transtornos alimentares

Os transtornos alimentares são atribuídos a fatores genéticos, psicológicos e sociais. Manifestam-se, em geral, na adolescência e na juventude, afetando mais as mulheres, geralmente por insatisfação com seu peso e sua imagem corporal, adotando medidas extremas com o regime alimentar.[35,36]

Alguns transtornos, como anorexia nervosa e bulimia, são caracterizados por comportamentos alimentares nocivos à saúde. A pessoa afetada se preocupa de modo excessivo com alimentação, com o peso e a forma do corpo. Além disso, pode também praticar exercício excessivo ou purgação para compensar a ingestão de calorias. Tais transtornos frequentemente estão associados a quadros de depressão e ansiedade.[4]

A prevalência de anorexia nervosa varia de 0,5% a 3,7%; e a de bulimia nervosa, de 1,1% a 4,2%, dependendo das definições usadas para os transtornos.[37] Estima-se que, entre as mulheres, a incidência de anorexia nervosa seja de 8 a cada 100 mil mulheres; e entre os homens, de menos de 0,5 a cada 100 mil indivíduos por ano. No caso da bulimia, a incidência é de 13 a cada 100 mil indivíduos por ano.[38]

Entre as complicações possíveis em mulheres com esses transtornos, incluem-se: infertilidade; gravidez indesejada; hemorragia genital; poucos nutrientes durante a gravidez; bebês com a circunferência cefálica diminuída; depressão e ansiedade pós-parto; disfunção sexual e complicações no tratamento de cânceres relacionados aos órgãos sexuais.[39]

Anorexia nervosa

Anorexia nervosa caracteriza-se por medo intenso de engordar e falta da autoestima, aliados a grande perda de peso. Pacientes com esse transtorno frequentemente procuram orientação médica ou são levadas à consulta, não só por sintomas gerais, como fraqueza e fadiga, mas principalmente por amenorreia secundária, decorrente da perda excessiva de peso.[4]

Acredita-se que a amenorreia se dê por comprometimento hipotalâmico, a partir de mudanças no ciclo pulsátil do hormônio liberador das gonadotrofinas (GnRH). Com a restrição calórica e a perda de gordura corporal, diminuem-se os níveis do hormônio leptina. Tal diminuição causa a redução da secreção de GnRH. A leptina é importante na regulação da oscilação minuto a minuto do hormônio luteinizante (LH) e a mudança do ciclo noturno da leptina determina a secreção de LH antes da ovulação. Com essas alterações, o nível circulante de estrogênio fica muito baixo e não ocorre o pico pré-ovulatório de LH, não havendo ovulação. Nessas pacientes, portanto, há disfunção na ovulação, no desenvolvimento endometrial, na menstruação e no crescimento ósseo.[4,39]

O uso de contraceptivos orais por mulheres com anorexia nervosa pode restaurar os padrões menstruais. Pacientes com anorexia nervosa têm alto risco de desenvolver osteopenia e osteoporose.[40] Entretanto, os contraceptivos hormonais orais produzem uma menstruação artificial, mascarando os resultados do progresso do tratamento, enquanto o retorno natural da menstruação indica claramente a recuperação da saúde da paciente. Além disso, os contraceptivos hormonais orais não minimizam a possibilidade de osteoporose.[4,39]

Bulimia nervosa

A bulimia nervosa é caracterizada por episódios de alimentação compulsiva, em grandes quantidades, seguida por vômitos induzidos, abuso de laxantes e diuréticos, exercício intenso, restrição calórica e abuso de medicamentos, na tentativa de emagrecer (comportamentos compensatórios). Mulheres jovens com bulimia podem apresentar quadro de ansiedade e depressão, além de terem risco de **usar substâncias de abuso**, atividade sexual desprotegida, automutilação e tentativas de suicídio.[4]

Cerca de metade das mulheres com bulimia apresenta ciclos menstruais irregulares, mas sem amenorreia, pois raramente ficam abaixo do peso normal.[4] Algumas pacientes com bulimia possuíam níveis menores de FSH e LH.[41]

Diferentemente do que ocorre na anorexia nervosa, não há evidências de diminuição da densidade mineral óssea em pacientes com bulimia. Além disso, o exercício físico parece ter efeito protetor em pacientes com bulimia.[4,42]

Para regularizar o ciclo menstrual, são indicados contraceptivos orais combinados.[4] Como o transtorno da paciente inclui os vômitos, indicamos o injetável mensal ou o DIU. Portanto, o médico deve fornecer os subsídios claros para a paciente decidir qual método escolher.

Como considerações finais, orientamos que, na escolha do método contraceptivo para as pacientes com esses transtornos, devem ser considerados, criteriosamente, a interação entre o contraceptivo e os medicamentos usados no tratamento da doença de base, as condições clínicas e psicológicas de cada paciente, para se escolher o método contraceptivo adequado.

Destacamos ainda que o *condom*, masculino ou feminino, deve sempre ser associado a qualquer outro método escolhido, com a finalidade de proteção quanto às infecções sexualmente transmissíveis.

REFERÊNCIAS BIBLIOGRÁFICAS

1. Reddy DS. Clinical pharmacokinetic interactions between antiepileptic drugs and hormonal contraceptives. Expert Rev Clin Pharmacol. 2010;3(2):183-192.
2. Fairgrieve SD et al. Population based, prospective study of the care of women with epilepsy in pregnancy. BMJ. 2000;321:674-675.
3. Jensen R, Stovner LJ. Epidemiology and comorbidity of headache. Lancet Neurol. 2008;7:354-61.
4. Seidenfeld MEK, Rickert VI. Impact of anorexia, bulimia and obesity on the gynecologic health of adolescents. Am Fam Phy. 2001;64(3):445-450.
5. Reimers A et al. Interactions between hormonal contracetion and antiepileptic drugs: clinical mechanistic considerations. Seizure. 2015;28:66-70.
6. Coulam CB, Annegers JF. Do anticonvulsants reduce the efficacy of oral contraceptives? Epilepsia. 1979;20: 519-525.
7. Crawford P, Chadwick DJ, Martin C, Tjia J, Back DJ, Orme M. The interaction of phenytoin and carbamazepine with combined oral contraceptive steroids. Br J Clin Pharmacol. 1990;30:892-896.
8. Gaffield ME et al. The use of hormonal contraception among women taking anticonvulsivant therapy. Contraception. 2011;83:16-29.
9. O'Brien MD, Guillebaud J. Contraception for women with epilepsy. Epilepsia. 2006;47(9):1419-1422.
10. French JA, Pedly TA. Initial management of epilepsy. N Engl J Med. 2008;359:166-176.
11. Vieira CS, Pack A, Roberts K, Davis AR. A pilot study of levonorgestrel concentrations and bleeding patterns in women with epilepsy usin g a levonorgestrel IUD and treated with antiepileptic drugs. Contraception. 2019;99(4):251-255.
12. Mangan SA, Larsen PG, Hudson S. Overweight teens at increased risk for weight gain while using depot medroxyprogesterone acetate. J Pediatr Adolesc Gynecol. 2002;15(2):79-82.
13. Bonny AE, Ziegler J, Harvey R, Debanne SM, Secic M, Cromer BA. Weigth gain in obese and nonobese adolescent girls initiating depot medroxyprogesterone, oral contraceptive pills, or no hormonal contraceptive method. Arch Pediatr Adolesc Med. 2006;160(1):40-5.
14. Abu-Arafeh I, Razak S, Sivaraman B, Graham C. Prevalence of headache and migraine in children and adolescents: a systematic review of population-based studies. Dev Med Child Neurol. 2010;52:1088-97.
15. Leeran Baraness[1], Annalee M Baker[2]. Acute headache (book section). In: StatPearls [Internet]. Treasure Island (FL): StatPearls Publishing; 2020 Jan, Feb 14.
16. Calhoun AH, Batur PB. Combined hormonal contraceptivs and migraine: an update on the evidence. Cleveland Clinic Journal of Medicine. 2017 Aug;84(8).
17. ACOG Practice Bulletin N. 110 – Noncontraceptive uses of hormonal contraceptives. Obstet Gynecol 2010;115:206-218.
18. Centers for Disease Control and Prevention, US Medical Eligibility Criteria for Contraceptive Use. MMWR Recommendations and reports: morbidity and mortality weekly report recommendations and reports. Centers for Disease Control. 2016;65:1-104.

19. Champaloux SW, Tepper NK, Monsour M, Curtis KM, Whiteman MK, Marchbanks PA, Jamieson D. Use of combined hormonal contraceptives among women with migraines and risk of ischemic stroke. American Journal of Obstetrics and Gynecology. 216(5):489.e1-489.e7.
20. WHO. Collaborative study of cardiovascular disease and steroid hormone contraception – Ischaemic stroke and combined oral contraceptives: results of an international, multicentre, case-control study. Lancet. 1996;348:498-505.
21. Lidegaard O, Kreiner S. Contraceptives and cerebral thrombosis: a five-year national case-control study. Contraception. 2002;65:197-205.
22. World Health Organization. Depression and other common mental disorders: global health estimates [Internet]. 2017. [Acesso em 02 abr. 2019]. Disponível em: https://www.who.int/mental_health/management/depression/prevalence_global_health_estimates/en.
23. Steinberg JR et al. Fatal flaws in a recent meta-analysis on abortion and mental health. Contraception. 2012;86(5):430-7.
24. Hall KS et al. Contraception and mental health: a commentary on the evidence and principles for practice. Am J Obstet Gynecol. 2015;212(6):740-746.
25. Alder J et al. Depression and anxiety during pregnancy: a risk factor the obstetric, fetal and neonatal outcome? A critical review of the literature. J Maternal-Fetal Neonatal Med. 2007;20(3):189-209.
26. Ott MA et al. The influence of hormonal contraception on mood and sexual interest among adolescents. Arch Sex Behav. 2008;37(4):605-613.
27. Chaffir J, Worly BL, Gur TL. Combined hormonal contraception and its effects on mood: a critical review. The European J of Contrac & Reprod Health Care. 2016;21(5):347-355.
28. Toffol E et al. Hormonal contraception and mental health: results of a population-based study. Human Reproduction. 2011;26(11):3085-3093.
29. Robinson SA et al Do the emotional side-effects of hormonal contraceptives come from pharmacologic or psychological mechanisms? Med Hypoetheses. 2004;63(2):268-273.
30. Westhoff C, et al. Depressive symptoms and Depo-Provera. Contraception. 1998;57(4):237-240.
31. Bitzer J, Rapkin A, Soares CN. Managing the risks of mood symptoms with LNG-IUS: a clinical perspective. The European J of Contrac & Reprod Health Care. 2018;23(5).
32. Hall KS et al. Contraception and mental health: a commentary on the evidence and principles for practice. Am J Obstet Gynecol. 2015;212(6):740-746.
33. Beck AT. Cognitive models of depression. Journal of Cognitive Psychotherapy. 1987;1(1):5-37.
34. Mann JJ. The medical management of depression. NEJM. 2005;353(17):1819-1834.
35. D'arcy PF. Drug interactions with oral contraceptives. Drug Intell Clin Pharm. 1986;20(5):353-362.
36. Manochio-Pina MG et al. Comportamento alimentar de homens e mulheres com transtornos alimentares. Rev Bras de Obes, Nut e Emag. 2018;72(12):515-521.
37. Organização Pan-Americana da Saúde (OPAS Brasil). Folha Informativa – Saúde Mental [Internet]. 2018. [Acesso em 01 abr. 2019]. Disponível em: paho.org/bra/index.php?option=com_content&view=article&id=5779:folha-informativa-saude-mental-dos-adolescentes&Itemid=839.
38. American Psychiatric Association Practice Guidelines. Practice Guideline for the treatment of patients with eating disorders. Am J Psychiatry. 2000;157(1)suppl.
39. Nielsen S. Epidemiology and mortality of eating disorders. Psychiatr Clin North Am. 2001;24(2):201-14.
40. Kimmel MC et al. Obstetric and gynecologic problems associated with eating disorders. Int J Eat Disord. 2016;49(3):260-275.
41. Brooks ER, Ogden BW, Cavalier DS. Compromised bone density 11.4 years after diagnosis of anorexia nervosa. J Womens Health. 1998;7:567-74.
42. Resch M, Szendei G, Haasz P. Eating disorders from a gynecologic and endocrinologic view: hormonal changes. Fertil Steril. 2004;81:1151-1153.
43. Sundgot-Borgen J, Bahr R, Falch JA, Schneider LS. Normal bone mass in bulimic women. J Clin Endocrinol Metab. 1998;83:3144-9.

61

Anticoncepção para Adolescente Diabética

- José Maria Soares Júnior
- Isabel Cristina Esposito Sorpreso
- Edson Santos Ferreira Filho
- Edmund Chada Baracat

O diabetes melito (DM) é afecção relacionada à hiperglicemia persistente.[1] Em geral, pode decorrer de defeitos na secreção pelo pâncreas (células-beta) ou na ação deficiente da insulina (resistência insulínica).[1] Pode ser classificado em: a) diabetes tipo 1; b) diabetes tipo 2.[1,2]

O tipo 1 de DM é o resultado da destruição das células-beta pancreáticas por um processo imunológico, ou seja, pela formação de anticorpos pelo próprio organismo contra as células--beta, causando a deficiência de insulina. Podem ser detectados os seguintes anticorpos: ICA, IAAs, GAD e IA-2, que estão presentes em cerca de 85% a 90% dos casos de DM-1 no momento do diagnóstico. Geralmente, acomete crianças, adolescentes e adultos jovens, mas pode ser desencadeado em qualquer faixa etária. A manifestação clínica é mais rápida do que a do tipo 2 de DM, aparecendo sede, diurese e fome excessivas, emagrecimento importante, cansaço e fraqueza. Se os pacientes não forem tratados adequadamente, a doença pode evoluir para as formas mais graves, como cetoacidose e maior risco de morte.[1,2]

O tipo 2 tem frequência em cerca de 90% dos casos de DM. O problema central é a ação inadequada da insulina. Esse hormônio é produzido pelas células-beta pancreáticas, porém sua ação é defeituosa (problemas no receptor), caracterizando quadro de resistência insulínica. Isso acarreta hiperinsulinemismo para manter a glicose em níveis normais. Quando a resposta fica inadequada, ocorre a intolerância à glicose e, posteriormente, o DM. Portanto, a instalação do quadro é mais lenta e os sintomas, como sede, aumento da diurese, dores nas pernas, alterações visuais e outros, podem surgir vários anos após o aparecimento do diagnóstico bioquímico. Em geral, está associado a aumento de peso e obesidade, e sua incidência é maior após os 50 anos. Contudo, pode-se observar o desenvolvimento do quadro em adultos jovens e até mesmo em crianças. Isso se deve, principalmente, ao aumento do consumo de gorduras e carboidratos, aliado a falta de atividade física e aumento da obesidade nessas faixas etárias.[2,3]

Há outros tipos mais raros: defeitos genéticos da função da célula-beta (MODY 1, 2 e 3), na ação da insulina, afecções pancreáticas (pancreatite, tumores pancreáticos, hemocromatose), outras doenças endócrinas (síndrome de Cushing, hipertireoidismo, acromegalia) e uso de fármacos diabetogênicos.[1-3]

Diagnóstico

O diagnóstico de DM é bioquímico: a) glicemia de jejum > 126 mg/dL (jejum de 8 horas); b) glicemia colhida em qualquer horário do dia, independentemente da última refeição realizada (> 200 mg/dL), com sintomatologia sugerida de DM; c) glicemia após 2 horas da sobrecarga oral de 75 g de glicose (> 200 mg/dL). Os pacientes com intolerância à glicose devem ser acompanhados e orientados, para não desenvolverem o DM: a) glicemia de jejum > 100 mg/dL e < 126 mg/dL; b) glicemia após 2 horas da sobrecarga de 75 g de glicose oral com valores entre 140 e 200 mg/dL.[1-3]

Complicações

Para amenizar e diminuir drasticamente o risco de complicações do DM, é imprescindível o gerenciamento correto da taxa de glicemia. Entretanto, se não houver acompanhamento, a concentração sérica elevada de glicose, em longo prazo, associa-se a complicações microvasculares (retinopatia, nefropatia e neuropatia periférica) e macrovasculares (doença coronária, cerebrovascular e periférica).[4,5]

Os rins são compostos por milhões de capilares, que removem os resíduos do sangue pelos glomérulos. A hiperglicemia do DM faz com que os rins filtrem muito mais sangue, sobrecarregando-os, e causa a perda de proteína na urina, ou seja, a microalbuminúria. Quando a doença renal é diagnosticada precocemente, durante a microalbuminúria, o tratamento correto pode evitar o agravamento e a perda de função. Todavia, se isso não ocorrer, há descrição exacerbada e a paciente pode desenvolver insuficiência renal crônica, com perda da capacidade de filtragem sanguínea e acúmulo de metabólicos. Nesse caso, precisará de sessões de hemodiálise ou até mesmo de um transplante renal.[4-6]

As pacientes podem ter sintomas inespecíficos, como edema, perda de sono, falta de apetite, dor de estômago, fraqueza e dificuldade de concentração. Geralmente, este aparece quando o quadro clínico é muito grave. A recomendação é fazer pesquisa de microalbuminúria anualmente, tanto no DM tipo 1 como no tipo 2. Se a condição for confirmada, o primeiro passo é controlar a glicemia.

A hipertensão arterial sistêmica também deve ser acompanhada, pois o descontrole glicêmico acelera a lesão endotelial e renal. Além disso, deve-se ter cuidado com a alimentação, que precisa ser hipocalórica para perda de peso (obesa e sobrepeso) e hipossódica. Deve-se ainda evitar etilismo e tabagismo, bem como realizar atividade física regular. Se essas medidas forem insuficientes, há necessidade de medicamentos anti-hipertensivos e acompanhamento de outros profissionais da saúde, como endocrinologista, cardiologista e nefrologista. Caso continue o dano da hiperglicemia sobre o sistema cardiovascular, a paciente estará disposta ao risco de infarto agudo do miocárdio e acidente vascular encefálico.[4-6]

O sistema óptico pode ser afetado pelo DM. Várias afecções podem se originar dessa doença: a) glaucoma: pacientes com DM têm 40% mais chances de desenvolver essa afecção; b) catarata: pacientes diabéticas têm 60% a mais de probabilidade de ter catarata; c) retinopatia: o diabetes pode causar visão turva e progressiva perda da visão. Portanto, uma avaliação de fundo de olho pode ser necessária para o paciente com DM.[4-6]

A neuropatia diabética pode se apresentar das seguintes formas: a) polineuropatia simétrica (lesão dos nervos mais longos, em geral, afetando predominantemente os membros inferiores); b) dor neuropática. O diagnóstico é eminentemente clínico, com base na história clínica e no exame físico do paciente.[4-6]

As repercussões do diabetes na saúde materno-fetal dependem do controle glicêmico prévio à gravidez e durante a gestação, bem como do grau de comprometimento microvascular e macrovascular da paciente diabética. Sabe-se das associações de DM a malformações fetais, distúrbios do peso do feto, distocias de trabalho de parto, aumento da morbidade materna (infecciosa, principalmente) e morbimortalidade materna e infantil. Além disso, mulheres com diabetes têm riscos aumentados de resultados adversos na gravidez: risco cinco vezes maior de natimortos, risco três vezes maior de mortalidade perinatal e risco duas vezes maior de anomalia congênita fetal. Daí a importância do planejamento reprodutivo tanto no aconselhamento pré-gestacional das diabéticas como nas pacientes sem desejo reprodutivo, na possibilidade de prevenção da gestação não planejada.[6-8]

No ciclo menstrual, sabe-se que o aumento da resistência à insulina (RI), a obesidade (particularmente, a obesidade central), dislipidemias e diabetes melito (DM2) são condições vinculadas a alterações do eixo HHO, tempo de início da menarca e alterações endócrino-ginecológicas, como ocorre na síndrome dos ovários policísticos (SOP). Sugere-se que o estado hiperglicêmico, a hiperinsulinemia e a RI desempenham importante papel na fisiopatologia dos distúrbios menstruais. Ainda, na fertilidade, o estado hiperglicêmico nas diabéticas não controladas pode estar relacionado ao aumento de abortamento, irregularidade menstrual e ciclos anovulatórios.[6-8]

Planejamento reprodutivo

A contracepção e o planejamento da gravidez devem ser discutidos com todas as mulheres diabéticas, independentemente da faixa etária, pois a hiperglicemia pode acarretar malformação fetal, bem como alterações placentárias importantes.[6-8]

As diretrizes da Associação Americana de Diabetes (ADA) estabelecem que a seleção de método contraceptivo deve seguir as mesmas diretrizes que se aplicam às mulheres sem diabetes. Entretanto, a escolha da contracepção é mais complexa em mulheres com complicações decorrentes do DM, o que incrementa o risco de morbidade ou mortalidade.[8-9] Assim, empregamos os critérios de elegibilidade da Organização Mundial da Saúde (OMS).[10] Na Tabela 61.1, estão incluídas as recomendações para contraceptivo hormonal combinado.

Tabela 61.1 – Critérios de recomendação da OMS para contracepção hormonal combinada em mulheres diabéticas.

Tipo	*CCO*	*CCA*	*CCV*	*CCI*	*Comentários sobre afecção na adolescência*
História de diabetes gestacional	1	1	1	1	Rara
DM sem doença vascular					Comum

(continua)

Tabela 61.1 – Critérios de recomendação da OMS para contracepção hormonal combinada em mulheres diabéticas. (*Continuação*)

Tipo	*CCO*	*CCA*	*CCV*	*CCI*	*Comentários sobre afecção na adolescência*
Insulino-independente	2	2	2	2	Rara
Insulinodependente	2	2	2	2	Comum com DM tipo I
Nefropatia/retinopatia/neuropatia	3/4	3/4	3/4	3/4	Rara
Com outra doença vascular ou evolução do DM acima de 20 anos	3/4	3/4	3/4	3/4	Raríssima

Legenda: DM: diabetes melito; CCO: contraceptivo combinado oral; CCA: contraceptivo combinado por adesivo transdérmico; CCV: contraceptivo combinado por via vaginal; CCI: contraceptivo combinado injetado.
Fonte: WHO, 2015.[10]

Há preocupação com relação ao risco de eventos tromboembólicos de contraceptivos hormonais combinados em mulheres com diabetes, pois a combinação estroprogestativa pode predispor a esses riscos. Entretanto, o risco de eventos tromboembólicos da maioria dos contraceptivos hormonais para mulheres com diabetes é relativamente baixo.[11-13]

Em geral, os progestagênios isoladamente são mais seguros do que os combinados, excetuando-se a medroxiprogesterona de depósito, que é considerada como grau 3 nos critérios de recomendação da OMS para nefropatia, retinopatia, neuropatia, bem como outras doenças vasculares, ou evolução do DM acima de 20 anos. O contraceptivo de urgência pelo emprego de levonorgestrel (2 cp de 0,75 mg ao dia) não tem contraindicação na paciente diabética.[11-13]

Os dispositivos intrauterinos (DIU) de cobre e de levonorgestrel e o implante de etonogestrel (LARCs) têm a vantagem de ter longa duração, sendo preferíveis para a melhor contracepção da adolescente, pois não dependem de a paciente lembrar-se de tomar ou aplicar o contraceptivo, o que diminui a eficácia dos outros contraceptivos hormonais. Assim, os LARCs reduzem o risco de falhas por esquecimento. Por isso, são recomendados com prioridade para mulheres que já apresentam complicações do diabetes e que não desejam engravidar.[12-14]

Interrupção do método para gravidez

Antes de interromper o método, a paciente deve ser avaliada sobre metabolismo de carboidratos, com glicemia de jejum e hemoglobina glicada. Se os valores estiverem próximo da normalidade, os riscos para gestação serão menores.[13-15]

Algoritmo de atendimento

O setor de Ginecologia na Infância e Adolescência da Clínica Ginecológica do Hospital das Clínicas da Faculdade de Medicina da Universidade de São Paulo (HC-FMUSP) adota o algoritmo de atendimento resumido na Figura 61.1.

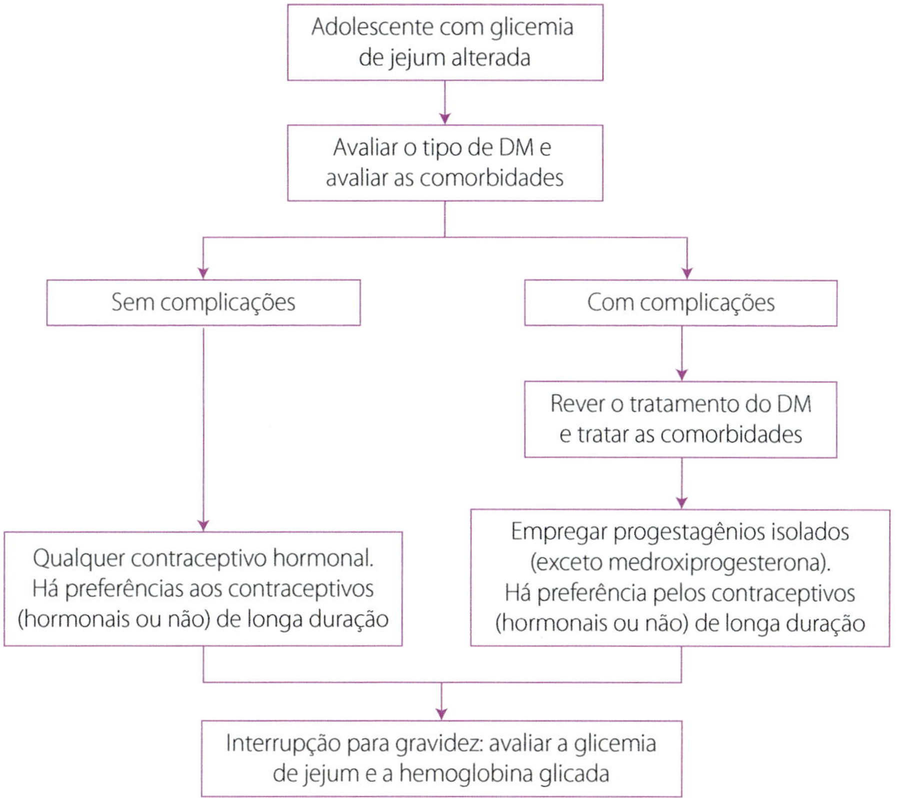

Figura 61.1 – Algoritmo de atendimento.
Fonte: Setor de Ginecologia na Infância e Adolescência da Clínica Ginecológica do HC-FMUSP.

Recomendações gerais

- Aconselhamento sobre contracepção especializada e individualizada.
- Os profissionais devem fazer uso e referência aos Critérios Médicos de Elegibilidade da OMS para Uso de Anticoncepcionais.
- As mulheres devem ser informadas de todos os métodos disponíveis, incluindo os métodos de longa duração e de maior eficácia para as pacientes diabéticas e sem desejo reprodutivo.
- Com relação às opções contraceptivas para mulheres com diabetes, destaca-se a segurança do uso de métodos de contracepção hormonal em mulheres com DM sem complicações, sem fatores de risco cardiovascular e/ou microvascular.
- O DIU de cobre e o DIU liberador de levonorgestrel são adequados para mulheres com DM tipo 1 e tipo 2.
- Contraceptivos combinados injetáveis e o acetato de medroxiprogesterona injetável trimestral não são contraindicados para mulheres diabéticas saudáveis (MEC 2), sem complicações, sem fatores de risco cardiovascular e/ou microvascular.

- Os implantes subdérmicos liberadores de etonogestrel são adequados para mulheres com diabetes (MEC 2).
- Os métodos contraceptivos naturais e de barreira não são contraindicados para mulheres que procuram um método não hormonal de controle de natalidade e devem ser estimulados como prevenção de infecção sexualmente transmissível, entre as adolescentes principalmente.
- Pílulas de emergência e o DIU de cobre estão disponíveis no Sistema Único de Saúde e são adequados para as adolescentes com DM e para evitar gravidez não planejada na adolescência.

Cuidados preconcepção

- A contracepção eficaz é fundamental para as mulheres que exibem um controle glicêmico ruim.
- Todas as mulheres devem ser aconselhadas a controlar os níveis glicêmicos antes de engravidar.
- Os cuidados contraceptivos antes da gravidez podem beneficiar o peso ideal antes da gestação, estabilizar o controle glicêmico, garantir a segurança da medicação e fornecer níveis basais para o monitoramento das funções renais e da retina.

REFERÊNCIAS BIBLIOGRÁFICAS

1. International Diabetes Federation. IDF Diabetes Atlas. 9th ed. Brussels, Belgium: 2019. [Acesso em jan. 2020]. Disponível em: https://diabetesatlas.org/en [Google Scholar].
2. Diabetes UK. Diabetes: facts and stats. 4th ed. London: Diabetes UK; 2015. Revised [Google Scholar].
3. Diabetes UK. Diabetes in the UK: key statistics on diabetes. London: Diabetes UK; 2012. [Acesso em 17 ago. 2015]. Disponível em:http://www.diabetes.org.uk/Documents/Reports/Diabetes-in-the-UK-2012.pdf [Google Scholar].
4. Dunlop AL, Jack BW, Bottalico JN. The clinical content of preconception care: women with chronic medical conditions. Am J ObstetGynaecol. 2008;199(6 suppl. B):310-327. [PubMed]. [Google Scholar].
5. Schwarz EB, Postlethwaite D, Hung Yun-Yi, Lantzman E, Armstrong MA, Horberg MA. Provision of contraceptive services to women with diabetes mellitus. J Gen Intern Med. 2011;27(2):196–201. PMC free article. [PubMed]. [Google Scholar].
6. CEMACH. Diabetes in pregnancy: are we providing the best care? Findings of a national enquiry. London: Confidential Enquiry into Maternal and Child Health; 2007. [Acesso em 31 jul. 2015]. Disponível em: http://bit.ly/cemach2007 [Google Scholar].
7. Knight M, Kenyon S, Brocklehurst P, Neilson J, Shakespeare J, Kurinczuk JJ. On behalf of MBRRACE-UK, editors. Saving lives, improving mothers' care: lessons learned to inform future maternity care from the UK and Ireland confidential enquiries into maternal deaths and morbidity – 2009-2012. Oxford: National Perinatal Epidemiology Unit, University of Oxford; 2014. [Google Scholar].
8. National Institute for Health and Care Excellence (NICE). Management of diabetes and its complications from preconception to the postnatal period (NG3). London: NICE; 2015. [Google Scholar].
9. Gourdy P. Diabetes and oral contraception. Best Pract Res Clin Endocrinol Metab. 2013;27:67-76. [PubMed]. [Google Scholar].
10. WHO. Medical Eligibility Criteria for Contraceptive Use. Geneva: 2015. [Acesso em 19 ago. 2015]. Disponível em: http://www.who.int/reproductivehealth/publications/family_planning/mec-wheel-5th/en. [Google Scholar].
11. Visser J, Snel VJ, Van Vilet HA. Hormonal versus non-hormonal contraceptives in women with diabetes mellitus type 1 and 2 (review). Cochrane Database Syst Rev. 2013;3:CD003990. PMC free article. [PubMed]. [Google Scholar].
12. Van Hoff MHA et al. Insulin, androgen, and gonadotropin concentrations, body mass index, and waist to hip ratio in first years after menarche in girls with regular menstrual cycles, irregular cycles, or oligomenorrhea. J Clin Endocrinol Metab. 2000;185(4):1394-1400.

13. Van Hoof MH et al. Predictive value of menstrual cycle pattern, body mass index, hormone levels and polycystic ovaries at age 15 years for oligo-amenorrhoea at age 18 years. Hum Reprod. 2004;19(2):383-392.
14. Robinson A, Nwolise C, Shawe J. Contraception for women with diabetes: challenges and solutions. Open Access J Contracept. 2016;7:11-18. doi: 10.2147/OAJC.S56348. eCollection 2016.
15. Glisic M, Shahzad S, Tsoli S, Chadni M, Asllanaj E, Rojas LZ, Brown E, Chowdhury R, Muka T, Franco OH. Association between progestin-only contraceptive use and cardiometabolic outcomes: a systematic review and meta-analysis. Eur J PrevCardiol. 2018;25(10):1042-1052.

62

Anticoncepção para Adolescente Cardiopata

- Edson Santos Ferreira Filho
- José Alcione Macedo Almeida
- Nilson Roberto de Melo

É direito inalienável da mulher decidir se quer ou não ter filhos, quantos e quando. Entretanto, muitas vezes ela necessita de orientações médicas especializadas sobre os riscos inerentes à gestação e ao parto, em decorrência de suas condições clínicas, como no caso das cardiopatias. O médico utiliza os dados ou parâmetros que classificam o risco de morte, se alto, médio ou baixo. E, a partir dessa análise, em conjunto com a paciente, pode decidir por contracepção, definitiva ou temporária, ou então, se a opção for por gestação, avaliar o momento oportuno e os cuidados pré-natais e pós-natais.

As pessoas nascidas com um defeito cardíaco congênito, reparado ou desviado por cirurgia cardíaca, agora têm sobrevida mais longa, melhor qualidade de vida, e os reparos cardíacos podem melhorar a função ventricular o suficiente para permitir a gravidez. No entanto, se a função ventricular esquerda estiver comprometida, incapaz de sustentar um aumento no débito cardíaco durante a gestação, a incidência de retardo de crescimento fetal é aumentada. Pacientes com *shunt* direita-esquerda, como na síndrome de Eisenmenger, têm uma taxa de mortalidade materna de até 50% e necessitam de proteção contra a gravidez por um longo período, com método que não aumente o risco de eventos trombóticos.[1] São, portanto, gestações de risco e, em algumas situações, há contraindicação absoluta de gravidez.

Quando a conclusão é de gravidez com alto risco de morte, portanto com contraindicação absoluta para a gestação, cabe a esterilização definitiva, mesmo em pacientes jovens e sem filhos. Essa conduta deve ser discutida com a paciente e seus familiares e só decidida após conclusão inequívoca da aceitação deles. Deve ser bem documentada no prontuário médico da paciente, anexando-se parecer do comitê de ética do hospital, assinado também pela paciente e/ou representantes legais e, no mínimo, por duas testemunhas.

Como atualmente o início da atividade sexual é cada vez mais precoce, embora nem sempre com desejo de gestação imediata, essas meninas necessitam, também mais precocemente, de apoio com orientações sexuais e contraceptivas. Na adolescência, em geral esses riscos estão mais comumente relacionados às cardiopatias congênitas, às valvopatias reumáticas e às arritmias.[2,3]

A anticoncepção é, portanto, de grande importância nesse cenário, e o médico necessita estar atento para abordar a questão, sempre que atender uma adolescente, por qualquer que seja o motivo da consulta. Nem sempre é fácil. Em nossa experiência cotidiana, é comum que os pais não pensem na possibilidade de sua filha correr algum risco de gravidez. Inclusive, o que é frequente, ao abordarmos a paciente sobre sua sexualidade, é a mãe reagir com a frase: "minha filha é virgem"! Nem sempre é real essa afirmação. Por isso, o médico consulente deve estar preparado para, com argumentos científicos, esclarecer a razão da abordagem. Além disso, é imprescindível que a adolescente tenha um momento da consulta em que possa, sozinha, conversar com o ginecologista e esclarecer dúvidas sobre o exercício saudável da sexualidade.

O planejamento familiar, com a contracepção ou a liberação para gravidez dessas pacientes, necessita ser multidisciplinar, entre ginecologista, cardiologista e pneumologista. Essa multidisciplinaridade contribui muito para o êxito das ações de saúde, diminuindo a morbimortalidade no ciclo gravídico puerperal. Nesse contexto, inserem-se também os cuidados em identificar os fármacos teratogênicos em potencial, como anticoagulantes orais, inibidores das enzimas de conversão, cloridrato de amiodarona e outros.[4]

Anticoncepção

Para a anticoncepção de adolescente cardiopata, recomendamos discutir com o cardiologista, bem como com a própria paciente e seus familiares, os diferentes métodos de contracepção possíveis para cada caso, com base nos critérios médicos de elegibilidade. Deve-se dar preferência sempre a um dos métodos de alta eficácia, associado aos preservativos, que evitam infecções sexualmente transmissíveis.

Documento elaborado pela OMS/FIGO, os Critérios Médicos de Elegibilidade (CME) para prescrição de contraceptivos,[5] apresentados no Quadro 62.1, servem como orientação para a escolha do método anticoncepcional, caso a caso.

Quadro 62.1 Critérios médicos de elegibilidade.
Categoria 1: uma condição para a qual não há restrição para o uso do método
Categoria 2: uma condição em que as vantagens do uso do método geralmente superam os riscos teóricos ou comprovados
Categoria 3: uma condição em que os riscos teóricos ou comprovados superam as vantagens de usar o método
Categoria 4: uma condição que representa um risco inaceitável para a saúde se o método for usado

Obs.: Geralmente, as recomendações para anéis vaginais ou adesivos transdérmicos são paralelas às dos contraceptivos orais.
Fonte: OMS/FIGO, 2015.[5]

Os CME se baseiam nas condições clínicas de cada paciente. A equipe médica tem que ter clareza do diagnóstico, de sua gravidade, da estabilidade ou da compensação do quadro clínico, para definir em qual categoria se enquadra a paciente e quais métodos podem ser considerados, no momento oportuno.

Ao se prescrever um anticoncepcional, em especial os hormonais, as preocupações maiores, tanto do cardiologista como do ginecologista, relacionam-se aos riscos para os fenômenos tromboembólicos.

As anomalias cardíacas congênitas mais comuns, como valva aórtica bicúspide, defeitos do septo atrial, defeitos do septo ventricular, persistência do canal arterial e tetralogia de Fallot, reparadas ou não, apresentam problemas específicos de contracepção.[1]

Como nas adolescentes prevalecem as cardiopatias congênitas, a regra é recebermos a paciente encaminhada pelo cardiologista, especificamente para anticoncepção, já com algumas recomendações de restrições a determinados medicamentos.

Quando, em uma primeira consulta, a paciente precisa de anticoncepção imediata e há dúvidas em relação ao método mais adequado, sendo necessárias mais informações do cardiologista, temos como opção de contraceptivos temporários os preservativos (interno e externo), além dos espermicidas, os quais, inclusive, podem ser associados. Reforçamos que é muito raro haver contraindicação aos métodos somente com progestagênio; em geral, são métodos adequados, seja como ponte ou como método definitivo para essas pacientes.

Neste capítulo, faremos abordagem particularizando as cardiopatias e utilizando os CME.

Doença valvar sem complicações

Em geral, mulheres com doença valvar sem complicações se enquadram na categoria 1 dos critérios médicos de elegibilidade, podendo fazer uso de qualquer método contraceptivo. Mas, como estamos tratando de adolescentes, é sempre melhor que seja um de alta eficácia, em especial os contraceptivos reversíveis de longa ação (LARC).

Doença valvar complicada

A valva aórtica bicúspide é provavelmente o defeito cardíaco congênito mais comum. Eventualmente, pode não ser diagnosticada precocemente, até que o sopro causado por estenose e/ou insuficiência aórtica seja detectado. Se a função estiver normal, a paciente se enquadra na categoria 1 dos CME, devendo-se considerar inserção do DIU ou implante de progestagênio.

Adolescentes com persistência do ducto arterioso não corrigida estão em maior risco para endocardite. Após seu reparo, podem ser considerados o DIU ou implante subdérmico, da mesma maneira que para as pacientes com valva aórtica bicúspide.[1]

Tetralogia de Fallot

A tetralogia de Fallot é reconhecida como a mais comum malformação cardíaca cianótica, com incidência de 9,7% do total das cardiopatias congênitas. Caracteriza-se por defeito de septo ventricular, estenose pulmonar, dextroposição de aorta e hipertrofia de ventrículo direito (VD), secundários ao desvio anterior do septo infundibular, que é a sua principal característica.

As pacientes com a tetralogia de Fallot eram submetidas a cirurgia paliativa e, em segundo tempo, ao reparo cirúrgico definitivo. Atualmente, os procedimentos são realizados cada vez mais precocemente, em geral nos três primeiros meses de vida e em tempo cirúrgico único.[6] A intervenção tornou-se tão segura que a indicação passou a ser eletiva, mesmo em pacientes acianóticos.[7] Desse modo, as pacientes vivem mais, alcançando a idade fértil e passando por ela.[8] Com a correção cirúrgica precoce, evitam-se consequências da hipoxemia progressiva e risco das tromboses pulmonares e também abcessos cerebrais.[6]

Caso não haja reparo das alterações, essas pacientes permanecerão cianóticas e a gravidez será contraindicada. Para pacientes cianóticas, seja pelo defeito congênito não reparado ou secundária à síndrome de Eisenmenger, deve ser considerada a esterilização, assim como a interrupção da gravidez, se esta ocorrer.[1]

Se houver hipertensão pulmonar residual após o reparo, é contraindicada a contracepção hormonal combinada, em razão do risco tromboembólico. Se houver a presença de *shunts* residuais, o DIU não é a primeira opção. Essas pacientes podem se beneficiar de contracepção somente com progestagênio, seja oral, injetável ou implante subdérmico.[1]

Arritmias cardíacas

As arritmias não são contempladas de maneira específica nos critérios médicos de elegibilidade da Organização Mundial de Saúde, mas alguns afirmam que, para essas pacientes, não há restrição dos métodos usuais, com exceção de fibrilação atrial e *flutter* atrial.[9] Entretanto, a preferência por métodos não hormonais deve ser priorizada, uma vez que é sabido que estrogênios e progestagênios afetam o intervalo QT,[10,11] embora até o momento não se tenha clareza da influência dos contraceptivos hormonais na condutibilidade elétrica cardíaca.[11]

Transplantadas cardíacas

Transplantes sem complicações

As pacientes com transplante cardíaco também merecem cuidado especial, pela necessidade de métodos contraceptivos de alta eficácia. Pacientes com transplante não complicado não apresentam contraindicação ao uso de nenhum método (categoria 1 dos CME). No entanto, nos primeiros dois anos após o transplante, período em que é alto o risco de rejeição do enxerto, os métodos de barreira devem ser evitados, pois oferecem proteção insuficiente. Os hormonais combinados também não são recomendados nesse período.

Transplantes com alguma complicação

Para aquelas com transplante complicado, recomenda-se evitar contracepção hormonal combinada e, se possível, preferir outros métodos. Embora possa haver receio em relação à inserção do dispositivo intrauterino, uma vez que são pacientes imunodeprimidas, esse método não é formalmente contraindicado.[10]

Considerações sobre os métodos

Métodos hormonais combinados

No Quadro 62.2, de maneira condensada, estão os métodos contraceptivos hormonais combinados para cada cardiopatia do grupo prevalente na adolescência, correlacionando-as aos critérios médicos de elegibilidade.[9]

Quadro 62.2 Recomendações para uso de CHC em adolescentes cardiopatas.			
Categoria 1	***Categoria 2***	***Categoria 3***	***Categoria 4***
▪ Prolapso de valva mitral com regurgitação trivial ▪ Valva aórtica bicúspide com função normal ▪ Estenose pulmonar leve ▪ Coarctação reparada sem hipertensão ou aneurisma ▪ Lesões congênitas simples reparadas na infância com sucesso e sem sequelas	▪ Maioria das arritmias, exceto fibrilação atrial e *flutter* ▪ Doença valvar aórtica e mitral leves, sem complicações ▪ Valvas biológicas, sem complicações ▪ Cardiopatias congênitas corrigidas cirurgicamente ▪ Antecedente de cardiomiopatia periparto ▪ Síndrome de Marfan não complicada	▪ Fibrilação ou *flutter* atrial, em uso de varfarina ▪ Válvulas mecânicas de duplo folheto na posição mitral ou aórtica, em uso de varfarina ▪ Comunicação interatrial com desvio da esquerda para a direita que pode reverter com o estresse fisiológico ▪ Coarctação reparada com aneurisma e/ou hipertensão ▪ Síndrome de Marfan com dilatação da aorta, não operada	▪ Fibrilação ou *flutter* atrial, sem anticoagulação ▪ Próteses valvares de Björk-Shiley ou Starr-Edwards, mesmo que em uso de varfarina ▪ Átrio esquerdo dilatado > 4 cm ▪ Cardiopatia cianótica, mesmo que em uso de varfarina ▪ Evento tromboembólico prévio ▪ Disfunção ventricular esquerda prévia ▪ Doença arterial coronariana

Fonte: Adaptado de Silversides et al., 2009.[9]

Os métodos hormonais combinados, sejam comprimidos de uso oral, adesivo transdérmico, injetável mensal ou anel vaginal (os orais são os mais controversos), encontram sérias restrições, por aumentarem o risco de tromboembolismo já existente quando da presença de válvulas mecânicas, hipertensão pulmonar de qualquer causa, cardiomiopatia dilatada e disfunção ventricular esquerda (fração de ejeção do ventrículo esquerdo < 30%).[9] Reforça esses riscos o fato de que os estrogênios aumentam a produção hepática de fatores de coagulação e também reduzem proteínas do sistema fibrinolítico. A resposta hipertensiva, mediada pelo aumento da produção de precursores de angiotensina, pode complicar a hipertensão preexistente, de modo que a pressão arterial deve ser monitorizada de perto.[1]

Hormonal só com progestagênio

São apresentações sob a forma de comprimido por via oral, injeção intramuscular e implante subdérmico. São boas alternativas aos hormonais combinados, porém há algumas ressalvas.

Progestagênio isolado oral

O anticoncepcional contendo apenas progestagênio por via oral mais utilizado é o desogestrel em comprimidos de 75 mcg, que faz o bloqueio gonadotrófico e modifica o muco cervical, sendo tão eficaz quanto os hormonais combinados. Sua efetividade é menor do que a dos hormonais injetáveis e os DIU (de cobre ou com levonorgestrel), não por falha do contraceptivo, mas porque é dependente do comportamento da usuária, exigindo tomada diária em horário regular. Necessita, portanto, de motivação e responsabilidade por parte da adolescente para haver a adesão necessária e, assim, assegurar-se uma contracepção eficaz.[12]

Outra observação com relação ao desogestrel oral é a possibilidade de evoluir com padrão desfavorável de sangramento, causando abandono do método, principalmente por adolescentes. O prescritor deve tecer comentários bem claros sobre essa possibilidade, enfatizando que pequenos sangramentos devem se normalizar e que, independentemente disso, não diminuem a eficácia da pílula.

Progestagênio isolado injetável

Mesmo com algumas restrições, esse método é muito difundido, pois é barato, de uso trimestral, eficaz como contraceptivo e oferecido pelo SUS, sem custos. Mas, em geral, a eficácia dos contraceptivos injetáveis pode diminuir consideravelmente quando usados por longos períodos, uma vez que as injeções repetidas dependem da motivação da usuária.[13]

O produto é apresentado na forma de ampolas com 150 mg de acetato de medroxiprogesterona de depósito (AMPD), para uso via intramuscular profunda. É citada a probabilidade de gravidez em 6% para uso típico e em 0,2% para uso perfeito, no período de um ano. Entre seus efeitos colaterais, estão menstruações irregulares, que quase sempre se transformam em amenorreia. O ganho de peso excessivo, com até 8 kg já no primeiro ano, é o principal motivo de abandono do método pelas pacientes. Também é citada a demora ao retorno à fertilidade. Sob o ponto de vista médico, em médio e longo prazo, o que mais preocupa é o prejuízo no ganho de massa óssea.[14]

Contraceptivos reversíveis de longa ação (LARC)

Na decisão por métodos reversíveis, os LARC, representados pelos implantes subdérmicos e dispositivos intrauterinos, devem ser incentivados. É importante que as explicações técnicas sejam claras e em linguagem que a paciente entenda, desfazendo-se mitos e informações errôneas ou ultrapassadas, como doença inflamatória pélvica (DIP) provocada pelo DIU.

• Dispositivo intrauterino (DIU)

Se a opção for por dispositivo intrauterino, há quem recomende a cobertura antibiótica como prevenção de possível endocardite.[15] Nesse particular, a American Heart Association (AHA) se posiciona contrariamente, argumentando que, para procedimentos geniturinários, o uso de antibióticos com fins profiláticos, apenas para prevenir a endocardite infecciosa, não se faz necessário.[16] Com relação a esse posicionamento da AHA, lembramos que já se sabe não ser o DIU, por si só, fator que induza a doença inflamatória pélvica. Em nosso serviço, valorizamos as condições clínicas, incluindo o exame ginecológico, como vulvovaginite, cervicite, principalmente mucopurulenta, sinais de DIP e, de modo especial, a antissepsia no momento da inserção do DIU. Maior cautela é necessária em pacientes com prótese valvar, endocardite prévia, cardiopatia cianótica não corrigida, síndrome de Eisenmenger, hipertensão pulmonar e circulação de Fontan; nestas, eventual reação vagal durante a inserção pode ser fatal.[19]

O DIU com levonorgestrel, além de ser excelente método contraceptivo, com duração de cinco anos, reduz o sangramento menstrual e não parece interferir negativamente no ganho da massa óssea. Já está sendo também disponibilizado pelo SUS, em protocolos específicos e em centros de atenção secundária e terciária.

- Implante subdérmico

Os implantes de progestagênios têm ação durante três anos e encontram indicação para adolescentes não só pela sua eficácia, mas principalmente porque não dependem de motivação da usuária, o que elimina o principal motivo de falha da pílula.[17]

Mas há algumas observações sobre o seu uso em adolescentes, em especial pela baixa taxa de amenorreia e pelo possível padrão desfavorável de sangramento (6,4% de padrão frequente e 15,5% de padrão prolongado).[20] Em casuísticas menores, ocorreu remoção em 35% das usuárias antes de 32 meses da inserção, mas esse período de proteção contra gravidez é considerado bom e significativo.[18] No estudo CHOICE, encontraram-se 56,2% de continuidade em três anos com o implante subdérmico.[21]

Entretanto, este padrão desfavorável é causa de insatisfação em uma parcela das pacientes, o que motiva retornos à consulta e é passado pelas pacientes às suas amigas. É necessário que, antes da inserção do implante, sejam expostas essas possibilidades, enfatizando-se que não obrigatoriamente ocorrerão.

O implante subdérmico de etonogestrel não bloqueia a produção endógena de estradiol e não causa repercussão na massa óssea, mostrando-se seguro também nesse aspecto.

Métodos de barreira

Especificamente como método contraceptivo isolado, não são aconselhados, pois seu índice de falha é alto. Mas os preservativos (interno e externo) associados a um método de alta eficácia são sempre recomendados, pois são o modo mais seguro de prevenção das IST. Algumas vezes, por várias razões, apresentam-se como a única escolha no momento. Nessas situações, a boa motivação do casal e a orientação técnica correta, explicando-se que a "camisinha" deve ser colocada antes de qualquer contato genital e não só no momento da penetração, são fatores que influem muito no aumento da segurança do método.

Esterilização definitiva

Quando a conclusão é de gravidez com alto risco de morte, portanto com contraindicação absoluta para a gestação, cabe a esterilização definitiva, preferencialmente a laqueadura tubária, mesmo em pacientes jovens e sem filhos. Para isso, há protocolos em que a paciente e/ou responsáveis legais e testemunhas assinam o termo de responsabilidade, pós-informado. Esse termo é previamente aprovado pelo Comitê de Ética de cada Serviço e deve ser anexado ao prontuário médico da paciente.

REFERÊNCIAS BIBLIOGRÁFICAS

1. Heroux K. Contraceptive choices in medically ill adolescents. Semin Reprod Med. 2003;21(4):389-98.
2. Miyague NI, Cardoso SM, Meyer F, Ultramari FT, Araújo FH, Rozkowisk I, Toschi AP. Estudo epidemiológico de cardiopatias congênitas na infância e adolescência – Análise em 4.538 casos. Arq Bras Cardiol. 2003;80(3):269-278.
3. Tarasoutchi F, Montera MW, Ramos AIO, Sampaio RO, Rosa VEE, Accorsi TAD et al. Atualização das Diretrizes Brasileiras de Valvopatias: abordagem das lesões anatomicamente importantes. Arq Bras Cardiol. 2017;109(6 suppl. 2):1-34.
4. Oliveira MHN, Costa MENC, Toscano PRP, Tedoldi CL. Fármacos cardiovasculares na gestação e amamentação. Arq. Bras. Cardiol. São Paulo. 2009 Dez;93(6 suppl. 1).

5. World Health Organization. Medical Eligibility Criteria for Contraceptive Use. 5th ed. Geneva: World Health Organization; 2015.
6. Atik E. Tetralogia de Fallot no neonato. Arq Bras Cardiol. 1997;68(6).
7. Reddy VM, Liddicoat JR, McElhinney DB, Brook MM, Stanger P, Hanley FL. Routine primary repair of tetralogy of Fallot in neonates and infants less than three months of age. Ann Thorac Surg. 1995;60:592-6.
8. Apitz C, Webb GD, Redington AN. Tetralogy of Fallot. Lancet. 2009;374(9699):1462-71.
9. Silversides CK, Sermer M, Siu SC. Choosing the best contraceptive method for the adult with congenital heart disease. Curr Cardiol Rep. 2009;11(4):298-305.
10. Maroo A, Chahine J. Contraceptive strategies in women with heart failure or with cardiac transplantation. Curr Heart Fail Rep. 2018;15(3):161-170.
11. Sedlak T, Shufelt C, Iribarren C, Lyon LL, Bairey Merz CN. Oral contraceptive use and the ECG: evidence of an adverse QT effect on corrected QT interval. Ann Noninvasive Electrocardiol. 2013;18(4):389-98.
12. Guidance FF. Faculty of Family Planning and Reproductive Health Care Clinical Effectiveness Unit (FF-PRHC). Guidance (october 4004) – Contraceptive choices for young people. J Fam Plann Reprod Health Care. 2004;30(4):237-50.
13. Patel RC, Onono M et al. Pregnancy rates in HIV-positive women using contraceptives and efavirenz-based or nevirapine-based antiretroviral therapy in Kenya: a retrospective cohort study. Lancet HIV. 2015;2:474-482.
14. Ott MA, Sucato GS. Committee on Adolescence. Contraception for adolescents. Pediatrics. 2014;134(4).
15. Weisberg E. Contraceptive options for women in selected circumstances. Best Pract Res Clin Obstet Gynaecol. 2010;24(5):593-604.
16. Curtis KM, Jatlaoui TC, Tepper NK, Zapata LB, Horton LG, Jamieson DJ, Whiteman MK. U.S. selected practice recommendations for contraceptive use. MMWR Recomm Rep. 2016;65(4):1-66.
17. World Health Organization. Family planning: a global handbook for providers. 2018. [Acesso em 26 mar. 2019]. Disponível em: https://www.who.int/reproductivehealth/publications/fp-global-handbook/en.
18. Obijuro L, Bumpus S, Auinger P, Baldwin CD. Etonogestrel implants in adolescentes: experience, satisfaction, and continuation. J Adolesc Health. 2016;58(3):284-9.
19. Bonassi Machado R, Gandolpho AC, Santana N, Bocardo RC, Palandri N, Morassutti Machado R. Contraception for women with heart disease: an update. Minerva Ginecol. 2017;69(3):259-268.
20. Mansour D, Korver T, Marintcheva-Petrova M, Fraser IS. The effects of implanon on menstrual bleeding patterns. Eur J Contracept Reprod Health Care. 2008;13 Suppl 1:13-28.
21. Diedrich JT, Zhao Q, Madden T, Secura GM, Peipert JF. Three-year continuation of reversible contraception. Am J Obstet Gynecol. 2015;213(5):662.e1-8.

63

Anticoncepção para Adolescente que Vive com HIV/Aids

- Edson Santos Ferreira Filho
- Mariana Soares Pereira Schaefer
- José Alcione Macedo Almeida

> "À luz dos Direitos Humanos, toda pessoa vivendo ou convivendo com HIV tem direito à continuação de sua vida civil, profissional, sexual e afetiva, e nenhuma ação poderá restringir seus direitos completos à cidadania."[27]

O ano de 1981 é o marco na história da síndrome da imunodeficiência adquirida (Aids). Naquele ano, a síndrome foi reconhecida nos Estados Unidos, em adultos homossexuais do sexo masculino, moradores de San Francisco, os quais apresentavam sarcoma de Kaposi, pneumonia por *Pneumocystis carinii* e comprometimento do sistema imune, ficando conhecida com a sigla Aids, em inglês.[1,2]

Como ocorre com todas as doenças, no início foi difícil prever sua evolução, sua epidemia, seu tratamento e sua prevenção. Muitas vidas humanas foram ceifadas pela doença. Entretanto, com o decorrer dos anos, com o avanço das pesquisas, desenvolveu-se a terapia antirretroviral (TARV), que hoje pode retardar a progressão da doença, melhorar a saúde e prolongar a expectativa de vida das pessoas vivendo com HIV (PVHIV), bem como reduzir o risco de transmissão para outras pessoas. Atualmente, a TARV pode, inclusive, reduzir a transmissão vertical e a transmissão entre parceiros sexuais. PVHIV que mantenham carga viral indetectável não transmitem o HIV para suas parcerias sexuais.[28,29]

Evolução

No mundo, vivem cerca de 37 milhões de pessoas com o vírus da imunodeficiência humana (HIV), sendo a metade de mulheres, muitas delas na faixa etária com capacidade reprodutiva. Aproximadamente 34% das novas infeções em adultos, em 2015, foram de jovens de 15 a 24 anos. Quando se comparou o intervalo de 2006 a 2016, percebeu-se aumento de 13,8% entre adolescentes de 15 a 19 anos, contrastando com a queda da taxa de infecção em quase todas as faixas etárias.[3] Entre 2007 e 2018, de acordo com boletim epidemiológico anual do Ministério da

Saúde, a maioria dos casos de infecção por HIV foi na faixa de 20 a 34 anos, somando 52,6% dos casos totais. No mesmo período, a razão entre os sexos foi de 26 homens para cada 10 mulheres, desconsiderando-se os casos de HIV em gestantes.[4]

Os avanços da TARV fazem com que a infecção pelo HIV hoje seja doença crônica e tratável.[5] Dessa maneira, as pessoas sobrevivem à infecção e chegam à idade reprodutiva, havendo demanda para contracepção eficaz.[6]

As terapias com antirretrovirais são empregadas para impedir a multiplicação do HIV no organismo infectado. Seu uso é fundamental para aumentar a qualidade e o tempo de vida dos portadores do vírus. No Brasil, a distribuição da TARV é gratuita.[7]

Importância do planejamento familiar

Parcela expressiva das gravidezes de PVHIV são não planejadas e a disponibilização de métodos anticoncepcionais é custo-efetiva em saúde pública.[8]

A missão do ginecologista para as adolescentes que vivem com HIV/Aids é dar acolhimento e orientá-las sobre os métodos contraceptivos e sobre a prevenção das outras infecções sexualmente transmissíveis (IST).

Com um programa de planificação familiar, com ações de orientação sexual e contracepção efetiva, obtêm-se redução da gravidez não planejada e redução da transmissão vertical do HIV, contribuindo com a diminuição das taxas de morbimortalidade materna e infantil. Além da orientação para a anticoncepção, esses programas estabelecem os cuidados com o RN infectado, que recebe o medicamento antirretroviral e é acompanhado no serviço de saúde, e a mãe é orientada a não amamentar, pois a transmissão pode ocorrer pelo leite materno.[9]

Cabe aos profissionais de saúde que atendem esses adolescentes assumirem um comportamento ético, estimulando o envolvimento dos seus pacientes na tomada de decisões sobre sua saúde, incluindo o planejamento reprodutivo, ocasião propícia para se discutir os riscos do exercício da sexualidade e a importância de vivê-la com responsabilidade na época oportuna. É importante encorajar os pais desses adolescentes a discutirem sexualidade e contracepção com os filhos, de acordo com as atitudes, valores, crenças e circunstâncias da família. Um bom vínculo entre médico, paciente e familiares reforça a aderência dos adolescentes às orientações recebidas.

O planejamento familiar é visto como um dos pontos importantes na prevenção da transmissão perinatal do HIV.[10] Integrar o tratamento de Aids a serviços de planejamento familiar tem resultado no aumento do uso de contraceptivos.[6] A OMS mantém um *guideline* gratuito, disponível na internet, sobre planejamento familiar de pessoas que vivem com HIV/Aids e querem ter filhos.[11]

Métodos anticoncepcionais disponíveis

A contracepção para mulheres que vivem com HIV é considerada o segundo dos quatro pilares da prevenção perinatal do HIV.[12] Existe um número razoável de opções de métodos contraceptivos. No entanto, existem algumas considerações sobre o uso desses métodos para mulheres que vivem com HIV.

No Quadro 63.1, encontram-se os critérios médicos para prescrição de anticoncepcional, recomendados pela OMS/FIGO. É um guia prático, que deve ser seguido em todas as situações.

Para garantir a contracepção segura e efetiva de PVHIV que fazem uso de TARV, é importante que o médico e as pacientes conheçam as possíveis interações entre fármacos antirretrovirais e os componentes hormonais de cada contraceptivo, uma vez que são os mais utilizados no mundo, até mesmo com automedicação.[5]

Quadro 63.1 Critérios médicos de elegibilidade.
Categoria 1: uma condição para a qual não há restrição para o uso do método
Categoria 2: uma condição em que as vantagens do uso do método geralmente superam os riscos teóricos ou comprovados
Categoria 3: uma condição em que os riscos teóricos ou comprovados superam as vantagens de usar o método
Categoria 4: uma condição que representa um risco inaceitável para a saúde se o método for usado

Obs.: Geralmente, as recomendações para anéis vaginais ou adesivos transdérmicos são paralelas às dos contraceptivos orais.

Fonte: OMS/FIGO, 2015.[12]

Para tratamento com antirretrovirais, em geral, emprega-se uma combinação de no mínimo três medicamentos. Essas combinações geralmente contêm dois inibidores da classe 1 e um terceiro de uma das outras classes (Quadro 63.2).

Quadro 63.2 Classes dos medicamentos antirretrovirais.
Classe 1 – Inibidores nucleosídeos da transcriptase reversa (NRTIs) **Sem restrição para os métodos hormonais** ▪ Abacavir (ABC) ▪ Tenofovir (TDF) ▪ Zidovudina (AZT) ▪ Lamivudina (3TC) ▪ Didanozina (DDI) ▪ Emtricitabina (FTC) ▪ Stavudina (D4T)
Classe 2 – Inibidores não nucleosídeos da transcriptase reversa (NNRTIs) **Reduzem concentração sérica de esteroides sexuais** ▪ Efavirenz (EFV) ▪ Etravirina (ETR) ▪ Nevirapina (NVP) ▪ Rilpivirina (RPV)
Classe 3 – Inibidores da protease (PI) **Reduzem concentração sérica de esteroides sexuais** ▪ Ritonavir-boosted atazanavir (ATV/r) ▪ Ritonavir-boosted lopinazir (LPV/r) ▪ Ritonavir-boosted darunavir (DRV/r) ▪ Ritonavir (RTV)
Classe 4 – Inibidores da integrase **Há incertezas quanto à interação deles com contraceptivos hormonais** ▪ Raltegravir (RAL) ▪ Dolutegravir (DTG)

Fonte: Desenvolvido pela autoria do capítulo.

Interação entre TARV e contraceptivos

Nos critérios de elegibilidade da OMS/FIGO, não há contraindicação de anticoncepcionais hormonais para pacientes que vivem com o HIV, somente por causa do vírus. Quanto à TARV, mesmo que haja interação e redução da concentração sérica dos esteroides sexuais, não há redução significativa da eficácia da contracepção, a ponto de serem contraindicados.[10]

Os esteroides que compõem os anticoncepcionais hormonais são metabolizados primariamente pelas isoenzimas no intestino (sulfatos e glucoronídeos) e, no fígado, pelo sistema citocromo P450 (especificamente a CYP3A4). Muitos antirretrovirais possuem efeitos inibidores ou indutores no sistema citocromo P450 e no transporte dos fármacos.[5]

Métodos anticoncepcionais para adolescentes com HIV/Aids

Métodos hormonais

• Hormonais combinados orais

Os contraceptivos orais combinados contêm na sua fórmula estrogênio e progestagênio, sendo o etinilestradiol (EE) o estrogênio mais comumente usado nessas pílulas. O método é seguro e amplamente utilizado em todo o mundo. Há estatísticas com falha de 9% em adultas e atribui-se que seja em decorrência de erros da usuária. Estima-se que a falha seja maior em adolescentes, pelas características próprias da idade.[13,14]

A utilização de pílula anticoncepcional por pacientes que fazem uso de TARV, em muitos casos, é limitada pela possível ação dos medicamentos da TARV sobre os anticoncepcionais, ocorrendo diminuição dos níveis dos hormônios presentes nos contraceptivos, o que poderia diminuir seus efeitos contraceptivos. Todavia, nenhum método anticoncepcional é contraindicado, independentemente da TARV em uso.[30]

• Anel vaginal e adesivo

São mais práticos que as pílulas para as usuárias porque a troca não é diária, mas periódica. Ambos são classificados na categoria 1 pelos critérios de elegibilidade OMS/FIGO, com eficácia e efeitos colaterais comparáveis aos de outros métodos hormonais combinados. Ambos os métodos podem ser usados com o regime contínuo, se a paciente assim o desejar e aceitar não menstruar. Também ambos têm a metabolização pelo complexo enzimático do citocromo P450.

Cada adesivo contém 750 µg de etinilestradiol e 6 mg de norelgestromina; e cada unidade (adesivo) dura uma semana, liberando 20 µg de etinilestradiol e 150 µg de norelgestromina por dia, entrando diretamente na circulação sistêmica. O adesivo deve ser trocado semanalmente. Foram relatados descolamento parcial do adesivo em 32% e total em 21% das adolescentes usuárias do método. O adesivo descolado pode ser recolocado imediatamente.[15]

O anel vaginal contém 11,7 mg de etonogestrel e 2,7 mg de etinilestradiol. Após inserido, deve ser trocado a cada três semanas, com uma semana de intervalo para inserção de outro anel no regime cíclico. Também pode ser utilizado de forma contínua, com trocas regulares a cada 28 dias.

• Injetável combinado mensal

São preparados para injeções mensais. Uns contêm algestona acetofenida e enantato de estradiol; outros, valerato de estradiol e enantato de noretisterona; ou ainda cipionato de estradiol e acetato de medroxiprogesterona (Tabela 63.1).

Tabela 63.1 – Injetável combinado mensal.				
Estrogênio	***Dose***	***Progestagênio***	***Dose***	***Nomes comerciais***
Enantato de estradiol	10 mg	Algestona acetofenida	150 mg	Perlutan Uno-Ciclo
Valerato de estradiol	5 mg	Enantato de noretisterona	50 mg	Mesigyna Noregyna
Cipionato de estradiol	5 mg	Acetato de medroxiprogesterona	25 mg	Depomês Cyclofemina

Fonte: Desenvolvida pela autoria do capítulo.

As interações com TARV são provavelmente similares às que ocorrem com os outros contraceptivos hormonais combinados, ou até menores, por não haver primeira passagem hepática.[13]

Hormonais só com progestagênios

• Injetável só com progestagênio (trimestral)

O contraceptivo injetável trimestral tende a ser o método contraceptivo hormonal mais usado em algumas situações, principalmente pelo baixo custo e maior disponibilidade. No entanto, a eficácia dos contraceptivos injetáveis por longos períodos pode diminuir consideravelmente, pois as injeções repetidas dependem da ação da usuária.[16]

O acetato de medroxiprogesterona (AMPD), injetável trimestralmente, tem probabilidade de gravidez de 6% para uso típico e 0,2% para uso perfeito, no período de um ano.[14] Entre os efeitos colaterais indesejáveis, estão o ganho de peso excessivo, menstruações irregulares, demora ao retorno à fertilidade e perda mineral óssea.[6,14]

Para alguns, a TARV não diminui os níveis do anticoncepcional de progestagênio de depósito nem ocorre interação entre ele e os medicamentos antirretrovirais. Os mesmos autores, porém, fazem ressalva quanto ao uso do tenofovir como TARV, pois essa combinação pode causar diminuição da densidade mineral óssea, e o seu uso concomitante ao acetato de medroxiprogesterona no esqueleto de adolescentes ainda não foi devidamente estudado.[6,17]

• Implantes subdérmicos

Em situações normais, os implantes possuem uma taxa de falha de 1% e poucas complicações durante seus três anos de uso.[13] São indicados para adolescentes porque sua eficácia não depende da usuária, eliminando a principal causa de falha da pílula, que é o erro no regime diário ou mesmo na retomada da cartela seguinte. Contudo, interações com TARV, principalmente com fármacos à base de efavirenz, podem comprometer a efetividade da anticoncepção. Os implantes hormonais têm a metabolização do progestagênio, etonorgestrel ou levonorgestrel por enzima do sistema citocromo P450, no fígado; e o efavirenz, caracterizado como um inibidor não nucleosídico da transcriptase reversa, é um potente indutor do citocromo P450, fazendo com que as substâncias anticoncepcionais sejam metabolizadas de modo mais rápido.[20] Mesmo que haja mudança na farmacocinética do etonogestrel, o implante subdérmico continua sendo método altamente eficaz e seguro para PVHIV.

Usuárias de implantes que fazem TARV à base de efavirenz tiveram maior risco de engravidar, indicando que há falha na contracepção em comparação ao uso de nevirapina. A relação inversa, porém, não foi encontrada, ou seja, não houve diminuição do efeito da TARV por efavirenz ao se utilizar contracepção hormonal.[16]

- Progestagênio oral isolado

O método não é recomendado como primeira escolha para adolescentes, pois tem menor adesão que outros métodos, como os injetáveis e o DIU com levonorgestrel. Os níveis de progestagênio desse tipo de pílula não são reduzidos por inibidores de proteases, porém os dados sobre sua eficácia nesse caso são limitados ou não estão disponíveis e, muito provavelmente, a falha é relacionada à usuária, como esquecimento em tomar a pílula. Também não são conhecidos os dados relacionados ao uso com outros antirretrovirais, como efavirenz e nevirapina. Dessa maneira, as recomendações são as mesmas do uso de anticoncepcionais hormonais combinados orais.[13,21]

Muitos estudos estão disponíveis na literatura sobre interações entre TARV e anticoncepcionais, risco de gravidez indesejada e de transmissão do HIV. Embora mais estudos sejam necessários, o uso dos métodos hormonais é adequado para PVHIV.

Métodos não hormonais

- Preservativo

O uso do preservativo, interno e externo, deve ser incentivado para proteção não somente de gravidez não planejada, mas também de outras IST. Recomenda-se o uso dos preservativos com outro método anticoncepcional, uma vez que se sabe que os preservativos apresentam efetividade moderada. Essa estratégia é conhecida como dupla proteção: associar dois métodos para prevenir dois desfechos.

- Espermicidas, diafragma e capuz cervical

Os espermicidas, assim como o diafragma e o capuz cervical, não são indicados em PVHIV, uma vez que aumentam o risco de lesões genitais, facilitando a transmissão do vírus.[6]

- Dispositivo intrauterino (DIU)

O DIU apresenta taxa de falha menor que 1%, sendo apropriado para adolescentes, como um dos métodos mais eficazes e seguros de contracepção.[22] Pode ser inserido em nulíparas e não causa infertilidade tubária, como se falou no passado. Um pequeno risco de infecção pélvica após a sua inserção, limitado aos primeiros 21 dias, foi atribuído ao DIU.[6] Hoje se sabe que tal risco se relaciona às condições assépticas no momento da sua inserção.

A infecção pelo HIV não é considerada uma contraindicação para o método de contracepção intrauterina. Sua indicação, de acordo com critérios para o uso de contraceptivos em pacientes com HIV, possui vantagens que superam os riscos teóricos ou já comprovados.[6,14] Em pacientes com a doença avançada, contudo, são categoria 3. Em geral, recomenda-se que, até que haja melhora do *status* clínico e imunológico da paciente com TARV, seja utilizado outro método.[6]

Mesmo que ainda sejam limitados os dados a respeito da interferência da TARV sobre o DIU com progestagênio, de acordo com o que se sabe, é improvável que a eficácia do DIU de levonorgestrel seja afetada pelas TARV. Alguns estudos, pequenos, concluíram que o DIU de levonorgestrel não foi associado ao aumento do vírus HIV na região genital.[6,23] Inclusive há argumento que justifica ser improvável a diminuição da eficácia do DIU com levonorgestrel pelos antirretrovirais, uma vez que, mesmo que sejam reduzidas quaisquer concentrações hormonais locais, a barreira estrutural do DIU ainda manterá sua eficácia geral.[24] Um estudo de coorte prospectivo de 649 mulheres com DIU, incluindo 156 com HIV, não mostrou associação entre infecção por HIV e risco de infecção pélvica.[25]

Deve-se ressaltar que mulheres que vivem com HIV/SIDA que apresentem cervicite mucopurulenta ou diagnóstico de DIP devem postergar a inserção do DIU para após tratamento e cura dessas situações, da mesma maneira que a população geral.

Contracepção de emergência

Embora seja popularmente chamada de "pílula do dia seguinte", recomendamos que se use o termo técnico "contracepção de emergência", pois o termo popular sugere erroneamente que a pílula seja tomada no dia seguinte à relação sexual.

A mais usada atualmente é apresentada em comprimidos contendo levonorgestrel, 1,5 mg em dose única ou duas doses de 0,75 mg com intervalo de 12 horas, igualmente utilizados nas primeiras 72 horas após a relação sexual desprotegida. Embora esse prazo possa ser estendido para até cinco dias, a eficácia é maior nas primeiras horas após o coito.

O método é seguro e eficaz para qualquer idade, desde que tomado corretamente, observando-se as recomendações. Sua indicação é exclusivamente para após o ato sexual desprotegido. Deve-se salientar que o método é de emergência, não devendo ser substitutivo dos métodos convencionais.[6]

Atualmente, dados limitados sugerem que os níveis de levonorgestrel estão significativamente diminuídos em mulheres que o utilizam e que fazem uso de terapias antirretrovirais com efavirenz,[26] mas os dados da eficácia não foram estudados. Quanto a outras TARV e outros contraceptivos de emergência, não há dados disponíveis.[6]

Há um esquema mais antigo, o método de Yuzpe, que consiste na administração de dois comprimidos de anticoncepcional hormonal combinado oral que contenha 250 mg de levonorgestrel e etinilestradiol, repetida após 12 horas. Tem maior chance de efeitos colaterais, pela alta dose de estrogênio.

Considerações finais

A escolha do método deve ter como base a eficácia dos métodos contraceptivos, as condições clínicas das pacientes, a acessibilidade ao método, associando-se a possíveis interações entre os dois regimes terapêuticos. Esses são os pré-requisitos a serem discutidos com transparência, com base na realidade do momento, lembrando que, para que a paciente se decida, é necessário que os subsídios sejam fornecidos pelo médico.

As interações farmacocinéticas devem ser discutidas com clareza, sem contraindicar nenhum método devido à TARV em uso.

O médico deve respeitar o direito da mulher na tomada de decisão, após bem-informada, inclusive para escolher outo método igualmente ou mais eficaz, como o DIU, que pode ser alternativa adequada aos implantes para a maioria das mulheres que fazem tratamento com efavirenz, mantendo alta eficácia na prevenção da gravidez sem comprometer o tratamento para o HIV.

REFERÊNCIAS BIBLIOGRÁFICAS

1. Pinto Agnes Caroline S, Pinheiro Patrícia NC, Vieira Neiva FC, Alves Maria Dalva S. Understanding the AIDS pandemia in the last 25 years. DST – J bras Doenças Sex Transm. 2007;19(1):45-50. ISSN: 0103-4065.
2. Almeida JAM. Síndrome da Imunodeficiência Adquirida. In: Sánches de La cruz B. Ginecología Infanto Juvenil. Caracas: Editora Ateproca; 1997. p. 305-317.
3. Pinto ACS, Pinheiro PNC, Vieira NFC, Alves MDS. Compreensão da pandemia da AIDS nos últimos 25 anos. DST – J Bras Doenças Sex Transm. 2007;19(1):45-50.
4. Ministério da Saúde, Secretaria de Vigilância em Saúde. HIV/AIDS 2018 – Boletim epidemiológico. 2018;49(53).
5. Tseng A, Hills-Nieminem C. Drug interactions between antiretrovirals and hormonal contraceptives. Expert Opin Drug Metabol Toxicol. 2013;9(5):559-572.
6. Kourtis AP, Mirza A. Contraception for HIV infected adolescents. Pediatrics. 2016;138(3):e20161892.
7. Grupo de Incentivo à Vida. Medicamentos anti-HIV. [Internet]. 2014. [Acesso em 26 mar. 2019). Disponível em: http://giv.org.br/HIV-e-AIDS/Medicamentos/index.html.
8. Halperin DT, Stover J, Reynolds HW. Benefits and costs of expanding access to family planning programs to women living with HIV. AIDS. 2009;23 Suppl 1:S123-30.
9. Ministério da Saúde, Departamento de Vigilância. Prevenção e Controle das IST, do HIV/AIDS e das hepatites virais – Prevenção combinada. [Acesso em 26 mar. 2019]. Disponível em: http://www.aids.gov.br/pt-br/publico-geral/previna-se.
10. Patel RC, Baeten JM et al. Hormonal contraception is not associated with reduced ART effectiveness among women initiating ART: evidence from longitudinal data. J Acquir Immune Defic Syndr. 2017;75(1):91-96.
11. World Health Organization. Family planning: a global handbook for providers. 2018. [Acesso em 26 mar 2019]. Disponível em: https://www.who.int/reproductivehealth/publications/fp-global-handbook/en.
12. OMS. Diretrizes sobre quando iniciar a terapia antirretroviral e a profilaxia pré-exposição ao HIV. Genebra, Suíça: Organização Mundial da Saúde; 2015.
13. Kourtis AP, Mirza A. Contraception for HIV infected adolescents. Pediatrics. 2016;138(3):e20161892.
14. Ott MA, sucato GS; Committee on Adolescence. Contraception for adolescents. Pediatrics. 2014;134(4).
15. Harel Z, Riggs S, Vaz R, Flanagan P, Dunn K, Harel D. Adolescente experience with the combined estrogen and progestin transdermal contraceptive method Ortho Evra. J Pediatr Adolesc Gynecol. 2005;18(2):85-90.
16. Patel RC, Onono M et al. Pregnancy rates in HIV-positive women using contraceptives and efavirenz-based or nevirapine-based antiretroviral therapy in Kenya: a retrospective cohort study. Lancet HIV. 2015;2:474-482.
17. Nanda K, Amaral E et al. Pharmacokinetic interactions between depot medroxyprogesterone acetate and combination antiretroviral therapy. Fertil Steril. 2008;90(4):965-971.
18. Heffron R, Donnell D et al. Use of hormonal contraceptives and risk of HIV-1 transmission: a prospective cohort study. Lancet Infect Dis. 2012;12:19-26.
19. Hel Z, Stringer E, Mestecky J. Sex steroid hormones, hormonal contraception, and the immunobiology of human immunodeficiency virus-1 infection. Endocr Rev. 2010;31(1):79-97.
20. Polis CB, Curtis KM et al. An updated systematic review of epidemiological evidence on hormonal contraceptive methods and HIV acquisition in women. Wolters Kluwer Health. 2016;30(17):2665-2683.
21. Centers for Disease Control and Prevention. US Medical Eligibility Criteria for Contraceptive Use. 2010. MMWR Recomm Rep. 2010;59(RR-4):1-86.
22. Deans G, Schwarz EB. Intrauterine contraceptives (IUCs). In: Hatcher RA, Trussell J, Nelson AL, Cates Jr W, Kowal D, Policar MS (ed.). Contraceptive technology. 20th ed (revised). Atlanta, GA: Ardent Media Inc.; 2011. p. 147-182.
23. Heikinheimo O, Lehtovirta P et al. The levonorgestrel releasing intrauterine system (LNGIUS) in HIV-infected women: effects on bleeding patterns, ovarian function and genital shedding of HIV. Hum Reprod. 2006;21(11):2857-2861.
24. Heikinheimo O, Lehtovirta P, Aho I, Ristola M. The levonorgestrel-releasing intrauterine system in human immunodeficiency virus-infected women: a 5-year follow-up study. Am J Obstet Gynecol. 2011 Feb;204(2):126e1-4.)

25. Morrison CS, Sekadde-Kigondu C, Sinei SK et al. Is the intrauterine device appropriate contraception for HIV-1-infected women? BJOG. 2001;108:784.

26. Carten ML, Kiser JJ, Kwara A, Mawhinney S, Cu-Uvin S. Pharmacokinetic interactions between the hormonal emergency contraception, levonorgestrel (Plan B), and efavirenz. Infect Dis Obstet Gynecol. 2012;2012:137192.

27. http://www.aids.gov.br/pt-br/publico-geral/direitos-das-pvha

28. Cohen MS, Chen YQ, McCauley M, Gamble T, Hosseinipour MC, Kumarasamy N, Hakim JG, Kumwenda J, Grinsztejn B, Pilotto JH, Godbole SV, Mehendale S, Chariyalertsak S, Santos BR, Mayer KH, Hoffman IF, Eshleman SH, Piwowar-Manning E, Wang L, Makhema J, Mills LA, de Bruyn G, Sanne I, Eron J, Gallant J, Havlir D, Swindells S, Ribaudo H, Elharrar V, Burns D, Taha TE, Nielsen-Saines K, Celentano D, Essex M, Fleming TR; HPTN 052 Study Team. Prevention of HIV-1 infection with early antiretroviral therapy. N Engl J Med. 2011;365(6):493-505.

29. Rodger AJ, Cambiano V, Bruun T, Vernazza P, Collins S, van Lunzen J, Corbelli GM, Estrada V, Geretti AM, Beloukas A, Asboe D, Viciana P, Gutiérrez F, Clotet B, Pradier C, Gerstoft J, Weber R, Westling K, Wandeler G, Prins JM, Rieger A, Stoeckle M, Kümmerle T, Bini T, Ammassari A, Gilson R, Krznaric I, Ristola M, Zangerle R, Handberg P, Antela A, Allan S, Phillips AN, Lundgren J; PARTNER Study Group. Sexual Activity Without Condoms and Risk of HIV Transmission in Serodifferent Couples When the HIV-Positive Partner Is Using Suppressive Antiretroviral Therapy. JAMA. 2016;316(2):171-81.

30. World Health Organization. Medical eligibility criteria for contraceptive use, 2015.

Anticoncepção para Adolescente Obesa

- Luciano de Melo Pompei
- Nilson Roberto de Melo
- Marcelo Luis Steiner
- César Eduardo Fernandes

O estudo da anticoncepção na adolescência reveste-se de importância capital. A idade de início da atividade sexual vem se reduzindo e, paralelamente, aumenta o risco de gravidez não planejada,[1] bem como o de infecções sexualmente transmissíveis.

Um ponto importante a se destacar é que a idade por si só não contraindica o uso de nenhum método anticoncepcional, segundo a OMS, tampouco a obesidade (Tabela 64.1).[2] Entretanto, são situações que merecem reflexões especiais.[3]

Anticoncepção na adolescência: visão geral

A anticoncepção em todas as fases da vida da mulher, mas com especial destaque na adolescência, deve ser vista de modo global, envolvendo aspectos da saúde reprodutiva e sexual.[3] Deve-se possibilitar a oferta de todos os métodos anticoncepcionais disponíveis, levando-se em conta que nenhum método contraceptivo (com exceção dos métodos definitivos) está, em princípio, contraindicado com base unicamente na idade ou na obesidade, conforme já mencionado.[2]

Um dos aspectos que permeia a discussão da anticoncepção na adolescência são as questões legais, que são abordadas de maneira mais detalhada em outro capítulo; entretanto, cumpre ressaltar que a Constituição brasileira garante o direito ao planejamento familiar, livre de qualquer forma de coerção.[4] Segundo a Lei Federal n. 9.263, de 1996, o planejamento familiar é direito de todo cidadão, portanto também do adolescente.[5] Já o Estatuto da Criança e do Adolescente (ECA, Lei n. 8.069, de 1990) garante à criança e ao adolescente todos os direitos fundamentais inerentes à pessoa humana.[6]

O Código de Ética Médica (CEM)[7] e o ECA[6] garantem à adolescente o direito à privacidade e à confidencialidade. O CEM também garante o direito da paciente de escolher livremente o método anticoncepcional.[7]

Tabela 64.1 – Critérios de elegibilidade médica para métodos anticoncepcionais publicados pela OMS.

	AHCO; adesivo; anel	*IM*	*PP*	*AMPD*	*Implante*	*DIU-Cu*	*DIU-LNG*
Idade	Menarca até 40: **1** ≥ 40: **2**	Menarca até 40: **1** ≥ 40: **2**	Qualquer idade: **1**	Menarca até 18: **2** 18 a 45: **1** ≥ 45: **2**	Qualquer idade: **1**	Menarca até 20: **2** ≥ 20: **1**	Menarca até 20: **2** ≥ 20: **1**
Obesidade							
■ IMC ≥ 30	2	2	1	1	1	1	1
■ Idade < 18 + IMC ≥ 30	2	2	1	2	1	1	1

Legenda: AHCO: anticoncepcional hormonal combinado oral; IM: injetável mensal (combinado); PP: pílula de progestagênio; AMPD: acetato de medroxiprogesterona de depósito; Implante: implante subcutâneo de progestagênio (no Brasil, disponível o de etonogestrel); DIU-Cu: dispositivo intrauterino de cobre; DIU-LNG: DIU hormonal com levonorgestrel. Critérios de elegibilidade da OMS: Categoria 1: sem restrição para uso do método; Categoria 2: vantagens em usar o método geralmente superam os riscos teóricos ou comprovados; Categoria 3: riscos teóricos ou comprovados geralmente superam as vantagens em usar o método; Categoria 4: condição na qual o uso do método confere risco à saúde inaceitável.

Fonte: OMS.[2]

Apesar dessas considerações, segundo a Federação Brasileira das Associações de Ginecologia e Obstetrícia (Febrasgo), a orientação contraceptiva de métodos de curta duração acaba sendo mais simples, enquanto os métodos de longa ação (métodos intrauterinos e implantes), conhecidos pela sigla inglesa LARCs, envolvem procedimentos médicos para a inserção, podendo gerar dúvidas sobre a necessidade de autorização dos responsáveis legais pela adolescente; assim, a Febrasgo recomenda a obtenção de consentimento da adolescente e do responsável para o procedimento.[3]

As pílulas anticoncepcionais combinadas são os métodos anticoncepcionais mais conhecidos e solicitados pelas mulheres aos seus ginecologistas e, mesmo depois de elas receberem explicações sobre outros métodos, continuam sendo os mais solicitados.[8] Entretanto, contrariando a afirmação anterior, o estudo norte-americano conhecido como CHOICE mostrou que, após cuidadosa explicação e orientação sobre métodos anticoncepcionais, os LARCs foram escolhidos por 69% das adolescentes com até 17 anos de idade e por 61% daquelas com 18 a 20 anos.[9]

Um aspecto de suma importância revelado pelo estudo CHOICE foram as taxas de continuação. Entre adolescentes, a continuidade em 12 meses para os LARCs foi de 82%, em comparação a 49% para os métodos de curta duração. Já aos 24 meses, as taxas foram de 67% e 37%, respectivamente (Figura 64.1).[9]

Além disso, a taxa global de satisfação foi maior para os LARCs (Figura 64.1), e adolescentes mostraram maior probabilidade de descontinuar um método não LARC do que mulheres de mais idade e também se mostraram menos satisfeitas com métodos não LARC do que as mulheres de maior idade.[10]

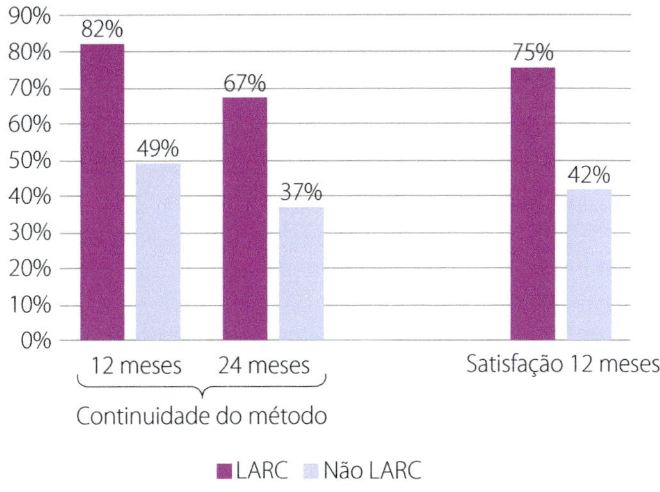

Figura 64.1 – **Continuidade de métodos LARC e não LARC por adolescentes aos 12 e 24 meses e satisfação aos 12 meses de acordo com o estudo CHOICE.**

Fontes: McNicholas et al., 2014;[9] Rosenstock et al., 2012.[10]

Quanto à taxa de gravidez, o estudo CHOICE traz algumas informações importantes. A primeira é que a taxa de gravidez foi menor no estudo do que a observada na população adolescente em geral, o que revela que orientar e explicar os métodos, envolvendo a jovem na escolha, por si só, já ajuda a melhorar a efetividade dos anticoncepcionais na prática. Também confirmou que as taxas de gravidez não planejada com LARCs são bem inferiores na prática àquelas observadas com métodos de curta duração (p. ex., pílula, anel e adesivo). Por fim, a adolescência por si só é fator de risco para falha de métodos de curta duração em comparação às mulheres de mais idade, entretanto isso não ocorre no caso dos LARCs.[9]

Em resumo, esses dados agrupados reforçam a importância de se oferecer LARCs às adolescentes. Segundo o American College of Obstetricians and Gynecologists (ACOG), os LARCs são métodos excelentes para adolescentes, em função de sua elevada eficácia, altas taxas de continuidade e de satisfação.[11]

Importante repetir que, apesar disso, nenhum método reversível, incluindo os não LARC, está contraindicado para adolescentes apenas pelo fator idade; e os dados do CHOICE indicaram que o fato de envolver a usuária na decisão de qual o melhor método para ela já propiciou menores taxas de gravidez não planejada, mesmo para métodos não LARC.[9]

Também se deve ressaltar que pode haver dificuldade de acesso ou até mesmo de aceitação dos LARCs; assim, os demais métodos, tais como pílula combinada, preservativo e outros, também devem fazer parte do aconselhamento pelos profissionais de saúde.[3]

Outro ponto importante é o anticoncepcional de emergência. O médico deve sempre informar à adolescente da existência dessa categoria de contraceptivo. O ACOG e a American Academy of Pediatrics recomendam que o médico deixe uma prescrição pronta para a adolescente para eventual necessidade, orientando-a em qual situação usar e como fazê-lo.[11,12]

O grupo Global CARE (*Contraception: Access, Resources, Education*) concluiu sobre a existência de diversos tipos de barreiras para a adolescente acessar e usar métodos anticoncepcionais, classificando-as em macrobarreiras, barreiras intermediárias e microbarreiras. Nas macrobarreiras, incluem-se os aspectos socioeconômicos e culturais; as intermediárias abraçam o sistema de saúde; e as microbarreiras correspondem à consulta a respeito de saúde sexual e reprodutiva. Claro que essas barreiras variam bastante conforme país e região, mas deve-se estar atento a elas.[13]

Conforme orienta o CARE, é importante oferecer e assegurar confidencialidade à adolescente; recebê-la de maneira acolhedora, reconhecendo que a abordagem da paciente adolescente deve ser diferente daquela da mulher adulta; informar a não necessidade de exame ginecológico para a prescrição da maioria dos métodos anticoncepcionais; saber ouvir suas expectativas, preocupações, conhecer se há apoio em casa e do parceiro etc.; esclarecê-la sobre os diversos métodos, desfazendo mitos; checar riscos para doenças sexualmente transmissíveis e eventual necessidade de rastreamento; falar sobre benefícios não contraceptivos, vantagens, desvantagens e riscos dos métodos; enfim, dar todo o apoio necessário.[13]

Anticoncepção na adolescente obesa

A obesidade na adolescência vem crescendo no mundo.[14] O mesmo ocorre no Brasil, onde, logicamente, a prevalência de obesidade e sobrepeso varia regionalmente, mas é considerada alta, com uma metanálise de estudos publicados entre 2008 e 2014 revelando prevalência de 14% de obesidade em crianças e adolescentes (Figura 64.2).[15]

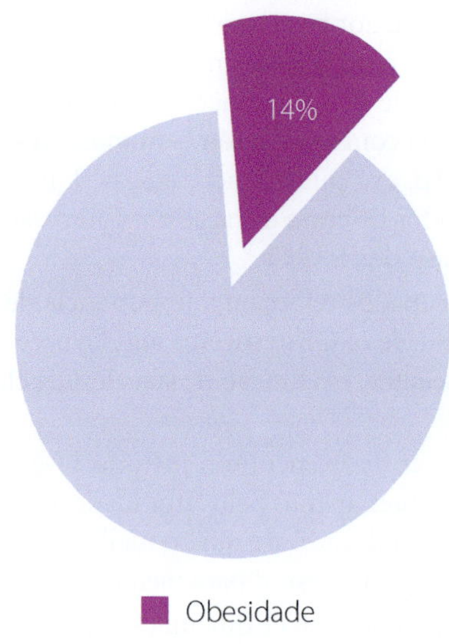

Figura 64.2 – Prevalência de obesidade entre crianças e adolescentes brasileiros conforme metanálise de 21 estudos e amostra de 18.463 crianças e adolescentes.
Fonte: Aiello et al., 2015.[15]

Apesar da importância que o sobrepeso e obesidade na adolescência vêm ganhando no mundo, pouquíssimo tem sido estudado sobre a anticoncepção nessa condição específica da obesidade na adolescência.[16]

Uma das preocupações com relação a esse assunto é quanto ao efeito do anticoncepcional hormonal no peso corpóreo, e esse temor pode fazer adolescentes obesas evitarem tais contraceptivos.[14]

O acetato de medroxiprogesterona de depósito (AMPD), também conhecido como injetável trimestral, pode causar aumento de peso na adolescente.[14] Uma revisão sistematizada concluiu que adolescentes obesas usuárias desse método especificamente poderiam apresentar maior ganho de peso do que usuárias de peso normal.[17] Embora haja heterogeneidade entre os estudos para esse efeito, a OMS classifica o AMPD como categoria 2 para obesidade na faixa etária da adolescência em função disso.[2] Em contrapartida, não tem havido demonstração de ganho de peso com LARCs; assim, tornam-se opções interessantes quando disponíveis e aceitos pela jovem.[14]

Os estudos sobre pílulas combinadas, e também com outros métodos hormonais, não mostram ganho de peso significativo, como regra geral.[12,14] Entretanto, a eficácia do adesivo hormonal diminuiu em mulheres acima de 90 kg em um estudo e as evidências são inconsistentes a respeito da eficácia contraceptiva da pílula combinada em mulheres com IMC muito elevado,[18] o que fez a OMS atribuir categoria 2 aos métodos combinados para adolescentes e adultas obesas.[2] Além disso, deve-se considerar que a obesidade é fator de risco para trombose venosa e que os métodos contraceptivos hormonais combinados podem aumentar esse risco; todavia, as taxas absolutas desse tipo de risco continua baixa.[19]

Outra preocupação com o uso do AMPD é poder causar perda de massa óssea; todavia, essa perda parece ser reversível após a suspensão do método. Outros métodos hormonais parecem ter menos impacto na massa óssea.[20] No caso da adolescência, a preocupação é maior pelo fato de que, nesse período, a massa óssea ainda está sendo acrescida, com seu pico após a adolescência. Sabe-se que o AMPD se associa a menor massa óssea em adolescentes,[21] entretanto não é conhecido se o efeito é o mesmo nas adolescentes com sobrepeso ou obesas.

O número de adolescentes submetidas a cirurgias bariátricas vem aumentando; e a fertilidade geralmente melhora após a cirurgia, em decorrência da perda de peso. Contudo, pode haver prejuízo na absorção de hormônios administrados por via oral, o que pode reduzir a eficácia anticoncepcional de métodos orais. Assim, quando o tipo de cirurgia bariátrica provocar alteração na absorção (técnicas disabsortivas), deve-se prescrever anticoncepcional que não dependa do tubo digestivo para sua absorção.[12,22]

Importante considerar também que a obesidade é fator de risco para outras doenças, merecendo destaque o diabetes melito. Segundo a OMS, o diabetes, seja insulinodependente ou não, mas com duração inferior a 20 anos e sem doença vascular nem nefro/retino/neuropatia, não contraindica nenhum método hormonal, entretanto todos eles recebem classificação como categoria 2.[2]

Uma situação clínica bastante comum em adolescentes com sobrepeso ou obesidade é a síndrome dos ovários policísticos (SOP), sendo que a pílula anticoncepcional combinada tem sido considerada como primeira linha de tratamento.[23] Entretanto, poderia haver preocupação com os efeitos da pílula em desfechos metabólicos nessa população, visto que a SOP e a obesidade são fatores de risco para alguns desses desfechos. Segundo revisão sistematizada de 35 estudos, a pílula combinada não se associou a nenhuma consequência metabólica adversa clinicamente relevante em mulheres com SOP.[24]

Considerações finais

A prevalência de obesidade vem aumentando, inclusive na adolescência. Apesar disso, ainda há poucos estudos publicados especificamente sobre anticoncepção para adolescentes obesas. Em princípio, a adolescência por si só não contraindica nenhum método anticoncepcional, tampouco a obesidade isoladamente. Uma das preocupações que se tem é com a possibilidade de aumento de peso em adolescentes obesas quando utilizam o AMPD. Outra preocupação é pelo fato de a obesidade ser fator de risco para trombose venosa e os anticoncepcionais hormonais combinados poderem elevar esse risco; entretanto, todos esses aspectos devem ser vistos cuidadosamente à luz da possibilidade de uma gravidez não planejada com todas as consequências advindas, especialmente na adolescência. Portanto, maior atenção é requerida na prescrição de anticoncepcional para adolescentes obesas, mas, em princípio, nenhum deles se apresenta claramente contraindicado. Sempre importante destacar a importância de envolver a jovem na decisão do método contraceptivo.

REFERÊNCIAS BIBLIOGRÁFICAS

1. Centro Brasileiro de Análise e Planejamento. Pesquisa Nacional de Demografia e Saúde da Criança e da Mulher – PNDS 2006: dimensões do processo reprodutivo e da saúde da criança. Brasília: Ministério da Saúde; 2009.
2. World Health Organization (WHO), Department of Reproductive Health. Medical eligibility criteria for contraceptive use. 5th ed. WHO, 2015. [Acesso em 26 jun. 2018]. Disponível em: http://www.who.int/reproductivehealth/publications/family_planning/MEC-5/en/.
3. Federação Brasileira das Associações de Ginecologia e Obstetrícia (Febrasgo). Anticoncepção para adolescentes – Série: orientações e recomendações Febrasgo n. 9. São Paulo: Connexomm; 2017.
4. Brasil. Constituição da República Federativa do Brasil; 1988.
5. Brasil. Base da Legislação Federal do Brasil. Lei n. 9263 de 12 de janeiro de 1996.
6. Brasil. Estatuto da Criança e do Adolescente. Lei n. 8.069 de 13 de julho de 1990.
7. Conselho Federal de Medicina. Código de Ética Médica – 2010. Brasília: Conselho Federal de Medicina; 2009.
8. Machado RB, Pompei LM, Giribela A, De Melo NR. Impact of standardized information provided by gynecologists on women's choice of combined hormonal contraception. Gynecol Endocrinol. 2013;29(9):855-8.
9. McNicholas C, Madden T, Secura G, Peipert JF. The Contraceptive CHOICE Project round up: what we did and what we learned. Clin Obstet Gynecol. 2014;57(4):635-43.
10. Rosenstock JR, Peipert JF, Madden T, Zhao Q, Secura GM. Continuation of reversible contraception in teenagers and young women. Obstet Gynecol. 2012;120(6):1298-305.
11. American College of Obstetricians and Gynecologists, Committee on Adolescent Health Care. Committee opinion n. 710: counseling adolescents about contraception. Obstet Gynecol. 2017;130(2):74-80.
12. American Academy of Pediatrics, Committee on Adolescence Contraception for Adolescents. Pediatrics. 2014;134:e1244-56.
13. Bitzer J, Abalos V, Apter D, Martin R, Black A; Global CARE (Contraception: Access, Resources, Education) Group. Targeting factors for change: contraceptive counselling and care of female adolescents. Eur J Contracept Reprod Health Care. 2016;21(6):417-430.
14. Bandealy A, Stahl C. Obesity, reproductive health, and bariatric surgery in adolescents and young adults. J Pediatr Adolesc Gynecol. 2012;25(4):277-9.
15. Aiello AM, Marques de Mello L, Souza Nunes M, Soares da Silva A, Nunes A. Prevalence of obesity in children and adolescents in Brazil: a meta-analysis of cross-sectional studies. Curr Pediatr Rev. 2015;11(1):36-42.
16. Kaneshiro B, Edelman A. Contraceptive considerations in overweight teens. Curr Opin Obstet Gynecol. 2011;23(5):344-9.
17. Curtis KM, Ravi A, Gaffield ML. Progestogen-only contraceptive use in obese women. Contraception. 2009;80(4):346-54.
18. Zieman M, Guillebaud J, Weisberg E, Shangold GA, Fisher AC, Creasy GW. Contraceptive efficacy and cycle control with the Ortho Evra/Evra transdermal system: the analysis of pooled data. Fertil Steril. 2002;77(2 suppl. 2):s13-8.
19. De Melo AS, Dos Reis RM, Ferriani RA, Vieira CS. Hormonal contraception in women with polycystic ovary syndrome: choices, challenges, and noncontraceptive benefits. Open Access J Contracept. 2017;8:13-23.

20. Nappi C, Bifulco G, Tommaselli GA, Gargano V, Di Carlo C. Hormonal contraception and bone metabolism: a systematic review. Contraception. 2012;86(6):606-21.
21. Cromer BA, Bonny AE, Stager M, Lazebnik R, Rome E, Ziegler J, Camlin-Shingler K, Secic M. Bone mineral density in adolescent females using injectable or oral contraceptives: a 24-month prospective study. Fertil Steril. 2008;90(6):2060-7.
22. Centers for Disease Control and Prevention. U.S. Selected Practice Recommendations for Contraceptive Use – 2016. MMWR Recomm Rep. 2016;65:54.
23. Rosenfield RL. The diagnosis of polycystic ovary syndrome in adolescents. Pediatrics. 2015;136(6):1154-65.
24. Halperin IJ, Kumar SS, Stroup DF, Laredo SE. The association between the combined oral contraceptive pill and insulin resistance, dysglycemia and dyslipidemia in women with polycystic ovary syndrome: a systematic review and meta-analysis of observational studies. Hum Reprod. 2011;26(1):191-201.

65

Anticoncepção para Adolescente Moradora de Rua

- Isabel Cristina Esposito Sorpreso
- Patrícia Gonçalves de Almeida
- Albertina Duarte Takiuti
- Edson Santos Ferreira Filho
- José Maria Soares Júnior
- Edmund Chada Baracat

A temática concedida ao grupo para o desenvolvimento deste capítulo, além de ser inovadora, também invoca a delicadeza da adolescência e da vulnerabilidade. Assim, devemos relembrar e ressaltar sempre que os direitos reprodutivos devem ser considerados individualmente, que são direitos do ser humano (homens e mulheres), bem como que o planejamento reprodutivo é uma intervenção que salva vidas, reduz morte materna, morte infantil e aborto não previsto por lei.

O conceito de vulnerabilidade no âmbito da saúde pública foi descrito por Ayres (2003):[2]

> "(...) considerar a chance de exposição das pessoas ao adoecimento como resultante de um conjunto de aspectos não apenas individuais, (...) coletivos, contextuais, que acarretam maior suscetibilidade à infecção e ao adoecimento e, de modo inseparável, maior ou menor disponibilidade de recursos de todas as ordens para se proteger de ambos".

Além disso, a vulnerabilidade pode ser de três modos: individual (p. ex., doença crônica), social (moradora de rua e abrigo) e institucional (dificuldade de acesso para tratamento ou assistência). Assim, a mulher adolescente moradora de rua configura todos os contextos da vulnerabilidade: individual, social e institucional.

O morador de rua é evidenciado em países tanto desenvolvidos como em desenvolvimento, principalmente em centros urbanos. No Brasil, o censo mais recente sobre população em situação de rua foi realizado em 2015, na cidade de São Paulo, com registro de 15.905 pessoas nessa condição, sendo 3,1% abaixo de 19 anos e 14,6% do sexo feminino (número absoluto de 2.326 mulheres).

A mulher que vive nas ruas cotidianamente se depara com diversidade de situações que envolvem desafios como o acesso à alimentação, ao transporte, o estigma social e a marginalização social, bem como condições precárias de higiene pessoal, maior exposição a comportamento de risco (múltiplos parceiros e atividade sexual desprotegida) e ao uso de drogas lícitas e ilícitas.

Ainda, destacam-se as dificuldades de acesso aos serviços de saúde, dificuldades de compreensão do processo e do significado de promoção e práticas de saúde/doença, bem como desordens psiquiátricas.

A Política Nacional de Atenção Integral à Saúde da Mulher (PNAISM) caracteriza como mulheres vulneráveis as adolescentes, negras, indígenas, privadas de liberdade, homossexuais, mulheres que vivem com HIV, residentes de áreas rurais e trabalhadoras rurais, entre outras. Com relação às políticas públicas sociais, no Brasil, o albergue configura-se como a principal estratégia destinada a abrigo e atendimento às necessidades da população de rua.

Os abrigos são equipamentos sociais, e não da saúde, estando disponíveis para os desabrigados para oferecer ambiente acolhedor, onde essas pessoas se sintam seguras. Atrelados a isso estão os consultórios de rua, ligados a órgãos públicos e a serviços especializados em infecções sexualmente transmissíveis e HIV.

Todos esses aspectos devem ser inseridos no período de vida da adolescência e, portanto, cabe recordar que os adolescentes moradores de rua, quando identificados, principalmente aqueles abaixo de 14 anos, devem estar sob responsabilidade legal de pai/mãe/cuidador ou sob a Tutela do Estado.

Portanto, na assistência à saúde, no aconselhamento reprodutivo e na oferta de métodos contraceptivos, nesses casos, devem prevalecer:

- A garantia dos direitos humanos, que está na prestação de informações, aconselhamento e recomendação de métodos contraceptivos que permitam o planejamento e evitem a gestação não planejada.
- A lei do planejamento reprodutivo no Brasil.
- O direito a saúde sexual e reprodutiva pelo Estatuto da Criança e do Adolescente.
- Os critérios médicos de elegibilidade, que abordam o uso contraceptivo por pessoas com condições médicas específicas, assim como o aconselhamento, que deve ser sempre individualizado.

É importante ressaltar que, no caso de adolescentes com incapacidade de discernimento e cognição ou gravidade da condição de saúde com risco de agravo ou morte, suas decisões devem ser compartilhadas pelo cuidador ou responsável legal. Semelhante situação deve ser considerada quando a anticoncepção for oferecida a adolescentes com idade inferior a 14 anos (vulnerabilidade legal).

É fato que a idade não é condição de saúde que impossibilite o uso de método anticoncepcional, porém em nosso serviço, no qual atendemos pacientes oriundas de abrigo do Estado e/ou sob sua tutela, com idade inferior a 14 anos, principalmente na inserção de contracepção intrauterina e de implante subdérmico, orientamos a assinatura de termo de consentimento e assentimento, inclusive dos responsáveis legais.

A qualidade no cuidado do planejamento reprodutivo é primordial para assegurar padrões elevados de saúde e desenvolvimento populacional, o que inclui:

- Escolha com autonomia dos métodos contraceptivos.
- Informação com base em evidências sobre a eficácia, os riscos e os benefícios de diferentes métodos.
- Profissionais de saúde treinados e competentes.
- Provisão ao usuário de insumos.

Os critérios de elegibilidade médica para uso de contraceptivo fornecem informações e orientações sobre a segurança do uso dos diversos métodos contraceptivos em condições de saúde específicas, e outros podem ser citados, como o do CDC Medical Eligibility e Task Force Canadian Contraception.

Esses documentos não devem ser considerados como objeção à provisão de um método anticoncepcional, mas como uma ferramenta útil no dia a dia do profissional de saúde.

As mulheres moradoras de rua devem ser consideradas por similaridade de risco para adquirir infecções sexualmente transmissíveis ao de mulheres que vivem e/ou convivem com o vírus da imunodeficiência adquirida (HIV). A OMS apresenta documento atualizado para essa população, o qual deve ser consultado.

Com base nos critérios de uso e não uso de métodos contraceptivos em mulheres com risco elevado para aquisição de IST e HIV (2014), discursar-se-á sobre a prática clínica em nosso Serviço.

Os métodos de barreira, como *condom* masculino, disponíveis nos abrigos e postos de saúde devem ser sempre ofertados como dupla proteção para essa população.

Os diafragmas não são recomendados para essa população. Eles são utilizados com espermicida e sabe-se que os espermicidas aumentam o risco de fissura e microfissuras no epitélio vaginal; portanto, não são recomendados para essas mulheres pelo risco elevado de transmissão e aquisição de IST e HIV.

Os contraceptivos combinados não possuem contraindicação ao uso nessa população. A literatura não traz dados de aumento de risco de aquisição do HIV e de outras IST quanto a imunidade e aos hormônios sexuais. Vale ressaltar que essas mulheres não devem ser incentivadas ao uso de métodos "esquecíveis", ou seja, que dependam do usuário, pelo maior risco de gestação não planejada. Elas apresentam ainda risco maior para hepatites virais e não virais (associadas ao uso de drogas lícitas e ilícitas). Assim, os métodos combinados não devem ser considerados como primeira escolha.

Os métodos progestagênicos, em destaque o injetável trimestral, são considerados moderadamente efetivos, sendo amplamente utilizados em área e população de risco por acesso disponível no Sistema Único de Saúde e por periodicidade maior de administração. A literatura é controversa quanto ao risco de aquisição para o vírus HIV e infecções sexualmente transmissíveis. São recomendados para essa população pela disponibilidade de acesso e facilidade de administração em nosso meio e nas unidades básicas de saúde. Os efeitos dos progestagênios, como espessamento do muco cervical, reduzem em longo prazo o risco de aquisição de IST.

Os métodos "não esquecíveis" e de longa ação, como os dispositivos intrauterinos (de cobre, prata e liberador de levonorgestrel) e o implante subdérmico, são e devem ser vistos como primeira linha de prevenção de gestação não planejada nessa população.

A OMS classifica o DIU como Categoria 3 (uso do método geralmente não recomendado, a menos que outros métodos mais apropriados não estejam disponíveis ou não sejam aceitáveis) quando há probabilidade individual muito alta de exposição a gonorreia ou infecção por clamídia.

Na presença de atual cervicite purulenta ou infecção por clamídia ou gonorreia, é classificada como Categoria 4 (método não utilizado) para início de uso e como Categoria 2 (geralmente usa o método) para continuação do uso.

A contracepção intrauterina é altamente eficaz (< 1/100/12 meses). O uso do DIU pode ser limitado em algumas populações e deve haver ponderações no caso de risco de doença inflamatória pélvica (DIP) e complicações subsequentes, como infertilidade e gravidez ectópica.

Revisões recentes sugerem o risco global de IDP com DIUs monofilamentados, pelo menos em regiões com baixa prevalência de ISTs.

O risco de DIP deve ser aventada em locais onde a gonorreia e a clamídia são prevalentes, onde o rastreamento de IST é limitado e onde condições assépticas de inserção são difíceis de garantir.

Sabe-se que o risco de DIP está temporalmente relacionado aos procedimentos de inserção do DIU, principalmente nos primeiros 20 dias após inserção.

Em resumo, o DIU pode ser seguro e eficaz se inserido em condições assépticas em mulheres livres de infecção cervical. Mais estudos são necessários para definir os padrões apropriados de cuidados para a inserção do DIU em moradoras de rua.

Além disso, mesmo com inserção segura, quando da promoção do DIU em áreas de alta prevalência de DST/HIV, deve ser conjuntamente divulgada a dupla proteção, ou seja, o uso de *condom* contra infecção e gravidez indesejada.

O implante subdérmico de etonogestrel deve ser incluído como uma das estratégias de gestação não planejada nessa população, bem como um método seguro para doenças crônicas transmissíveis e não transmissíveis. Trata-se de método de alta efetividade, que garante a fertilidade e é seguro em seu uso. Apresenta baixas taxas de descontinuidade e altas taxas de satisfação das usuárias. Vale ressaltar que, assim como outros métodos de longa duração, o implante subdérmico deve ser sempre associado ao uso de *condom*, principalmente em população de risco para aquisição de ISTs e HIV.

O implante subdérmico não é medicamento presente e distribuído nas unidades básicas de saúde, estando presente em unidades de média a alta complexidade e para populações específicas e muitas vezes voluntárias em pesquisas clínicas. Todavia, na cidade de São Paulo, por meio de projeto de lei municipal, inclui-se o implante subdérmico para uso em mulheres vulneráveis (adolescentes em pós-parto e usuárias de drogas ilícitas). Assim, o implante subdérmico deve ser considerado de importância fundamental no planejamento reprodutivo e na assistência à saúde da mulher em situação de vulnerabilidade por estar como moradora de rua.

■ REFERÊNCIAS BIBLIOGRÁFICAS

1. Ensuring human rights in the provision of contraceptive information and services: guidance and recommendations. Geneva: World Health Organization; 2014. Disponível em: http://apps.who.int/iris/bitstream.
2. Ayres JR, França Júnior I, Calazans GJ, Saletti Filho HC. O conceito de vulnerabilidade e as práticas de saúde: novas perspectivas e desafios. Promoção da Saúde: conceitos, reflexões, tendências. 2003;2:121-44.
3. Programme of Action of the International Conference on Population and Development. In: Report of the International Conference on Population and Development (Cairo, 5-13 September, 1994). Cairo: United Nations; 1994: para. 7.2 (A/CONF.171/13). Disponível em: http://www.un.org/popin/icpd/conference.
4. FIPE. Disponível em: https://www.prefeitura.sp.gov.br/cidade/secretarias/upload/assistencia_social/observatorio_social/2015/censo/FIPE_smads_CENSO_2015_coletivafinal.pdf.
5. Biscotto Priscilla Ribeiro, Jesus Maria Cristina Pinto de, Silva Marcelo Henrique da, Oliveira Deíse Moura de, Merighi Miriam Aparecida Barbosa. Compreensão da vivência de mulheres em situação de rua. Rev. Esc. Enferm. USP [Internet]. [citado 1 abr. 2019]. 2016 Out;50(5):749-755.
6. Beijing Declaration and Platform for Action. In: Report of the Fourth World Conference on Women (Beijing, 4-15 September, 1995). Beijing: United Nations; 1995. Disponível em: http://www.un.org/esa/gopher-data.
7. Critérios médicos de elegibilidade para uso de métodos anticoncepcionais [Internet]. 2004. Disponível em: http://apps.who.int/iris/bitstream/10665/42907/7/9241562668_por_B.pdf.
8. U.S. Medical Eligibility Criteria for Contraceptive Use – 2016. Disponível em: https://www.cdc.gov/mmwr/volumes/65/rr/rr6503a1.htm?s_cid=rr6503a1_w.

9. Black A, Guilbert E; Costescu D, Dunn S, Fisher W, Kives S, Mirosh M, Norman WV, Pymar H, Reid R, Roy G, Varto H, Waddington A, Wagner MS, Whelan AM (co-authors); Ferguson C, Fortin C, Kielly M, Mansouri S, Todd N (special contributors); Society of Obstetricians and Gynaecologists of Canada. Canadian Contraception Consensus (Part 1 of 4). J Obstet Gynaecol Can. 2015 Oct;37(10):936-42.
10. Black A, Guilbert E, Costescu D, Dunn S, Fisher W, Kives S, Mirosh M, Norman W, Pymar H, Reid R, Roy G, Varto H, Waddington A, Wagner MS, Whelan AM, Mansouri S. Canadian Contraception Consensus (Part 3 of 4) – Chapter 7: intrauterine contraception. J Obstet Gynaecol Can. 2016 Feb;38(2):182-222.
11. Medical eligibility criteria for contraceptive use. 5th ed. Geneva: World Health Organization; 2015. Disponível em: http://www.who.int/reproductivehealth/publications/family_planning.
12. Improving access to quality care in family planning: medical eligibility criteria for contraceptive use. Disponível em: http://apps.who.int/iris/handle/10665/61086.
13. Disponível em: http://www.gradeworkinggroup.org.
14. Estatuto da Criança e do Adolescente. Disponível em: http://www.planalto.gov.br/ccivil_03/leis/L8069.htm.
15. Ministério da Saúde. Marco legal: saúde, um direito do adolescente. Disponível em: http://bvsms.saude.gov.br/bvs/publicacoes/07_0400_M.pdf.
16. Elegibilidade dos contraceptivos hormonais para mulheres com alto risco de infecção pelo HIV. Disponível em: http://apps.who.int/iris/bitstream/10665/254662/5/WHO-RHR-17.04-por.pdf.
17. Steen R, Shapiro K. Intrauterine contraceptive devices and risk of pelvic inflammatory disease: standard of care in high STI prevalence settings. Reprod Health Matters. 2004;12(23):136-43.

66

Anticoncepção para Adolescentes com Doenças Autoimunes

- Giovana De Nardo Maffazioli
- Mariana Soares Pereira Schaefer
- José Alcione Macedo Almeida

A sexualidade, inerente ao ser humano, em especial o desejo sexual, aflora na adolescência, independentemente de doença crônica.[1]

A gestação de adolescentes com doenças autoimunes merece cuidados específicos, uma vez que, mesmo quando a doença está controlada, pode aumentar o risco de reativação da doença, bem como de agravos à saúde da gestante e do concepto. Pré-eclâmpsia, trombose, parto prematuro, restrição do crescimento intrauterino e perda fetal são comorbidades associadas às gestações de mulheres com doenças autoimunes. Soma-se a isso o fato de muitos dos medicamentos utilizados para o tratamento da autoimunidade serem teratogênicos, em potencial.[2,3]

Considerando-se que hoje pacientes com doenças crônicas têm maior longevidade e que o início da atividade sexual está cada vez mais precoce, há chances reais de gravidez nessas pacientes e, portanto, há necessidade de método contraceptivo seguro e eficaz.[4]

É compreensível que o médico relute em prescrever contraceptivo hormonal para mulheres com lúpus eritematoso sistêmico, em decorrência da possibilidade de o estrogênio exógeno reativar a doença e, também, pela sua relação com a trombose, venosa e arterial.[5] Para prescrição de anticoncepção, o médico deve conhecer e se valer dos Critérios de Elegibilidade, da Organização Mundial da Saúde (OMS) e da Federação Internacional de Ginecologia e Obstetrícia (FIGO).[6] Esses critérios estão no Capítulo 59 (Aconselhamento em anticoncepção para adolescente) deste livro.

Neste capítulo, serão abordadas as doenças autoimunes mais prevalentes entre adolescentes que procuram o ginecologista para contracepção.

Doenças reumáticas crônicas e contracepção

Lúpus eritematoso sistêmico

Lúpus eritematoso sistêmico (LES) é uma doença inflamatória sistêmica autoimune crônica, de progressão variável. Clinicamente, pode manifestar-se de diversas formas, sendo as lesões cutâneas eritematosas, dor, edema de articulações, pleurite, pericardite, nefrite e alterações hematológicas as mais comuns.[7]

Esses sintomas apresentam curso variável, alternando fases de atividade com fases de remissão, sendo que fatores hormonais e ambientais podem influenciar nessa variação. Apesar de ser mais prevalente em mulheres adultas, geralmente tem curso mais severo quando presente desde a adolescência.

A escolha da contracepção precisa ser feita com cautela, uma vez que diversos fatores precisam ser considerados, como presença de anticorpo antifosfolipídeo (aFL), trombocitopenia severa, uso de imunossupressores, atividade da doença, interações medicamentosas, além das indicações e contraindicações inerentes a cada método (Figura 66.1).[7] Segundo a OMS (2015),[6] o uso de formulações que contenham estrogênios é contraindicado na presença de aFL e/ou durante o período de atividade da doença. Métodos contendo progestagênios isolados devem ser evitados se aFL positivo; e métodos contendo drosperinona estão contraindicados no caso de insuficiência renal, pelo risco de hipercalcemia.[8] Nesses casos, o dispositivo intrauterino (DIU) de cobre é uma boa alternativa. Entretanto, o DIU de cobre deve ser evitado nos casos de trombocitopenia severa. O tratamento com imunossupressor não apresenta contraindicação absoluta para nenhum método específico, mas as interações medicamentosas com formulações contraceptivas combinadas devem ser averiguadas antes do início da medicação.

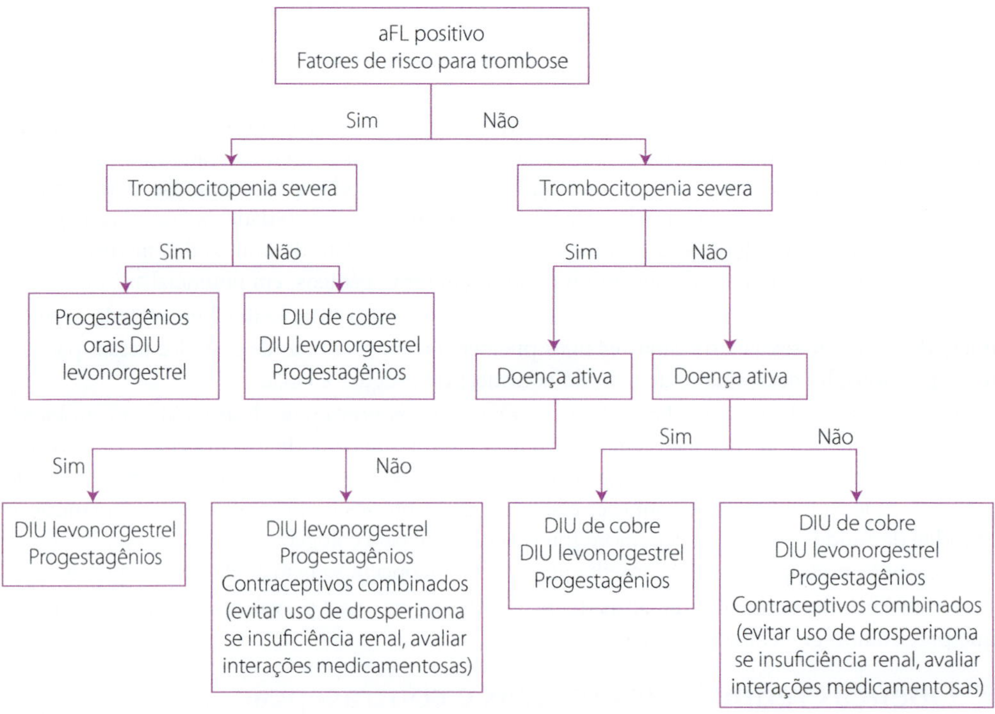

Figura 66.1 – Algoritmo de escolha do método contraceptivo no lúpus eritematoso sistêmico.
Legenda: aFL: anticorpo antifosfolipídeo.
Fonte: Bermas, 2017.[7]

Síndrome do anticorpo antifosfolipídeo

A síndrome do anticorpo antifosfolipídeo (SAF) é caracterizada por eventos trombóticos recorrentes, abortos de repetição e pela presença de aFLs, como anticardiolipina (aCL), anti-beta2 glicoproteína1 (B2GP1) e anticoagulante lúpico (LAC). Em razão do grande risco trombótico nessas pacientes,[9] o uso de formulações que contenham estrogênio apresenta contraindicação absoluta nesses casos, e o uso de progestagênios isolados estão relativamente contraindicados.[8] Por esse motivo, a OMS estabelece o uso de DIU de cobre como uma alternativa segura para essas mulheres.[7]

Artrite reumatoide juvenil

A artrite reumatoide juvenil (ou artrite juvenil idiopática) caracteriza-se pela inflamação crônica das articulações, podendo acometer diversos órgãos. Tipicamente, seu início ocorre na adolescência, por volta dos 17 anos, com o aparecimento de artrite, ou na infância, com o surgimento de sintomas inespecíficos, como fadiga e febre persistente.[4]

Até o momento, não se estabeleceram critérios contraceptivos de elegibilidade específicos para a forma juvenil de artrite reumatoide. Por isso, durante escolha do método, consideram-se os mesmos critérios utilizados para a forma adulta da doença. Segundo o Center for Disease Control and Prevention (CDC),[8] o uso de contracepção hormonal de qualquer natureza não é contraindicado nesses casos. Entretanto, quando em combinação com tratamento imunossupressor, o uso injetável do acetato de medroxiprogesterona de depósito deve ser evitado, por potencializar efeitos deletérios na densidade mineral óssea.[8]

Doença inflamatória intestinal

Doença inflamatória intestinal é termo genérico empregado para processos inflamatórios crônicos do trato gastrointestinal. São mais comuns a doença de Crohn e a retocolite ulcerativa e podem se apresentar com períodos de exacerbação e períodos de remissão.

Embora as enteropatias sejam da responsabilidade da gastroenterologia, quanto ao diagnóstico e ao tratamento, o ginecologista recebe, com frequência, essas pacientes para orientar anticoncepção. Em pacientes usando fármacos como azatioprina ou corticoides e vários outros utilizados no tratamento da doença de base, é necessário contracepção eficaz.

A doença de Crohn tem origem desconhecida, é multifatorial, acomete qualquer porção do tubo digestivo, desde a boca até o ânus, e apresenta-se nas formas inflamatória, fistulosa e fibroestenosante.[11]

A retocolite ulcerativa acomete predominantemente a camada mucosa do reto e também várias porções do cólon, com episódios recorrentes, em geral de modo contínuo, podendo se apresentar como doença subaguda.[11]

A doença inflamatória intestinal cursa com redução da densidade mineral óssea, atraso da puberdade e do crescimento.[12] Diarreia com duração de mais de seis semanas é critério para diferenciar da diarreia infecciosa aguda.[14]

Mulheres com doença inflamatória intestinal que estão especialmente em risco aumentado de tromboembolismo venoso (TEV), ou que têm doença coexistente, como colangite esclerosante primária, não são candidatas aos métodos hormonais. Também essas pacientes, com o intestino delgado lesado, têm má absorção, o que diminui a eficácia dos métodos orais.

• Métodos recomendados

É mais sensato que se prescreva seguindo os Critérios de Elegibilidade da OMS/FIGO, como segue:

1. DIU, de qualquer tipo, é Categoria 1.
2. Acetato de medroxiprogesterona trimestral (AMPD) ou implante subdérmico estão na Categoria 2. Como essas pacientes têm maior risco de prejuízo da massa óssea, o uso prolongado desse método é motivo de preocupação e deve ser monitorado.
3. Contraceptivos hormonais combinados orais, em doença leve e sem nenhum outro fator de risco para TEV, também estão na Categoria 2. Entretanto, para mulheres com risco aumentado de TEV (doença ativa ou extensa, cirurgia, imobilização, uso de corticosteroides, deficiências vitamínicas ou depleção de fluidos), o uso de AHCO é Categoria 3, pois os riscos geralmente superam os benefícios.
4. Pacientes com má absorção, por doença grave ou cirurgia do intestino delgado, reduzem a absorção e, portanto, para elas qualquer pílula oral deve ser evitada.

Insuficiência renal crônica

A insuficiência renal crônica (IRC) é a mais séria das complicações de doenças autoimunes. Como ocorre em idade reprodutiva, a contracepção é, por vezes, situação difícil para o médico. As mulheres com IRC terão, com frequência, comprometimento da fisiologia ovariana, com alterações funcionais, principalmente em fase avançada da doença, e essas alterações têm reversibilidade limitada.[15]

Todo o eixo endócrino é afetado, ocorrendo alterações de FSH-LH, com queda do pico de estradiol e aumento da prolactina. A hiperprolactinemia está presente em 73% a 91% das mulheres com IRC avançada. Essa hiperprolactinemia interfere na função do TSH, aumentando a produção dos androgênios pelas suprarrenais.

A fertilidade está comprometida em até 90% das mulheres com IRC em idade reprodutiva, persistindo, em alguns casos, mesmo após o transplante renal. Algumas recobram a função ovariana, porém 31% podem permanecer amenorreicas.[16,17]

Apesar dessa alta probabilidade de infertilidade, a proteção contraceptiva para essas pacientes deve ser rigorosamente vigiada, por se tratar de alto risco a ocorrência de uma gravidez.

• Métodos de anticoncepção possíveis

São contraindicadas as formulações contendo estrogênios, uma vez que nefropatias diabéticas, hipertensão de difícil controle ou qualquer transplante com risco de rejeição são fatores de risco para tromboembolismo e todas essas comorbidades podem estar presentes nas pacientes com IRC.

O injetável de progestagênio trimestral apresenta risco de diminuição da massa óssea em pacientes com idade inferior a 25 anos, a partir de dois anos de uso.[18] Sabe-se que os esteroides glicocorticoides sintéticos, amplamente utilizados por pacientes após o transplante, diminuem a formação óssea, inibindo a atividade osteoblástica e aumentando a reabsorção óssea. Por essa razão, esse método anticonceptivo deve ser alternativa apenas na impossibilidade dos métodos de longa duração.

Métodos de longa duração (LARC), como DIU (de cobre ou com levonorgestrel) e implantes subdérmicos, são as melhores opções de anticoncepcionais para essas pacientes.

O DIU de cobre não sofre diminuição da eficácia induzida pelos imunossupressores usados pelas transplantadas, pois os dispositivos atuam mediante modulação da imunidade humoral no endométrio, não tendo qualquer efeito na imunidade mediada por células T, assim como também não se comprovou aumento de infecções pélvicas.[20,21]

Qualquer tipo de DIU induz reação inflamatória do endométrio, localizada. É sugerido que a atividade fagocitária dos macrófagos tem papel de importância na destruição do esperma e do óvulo.[22] Há preocupação de que medicamentos imunossupressores, usados por pacientes transplantadas, interfiram nessa reação inflamatória. Entretanto, se se isso ocorrer, seu efeito na atividade dos macrófagos é mínimo, não diminuindo a ação contraceptiva.[22,23] Também é sabido que os íons de cobre e o levonorgestrel desempenham um papel substancial no mecanismo de ação desses dispositivos, e não se conhece efeito dos agentes imunossupressores sobre o levonorgestrel e esses íons de cobre.

As pílulas da contracepção de emergência (CE) são Categoria 1 nos Critérios Médicos de Elegibilidade para mulheres com histórico de transplante de órgãos sólidos, não havendo restrições para seu uso.[20]

Métodos sistêmicos somente de progestagênio são opções efetivas em mulheres com contraindicação ao uso de estrogênio.

Ressalta-se que nas mulheres transplantadas, sem complicações, não há restrição a qualquer dos métodos classificados como de alta eficácia.[20]

REFERÊNCIAS BIBLIOGRÁFICAS

1. Greydanus DE, Pratt HD, Patel DR. Concepts of contraception for adolescent and young adult women with chronic illness and disability. Dis Mon. 2012;58:258-320.
2. Silva CA, Hilario MO, Febronio MV, Oliveira SK, Almeida RG, Fonseca AR et al. Pregnancy outcome in juvenile systemiclupus erythematosus: a Brazilian multicenter cohort study. J Rheumatol. 2008;35:1414-8.14.
3. Chacravarty E, Clowse ME, Pushparajah DS, Mertens S, Gordon C. Family planning and pregnancy issues for women with systemic inflammatory diseases: patient and physician perspectives. BMJ Open. 2014;4:e004081.15.
4. Samaritano LR. Contraception in patients with rheumatic disease. Rheum Dis Clin N Am. 43(2017)173-188.
5. Stegeman BH, De Bastos M, Rosendaal FR, Van Hylckama Vlieg A, Helmerhorst FM, Stijnen T et al. Different combined oral contraceptives and the risk of venousthrombosis: systematic review and network meta-analysis. BMJ. 2013;347:5298.
6. World Health Organization (WHO). Medical eligibility criteria for contraceptive use. 5th ed. 2015.
7. Bermas BL, Samaritano LR. Approach to contraception in women with systemic lupus erythematosus. UpToDate. 2017.
8. Curtis KM, Tepper NK, Jatlaoui TC, Berry-Bibee E, Horton LG, Zapata LB et al. U.S. Medical eligibility criteria for contraceptive use. Disease Control and Prevention (CDC). 2016.
9. Clowse MEB. Mananging contraception and pregnancy in the rheumatologic disease. Best Practice & Research Clinical Rheumatology. 24(2010)373-385.
10. Dignass A, Van Assche G, Lindsay JO, Lémann M, Söderholm J, Colombel JF et al; European Crohn's and Colitis Organisation (ECCO). The second European evidence-based Consensus on the diagnosis and management of Crohn's disease: current management. J Crohns Colitis. 2010;4(1):28-62.
11. Sandhu BK, Fell JM, Beattie RM, Mitton SG, Wilson DC, Jenkins H, on behalf of the IBD Working Group of the British Society of Paediatric Gastroenterology, Hepatology, and Nutrition. Guidelines for the man-

agement of inflammatory Bowel disease in children in the United Kingdom. J Pediatr Gastroenterol Nutr. 2010;50(suppl. 1):1-13.

12. Melo M, Gazzinelli BF, Oliveira AP, Ferreira AR, Fagundes ED, Pimenta JR, Queiroz TC, Giannini CW. Intestinal inflamatory disease in childood. Rev Med Minas Gerais. 2016;26(suppl. 2):35-44.
13. Kanof ME, Lake AM, Bayless TM. Decreased height velocity in children and adolescents before the diagnosis of Crohn's disease. Gastroenterology. 1988;95:1523.
14. Stange EF, Travis SP, Vermeire S, Beglinger C, Kupcinkas L, Geboes K et al. European evidence based consensus on the diagnosis and management of Crohn's disease: definitions and diagnosis. Gut. 2006;55(suppl. 1):i1-15.
15. Rathi M, Ramachandran R. Sexual and gonadal dysfunction in chronic kidney disease: pathophysiology. Indian J Endocrinol Metab. 2012;16(2):214-219.
16. Cheung KL, Stefanick ML, Allison MA et al. Menopause symptoms in women with chronic kidney disease. Menopause. 2015;22(9):1006-1011.
17. Kaminski P, Bubrowska K, Pietrzak B et al. Gynecological issues after organ transplantation. Neuro Endocrinol Lett. 2008;29(6):852-856.
18. Curtis KM, Martins SL. Progestogen-only contraception and bone mineral density: a systematic review. Contraception. 2006;73:470-87.
19. Kossoy LR, Herbert CM, Wentz AC. Management of heart transplant recipients: guidelines for the obstetrician-gynecologist. Am J Obstet Gynecol. 1988;159:490-9.
20. Krajewski C, Sucato G. Reproductive health care after transplantation. Best Pract Res Clin Obst Gynaecol. 2014;28:1222-1234.
21. Morrison CS, Sekadde-Kigondu C et al. Is the intrauterine device appropriate contraception for HIV-1 infected women? BJOG. 2001;108(8):784-790.
22. Estes CM, Westhoff C. Contraception for the transplant patient. Semin Perinatol. 2007;31:372-7.
23. Ortiz ME, Croxatto HB. Copper-T intrauterine device and levonorgestrel intrauterine system: biological bases of their mechanism of action. Contraception. 2007;75:16-30.

Anticoncepção para Adolescente com Hepatopatia

■ Marilene Mikiko Iwakura Anzai
■ Edson Santos Ferreira Filho

Atualmente, nos Estados Unidos, aproximadamente metade dos estudantes no período do ensino médio relatam já terem tido relações sexuais.[1] A cada ano, 750 mil adolescentes ficam grávidas, e mais de 85% dessas gestações não são planejadas, o que indica a necessidade de orientação para a contracepção.[2,3]

Os métodos contraceptivos podem ser divididos em dois grupos principais:

1. reversíveis;
2. definitivos.

Os métodos reversíveis são subdivididos em:

1. hormonais;
2. dispositivos intrauterinos (DIU);
3. comportamentais;
4. de barreira.

Entre os contraceptivos reversíveis, nomeia-se de contracepção reversível de longa duração (LARC) aquele com duração de três anos ou mais. Aqui estão englobados os implantes hormonais e os DIUs.

Os métodos definitivos são os cirúrgicos, mas em se tratando de adolescentes não serão aqui discutidos. São eles:

1. esterilização cirúrgica feminina;
2. esterilização cirúrgica masculina.

Quando se fala em métodos contraceptivos, hoje, utilizamos os critérios médicos de elegibilidade definidos pela Organização Mundial da Saúde (OMS), iniciados em 1996[4] e reavaliados periodicamente; hoje já se encontram na quinta edição, em virtude do aparecimento de várias doenças, incluindo-se atualmente as infecções por HIV e as cirurgias bariátricas.[5]

Foram classificadas quatro categorias que estabelecem a utilização ou a restrição ao uso dos anticoncepcionais:[5]

- **Categoria 1:** o método pode ser utilizado sem qualquer restrição.
- **Categoria 2:** o uso do método pode apresentar algum risco, habitualmente menor do que os benefícios decorrentes de seu uso. Em outras palavras, o método pode ser utilizado com cautela e mais precauções, especialmente com acompanhamento clínico mais rigoroso.
- **Categoria 3:** o uso do método pode estar associado a um risco, habitualmente considerado superior aos benefícios decorrentes de seu uso. O método não é o mais apropriado para aquela pessoa, podendo, contudo, ser usado, no caso de não haver outra opção disponível ou no caso de a pessoa não aceitar qualquer alternativa, mas desde que seja alertada desse fato e que se submeta a uma vigilância médica muito rigorosa. Aqui estão enquadradas aquelas condições que antigamente se chamavam de contraindicações relativas para o uso do contraceptivo.
- **Categoria 4:** o método não deve ser utilizado, pois apresenta um risco inaceitável à saúde. O método está contraindicado. Compreende todas aquelas situações clínicas que antigamente eram chamadas de contraindicações absolutas ou formais.

As adolescentes, em geral, são elegíveis para o uso de qualquer método contraceptivo, pois a idade cronológica não contraindica nenhum método reversível, com ressalva de alguns cuidados quanto aos métodos utilizados. Aqui, então, adotaremos os critérios médicos de elegibilidade que se baseiam em doenças associadas.

Neste capítulo, discutiremos a anticoncepção e doenças hepáticas.

O fígado é o maior órgão do corpo humano, apresenta um peso médio de 1,5 kg e realiza várias funções vitais.

Está estrategicamente situado no sistema circulatório, recebendo um suprimento sanguíneo duplo: cerca de 20% do seu fluxo é rico em O_2 e provém da artéria hepática; e os restantes 80% são ricos em nutrientes, provenientes da veia porta. Essa particularidade permite ao fígado controlar as substâncias que são absorvidas em todo o intestino e determinar quais delas entrarão na circulação sanguínea e como o farão.[6]

Recebe aproximadamente 25% do débito cardíaco total, o que lhe permite realizar numerosas funções vitais, essenciais para a manutenção da homeostasia corporal. Destacam-se: regulação do metabolismo de diversos nutrientes (carboidratos, lipídios e proteínas), papel imunológico (por meio das células de Kupffer, responsáveis pela fagocitose de diversas substâncias, proporcionando um importante mecanismo de filtro para a circulação sistêmica, como bactérias, endotoxinas, parasitas e partículas exógenas estranhas), síntese proteica, armazenamento de vitaminas (A, D, E, K, B12 e ácido fólico, entre outras) e ferro, degradação hormonal e inativação e excreção de fármacos e toxinas, além da formação e secreção de bile.

O fígado sintetiza quase todas as proteínas plasmáticas, dentre as quais se destacam a albumina, os transportadores de hormônios, os fatores de coagulação e de fibrinólise, o fibrinogênio, diversos fatores de crescimento, as globulinas e as lipoproteínas.

As lesões hepáticas são classificadas em duas categorias: padrão hepatocelular e colestática (obstrutiva).

Nas doenças hepatocelulares, o hepatócito é o alvo principal, em que a inflamação e a necrose hepáticas predominam como característica do dano celular, estando aqui englobadas as hepatites virais, hepatites tóxicas, hepatites autoimunes, hepatite alcoólica e a doença hepática crônica (cirrose) de qualquer causa.

Nas doenças colestáticas, sobressai a inibição do fluxo biliar, tendo como exemplos colelitíase, obstrução maligna, cirrose biliar primária e muitas doenças induzidas por fármacos.

Os sintomas mais comuns incluem icterícia, fadiga, prurido, dor na região do hipocôndrio direito e, por vezes, hemorragia digestiva alta, mas frequentemente os pacientes são assintomáticos.

Ao exame físico, observam-se icterícia, hepatomegalia, esplenomegalia, dores no hipocôndrio direito, *spiders*, eritema palmar, ascite, perda de peso, equimose, edema, hálito hepático e até mesmo encefalopatia e coma.

A avaliação-padrão de pacientes com doença hepática, principalmente nas hepatopatias crônicas, continua sendo a biópsia hepática.

As doenças hepáticas são classificadas em relação a sua atividade ou gravidade: aguda ou crônica; ativa ou inativa; e leve, moderada ou grave.

As causas mais frequentes de doença hepática aguda são:

- hepatite viral;
- lesão hepática induzida por fármacos;
- colangite;
- doença hepática alcoólica.

As causas mais comuns da doença crônica são:

- hepatite C crônica;
- doença hepática alcoólica;
- esteato-hepatite não alcoólica;
- hepatite B crônica;
- doença autoimune;
- colangite esclerosante;
- cirrose biliar primária;
- hemocromatose;
- doença de Wilson.

Pela classificação de Child-Pugh modificada,[7,8] avalia-se o prognóstico da doença crônica, principalmente a cirrose. Foi adotada pelo Ministério da Saúde originalmente para predizer a mortalidade durante a cirurgia e atualmente é utilizada para predizer o prognóstico, assim como a necessidade de transplante hepático.

Essa classificação emprega dois critérios clínicos e três laboratoriais. Cada critério é pontuado de 1 a 3, sendo 3 a condição mais grave, conforme ilustrado na Tabela 67.1.

Na colangite esclerosante primária e na cirrose biliar primária, os valores de referência de bilirrubina são alterados, pois essas doenças apresentam altos níveis de bilirrubina conjugada. Nelas, o limite superior de bilirrubina para 1 ponto é de 4 mg/dL e para 2 pontos é de até 10 mg/dL.

A doença hepática crônica é classificada em: A (5 a 6 pontos), B (7 a 9 pontos) e C (10 a 15 pontos), sendo a classe A descrita como cirrose compensada.

Com relação a neoplasias hepáticas, temos as benignas (que englobam o adenoma hepático e a hiperplasia nodular focal) e a maligna (que consiste no carcinoma hepatocelular).

Tabela 67.1 – Critérios clínicos e laboratoriais do prognóstico da doença hepática crônica.

Critério	*1 ponto*	*2 pontos*	*3 pontos*
Bilirrubina total (mg/dL)	< 2	2 a 3	> 3
Albumina sérica (g/dL)	> 3,5	2,8 a 3,5	< 2,8
TP (s)/INR	1 a 3/< 1,7	4 a 6/1,7 a 2,3	> 6/> 2,3
Ascite	Nenhuma	Leve	Moderada/grave
Encefalopatia hepática	Nenhuma	Grau I a II (ou suprimida com medicação)	Grau III a IV (ou refratária)

Fonte: Adaptada de Child e Turcotte, 1964;[7] e Pugh et al., 1973.[8]

Entre os métodos contraceptivos utilizados, os mais importantes para discussão são os métodos hormonais, visto que são metabolizados pelo fígado e, portanto, sofrem influência nas doenças hepáticas, além da avaliação do crescimento dos tumores com o uso de esteroides.

Métodos hormonais

Os métodos hormonais são classificados em:

1. contraceptivos hormonais combinados (CHC), que contêm estrogênio e progestagênio;
2. contraceptivos apenas com progestagênio (POC).

Contraceptivos hormonais combinados (CHC), que contêm estrogênio e progestagênio

- Anticoncepcionais hormonais combinados orais (AHCO)

Trata-se do método mais utilizado em adolescentes, empregando-se um estrogênio e um progestagênio.

O estrogênio, em quase todas as pílulas, é o etinilestradiol (EE), em doses que variam de 15 a 50 mcg, associado a diferentes progestagênios, divididos em primeira, segunda, terceira e quarta geração, conforme evolução histórica. Quimicamente, os progestagênios são classificados em pregnanos (medroxiprogesterona, ciproterona, clormadinona), norpregnanos (nomegestrol), estranos (noretisterona, dienogeste) e gonanos (levonorgestrel, desogestrel, gestodeno, etonogestrel);[31,32] esta última classificação tem maior associação com as atividades biológicas dos progestagênios.

Em adolescentes, recomenda-se utilizar a dose de 30 mcg de EE, pois doses menores podem interferir na aquisição de massa óssea em adolescentes. Estudos experimentais demonstram que os estrogênios diminuem a formação e a atividade de osteoclastos, diminuindo assim a reabsorção óssea. Além disso, afetam positivamente na formação, diferenciação, proliferação e atividade de osteoblastos, estimulando a formação óssea, como é demonstrado em vários trabalhos, por meio do estudo da densidade mineral óssea (DMO), inclusive com os diferentes tipos de progestagênios.[9-12]

Como os hormônios são metabolizados pelo fígado, muitas lesões hepáticas têm sido atribuídas ao uso de contraceptivos hormonais, causando alterações bioquímicas, colestase intra-hepática, complicação vascular, hiperplasia nodular focal, adenoma, carcinoma hepatocelular, colelitíase e pancreatite.[13,14] As complicações hepatobiliares secundárias ao uso de anticoncepcionais hormonais combinados orais (AHCO), embora muitas vezes graves, são raras, justificando o uso de AHCO em mulheres sem predisposição a essas complicações, pois os benefícios do uso de AHCO superam os riscos.[15]

Em mulheres que são portadoras de hepatite viral, não há contraindicação para o uso dos AHCO. São classificadas na Categoria 1.

Com relação à hepatite C, atualmente com o advento de vários medicamentos utilizados para o seu controle, para a paciente usuária de um fármaco chamado Viekira Pak, composto pelos antirretrovirais ritonavir, ombitasvir, veruprevir e dasabuvir, aprovado pelo Ministério de Saúde, a Agência Nacional de Vigilância Sanitária (Anvisa) (2017)[16] alerta para a suspensão do AHCO com EE, pois esses fármacos causam um aumento da enzima alanina aminotransferase (ALT) em 5 ou mais vezes o valor normal, sendo mais frequente com o uso de AHCO, adesivos e anéis vaginais.

Pacientes que tiveram icterícia colestática na gravidez, ou com parentes de primeiro grau com esse quadro, não apresentam contraindicação para o uso dos AHCO, pois parece não haver aumento do risco de colestase com AHCO,[17] mas devem ser monitoradas de perto. Estão englobadas na Categoria 2.

As afecções com contraindicações ao uso de AHCO, classificadas como Categoria 3, em que o risco supera os benefícios, geralmente estão englobadas nas doenças colestáticas, como veremos a seguir.

Dixit (1980)[18] também mostrou que o estrogênio e os progestagênios não têm efeito citolítico elevado no fígado, não sendo capazes de elevar as transaminases, e o estrogênio é mais colestático que os progestagênios, sendo que o uso combinado dos dois hormônios aumenta o efeito colestático do estrogênio. Assim, sugere-se que evitemos o uso de AHCO para pacientes com história de colestase relacionada a uso prévio de AHCO, hiperbilirrubinemia constitucional, cirrose biliar primária, ou até seis meses após hepatite infecciosa, além de doença crônica hepática.

Outra situação em que se evita o uso de AHCO são os defeitos familiares de excreção biliar, incluindo a síndrome de Dubin-Johnson, a síndrome de Rotor e colestase recorrente intra-hepática benigna, em que a hiperbilirrubinemia leve pode causar icterícia franca.[15]

Nos casos de cirrose descompensada, hepatite aguda e colangite, a contraindicação é absoluta (Categoria 4)[5].

Quanto à hiperplasia nodular focal, alguns trabalhos mostram que não sofre influência com os métodos hormonais, tanto combinados quanto apenas com progestagênio.[19] Outros mostram que pode aumentar o número e a extensão das lesões.[20] Está classificada como Categoria 2.[5]

Os trabalhos referentes aos adenomas e carcinomas hepatocelulares também são inconclusivos, pois alguns mostram crescimento, outros diminuição, tanto com uso de AHCO como com pílulas apenas de progestagênio.[20] Estão classificados na Categoria 4.[5]

• Anel vaginal

O anel vaginal (*nuvaring*) libera uma combinação de estrogênio e progestagênio (EE e etonogestrel) e, portanto, obedece aos mesmos critérios médicos de elegibilidade dos hormonais orais combinados (AHCO).

É inserido na vagina de preferência no primeiro dia da menstruação e permanece por 3 semanas, com remoção por 1 semana para induzir o sangramento, seguida de inserção de um novo anel após a pausa. Pode ser utilizado também em regime contínuo ou estendido.

- Adesivo hormonal transdérmico

Também é um método hormonal combinado (EVRA: EE e norelgestromina), que pode ser colocado no abdome, no dorso, nos braços ou nas nádegas. Inicia-se no 1º dia da menstruação, sendo substituído por outro a cada 7 dias, por 3 semanas consecutivas. Após o 3º adesivo, faz-se a pausa por 1 semana para ocorrer a menstruação.

Não se recomenda o uso por pacientes com peso acima de 90 kg, por ser menos eficaz em evitar a gravidez.

Também obedece aos mesmos critérios de elegibilidade dos AHCO.

- Injetável combinado

Nos contraceptivos injetáveis, o estrogênio é o estradiol (E_2), hormônio natural, associado a diferentes progestagênios (algestona acetofenida, enantato de noretisterona e acetato de medroxiprogesterona). Trata-se de alternativa para usuárias mais esquecidas, pois a sua aplicação mensal exige menos cuidado e atenção.[21]

Em geral, são utilizados também no primeiro dia da menstruação e repetidos a cada 30 ± 3 dias. Especificamente para algestona acetofenida 150 mg/mL mais enantato de estradiol 10 mg/mL, a administração da ampola será entre o 7º e o 10º dia (preferencialmente no 8º dia) após o início de cada menstruação.

Por se tratar de estrogênio natural, estudos têm demonstrado menor efeito sobre a função hepática quando comparado aos AHCO, obedecendo aos mesmos critérios de elegibilidade das pílulas apenas com progestagênio.

Contraceptivos apenas com progestagênio (POC)

- Progestagênio via oral

Sua administração é iniciada no primeiro dia de menstruação e segue de modo contínuo, sem interrupção.

O progestagênio também não apresenta efeito citolítico e colestático no fígado.[18] Assim, não há contraindicação para as doenças colestáticas, podendo ser utilizado até nas cirroses compensadas (Categoria 2).

O progestagênio oral é Categoria 3 para cirroses descompensadas, hepatites agudas e tumores hepáticos, quer sejam benignos ou malignos.[2]

- Progestagênio injetável

O fármaco utilizado é o acetato de medroxiprogesterona de depósito (DPMA), aplicado a cada 90 dias, resultando em uma alta taxa de amenorreia, sendo indicado para adolescentes com retardo cognitivo ou distúrbios da coagulação, com elevada eficácia, mas podendo exercer um efeito negativo na DMO. Em 2004, a Food and Drug Administration (FDA) expediu um aviso na embalagem do DPMA, informando sobre esse efeito negativo.[21]

Clark et al. (2006) mostraram que a perda substancial de massa óssea ocorre nos primeiros dois anos de uso de DMPA, mas não aumenta o risco de osteoporose.[22] A maioria dos estudos em mulheres relatam tendência a recuperação da massa óssea após a sua suspensão, inclusive em adolescentes.[23,24]

Também obedece aos mesmos critérios de elegibilidade dos progestagênios administrados por via oral.

- Implantes subdérmicos

São dispositivos contendo progestagênios como o etonogestrel (disponível no Brasil) e o levonorgestrel (disponível somente fora do Brasil), cujo mecanismo de ação principal é a inibição da ovulação. Secundariamente, diminuem a espessura endometrial e aumentam a viscosidade do muco cervical, impedindo a penetração de espermatozoides.

Não diminuem a DMO em adolescentes, pois, apesar de conterem o progestagênio isolado, não causam redução nos níveis estrogênicos endógenos.[21]

Também, em se tratando de progestagênio, obedecem aos mesmos critérios de elegibilidade da via oral.

- Contracepção de emergência

É um método hormonal utilizado todas as vezes em que houver relação sexual sem proteção contraceptiva.

Em 1974, Yuzpe usou pela primeira vez a combinação de LNG com EE para contracepção pós-coital,[25] que consiste na ingestão de 2 doses de 100 mcg de EE e 500 mcg de LNG em duas tomadas a cada 12 horas, o que é denominado hoje método de Yuzpe.

O levonorgestrel (LNG) isoladamente hoje é o mais utilizado, em dose única de 1,5 mg ou em 2 doses de 0,75 mg a cada 12 horas, no período de 72 horas após a relação sexual desprotegida.

Não há contraindicações a esse método.

Dispositivos intrauterinos (DIUs)

Podem ser classificados em três grupos principais: não medicados, medicados com cobre ou com hormônios.

Existem diferentes diretrizes para o emprego do DIU em adolescentes, mas atualmente todas o recomendam, obedecendo assim os critérios médicos de elegibilidade.[5,26,27]

DIUs não medicados

Ainda utilizados em alguns países, são dispositivos de polietileno, sendo o mais comum a alça de Lipps. No Brasil, este método não é mais utilizado.

DIUs com cobre

O DIU TCu380A é o dispositivo com cobre mais eficaz disponível no mercado, e seu mecanismo de ação principal é a prevenção da fertilização, pois o cobre é gametotóxico. Provoca uma reação inflamatória e mudanças bioquímicas e morfológicas do endométrio, além de alterar o muco cervical.

Em se tratando de método contraceptivo local, não interfere no metabolismo hepático, podendo ser utilizado sem restrições na presença de qualquer doença hepática. Entretanto, devido ao potencial teórico de exacerbação da doença de Wilson, o uso do DIU com cobre não é recomendado em mulheres com essa rara condição genética, que afeta a excreção de cobre.

Dispositivo intrauterino liberador de levonorgestrel (DIU-LNG)

Em formato de T, o dispositivo possui um reservatório de 52 mg de LNG e libera 20 mcg de LNG por dia.

Por se tratar de dispositivo liberador de LNG, produz concentrações séricas de progestagênio e obedece aos mesmos critérios de elegibilidade utilizados para os contraceptivos apenas de progestagênio. Mais recentemente, chegou ao Brasil o DIU com 19,5 mg de LNG, que pode ser uma opção para menor exposição hormonal nessas adolescentes; os critérios médicos de elegibilidade são os mesmos do DIU com 52 mg de LNG.

Métodos comportamentais

São aqueles que se baseiam na percepção da fertilidade, englobando:

- abstinência sexual;
- tabelinha ou Ogino-Knaus;
- Billings;
- temperatura basal;
- método sintotérmico (associação de temperatura basal e muco cervical).

Não há contraindicação ao uso desses métodos por adolescentes hepatopatas. No entanto, temos de ter em mente que o maior risco de falha contraceptiva não os torna métodos preferenciais para adolescentes ou adultas.

Métodos de barreira

- Preservativo interno e externo;
- diafragma;
- capuz cervical;
- esponjas;
- espermicidas.

Não há contraindicação ao uso desses métodos por adolescentes hepatopatas. No entanto, temos de ter em mente que o maior risco de falha contraceptiva não os torna métodos preferenciais para uso isolado em adolescentes ou adultas. Os preservativos devem ter seu uso isolado evitado como parte da estratégia de dupla proteção.

Considerações finais

Nas Tabelas 67.2 a 67.6, resumimos os métodos contraceptivos utilizados nas doenças hepáticas, conforme os critérios médicos de elegibilidade definidos pela Febrasgo e pela OMS.[5,25]

Por fim, ainda não englobado nos critérios médicos pela OMS, temos o transplante hepático, que é menos frequente em adolescentes, mas também pode ser discutido neste capítulo, visto que, após a sua realização, o retorno da menstruação e da fertilidade ocorre na maioria das mulheres.

Tabela 67.2 – Doença da vesícula biliar.							
	AHCO	*IM*	*Anel vaginal AC*	*PP/IP/ IMP*	*EMG*	*DIU Cu+*	*DIU LNG*
Tratada com colecistectomia	2	2	2	2	–	1	2
Tratada clinicamente	3	2	3	2	–	1	2
Atual	3	2	3	2	–	1	2
Assintomática	2	2	2	2	–	1	2

Tabela 67.3 – História de colestase.								
	AHCO	*IM*	*AAC*	*PP/IP/ IMP*	*EMG*	*DIU Cu+*	*DIU LNG*	*E*
Relacionada a gravidez	2	2	2	1	–	1	1	A
Relacionada a uso anterior de AHCO	3	2	3	2	–	1	2	A

Tabela 67.4 – Hepatite viral.								
	AHCO	*IM*	*AAC*	*PP/IP/ IMP*	*EMG*	*DIU Cu+*	*DIU LNG*	*ESTER*
Ativa	4	3/4	4	3	–	2	1	R
Portadora	1	1	1	1	–	1	1	A

Tabela 67.5 – Cirrose.								
	AHCO	*IM*	*AAC*	*PP/IP/ IMP*	*EMG*	*DIU Cu+*	*DIU LNG*	*ESTER*
Moderada Compensada	3	2	3	2	–	1	2	C
Aguda Descompensada	4	3	4	3	–	1	3	E

Tabela 67.6 – Tumores hepáticos.								
	AHCO	*IM*	*AAC*	*PP/IP/ IMP*	*EMG*	*DIU Cu+*	*DIU LNG*	*ESTER*
Benignos Adenomas	4	3	4	3	-	1	3	C
Malignos Hepatomas	4	3/4	4	3	-	1	3	C

Legenda: AHCO: anticoncepcionais hormonais combinados orais; IM: injetáveis mensais; AAC: adesivo ou anel vaginal combinado; PP: pílulas só de progestagênio; IP: injetáveis só de progestagênio; IMP: implantes; EMG: pílulas anticoncepcionais de emergência; DIU Cu+: dispositivo intrauterino com cobre; DIU LNG: dispositivo intrauterino com levonorgestrel; E: esterilização feminina; A: Aceitar (não há razão médica para negar o método); R: Retardar (o método deve ser retardado até que o problema seja solucionado ou reavaliado); C: Cautela (o método é fornecido num estabelecimento médico, com preparativos extras); E: Especial (o procedimento deve ser realizado num estabelecimento com assistente e cirurgião experiente, bem como com os equipamentos necessários para se aplicar anestesia geral e outros meios de suporte médico de apoio. É necessário alguém para decidir sobre o procedimento mais apropriado e suporte à anestesia).

Categorias relativas a métodos temporários.		
1	Use o método em qualquer circunstância	SIM (use o método)
2	De modo geral, use o método	SIM (use o método)
3	Em geral, não se recomenda o método a menos que outros métodos não estejam disponíveis ou sejam aceitáveis	NÃO (não use o método)
4	O método não deve ser usado	NÃO (não use o método)

Fontes: Adaptadas de OMS, 2015;[5] Febrasgo, 2015.[25]

Como os transplantes hepáticos requerem medicamentos imunossupressores, poderia haver algum receio em relação à utilização de DIUs, pelo risco de infecção. No entanto, como ocorre com outras transplantadas,[28] o risco de infecção é extremamente baixo, desde que respeitada técnica asséptica e que a paciente esteja sem cervicite no ato da inserção. Não há diminuição de sua eficácia em pacientes imunossuprimidas[29], como mostram estudos prospectivos em pacientes que vivem com HIV, os quais também mostram não haver aumento de infecção pélvica após a inserção do DIU.[30] Assim, os DIUs também podem ser utilizados em pacientes transplantadas.

Quanto aos métodos hormonais, as transplantadas obedecem aos mesmos critérios de elegibilidade em relação a outras doenças, uma vez que a função hepática retornou à normalidade.[5,28]

REFERÊNCIAS BIBLIOGRÁFICAS

1. Martinez G, Copen CE, Abma JC. Teenagers in the United States: sexual activity, contraceptive use, and childbearing – 2006-2010. National Survey of Family Growth, Vital Health Sta. 2011;23(31):1-35.
2. Kost K, Henswaw S, Carlin I. US teenage pregnancies, births and abortions: national and state trends and trends by race and ethnioithy. New York, NY: Guttmacher Institute; 2010.
3. Ott MA, Sucato GS. Contraception for adolescents. Committee on Adolescence. Pediatrics. 2014 Oct;134.
4. World Health Organization. Improving acess to quality care in family planning: medical elegibility criteria for contraceptive use. 1st ed. Geneva, Switzerland: WHO; 1996.
5. World Health Organization. Medical elegibility criteria for contraceptive use. 5th ed. Geneva, Switzerland: WHO; 2015. 268 p.
6. Nunes PP, Moreira, AL. Fisiologia hepática. 2006, 2007.

7. Child CG, Turcotte JG. Surgery and portal hypertension. In: CG Child (ed.). The liver and portal hyipertension. Philadelphia: Saunders; 1964. p. 50-64.
8. Pugh RNH, Murray-Lyon IM, Dawson JL, Pietroni MC, Williams R. Transection of the oesophagus for bleeding oesophageal varices. B J Surg. 1973;60(8):646-9.
9. Polatti F, Perotti F, Filippa N, Nappi RE. Bone mass and long-term monophasic oral contraception treatment in young women. Contraception. 1995;51(4):221-4.
10. Hartard M, Keinmond C, Luppa P et al. Comparison of the skeletal effects of the progestogens desogestyrel and levonorgestrel in oral contraceptive preparations in young women: controlled, open, partly randomized investigation over 13 cycles. Contraception. 2006;74(5):367-75.
11. Contraceptives use on bone mineral density in adolescente women. Contraception. 2012;86(4):332-36.
12. Blason TP, Goldberg TBL, Kurokawa CS et al. Low-dose combined oral contraceptive use is associated with lower bone mineral content variation in adolescents over a 1-year period. BMC Endocrine Disorders. 2015;15:15.
13. Ishak KG. Hepatic lesions caused by anabolic and contraceptive steroids. Semin Liver Dis. 1981 May;1(2):116-28.
14. Rooks JB, Ory HW, Ishak KG et al. Epidemiology of hepatocellular adenoma: the role of oral contraceptive use. JAMA. 1979;242(7):644-8.
15. Lindberg MC. Hepatobiliary complications of oral contraceptives. J Gen Intern Med. 1992 Mar-Abr;7(2): 199-209.
16. ANVISA. Alerta sanitário – Mulheres com hepatite C: atenção aos anticoncepcionais. [Publicado em ago. 2017].
17. Kascak P, Korbet M. Hormonal contraception after intrahepatic cholestasis of pregnancy. Ceska Gynekol. 2011 Oct;76(5):374-8.
18. Dixit SP. Liver and the contraceptive pill. Can J Surg. 1980 May;23(3):222-7, 255.
19. Mathieu D, Kobeliter H, Cherqui d and cols. Oral contraceptive intake im women with focal nodular hyperplasia of the liver. Lancet, 1998 Nov 21;352(9141):1679-80.
20. Heinemann LA, Weimann A, Gerken G et al. Modern oral contraceptive use and benign liver tumors: the German benign live tumor case control study. Eur J Conytacept Reprod Health Care. 1998 Dec;3(4):194-200.
21. Lubianca JN. Uso racional de medicamentos: fundamentação em condutas terapêuticas e nos macroprocessos da assistência farmacêutica – Opções de anticoncepção na adolescência. Brasília; outubro de 2016. v. 1, n. 17. ISBN: 978-85-7967-108-1.
22. Clark MK, Sowers M, Levy B, Nichols S. Bone mineral density loss and recovery during 48 months in first-time users of depot medroxyprogesterone acetate. Fertl Steril. 2006;86:1466-74.
23. Cromer BA, Stager M, Bonny A et al. Depot medroxyprogesterone acetate, oral contraceptives and bone mineral density in a cohort of adolescente girls. J Adolesc Health. 2004;35:434-41.
24. Scholes D, La Croix AZ, Ichikawa LE et al. Change in bone mineral density among adolescent women using and discontinuing dept medroxyprogesterone acetate contraception. Arch Pediatr Adolesc Med. 2005;159:139-44.
25. Finotti M. Manual de anticoncepção. São Paulo: Federação Brasileira das Associações de Ginecologia e Obstetrícia (Febrasgo); 2015.
26. American College of Obstetricians and Gynecologists. ACOG Commitee Opinion n. 392 – Intrauterine device in adolescents. Obstet Gynecol. 2007 Dec;110(6):1493-95.
27. American Academy of Pediatrics. Contraception for adolescents. Pediatrics. 2014;134:1244-56.
28. Watnick S, Rueda J. Reproduction and contraception after kidney transplantation. Curr Opn Obstet Gynecol. 2008;20:308-12.
29. Zerner J, Doil KL, Dreury J, Leeber DA. Intrauterine contraceptive devicefailures in renal transplant patients. J Reprod Med. 1981;26:99-102.
30. Morrison CS, Sekadde-Kigondu C, Sinei SK et al. Is the intrauterine device appropriate contraception for HIV infected women?
31. Sitruk-Ware R. Pharmacological profile of progestins. Maturitas. 2008;61(1-2):151-7.
32. Schindler AE, Campagnoli C, Druckmann R, Huber J, Pasqualini JR, Schweppe KW, Thijssen JH. Classification and pharmacology of progestins. Maturitas. 2008;61(1-2):171-80.

PARTE

X

Endoscopia Ginecológica na Infância e na Adolescência

Coordenadores

- José Maria Soares Júnior
- José Alcione Macedo Almeida

68

Videolaparoscopia Ginecológica na Infância e na Adolescência

- Sérgio Conti Ribeiro
- Camila Barião Fonseca Miyahara

A cirurgia laparoscópica oferece inúmeras vantagens em relação à laparotomia, destacando-se menor resposta inflamatória, capacidade de melhor visualização das estruturas pélvicas, menor taxa de complicações, menor dor no pós-operatório, menor tempo de internação e retorno precoce às atividades habituais, além de vantagens cosméticas. No entanto, deve-se atentar às diferenças na anatomia e na fisiologia da população pediátrica para que as cirurgias minimamente invasivas sejam realizadas com segurança também nessa faixa etária.

Na esfera ginecológica, as principais indicações de laparoscopia na infância e na adolescência incluem o tratamento de doenças anexiais, em especial ovarianas, a abordagem de malformações müllerianas e os distúrbios de diferenciação sexual.

Considerações cirúrgicas

As pacientes pediátricas devem passar por avaliação pré-operatória detalhada, a fim de identificar possíveis condições que possam impactar na tolerabilidade à cirurgia. Algumas crianças, principalmente as mais jovens, ou com anomalias cardíacas congênitas, podem ser mais sensíveis à queda do retorno venoso que acontece durante a insuflação do pneumoperitônio.[1,2]

Medidas devem ser tomadas na tentativa de reduzir a ansiedade e o desconforto em relação à cirurgia. É recomendável a administração de medicamento pré-anestésico, e a paciente deve ser encaminhada ao centro cirúrgico na presença de um acompanhante.[1,2]

O posicionamento da paciente ocorre de maneira semelhante ao das pacientes adultas, com posição de dorsolitotomia e braços ao longo do corpo.

Habitualmente, em nosso Serviço, realizamos a primeira punção na cicatriz umbilical pela técnica fechada, com agulha de Veress, e a passagem do trocater sob alta pressão (25 mmHg), a fim de afastar a parede abdominal das estruturas retroperitoneais e minimizar os riscos de acidentes de punção. Não há nenhuma técnica comprovadamente superior às outras para a realização da primeira punção, ficando essa decisão a cargo do cirurgião, de acordo com sua experiência e sua afinidade com cada técnica.

Enquanto as adolescentes se assemelham muito às pacientes adultas na anatomia e na fisiologia, crianças menores podem requerer insuflação mais lenta e uma pressão menor para a realização da primeira punção e também da cirurgia, normalmente realizada sob uma pressão abdominal de 12 a 15 mmHg.[1,2] Em algumas pacientes pediátricas, a distensão abdominal pode induzir reflexo vagal e consequente bradicardia, requerendo desinsuflação abdominal e continuação da cirurgia sob uma menor pressão após sua recuperação. Em pacientes pré-púberes, o CO_2 é mais rapidamente absorvido pelo peritônio em razão da menor distância entre os capilares e o peritônio, assim como maior área de absorção em relação ao peso, sendo mais comum a ocorrência de hipercapnia e necessidade de hiperventilação para eliminar o excesso de CO_2.[1,2]

Os locais de punção devem permitir espaço adequado para a triangulação das pinças; e geralmente são realizadas punções auxiliares nas fossas ilíacas direita e esquerda, de 5 mm cada uma. Nos casos em que é necessária a realização de outra punção suprapúbica, deve-se atentar para a posição da bexiga antes da passagem do trocater, que pode estar mais alta do que habitualmente verificamos nas pacientes adultas.[1,2] Existem instrumentos mais curtos e mais finos para a realização de laparoscopia em crianças menores, mas não estão disponíveis em muitos serviços.

As possíveis complicações da cirurgia laparoscópica na população pediátrica são semelhantes às que ocorrem nos adultos, e as mais graves incluem lesões vasculares, intestinais e do trato urinário. Estão relacionadas principalmente ao acesso à cavidade abdominal e às punções subsequentes. Devemos ter em mente, tanto na utilização da técnica aberta quanto com agulha de Veress, que nas crianças a distância entre a cicatriz umbilical e os vasos do retroperitônio é menor. Outra complicação que deve ser considerada é o aparecimento de hérnia nos locais de punção, mesmo de 3 ou 5 mm, principalmente em crianças abaixo dos 5 anos de idade. Isso se deve à fraqueza da musculatura abdominal, à pequena espessura da parede abdominal e ao tamanho menor do intestino e omento em relação aos locais de punção. Em crianças menores de 5 anos, recomenda-se o fechamento da aponeurose mesmo nas incisões de 5 mm, a fim de evitar esse tipo de complicação.[1,2] Para minimizar o risco de complicações, é fundamental que o cirurgião ginecológico tenha experiência e familiaridade com pacientes pediátricas.

Cirurgias anexiais

Assim como na população adulta, a laparoscopia é a via cirúrgica de escolha para o tratamento das doenças anexiais em crianças e adolescentes. A via laparoscópica apresenta menor risco de formação de aderências e permite melhor visualização, facilitando a preservação dos ovários e da fertilidade das pacientes. As doenças ovarianas representam as principais indicações cirúrgicas ginecológicas na infância e na adolescência.[3,4]

A maioria dos cistos ovarianos em crianças e adolescentes são assintomáticos, mas podem apresentar dor pélvica aguda em casos de torção ou ruptura. Pacientes pré-púberes podem apresentar sinais de puberdade precoce ou virilização. Diferentemente do que ocorre com a população adulta, os tumores epiteliais são extremamente raros na infância e na adolescência, sendo mais comuns as neoplasias da linhagem germinativa, especialmente os teratomas maduros. Outras neoplasias que podem ser encontradas são os tumores do cordão sexual, tumores das células de Sertoli-Leydig, tumores de células da granulosa, disgerminomas, teratomas imaturos, entre outros. Tumores malignos das células germinativas podem produzir beta-HCG e estrogênio; tumores do cordão sexual também podem produzir estrogênio; e tumores das células de Sertoli-Leydig podem aumentar a produção androgênica.[3-6]

A ultrassonografia é o exame mais comumente realizado na elucidação diagnóstica.

Algumas características ultrassonográficas que podem elevar as suspeitas de malignidade incluem vascularização aumentada ao doppler, septações grosseiras, projeções papilares intracísticas, áreas sólidas e tumores maiores que 8 cm.[3-6]

Em casos de dúvida diagnóstica, pode-se realizar tomografia computadorizada ou ressonância nuclear magnética, importantes para excluir diagnósticos diferenciais de dor pélvica aguda, como apendicite.

Os marcadores tumorais podem auxiliar na identificação dos casos com maior risco de malignidade e pode-se solicitar as dosagens de Ca 125, Ca 19.9, alfa-FP, DHL e beta-HCG, este último especialmente importante na vigência de dor pélvica aguda em adolescentes sexualmente ativas, para excluir a possibilidade de gestação ectópica.[3-6]

Em casos de tumores presumidamente benignos, deve-se realizar cirurgia conservadora, preservando-se o tecido ovariano remanescente sempre que possível. Alguns autores recomendam a cirurgia laparoscópica mesmo em casos de tumores sabidamente malignos em estágio inicial, com adequado estadiamento, e em alguns casos é possível a preservação do útero e do ovário contralateral. Apesar de haver controvérsias se o derramamento do conteúdo de tumores malignos na cavidade abdominal piora o prognóstico da doença, deve-se sempre tentar evitar a ruptura do cisto, que deve ser realizada dentro de invólucros.

A torção ovariana é um evento raro, mas de grande importância, pois a falta do diagnóstico correto e a demora no tratamento podem acarretar isquemia e perda do ovário acometido. O ovário direito é mais comumente acometido, em uma proporção de 3:2, e frequentemente a torção está associada a teratomas maduros ou mesmo a cistos de corpo lúteo e cistos foliculares.[7] Doenças malignas raramente estão associadas à torção, pois alterações fibróticas e inflamatórias deixam o tumor menos propenso à rotação. O quadro clínico geralmente se apresenta como dor abdominal aguda, que pode ser seguida de náuseas e vômitos. A investigação inclui exames de imagem e laboratoriais, a fim de excluir outras causas de dor abdominal. As evidências ultrassonográficas incluem aumento do ovário, com ou sem presença de cisto, presença de líquido no fundo de saco de Douglas, além de alteração de fluxo ao doppler. A interrupção da circulação venosa é seguida pela diminuição da circulação arterial e consequente isquemia do ovário. Em até 60% dos casos de torção, o doppler pode ser normal em razão do suprimento sanguíneo fornecido pelas artérias uterinas. O tratamento é cirúrgico e deve ser laparoscópico.[7] No passado, realizava-se ooforectomia na maioria dos casos, acreditando-se que o ovário isquêmico não poderia voltar a ser viável e também que a distorção poderia aumentar as chances de fenômenos tromboembólicos. Inúmeros trabalhos mais recentes relatam a segurança e a viabilidade dos ovários após a distorção, sendo hoje o procedimento de escolha na maioria dos casos.[7] A ooforoplastia pode ser realizada durante o mesmo procedimento cirúrgico, se possível; ou posteriormente, se o cisto persistir. A ooforopexia é um procedimento controverso, eventualmente realizado na tentativa de evitar a recidiva da torção. As técnicas cirúrgicas incluem sutura do ovário na parede pélvica lateral, na parede posterior do útero ou no ligamento uterossacro. Em casos de alongamento do ligamento útero-ovárico, pode ser realizado seu encurtamento. No entanto, em razão da interferência na circulação ovariana e também na comunicação entre o ovário e a tuba uterina, esse procedimento pode estar relacionado à redução da fertilidade das pacientes, devendo ser realizado apenas em casos individualizados.[7]

Laparoscopia nas anomalias uterovaginais

As malformações müllerianas representam um conjunto de anomalias estruturais decorrentes do desenvolvimento anormal dos ductos paramesonéfricos ou de Müller; e frequentemente estão associadas a mau passado obstétrico. São decorrentes de falha na organogênese, na fusão ou na reabsorção dos ductos de Müller.[8,9]

As anomalias müllerianas são, em sua grande maioria, assintomáticas, porém podem estar associadas a dor pélvica após a menarca, dismenorreia e aumento de volume abdominal, amenorreia primária, alterações do fluxo menstrual e mau passado obstétrico mais tardiamente.[8,9]

Os exames para diagnóstico são a histerossalpingografia (na avaliação do canal cervical, da cavidade uterina e das tubas), a ultrassonografia e a ressonância magnética, sendo este último fundamental para a avaliação diagnóstica.[8,9]

O tratamento das anomalias müllerianas deve ser adequado ao tipo de alteração encontrada em cada caso.

Os procedimentos endoscópicos (laparoscopia e histeroscopia) são importantes tanto para auxílio diagnóstico quanto para o tratamento cirúrgico de muitas anomalias genitais.[8-13]

A histeroscopia é importante no tratamento dos septos uterinos, já que permite o diagnóstico preciso de cada caso e sua ressecção, com o objetivo de melhorar o prognóstico reprodutivo das pacientes, diminuindo a incidência de abortamentos, partos prematuros e infertilidade. A histeroscopia pode ser útil também no controle pós-operatório da cavidade endometrial dessas pacientes, bem como na lise de eventuais aderências pós-cirúgicas.[8-13]

A laparoscopia tem importante papel na confirmação da hipótese diagnóstica pré-operatória. Nas pacientes com suspeita diagnóstica de agenesia de colo uterino, é comum observamos a comunicação direta, o "encontro", dos ligamentos uterossacros direito e esquerdo, visto que não há a presença do cérvix onde normalmente estariam inseridos. Nessas pacientes, a histerectomia é o tratamento de escolha. Recentemente, alguns autores sugerem que a anastomose uterovaginal ou uterovestibular podem ser opções de tratamento para pacientes com agenesia de colo uterino, entretanto os resultados ainda são pouco animadores.[15]

Pacientes com úteros unicornos, associados a cornos rudimentares funcionantes, devem ser submetidas à excisão laparoscópica desses cornos rudimentares.

Com relação a pacientes portadoras de agenesia vaginal com útero funcionante, quando se indica neovaginoplastia com técnicas cruentas (semelhantes à de McIndoe, onde desenvolvemos um espaço entre a bexiga, a uretra e o reto, até atingirmos o fundo de saco de Douglas), nesses procedimentos a colocação do laparoscópio dentro da pelve, diretamente sobre o fundo de saco de Douglas, permite a transmissão da luz na área que está sendo dissecada por via vaginal, transiluminando essa região e colaborando para diminuir as lesões de trato urinário e digestivo. Realmente, costumamos dizer que se trata de uma "luz no fim do túnel"!

Pacientes com distúrbios de diferenciação sexual (DDS) frequentemente necessitam de gonadectomia ou avaliação histológica das gônadas. A gonadectomia profilática é realizada principalmente nos casos de DDS com presença do cromossomo Y, como nas disgenesias gonadais ou na insensibilidade total aos androgênios, pelo potencial de desenvolvimento de tumores malignos. Nas pacientes com DDS ovotesticular, pode ser feita laparoscopia diagnóstica e biópsia das gônadas, sendo necessário acompanhamento contínuo, no intuito de verificar quaisquer alterações gonadais que possam sugerir a presença de tumor.[9,14] A histerectomia laparoscópica também pode ser indicada em pacientes do sexo masculino que possuam remanescentes dos ductos de Muller.[9-14]

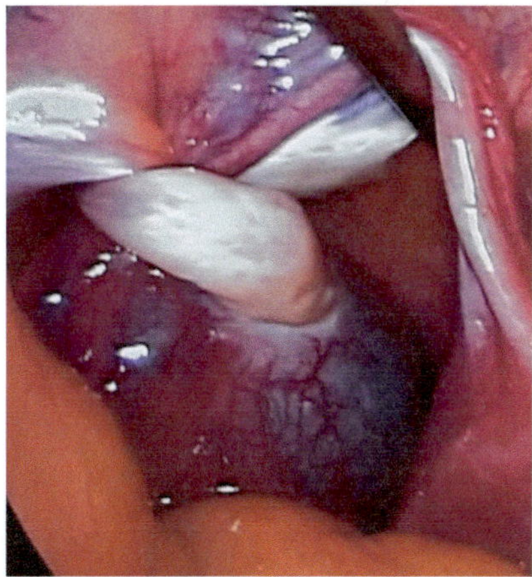

Figura 68.1 – Cisto hemorrágico do ovário e torção do pedículo.
Fonte: Acervo da autoria do capítulo.

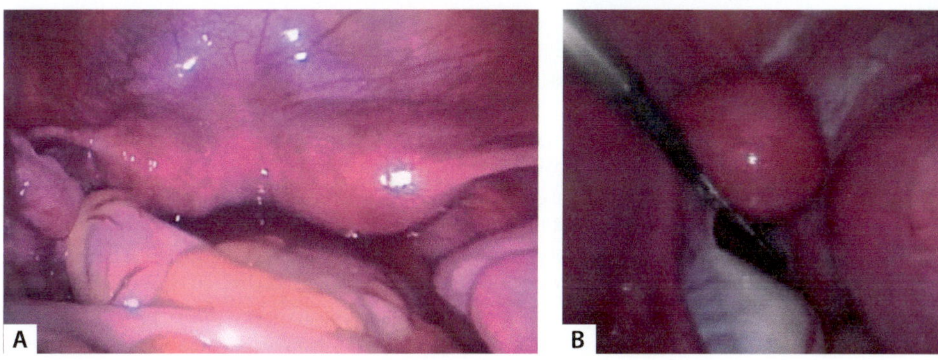

Figuras 68.2A-B – Útero didelfo, com hematométrio no corno D.
Fonte: Acervo da autoria do capítulo.

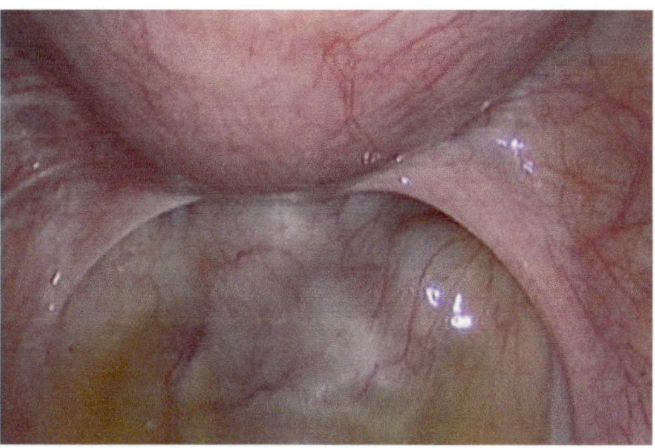

Figura 68.3 – Agenesia de colo. Ligamentos útero-sacros se encontrando.
Fonte: Acervo da autoria do capítulo.

Conclusão

A cirurgia laparoscópica oferece inúmeros benefícios e é indicada tanto no diagnóstico quanto no tratamento de afecções que acometem as crianças e adolescentes. É necessário treinamento e experiência com a população pediátrica para que a cirurgia seja realizada da maneira mais segura possível. A cirurgia deve ter por objetivo a preservação da fertilidade e da função sexual das pacientes sempre que possível, buscando um melhor resultado, recuperação mais rápida e maior segurança para as pacientes.

REFERÊNCIAS BIBLIOGRÁFICAS

1. Laufer MR, Reichman DE, Smithers CJ. Overview of laparoscopy in children and adolescents [Internet]. 2018. Disponível em: www.uptodate.com.
2. Casey J, Yunker A, Anderson T. Gynecologic surgery in the pediatric and adolescent populations: review of perioperative and operative considerations. J Minim Invasive Gynecol. 2016 Nov-Dec;23(7):1033-1039.
3. Dural O, Yasa C, Bastu E, Ugurlucan FG, Yilmaz G, Yuksel B, Akhan SE, Buyru F. Laparoscopic outcomes of adnexal surgery in older children and adolescents. J Pediatr Adolesc Gynecol. 2017 Feb;30(1):128-131
4. Spinelli C, Strambi S, Liloia C, Bertocchini A, Messineo A. Update on the surgical management of ovarian neoplasms in children and adolescents: analysis on 32 cases. Gynecol Endocrinol. 2016 Oct;32(10):787-791.
5. Ashwal E, Krissi H, Hiersch L, Less S, Eitan R, Peled Y. Presentation, diagnosis, and treatment of ovarian torsion in premenarchal girls. J Pediatr Adolesc Gynecol. 2015 Dec;28(6):526-9.
6. Kim HB, Cho HY, Park SH, Park ST. Laparoscopic ovarian surgery in children and adolescents. JSLS. 2015 Jan-Mar;19(1):e2014.00253.
7. Nur Azurah AG, Zainol ZW, Zainuddin AA, Lim PS, Sulaiman AS, Ng BK. Update on the management of ovarian torsion in children and adolescents. World J Pediatr. 2015 Feb;11(1):35-40.
8. Ribeiro SC, Tormena RA, Peterson TV, Gonzáles MO, Serrano PG, Almeida JAM, Baracat EC. Müllerian duct anomalies: review of current management. São Paulo Med J. 2009 May;127(2):92-6.
9. Moriya K[1], Morita K[2], Mitsui T[3], Kitta T[4], Nakamura M[5], Kon M[6], Nonomura K[7]. Impact of laparoscopy for diagnosis and treatment in patients with disorders of sex development. J Pediatr Urol. 2014 Oct;10(5):955-61.
10. Bailez MM. Laparoscopy in uterovaginal anomalies. Semin Pediatr Surg. 2007 Nov;16(4):278-87.
11. Ribeiro SC, Yamakami LYS, Tormena RA, Pinheiro WS, Almeida JAM, Baracat EC. Septate uterus with cervical duplication and longitudinal vaginal septum. Revista Paulista de Pediatria (Impresso). 2010. v. 56, p. 584-586.
12. Iverson RE, De Cherney AH, Laufer MR. Surgical management of congenital uterine anomalies [Internet]. 2018. Disponível em: www.uptodate.com.
13. Laufer MR. Diagnosis and treatment of congenital anomlies of the vagina [Internet]. 2018. Disponível em: www.uptodate.com.
14. Burgmeier C, Leriche C. Laparoscopy in the surgical treatment of disorders of sexual development. J Laparoendosc Adv Surg Tech A. 2016 Sep;26(9):730-3.
15. Fedele L, Bianchi S, Frontino G, Berlanda N, Montefusco S, Borruto F. Laparoscopically assisted uterovestibular anastomosis in patients with uterine cervix atresia and vaginal aplasia. Fertil Steril. 2008 Jan;89(1):212-6.

69

Histeroscopia na Infância e na Adolescência

- Walter da Silva Pinheiro
- Ricardo Santos Simões
- Anne Kristhine C. Pereira
- Maria Cândida Pinheiro Baracat Rezende
- José Maria Soares Júnior

Introdução

A histeroscopia, em geral, é um exame para visualizar canal endocervical e endometrial. Pode ser aplicado ainda para avaliar a vagina. Neste contexto, pode ser empregado na infância, principalmente para avaliar corpo estranho e sangramento genital anormal. Este último, também pode ser uma indicação para seu uso na adolescência.[1] Entretanto, tem sua aplicação muito limitada na infância e na adolescência. Eventualmente, pode também ser empregada para o tratamento e biópsia genital (vagina, colo ou endométrio).

Especificamente, o exame de histeroscopia avalia a cavidade endometrial e o canal endocervical, bem como permite a visualização da cavidade vaginal em pacientes com hímen íntegro, principalmente quando as técnicas convencionais de vaginoscopia não são possíveis e/ou inadequadas.[1]

Atualmente, os sistemas ópticos evoluíram muito e houve a redução do diâmetro do equipamento, chegando a 1,2 mm, o que permite a passagem pelo orifício himenal (perfuração natural), sem comprometê-lo; e, com a utilização de meio de distensão líquido do canal vaginal, é possível a inspeção das paredes vaginais, do colo uterino, do canal cervical e até da cavidade endometrial. Este aspecto facilitou a identificação de processos inflamatórios, presença de corpo estranho, neoplasias e anomalias de desenvolvimento.[1,2] O sistema óptico pode-se rígido ou flexível. Além disto, pode ser empregado como meio água destilada, solução salina (NaCl 0,9%), de glicina a 1,5% a 3%, de sorbitol a 3%, de manitol a 5%, bem como a solução sorbitol-manitol;[1,2] O meio de CO_2 tem limitação para distender a cavidade vaginal.[1,2]

Indicações

As principais indicações para exame da vagina, do canal endocervical e da cavidade endometrial com o uso do histeroscópio, adolescentes com hímen íntegro, são:[3-7]

- dismenorreia progressiva e refratária ao tratamento convencional;
- sangramento genital anormal de origem desconhecida;
- dor pélvica;
- suspeita de corpo estranho;
- malformações genitais.

Avaliação diagnóstica

O hímen íntegro representa barreira para a melhor avaliação do exame ginecológico e para a realização de procedimentos cirúrgicos dos órgãos genitais. As técnicas de histeroscopia permitem a manutenção da integridade himenal, com adequada abordagem diagnóstica e terapêutica após avaliação semiológica rigorosa.[8] Nesse sentido, a ultrassonografia pélvica também é fundamental para indicar o prosseguimento de investigação que a histeroscopia permite.

O exame ultrassonográfico pélvico pode ser realizado por via abdominal (em caso de hímen integro) ou vaginal (hímen não íntegro). A caracterização imagenológica dos órgãos genitais permite suspeitar de neoplasias (benignas e malignas), presença de corpo estranho e malformações. O ultrassom tridimensional pode acrescentar melhor qualidade de imagem e de interpretação dos achados.[9,10]

O emprego da ressonância magnética (RM) pode ser complementar à ultrassonografia nos achados compatíveis com malformações ou suspeitas de neoplasias.[11] Assim, a histeroscopia deve ser empregada como modo de comprovação de achados de imagem com possibilidade de intervenções terapêuticas; ou quando os exames de imagem não forem conclusivos.[12]

Vaginoscopia

A avaliação do canal vaginal pode ser necessária em pacientes jovens, com hímen íntegro, que apresentem sangramento genital de origem indeterminada ou vaginites persistentes e/ou recorrentes. A visualização da mucosa vaginal permite identificar alterações ou anomalias de desenvolvimento genital, corpo estranho e até lesões traumáticas.

Quando o hímen está roto, o exame especular permite adequada avaliação; porém, quando este está íntegro, necessitamos de instrumentos propedêuticos adaptados, como o rinoscópio, o otoscópio ou até o cistoscópio. Outra alternativa é o uso de espéculo pediátrico para desempenhar essa função.[12,13] Entretanto, este exame tem suas limitações, pois pode causar desconforto, o que impede a avaliação adequada ou até laceração himenal nos casos mais extremos em crianças. Neste sentido, a histeroscopia pode ser uma alternativa sobre anestesia.

Técnica

A utilização dos sistemas de histeroscopia, com iluminação direta por fibra óptica, magnificação de imagem e possibilidade de captura de imagem, permite exame de melhor qualidade, além da realização de procedimentos simples, como coleta de material para cultura, biópsias, retirada de corpo estranho, até mesmo secção ou ressecção de septos, sinéquias, pólipos; com menor risco de rompimento do hímen. É interessante o emprego de ópticas de 30° para melhor inspeção dos recessos vaginais, especialmente dos fórnices vaginais.

O diâmetro médio do orifício himenal em meninas entre 5 e 7 anos é de 6 mm (entre 1 e 10 mm),[14] o que frequentemente permite a utilização de histeroscópio rígido com ópticas a partir de 1,2 mm. Sugere-se que o exame seja realizado sob sedação, por haver necessidade de distensão do canal vaginal com meio líquido, para a adequada visualização, o que pode tornar o exame desconfortável para meninas mais jovens e dificultar a colaboração.[1] Apesar de a sedação não ser obrigatória, há maior conforto das pacientes, menor contração muscular e menor risco de acidentes com o instrumental empregado.

Considerando a paciente sob sedação, o posicionamento pode ser com abdução das pernas, ou posição semiginecológica. O histeroscópio rígido é introduzido pelo anel himenal, de maneira suave, enquanto uma das mãos do operador, ou de um auxiliar, comprime o introito vaginal de maneira a que haja obstrução ao redor do histeroscópio para impedir o refluxo do líquido infundido. Habitualmente, basta a pressão de infusão gerada pela gravidade, com o posicionamento da bolsa do meio líquido de distensão acima do nível da paciente. Evita-se o uso de bombas de infusão para que a pressão não force o hímen ou provoque sua ruptura.[15] Pode-se utilizar o balão de sonda de Foley infantil, introduzido conjuntamente com o histeroscópio pelo orifício himenal, para ocluí-lo e dificultar o refluxo do meio de distensão.

Apesar da possibilidade do uso de CO_2 como meio de distensão, emprega-se habitualmente meios líquidos, como soro fisiológico (NaCl 0,9%), solução de manitol, glicina. O uso de meios líquidos permite o lavado do canal vaginal, necessário quando de sangramentos.[16,17] É interessante aquecer a solução utilizada à temperatura corpórea para evitar desconforto à paciente, especialmente se o procedimento for realizado sem sedação.

A inspeção do canal vaginal deve ser feita de maneira a evitar movimentos amplos do histeroscópio e considerando as dimensões naturais em meninas jovens, para evitar acidentes, como laceração do hímen ou perfuração da mucosa. Quando o colo uterino estiver anteriorizado (útero retrovertido), o toque retal e a elevação do útero permitirão o melhor posicionamento do colo, em linha com o campo visual do histeroscópio; da mesma maneira, quando o colo estiver muito posteriorizado (útero antevertido), o enchimento vesical deslocará o corpo uterino para sua melhor visualização.

Avaliação histeroscópica

A realização da histeroscopia (avaliação da vagina, do canal cervical e da cavidade endometrial) propriamente dita apresenta a limitação da impossibilidade do uso de pinça para tração do colo uterino e retificação do corpo uterino durante o procedimento. Desse modo, é necessário que o colo uterino esteja concordante com o eixo de introdução do histeroscópio; caso contrário, realizam-se as manobras já descritas, para correção de colo muito anteriorizado ou muito posteriorizado.

O emprego do sistema de Bettocchi® é interessante, porque a camisa de trabalho é ovalada para facilitar a introdução pelo canal cervical, pelo diâmetro anteroposterior menor que o laterolateral. Nesses casos, o emprego de bombas de infusão é útil para que a difusão do meio de distensão abra a cavidade virtual e permita a inspeção tanto do canal cervical como da cavidade endometrial.[17] O emprego de histeroscópio flexível também apresenta boa aplicabilidade.[18] Este pode ser uma possibilidade.

O camisa de trabalho do sistema de Bettocchi® permite o uso de tesouras ou pinça com garras para realização de pequenos procedimentos, como retirada de corpo estranho, secção de septos, biópsias e exérese de pólipos. Eventualmente, é possível empregar sistemas com ressectoscópios para cirurgias mais complexas, como retirada de neoplasias, inclusive malignas, ou ressecção de septos espessos. No entanto, o calibre dos ressectoscópios é maior e poderá haver risco comprometimento himenal.[19] Contudo, este último procedimento é uma exceção na aplicação da histeroscopia.

REFERÊNCIAS BIBLIOGRÁFICAS

1. Nakhal RS, Wood D, Creighton SM. The role of examination under anesthesia (EUA) and vaginoscopy in pediatric and adolescent gynecology: a retrospective review. J Pediatr Adolesc Gynecol. 2012;25:64.
2. Kuçuk T. When virginity does matter: rigid hysteroscopy for diagnostic and operative vaginoscopyea series of 26 cases. J Minim Invasive Gynecol. 2007;14:651.
3. Rasheed S, Monem AA, Ghaffar HA. Childhood vaginal bleeding due to a missed foreign body in the vagina following female genital mutilation. Int J Gynaecol Obstet. 2012;118:75.
4. Davis VJ, Dizon CD, Minuk CF. Rare cause of vaginal bleeding in early puberty. J Pediatr Adolesc Gynecol. 2005;18:113.
5. Cetinkaya SE, Kahraman K, Sonmezer M et al. Hysteroscopic management of vaginal septum in a virginal patient with uterus didelphys and obstructed hemivagina. Fertil Steril. 2011;96:e16.
6. Asha B, Manila K. An unusual presentation of uterus didelphys with obstructed hemivagina with ipsilateral renal agenesis. Fertil Steril. 2008;90:849.e9.
7. Fleming NA, Hopkins L, De Nanassy J et al: Mullerian adenosarcoma of the cervix in a 10-year-old girl: case report and review of the literature. J Pediatr Adolesc Gynecol. 2009;22:e45.
8. Zahran KM, Abd El Aal DE, Othman MH et al. Uterus didelphys with imperforate hemivagina and ipsilateral renal agenesis complicated by hematocolpos, hematometra and hematosalpinx. The challenge of intact hymen. Middle East Fertility Society Journal. 2011;16:291.
9. Bauman D. Diagnostic methods in pediatric and adolescent gynecology. Endocr Dev. 2012;22:40.
10. Deutch TD, Abuhamad AZ. The role of 3-dimensional ultrasonography and magnetic resonance imaging in the diagnosis of mullerian duct anomalies: a review of the literature. J Ultrasound Med. 2008;27:413.
11. Deutch T, Bocca S, Oehninger S et al. Magnetic resonance imaging versus three-dimensional transvaginal ultrasound for the diagnosis of mullerian anomalies. Fertil Steril. 2006;86(suppl.):s308.
12. Cicinelli E, Parisi C, Galantino P et al. Reliability, feasibility, and safety of minihysteroscopy with a vaginoscopic approach: experience with 6,000 cases. Fertil Steril. 2003;80:199.
13. Bauman D. Diagnostic methods in pediatric and adolescent gynecology. Endocr Dev. 2012;22:40.
14. McCann J, Wells R, Simon M et al. Genital findings in prepubertal girls selected for nonabuse: a descriptive study. Pediatrics. 1990;86:428.
15. Montevecchi L, Valle RF. Resectoscopic treatment of complete longitudinal vaginal septum. Int J Gynaecol Obstet. 2004;84:65.
16. Bacsko G. Use of the hysteroscope in pediatric gynecology for diagnosis of vaginal hemorrhage and injury. Zentralbl Gynakol. 1993;115:129.
17. Bettocchi S, Ceci O, Nappi L et al. Operative office hysteroscopy without anesthesia: analysis of 4863 cases performed with mechanical instruments. J Am Assoc Gynecol Laparosc. 2004;11:59.
18. Kung FT. Use of flexible hysteroscopy in prepubertal aged girls with genital complaints. Taiwan J Obstet Gynecol. 2005;44:338.
19. Solomon LA, Zurawin RK, Edwards CL. Vaginoscopic resection for rhabdomyosarcoma of the vagina: a case report and review of the literature. J Pediatr Adolesc Gynecol. 2003;16:139.

PARTE

XI

Urgências e Emergências Ginecológicas na Infância e na Adolescência

Coordenadores

- Eduardo Vieira da Motta
- José Alcione Macedo Almeida

70

Trauma Genital na Infância e na Adolescência

- Eduardo Vieira da Motta
- Fernanda Pipitone Rodrigues
- José Alcione Macedo Almeida

Crianças e adolescentes do sexo feminino estão sujeitas a sofrer lesões traumáticas na região genital e perineal, principalmente em decorrência de acidentes. Adolescentes podem ainda sofrer trauma decorrente secundariamente do ato sexual, consentido ou por estupro.

Esses traumas podem envolver pele e partes moles do períneo, vulva, vagina e porções do trato urinário e intestinal, além do arcabouço ósseo da pelve. Essas lesões podem ser complexas, com lacerações e sangramentos severos, inclusive com possibilidade de atingir a cavidade peritoneal, principalmente o espaço retroperitonial.

A avaliação inicial é importante para determinar a extensão do comprometimento e de eventuais riscos à vida associados, por instabilidade hemodinâmica nos sangramentos extensos.

O atendimento envolve equipes multiprofissionais, com ginecologistas, pediatras e cirurgiões, coordenando o suporte inicial e o planejamento terapêutico.

Circuncisão feminina

A prática de mutilação genital feminina por crenças religiosas e culturais, comuns em algumas sociedades, não faz parte da cultura do Brasil. São diversas as maneiras de realização, incluindo desde a exérese ou cauterização parcial da genitália, como o clitóris, até secção de pequenos lábios e sutura do introito vaginal.[1]

Traumas obstétricos[1]

Naturalmente, adolescentes podem sofrer traumas obstétricos em decorrência de lacerações do trato genital resultantes do parto vaginal, com envolvimento do colo uterino, da vagina e/ou da vulva. Essa condição está associada a fatores de risco próprios de adolescentes muito jovens, quando o desenvolvimento físico e estrutural da bacia e do canal de parto ainda não se completou totalmente.

Desproporção pélvica, feto grande, trabalho de parto prolongado, necessidade de parto operatório (fórcipe, vácuo extrator) são fatores associados. Nessas circunstâncias, lacerações do canal de parto e o comprometimento de vasos sanguíneos causam sangramentos e hemorragias severas, que podem comprometer hemodinamicamente a paciente. Além disso, outras causas de hemorragia obstétrica devem ser consideradas.

O canal de parto deve ser adequadamente revisado, preferencialmente sob anestesia, com identificação das estruturas anatômicas e dos vasos sangrantes. A hemostasia é cirúrgica, com ligadura ou cauterização de vasos, além de sutura dos planos anatômicos comprometidos.

Trauma decorrente do ato sexual[2]

A penetração vaginal na atividade sexual, mesmo quando consentida, pode promover laceração vaginal e sangramento, ou ainda rotura de fórnice vaginal e abertura da cavidade peritoneal. Essas lacerações podem ocorrer com a penetração peniana, ou pelo uso de objetos sexuais, ou ainda por empalamento. Adolescentes muito jovens, em decorrência do não desenvolvimento anatômico e funcional completo, apresentam maior risco para essas lacerações.

Em situações de abuso/violência sexual, há maior risco de traumas, como grandes hematomas e lacerações genitais, em decorrência de violência associada ao ato e de eventual uso de objetos para penetração, configurando casos mais complexos, que necessitam de investigação mais apurada e tratamento específico. Esses temas são abordados no Capítulo 72 (Abuso sexual na infância e adolescência) deste livro.

Queda a cavaleiro[1,3]

Traumas diretos sobre o períneo e genitais externos em decorrência de acidentes com bicicleta, ao pular cercas e brinquedos, subir em árvores ou em armários, escorregar em bordas de piscina ou em banheiras, entre outros, podem provocar lesões de forma e extensão variável. Ocorre compressão de partes moles no arcabouço ósseo da pelve, frequentemente unilaterais, com hematomas que podem se estender pela vulva (grandes lábios) e apresentar escoriações superficiais na pele. Conforme a intensidade da energia, pode haver comprometimento da uretra, ou fratura de ísquio ou púbis. O envolvimento da uretra dificulta a diurese, pela dor, ou por compressão extrínseca por hematoma, ou ainda por laceração da própria uretra. Eventualmente, poderá ocorrer empalamento por elementos associados à queda, como galhos, partes da bicicleta etc.

As lesões podem ser fechadas, como nos hematomas, ou penetrantes, quando ocorre descontinuidade dos tecidos com maior potencial de gravidade.

Outras quedas[4,5]

A queda pode ocorrer da própria altura sobre objetos, como brinquedos, ou ainda durante a prática de atividades físicas e esportivas.

Nesse contexto, merece atenção a prática de esportes aquáticos, como esqui, nos quais uma queda pode proporcionar a penetração da água sob pressão no interior da vagina e/ou ânus, com laceração de partes moles e trajetos fistulosos traumáticos para peritônio ou retroperitônio.

Outros esportes, como patinação e balé, podem ocasionar quedas com extensão ou abdução extrema das pernas e laceração de partes moles associada a estiramentos musculares e fratura óssea.

Acidentes com automóveis[6]

Em acidentes com veículos motorizados (carros, motocicletas), pode haver desaceleração e trauma direto sobre a bacia e o períneo. As lesões costumam ser complexas, com comprometimento ósseo e de partes moles, bem como maior risco de envolvimento do trato urinário e intestinal.

Nesses casos, além da avaliação clínica externa, deve-se estar atento para hemorragia intraperitoneal ou extraperitonial, além de sequestro de volume pelas fraturas ósseas. Fraturas ósseas pélvicas podem ocasionar espículas ósseas, com penetração de partes moles do períneo.

Outras causas de trauma[1,7]

Queimaduras da região perineal podem decorrer de lesões térmicas propriamente ditas, por banhos com temperatura inadequada; ou por contato com substâncias químicas aplicadas diretamente. São mais comuns em bebês e crianças pequenas.

Mordeduras de animais, como cães, ou picadas de insetos são pouco frequentes.

Infelizmente, não é rara a possibilidade de lesões traumáticas estarem associadas a maus-tratos físicos (Figuras 70.1 e 70.2) e abuso/violência sexual.[8] Devemos, portanto, sempre estar atentos para tais ocorrências.

Situação muito especial e rara, mas que já vivenciamos, é a rotura perineal em recém-nascida (RN), ocorrida no momento do parto. Atendemos uma criança de 4 anos de idade, com rotura perineal de terceiro grau (Figura 70.3A). Sua mãe informou que a criança nascera por cesariana com apresentação pélvica. Relatou também que o médico havia explicado que fora necessário "dar pontos" no períneo da RN e que haveria necessidade de cirurgia quando a paciente chegasse à puberdade. Realizamos a cirurgia de Lawson Tait, para a reconstrução perineal (Figuras 70.3B e 70.3C).

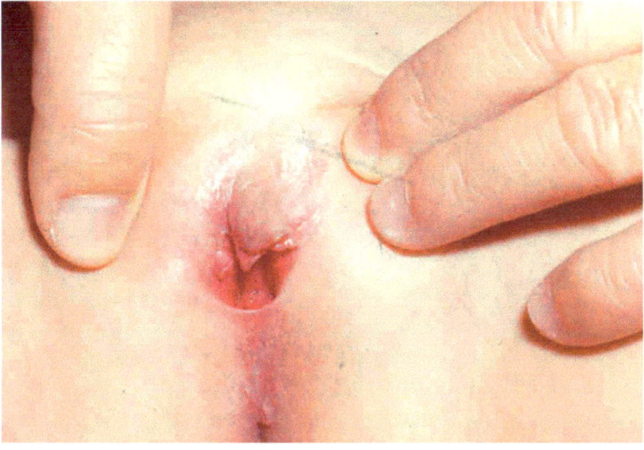

Figura 70.1 – Esgarçamento do clitóris em criança de 3 anos de idade produzido por um garoto de 7 anos. Foto realizada pela mãe da criança.
Fonte: Acervo da Clínica Ginecológica do HC-FMUSP.

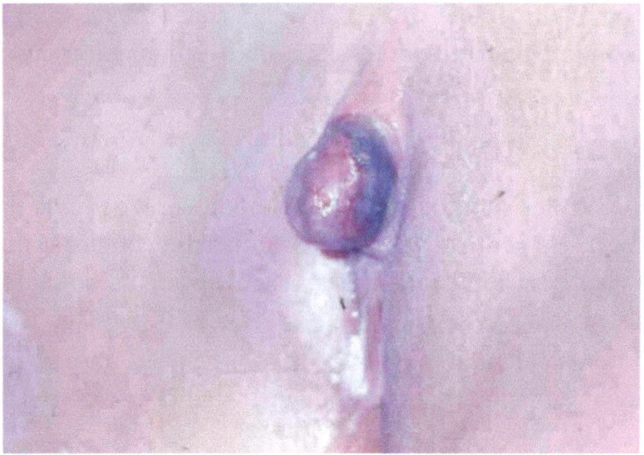

Figura 70.2 – Estrangulamento do clitóris amarrado com fita.
Fonte: Acervo da Clínica Ginecológica do HC-FMUSP.

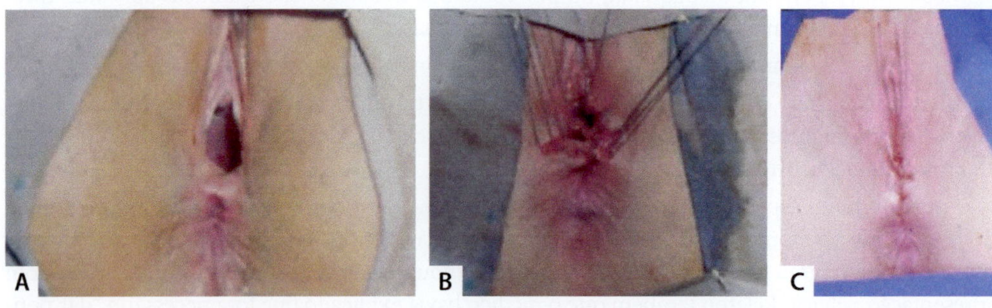

Figuras 70.3 – A: Rotura perineal de terceiro grau em RN de parto cesariano em apresentação pélvica. B: e C: Reparação rotura vaginoperineal por meio da cirurgia de Lawson Tait.
Fonte: Acervo da Clínica Ginecológica do HC-FMUSP.

Topografia do trauma

Vulva[1,9-11]

A vulva da mulher é o órgão genital mais exposto e o local de dissipação da energia decorrente de traumas perineais e pélvicos. O acúmulo de gordura e a boa vascularização sob os grandes lábios auxiliam no amortecimento de compressões locais, porém favorecem a formação de hematomas e sua distribuição local. Quedas a cavaleiro representam trauma fechado, com formação de hematomas.

Em crianças, os traumas por quedas favorecem lacerações teciduais e sangramento externo, por haver menos deposição de gordura na região e pelo fato de a vulva apresentar menor anteriorização; também há maior possibilidade de envolvimento da uretra distal.

Quando a uretra está comprometida, seja por compressão de hematoma ou por laceração propriamente dita, haverá dificuldade para micção e poderá ser necessária sondagem vesical. Havendo suspeita de laceração uretral ou dificuldade de identificação do meato uretral, especialmente nos casos de grandes hematomas, quando a resolução será demorada, deve-se considerar a realização de cistostomia por punção suprapúbica. Esse procedimento é mais bem realizado quando guiado por ultrassonografia; mas, na ausência de equipamento, pode ser guiado pela palpação do globo vesical decorrente da bexiga cheia.

A vulva e o períneo podem apresentar variados tipos e graus de comprometimento, com eritema, equimose, abrasão, hematomas, descontinuidade e lacerações. Lacerações himenais exclusivas e não relacionadas a atividade sexual, não intencionais, são raras. Quando presentes, as lacerações traumáticas não sexuais do hímen associam-se a lesões dos tecidos adjacentes.

Vagina[5,7,11,12]

As lesões vaginais podem decorrer da penetração de objetos, pressão hidráulica ou pneumática, ou ainda de espículas ósseas (de dentro para fora), além daquelas decorrentes de atividade sexual, consensual ou não.

A extensão das lacerações das paredes vaginais é variável e pode envolver as artérias vaginais do terço superior e causar sangramento importante, ou ainda se estender pelo fórnice vaginal posterior e pelo fundo de saco de Douglas. Eventualmente, pode ocorrer a formação de fístula traumática para o reto.

Quando as lacerações himenais são decorrentes de penetração vaginal em meninas pré-púberes, costumam ocorrer entre 4 e 8 horas; já em adolescentes, ocorrem entre 3 e 9 horas.[13]

≡ Avaliação da paciente

Inicialmente, a criança deve ser avaliada conforme abordagem de reanimação em trauma, com atenção para suas condições circulatórias, respiratórias e neurológicas. Após estabilização, as informações específicas do trauma pélvico e genital serão obtidas com o acompanhante e/ou com ela própria.[14]

Situações de instabilidade hemodinâmica, sem sangramento aparente, devem levantar a suspeição de sangramento intra-abdominal ou retroperitonial.

A avaliação clínica deverá ser realizada na presença de acompanhante e de outro membro da equipe médica. Obtém-se a história do evento para esclarecer sua natureza, como acidente ou não, e se o achado clínico é compatível com a natureza da energia envolvida no trauma. Todas as informações devem ser adequadamente anotadas no prontuário, quanto a sua sequência e quem foram os informantes.

Quando possível e pertinente, o ambiente para obter a história clínica deve ser adequado, para que a criança ou adolescente tenha oportunidade de se sentir acolhida e poder conversar privadamente. Esse ambiente é especialmente importante quando houver a suspeita de abuso e maus-tratos.

O exame físico geral deve ser minucioso, inspecionando-se todo o corpo da paciente, à procura de eventuais lesões associadas, atuais ou antigas. A área do trauma genital deve ser inspecionada para sangramento ativo ou hematomas em expansão.

O exame clínico poderá ser realizado, se possível, com a criança na mesa apropriada de exame, na posição genupeitoral ou em posição supina com abdução das pernas ("como sapo").[1,13] A área do trauma genital deve ser inspecionada para sangramento ativo ou hematomas em expansão. Caso haja dificuldade de colaboração da criança e a extensão do trauma justificar, poderá ser necessário o exame sob sedação ou anestesia geral. Não é conveniente forçar o exame clínico em crianças que já estão traumatizadas pela dor e pelos eventos. Lembramos que nem sempre o sangramento é diretamente proporcional à extensão da lesão.

O exame genital envolve a inspeção desde a região suprapúbica, pequenos e grandes lábios, clitóris, hímen, meato uretral, introito vaginal, fúrcula, corpo perineal, ânus, canal anal, sulco interglúteo. O exame do canal vaginal, quando o hímen estiver íntegro, pode ser realizado com otoscópio, com espéculo nasal ou com o sistema óptico do histeroscópio, podendo ser necessária sedação, especialmente em crianças menores ou não cooperativas.

Adolescentes podem ser examinadas em posição ginecológica normal, desde que concordem; e a inspeção do canal vaginal pode ser realizada por exame especular naquelas que já tenham tido atividade sexual e hímen roto.

Traumas penetrantes vaginais podem causar diferentes graus de laceração perineal:

- **primeiro grau:** pele, superficial;
- **segundo grau:** pele e subcutâneo;
- **terceiro grau:** exposição da musculatura do esfíncter anal;
- **quarto grau:** extensão para a mucosa retal.

Quando houver lacerações vaginais e a integridade do hímen estiver comprometida, a inspeção vaginal deve ser completa, com paredes laterais, anterior e posterior, até os fórnices. A rotação cuidadosa do espéculo permite a identificação de eventuais pontos de sangramento. O uso de lente de aumento ou colposcópio pode auxiliar na inspeção do canal vaginal e eventual obtenção de registro fotográfico.

Em situações de abuso sexual, a coleta de material com finalidade médico-legal poderá ser realizada.

O toque retal avalia o tônus esfincteriano anal e a integridade da mucosa retal, conjuntamente com a parede vaginal posterior.

A radiografia simples da pelve avalia suspeitas de fratura óssea e instabilidade, evitando que haja mobilização inadequada da paciente. A radiografia simples de abdome, com a paciente em posição ortostática, identifica acúmulo de ar subdiafragmático (pneumoperitônio) quando houver suspeita de rotura peritoneal em fundo de saco de Douglas decorrente de laceração vaginal.

A ultrassonografia FAST auxilia na avaliação abdominal nos traumas abdominais fechados, considerando a possibilidade de líquido livre e acometimento de outros órgãos intra-abdominais. Eventualmente, a tomografia computadorizada poderá ser de auxílio na avaliação de hematomas pélvicos e fraturas ósseas complexas.[16]

Exames laboratoriais são direcionados para quantificação de sangramento, como hemoglobina, hematócrito ou hemograma. Nos casos de violência sexual, a avaliação é específica, conforme abordado no Capítulo 72 – Abuso sexual na infância e adolescência.

Tratamento

Hematoma[17-19]

A apresentação clínica dos hematomas genitais é variada e, portanto, não apresenta conduta universal e consensual na literatura.

Os hematomas pequenos de vulva, sem extensão ou progressão, devem ser tratados conservadoramente, com aplicação de frio local (bolsa de gelo) e administração de medicamentos analgésicos adequados à idade de cada paciente. O próprio edema local e a contenção das estruturas adjacentes favorecem o tamponamento dos vasos. Geralmente, decorrem de sangramento venoso e de difícil controle hemostático cirúrgico. Os limites do hematoma podem ser marcados com caneta/tinta na pele para permitir controlar sua evolução.

O envolvimento da uretra, ou a própria dor local, poderão dificultar a micção, sendo necessário o uso de sonda vesical. A sondagem vesical deve ser feita com cuidado. Se houver suspeita de laceração da uretra ou se o meato uretral não for facilmente identificado, recomenda-se a cistostomia por punção suprapúbica, guiada por ultrassom.

Pacientes com instabilidade hemodinâmica, ou com hematomas que apresentem distensão acentuada da pele suprajacente, o que pode acarretar necrose e drenagem espontânea, ou que estejam em expansão com dissecção dos planos anatômicos, precisam ser abordadas cirurgicamente para hemostasia. Por meio de incisão ampla sobre pele viável, os coágulos devem ser retirados e o tecido necrótico deve ser debridado, com ligadura cirúrgica e cauterização dos focos de sangramento. É comum que não haja reconhecimento de vaso sangrante específico, e o cirurgião deve ponderar a extensão da dissecção cirúrgica, diante da possibilidade de ampliar o sangramento.

Utilizam-se fios cirúrgicos absorvíveis para a hemostasia, que pode ser pela ligadura específica do vaso ou por sutura hemostática de leito sangrante. Utilizam-se fios absorvíveis monofilamentados para reduzir o risco de retenção e proliferação bacteriana eventual. Quando o sangramento não apresentar ponto específico e for de pequena monta, é possível utilizar substâncias hemostáticas, como selantes e espumas pró-coagulantes.

O leito da ferida cirúrgica deve ser mantido com dreno de pressão negativa e, se a anatomia da região permitir, curativo compressivo. A sutura da pele deve ser feita com pontos separados e fios inabsorvíveis.

Os hematomas vaginais apresentam maior risco de progressão para o retroperitônio e têm mais probabilidade de necessitarem de abordagem cirúrgica. Nos casos vaginais, o uso de tampão vaginal auxilia no controle e na estabilização.

Hematomas extensos e progressivos para o retroperitônio podem ser abordados por meio de embolização, pois a cirurgia poderá ser ineficaz para a hemostasia e prejudicar o equilíbrio hemodinâmico.

Lacerações

As lacerações superficiais da vulva, pouco profundas e pouco extensas, podem ser tratadas conservadoramente, com antissepsia local (p. ex., clorexedina) e cuidados de higiene. Especialmente em áreas de mucosa, a cicatrização secundária de lesões e abrasões superficiais ocorre de maneira adequada. No entanto, se houver maior profundidade da ferida e sangramento ativo, é conveniente a aproximação de bordas com pontos cirúrgicos ou reconstrução cirúrgica. Eventuais tecidos necróticos devem ser ressecados previamente e poderá haver necessidade de aproximação de planos mais profundos. Evitam-se suturas contínuas, pois essas feridas apresentam mais risco de infecção secundária e os pontos separados oferecem espaço entre eles para eventuais drenagens espontâneas.

Nesses casos, a preferência é por fio monofilamentado e pontos separados. Pode-se empregar fios absorvíveis de longa duração, como polímeros de caprolactona ou polidioxanona.

Apesar da possibilidade de realização dessas suturas sob anestesia local, é conveniente considerar sua realização sob sedação, especialmente em crianças menores, com maior dificuldade de colaboração. Pacientes com feridas complexas, sangrantes, próximo a uretra e clitóris, também se beneficiam da sedação, que permite melhor limpeza e debridamento, além da hemostasia.

As lacerações menores de terço distal da vagina costumam ser pouco sangrantes e apresentam boa cicatrização secundária. Sangramentos discretos podem ser controlados com compressão local ou até mesmo aplicação de substâncias hemostáticas, como solução de Monsel (subsulfato férrico) ou nitrato de prata. Assim como na vulva, na presença de lacerações mais profundas e com sangramento ativo, a sutura para aproximação das bordas poderá ser necessária, com uso preferencial de fios monofilamentados absorvíveis. Nessas áreas de mucosa, suturas contínuas, com pontos ancorados, oferecem mais controle da hemostasia.

Lacerações mais extensas e/ou profundas necessitam melhor avaliação da extensão, o que é conseguido em exame sob sedação. A condição anatômica da vagina demanda posicionamento adequado da paciente, sua colaboração para o exame e a presença de auxiliar para adequada exposição de toda a área comprometida. A possibilidade de comprometimento de trato urinário ou intestinal deve ser investigada adequadamente por meio de anuscopia, sigmoidoscopia, ou mesmo cistoscopia, quando pertinente.

Nos casos de lacerações complexas e profundas, com envolvimento da musculatura do diafragma urogenital e pélvico, ou esfíncter anal, deve-se proceder à individualização de cada plano muscular e das bordas musculares comprometidas. A aproximação desses músculos é realizada por meio de suturas com agulhas atraumáticas, fios absorvíveis, monofilamentados ou polifilamentados, respeitando-se a anatomia e a sua funcionalidade. Suturas "em massa" acarretam a perda da funcionalidade desses grupos musculares e dor.

Os espaços anatômicos da região pélvica são amplos e se estendem para o retroperitônio. Dessa maneira, a hemostasia deve ser extremamente cuidadosa para que eventuais sangramentos que persistam não evoluam de maneira insidiosa e oculta. Nesses espaços, o uso de selantes e espumas hemostáticas apresenta menos utilização; porém, o uso de drenos de pressão negativa pode ser útil.

Quando se identifica a extensão da lesão para a cavidade peritoneal, é necessário avaliar a possibilidade do comprometimento de outros órgãos intrapélvicos e abdominais. A laparoscopia é abordagem adequada.

A suspeita de fístulas traumáticas vesicais pode ser comprovada pela cistoscopia ou pela instilação de corante, como azul de metileno, no interior da bexiga, e observação de eventual extravasamento. Da mesma maneira, pode-se instilar solução com corante ou água oxigenada no reto para avaliar fístulas traumáticas.

É recomendável o uso de sonda vesical de demora no pós-operatório desses procedimentos de reconstrução, para maior conforto da paciente.

Não se utiliza antibioticoterapia nos casos dessas lesões, à exceção de feridas contaminadas por elementos externos ou por material fecal. Antibioticoprofilaxia de doenças sexualmente transmissíveis será indicada nas condições de violência sexual (Capítulo 72 – Abuso sexual na infância e adolescência).

Deve-se avaliar a situação vacinal quanto ao tétano e providenciar reforço da vacina ou o próprio esquema vacinal.

■ REFERÊNCIAS BIBLIOGRÁFICAS

1. Merritt DF. Vulvar and genital trauma in pediatric and adolescent gynecology. Curr Opin Obstet Gynecol. 2004;16:371.
2. Emans SJ, Woods ER, Flagg NT, Freeman A. Genital findings in sexually abused, symptomatic and asymptomatic, girls. Pediatrics. 1987-79:778.

3. Bond GR, Dowd MD, Landsman I et al. Unintentional perineal injury in prepubescent girls: a multicenter, prospective report of 56 girls. Pediatrics. 1995;95:628.
4. Goldberg J, Horan C, O'Brien LM. Severe anorectal and vaginal injuries in a jet ski passenger. J Trauma. 2004;56:440.
5. Niv J, Lessing JB, Hartuv J, Peyser MR. Vaginal injury resulting from sliding down a water chute. Am J Obstet Gynecol. 1992;166:930.
6. Niemi TA, Norton LW. Vaginal injuries in patients with pelvic fractures. J Trauma. 1985;25:547.
7. Pokorny SF. Genital trauma. Clin Obstet Gynecol. 1997;40:219.
8. Davies FC, Coats TJ, Fisher R, Lawrence T, Lecky FE. A profile of suspected child abuse as a subgroup of major trauma patients. Emerg Med J. 2015 Dec;32(12):921-5.
9. Virgili A, Bianchi A, Mollica G, Corazza M. Serious hematoma of the vulva from a bicycle accident: a case report. J Reprod Med. 2000;45:662.
10. Gianini GD, Method MW, Christman JE. Traumatic vulvar hematomas: assessing and treating nonobstetric patients. Postgrad Med. 1991;89:115.
11. Takayama T, Mugiya S, Ohira T et al. Complete disruption of the female urethra. Int J Urol. 1999;6:50.
12. Wilson F, Swartz DP. Coital injuries of the vagina. Obstet Gynecol. 1972;39:182.
13. Muram D, Levitt CJ, Frasier LD et al. Genital injuries. J Pediatr Adolesc Gynecol. 2003;16:149.
14. Parsons SE, Carter EA, Waterhouse LJ et al. Improving ATLS performance in simulated pediatric trauma resuscitation using a checklist. Ann Surg. 2014 Apr;259(4):807-13.
15. Lynch JM, Gardner MJ, Albanese CT. Blunt urogenital trauma in prepubescent female patients: more than meets the eye! Pediatr Emerg Care. 1995;11:372.
16. Williams SR, Perera P, Gharahbaghian L. The FAST and E-FAST in 2013 – Trauma ultrasonography: overview, practical techniques, controversies, and new frontiers. Crit Care Clin. 2014 Jan;30(1):119-50.
17. Benrubi G, Neuman C, Nuss RC, Thompson RJ. Vulvar and vaginal hematomas: a retrospective study of conservative versus operative management. South Med J. 1987;80:991.
18. Whiteside JL, Asif RB, Novello RJ. Fibrin sealant for management of complicated obstetric lacerations. Obstet Gynecol. 2010;115:403.
19. Kunishima K, Takao H, Kato N et al. Transarterial embolization of a nonpuerperal traumatic vulvar hematoma. Radiat Med. 2008;26:168.

71

Dor Pélvica Aguda na Infância e na Adolescência

- Eduardo Vieira da Motta
- Juliana Sperandio

A dor pélvica aguda em crianças representa cerca de 9% das admissões hospitalares de emergência. A anamnese e o exame físico minuciosos são fundamentais para realizar-se diagnóstico etiológico diferencial entre causa ginecológica e não ginecológica e estabelecer-se a abordagem clínica inicial, bem como intervenção cirúrgica.

A idade é importante fator a ser considerado no diagnóstico diferencial de crianças com dor aguda, sendo fundamental que o ginecologista considere as hipóteses diagnósticas de origem não ginecológica.[1]

A avaliação inicial de crianças com dor abdominal aguda deve ser sistematizada, avaliando-se condições clínicas de risco à vida, como instabilidade hemodinâmica e limitação ventilatória, situações críticas que terão o atendimento direcionado para a reanimação. Com a criança clinicamente estável, o atendimento se direciona para a investigação clínica do diagnóstico.

Anamnese

A abordagem da dor aguda é orientada pelas condições gerais da paciente. Em condições de instabilidade hemodinâmica, o atendimento será no sentido da manutenção das condições circulatórias e ventilatórias para posterior investigação de causa específica.[1,2]

A história clínica de crianças pode ser limitada pela dificuldade em obter-se informações adequadas sobre sintomas e sinais, às vezes até mesmo dos pais ou acompanhantes. É importante estabelecer ambiente e relacionamento acolhedores para que a criança se sinta confortável em oferecer as melhores informações possíveis. Os pais ou acompanhantes também devem ser confortados para que o ambiente de estresse não comprometa a qualidade das informações.[1,3,4]

Deve-se observar que crianças apresentam dificuldade em definir localização e caracterização da dor. As que não verbalizam adequadamente costumam apresentar quadros mais avançados de doenças de origem visceral, como apendicite, no momento do diagnóstico.

São importantes os antecedentes clínicos, como cirurgias e doenças recentes, uso de medicamentos, doenças familiares, traumas (quedas recentes). A situação vacinal, contato com medicamentos ou substâncias químicas e contactantes doentes devem ser investigados.[1]

Avaliação do padrão alimentar, náuseas, vômitos, diarreia, perda de muco ou sangue nas fezes podem sugerir intoxicação alimentar, medicamentosa ou infecção. Nos casos de obstrução, é comum se observar dor precedendo vômitos e sua característica biliosa. Em intussuscepção, é característica a presença de fezes em "geleia de morango".[4]

Disúria, polaciúria, urgência e urina com odor pronunciado sugerem infecção, assim como hematúria também pode se associar a litíase urinária.[4]

Sintomas gerais, como tosse, artralgia, *rash* cutâneo, perda de peso, podem se associar a processos metabólicos, infecciosos.[4]

O estágio do desenvolvimento puberal deve ser avaliado, principalmente quanto aos pelos pubianos, desenvolvimento mamário e menarca. Caracterizar o ciclo menstrual, se houver, quanto a ciclicidade, duração, volume, coágulos e sua relação com a dor. Interrogar sobre corrimento e outros sintomas genitais. A atividade sexual e o uso de métodos contraceptivos devem ser investigados, preservando-se o caráter íntimo da informação.[3,4]

A dor deve ser caracterizada quanto a localização, intensidade, características (facada, pontada, cólica, queimação), caráter migratório ou não; fatores de melhora ou piora; tempo de início; aparecimento agudo ou gradual; recorrência ou não; fatores desencadeantes; associação com eventos fisiológicos e à menstruação (quando presente); padrão de radiação.[1,4]

A dor de origem visceral, por ativação de nociceptores em peritônio visceral ou naqueles presentes em órgãos como útero, tubas, trato urinário e digestório, costuma ser inicialmente mal localizada, em linha mediana e relacionada ao dermátomo da origem embriológica do órgão afetado. Nesses casos, a posterior migração e localização da dor em topografia abdominal específica sugere o acometimento do peritônio parietal pela evolução do processo inflamatório.

Dor abdominal bem localizada, em "pontada ou facada", associa-se a processos inflamatórios com ativação de nociceptores somatoparietais localizados no peritônio parietal, músculos e pele. Frequentemente, a dor aguda está relacionada a irritação do peritônio parietal por sangramento (cisto ovariano hemorrágico, gravidez ectópica rota), inflamação (torção anexial), ou infecção (salpingite).[3,4]

Febre associa-se a processo infeccioso; taquicardia e hipotensão, a perda volêmica ou desidratação. Hipertensão arterial é observada em púrpura de Henoch-Schönlein e síndrome hemolítica urêmica.[4]

É importante a aparência geral da paciente, como estado nutricional, hidratação, postura antálgica e expressão facial. É comum que a criança apresente agitação nos momentos de peristalse, nos casos de obstrução; entretanto, em peritonite, a paciente tende a se manter imóvel, evitando movimentos que desencadeiem a dor.[3,4]

Exame físico

O exame físico deve ser geral e sistematizado. Para facilitar a colaboração da criança para a realização do exame físico, ela poderá permanecer no colo do acompanhante ou deitada na maca com uma das mãos do acompanhante sobre seu tórax, a fim de ambientá-la e reduzir o medo do exame.

Nessas crianças menores, além de realizar-se a inspeção estática do abdome, deve-se solicitar que ela promova a distensão e a compressão, o que permite observar se a dor limita tal manobra. Solicita-se, então, que a criança aponte o local de maior dor.

A palpação abdominal deve ser superficial e suave, aproximando-se marginalmente do local apontado da dor, a fim de estabelecer os limites da região comprometida. A avaliação de sinais de peritonite pode ser feita por meio da digitopercussão, em vez da descompressão brusca. Quando necessário, a palpação profunda para avaliar tumor deve ser sempre iniciada na área não comprometida. A região da dor será a última a ser avaliada e da maneira mais suave possível. Lojas hepáticas e esplênica devem ser palpadas, assim como pontos de hérnia (umbilical, inguinal) e linfonodos inguinais. A ausculta do abdome pode identificar ausência de ruídos hidroaéreos, associado a peritonite ou íleo paralítico, ou aumentados, sugerindo obstrução.[1,4]

É fundamental que o médico esteja sempre informando a criança e seu acompanhante sobre as manobras que está realizando.

Em crianças menores, o exame genital pode ser feito com ela no colo da mãe; e nas meninas maiores, pode ser realizado em mesa ginecológica apropriada. Nas pacientes com atividade sexual, deve-se proceder a todas as etapas, com exame especular e toque vaginal, quando se observam a característica do conteúdo vaginal e a dor à mobilização uterina ao toque vaginal.[5] Quando necessário, em meninas com hímen íntegro, a inspeção vaginal pode ser realizada com otoscópio ou histeroscópio. O toque retal pode ser realizado quando a informação a ser obtida seja relevante, considerando-se a disponibilidade de outros métodos semiológicos, como o ultrassom. Se realizado, observam-se o tônus esfincteriano, presença e características das fezes na ampola retal, massas pélvicas ou coleções intravaginais.

Alguns sinais e sintomas estão relacionados a maior probabilidade de doenças com necessidade de intervenção cirúrgica:[1,4,5]

- ausência de ruídos hidroaéreos;
- vômitos biliosos;
- diarreia sanguinolenta ou sangue nas fezes;
- febre elevada (> 38 °C);
- descompressão brusca positiva;
- rigidez abdominal e defesa voluntária;
- piora da dor e das condições clínicas gerais;
- distensão abdominal com timpanismo;
- suspeita de sangramento oculto (intra-abdominal);
- ausência de causa aparente para a dor.

Exames complementares

Os exames laboratoriais e de imagem para complementar a investigação diagnóstica devem ser realizados de acordo com o quadro clínico e as hipóteses formuladas, considerando-se inclusive a faixa etária da criança.

Em situações de emergência, prevalece a estabilidade hemodinâmica e ventilatória da paciente, com exames direcionados para volemia, como hematócrito, tipagem sanguínea (para eventual hemotransfusão) e aqueles relacionados ao equilíbrio ácido-básico, como lactato e gasometria.

Os exames laboratoriais associados a processo inflamatório em urgência são contagem de leucócitos e proteína C reativa (PCR). Apresentam correlação com o processo inflamatório e podem ser considerados indicadores de quadros mais graves quando houver PCR acima de 5 mg/dL e leucocitose superior a 15.000/mL. No entanto, leucopenia também pode sinalizar quadros infecciosos graves. A PCR apresenta a vantagem de permitir a evolução quantitativa do processo infeccioso e tem maior especificidade que a velocidade de hemossedimentação (VHS). A dosagem de eletrólitos, como sódio ou potássio, é importante na avaliação de desidratação em diarreia e vômitos. Queixas urinárias merecem avaliação de sedimento urinário e cultura.[6-9]

Outros parâmetros laboratoriais, como amilase, ureia, creatinina, glicemia, enzimas hepáticas, eletrólitos, coagulação, gasometria e hemoculturas, devem ser considerados, tendo em vista as hipóteses diagnósticas consideradas ou antecedentes pessoais específicos, como diabetes, uso de medicamentos, entre outros.[7]

O diagnóstico de gravidez pela fração beta da gonadotrofina (beta-hCG) sérica deve ser realizado quando a adolescente já tiver atividade sexual.

Imagens

A avaliação por imagem da paciente pediátrica deve considerar a escolha mais adequada da modalidade de exame, considerando a exposição à radiação, a colaboração da paciente e a disponibilidade no serviço de saúde.[10]

Radiografia simples do abdome é útil quando da hipótese de obstrução ou perfuração intestinal. Em crianças pequenas, nas quais quadros abdominais podem se confundir com respiratórios, a radiografia de tórax estabelece diferencial com doenças pulmonares, como pneumonia e empiema.[4]

A ultrassonografia (USG) e a tomografia computadorizada (TC) são os exames mais empregados na avaliação de dor abdominal em emergência. A USG apresenta boa acurácia, especialmente na avaliação de diagnósticos diferenciais pélvicos e ginecológicos, como torção anexial, cisto hemorrágico, abscessos, gravidez.[4]

O aprimoramento técnico da USG tem permitido o diagnóstico de apendicite, intussuscepção, massas sólidas e císticas, líquido livre em cavidade, linfonodos mesentéricos, processos inflamatórios intestinais. Em pacientes não virgens, o exame deve ser também por via transvaginal.[11]

A TC é indicada quando houver incongruência entre o achado clínico e o ultrassonográfico, ou em condições específicas, como em obesidade. Além do custo, a exposição à radiação, o eventual uso de contraste e a necessidade de cooperação da paciente durante o exame limitam seu emprego em crianças.[12]

A ressonância magnética (RM) é alternativa à TC, inclusive pela não utilização de radiação; no entanto, apresenta maior custo, pouca disponibilidade nos sistemas de saúde e, dependendo da idade do paciente, poderá ser necessário o uso de sedação para sua realização.[13]

Diagnóstico diferencial

A Tabela 71.1 apresenta os principais diagnósticos de dor pélvica aguda, conforme a faixa etária. As faixas etárias não são absolutas e se sobrepõem.[1,4]

Tabela 71.1 – Diagnóstico diferencial da dor pélvica por faixa etária.			
	até 2 anos	*de 2 a 12 anos*	*12 anos ou mais*
Abuso sexual	X	X	X
Cólica infantil	X		
Intussuscepção	X	X	
Obstipação	X	X	X
Gastroenterite	X	X	X
Apendicite		X	X
Infecção do trato urinário	X	X	X
Volvo	X	X	
Trauma		X	
Hérnia encarcerada	X	X	
Hirschsprung	X	X	
Falcização		X	
Púrpura Henoch-Schönlein		X	
Linfadenite mesentérica		X	
Faringite		X	
Dor funcional		X	
Dismenorreia			X
Dor ovulatória			X
Torção anexial			X
Doença inflamatória pélvica			X
Malformação genital (criptomenorreia)			X
Gravidez (ectópica, aborto)			X

Fonte: Adaptada de Reust e Williams, 2016[1] e Yang et al., 2013[4].

Até 2 anos

Nessa faixa etária, os sintomas são inespecíficos, com queda do estado geral, febre, desidratação e choro. Mudanças do hábito intestinal, vômitos, diarreia e obstipação estão frequentemente associados às causas mais frequentes, como enterocolite, intussuscepção, volvo, má rotação intestinal, hérnia encarcerada, doenças metabólicas e mal absortivas.

Infecção do trato urinário também pode ocorrer nessa faixa etária.

Causas ginecológicas, raras, incluem tumores anexiais, torções e neoplasias malignas.[4]

Crianças entre 2 e 12 anos

Nessa faixa etária, as crianças são mais colaborativas para oferecer informações. As principais causas de dor são gastroenterites e infecção urinária. Nesse grupo, a possibilidade de apendicite é maior e deve ser considerada como diferencial, além de intussuscepção e volvo. Além disso, a obstipação decorrente de hábitos alimentares também é importante causa de dor.

Esse grupo etário também apresenta o risco de doenças como púrpuras e doenças infectocontagiosas (mononucleose), que podem determinar dor abdominal.

A partir de 5 a 6 anos, deve-se considerar dor abdominal de origem psicogênica ou funcional, quando ocorre de maneira episódica, periumbilical, sem associação com atividade física, hábito alimentar ou intestinal específico; e quando raramente ocorre durante o sono.[14]

Diagnósticos ginecológicos ainda são pouco frequentes, mas podem ocorrer torção e neoplasias anexiais. Naquelas meninas que já menstruam, doenças associadas ao ciclo menstrual podem se desenvolver.[4]

Acima de 12 anos

- Apendicite[15-19]

O diagnóstico de apendicite aguda é o mais comum entre as pacientes submetidas a cirurgia em serviços de emergência nessa faixa etária. O quadro clínico costuma ser característico de dor abdominal aguda, de início mal definido, periumbilical, e migração para fossa ilíaca direita com sinais locais de peritonite – descompressão brusca positiva –, associado a febre, vômitos e, raramente, diarreia.

Infelizmente, esse quadro clínico típico está presente em apenas 30% dos pacientes pediátricos, com apresentações clínicas menos específicas quanto mais jovem for a criança, especialmente abaixo de 5 anos, o que torna necessário sempre considerar o diagnóstico também nessas crianças menores.

Não há exame laboratorial específico para o diagnóstico, incluindo leucograma e PCR.

Os principais parâmetros clínicos e laboratoriais para o diagnóstico de apendicite estão listados a seguir:

- dor migratória;
- anorexia;
- náuseas/vômitos;
- dor à palpação de quadrante inferior direito;
- dor à descompressão;
- temperatura maior ou igual a 38 °C;
- leucocitose maior ou igual a 10 x 10^9/L;
- neutrofilia polimorfonuclear maior ou igual a 75%.

Em meninas com atividade sexual, o principal diagnóstico diferencial é com doença inflamatória pélvica (Capítulo 18).

A radiografia simples do abdome é pouco sensível para o diagnóstico, porém o achado de fecalito em projeção do apêndice pode ser observado em 10% dos casos.

A USG apresenta resultados variáveis para o diagnóstico de apendicite, em decorrência da condição anatômica da paciente (posição retrocecal) e dependendo da experiência do examinador. Os achados comumente associados incluem aperistalse, diâmetro superior a 6 mm, não compressibilidade durante o exame e, eventualmente, presença de líquido ao redor (possibilidade de perfuração).

Caso a USG não seja satisfatória, a TC é o exame definitivo, com sensibilidade e especificidade próximas a 100%. A RM também apresenta ótimos resultados para o diagnóstico.

O tratamento da apendicite é cirúrgico, por via laparotômica ou laparoscópica. A antibioticoterapia é indicada nos casos de perfuração, com cobertura para flora Gram-negativa e anaeróbica.

- Intussuscepção[20,21]

A intussuscepção, que é a invaginação de segmento de alça intestinal em si mesmo, é a segunda causa de obstrução intestinal em crianças. O segmento mais acometido é o íleo-cólico, na projeção da fossa ilíaca direita, daí sua sobreposição diagnóstica com apendicite.

No entanto, acomete faixa abaixo de 5 anos, com pico de incidência no primeiro ano de vida. O quadro clínico característico é de dor em cólica, vômito e fezes em "geleia de morango", presente em menos de 40% dos casos. A etiologia é desconhecida, mas esse evento pode ser observado após situações de aumento da peristalse, como em gastroenterite, ou associado a doenças intestinais locais, como pólipo, divertículo de Meckel e linfoma. Eventualmente, é possível palpar o segmento intestinal acometido como uma estrutura alongada e endurecida, no formato de linguiça, em topografia de fossa ilíaca ou flanco direitos.

A radiografia simples é inespecífica, evidenciando sinais de obstrução intestinal, com alças distendidas e nível líquido.

Os achados clássicos à USG são o "sinal do alvo" – anel hipoecoico com centro hiperecogênico – e o "sinal do pseudorrim" – áreas hipoecogênicas e hiperecogênicas superpostas (parede edemaciada da alça e da mucosa intestinal.

A TC pode ser utilizada na dúvida diagnóstica e apresenta a distensão das alças intestinais e o ponto de intussuscepção como anéis concêntricos de maior e menor atenuação radiológica, à semelhança do "sinal do alvo".

Frequentemente, a intussuscepção pode ser resolvida por meio de enema baritado ou com ar, que promovem o estímulo à peristalse da alça e seu reposicionamento anatômico. No entanto, essa manobra deve ser evitada nos quadros com evolução superior a 24 horas, com sinais de obstrução ou peritonite. Nesses casos, a cirurgia é a opção mais adequada.

- Divertículo de Meckel (DM)[20,22]

O DM é uma das malformações mais comuns do trato gastrointestinal em crianças, com incidência de 2% a 4% na população geral, e pode ser assintomático ou apresentar sintomas como hemorragia digestiva, abdome agudo obstrutivo, ou dor abdominal inespecífica. Decorre da não involução/obliteração do ducto onfalomesentérico, que conecta o intestino primitivo ao saco vitelínico fetal durante o período embrionário.[5] Por ser revestido de células pluripotentes, estas podem se diferenciar em tecido pancreático, mucosa gástrica, mucosa duodenal e até endométrio heterotópico no interior do divertículo e determinar complicações como sangramento.

A apresentação clínica mais comum é sangramento intestinal sem outros sintomas – eventualmente mínimo desconforto abdominal. Raramente determina obstrução intestinal, com distensão e dor abdominal, ou ainda perfuração. Em crianças, poderá determinar efeito mecânico para o aparecimento de intussuscepção intestinal. Nesses casos, o quadro clínico poderá ser semelhante ao de apendicite.

A radiografia simples de abdome é inespecífica, com sinais de obstrução de delgado. A TC pode ser compatível com intussuscepção, obstrução de delgado isolada e massa cística com alterações inflamatórias adjacentes.

O tratamento é cirúrgico, com ressecção do segmento acometido.

• Defeitos de rotação intestinal[23]

Os defeitos de rotação intestinal associam-se a volvos, geralmente nos primeiros meses de vida (80% dos neonatos desenvolvem sintomas até 7 dias de vida). Os sintomas mais comuns são vômitos biliosos de início súbito, associados a distensão abdominal. A percepção do quadro clínico agudo em recém-nascidos evita a evolução para necrose de alças e peritonite.

A radiografia simples revela a distensão de segmento do trato intestinal, enquanto a USG, com o auxílio do doppler, pode identificar o ponto de rotação da alça sobre sua vascularização mesentérica, caracterizando o sinal do redemoinho (*whirlpool sign*).

O tratamento é cirúrgico, com correção do volvo e fixação da alça, com possibilidade de ressecção do segmento acometido.

• Torção ovariana[24,25]

A torção do anexo uterino (tuba e ovário) sobre seu eixo vascular (infundíbulo pélvico) é incomum em meninas antes da menarca, possivelmente por se associar a aumentos do volume ovariano, funcional ou decorrente de neoplasia.

No entanto, meninas poderão apresentar neoplasias anexiais mesmo antes da menarca e, portanto, este deve ser diagnóstico diferencial a ser considerado. A rotação anexial causa obstrução progressiva da drenagem linfática e venosa, culminando com a obstrução arterial, infarto e necrose tecidual, podendo evoluir com infecção secundária e peritonite.

A torção ocorre mais à direita, possivelmente pela restrição de espaço determinada pelo cólon sigmoide à esquerda.[10] Os principais sinais e sintomas incluem dor aguda, em pontada ou facada, bem localizada na projeção do anexo acometido. Pode se associar a náuseas e vômitos pelo reflexo vagal da tração do infundíbulo pélvico. Inicialmente, é pouco frequente a associação com febre ou leucocitose ou sintomas urinários, porém, à medida que evolui o processo isquêmico, esses sinais podem se desenvolver.

É interessante observar que a torção pode ser intermitente, havendo torções parciais, com dor transitória, que se resolvem espontaneamente; até que a torção não mais se desfaça e o quadro de dor permaneça. Essas pacientes podem apresentar posições antálgicas, com melhora da dor quando deitadas sobre o lado acometido e piora quando em pé.

A USG pode identificar os sinais da torção. A torção desloca o útero lateralmente e o anexo se posiciona na sua face posterior. A torção do eixo vascular do infundíbulo pélvico pelo doppler é o achado patognomônico (sinal do redemoinho), além da ausência de fluxo venoso e arterial. Líquido livre em fundo de saco sugere evolução do processo inflamatório e necrótico.

A TC também pode identificar os mesmos achados da USG, enquanto a RM também identifica a congestão vascular, ou até mesmo a não dispersão de contraste pelo anexo, sugerindo a interrupção do fluxo.

Havendo suspeita clínica e radiológica, sugere-se a realização de laparoscopia para confirmação diagnóstica e para destorcer o anexo, desde que não esteja necrótico. É interessante observar que o anexo, quando viável, readquire sua irrigação à medida que é destorcido. Quando o anexo estiver necrosado, o tratamento é sua exérese.

- Cistos ovarianos[26-28]

Os cistos ovarianos funcionais (foliculares e corpo lúteo) podem ocasionar sangramento para o interior do parênquima ovariano ou para a cavidade peritoneal. A dor decorre da distensão do ovário pelo sangramento ou pela irritação peritoneal. O sangramento pode ser em grande quantidade, provocando hemoperitônio e hipovolemia, especialmente em mulheres com distúrbios de coagulação ou que utilizem anticoagulante. Outras doenças ovarianas, como endometriomas, neoplasias benignas e malignas, também podem apresentar rotura espontânea, com extravasamento de seu conteúdo para a cavidade peritoneal e dor.

Esses cistos funcionais ocorrem em faixa etária onde já há ciclos menstruais. Os sintomas ocorrem no período intermenstrual ou durante a fase lútea do ciclo em decorrência da ovulação; mas pode ser desencadeado por impactos físicos ou até mesmo pela atividade sexual. Quando possível de ser realizado, o toque vaginal pode identificar abaulamento de fundo de saco vaginal posterior, dor e tumoração anexial. A punção de fundo de saco vaginal (culdocentese) e o aspirado peritoneal diferenciam a característica do líquido entre sangue e pus.

A USG identifica e quantifica o sangue livre em cavidade peritoneal e o aumento do ovário com possível sinais de sangramento. Presença de sangue além da pelve correlaciona-se com a intensidade do sangramento e pode orientar a reposição volêmica.

Com sangramento limitado e paciente hemodinamicamente estável, a conduta expectante, com repouso e reavaliação ultrassonográfica em 48 horas, é possível, mas é fundamental o diagnóstico diferencial com gravidez ectópica. Entretanto, quando houver instabilidade hemodinâmica, a cirurgia será necessária, com preferência pela via laparoscópica.

Nos cistos hemorrágicos de origem funcional, o tratamento pode ser realizado por cauterização ou sutura do leito sangrante; nos casos de tumor, a conduta será orientada pela natureza histológica da lesão.

- Gestação ectópica[29,30]

Quando a adolescente que já menstrua se apresenta com dor aguda em abdome inferior, com ou sem sangramento, a gravidez ectópica é sim um diagnóstico a ser excluído. A dor abdominal difusa ou localizada em uma fossa ilíaca que se acentua à mobilização do útero pelo toque vaginal reforça essa hipótese, que deve ser confirmada tanto pela dosagem de β-hCG como pela USG pélvica que, quando por via abdominal, detecta o saco gestacional quando o nível de β-hCG for acima de 4.000 mIU/mL e, por via transvaginal, quando acima de 1.000 a 2.000 mIU/mL. A não visualização do saco gestacional intrauterino, considerando esses níveis de β-HCG, deve despertar a suspeita diagnóstica de prenhez ectópica.

Confirmando-se o diagnóstico, o tratamento é preferencialmente por via laparoscópica, com retirada da tuba comprometida; porém, pode ser considerado o tratamento conservador, com abertura da tuba e retirada do tecido trofoblástico. Em caso de gestação ectópica íntegra, com estabilidade hemodinâmica, ausência de batimentos cardíacos fetais, β-hCG menor que 5.000 mUI/mL, diâmetro inferior a 4 cm, líquido livre limitado à pelve, é possível o tratamento conservador medicamentoso com metotrexate.

- Doença inflamatória pélvica

Esse processo infeccioso, possível na adolescência, é abordado no Capítulo 18 (Doença inflamatória pélvica na adolescência) deste livro.

• Púrpura Henoch-Schönlein (HSP)[31,32]

A HSP é vasculite de pequenos vasos, de desenvolvimento agudo em crianças previamente saudáveis, abaixo dos 10 anos de idade. Manifesta-se com dor abdominal difusa, que piora com a alimentação e pode associar-se a diarreia sanguinolenta. Está incluída no quadro púrpura levemente elevada, sem trombocitopenia.

Nessa situação, deve ser acionado o pediatra clínico para condução do caso.

O tratamento é conservador, com analgésicos, hidratação e suporte nutricional. A dor costuma responder a analgésicos simples ou anti-inflamatórios não hormonais (AINH), desde que a função renal esteja preservada. Quadros de dor mais importante e/ou associados a sangramento intestinal severo podem necessitar terapia com corticosteroide, como prednisolona.

• Infecção do trato urinário (ITU)[33]

Trata-se de infecção prevalente em crianças, especialmente do sexo feminino, a partir dos 6 meses de idade. O quadro clínico costuma ser inespecífico, com febre e dor abdominal, especialmente nas crianças mais jovens e lactentes, mas também se pode observar irritabilidade, hiporexia, icterícia, baixo ganho ponderal. Após os 2 anos de idade, os sintomas típicos de ITU começam a ficar mais evidentes, como disúria, polaciúria, hematúria, dor lombar, que podem estar presentes.

O diagnóstico é realizado por exame de sedimento urinário e especificamente por urocultura. Considerando as complicações associadas, aceita-se o tratamento presuntivo diante do quadro clínico e alteração do sedimento urinário, enquanto se aguardam a cultura e o antibiograma.

O principal agente responsável pela infecção em crianças (80% dos casos) é a *Escherichia coli*, e o tratamento envolve antimicrobianos, como cefalosporinas e derivados de penicilina. O uso de aminoglicosídeo deve ser muito criterioso pelos efeitos colaterais renais e ototóxicos.

• Dor relacionada à menstruação

Adolescentes podem apresentar dismenorreia primária, especialmente nos primeiros anos após a primeira menstruação, o que tende a melhorar ao longo dos ciclos ovulatórios. Entretanto, é de suma importância que se pense na possibilidade de uma malformação genital congênita em caso de dismenorreia progressiva. Tanto a dismenorreia como as malformações genitais são abordadas em capítulos específicos deste livro (Capítulo 47 – Dismenorreia na adolescência e capítulos da Parte VIII – Malformações genitais congênitas).

■ REFERÊNCIAS BIBLIOGRÁFICAS

1. Reust CE, Williams A. Acute abdominal pain in children. Am Fam Physician. 2016 May 15;93(10):830-6.
2. Farion KJ, Michalowski W, Rubin S, Wilk S, Correll R, Gaboury I. Prospective evaluation of the MET-AP system providing triage plans for acute pediatric abdominal pain. Int J Med Inform. 2008;77(3):208-218.
3. Reynolds SL, Jaffe DM. Diagnosing abdominal pain in a pediatric emergency department. Pediatr Emerg Care. 1992;8(3):126-128.
4. Yang WC, Chen CY, Wu HP. Etiology of non-traumatic acute abdomen in pediatric emergency departments. World Journal of Clinical Cases (WJCC). 2013;1(9):276-284.
5. Montgomery DF, Hormann MD. Acute abdominal pain: a challenge for the practitioner. J Pediatr Health Care. 1998;12(3):157-159.
6. Kwan KY, Nager AL. Diagnosing pediatric appendicitis: usefulness of laboratory markers. Am J Emerg Med. 2010;28(9):1009-1015.

7. Mason JD. The evaluation of acute abdominal pain in children. Emerg Med Clin North Am. 1996 Aug;14(3):629-43.
8. McCollough M, Sharieff GQ. Abdominal pain in children. Pediatr Clin North Am. 2006 Feb;53(1):107-37.
9. Whiting P, Westwood M, Watt I, Cooper J, Kleijnen J. Rapid tests and urine sampling techniques for the diagnosis of urinary tract infection (UTI) in children under five years: a systematic review. BMC Pediatr. 2005;5(1):4.
10. Puchalski AL, Magill C. Imaging gently. Emergency Medicine Clinics. 36(2):349-68.
11. O'Shea JS, Bishop ME, Alario AJ, Cooper JM. Diagnosing appendicitis in children with acute abdominal pain. Pediatr Emerg Care. 1988;4(3):172-176.
12. Loening-Baucke V, Swidsinski A. Constipation as cause of acute abdominal pain in children. J Pediatr. 2007;151(6):666-669.
13. Bhosale PR, Javitt MC, Atri M, Harris RD, Kang SK, Meyer BJ, Pandharipande PV, Reinhold C, Salazar GM, Shipp TD, Simpson L, Sussman BL, Uyeda J, Wall DJ, Zelop CM, Glanc P; ACR Appropriateness Criteria®. Acute pelvic pain in the reproductive age group. Ultrasound Q. 2016 Jun;32(2):108-15.
14. Hayes R. Abdominal pain: general imaging strategies. Eur Radiol. 2004;14(suppl. 4):123-137.
15. Carson L, Lewis D, Tsou M et al. Abdominal migraine: an under-diagnosed cause of recurrent abdominal pain in children. Headache. 2011;51(5):707-712.
16. De Castro SMM, Geerdink TH, Macco S, Van Veen RN, Jensch S, Vrouenraets BC. Mandatory imaging in the work-up of children suspected of having appendicitis reduces the rate of unnecessary surgeries. J Pediatr Surg. 2018;3468(18):30105-2.
17. Andersson RE. Meta-analysis of the clinical and laboratory diagnosis of appendicitis. Br J Surg. 2004;91:28-37.
18. Callahan MJ, Rodriguez DP, Taylor GA. CT of appendicitis in children. Radiology. 2002;224:325-332.
19. Minutolo V, Licciardello A, Di Stefano B, Arena M, Arena G, Antonacci V. Outcomes and cost analysis of laparoscopic versus open appendectomy for treatment of acute appendicitis: 4-years experience in a district hospital. BMC Surg. 2014 Mar 19;14:14.
20. Pepper VK, Stanfill AB, Pearl RH. Diagnosis and management of pediatric appendicitis, intussusception, and Meckel diverticulum. Surg Clin North Am. 2012;92(3):505-526.
21. Karakus SC, Ozokutan BH, Ceylan H. Diseases mimicking intussusception: diagnostic dilemma. Pediatr Int. 2014 Oct;56(5):768-71.
22. Ezekian B, Leraas HJ, Englum BR, Gilmore BF, Reed C, Fitzgerald TN, Rice HE, Tracy ET. Outcomes of laparoscopic resection of Meckel's diverticulum are equivalent to open laparotomy. Pediatr Surg. 2018 Mar 15. pii: S0022-3468(18)30193-3.
23. Lodwick DL, Minneci PC, Deans KJ. Current surgical management of intestinal rotational abnormalities. Curr Opin Pediatr. 2015 Jun;27(3):383-8.
24. Appelbaum H, Abraham C, Choi-Rosen J, Ackerman M. Key clinical predictors in the early diagnosis of adnexal torsion in children. J Pediatr Adolesc Gynecol. 2013;26(3):167-170.
25. Ngo AV, Otjen JP, Parisi MT, Ferguson MR, Otto RK, Stanescu AL. Pediatric ovarian torsion: a pictorial review. Pediatr Radiol. 2015 Nov;45(12):1845-55.
26. Spinelli C, Di Giacomo M, Mucci N, Massart F. Hemorrhagic corpus luteum cysts: an unusual problem for pediatric surgeons. J Pediatr Adolesc Gynecol. 2009 Jun;22(3):163-7.
27. Ozcan HN, Balci S, Ekinci S, Gunes A, Oguz B, Ciftci AO, Haliloglu M. Imaging findings of fetal-neonatal ovarian cysts complicated with ovarian torsion and autoamputation. AJR Am J Roentgenol. 2015 Jul;205(1):185-9.
28. Soni H, Kurkowski J, Guffey D, Dietrich JE, Srivaths LV. Gynecologic bleeding complications in post-menarchal female adolescents receiving antithrombotic medications. J Pediatr Adolesc Gynecol. 2018 Jun;31(3):242-246.
29. Rana P, Kazmi I, Singh R, Afzal M, Al-Abbasi FA, Aseeri A, Singh R, Khan R, Anwar F. Ectopic pregnancy: a review. Arch Gynecol Obstet. 2013 Oct;288(4):747-57.
30. Alkatout I, Honemeyer U, Strauss A, Tinelli A, Malvasi A, Jonat W, Mettler L, Schollmeyer T. Clinical diagnosis and treatment of ectopic pregnancy. Obstet Gynecol Surv. 2013 Aug;68(8):571-81.
31. González LM, Janniger CK, Schwartz RA. Pediatric Henoch-Schönlein purpura. Int J Dermatol. 2009;48:1157-1165.
32. Chen JY, Mao JH. Henoch-Schönlein purpura nephritis in children: incidence, pathogenesis and management. World J Pediatr. 2015 Feb;11(1):29-33.

72

Abuso Sexual na Infância e na Adolescência

- Juliana Silveira Sarmento
- José Alcione Macedo Almeida

A Organização das Nações Unidas (ONU) define a violência sexual como:

> "qualquer ato sexual, tentativa de obter um ato sexual, comentários ou investidas sexuais indesejadas, ou atos direcionados ao tráfico sexual ou, de alguma forma, voltados contra a sexualidade de uma pessoa usando a coação, praticados por qualquer pessoa independentemente de sua relação com a vítima, em qualquer cenário, inclusive em casa e no trabalho, mas não limitado a eles. A coação pode abranger diversos graus de força. Além da força física, ela pode envolver intimidação psicológica, chantagem ou outras ameaças".[1]

Trata-se de umas das formas mais graves de violência, em razão dos impactos imediatos e tardios para a saúde do indivíduo que a sofreu: lesões físicas, psicológicas, risco de transmissão de doenças, gravidez, impactos nas relações pessoais, transtornos psiquiátricos, risco de suicídio, entre outras.[1,2]

Estudo de diversos países sobre saúde da mulher e violência, publicado em 2005, estimou que cerca de 1% a 21% sofreram abuso sexual antes dos 15 anos de idade; abuso praticado pelo próprio parceiro foi relatado por 13% a 61% e por um não parceiro em 0,3% a 11,5% das mulheres entrevistadas. Ainda nesse estudo, 3% a 24% relataram que a primeira experiência sexual foi forçada e que ocorreu durante a adolescência.[3] Em pesquisa com crianças americanas, publicada por Finkelhor et al. (2015),[4] 14,3% das meninas e 6% dos meninos informaram ter sofrido uma agressão sexual durante a infância. Dados do estudo National Crime Victimization dos Estados Unidos (2016),[5] no qual mais de 300 mil estupros foram relatados à polícia por cidadãos americanos com 12 anos ou mais, estão incluídos dados da violência sexual em crianças e adolescentes. A pesquisa admite que apenas 42% dos casos de crimes violentos de todos os tipos são relatadas à polícia.

Os impactos provocados, bem como a elevada prevalência de abuso sexual, justificam que esse tema seja tratado como um dos principais problemas de saúde pública a ser enfrentado. Em 1996, a World Health Assembly (WHA)[6] publicou a Resolução n. 49.25, em que declara a violência como um dos principais problemas de saúde pública. Nesse sentido, os profissionais de saúde têm um papel fundamental, pois, muitas vezes, sãos os primeiros a saber do fato, estabelecem uma relação de confiança com a vítima/paciente, suspeitam de que situação de violência esteja ocorrendo, ao examinar ou mesmo observar criança ou adolescente durante uma consulta. Apesar de todos os profissionais de saúde terem papel importante nesse cenário, o ginecologista e o pediatra são, com mais frequência, os que se deparam com os casos. O objetivo deste capítulo é conscientizar o profissional sobre a necessidade de estar atento a esse possível diagnóstico, bem como sugerir, de modo geral, as condutas principais a serem adotadas no acompanhamento de crianças e adolescentes, de acordo com as Normas Técnicas do Ministério da Saúde.

Aspectos históricos

Abuso sexual é relatado desde a Idade Antiga. Conta-se que o imperador romano Tibério mantinha relações sexuais com crianças. Entretanto, apenas em meados do século XX o assunto ganhou a devida atenção dos profissionais de saúde.[7] O historiador francês Phillipe Ariès (1960),[8] em sua obra principal, *História social da criança e da família*, descreve que na arte medieval, até o século XII, a criança era representada como um adulto de menor tamanho, que participava das atividades dos adultos; em outra obra, de 1981, narra que havia a prática familiar de associar crianças às atividades sexuais dos adultos e que isso não causava estranhamento ao senso comum.[9]

Em tempos de guerras, o vencedor adquiria o direito de dispor das mulheres (geralmente prostitutas ou servas), da maneira que bem lhe conviesse,[10] além de haver casos de venda e até aluguel de crianças e mulheres.[11] Sobre o século das Grandes Navegações, há relatos de que crianças órfãs eram colocadas nas embarcações portuguesas com destino ao Brasil para prestarem serviços durante a viagem e que inclusive sofriam abusos sexuais. A violência sexual contra o gênero feminino é parte da história da humanidade, variando em intensidade de acordo com a cultura e a época avaliada, desde a Antiguidade, quando eram comuns relações com meninas a partir dos 3 anos de idade, até os dias de hoje, em que há mutilação dos genitais de meninas para que não sintam prazer durante o ato sexual.[12]

No Brasil, surgiram em 1985 as primeiras delegacias especializadas no atendimento das mulheres; em 1990, o primeiro serviço de atendimento às vítimas de violência sexual foi implantado no Hospital Municipal do Jabaquara, na cidade de São Paulo, e no mesmo ano foi promulgado o Estatuto da Criança e do Adolescente;[14] em 1994, o Brasil foi signatário das determinações estabelecidas pela Conferência Internacional sobre População e Desenvolvimento, em que há recomendações de assistência ao abortamento nos casos previstos em lei; em 1999, o Ministério da Saúde editou as Normas Técnicas para a Prevenção e Tratamento dos Agravos Resultantes da Violência Sexual contra Mulheres, incluindo adolescentes.[13] Essa normas, que foram atualizadas em 2012, são utilizadas como base para as condutas deste texto.

Deste brevíssimo apanhado histórico, observa-se que violência contra criança e adolescente não é uma questão atual. Entretanto, com o desenvolvimento das sociedades e das relações humanas, os comportamentos e valores foram se modificando. Atualmente, a violência sexual não é caracterizada apenas pela confirmação de coito vaginal, mas até mesmo a exposição de conteúdo sexual já é reconhecida como tal, mesmo que não haja qualquer toque. No Brasil, a lei define o que é entendido como violência sexual.

Legislação

Código Penal Brasileiro[15]

Decreto-Lei n. 2.848, de 07/12/1940

Título IV – dos Crimes contra a Dignidade Sexual, Capítulo 1 – dos crimes contra a liberdade sexual

Artigo 213. Estupro: Constranger alguém, mediante violência ou grave ameaça, a ter conjunção carnal ou praticar ou permitir que com ele se pratique outro ato libidinoso.

Artigo 217-A. Ter conjunção carnal ou praticar outro ato libidinoso com menor de 14 (catorze) anos.

Art. 218-A. Praticar, na presença de alguém menor de 14 (catorze) anos, ou induzi-lo a presenciar, conjunção carnal ou outro ato libidinoso, a fim de satisfazer lascívia própria ou de outrem.

Art. 218-B. Submeter, induzir ou atrair à prostituição ou outra forma de exploração sexual alguém menor de 18 (dezoito) anos ou que, por enfermidade ou deficiência mental, não tem o necessário discernimento para a prática do ato, facilitá-la, impedir ou dificultar que a abandone.

Estatuto da Criança e do Adolescente (ECA)

A Lei n. 8.069, de 13/07/1990, é a que trata do Estatuto da Criança e do Adolescente (ECA).[14]

Artigo 2º Considera-se criança, para os efeitos desta Lei, a pessoa até doze anos de idade incompletos, e adolescente aquela entre doze e dezoito anos de idade.

Artigo 5º Nenhuma criança ou adolescente será objeto de qualquer forma de negligência, discriminação, exploração, violência, crueldade e opressão, punido na forma da lei qualquer atentado, por ação ou omissão, aos seus direitos fundamentais.

Título II – Dos Direitos Fundamentais, Capítulo I – Do Direito à Saúde

Artigo 13. Os casos de suspeita ou confirmação de castigo físico, de tratamento cruel ou degradante e de maus-tratos contra criança ou adolescente serão obrigatoriamente comunicados ao Conselho Tutelar da respectiva localidade, sem prejuízo de outras providências legais.

Título III – Da Prevenção – Capítulo I – Disposições Gerais

Artigo 70A, item III. A formação continuada e a capacitação dos profissionais de saúde, educação e assistência social e dos demais agentes que atuam na promoção, proteção e defesa dos direitos da criança e do adolescente para o desenvolvimento das competências necessárias à prevenção, à identificação de evidências, ao diagnóstico e ao enfrentamento de todas as formas de violência contra criança e adolescente.

Artigo 70B. As entidades públicas e privadas, que atuem nas áreas a que se refere o art. 71, dentre outras, devem contar, em seus quadros, com pessoas capacitadas a reconhecer e comunicar ao Conselho Tutelar suspeitas ou casos de maus-tratos praticados contra criança e adolescentes.

Parágrafo único. São igualmente responsáveis pela comunicação de que trata este artigo, as pessoas encarregadas, por razão de cargo, função, ofício, ministério, profissão, ocupação, do cuidado, assistência ou guarda de criança e adolescente, punível, na forma deste Estatuto, o injustificado retardamento ou omissão, culposos ou dolosos.

Sessão II – Dos Crimes especiais – Capítulo II – Das Infrações Administrativas

Artigo 245. Deixar o médico, professor ou responsável por estabelecimento de atenção à saúde e de ensino fundamental, pré-escola ou creche, de comunicar à autoridade competente os casos de que tenha conhecimento, envolvendo suspeita ou confirmação de maus-tratos contra criança ou adolescente.

Conselho Federal de Medicina - Código de Ética Médica (CEM)

É vedado ao médico:

Artigo 73. Revelar fato de que tenha conhecimento em virtude do exercício e sua profissão, salvo por motivo justo, dever legal ou consentimento, por escrito, do paciente.

Artigo 74. Revelar sigilo profissional relacionado a paciente menor de idade, inclusive a seus pais ou representantes legais, desde que o menor tenha capacidade de discernimento, salvo quando a não revelação possa acarretar dano ao paciente.

Ainda que o Conselho Federal de Medicina assegure aos adolescentes o sigilo profissional, após constatação de que é capaz de discernir, é fundamental que o médico não se omita em relação à comunicação de casos de suspeita de violência, seja no atendimento público ou privado, ainda que o adolescente assim não o deseje– conforme manda o ECA, além do próprio artigo 73 do CEM, em que diz que o sigilo pode ser rompido por dever legal.

No Estado de São Paulo, a Lei n. 10.498, de 05/01/2000, dispõe sobre a obrigatoriedade da notificação compulsória ao Conselho Tutelar, à Vara da Infância e Juventude ou ao Ministério Público de casos de maus-tratos contra crianças, adolescentes e portadores de deficiência.

Sob o ponto de vista legal, a violência sexual é tratada de maneira específica pelo Código Penal e pelo Estatuto da Criança e do Adolescente, além da legislação específica sobre a obrigatoriedade de notificação compulsória de violência contra a mulher (Lei n. 10.778, de 24/11/2003).

Sob o ponto de vista prático, até o momento, o médico que atender mulher vítima de qualquer tipo de violência está obrigado a notificar o caso, inclusive em impresso oficial (ficha do SINAN).

A obrigatoriedade da notificação às autoridades (policial/judicial) é tema controverso e muito discutido atualmente pelas sociedades médicas, inclusive com publicações que servem de orientação aos profissionais de saúde para o atendimento de adolescentes. O ECA, assim como o Código de Ética Médica, garante o direito ao sigilo da consulta médica do adolescente, inclusive explicita a quebra do sigilo em alguns casos, e é justamente o sigilo que faz com que muitas adolescentes revelem o fato para o médico. Não se pretende defender que o adolescente tenha total capacidade para lidar autonomamente com as implicações de um episódio de violência, mas é necessário buscar caminho que promova a total proteção da criança e do adolescente, preservando a confiança estabelecida pela relação médico-paciente

Atendimento médico assistencial

O atendimento da vítima de abuso sexual requer equipe multidisciplinar, pela necessidade de suporte médico, de enfermagem, psicológico e de assistência social. Todos os profissionais envolvidos são de suma importância, porém o profissional médico, em geral, é o primeiro a ter contato com a vítima e cabe a ele realizar a anamnese, indicar os exames necessários, profilaxias e os devidos encaminhamentos. É importante destacar que, no atendimento de uma vítima de abuso sexual, a boa relação médico-paciente estabelecida é crucial para que a paciente se sinta acolhida. Os atendimentos podem ser realizados tanto em unidades de emergência como em ambulatórios, dependendo de se tratar ou não de situação clínica aguda.

Diagnóstico

O atendimento de paciente vítima de abuso sexual requer maiores cuidados tanto na anamnese como no exame físico e deve-se atentar de início para o fato de a agressão ser aguda ou crônica.

Na experiência da Divisão de Clínica Ginecológica do Hospital das Clínicas da Faculdade de Medicina da Universidade de São Paulo (HC-FMUSP), as pacientes que sofreram violência sexual aguda, com agressões físicas, apresentando lacerações e/ou sangramento, em geral estão assustadas, abaladas emocionalmente, muitas vezes choram muito, dificultando o atendimento, com medo de sentir mais dor ao exame físico. As formas agudas ocorrem, mais frequentemente, com mulheres adultas e com adolescentes, associadas a ameaça, e o agressor é desconhecido. Já os casos crônicos ocorrem mais com as crianças, o agressor é conhecido, o processo é progressivo, pode durar muitos anos, pode ou não haver contato com a região genital (com as mãos, boca, pênis, ou objetos, exibicionismo, imagens de cunho sexual) e, na maior parte das vezes, no exame clínico não se evidenciam marcas.

O passo inicial para o diagnóstico de abuso sexual infantil é estar atento e reconhecer que o problema existe. A partir dessa premissa, o reconhecimento requer a suspeita razoável da sua ocorrência, além de conhecimentos básicos dos indicadores físicos e comportamentais para poder interpretar pistas de abuso sexual na história clínica. Em crianças, as informações podem não ser claras para se inferir ou excluir a suspeita de abuso sexual. Algumas características são muito suspeitas de abuso sexual, sendo as mais sugestivas a mudança de humor, alteração do sono, compulsão alimentar, comportamento agressivo, rejeição ao convívio com algum familiar ou outra pessoa do ambiente frequentado por ela, alteração do rendimento escolar ou mesmo a recusa de frequentar a escola.

Em casos agudos, em geral atendidos em Pronto Socorro, o exame ginecológico costuma ser esclarecedor, sendo o tratamento instituído de acordo com as lesões encontradas e com o estado clínico da paciente. As lesões comumente encontradas são lacerações (Figura 72.1) e hematomas, associadas ou não (Figura 72.2). Quando há sangramento vaginal profuso ou que suscite dúvidas, ou lacerações que necessitem reparação cirúrgica, o exame minucioso sob anestesia em sala cirúrgica se impõe, a fim de caracterizar o tipo de lesão com o devido reparo de imediato.

Também é importante o médico atentar-se para casos de violência em que a vítima é atendida com traumas extragenitais e não há relato imediato de violência sexual.

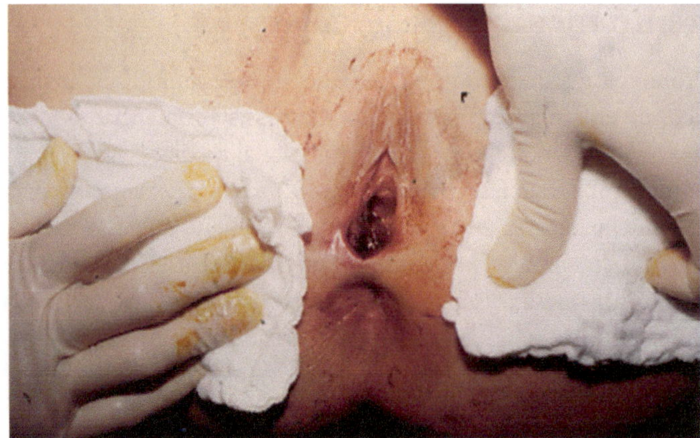

Figura 72.1 – Laceração de vagina e períneo em criança de 9 anos de idade vítima de estupro.
Fonte: Acervo da Clínica Ginecológica do HC-FMUSP.

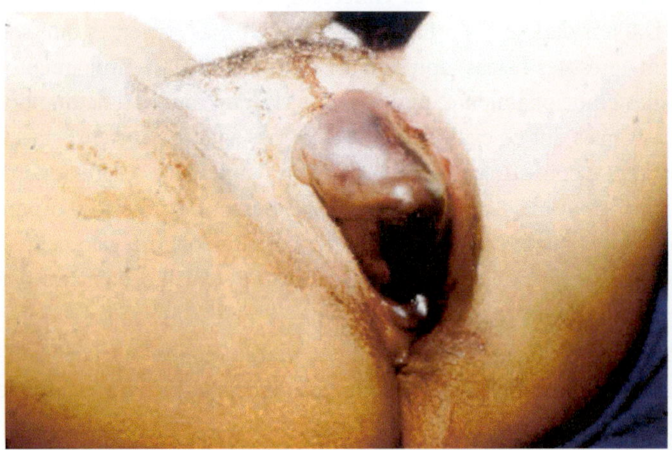

Figura 72.2 – Hematoma do clitóris por estupro em adolescente.
Fonte: Acervo da Clínica Ginecológico do HC-FMUSP.

Além das possíveis lesões, é importante verificar a indicação das profilaxias para infecções sexualmente transmissíveis e o risco de gravidez.

Medidas complementares

As recomendações seguem as diretrizes da Norma Técnica do Ministério da Saúde.[16] Após exame inicial e excluídas lesões com potencial risco de morte, prossegue-se com as medidas para coleta de sangue para verificar o *status* sorológico da vítima, avaliar a função hepática, renal ou outras condições para eventual esquema alternativo das profilaxias indicadas e pesquisa de gestação. A avaliação deve ser feita de maneira individualizada e adequada, considerando-se a idade, o tempo de abuso e o tempo transcorrido entre o abuso e o atendimento.

Anticoncepção de emergência (AE)

O risco de gravidez varia entre 0,5% e 5%. A AE está indicada para todas as mulheres vítimas de violência sexual em idade fértil que tiveram contato com sêmen em coito vaginal, mesmo que duvidoso. Pode ser dispensado se a mulher já fizer uso de anticoncepção regular e de elevada eficácia. Recomenda-se a administração caso o episódio tenha ocorrido até cinco dias antes, sabendo-se que é mais eficaz quando feita nas primeiras 72 horas após o contato sexual.

Métodos recomendados

- 1ª escolha: levonorgestrel: 1,5 mg, por via oral, dose única.
- 2ª escolha: etinilestradiol 0,05 mg + levonorgestrel 0,25 mg: 4 comprimidos (2 comprimidos a cada 12 horas).
- 3ª escolha: etinilestradiol 0,03 mg + levonorgestrel 0,15 mg: 8 comprimidos (4 comprimidos a cada 12 horas).

Os esquemas adotados como segunda e terceira opção devem ser evitados em associação a antirretroviral ritonavir, em razão de redução dos níveis de etinilestradiol e consequente ineficácia do método. O médico também deve atentar para as condições clínicas da paciente que contraindiquem o uso de estrogênio, bem como a possibilidade de a paciente já estar gestante.

Infecções não virais

O risco de contaminação depende do tipo de agressão, do número de agressores, do tempo de exposição, do trauma. Estima-se que cerca de 16% a 58% das vítimas possam adquirir alguma infecção sexualmente transmissível (IST). Infecções como gonorreia, sífilis, infecção por clamídia, tricomoníase e cancro mole podem ser evitadas se o atendimento for imediatamente após o contato sexual. No caso das IST não virais, não há prazo-limite para indicar profilaxia, que inclusive pode ser postergada, para se evitar mal-estar decorrente do número elevado de medicações.

Método recomendado para pessoas acima dos 45 kg

1. Penicilina benzatina 2,4 milhões de UI (1,2 milhão em cada nádega), por via intramuscular.
2. Ceftriaxona 250 mg, por via intramuscular, em dose única.
3. Azitromicina 1 g, por via oral, em dose única.

Para crianças com peso inferior a 45 kg

1. Penicilina benzatina 50.000 UI/kg, por via intramuscular, em dose única.
2. Ceftriaxona 125 mg, por via intramuscular, em dose única.
3. Azitromicina 20 mg/kg, por via oral, em dose única.

Esquema alternativo para profilaxia de IST não virais:

1. Eritromicina 500 mg, por via oral, de 6 em 6 horas, por 15 dias, para adultos; e 50 mg/kg/dia, de 6 em 6 horas, por 15 dias, para crianças e adolescentes.
2. Ciprofloxacino 500 mg, por via oral, em dose única, para adultos; contraindicado para crianças.

Infecções virais

Hepatite B

1. Indica-se a profilaxia para casos de violência sexual em que há contato com sêmen, sangue ou outros fluidos corporais.
2. Checar o *status* vacinal:
   - Quando o esquema for completo, não necessita reforço ou imunoglobulina.
   - Quando o esquema vacinal for incompleto, completar as doses conforme recomendação e receber dose de imunoglobulina. A imunoglobulina pode ser administrada até 14 dias após o contato, sendo o ideal até 48 horas, aplicando-se 0,06 mL/kg, por via intramuscular, no máximo até 5 mL no sítio de aplicação, mais a vacina em 0, 1 e 6 meses.

Hepatite C

- Acompanhamento sorológico e bioquímico.
- ALT no dia da exposição e após 45, 90 e 180 dias.
- Anti-HCV no dia da exposição, após 90 e 180 dias.
- HCV-RNA aos 90 dias.

HIV

A profilaxia é recomendada nas primeiras 72 horas após a violência, para todos os casos de penetração vaginal ou anal. Não se indica em casos de penetração oral sem ejaculação; uso de preservativo; agressor conhecido HIV-negativo; mais de 72 horas do ocorrido; abuso crônico pelo mesmo agressor. Os esquemas terapêuticos estão sumarizados nas Tabelas 72.1 e 72.2.

Tabela 72.1 – Esquema para PEP em crianças e adolescentes de acordo com a faixa etária.

Faixa etária	*Esquema preferencial*	*Medicações alternativas*
0 a 14 dias	AZT + 3TC + RAL(a)	AZT + 3TC + NVP
28 dias a 2 anos	AZT + 3TC + RAL	Impossibilidade do uso de LPV/r: NVP
2 a 12 anos	AZT + 3TC + RAL	Impossibilidade do uso de RAL: LPV/r
Acima de 12 anos	seguir as recomendações para adultos	

Fonte: Ministério da Saúde, 2021.[17]

Tabela 72.2 – Posologia das medicações ARV na população pediátrica.

Dolutegravir (DTG)

- > 20 kg: 50 mg 1 vez ao dia

Raltegravir (RAL)

Comprimidos mastigáveis 100 mg

- 14 kg a < 20 kg: 100 mg de 12 em 12 horas
- 20 kg a < 28 kg: 150 mg de 12 em 12 horas
- 28 kg a < 40 kg: 200 mg de 12 em 12 horas
- > 40 kg: 300 mg de 12 em 12 horas

(*continua*)

Tabela 72.2 – Posologia das medicações ARV na população pediátrica. (*Continuação*)
Comprimidos 400 mg ■ ≥ 25 kg: 400 mg 2 vezes ao dia Granulado 100 mg/sachê ■ RN com 37 semanas de idade gestacional ou mais: 1ª semana, 1,5 mg/kg 1 vez ao dia; da 2ª à 4ª semana, 3 mg/kg 2 vezes ao dia
Zidovudina (AZT) ■ RN com 30 a 35 semanas de idade gestacional: 2 mg/kg/dose de 12 em 12 horas por 14 dias e 3 mg/kg/dose de 12 em 12 horas a partir do 15º dia ■ RN com menos de 30 semanas de idade gestacional: 2 mg/kg/dose de 12 em 12 horas ■ RN com 35 de semanas de idade gestacional ou mais (até 4 kg): 4 mg/kg/dose ■ 4 kg a 9 kg: 12 mg/kg/dose de 12 em 12 horas ■ 9 kg a 30 kg: 9 mg/kg/dose de 12 em 12 horas (máximo de 150 mg por dose) ■ ≥ 30 kg: 300 mg de 12 em 12 horas
Lamivudina (3TC) ■ RN com 34 semanas de idade gestacional ou mais e < 30 dias de vida: 2 mg/kg/dose de 12 em 12 horas ■ > 30 dias: 4 mg/kg/dose de 12 em 12 horas (dose máxima de 300 mg/dia) ■ ≥ 12 anos: 150 mg de 12 em 12 horas
Profilaxia do HIV **Lopinavir/ritonavir (LPV/r)** Solução oral: 80/20 mg/mL ■ ≥ 14 dias a 28 dias: 300 mg/75 mg/m² de 12 em 12 horas ■ 1 mês a 6 meses: 1 mL de 12 em 12 horas ■ 6 a 12 meses: 1,5 mL de 12 em 12 horas ■ 1 a 3 anos: 2 mL de 12 em 12 horas ■ 3 a 6 anos: 2,5 mL de 12 em 12 horas ■ 6 a 9 anos: 3 mL de 12 em 12 horas ■ 9 a 14 anos: 4 mL de 12 em 12 horas Comprimido infantil: 100 mg/25 mg ■ 10 a 13,9 kg: 2 comprimidos de manhã e 1 à noite ■ 14 a 19,9 kg: 2 comprimidos de manhã e 2 à noite ■ 20 a 24,5 kg: 3 comprimidos de manhã e 2 à noite ■ 25 a 29,5 kg: 3 comprimidos de manhã e 3 à noite ■ > 35 kg: 400 mg/100 mg de de 12 em 12 horas Granulado 100 mg/sachê ■ RN com 37 semanas de idade gestacional ou mais: 1ª semana, 1,5 mg/kg 1 vez ao dia; da 2ª à 4ª semana, 3 mg/kg 2 vezes ao dia
Nevirapina (NVP) – uso neonatal ■ Peso de nascimento < 1,5 kg: não usar NVP ■ Peso de nascimento 1,5 a 2 kg: 8 mg (0,8 mL)/dose de 12 em 12 horas ■ Peso de nascimento > 2 kg: 12 mg (1,2 mL)/dose de 12 em 12 horas ■ 14 dias a 8 anos: 200 mg/m² 1 vez ao dia por 14 dias, depois: 200 mg/m² de 12 em 12 horas

Fonte: Ministério da Saúde, 2021.[17]

HPV

No atendimento de crianças, é muito importante o médico avaliar casos em que a suspeita ocorre por verrugas na região anogenital. É necessário lembrar os outros modos de transmissão do HPV em crianças, como a transmissão vertical, que, inclusive, é considerada em toda criança com até 2 anos de idade (ver Capítulo 14 – Verrugas na região vulvar e perianal de crianças e adolescentes). Estamos atentos para esse fato há alguns anos, com acompanhamento de crianças que tiveram suspeita de abuso sexual, simplesmente por apresentarem lesões verrucosas na região perianal (Figura 72.3), sem outro sinal suspeito, sendo que o abuso sexual não foi confirmado. Inclusive, em algumas crianças, retiramos as verrugas cirurgicamente e o exame histopatológico foi de HPV tipo 4, que é de transmissão não sexual. O que intriga é o tropismo pela região perianal desse vírus, já detectado em outras crianças, em nosso serviço. Entretanto, condilomas no introito vaginal (Figuras 72.4 e 72.5) são sinais altamente suspeitos de contato sexual. Nesse caso específico, é necessário o diagnóstico correto, não confundindo com outra lesão, como ocorreu com a criança da Figura 72.6, que teve diagnóstico de condiloma, quando se tratava de um apêndice himenal, confirmado por exame histopatológico da lesão.

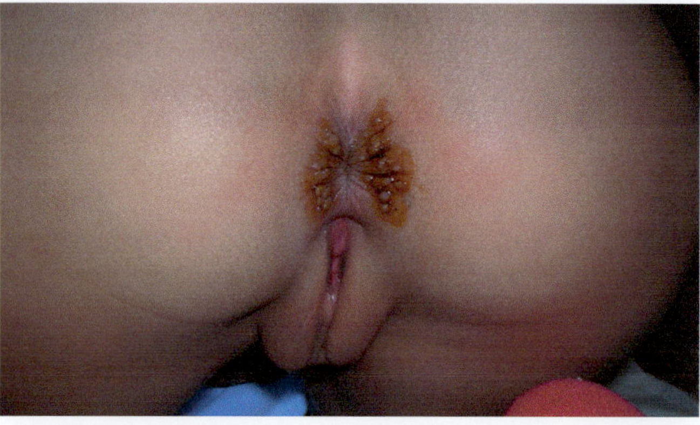

Figura 72.3 – Condilomas perianais pelo HPV tipo 4, de transmissão não sexual em criança.
Fonte: Acervo da Clínica Ginecológica do HC-FMUSP.

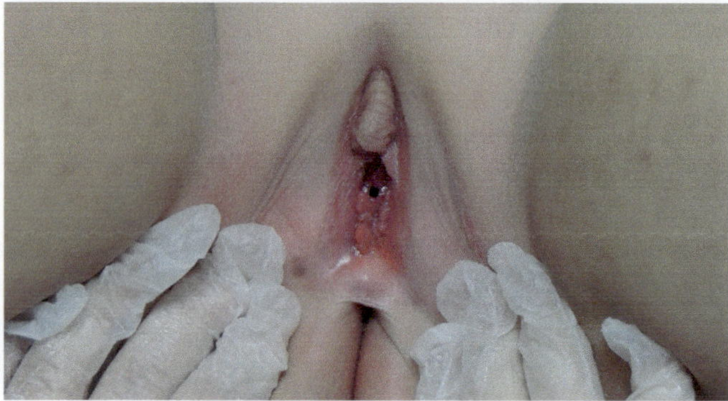

Figura 72.4 – Condilomas no introito vaginal de criança de 7 anos vítima de abuso sexual intrafamiliar por adolescente de 15 anos.
Fonte: Acervo da Clínica Ginecológica do HC-FMUSP.

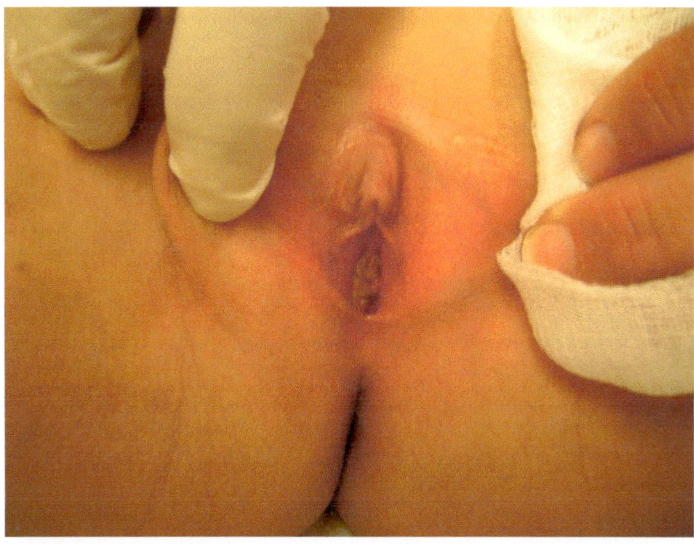

Figura 72.5 – Condilomas no introito vaginal de criança de 4 anos vítima de abuso sexual intrafamiliar (agressor adulto).

Fonte: Acervo da Clínica Ginecológica do HC-FMUSP.

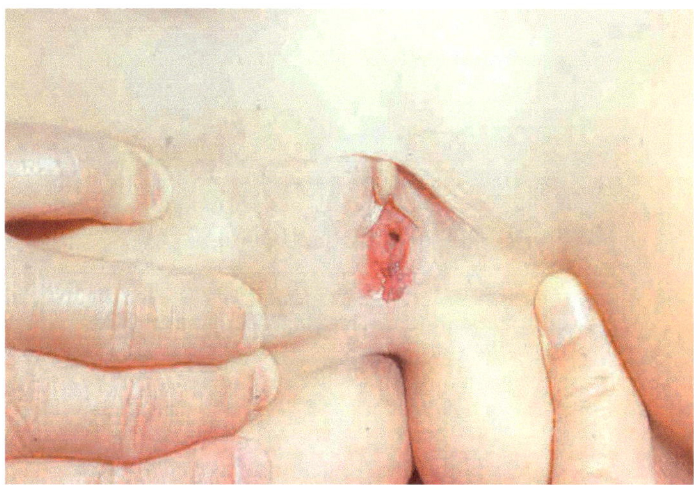

Figura 72.6 – Apêndice himenal em criança de 5 anos de idade confundido com condilomas.

Fonte: Acervo da Clínica Ginecológica do HC-FMUSP.

Gravidez decorrente de violência

Quando ocorre gravidez por estupro, a adolescente e seus representantes legais devem ser orientados quanto à possibilidade legal de interrupção da gestação, bem como de alternativas legais caso optem pela manutenção da gestação. No caso de manter a gestação, deverá ser encaminhada para atenção pré-natal.

A interrupção da gestação é indicada até a 22ª semana apenas. Em qualquer situação, seja a decisão em manter ou interromper a gravidez, na equipe multidisciplinar que assiste a adolescente deve haver um(a) psicólogo(a) para acompanhar a paciente antes, durante e após o desfecho do caso.

REFERÊNCIAS BIBLIOGRÁFICAS

1. Krug EG, Dahlberg LL, Mercy JA, Zwi AB, Lozano R. Relatório mundial sobre violência e saúde; 2002.
2. Florentino BRB. The possible consequences of the sexual abuse practised against children and adolescents. Fractal: Revista de Psicologia. 2015;27(2):139-144.
3. World Health Organization. (2005). WHO multi-country study on women's health and domestic violence against women: initial results on prevalence, health outcomes and women's responses. World Health Organization.
4. Finkelhor D, Turner HA, Shattuck A, Hamby SL. Prevalence of childhood exposure to violence, crime, and abuse results from the national survey of children's exposure to violence. JAMA Pediatr. 2015;169(8):746-54.
5. Bureau of Justice Statistics. National Crime Victimization Survey (NCVS). 2016. Disponível em: https://www.bjs. gov/content/pub/pdf/cv16.pdf. [Acesso em 21 dez. 2018].
6. WGCO Violence and Health. Violence: a public health priority. Geneva: World Health Organization; 1996.
7. Aded NLDO, Dalcin BLGDS, Moraes TMD, Cavalcanti MT. Abuso sexual em crianças e adolescentes: revisão de 100 anos de literatura. Archives of Clinical Psychiatry (São Paulo). 2006;33(4):204-213.
8. Ariès P. L'enfant et la vie familiale sous l'Ancien Régime. 1960, 1962.
9. Lins TCA. Violência sexual: justiça e proteção. 2006.
10. Oliveira IS. Trajetória histórica do abuso sexual contra criança e adolescente. 2006.
11. Azambuja MRF. Violência sexual intrafamiliar: é possível proteger a criança? Textos & Contextos (Porto Alegre). 2004;5(1).
12. Roweton WE, Bass E, Thornton L et al. I never told anyone: writings by women survivors of child sexual abuse. New York: Harper & Row; 1983. 278 p.
13. Villela WV, Lago T. Conquistas e desafios no atendimento das mulheres que sofreram violência sexual. Cadernos de Saúde Pública. 2007;23:471-475.
14. Estatuto da Criança e do Adolescente, Lei Federal n. 8.069/90, de 13 de julho de 1990.
15. Código Penal. Decreto-Lei n. 2.848, de 07 de dezembro de 1940.
16. Brasil. Ministério da Saúde, Secretaria de Atenção à Saúde, Departamento de Ações Programáticas Estratégicas. Prevenção e tratamento dos agravos resultantes da violência sexual contra mulheres e adolescentes: norma técnica. Ministério da Saúde, Secretaria de Atenção à Saúde, Departamento de Ações Programáticas Estratégicas. 3. ed. (atual., ampl. e reimpr.). Brasília: Ministério da Saúde, 2012.
17. Brasil. Ministério da Saúde. Secretaria de Vigilância em Saúde. Departamento de DST, Aids e Hepatites Virais. Protocolo Clínico e Diretrizes Terapêuticas para Profilaxia Pós-Exposição (PEP) de Risco à Infecção pelo HIV, IST e Hepatites Virais. Brasília: Ministério da Saúde, 2021.

Sexualidade na Infância e na Adolescência

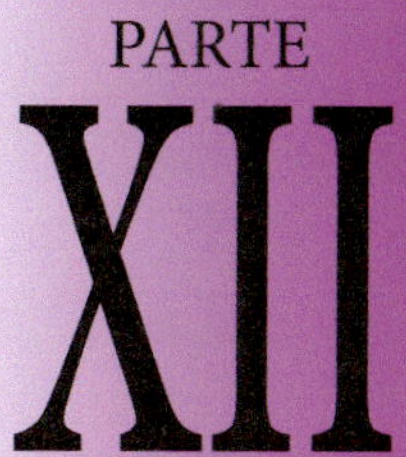

Coordenadores

- José Maria Soares Júnior
- José Alcione Macedo Almeida

73

Construção da Sexualidade na Infância e na Adolescência

■ Carmita H. N. Abdo

Questões relacionadas ao comportamento sexual tornaram-se cada vez mais relevantes para profissionais que trabalham com crianças e adolescentes, os quais são acessados para opinar sobre essas questões ou resolvê-las, de tempos em tempos, com frequência crescente.

A expressão da sexualidade, por meio do comportamento sexual, é natural, saudável e um aspecto básico da atividade humana. Entretanto, comportamentos sexuais abusivos, ou que deixem crianças e jovens vulneráveis ou lhes causem danos, exigem que adultos intervenham.[1]

O comportamento adequado em relação ao desenvolvimento sexual resulta de processos naturais de cunho biológico e psicológico. Em contrapartida, o comportamento "anômalo" ou "atípico" é aquele em que ocorre interrupção do processo esperado.[2]

Desenvolvimento geral da criança e do adolescente

O desenvolvimento da criança segue um longo percurso, que pode ser dividido em etapas, para melhor entendimento. Algumas crianças amadurecem mais rápido do que outras. Na fase da pré-escola, comportamentos de apego aos principais cuidadores são muito evidentes. Ocorre desenvolvimento emergente e contínuo de habilidades motoras amplas e finas. É também um momento em que a comunicação e a linguagem precoce estão se estabelecendo, bem como tem início a expressão de uma série de emoções. O "eu" (como pessoa individual) começa a surgir, simultaneamente a maior autocontrole e conformidade.[3]

À medida que as crianças atingem a idade escolar, observa-se crescente grau de socialização e habilidades físicas e de coordenação mais avançadas. Elas já conseguem sustentar períodos mais longos de concentração e apresentam humor mais estável, mais capacidade de empatia e de preocupação, de comunicar ideias e desejos, bem como senso mais forte de equidade e disciplina.[3]

Conforme a criança evolui para a adolescência, são perceptíveis grandes mudanças em várias áreas – física, cognitiva, sexual, social, emocional, moral –, todas alinhadas em um "eu" que segue emergindo continuamente.[2]

As mudanças físicas variam muito de um jovem para outro. Com o estabelecimento do pensamento abstrato, os jovens se tornam aptos e seguros, começam a se experimentar sexualmente e a praticar relacionamentos. Ainda são altamente suscetíveis e muito influenciados por seus pares (mesmo que neguem), buscando diferentes grupos de amizade, onde há regras para adesão. Tais jovens têm grande variedade e labilidade de emoções (ao mesmo tempo em que rejeitam atitudes emocionais em adultos). Testam os limites de seu mundo moral, bem como declaram independência, ao mesmo tempo em que se empenham para atingir a integridade própria de um cidadão razoável.[2]

Segundo as palavras de Anna Freud (1936), as quais se mantêm atuais:[4]

> "Os adolescentes são excessivamente egoístas e se consideram o centro do universo, o único objeto de interesse. Ainda assim, em nenhum momento da vida posterior serão capazes de tanto sacrifício e tanta devoção. Eles estabelecem as relações de amor mais apaixonadas, apenas para rompê-las tão rapidamente quanto elas se iniciaram. Por um lado, lançam-se com entusiasmo na vida da comunidade e, por outro, têm uma extrema necessidade de solidão. Oscilam entre a submissão cega a algum líder por eles escolhido e a rebelião desafiadora contra qualquer autoridade. São egoístas e materialistas, ao mesmo tempo em que cheios de idealismo elevado" (p. 137-138).

A Tabela 73.1 ilustra as fases de desenvolvimento da libido, propostas por Freud (no início do século XX) e respectivos comemorativos.[5] Esse quadro evolutivo norteou o desenvolvimento do conhecimento nessa área, ao longo do século passado.

Tabela 73.1 – Estágios do desenvolvimento psicossexual.

Idade	*Fase*	*Zona erógena*	*Meta do desenvolvimento*
Vida intrauterina a 2 anos	Oral	Boca	Amamentação/desmame
2 a 3 anos	Anal	Ânus	Controle dos esfíncteres
4 a 6 anos	Pré-genital	Genitais	Identificação com o genitor do mesmo gênero
6 a 12 anos	Latência	Energia focada no social	Socialização
13 anos à idade adulta	Genital	Genitais	Maturidade e intimidade

Fonte: Adaptada de Freud, 1976.[5]

Ainda na atualidade, esses estágios são validados, sendo balizadores para aqueles que se lançam no estudo da sexualidade da criança e do adolescente.

Desenvolvimento sexual em crianças e adolescentes

As crianças se desenvolvem sexual e emocionalmente por meio de um processo em que a curiosidade é o aspecto fundamental. Elas apresentam um desejo natural de aprender sobre seus corpos, suas emoções e as emoções e os corpos alheios. O desenvolvimento sexual infantil pode ser entendido como uma sucessão contínua de estágios,[6] conforme descritos a seguir.

Infância[6]

Aos 2 meses de vida, já se observa ereção peniana, a qual ocorre esporadicamente (desde o nascimento).

Entre 9 e 12 meses, o bebê manipula os órgãos genitais quando está sem roupa, o que representa o início da masturbação (ou manipulação dos genitais); as meninas olham o cuidador principal e sorriem ao urinar; e todos os bebês querem ser trocados quando a fralda está molhada ou suja.

Ao completar 1 ano de vida, o bebê mostra-se carinhoso com o cuidador e, quando cansado, molhado ou perturbado, o abraça. Também demonstra carinho por bonecos e bichinhos de pelúcia.

Aos 2 anos, dá beijo à hora de dormir, pode sentir alguma dificuldade para ir ao banheiro em locais desconhecidos e já está consciente de seus próprios órgãos genitais, os quais manipula quando está nu. É nesse estágio que começa a apresentar interesse pelas diferenças físicas entre os sexos, por diferentes posições para urinar e por assistir os outros no banheiro e no despir-se.

A partir dos 3 anos, conversa sobre diferenças físicas entre os sexos e posições diferentes para urinar. As meninas podem tentar urinar em pé. O interesse pelos próprios órgãos genitais se desenvolve, e as crianças os tocam, bem como olham e tocam os adultos (p. ex., seios da mãe).

Aos 4 anos, começam a "mostrar" e observar os órgãos genitais alheios e "jogar" o jogo de urinar antes de outra criança. Passam a exigir privacidade para si, mas demonstram extremo interesse em atividades de "banheiro" com outros.

Atingidos os 5 anos, a criança está consciente das diferenças genitais entre meninos e meninas, havendo menor interesse pelas diferenças anatômicas, enquanto a manipulação dos genitais passa a ser mais interessante. Torna-se mais discreta, resultando disso menor exposição do corpo.

Aos 6 anos, inicia-se a consciência do interesse pelas diferenças físicas entre os sexos. Algumas crianças são submetidas a jogos sexuais por outras mais velhas. As diferenças de idade e poder entre os filhos são fatores críticos na definição do jogo sexual e da exploração natural do corpo. Isso pode se tornar motivo de preocupação, como detalhado adiante.

Entre os 7 e os 8 anos, diminui o interesse pelo sexo, embora persista alguma exploração mútua e experimentação. As relações sociais ganham importância.

Quando atinge o 8º ano de vida, a criança procura saber mais sobre a fisiologia e o funcionamento do corpo; o interesse por sexo é bastante alto, mas a exploração e o jogo não se comparam ao que ocorreu aos 6 anos. Risadinhas, sussurros, palavras obscenas, piadas de cunho sexual passam a ser trocadas.

Esse panorama se consolida e se intensifica aos 9 anos; e aos 10 anos se acrescentam leituras e buscas por imagens de conotação sexual.

Da puberdade à adolescência, e dependendo de valores, antecedentes, gênero e cultura, as experiências sexuais com parceria começam a ser cogitadas.

O Quadro 73.1 sintetiza e sistematiza os aspectos do desenvolvimento sexual que foram relatados.

Quadro 73.1
Comportamentos sexuais esperados em cada faixa etária.

0 a 4 anos	*5 a 9 anos*	*10 a 13 anos*	*14 a 17 anos*
▪ Conforto em estar nu ▪ Tocar o corpo e segurar os órgãos genitais ▪ Masturbação inconsciente ▪ Interesse nas partes e funções do corpo ▪ Desejo de tocar os órgãos genitais das crianças da família, durante o banho ou outro tipo de contato ▪ Participação na criação de jogos que envolvam olhar e/ou tocar os corpos de crianças da família ("Mostre-me o seu e eu vou mostrar o meu") ▪ Faz perguntas ou quer tocar seios ou genitais de familiares adultos (p. ex., no banho)	▪ Aumento da sensação de privacidade ▪ Tocar o corpo e segurar os órgãos genitais ▪ Masturbação, geralmente com consciência de privacidade ▪ Curiosidade sobre os órgãos genitais de outras crianças, envolvendo olhar e/ou tocar os corpos de crianças da família ("Mostre-me o seu e eu vou mostrar o meu") ▪ Curiosidade sobre sexualidade e perguntas sobre bebês, gênero, relacionamentos, atividade sexual ▪ Conta histórias ou faz perguntas, usando brincadeiras, palavras de "banheiro" ou apelidos para partes íntimas ▪ Uso de celulares e internet em relacionamentos com colegas	▪ Crescente necessidade de privacidade ▪ Masturbação com privacidade ▪ Curiosidade e busca de informações sobre sexualidade ▪ Uso de linguagem sexual ▪ Interesse e/ou participação em relacionamentos de namorada ou namorado ▪ Abraça, beija e toca colegas conhecidos ▪ Exibição entre os pares de idade, piscadela ocasional, suspiros ▪ Uso de celulares e internet em relacionamentos com colegas	▪ Necessidade de privacidade ▪ Masturbação com privacidade ▪ Acesso a informações sobre sexualidade ▪ Visualização de materiais para excitação sexual (vídeos, revistas, fotos, filmes) ▪ Conversas sexualmente explícitas e/ou uso de humor e obscenidades com colegas ▪ Interesse e/ou participação em uma relação com alguém do sexo oposto ou do mesmo sexo ▪ Atividade sexual com parceiro(a) de idade semelhante (capacidade de consentimento deve ser considerada) ▪ Uso de celulares e internet em relacionamentos com colegas

Fonte: Adaptada de Hoskin et al., 2015;[2] Haroian, 2000.[6]

Pubescência e início da adolescência[6,7]

É a fase de crescimento, quando se desenvolvem as características sexuais secundárias há maior conscientização sobre o "eu" físico e seu impacto sobre os outros.

O púbere pode se preocupar com sua identidade psicossocial, e essa conscientização pode resultar em desejo de maior privacidade e independência.

Começa a haver conexão cada vez mais forte com pares e afastamento da família. Ao mesmo tempo, a atração sexual torna-se cada vez mais intensa.

Entre os 11 e os 12 anos, o grupo de pares é muito importante. Meninos e meninas podem ser avessos entre si. Elas têm crescimento mais rápido, as mamas se desenvolvem e ocorrem menarca e odor corporal. Juntamente com a consciência de si mesmo, dá-se a diferenciação anatômica específica de gênero. Em meio às mudanças hormonais, os meninos se mostram interessados em piadas e material gráfico de cunho sexual. Apresentam desenvolvimento do pênis e aumento dos pelos pubianos. A prática masturbatória se torna mais usual, começam a beijar e a mudar frequentemente de parceira(o).

Os meninos comentam entre si suas experiências sexuais e as meninas discorrem especialmente sobre as experiências sexuais alheias.

Os jovens homossexuais se tornam mais conscientes de não serem interessados sexualmente em colegas do sexo oposto.

Chegando aos 13 ou 14 anos, o pubescente é mais crítico que os adultos e, ao mesmo tempo, sensível às críticas. Aumenta a preocupação com a aparência pessoal. Os meninos apresentam, agora, crescimento mais rápido, a voz se agrava, a ereção e a ejaculação se tornam mais frequentes e a identificação do grupo de pares é intensificada. As meninas, nessa fase, são fisicamente maduras e propensas a se masturbarem.

Aos 15 anos, sentem necessidade de mais independência e amigos do mesmo sexo. O sexo compartilhado ganha importância. Os homossexuais passam a entender melhor a sua sexualidade.

Adolescência[6,7]

Entre os 16 e os 17 anos, o ritmo de crescimento diminui, de modo que, no final desse estágio, a maioria dos adolescentes terá completado a puberdade e as transições físicas da infância à idade adulta.

O equilíbrio hormonal é alcançado e o comportamento social se desenvolve de maneira mais definida.

Embora os adolescentes continuem a ser influenciados por seus pares, o poder da pressão destes tende a ser menor e há maior tendência para a autossuficiência e a parceria estável.

O Quadro 73.2 sumariza o desenvolvimento na pubescência e na adolescência, comparando características físicas e psíquicas e comportamento sexual.

Quadro 73.2
Desenvolvimento sexual em pubescentes e adolescentes entre 13 e 17 anos.

Características	*Comportamento sexual típico*
▪ Mudanças hormonais ▪ Menstruação em meninas/ejaculação em meninos ▪ Desenvolvimento de características sexuais secundárias ▪ Mais conscientização sobre mudanças corporais ▪ Maior necessidade de privacidade ▪ Mudanças de humor ▪ Confusão sobre mudanças corporais ▪ Confusão sobre autoidentidade ▪ Medo de relacionamentos ▪ Dúvidas sobre sexualidade ▪ Medo de gravidez ▪ Medo de não ser atraente e não encontrar parceiro(a)	▪ Fazem perguntas sobre relacionamentos e comportamento sexual ▪ Usam linguagem sexual ▪ Conversam entre si sobre atos sexuais ▪ Masturbação na intimidade ▪ Experimentação sexual com outros adolescentes da mesma idade ▪ Contato físico consensual ▪ Estimulação manual ▪ Sexo oral ▪ Carícias ▪ Às vezes, relações sexuais completas e consensuais

Fonte: Adaptado de Hyde e De Lamater, 2013.[7]

Comportamento sexual saudável e comportamento sexual indicativo de desenvolvimento anômalo

Os comportamentos sexuais que fazem parte do desenvolvimento natural e saudável são:[1,9]

1. espontâneos, curiosos, leves, facilmente desapegados, agradáveis, mútuos e consensuais;
2. apropriados para a idade e o desenvolvimento da criança e do adolescente;
3. atividades ou jogos entre iguais em termos de idade, desenvolvimento e níveis de habilidade;
4. aquisição e compreensão das informações equiparadas com curiosidade sobre outros aspectos da vida.

Os comportamentos sexuais que podem ser indicativos de desenvolvimento anômalo e que causam preocupação estão relacionados a seguir. Eles se caracterizam por:[1,8]

1. persistência, intensidade, frequência e/ou duração maiores desses comportamentos;
2. atividade ou conhecimento atípico para a idade e o estágio de desenvolvimento;
3. diferença significativa, entre crianças, quanto a idade, capacidade de desenvolvimento ou poder;
4. risco para a saúde e a segurança da criança ou de outros;
5. mudanças incomuns no comportamento.

Essas atitudes sinalizam a necessidade de monitorar e, muitas vezes, fornecer suporte adicional à criança ou ao adolescente.

Orientação sexual e disforia de gênero na adolescência

A orientação sexual determina se a excitação física e emocional de um indivíduo é para pessoas do mesmo sexo ou do sexo oposto ao seu. Não é preciso ser sexualmente ativo para ter uma orientação sexual. Aqueles que são atraídos (mesmo que só na fantasia ou no pensamento) principalmente pelo sexo oposto são heterossexuais; aqueles atraídos principalmente pelo mesmo sexo são homossexuais (*gays* ou lésbicas); e aqueles que são atraídos por ambos os sexos são bissexuais.[10]

A orientação sexual não é um diagnóstico, não sendo, portanto, tarefa do ginecologista investigar. Em vez disso, o profissional deve criar um ambiente no qual a adolescente possa discutir quaisquer dúvidas ou preocupações que tenha, inclusive sobre identificar-se como homossexual, ter descoberto que sente atração por pessoas do mesmo sexo, ter tido um encontro sexual com alguém do mesmo sexo ou estar confusa sobre sua preferência.[11]

Estudos que tentam definir a porcentagem de adolescentes não heterossexuais são muitas vezes limitados pelas perguntas que fazem. Os indivíduos que acabam se identificando como *gays*, lésbicas ou bissexuais nem sempre o fazem durante a adolescência. Ter relações sexuais com alguém do mesmo sexo não significa necessariamente que o adolescente seja *gay*, e muitos adolescentes *gays* não tiveram ainda relações sexuais com alguém do mesmo sexo. As melhores estatísticas disponíveis são do British Columbia Adolescent Health Survey:[12] enquanto 1,5% de todos os meninos se identificaram como bissexuais, principalmente homossexuais ou completamente homossexuais, 3,5% dos sexualmente ativos referiram que fizeram sexo com alguém do mesmo sexo nos últimos 12 meses. Quanto às meninas, 3% se identificaram como bissexuais, principalmente homossexuais ou completamente homossexuais, enquanto 6,4% das sexualmente ativas relataram ter feito sexo com alguém do mesmo sexo nos últimos 12 meses.[12] Um estudo recente com 344.815 adolescentes (média de 15,5 anos) encontrou que 13,9% das mulheres e 7,0% dos homens se identificaram como lésbicas, gays, bissexuais ou não têm certeza quanto à orientação sexual.[13]

A identificação da orientação homossexual pode começar com fantasias ou sonhos homossexuais, com a percepção de que é atraída por pessoas do mesmo sexo, com a sensação de que é diferente de seus pares ou mesmo com uma experiência homossexual. A adolescente pode ficar confusa nesse momento, apesar de ciente da atração, mas em desconforto com isso. Essa confusão é influenciada pelo estigma associado à homossexualidade, ao conhecimento impreciso, à falta de modelos e às oportunidades mínimas de socialização com outros jovens que estão vivenciando situação semelhante. Mais confusão pode ocorrer se a jovem experimenta também atração pelo sexo oposto. A adolescente pode não reconhecer sua orientação, evitar pensar nisso ou sugerir uma explicação alternativa para seus sentimentos.[14] O desafio para as jovens homossexuais é desenvolver uma sexualidade saudável e íntegra, já que o contexto é de estereótipos e preconceitos, muitas vezes sem apoio da família ou da sociedade.

É importante distinguir entre as adolescentes homossexuais e aquelas com uma possível disforia de gênero. A maioria dos heterossexuais e homossexuais têm a sensação de ser homem ou mulher, a qual corresponde a sua anatomia. Os indivíduos cuja identidade de gênero não corresponde a sua anatomia são referidos como transgêneros. Aqueles que são transgêneros podem ser heterossexuais, homossexuais ou bissexuais.[10]

A disforia de gênero pode se manifestar na primeira infância, com um grau variável de intensidade. Sua prevalência nesse período é inferior a 1%[15,16] e está frequentemente associada a problemas emocionais e comportamentais, bem como a alto índice de comorbidade psiquiátrica.[17] O curso clínico é variável. Atualmente, são controversas as explicações teóricas a respeito das causas da disforia de gênero e sobre as abordagens de acompanhamento, particularmente com relação às estratégias de intervenção hormonal precoce.[18]

Como não há, ainda, estudos de alcance significativo sobre o curso da disforia de gênero e, em particular, nenhuma pesquisa definitiva enfocando fatores causais para essa condição, o nível de evidência dos vários modelos etiológicos propostos é baixo.[18] A maioria dos modelos sobre disforia de gênero pressupõe que ela resulte de uma interação biopsicossocial complexa.[19] Entre aqueles com disforia de gênero na infância, apenas 2,2% a 30% dos nascidos meninos e 12% a 50% das nascidas meninas alcançam a transexualidade persistente na vida adulta.[20] O estado atual de investigação sobre esse assunto não permite identificar quaisquer parâmetros diagnósticos válidos pelos quais se possa prever com segurança se as manifestações persistirão, ou seja, se a transexualidade se desenvolverá com certeza ou, pelo menos, com alto grau de probabilidade.[18]

Influências moduladoras do desenvolvimento e da dinâmica familiar têm implicações terapêuticas para a disforia de gênero. Como as crianças com esse quadro menos frequentemente chegam à transexualidade na idade adulta, as intervenções físicas irreversíveis não são indicadas até que o desenvolvimento psicossexual do indivíduo esteja completo. Segundo alguns autores, as experiências que nessa fase propiciam a formação da identidade não devem ser atropeladas pelo uso de agonistas do hormônio liberador de gonadotrofina (GnRH) para supressão do desenvolvimento puberal.[21,22]

No Brasil, o Conselho Federal de Medicina, em sua Resolução 2.265/2019, estabelece que é vedado o início da hormonioterapia cruzada antes dos 16 anos de idade. Esse bloqueio hormonal só poderá ser iniciado em crianças e adolescentes a partir do estágio 2 de Tanner (puberdade), sendo realizado exclusivamente em caráter experimental em protocolos de pesquisa, em hospitais universitários e/ou de referência para o SUS.[23]

A transexualidade é assunto que mobiliza cada vez mais o interesse médico de diferentes especialidades. Ao ginecologista/obstetra, em particular, cabe atentar para essa questão, notadamente no atendimento à adolescente.

Saúde mental da criança e do adolescente

Para tratar desse tema, é transcrita na íntegra, a seguir, nota do Conselho Regional de Medicina do Estado de São Paulo (Cremesp),[24] a qual esclarece sobre o assunto, de modo a orientar o médico, com base no que há de mais atual e cientificamente documentado.

> "Após a plenária temática 'Desenvolvimento Psicossexual da Criança e do Adolescente', realizada pelo Cremesp em 19 de janeiro de 2018, este Conselho vem a público manifestar suas considerações a respeito da saúde mental da criança e do adolescente.
>
> A saúde mental do ser humano depende de um desenvolvimento harmônico, desde o princípio da vida, e uma parte dessa formação se faz por meio do desenvolvimento psicossexual da libido.
>
> Considerando que:
>
> 1) a criança é uma pessoa em desenvolvimento e que o ser humano nasce desprovido de condições autônomas para se manter, tanto física quanto psiquicamente,
> 2) a criança é dependente e requer cuidados especiais, distintos em cada fase do desenvolvimento,
> 3) as diferentes fases do desenvolvimento evoluirão ao longo das duas primeiras décadas de vida e que essa evolução dar-se-á gradativamente,
> 4) os bebês e as crianças são absolutamente vulneráveis,
> 5) é negligente, irresponsável e alienante consentir ou induzir as crianças a fazerem escolhas prematuras, já que são desprovidas de maturidade para tal,
> 6) é função parental apresentar referenciais para a educação psicossexual da criança, podendo se valer de orientação médica e psicológica,
> 7) durante a adolescência ainda há parcial vulnerabilidade,
> 8) educação sexual, direito da criança e do adolescente, é muito diferente de incentivo à indefinição sexual, o que traz a eles insegurança, inadaptação e risco, com consequências para essa população vulnerável,
> 9) é medida antiética a realização de experimentos psíquicos, não aprovados pela Comissão Nacional de Ética em Pesquisa (Conep), conforme legislação vigente, com a população de crianças e adolescentes, visto sua vulnerabilidade,
> 10) os Conselhos de Medicina têm por função zelar pela saúde da população, em seus aspectos físicos e psíquicos,
> 11) a homologação da Sessão Plenária do Cremesp realizada em 14 de fevereiro de 2018.
>
> O Cremesp entende que o cuidado com a saúde mental das crianças e dos adolescentes deve ser prioridade e que colocá-los em risco pode trazer consequências danosas à formação do aparelho psíquico. Entende que a determinação sexual é dependente

de fatores genéticos, epigenéticos e do desenvolvimento psicossexual precoce e que as variações do desenvolvimento sexual podem ocorrer em crianças e adolescentes e devem ser abordadas como tal, não devendo ser objeto de questões políticas, ideológicas ou de outra ordem.

O Cremesp considera que o cuidado com crianças e adolescentes em seu desenvolvimento psicossexual é prioridade, deixando claro que as diferenças sexuais existem e devem ser observadas para que a confusão não se estabeleça por desvio de objetivos".[24]

Alto risco para doenças sexualmente transmissíveis

Fatores que aumentam o risco de infecções sexualmente transmissíveis (ISTs) em adolescentes podem ser categorizados como: (1) suscetibilidade biológica; (2) desenvolvimento psicossocial; (3) adoção de cuidados com a saúde; (4) preocupação com aspectos de confidencialidade, éticas e legais. Esses quatro fatores contribuem para o risco à saúde da adolescente e influenciam comportamentos de alto risco num ambiente de atividade sexual em evolução, à medida que a menina progride para a puberdade[11] (Figura 73.1).

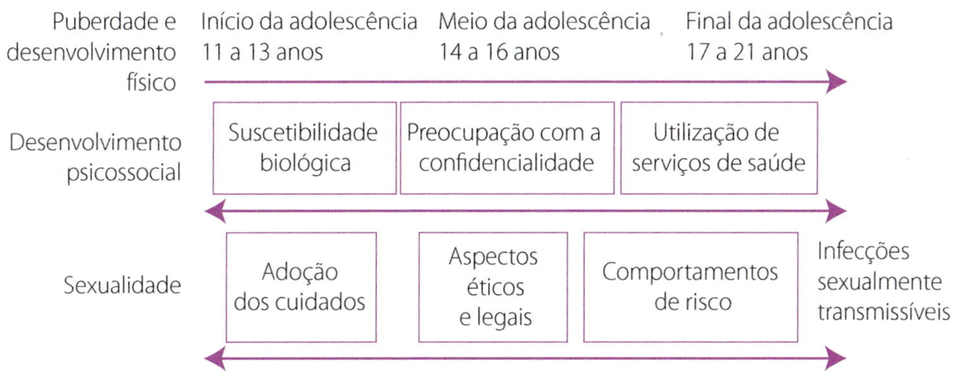

Figura 73.1 – Esquema dos riscos para infecções sexualmente transmissíveis em adolescentes.
Fonte: Adaptada de Shafii e Burstein, 2009.[11]

Fatores biológicos

Em razão das características fisiológicas, adolescentes são mais vulneráveis às ISTs do que mulheres adultas. O colo uterino imaturo e incompletamente estrogenizado apresenta persistência do epitélio colunar que se estende até a ectocérvice, o que é conhecido como ectopia cervical. O epitélio colunar é mais suscetível à invasão de agentes patogênicos, como *Neisseria gonorrhoeae* e *Chlamydia trachomatis*, do que o epitélio escamoso, que cobre a vagina e o colo do útero da mulher adulta. As adolescentes tendem a ter muco cervical mais fino do que as adultas, apresentando assim uma barreira mais frágil aos agentes que podem infectar o colo do útero e o trato reprodutivo superior.[25]

Níveis mais baixos de estrogênio presentes no início da adolescência resultam em tecido genital mais fino. Além disso, a excitação sexual insuficiente conduz à lubrificação vaginal inadequada, antes da penetração. Essa combinação de elementos expõe as adolescentes a risco aumentado de trauma ou irritação do tecido genital, criando potenciais portas de entrada para bactérias e vírus.[11]

Desenvolvimento psicossocial

Para orientar a abordagem à paciente adolescente, antes de iniciar a entrevista é útil que os profissionais sejam sensíveis ao desenvolvimento psicossocial dessa etapa da vida. A adolescência abrange um período de aproximadamente 10 anos, consistindo de três fases: adolescência inicial, entre 11 e 13 anos; adolescência intermediária, entre 14 e 16 anos; e adolescência tardia, entre 17 e 21 anos. Muitas das questões de desenvolvimento das adolescentes mais velhas, no entanto, também valem para a jovem adulta (p. ex., início dos 20 anos).[7]

Monogamia em série

Uma tendência social interessante que contribui para maior risco sexual na adolescência é o padrão de seus relacionamentos, descrito como monogamia em série. Os adolescentes têm relacionamentos de duração relativamente curta (p. ex., 2 semanas ou 2 meses), trocando de parceiros com mais frequência. Assim, embora possam ser monogâmicos (o que pode ser interpretado como relacionamento de menor risco), à medida que acumulam um número maior de parceiros ao longo do tempo, eles ainda estão, de fato, em risco significativo de exposição às ISTs. Cada novo parceiro traz uma nova necessidade para o desafio potencial de negociar sexo seguro, outra vez. Para avaliar o risco de exposição às ISTs e obter uma resposta válida, o profissional de saúde deve informar-se sobre o número de parceiros da adolescente nos últimos 3, 6 e 12 meses.[26]

Atividade sexual com o mesmo sexo e homossexualidade

A atividade sexual entre pessoas do mesmo sexo não é incomum na adolescência. Frequentemente, é exploratória e não prevê necessariamente a homossexualidade futura. No National Survey of Family Growth, 11% das meninas de 15 a 19 anos e 14% das mulheres de 20 a 24 anos relataram ter tido "algum contato sexual com pessoas do mesmo sexo".[27]

Diferença de idade entre parceiros sexuais

Um número significativo das adolescentes se envolve em relações sexuais com homens mais velhos, aumentando a probabilidade de exposição a ISTs e diminuindo seu poder e capacidade de negociar o uso de preservativos. Adolescentes com parceiros que são pelo menos dois anos mais velhos têm, comprovadamente, risco aumentado para ISTs.[28]

Comunicação com a adolescente

Para criar um ambiente em que a adolescente se sinta segura a revelar comportamentos sexuais e preocupações com a saúde, os profissionais precisam estabelecer um bom relacionamento com suas pacientes. Algumas técnicas simples podem ajudar a garantir esse requisito, conforme resume o Quadro 73.3.

Quadro 73.3
Técnicas para estabelecer a comunicação com adolescentes durante a consulta.

- Apresente-se à adolescente primeiro, olhe nos olhos dela, estenda a mão e sente-se durante a entrevista
- Reconheça a adolescente como sua paciente principal, direcionando suas perguntas para ela e não para seus pais
- Quebre o gelo na conversação para dar tempo de ela se sentir mais confortável e ter uma noção de quem você é
- Permita que ela permaneça vestida durante a entrevista e sente-se na cadeira (não na mesa de exame)
- Entreviste a adolescente sem a presença de seus acompanhantes, para questões sensíveis
- Garanta a confidencialidade e forneça um ambiente seguro para que ela seja sincera
- Pratique a escuta reflexiva e reserve um tempo para ouvir o que a adolescente está dizendo ou tentando ocultar
- Facilite uma experiência confortável, proporcionando um ambiente agradável à adolescente e fácil acesso ao consultório e aos funcionários

Fonte: Adaptado de Shafii e Burstein, 2009.

Entrevista com a adolescente sem a presença de acompanhantes adultos

Apesar de as mães acompanharem as filhas à consulta, os profissionais devem assumir que mães não sabem a extensão da atividade sexual de suas filhas. Depois que os pais/responsáveis tiverem fornecido as informações de saúde necessárias e expressarem suas preocupações, peça a eles que deixem a sala de exame. Separar por um tempo os pais/responsáveis e a adolescente, durante a consulta, é imperativo e serve a vários propósitos:[11]

- a entrevista sem os responsáveis capacita a adolescente a se responsabilizar por sua própria saúde;
- esse tempo ajuda a criar uma aliança terapêutica entre o profissional de saúde e a paciente;
- esse tempo permite que os profissionais de saúde tenham a oportunidade de obter um histórico sexual confidencial e rastrear riscos comportamentais.

Em resumo, a adolescência é fase estimulante, mas desafiadora, quando o desenvolvimento físico supera o desenvolvimento cognitivo. As adolescentes são fisicamente capazes de se envolver em comportamentos que as colocam em risco de contrair ISTs e/ou engravidar precocemente, mas ainda não desenvolveram totalmente a capacidade para julgar quando e como se proteger. Os ginecologistas estão numa posição única e são recurso potencialmente valioso para educar as adolescentes sobre saúde, em um ambiente seguro, onde podem oferecer informações e estratégias individualizadas a respeito de saúde física e emocional. O trabalho do ginecologista ajuda as jovens a manterem boa saúde sexual, apesar de sua dicotomia entre julgamento e ação.[11]

Conclusão

No sentido de esclarecer o profissional médico sobre como se conduzir e orientar a família diante do desenvolvimento sexual de crianças e adolescentes, a Tabela 73.3 resume as recomendações apresentadas pela The National Child Traumatic Stress Network (NCTSN).[28]

Quadro 73.4 O que e quando ensinar/orientar.	
Pré-escolares (menos de 4 anos)	
Informação básica ▪ Meninos e meninas são diferentes ▪ Nomes corretos das partes do corpo de meninos e meninas ▪ Bebês vêm de mamães ▪ Regras sobre limites pessoais (p. ex., manter partes íntimas cobertas, não tocar partes íntimas de outras crianças) ▪ Dar respostas simples a todas as perguntas sobre o corpo e as funções físicas	**Informação sobre segurança** ▪ Há diferença entre toques "adequados" (que são reconfortantes, agradáveis e bem-vindos) e toques "não adequados" (que são intrusivos, desconfortáveis, indesejados ou dolorosos) ▪ Seu corpo pertence a você ▪ Todos têm o direito de dizer "não" a ser tocado, mesmo por adultos ▪ Ninguém (criança ou adulto) tem o direito de tocar em suas partes íntimas ▪ Não há problema em dizer "não" quando os adultos (desconhecidos) pedirem que você toque em partes íntimas ou guarde segredo ▪ Há diferença entre uma "surpresa", que é algo que será revelado em breve (como um presente), e um "segredo", que é algo que você nunca deve contar ▪ Nunca é bom manter segredos da mamãe e do papai ▪ Definir a quem você pode contar se alguém lhe fizer algo que "não seja apropriado" ou lhe peça para fazer algo que "não é adequado"
Crianças pequenas (entre 4 e 6 anos)	
Informação básica ▪ Os corpos das crianças mudam com o passar dos anos ▪ Explicações simples sobre como os bebês crescem dentro do útero das mães e sobre o processo de nascimento ▪ Regras sobre limites pessoais (como manter partes íntimas cobertas, não tocar partes íntimas de outras crianças) ▪ Respostas simples a todas as perguntas sobre corpo e funções físicas ▪ Você pode sentir uma sensação agradável quando toca suas partes íntimas, mas é algo que você deve fazer com privacidade	**Informação sobre segurança** ▪ Abuso sexual é quando alguém toca você nas partes íntimas ou pede a você para que toque nas partes íntimas dele/dela ▪ É abuso sexual mesmo que seja alguém que você conhece ▪ O abuso sexual nunca é culpa da criança ▪ Se uma pessoa desconhecida tentar levar você com ele ou ela, não vá e conte o que aconteceu a um de seus pais, seu professor, vizinho ou outra pessoa adulta em quem você confia ▪ Definir a quem você pode contar se alguém lhe fizer algo que "não seja apropriado" ou lhe peça para fazer algo que "não é adequado"

(*continua*)

Quadro 73.4
O que e quando ensinar. (*Continuação*)

Crianças em idade escolar (entre 7 e 12 anos)	
Informação básica	**Informação sobre segurança**
▪ O que esperar e como lidar com as mudanças da puberdade (incluindo menstruação e sonhos eróticos) ▪ Informação básica sobre reprodução, gravidez e parto ▪ Informação básica sobre métodos contraceptivos ▪ Riscos associados à atividade sexual (gravidez e ISTs) ▪ A masturbação é natural e não está associada a problemas, mas deve ser praticada com privacidade	▪ O abuso sexual pode ou não incluir contato físico ▪ Como manter a segurança pessoal e os limites ao conversar ou conhecer pessoas *on-line* ▪ Como reconhecer e evitar riscos em situações sociais ▪ Comportamento com namorada ou namorado ou quando saem para encontros

Fonte: Adaptado de The National Child Traumatic Stress Network, 2009.[28]

Como todas as formas de desenvolvimento humano, o desenvolvimento sexual começa no nascimento e não inclui apenas as mudanças físicas que se manifestam quando as crianças crescem. Engloba também o conhecimento e as crenças sexuais que aprendem, bem como os comportamentos que adotam. Todo conhecimento ou comportamento sexual das crianças é fortemente influenciado por: idade da criança; o que ela observa (incluindo o comportamento sexual de familiares e amigos); o que é ensinado a ela (crenças culturais e religiosas sobre sexualidade, limites em relação ao corpo).

A construção da sexualidade saudável, na infância e na adolescência, é fundamental para o desempenho sexual na vida adulta.

Conhecer essa construção é imprescindível ao médico para ajudar pais e educadores no entendimento, na abordagem e na condução adequada de questões sexuais da criança e da adolescente.

▪ REFERÊNCIAS BIBLIOGRÁFICAS

1. Hagan JF, Shaw JS, Duncan P. Promoting healthy sexual development and sexuality. In: Hagan JF, Shaw JS, Duncan P (ed.). Bright futures: guidelines for health supervision of infants, children, and adolescents. 4th ed. Elk Grove Village, IL: American Academy of Pediatrics; 2017. p. 217-28.
2. Hoskin C, Joy J, Yeo S. Sexual development in children and young people. Devon: Babcock LDP; 2015. p. 8-12.
3. Guerra NG, Williamson AA, Lucas-Molina B. Normal development: infancy, childhood, and adolescence. In: Rey JM (ed.). IACAPAP e-Textbook of child and adolescent mental health. Geneva: International Association for Child and Adolescent Psychiatry and Allied Professions; 2012. p. 1-39.
4. Freud A. The ego and the mechanisms of defense. In: The writings of Anna Freud. New York: International Universities Press; 1936. v. 2, p. 137-8.
5. Freud S. Três ensaios sobre as teorias da sexualidade (1905). Edição Standard Brasileira das Obras Psicológicas completas de Sigmund Freud. Rio de Janeiro: Imago; 1976. v. 7.
6. Haroian L. Child sexual development. Electronic Journal of Human Sexuality. 2000;(3). [Acesso em 05 jun. 2021]. Disponível em: http://www.ejhs.org/volume3/Haroian/body.htm.

7. Hyde J, De Lamater JD. Sexuality and the life cycle: childhood and adolescence. 12nd ed. In: Hyde J, De Lamater J (ed.). Understand human sexuality. McGraw-Hill Education; 2013. chap. 11, p. 284-310.
8. Radzik M, Sherer S, Neinstein LS. Psychosocial Development in Normal Adolescents. In: Neinstein L. Adolescent Health Care: A Practical Guide. 5th edition. Philadelphia: Lippincott Williams and Wilkins, 2002. cap. 2, p. 27-31.
9. HYPERLINK "https://www.ncbi.nlm.nih.gov/pubmed/?term=Kellogg%20ND%5BAuthor%5D&cauthor=true&cauthor_uid=21121534" Kellogg ND. Sexual behaviors in children: evaluation and management. Am Fam Physician. 2010;82(10):1233-8.
10. Canadian Paediatric Society. Position statement: adolescent sexual orientation. Paediatr Child Health. 2008;13(7):619-30.
11. Shafii T, Burstein GR. The adolescent sexual health visit. Obstet Gynecol Clin North Am. 2009;36(1):99-117.
12. Saewyc E, Poon C, Wang N, Homma Y, Smith A; The McCreary Centre Society. Not yet equal: the health of lesbian, gay, & bisexual youth in BC. Vancouver: McCreary Centre Society; 2007.
13. Phillips G 2nd, Beach LB, Turner B, Feinstein BA, Marro R, Philbin MM, Salamanca P, Felt D, Birkett M. Sexual Identity and Behavior Among U.S. High School Students, 2005-2015. Arch Sex Behav. 2019 Jul;48(5):1463-1479.
14. Savin-Williams RC, Cohen KM. Developmental trajectories and milestones of lesbian, gay, and bisexual young people. Int Rev Psychiatry. 2015;27(5):357-66.
15. Cohen-Kettenis PT, Owen A, Kaijser VG, Bradley SJ, Zucker KJ. Demographic characteristics, social competence, and behavior problems in children with gender identity disorder: a cross-national, cross-clinic comparative analysis. J Abnorm Child Psychol. 2003;31(1):41-53.
16. Zucker KJ. Gender identity disorder in children and adolescents. Annu Rev Clin Psychol. 2005;1:467-92.
17. Wallien MS, Swaab H, Cohen-Kettenis PT. Psychiatric comorbidity among children with gender identity disorder. J Am Acad Child Adolesc Psychiatry. 2007;46(10):1307-14.
18. Korte A, Lehmkuhl U, Goecker D, Beier KM, Krude H, Grüters-Kieslich A. Gender identity disorders in childhood and adolescence: currently debated concepts and treatment strategies. Dtsch Arztebl Int. 2008;105(48):834-41.
19. Kaltiala-Heino R, Bergman H, Työläjärvi M, Frisén L. Gender dysphoria in adolescence: current perspectives. Adolesc Health Med Ther. 2018;9:31-41.
20. Associação Psiquiátrica Americana (APA). Manual diagnóstico e estatístico de transtornos mentais (DSM-5). 5. ed. Porto Alegre: Artmed; 2013.
21. Cohen-Kettenis PT, Delemarre-Van de Waal HA, Gooren LJ. The treatment of adolescent transsexuals: changing insights. J Sex Med. 2008;5(8):1892-7.
22. Shumer DE, Spack NP. Current management of gender identity disorder in childhood and adolescence: guidelines, barriers and areas of controversy. Curr Opin Endocrinol Diabetes Obes. 2013;20(1):69-73.
23. Conselho Federal de Medicina. Resolução CFM número 2.265/2019. Dispõe sobre o cuidado específico à pessoa com incongruência de gênero ou transgênero e revoga a Resolução CFM 1.955/2010. 2020. Disponível em: https://www.in.gov.br/web/dou/-/resolucao-n-2.265-de-20-de-setembro-de-2019-237203294. Acesso em 05 de junho de 2021.
24. Conselho Regional de Medicina do Estado de São Paulo. Posicionamento: Cremesp manifesta-se sobre saúde mental da criança e do adolescente após Plenária Temática. [Acesso em 16 fev. 2018]. Disponível em: https://www.cremesp.org.br/?siteAcao=NoticiasC&id=4880.
25. Burstein GR. Doenças sexualmente transmissíveis. In: Kliegman RM, Stanton BF, St. Geme III JW, Schor MF, Berhman RE (ed.). Nelson – Tratado de pediatria. 19. ed. Rio de Janeiro: Elsevier, 2014. v. 1, cap. 114, p. 705-14.
26. Mosher WD, Chandra A, Jones J. Sexual behavior and selected health measures: men and women 15-44 years of age: United States, 2002 – Advanced data from vital health statistics n. 362. Hyattsville, MD: National Center for Health Statistics. p. 1-56.
27. Ford K, Lepkowski JM. Characteristics of sexual partners and STD infection among American adolescents. Int J STD AIDS. 2004;15(4):260-5.
28. The National Child Traumatic Stress Network. Caring for kids: sexual development and behavior in children: information for parents and caregivers. Miami (FL): Kristi House; 2009.

74

Impacto das Infecções Sexualmente Transmissíveis na Sexualidade da Adolescente

- Théo Lerner
- Elsa Aida Gay de Pereyra

Desenvolvimento sexual na adolescência

As mudanças físicas a partir do início da adolescência podem provocar preocupações exageradas a respeito da autoimagem. O aprimoramento de funções cognitivas é outro marco da adolescência, com o desenvolvimento do pensamento abstrato e do raciocínio. Em termos emocionais, há o surgimento de uma noção de identidade que se manifesta por meio do aumento no envolvimento social, na interação com os pares e no interesse sexual.

Há uma experimentação de diferentes atitudes e comportamentos no início da adolescência, que resulta em um aumento de exposição a riscos. Espera-se que ao final da adolescência o jovem aprenda a avaliar seus próprios riscos. A personalidade ou o temperamento são fatores que influenciam as atitudes a respeito da sexualidade. Adolescentes introvertidos apresentam maiores dificuldades na aproximação e na resposta sexual. Os fatores sociais influenciam de maneira significativa o desenvolvimento sexual do adolescente. Os modelos parentais, as atitudes dos pais frente à sexualidade, o relacionamento com os pares e as influências culturais podem interferir no aprendizado sexual do adolescente e nas consequentes atitudes sexuais. Além desses, outros fatores de natureza política, legal, filosófica, espiritual, ética, de valores morais e de mídia influem no desenvolvimento sexual do adolescente.[1]

Para muitos adolescentes, o desenvolvimento da sexualidade e as experiências sexuais não são problemáticas nem se associam a desfechos negativos. Muito além do mero ato sexual, a construção de habilidades sociais, emocionais e cognitivas relacionadas à sexualidade é uma das maiores realizações do desenvolvimento adolescente. A maneira como cada contexto cultural molda as experiências de jovens por meio de raça, gênero, classe social e orientação sexual pode resultar em diferentes significados e implicações para os comportamentos durante seu desenvolvimento. As responsabilidades na família sofrem mudanças; as relações entre pares assumem um papel central; e as instituições sociais, tais como escola, trabalho e atividades extracurriculares, devem ser encaradas de maneira cada vez mais independente ao longo do processo de desenvolvimento do adolescente.[2]

O desenvolvimento da personalidade adolescente visto pela perspectiva ecológica parte do princípio de que os conceitos e comportamentos referentes à sexualidade em adolescentes são o resultado de interações contínuas entre características individuais e fatores sociocontextuais. Embora os pais continuem a exercer um papel importante enquanto agentes de socialização, os pares ocupam um lugar de importância crescente como fontes de suporte social e emocional, atuando cada vez mais como referências significativas para as maneiras como o adolescente pensa e age. Bongardt et al. (2015) sugerem que os comportamentos sexuais de risco dos adolescentes são influenciados pelo grupo social de três modos diferentes: normas descritivas, determinadas pelos comportamentos dos membros do grupo; normas injuntivas, determinadas pelas atitudes dos membros do grupo; e pressão dos pares. A influência das normas descritivas e injuntivas seria indireta, enquanto a pressão dos pares influenciaria diretamente o comportamento do adolescente.[3]

Impacto das IST

A organização mundial de saúde estimou o número total de pessoas convivendo com o vírus da imunodeficiência humana (HIV) no mundo no final de 2012 em cerca de 35,5 milhões de pessoas. Destes, 2,1 milhões eram adolescentes entre 10 e 19 anos, sendo a maioria (56%) do sexo feminino. Essa estimativa inclui tanto os casos de transmissão vertical quanto os de transmissão sexual ou sanguínea. A maioria (85%) dos casos localiza-se na África Subsaariana, seguida pelo sul e pelo leste da Ásia, com 6% e 5% dos casos, respectivamente. A América Latina e o Caribe contabilizaram 81 mil casos, representando 4% do total.[4]

No mesmo ano, a prevalência mundial das quatro principais infecções sexualmente transmissíveis (ISTs) curáveis entre mulheres de 15 a 59 anos foi estimada em: clamídia 4,2% (IC95% 3,7% a 4,7%); gonorreia 0,8% (0,6% a 1%); tricomoníase 5% (4% a 6,4%); sífilis 0,5% (0,4% a 0,6%).[5]

Características do comportamento adolescente

Para Borges et al. (2006), os aspectos associados à iniciação sexual foram a idade, o namoro e a inserção social precária (medida pelo abandono escolar e pela habitação em domicílio ocupado). A diferença nas atitudes e expectativas maternas e paternas em relação à conduta feminina e masculina frente à sexualidade foi associada à iniciação sexual entre os meninos. No entanto, entre as garotas, mesmo tendo havido a percepção de que a iniciação sexual estava em desacordo com o desejo de seus pais, não houve associação estatística.[6]

Adolescentes são suscetíveis à pressão do grupo na adoção de comportamentos sexuais de risco. A pesquisa de Widman et al. (2016) encontrou como grupos de maior risco para influência do grupo sobre os comportamentos adolescentes do sexo masculino os adolescentes com atraso do desenvolvimento puberal e os adolescentes afro-descendentes.[7]

Coutinho e Miranda-Ribeiro (2014) avaliaram a correlação entre religiosidade e comportamento sexual das adolescentes. Segundo eles, a desvinculação da atividade sexual do casamento e da reprodução fez com que a sexualidade pré-conjugal, que de certa maneira sempre foi permitida e incentivada entre os homens, passasse a ser, também, um direito da mulher. Entre os fatores associados à iniciação sexual, há uma diversidade de variáveis que agem de modo a influenciar o jovem nas suas decisões e reduzir os eventuais custos associados à perda da virgindade. Fatores como urbanização, exposição à mídia de massa, secularização, assim como o adiamento do casamento e a falta de supervisão dos filhos resultaram em um aumento da permissividade sexual entre os jovens, culminando na redução da idade na primeira relação sexual, que, por sua vez, se tornou majoritariamente pré-marital. Segundo o autor, a filiação religiosa (independentemente da denominação) teria influência sobre os valores relacionados à sexualidade e à idade de iniciação sexual expressos pelos adolescentes.[8]

≡ Fatores de vulnerabilidade

A revisão da literatura realizada por Lara e Abdo (2016) mostrou que a baixa idade na iniciação sexual está associada a comportamentos sexuais de risco. Uma menina que inicia sua vida sexual aos 14 anos tem menos probabilidade de utilizar contracepção nessa ocasião, demora mais tempo até iniciar medidas contraceptivas nas relações subsequentes e tem mais probabilidade de ter vários parceiros sexuais; tem maior risco de depressão, tem menor autoestima e tem um risco aumentado de contrair ISTs e câncer cervical. Baixo *status* socioeconômico, educacional e cultural, supervisão parental deficiente, separação parental e ausência de religiosidade são associados à iniciação sexual precoce. Adolescentes que iniciam a vida sexual aos 16 anos seriam mais saudáveis física e psicologicamente que garotas que iniciam a vida sexual mais cedo.[9]

As mesmas autoras relatam em outro trabalho que as relações sexuais dos adolescentes são oportunistas e dependem do tempo que o jovem permanece ocioso ou sozinho em casa. Vários fatores contribuem para a sexarca precoce. Quanto maior o tempo em casa sem supervisão e sem ocupação, maior a possibilidade de os adolescentes se tornarem sexualmente ativos. A falta de orientação na escola sobre prevenção da gravidez está associada à maior frequência de relações sexuais. No contexto familiar, ter pais separados, viver apenas com um ou com nenhum dos pais e a baixa supervisão aumentam a frequência de relações sexuais. Exposição precoce a cenas eróticas pode promover o comportamento sexual de risco, incentivar a busca por sensações sexuais precoces, múltiplos parceiros sexuais, uso inconsistente do preservativo, podendo também antecipar a iniciação sexual. A idade precoce da sexarca está associada ainda à falta de emprego, ao pouco conhecimento sobre o HIV, ao uso de álcool e substâncias ilícitas, ao abuso sexual na infância e a problemas familiares. Outro forte preditor de iniciação sexual precoce é a crença de que a maioria dos amigos já teve relação sexual.[10]

A grande maioria dos adolescentes passa a maior parte do seu tempo na escola, onde os contatos sociais e grupos de pares são estabelecidos e mantidos. É provável que um bom envolvimento com a escola afete positivamente comportamentos em saúde. Assim, a educação sexual nas escolas se constituiria em uma importante fonte de informações sobre a prevenção de novas infecções pelo HIV, ISTs e gravidez indesejada.[11]

≡ Impacto na sexualidade

A avaliação de sintomas psicológicos e de desconforto emocional associado às ISTs é fundamental, na medida em que esses sintomas se associam a pior qualidade de vida, baixa aderência ao tratamento e maior abuso de substâncias, bem como a comportamento sexual de risco.

Brown et al. (2015) referiram que uma grande gama de sintomas psicológicos foi observada, entre depressão, ansiedade e até mesmo hostilidade e paranoia. Os sintomas psicológicos foram significativamente mais frequentes em adolescentes com infecção adquirida e naqueles que não tomavam as medicações prescritas com regularidade. O tempo de diagnóstico e a revelação do *status* sorológico não influíram sobre os sintomas piscológicos.[12]

Os comportamentos de risco sexual contínuo ou cíclico entre homens que fazem sexo com homens (HSH) foram estudados por Downing et al. (2016). Segundo os autores, esses comportamentos podem ser explicados por uma estrutura de escape cognitivo, em que o conflito entre a vulnerabilidade percebida a HIV/IST e o desejo de se engajar em sexo sem preservativo contribui para maior estresse cognitivo, o que pode afetar a eficácia do uso de preservativos. A supressão cognitiva dos pensamentos relacionados ao HIV é preditiva de comportamento de risco sexual em uma amostra de HSH dos Estados Unidos. A ansiedade sobre saber (ou não saber) o estado de HIV e IST também poderia contribuir para a fadiga de enfrentamento e fuga cognitiva, permitindo o comportamento de risco. Compreender essa interação é necessário para direcionar as estratégias de intervenção.[13]

Existem poucas pesquisas sobre a associação de IST e disfunção sexual em amostras populacionais representativas, embora, quando essa pesquisa seja conduzida, as associações entre IST e função sexual tenham sido observadas. Fisher (2016) avaliou as interações entre o diagnóstico das diferentes ISTs e seu impacto sobre a sexualidade do casal. Para o autor, as implicações sexuais e relacionais da infecção por ISTs bacterianas, que podem ser facilmente curadas, podem diferir consideravelmente das implicações da infecção com ISTs virais, que não são curáveis e que podem resultar em cargas crônicas e discordância da presença de infecção entre os parceiros.[14]

As ISTs bacterianas, incluindo a clamídia e a gonorreia, são frequentemente assintomáticas e podem ser detectadas, com potencial choque e surpresa do indivíduo, no contexto da triagem em oposição à apresentação sintomática.

Dada a possibilidade de um portador permanecer assintomático por um período indeterminado de tempo, as questões relativas à fonte de infecção e à transmissão para parceiros sexuais podem ser ambíguas.

As consequências psicológicas do diagnóstico de clamídia incluíram um aumento da ansiedade sobre os aspectos sexuais de sua vida, preocupação com a possibilidade de terem sido expostos a outras ISTs, dificuldade para confiar em futuros parceiros, vergonha, sentimentos de traição por parte do parceiro, raiva, medo de contar ao parceiro, preocupação com a fertilidade futura, autorrepulsa e ansiedade a respeito de parceiros masculinos em geral.

O diagnóstico de uma IST frequentemente desencadeia crises no casal, que podem culminar com o rompimento do relacionamento. A possibilidade de separação em mulheres com clamídia foi três vezes maior quando comparadas a um grupo de não infectadas.

As infecções virais são, via de regra, administráveis, mas não curáveis, o que causa impactos emocionais específicos. O impacto do vírus do herpes simples (HSV), do vírus do papiloma humano (HPV) e do vírus da imunodeficiência humana (HIV) podem decorrer da infecção, de seus sintomas clínicos e dos tratamentos realizados. Entre as principais alterações psicológicas, temos: ansiedade por ser portador crônico do vírus; preocupações sobre a transmissão do vírus para ou de um parceiro sexual ou durante o parto; tratamento prolongado, doloroso e às vezes ineficaz dos sintomas; e impacto direto iatrogênico da farmacoterapia da infecção.

Indivíduos com herpes podem sofrer depressão, raiva, diminuição da autoestima, hostilidade em relação ao parceiro, percebido como fonte de infecção, e medo de transmissão para outros.

Indivíduos que experimentam um primeiro episódio podem ser particularmente afetados, enquanto os indivíduos que viveram com HSV por um longo período de tempo podem ter aprendido a lidar melhor com isso, mas, ao mesmo tempo, aqueles com surtos recorrentes de HSV podem continuar a experimentar estresse psicossexual em níveis significativos.

As respostas emocionais de curto prazo ao diagnóstico de herpes abrangem surpresa, angústia e culpa, enquanto as preocupações de longo prazo incluem a aceitação do parceiro, preocupação com a transmissão da infecção por HSV ao parceiro, sentir-se sexualmente indesejável, sentir-se como "estragada", evitação da atividade sexual e problemas de relacionamento após o diagnóstico.

A infecção por HPV, que é altamente prevalente, pode se curar espontaneamente ou permanecer crônica; podem ser assintomáticos ou resultar na aparência de verrugas genitais (tipos de HPV de baixo risco), displasia cervical e câncer cervical, vulvar, orofaríngeo, peniano e anal (tipos de HPV de alto risco). As consequências psicossexuais da infecção por HPV incluem depressão, ansiedade, impacto na autoimagem, raiva, sentir-se pior em relação à prática sexual, preocupação com "quem infectou quem" e problemas sexuais especificamente associados a verrugas genitais relacionadas ao HPV e seu tratamento repetido e doloroso.

As implicações para a função sexual dos casais e a saúde do relacionamento incluem estigma, vergonha, sentimento de que estão sendo punidos pelo comportamento passado, sensação de impureza, desconforto e nojo com o fato de serem portadores do vírus. Os impactos negativos das verrugas genitais relacionadas ao HPV tendem a permanecer enquanto as verrugas persistam.

Também são relevantes para a saúde sexual e de relacionamento do casal os achados relativos a divulgação e não divulgação de infecção por HPV para um parceiro, embora a eficácia da divulgação de parceiros para prevenção de transmissão não tenha sido demonstrada.

Mulheres com infecção por HPV ou HPV e neoplasia intraepitelial cervical (NIC) relataram declínios substanciais no interesse sexual espontâneo, frequência de relações sexuais, adequação da lubrificação vaginal e excitação sexual, frequência de orgasmo e aumento substancial da relação sexual dolorosa. De maneira crítica, em relação à saúde do relacionamento, as mulheres com infecção por HPV ou HPV associado à NIC relataram um aumento substancial de sentimentos negativos sobre relações sexuais com seu parceiro atual (ou, se não houvesse um parceiro atual, sobre a relação sexual em geral).

A infecção pelo HIV está associada a disfunções sexuais em homens e mulheres. Os motivos listados para essas disfunções são: os efeitos da infecção pelo HIV e da terapia antirretroviral (TARV) sobre a função sexual, ao interferir em distribuição da gordura corporal, autoimagem e autopercepção da atratividade; o estigma social do HIV; a depressão associada à infecção; a presença ou não de sorodiscordância no casal e o medo de transmissão ao parceiro.[14]

Manejo clínico

A inclusão de temas ligados à sexualidade durante o acompanhamento clínico de adolescentes com IST é fundamental para a identificação e o encaminhamento adequado das disfunções sexuais decorrentes da infecção.

Medo e vergonha frequentemente estão associados na representação social da consulta ginecológica para adolescentes. As equipes de saúde têm um papel fundamental para lidar com esses sentimentos e aumentar a adesão das adolescentes aos serviços.[15]

Alexander et al. (2014) avaliaram o tempo dispendido na discussão de temas sexuais em atendimentos médicos a adolescentes. Esses temas estiveram presentes em 65% da amostra estudada por eles. O tempo médio de conversação sobre sexualidade em uma consulta médica foi de 36 segundos. Pacientes do sexo feminino, mais velhas, etnia negra, entrevistas com discussões explícitas sobre a confidencialidade da consulta e maior duração total da consulta foram associados a um maior tempo de conversação sexual, enquanto médicos de origem asiática foram associados a menos conversações sobre o tema. A inclusão do tema sexualidade na consulta médica foi associada a mais participação e engajamento do adolescente em seu tratamento.[16]

Indivíduos e casais portadores de IST podem se beneficiar com ações educativas, tratamento adequado das doenças correlacionadas, aconselhamento sobre estratégias de prevenção da transmissão das ISTs, o que no caso da infecção pelo HIV inclui a aderência ao tratamento, aquisição de carga viral indetectável e uso consistente de preservativos.

Existe evidência meta-analítica da eficácia da terapia cognitivo-comportamental na melhora da saúde psicossexual dos portadores do HIV.[14]

Conclusões

As ISTs podem apresentar um impacto significativo sobre a sexualidade do adolescente. Esse impacto é relacionado às características próprias do desenvolvimento psicossexual do adolescente, aos conceitos sociais associados às ISTs, aos sintomas específicos de cada doença, aos métodos de tratamento disponíveis e a características individuais de cada caso.

A discussão de temas relacionados à sexualidade ao longo do atendimento a essa população deve ser estimulada para identificação precoce e prevenção das consequências psicológicas das ISTs. O treinamento adequado dos profissionais envolvidos é recomendável.

REFERÊNCIAS BIBLIOGRÁFICAS

1. Kar SK, Choudhury A, Singh AP. Understanding normal development of adolescent sexuality: a bumpy ride. J Hum Reprod Sci. 2015;8:70-4.
2. Arbeit Miriam R. What does healthy sex look like among youth? Towards a skills-based model for promoting adolescent sexuality development. Human Development. 2014;57:259-286.
3. Daphne Van de Bongardt, Ellen Reitz, Theo Sandfort, Maja Dekovi . A meta-analysis of the relations between three types of peer norms and adolescent sexual behavior. Personality and Social Psychology Review. 2015;19(3):203-234.
4. Chiho Suzuki, Mary Mahy, Susan Kasedde, Chewe Luo. Epidemiology of HIV and AIDS among adolescents: current status, inequities, and data gaps. J Acquir Immune Defic Syndr. 2014 Jul 1;66(suppl. 2).
5. Lori Newman, Jane Rowley, Stephen Vander Hoorn, Nalinka Saman Wijesooriya, Magnus Unemo, Nicola Low, Gretchen Stevens, Sami Gottlieb, James Kiarie, Marleen Temmerman. Global estimates of the prevalence and incidence of four curable sexually transmitted infections in 2012, based on systematic review and global reporting. PLoS ONE. 2015 Dec 8. doi:10.1371/journal.pone.0143304.
6. Borges ALV, Latorre MRDO, Schor N. Adolescência e vida sexual: estudo dos fatores individuais e familiares associados ao início da vida sexual de adolescentes da cidade de São Paulo. XV Encontro Nacional de Estudos Populacionais ABEP. Caxambu/MG, setembro de 2006.
7. Laura Widman, Sophia Choukas-Bradley, Helms Sarah W, Prinstein Mitchell J. Adolescent susceptibility to peer influence in sexual situations. Journal of Adolescent Health. 58(2016):323, 329.
8. Coutinho RZ, Miranda-Ribeiro P. Religião, religiosidade e iniciação sexual na adolescência e juventude. Rev Bras Est Pop Rio de Janeiro. 2014 Jul./Dez;31(2):333-365.

9. Lara LAS, Abdo CHN. Age at time of initial sexual intercourse and health of adolescent girls. J Pediatr Adolesc Gynecol. 29(2016):417, 423.

10. Lúcia Alves da Silva Lara, Carmita Helena Najjar Abdo. Aspectos da atividade sexual precoce/Aspects of early sexual activity. Rev Bras Ginecol Obstet. 2015 Mai;37(5):199-202.

11. Oliveira-Campos M, Nunes ML, Madeira FC, Santos MG, Bregmann SR, Malta DC, Giatti L, Barreto SM. Comportamento sexual em adolescentes brasileiros – Pesquisa Nacional de Saúde do Escolar (PeNSE 2012). Rev Bras Epidemiol (Suppl PeNSE). 2014;116-130.

12. Brown Larry K, Laura Whiteley, Harper Gary W, Sharon Nichols, Amethys Nieves. Psychological symptoms among 2032 youth living with hiv: a multisite study. AIDS Patient Care and STDs. 2015;29(4).

13. Downing Jr Martin J, Mary Ann Chiasson, Sabrina Hirshfield. Recent anxiety symptoms and drug use associated with sexually transmitted infection diagnosis among an online US sample of men Who have sex with men. Journal of Health Psychology. 2016;21(12):2799-2812.

14. William Fisher. The intersection of sexually transmitted infection and sexual disorders in the couple. In: Lipshultz LI et al (ed.).Management of sexual dysfunction in men and women. 2016. p. 371-377.

15. Gomes VLO, Fonseca AD, Oliveira DC, Silva CD, Acosta DF, Pereira FW. Representações de adolescentes acerca da consulta ginecológica. Rev Esc Enferm USP. 2014;48(3):438-45.

16. Alexander Stewart C, Fortenberry J Dennis, Pollak Kathryn I, Østbye Truls, Bravender Terrill, Tulsky James A, Dolor Rowena J, Shields Cleveland G, Kelly J Davis. Sexuality talk during adolescent health maintenance visits. JAMA Pediatr. 2014;168(2):163-169.

75

Distúrbios Sexuais na Adolescência

- Flávia Fairbanks Lima de Oliveira
- Fernanda Robert de Carvalho Santos Silva

Os distúrbios sexuais na adolescência estão relacionados à expressão do comportamento sexual dos jovens nessa fase do desenvolvimento. O caráter exploratório e a busca de novas sensações em decorrência de sua orientação ao prazer podem facilitar a expressão sexual precoce, de modo a não avaliar suas consequências à saúde de maneira global. O envolvimento do adolescente em situações de risco pode comprometer as esferas pessoal, familiar e social, na dependência de como isso é vivenciado e na ocorrência de consequências de seus atos (p. ex., gestação indesejada ou aquisição de ISTs na adolescência).

A palavra **distúrbio**, segundo o dicionário, significa agitação, inquietude ou desordem, o que pode estar presente nessa fase do desenvolvimento, tanto do ponto de vista biológico quanto do psicológico.[1]

Distúrbios sexuais na adolescência: agitação e prazer

Na adolescência, os hormônios afetam aspectos físicos e psicológicos de meninos e meninas. Os aspectos físicos caracterizam-se, fundamentalmente, pelo desenvolvimento sexual secundário, bastante familiar aos ginecologistas em geral. Já em relação à função psicológica, sabe-se que os níveis de estrogênio e testosterona afetam diretamente a cognição e o humor, tendo influência em aspectos psicopedagógicos e no interesse por sexo, conforme os andrógenos se elevam na circulação.[2] Além disso, é na adolescência que ocorre o desenvolvimento das funções executivas, ou seja, a capacidade de organizar e executar comportamentos como planejamento e raciocínio complexo.[3]

De acordo com o ambiente socioeconômico e cultural em que vive a adolescente, a idade das primeiras experiências sexuais pode ser afetada. Recente minirrevisão bibliográfica, publicada em 2016 em nosso meio, mostrou que o início precoce da atividade sexual, antes dos 14 anos de idade, está associado à falta de uso ou uso inadequado de preservativos e contraceptivos por essa população, o que expõe essas meninas ao risco de gestações indesejadas (por vezes, sucessivas) e infecções sexualmente transmissíveis (ISTs).[2] Além disso, a sexarca precoce também foi associada a maior exposição ao álcool, tabaco e drogas ilícitas.[4] Em contrapartida, mostraram-se como fatores protetores a presença ativa dos pais na educação e supervisão dessas adolescentes, a prática de alguma religião e a educação sexual, salientando-se que a primeira experiência sexual satisfatória teria impacto direto na qualidade da vida sexual dessa mulher nos anos subsequentes.[5]

A iniciação sexual é parte do processo de crescimento dos jovens, e a expressão do comportamento sexual do menino e da menina está relacionada à expressão afetiva, emocional e erótica, aos conteúdos construídos no âmbito familiar em que o jovem se desenvolveu. A qualidade do relacionamento com os pais – especialmente com a mãe – tem um reflexo positivo sobre a sexualidade do adolescente.[6]

Estudos indicam a manutenção do casamento dos pais como um ponto determinante na iniciação sexual e nas práticas sexuais dos jovens, sendo o monitoramento parental essencial à sexarca tardia. Um estudo com 179 adolescentes, com pais divorciados e laços familiares mais frágeis, mostrou que as primeiras experiências sexuais nesse grupo ocorreram em idade inferior e com maior número de parceiros.[2] Em 25% dos adolescentes franceses com baixo grau de monitoramento parental e morando com pai solteiro, a primeira relação sexual ocorreu antes dos 16 anos; já os espanhóis relatam mais práticas de masturbação mútua, relações sexuais e sexo oral em jovens cujo vínculo conjugal parental foi quebrado.[2] Provavelmente, as diferenças observadas nos grupos comparados quanto à idade de início da atividade sexual estejam relacionadas ao excesso de tempo em que o adolescente fica sem supervisão parental direta, o que permite vivências precoces. Já entre as famílias americanas cujo vínculo conjugal é mantido, as mulheres têm iniciação sexual mais tardia.[6]

As relações sexuais entre as adolescentes são oportunistas e ocorrem em sua maioria na casa dos pais.[6] Podem se associar ao que denominamos comportamento sexual de risco, ou seja, participar de atividades que possam comprometer a saúde física e mental, trazendo consequências no nível individual, familiar e social.[7] Tal comprometimento pode estar associado a características inerentes a essa fase do desenvolvimento, como o caráter exploratório, a busca de sensações novas e a orientação ao prazer.[8] Com isso, é fundamental compreender os mecanismos que resultam no comportamento de risco, uma vez que as consequências não são uma preocupação imediata do adolescente (Figura 75.1).[6]

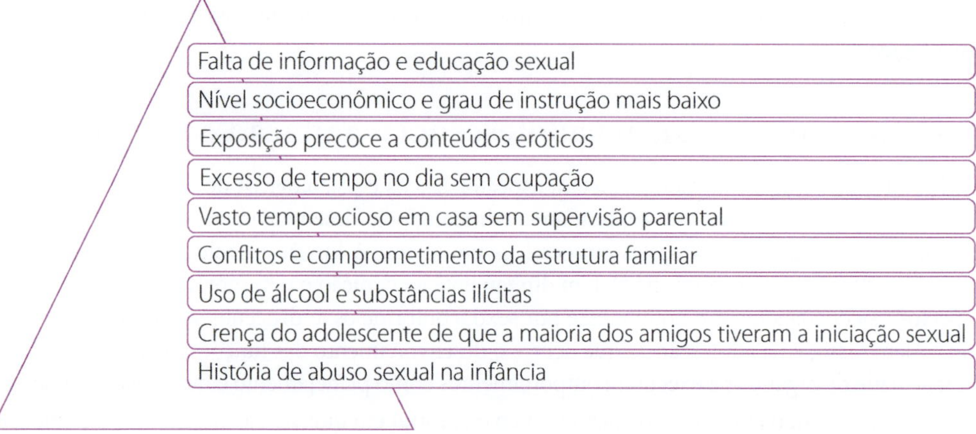

Figura 75.1 – Fatores de risco à sexarca precoce.
Fonte: Lara e Abdo, 2015.[6]

Alguns aspectos associados à idade da sexarca precoce se relacionam a aspectos psicológicos, como baixa autoestima e insegurança, ao estímulo sexual precoce e à insistência do(a) parceiro(a), associando-se a iniciação sexual à prova de amor.[6] Outros aspectos, como o uso de bebidas alcóolicas e de drogas lícitas e ilícitas, estão relacionados ao maior número de parceiros sexuais e ao pouco uso de preservativos.[8]

A dependência econômica feminina e o baixo grau de escolaridade da mãe parecem se relacionar ao poder reduzido de negociação da menina para o uso de preservativos nas relações sexuais. Não usar o preservativo se associa a fatores como confiança ou estabilidade da relação afetiva e prova de confiança na parceria.[6,8] Isso demonstra a necessidade de estratégias preventivas e atenção da saúde pública quanto à orientação das mães.

Outro ponto importante a ser considerado em relação ao uso ou não de preservativo é o retrato precoce da dificuldade de expressão da sexualidade feminina, ou seja, desde a adolescência é difícil assumir-se como sexualmente ativa e estabelecer os limites junto ao parceiro de acordo com suas crenças e necessidades. Por isso, é essencial o desenvolvimento de um repertório cuja habilidade de falar sobre sexo e de se sentir à vontade para abordar o uso de preservativo com o parceiro esteja presente (Figura 75.2).[9,10]

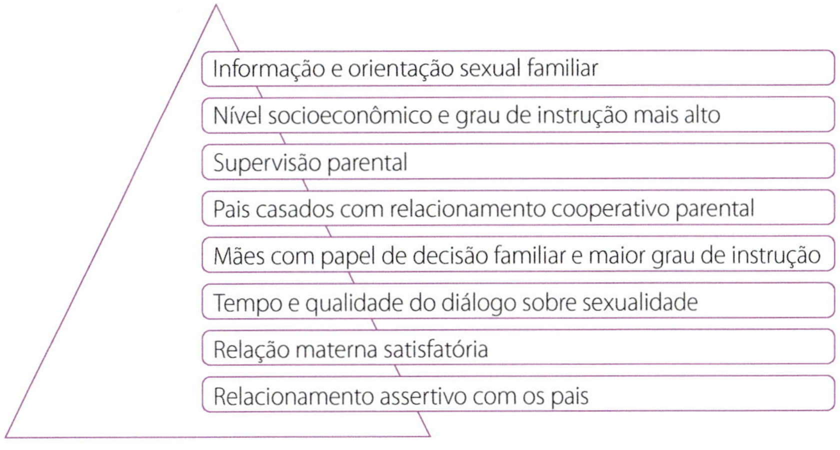

Figura 75.2 – Fatores de proteção à sexarca tardia.
Fonte: Lara e Abdo, 2015.[6]

Orientação sexual na adolescência

Segundo Assis, Gomes e Pires (2014), a adolescência é o período de construção da identidade sexual do indivíduo e da consolidação das relações afetivo-sexuais. Nesse cenário, torna-se um equívoco já categorizar a opção sexual demonstrada naquela época como definitiva, uma vez que cerca de 4% dos indivíduos podem mudar essa orientação na idade adulta.[10]

Os principais grupos de orientação sexual dos adolescentes são compostos por indivíduos exclusivamente heterossexuais, indivíduos bissexuais e indivíduos exclusivamente homossexuais. Apesar de não ser relevante o conhecimento da orientação individual de cada adolescente, na maioria das vezes, já que o cuidado com eles não deve diferir em função desse aspecto, em termos de políticas públicas de saúde esse conhecimento se faz necessário. Estudo com mais de 3 mil adolescentes de dez capitais brasileiras mostrou elevado risco de práticas sexuais inseguras, abuso de substâncias ilícitas e ideação suicida entre os adolescentes homossexuais/bissexuais, dadas as dificuldades encontradas por eles na aceitação social e familiar de suas opções quando manifestadas.[10]

Possibilidades de abordagem educativa e terapêutica

O ambiente social tem grande influência no comportamento sexual do adolescente. Por volta de 11 a 13 anos, o ambiente familiar e sua crença religiosa modulam o comportamento e as atividades sexuais. Seu desenvolvimento ocorre do ambiente familiar para o social, por meio dos conceitos aprendidos e incorporados nesse ambiente, tendo influência de elementos socioeconômicos e culturais.[2]

As meninas têm vivenciado sua primeira experiência sexual cada vez mais precocemente. A família (com o monitoramento dos pais e valores familiares), a escola, a religião e o pertencimento a grupos podem ser fatores protetivos ao desenvolvimento e à expressão da sexualidade dos adolescentes.[2] Em geral, a comunicação com os pais é difícil, abordando, preferencialmente, o uso de preservativo, gravidez indesejada e ISTs em detrimento de aspectos das mudanças relacionadas à puberdade, à adolescência e das questões referentes ao desenvolvimento de relacionamentos afetivo-sexuais.

Papel da família

A família tem um papel central no processo de crescimento e expressão do comportamento sexual do adolescente. Ao interpretar a realidade e o ambiente em que o jovem vive, impõe reflexo direto na expressão de sua sexualidade (na feminilidade, na masculinidade, ou em ambas).[6] Meninas adolescentes cujas mães desaprovam a iniciação sexual têm mais probabilidade de se envolver em relações sexuais e menos chance de contracepção, consequentemente com mais risco de gravidez, se comparadas às meninas satisfeitas com o relacionamento com suas mães. A orientação sexual materna auxilia a controlar o desejo sexual da filha e postergar a sexarca, sendo um fator preditivo à iniciação sexual tardia em meninos e meninas.[6]

Educar e conversar sobre sexualidade tem dois elementos importantes: o tempo e o conteúdo. A ocorrência de eventos traumáticos que comprometam, de maneira significativa, seu estado emocional, com consequências em longo prazo, pode ser prevenida quando o diálogo eficaz se faz presente.[9]

Papel da escola

A escola pode exercer um papel fundamental na educação e na orientação sexual dos jovens, uma vez que contempla pessoas com características socioeconômicas semelhantes, podendo ser facilitadora para a qualidade do diálogo sobre o comportamento sexual de meninas e meninos e para a criação de programas de educação e orientação sexual.

Uma Pesquisa Nacional de Saúde Escolar avaliou o comportamento sexual de 60.973 adolescentes no Brasil; aproximadamente 25% da amostra teve a iniciação sexual com 13 anos ou menos; e 20% não usaram preservativo na última relação sexual.[6] Os estudantes de escola pública e do sexo masculino tiveram mais de três relações sexuais antes dos 13 anos e tiveram maior número de informações sobre prevenção de gravidez e de ISTs do que os de escola privada. Eles, em geral, permaneciam mais de quatro horas sozinhos em casa (sem adulto presente) por dia e 73% eram filhos de pais separados.

Outro estudo, com 17.371 adolescentes de escolas públicas e particulares (em todas as capitais brasileiras), identificou que um terço teve relações sexuais, e destes, metade sem preservativo (em especial, os de menor nível socioeconômico). Segundo os dados da pesquisa, em relação à etnia, meninas negras que fizeram uso de cocaína são 4,88 vezes mais suscetíveis a engravidar em decorrência do comportamento sexual de risco, e as estudantes que não completaram o ensino médio têm maior número de parceiros sexuais do que as estudantes matriculadas em programas de graduação de 4 anos.[6]

Outra pesquisa, com 3.205 adolescentes (com idade entre 15 e 17 anos), realizada em dez capitais brasileiras, identificou que 43,7% já tiveram relações sexuais e que 38,7% dos jovens que relataram o comportamento bissexual relataram também estar muitas vezes embriagados (18,7%) e poucas vezes embriagados (54,6%), sendo identificados, ainda, maior uso de maconha e ideação suicida em decorrência da dificuldade no namoro ou no ficar.[8]

Esses dados estão sumarizados na Tabela 75.1.

Tabela 75.1 – Fatores relacionados à iniciação sexual no contexto escolar.

Artigo	*N (amostra)*	*Resultados/conclusões*
Lara e Abdo (2015)	N = 60.973	▪ 25% tiveram a iniciação sexual com 13 anos ou menos ▪ dos 25% com iniciação sexual, 20% tiveram a última relação sexual sem preservativo ▪ estudantes de escola pública, sexo masculino, tiveram mais de três relações sexuais antes dos 13 anos ▪ estudantes de escola pública tiveram maior número de informações sobre prevenção de gravidez e ISTs do que os de escola privada ▪ os adolescentes permaneciam mais de quatro horas sozinhos em casa (sem adulto presente) por dia ▪ 73% eram filhos de pais separados
Lara e Abdo (2015)	N = 17.371	▪ um terço teve relações sexuais, e destes, metade sem preservativo (em especial, os de menor nível socioeconômico) ▪ em relação à etnia, meninas negras e usuárias de cocaína são 4,88 vezes mais suscetíveis a engravidar, em decorrência do comportamento sexual de risco ▪ as estudantes sem conclusão do ensino médio têm maior número de parceiros sexuais do que estudantes matriculadas em programas de graduação de 4 anos
Cruzeiro et al. (2014)	N = 3.205 (idade entre 15 e 17 anos)	▪ 43,7% já tiveram relações sexuais ▪ 38,7% (N = 122) dos jovens que relataram o comportamento bissexual relataram também estar muitas vezes de "porre" (18,7%) e poucas vezes de "porre" (54,6%), além de maior uso de maconha, ideação suicida em decorrência da dificuldade no namoro ou no ficar
Assis, Gomes e Pires (2014)	N = 960 (15 a 18 anos)	▪ 53,4% tiveram a primeira relação sexual, em média, aos 16,8 anos para os meninos ▪ dos 513 adolescentes, 10,7% fizeram uso de álcool ▪ dos 513 adolescentes, 67,3% tiveram mais de um parceiro sexual ▪ dos 513 adolescentes, 43,7% não usaram preservativo

Fontes: Adaptada de Lara e Abdo, 2015[6]; Cruzeiro et al., 2014[8]; Assis, Gomes e Pires, 2014[10].

Papel do ginecologista

O papel do médico, com experiência e sensibilidade, pode predizer o comportamento sexual de risco da adolescente, com perguntas bem elaboradas e claras, estabelecendo o diálogo e facilitando que a jovem revele elementos da sua intimidade. Focar apenas em aspectos técnicos e/ou mostrar-se inseguro durante a consulta ao abordar questões sexuais favorece que a jovem se feche e encerre o diálogo por se sentir envergonhada ou assustada e ansiosa.[7]

A insipiente formação do ginecologista na área de sexualidade contribui para que a orientação seja mais focada em risco de ISTs e de gravidez não planejada do que no sexo como forma de prazer, no relacionamento afetivo e nos riscos de uma iniciação sexual precoce.[6]

Avaliar o comportamento de risco deve incluir aspectos do próprio indivíduo, da família e da sociedade (amigos, escola, nível socioeconômico e inserção cultural).[7] A seguir é apresentada a Figura 75.3 como proposta de enfoque assistencial integrado para comportamento de alto risco em jovens.[7]

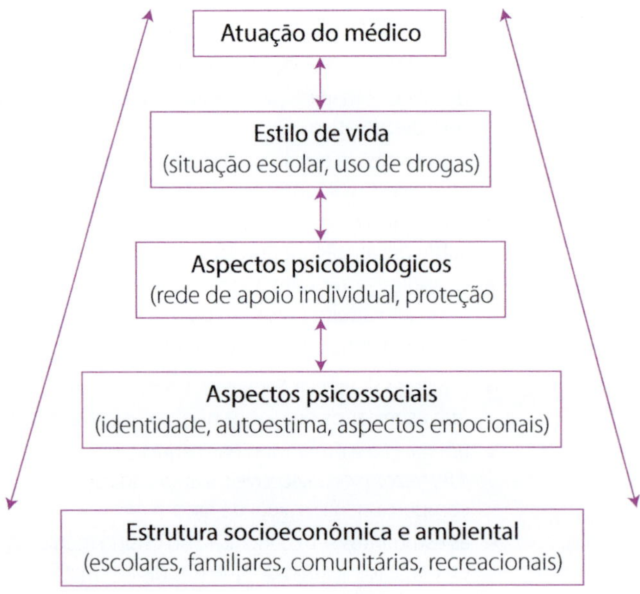

Figura 75.3 – Modelo e enfoque assistencial integrado.
Fonte: Adaptado de Feijó e Oliveira, 2001.[7]

Quanto às possibilidades terapêuticas para distúrbios sexuais na adolescência, o arsenal é considerado limitado. Sabidamente, medicamentos inibidores da recaptação da dopamina (metilfenidato e bupropiona) têm como efeito o aumento de desejo sexual, enquanto inibidores de recaptação da serotonina apresentam o efeito contrário, com diminuição de desejo sexual. Essas medicações já são comumente prescritas para crianças e adolescentes com transtornos de déficit de atenção e hiperatividade, narcolepsia, depressão, ansiedade e quadros psicóticos, merecendo, portanto, especial atenção dos prescritores quanto aos aspectos da sexualidade desses indivíduos (Quadro 75.1).

Quadro 75.1
Possibilidades terapêuticas para distúrbios sexuais na adolescência.

Medicamento	*Mecanismo de ação*	*Prescrição usual em crianças e adolescentes*	*Impacto na sexualidade*
Metilfenidato	Inibidor de recaptação de dopamina	Transtornos de déficit de atenção e hiperatividade Narcolepsia	Aumento de desejo sexual
Bupropiona	Inibidor de recaptação de dopamina	Transtornos de ansiedade e depressão	Aumento de desejo sexual
Fluoxetina/paroxetina	Inibidores de recaptação de serotonina	Transtornos de ansiedade e depressão Transtorno disfórico pré-menstrual	Inibição de desejo sexual

Fonte: Cavalcanti, 2012.[11]

Considerações finais

Não foram encontrados estudos consistentes que respondessem a dúvidas comuns no universo ginecológico que aborda a população adolescente: quais são as principais disfunções sexuais entre os adolescentes e como abordá-las diretamente. Em nosso entendimento, tal lacuna ocorre em virtude da grande dificuldade do estudo direto da atividade sexual nessa faixa etária. Grande parte das pesquisas objetiva responder aspectos das transformações dessa fase do desenvolvimento e possíveis comportamentos de risco (entre eles, a sexualidade) experimentados por eles em detrimento da análise direta dos elementos classicamente vinculados, na literatura, à função sexual (desejo, excitação e orgasmo), suas incidências e sua abordagem terapêutica. Assim, muitos trabalhos nessa área ainda se fazem necessários, visto que a população adolescente atual tem demandas específicas, inclusive no âmbito sexual, mas esse assunto ainda persiste como um grande tabu entre os ginecologistas.

REFERÊNCIAS BIBLIOGRÁFICAS

1. Michaelis – Dicionário de língua portuguesa. São Paulo: Ed. Melhoramentos; 2008.
2. Lara LAS, Abdo CHN. Age at time of initial sexual intercourse and health of adolescent girls. J Pediatric Gynecol. 2016;(29):417-423.
3. Medaglia JD, Satterthwaite TD, Kelkar A, Ciric R, Moore TM, Ruparel K, Gur RC, Gur RE, Bassett DS. Brain state expression and transitions are related to complex executive cognition in normative neurodevelopment. NeuroImage. 2017:1-58.
4. Scott-Scheldon LA, Carey MP, Carey KB. Alcohol and risky sexual behavior among heavy drinking college students. AIDS Behav. 2010;14: 845.
5. Smith CV, Shaffer MJ. Gone but not forgotten: virginity loss and current sexual satisfaction. J Sex Marital Ther. 2013;39:96.
6. Lara LAS, Abdo CHN. Aspectos da atividade sexual precoce. Rev Bras Ginecol Obstet. 2015;37(5):199-202.
7. Feijó RB, Oliveira EA. Comportamento de risco na adolescência. Jornal de Pediatria. 2001;77(supl. 2):125-34.

8. Cruzeiro ALS, Souza LDM, Silva RA, Pinheiro RT, Rocha CLA, Horta BL. Comportamento sexual de risco: fatores associados ao número de parceiros sexuais e ao uso de preservativo em adolescentes. Rev Saúde Pública. 2014;48(1):43-51.
9. Brilhante AVM, Catrib AMF. Sexualidade na adolescência. Femina. 2011;39(10):506-509.
10. Assis SG, Gomes R, Pires TO. Adolescência, comportamento sexual e fatores de risco à saúde. Rev Saúde Pública. 2014;48(1):43-51. https://doi.org/10.1590/S0034-8910.2014048004638.
11. Cavalcanti RC. O arsenal farmacoterápico em sexologia. In: Tratamento clínico das disfunções sexuais. São Paulo: Ed. Roca; 2012. p. 72-119.

Índice Remissivo

Obs.: números em *itálico* indicam figuras; números em **negrito** indicam quadros e tabelas.

D

E

N

Q

R

T